主要症候

ER診療の基本

病態マネジメント

救急診療の周辺

各科救急疾患

災害医療

整形外科・外傷

手技・検査

小 児

頻用薬剤

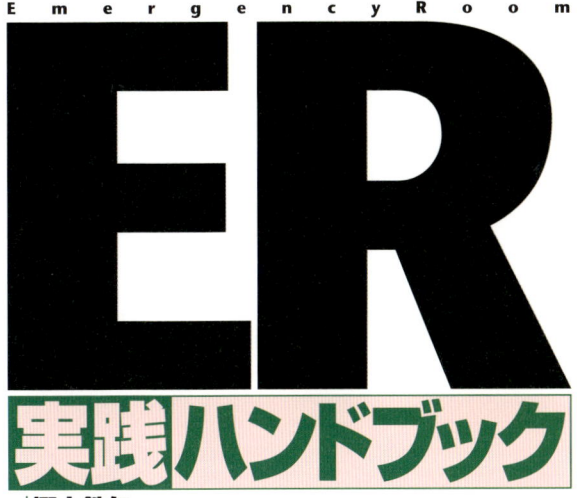

ER実践ハンドブック

編
樫山鉄矢 Kashiyama Tetsuya［東京都立松沢病院 副院長］
清水敬樹 Shimizu Keiki［東京都立多摩総合医療センター救命救急センター 部長/センター長］

現場で活きる初期対応の手順と判断の指針

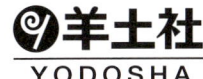

謹告

　本書に記載されている診断法・治療法に関しては，発行時点における最新の情報に基づき，正確を期するよう，著者ならびに出版社はそれぞれ最善の努力を払っております．しかし，医学，医療の進歩により，記載された内容が正確かつ完全ではなくなる場合もございます．

　したがって，実際の診断法・治療法で，熟知していない，あるいは汎用されていない新薬をはじめとする医薬品の使用，検査の実施および判読にあたっては，まず医薬品添付文書や機器および試薬の説明書で確認され，また診療技術に関しては十分考慮されたうえで，常に細心の注意を払われるようお願いいたします．

　本書記載の診断法・治療法・医薬品・検査法・疾患への適応などが，その後の医学研究ならびに医療の進歩により本書発行後に変更された場合，その診断法・治療法・医薬品・検査法・疾患への適応などによる不測の事故に対して，著者ならびに出版社はその責を負いかねますのでご了承ください．

序

　本書は，大ベストセラー『ICU実践ハンドブック』の姉妹書として企画されました．目指したのは，ポケットマニュアルでも教科書でもない，現場で「読める」ハンドブックです．施設としてはwalk-inから重症外傷までを診療する総合的な教育病院の救急部門（ER）を，主たる読者としては初期研修医以上，専門医未満の若手医師を想定しました．

　多くは第一線で活躍し，現場のニーズを知り尽くしている気鋭の先生方に書いてもらいました．目論見通り，各項目ともきわめて実践的な内容になっています．一方，めまいの城倉健先生，急性腹症の窪田忠夫先生，中毒の上條吉人先生，小児救急の井上信明先生など，それぞれのテーマで当代一流の先生方にも，執筆に加わっていただくことができました．これらの先生方からは，本書の目玉とも言える素晴らしい原稿をいただいています．

　救急では，何より手順が大切です．羅列的な鑑別診断や治療をあげても，実際の役には立ちません．本書でも特に手順を重視し，随所にフローチャートとともに具体的な手順を記しました．また，悩ましいDispositionの判断や，陥りやすいピットフォールについては，特に重点的に書いてもらいました．さらに，構成やレイアウトを工夫し，使いやすさにも配慮しました．

　企画から脱稿まで1年半を費やしました．編集を終えた今，当初の目標を越えた素晴らしい本になったと感じています．この間，我々を励まし，おだて，尻を叩いてくれた羊土社編集部の中林雄高さんと溝井レナさんに心から感謝しています．

　本書が，ERの現場に持ち出され，24時間365日奮闘している皆さんのお役に立てば，望外の喜びです．

2015年秋分の日

編者を代表して
樫山鉄矢

ER実践ハンドブック
現場で活きる初期対応の手順と判断の指針

contents

序 ……………………………………………………… 樫山鉄矢　3
Color Atlas ………………………………………………………　16

第1章　主要症候へのアプローチ

01. ショック …………………………………………… 樫山鉄矢　22
02. 意識障害 …………………………………………… 樫山鉄矢　25
03. 失神 ………………………………………………… 樫山鉄矢　30
04. めまい ……………………………………………… 城倉　健　33
05. 頭痛 ………………………………………………… 樫山鉄矢　38
06. 痙攣 ………………………………………………… 樫山鉄矢　41
07. 知覚異常・運動麻痺（しびれ）…………………… 綿貫　聡　44
08. かぜ症候群 ………………………………………… 三好雄二　47
09. 動悸 ………………………………………………… 永田健一郎　50
10. 胸痛 ………………………………………………… 樫山鉄矢　52
11. 腰・背部痛 ………………………………………… 樫山鉄矢　55
12. 呼吸困難 …………………………………………… 樫山鉄矢　57
13. 咳 …………………………………………………… 樫山鉄矢　60
14. 血痰・喀血 ………………………………………… 樫山鉄矢　62
15. 気道・消化管異物 ………………… 佐藤　祐，堀部昌靖，樫山鉄矢　64
16. 悪心・嘔吐 ………………………………………… 九鬼隆家　66

17.	下痢	田頭保彰	68
18.	吐下血・血便	堀部昌靖	70
19.	腹痛	窪田忠夫	74
20.	発熱	田頭保彰	77
21.	血尿・着色尿	九鬼隆家	80
22.	浮腫	九鬼隆家	82
23.	リンパ節腫脹	三好雄二	85
24.	関節痛	島田浩太	87
25.	下肢腫脹・下肢痛	菊地英豪	90
26.	倦怠感・脱力感	綿貫 聡	92
27.	精神症状（興奮・せん妄）	熊倉陽介, 綿貫 聡	94
28.	不定愁訴	櫻井 薫, 綿貫 聡	96
29.	発熱と皮疹	九鬼隆家	98
30.	担がん患者の救急	村田研吾	102
31.	高齢者の救急	田頭保彰	108
32.	膠原病患者の救急	永井佳樹	110

第2章　主たる病態のマネジメント

§1　神経・筋

01.	くも膜下出血（SAH）	太田貴裕	114
02.	脳出血	太田貴裕	116
03.	脳梗塞	太田貴裕	119
04.	一過性脳虚血発作（TIA）	樫山鉄矢	123
05.	一次性頭痛（片頭痛・緊張型頭痛・群発頭痛ほか）	林 健太郎	124
06.	頸動脈解離・椎骨動脈解離	太田貴裕	126
07.	中枢神経感染症	田頭保彰	128
08.	脳炎・脳症	林 健太郎	130
09.	静脈洞血栓症	太田貴裕	133
10.	てんかん	林 健太郎	134
11.	神経・筋疾患	林 健太郎	136

§2 循環器

- 01. 急性冠症候群 …………………………………… 永田健一郎　139
- 02. 肺塞栓症 ………………………………………… 永田健一郎　144
- 03. 急性大動脈解離・腹部大動脈瘤破裂 ………… 永田健一郎　147
- 04. 急性心不全 ……………………………………… 永田健一郎　150
- 05. 急性心膜炎・心筋炎 …………………………… 永田健一郎　154
- 06. 感染性心内膜炎 ………………………………… 永田健一郎　156
- 07. 不整脈 …………………………………………… 永田健一郎　160
- 08. 高血圧緊急症 …………………………………… 樫山鉄矢　164

§3 呼吸器

- 01. 気管支喘息 ……………………………………… 佐藤　祐　167
- 02. COPD急性増悪 ………………………………… 佐藤　祐　170
- 03. 市中肺炎 ………………………………………… 村田研吾　172
- 04. 間質性肺疾患・ARDS ………………………… 樫山鉄矢　176
- 05. 結核 ……………………………………………… 村田研吾　178
- 06. 自然気胸 ………………………………………… 樫山鉄矢　181
- 07. 胸水貯留 ………………………………………… 樫山鉄矢　183

§4 消化器

- 01. 虫垂炎 …………………………………………… 舘野佑樹　185
- 02. 腸閉塞 …………………………………………… 舘野佑樹　188
- 03. 腸管血行障害（腸間膜血管閉塞症を含む） … 舘野佑樹　190
- 04. 急性胃腸炎 ……………………………………… 堀部昌靖　192
- 05. 急性胆嚢炎・胆管炎 …………………………… 堀部昌靖　196
- 06. 急性膵炎 ………………………………………… 堀部昌靖　199

§5 腎・電解質

- 01. 急性腎傷害（AKI） …………………………… 九鬼隆家　202
- 02. ナトリウム値の異常 …………………………… 九鬼隆家　206
- 03. カリウム値の異常 ……………………………… 九鬼隆家　210
- 04. カルシウム値の異常 …………………………… 九鬼隆家　214
- 05. リン・マグネシウム値の異常 ………………… 九鬼隆家　216
- 06. 血液ガス・酸塩基平衡総論 …………………… 九鬼隆家　218

§6 内分泌・代謝

- 01. 高血糖 ……………………………………… 佐藤文紀 222
- 02. 低血糖 ……………………………………… 佐藤文紀 224
- 03. 急性副腎不全（副腎クリーゼ）………… 佐藤文紀, 樫山鉄矢 226
- 04. 甲状腺中毒症・クリーゼ ………………… 佐藤文紀 228
- 05. 甲状腺機能低下症・粘液水腫 …………… 佐藤文紀 230
- 06. アルコール性ケトアシドーシス ………… 佐藤文紀 232

§7 感染

- 01. ERにおける感染症診療の基本と抗菌薬の使い方 …… 本田 仁 234
- 02. 髄膜炎菌感染症 …………………………… 田頭保彰 237
- 03. 破傷風 ……………………………………… 田頭保彰 238
- 04. 蜂窩織炎・壊死性軟部組織感染症 ……… 田頭保彰 240
- 05. トキシックショック症候群 ……………… 田頭保彰 242
- 06. 水痘・帯状疱疹 …………………………… 村田研吾 243
- 07. 麻疹 ………………………………………… 村田研吾 246
- 08. 風疹 ………………………………………… 村田研吾 248
- 09. インフルエンザ …………………………… 村田研吾 250
- 10. 流行性耳下腺炎（おたふくかぜ）……… 綿貫 聡 252
- 11. 伝染性紅斑（りんご病）………………… 綿貫 聡 254
- 12. 手足口病 …………………………………… 綿貫 聡 255
- 13. 伝染性単核球症 …………………………… 三好雄二 256
- 14. 性行為感染症 ……………………………… 本田 仁 258
- 15. ERにおけるHIV感染症 ………………… 本田 仁 260
- 16. 血液・体液曝露事故への対応 …………… 村田研吾 262
- 17. 旅行者下痢症 ……………………………… 三好雄二 265
- 18. 重症敗血症の初期診療 …………………… 樫山鉄矢 268

§8 中毒

- 01. 中毒診療の原則 …………………………… 上條吉人 270
- 02. 向精神薬中毒 ……………………………… 上條吉人 273
- 03. 悪性症候群・セロトニン症候群 ………… 上條吉人 276
- 04. アセトアミノフェン中毒・アスピリン中毒 ……………………………………… 土岐徳義, 樫山鉄矢 278

05.	麻薬・覚醒剤・違法薬物による中毒	上條吉人	280
06.	農薬中毒	上條吉人	282
07.	シアン化物中毒・硫化水素中毒	土岐徳義, 樫山鉄矢	284
08.	一酸化炭素中毒	上條吉人	286
09.	リチウム中毒	土岐徳義	288

§9　環境・その他

01.	熱中症	樫山鉄矢	291
02.	偶発性低体温症	樫山鉄矢	295
03.	溺水	清水敬樹	297
04.	減圧症	山下智幸	300
05.	高山病	山下智幸, 山下有加	303
06.	横紋筋融解症	九鬼隆家	305
07.	アナフィラキシー	村田研吾	307
08.	血管性浮腫	村田研吾	310

第3章　各科の救急疾患

§1　皮膚科

01.	ERでみる発疹	加藤雪彦	312
02.	ERでみる皮膚感染症とその周辺	加藤雪彦	315
03.	薬疹	加藤雪彦	319
04.	蕁麻疹・そのほか	加藤雪彦	321

§2　眼科

01.	ERの眼科	大野明子	322
02.	角膜損傷	大野明子	325
03.	緑内障	大野明子	326
04.	眼感染症	大野明子	328

§3　耳鼻咽喉科

01.	突発性難聴	中屋宗雄	329
02.	鼻出血	中屋宗雄	330
03.	上気道炎・咽頭炎・扁桃炎	田頭保彰	332

04.	急性喉頭蓋炎	中屋宗雄	334
05.	深頸部感染症	中屋宗雄	336
06.	顔面神経麻痺	中屋宗雄	338

§4 歯科口腔外科

01.	歯痛・歯性感染症・口腔内出血	小林大輔	339
02.	顎関節脱臼	小林大輔	340
03.	下顎骨骨折・歯牙脱臼	小林大輔	342

§5 産科・婦人科

01.	産科救急・母体救命	山下有加, 関沢明彦	343
02.	異所性妊娠破裂	馬場慎司	351
03.	婦人科救急	馬場慎司	352
04.	骨盤内炎症性疾患	馬場慎司	353
05.	妊産褥婦への薬物投与	山下有加, 関沢明彦	354

§6 泌尿器科

01.	尿路結石症	樫山鉄矢	358
02.	急性陰嚢痛	長瀬 泰, 樫山鉄矢	360
03.	尿路感染症	九鬼隆家	362

第4章　整形外科的疾患・外傷

§1 整形外科

01.	受傷機転でみた整形外科外傷	永井一郎	366
02.	シーネ固定	大西惟貴	369
03.	頸椎・胸椎・腰椎	伊賀 徹	371
04.	肩・上腕	大西惟貴	374
05.	肘・前腕	大西惟貴	378
06.	手関節	大西惟貴	382
07.	手・手指	大西惟貴	384
08.	下肢	永井一郎	386

§2 外傷・創傷・熱傷・ほか

01.	多発外傷・高エネルギー外傷	清水敬樹	389

02. 頭部外傷……………………………………… 森川健太郎	392
03. 顎顔面外傷…………………………………… 樫山鉄矢	394
04. 胸部外傷……………………………………… 清水敬樹	398
05. 腹部外傷……………………………………… 清水敬樹	400
06. 脊椎・脊髄外傷……………………… 伊賀 徹, 大西惟貴	402
07. 骨盤骨折……………………………………… 伊賀 徹	407
08. 創傷処理……………………………………… 大西惟貴	410
09. 熱傷………………………………………… 森川健太郎	412
10. 酸・アルカリ誤飲／化学熱傷……………… 森川健太郎	415
11. 凍傷………………………………………… 森川健太郎	417
12. 電撃傷………………………………………… 清水敬樹	419
13. 毒蛇咬傷……………………………………… 三好雄二	420
14. 虫刺症………………………………………… 綿貫 聡	422
15. ヒト・犬・猫咬傷…………………………… 綿貫 聡	424
16. 痔・肛門周囲………………………………… 舘野佑樹	425
17. トゲ…………………………………………… 伊原崇晃	427
18. 爪のトラブル………………………………… 伊原崇晃	428

第5章　小児

01. 小児救急の特徴……………………………… 井上信明	432
02. 小児のトリアージ…………………………… 光銭大裕	434
03. 小児の救急蘇生：小児の心停止について …… 光銭大裕	436
04. 小児の鎮静・鎮痛…………………………… 井上信明	440
05. 発熱…………………………………………… 井上信明	442
06. 嘔吐・腹痛…………………………………… 井上信明	444
07. 小児の痙攣重積……………………………… 光銭大裕	446
08. 気管支喘息…………………………………… 萩原佑亮	449
09. 急性喉頭蓋炎………………………………… 萩原佑亮	451
10. 気道感染症…………………………………… 堀越裕歩	452
11. クループ症候群……………………………… 萩原佑亮	454

12. 髄膜炎	堀越裕歩	456
13. 急性脳症・脳炎	堀越裕歩	458
14. 川崎病	萩原佑亮	460
15. 急性虫垂炎	萩原佑亮	461
16. 腸重積	萩原佑亮	463
17. 誤飲・誤嚥	萩原佑亮	464
18. 小児感染対策（学校保健安全法を含む）	堀越裕歩	466
19. 小児の外傷	伊原崇晃	467
20. 肘内障	伊原崇晃	471

第6章　ER診療の基本

01. ER型救急医療について	本多英喜	474
02. ER診療の原則	樫山鉄矢	478
03. ERにおける鑑別診断	小野正博，樫山鉄矢	482
04. 院内トリアージ	樫山鉄矢	486
05. 重症患者の初期対応	山下智幸	488
06. 帰宅時の説明のポイント	田頭保彰	493
07. 交通事故の診断書	伊賀　徹	495

第7章　救急診療の周辺

01. 救急医療周辺のシステム	本多英喜	498
02. 救急関連法規	樫山鉄矢	500
03. 死亡診断書・検案書・異状死	樫山鉄矢	504
04. 警察・消防その他関係機関との連携	森川健太郎	506
05. 個人情報保護	山下智幸	509
06. 医療安全	山下智幸	511
07. 精神科救急	安来大輔	515
08. 終末期医療	山下智幸	518

第8章　災害医療

01.	災害医療総論	森川健太郎	522
02.	DMAT	山下智幸	527
03.	NBC災害	森川健太郎	531
04.	クラッシュ症候群	清水敬樹	533

第9章　手技・検査

01.	気道の確保	樫山鉄矢	536
02.	輸液路確保	濱口　純, 清水敬樹	541
03.	経皮ペーシング	永田健一郎	545
04.	除細動	永田健一郎	546
05.	緊急輸血	山下智幸	548
06.	関節穿刺・関節液検査	竹内悠介, 綿貫　聡	554
07.	腰椎穿刺・髄液検査	林　健太郎	556
08.	胸腔穿刺・ドレナージ	樫山鉄矢	558
09.	グラム染色	田頭保彰	561
10.	12誘導心電図	永田健一郎	564
11.	腹部エコー	堀部昌靖	566
12.	心エコー	永田健一郎	571

第10章　ERの頻用薬剤

01.	輸液製剤	九鬼隆家	576
02.	解熱・鎮痛薬	三好雄二	578
03.	抗菌薬	本田　仁	580
04.	抗凝固薬	永田健一郎, 樫山鉄矢	583
05.	循環器用薬	永田健一郎	585
06.	呼吸器用薬	佐藤　祐, 樫山鉄矢	588
07.	消化器用薬	堀部昌靖	590
08.	皮膚科用薬	加藤雪彦	593

❖ 付録（図表）

1. 骨の名称 …………………………………………………………… 596
2. 覚えておきたい関節の運動用語 ………………………………… 598
3. 神経支配 …………………………………………………………… 599
4. 医療用BLSアルゴリズム ………………………………………… 600
5. 心停止アルゴリズム ……………………………………………… 601
6. 長谷川式簡易知能評価スケール（改訂版） …………………… 602

◆ 略語一覧 …………………………………………………………… 603
◆ 索　引 ……………………………………………………………… 609

執筆者一覧

■ 編　集

樫山　鉄矢	東京都立松沢病院副院長，前東京都立多摩総合医療センター救命救急センター長
清水　敬樹	東京都立多摩総合医療センター救命救急センター　部長／センター長

■ 執筆者（掲載順）

樫山　鉄矢	東京都立松沢病院副院長
城倉　　健	横浜市立脳卒中・神経脊椎センター神経内科
綿貫　　聡	東京都立多摩総合医療センター救急総合診療センター
三好　雄二	東京都立多摩総合医療センター救急総合診療センター／リウマチ膠原病科
永田健一郎	東京都立多摩総合医療センター循環器内科
佐藤　　祐	東京都立多摩総合医療センター救急総合診療センター／呼吸器・腫瘍内科
堀部　昌靖	慶應義塾大学医学部内科学（消化器）
九鬼　隆家	東京都立多摩総合医療センター腎臓内科／救急総合診療センター
田頭　保彰	東京都立多摩総合医療センター感染症科
窪田　忠夫	東京ベイ・浦安市川医療センター外科
島田　浩太	東京都立多摩総合医療センターリウマチ膠原病科
菊地　英豪	河北総合病院内科
熊倉　陽介	東京大学大学院医学系研究科公共健康医学専攻
櫻井　　薫	東京都立多摩総合医療センター精神神経科
村田　研吾	東京都立多摩総合医療センター呼吸器・腫瘍内科
永井　佳樹	東京都立多摩総合医療センターリウマチ膠原病科
太田　貴裕	東京都立多摩総合医療センター脳神経外科
林　健太郎	東京都立神経病院脳神経内科
舘野　佑樹	三宅村国民健康保険直営中央診療所
佐藤　文紀	東京都立多摩総合医療センター内分泌代謝内科
本田　　仁	東京都立多摩総合医療センター感染症科
上條　吉人	埼玉医科大学病院救急科
土岐　徳義	東京都立多摩総合医療センター腎臓内科／救急総合診療センター
清水　敬樹	東京都立多摩総合医療センター救命救急センター

山下　智幸	昭和大学医学部救急医学講座
山下　有加	昭和大学医学部産婦人科学講座
加藤　雪彦	東京都立多摩総合医療センター皮膚科
大野　明子	東京都立多摩総合医療センター眼科
中屋　宗雄	東京都立多摩総合医療センター耳鼻咽喉科／頭頸部外科
小林　大輔	東京都立多摩総合医療センター歯科口腔外科
関沢　明彦	昭和大学医学部産婦人科学講座
馬場　慎司	東京都立多摩総合医療センター産婦人科
長瀬　　泰	東京都立多摩総合医療センター泌尿器科
永井　一郎	東京都立多摩総合医療センター整形外科
大西　惟貴	東京都立多摩総合医療センター整形外科
伊賀　　徹	東京都立多摩総合医療センター整形外科
森川健太郎	東京都立多摩総合医療センター救命救急センター
伊原　崇晃	東京都立小児総合医療センター救命救急科
井上　信明	東京都立小児総合医療センター救命救急科
光銭　大裕	東京都立小児総合医療センター救命救急科
萩原　佑亮	東京都立小児総合医療センター救命救急科
堀越　裕歩	東京都立小児総合医療センター感染症科
本多　英喜	横須賀市立うわまち病院救急総合診療部／救命救急センター
小野　正博	有隣病院内科
安来　大輔	東京都立多摩総合医療センター精神神経科
濱口　　純	東京都立多摩総合医療センター救命救急センター
竹内　悠介	東京都立多摩総合医療センターリウマチ膠原病科

Color Atlas

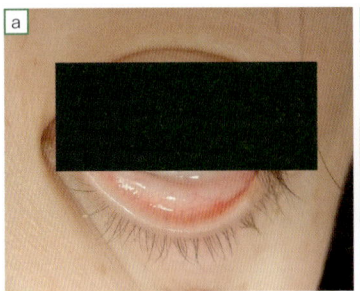 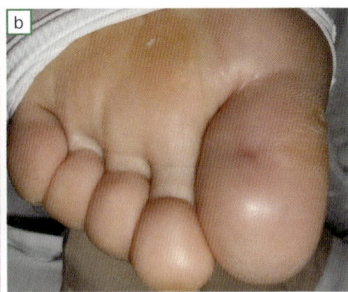

❶ 心内膜炎に伴う眼瞼結膜（a）・足指の点状出血（b）
[p.313　図1参照]

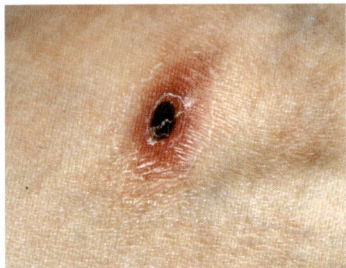 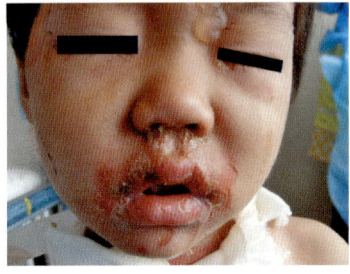

❷ ツツガムシの刺し口
中央に痂皮を付着している．
(出光俊郎：「内科で出会う 見ためで探す皮膚疾患アトラス」(出光俊郎/編), p.176, 羊土社, 2012より転載)
[p.314　図2参照]

❸ ブドウ球菌性熱傷様皮膚症候群
眼囲, 鼻腔, 口囲にびらん, 左眉間には弛緩性水疱.
(梅本尚可：「内科で出会う 見ためで探す皮膚疾患アトラス」(出光俊郎/編), p.201, 羊土社, 2012より転載)
[p.316　図1参照]

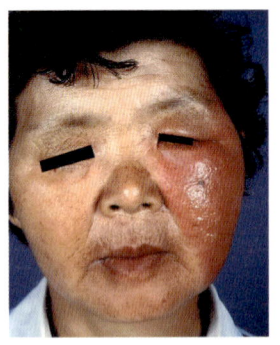 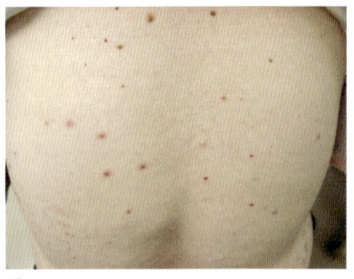

❹ 丹毒
左頬部に境界明瞭な紅斑があり, 表面に一部水疱がみられる．
(出光俊郎：「内科で出会う 見ためで探す皮膚疾患アトラス」(出光俊郎/編), p.50, 羊土社, 2012より転載)
[p.316　図2参照]

❺ 背部の疥癬
(石川純也, 佐藤友隆：「頼れる主治医になるための高齢者診療のコツを各科専門医が教えます」(木村琢磨, 松村真司/編), p.62, 羊土社, 2015より転載)
[p.317　図3参照]

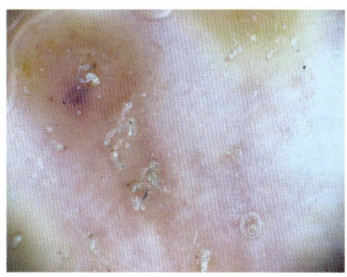

❻ 手掌の疥癬トンネル
(石川純也,佐藤友隆:「頼れる主治医になるための高齢者診療のコツを各科専門医が教えます」(木村琢磨,松村真司／編),p.63,羊土社,2015より転載)
[p.317　図4参照]

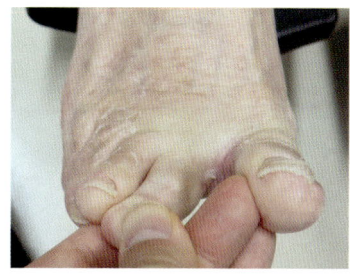

❼ 足白癬（趾間型）
(石川純也,佐藤友隆:「頼れる主治医になるための高齢者診療のコツを各科専門医が教えます」(木村琢磨,松村真司／編),p.68,羊土社,2015より転載)
[p.318　図5参照]

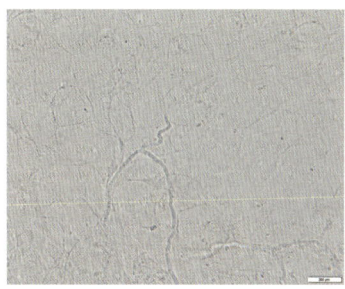

❽ 白癬のKOH直接鏡検所見
(石川純也,佐藤友隆:「頼れる主治医になるための高齢者診療のコツを各科専門医が教えます」(木村琢磨,松村真司／編),p.69,羊土社,2015より転載)
[p.318　図6参照]

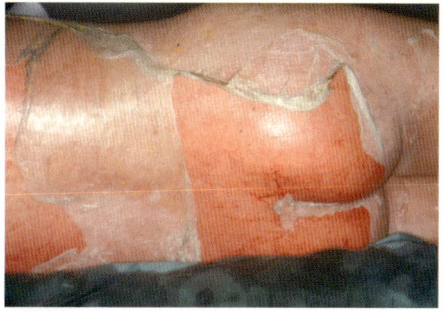

❾ NSAIDsによるTEN
体表面積の95％以上の表皮剥離を認めた.
[p.319　図1参照]

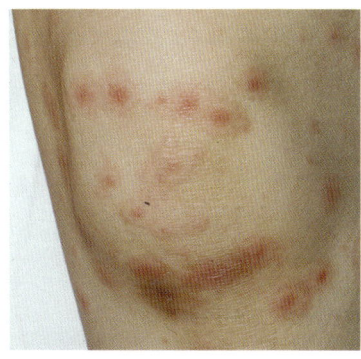

❿ 多形滲出性紅斑
[p.320　図2参照]

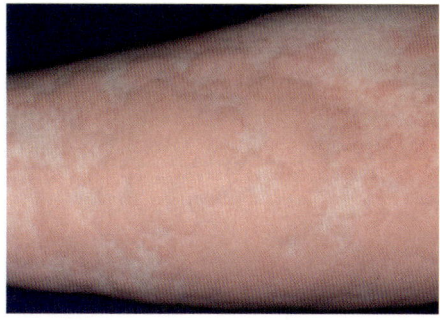

⓫ 蕁麻疹
膨疹を認める.
[p.321　図1参照]

ER実践ハンドブック　*17*

Color Atlas

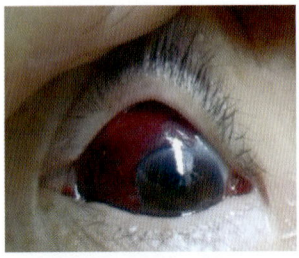

⓬ **球結膜下出血(指で上眼瞼を挙上)**
透明な結膜の下に血液がひろがっている．視機能に異常はない．
[p.324 図2参照]

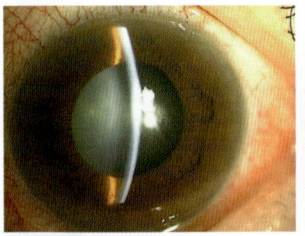

⓭ **緑内障発作眼**
中程度に散瞳し角膜浮腫を生じている．白内障が軽度みられ，今回の発作に関与している点に注目．
[p.326 図1参照]

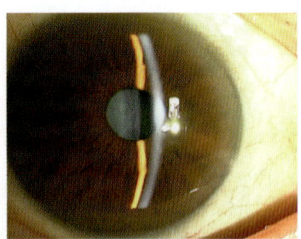

⓮ **緑内障発作眼の僚眼**
発作眼同様に前房が浅いため2本のスリット光の隙間が狭い．発作は生じていないが予防的処置が必要である．
[p.326 図2参照]

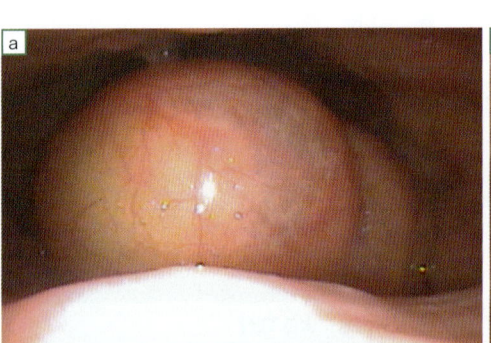

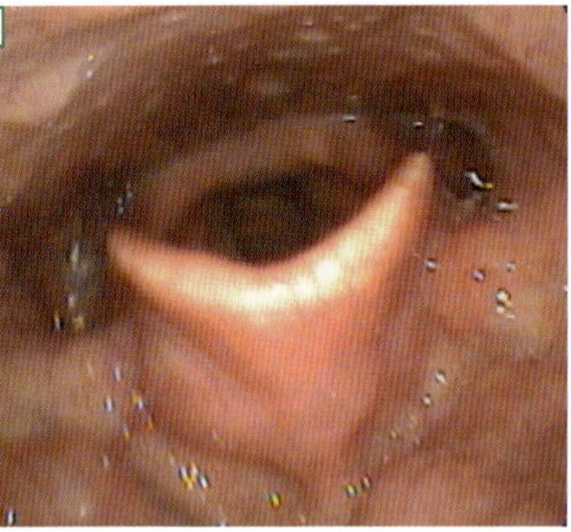

⓯ **気管切開を要した急性喉頭蓋炎（喉頭蓋膿瘍）**
a：治療前　b：治療後
[p.334 図1参照]

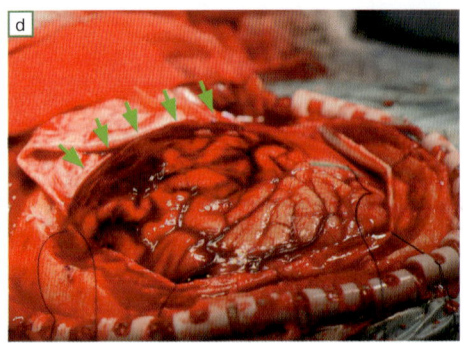

⓰ **70代男性，頭部外傷の症例**
術中所見　左減圧開頭血腫除去術，急性硬膜下血腫除去後の所見．左側頭葉に血腫が残存し，脳表にはくも膜下出血がみられる（→）．
[p.393 図1参照]

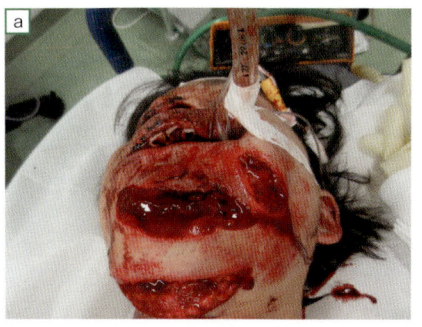

❼ 顔面外傷患者での気道確保
[p.394 図1参照]

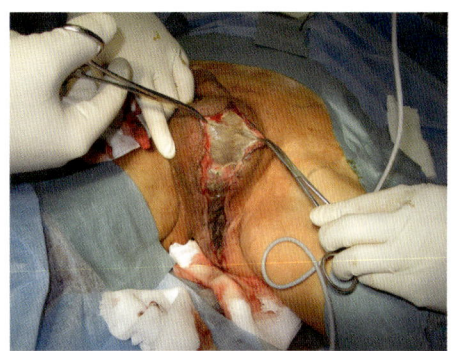

❽ フルニエ症候群の術中所見
[p.426 図2参照]

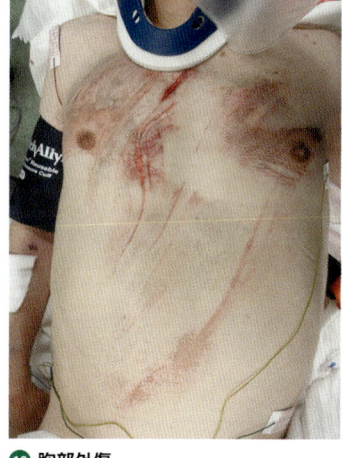

❾ 胸部外傷
胸部にタイヤ痕を認め，多発肋骨骨折，肺挫傷，血気胸の診断となった．
[p.399 図1参照]

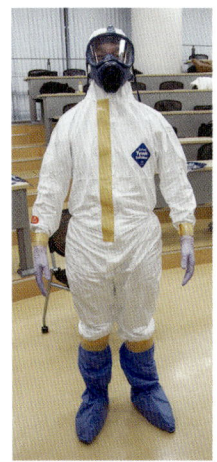

⓴ Tyvek® LEVEL D 防護衣の着衣例
着衣での医療行為は困難である．
[p.532 図1参照]

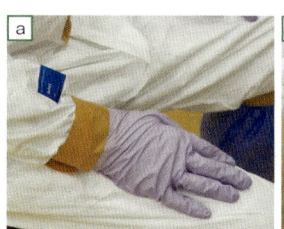
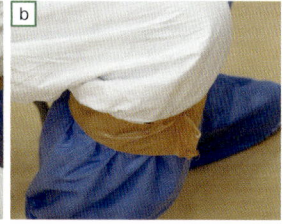

㉑ 防護服の目張り
a：袖口と手袋の隙間をガムテープでしっかり目張りする．
b：足袋とズボン部分とも上肢と同様にしっかり目張りする．
[p.532 図2参照]

Color Atlas

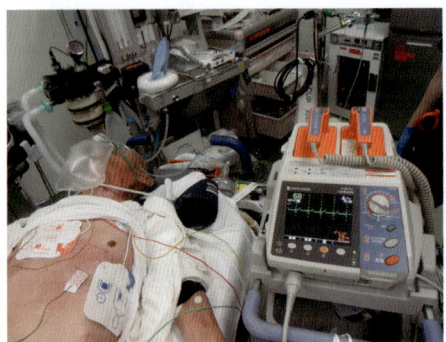
㉒ パッド装着位置の例
[p.545 図1参照]

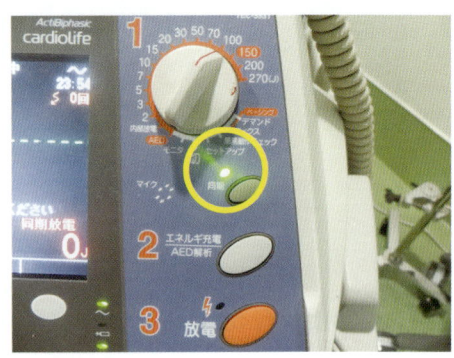
㉓ 同期下カルディオバージョン
同期ができていることを確認する。
[p.547 図1参照]

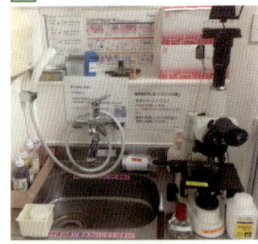 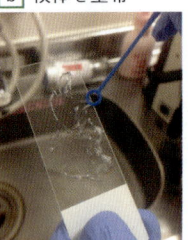 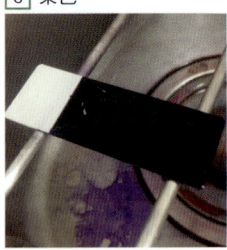 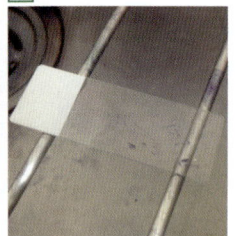

a 全体像　　b 検体を塗布　　c 染色　　d 脱色

㉔ グラム染色の手順
a：全体像．当院ERではこのような場所で染色している．　b：検体を塗布．喀痰は薄くのばすことで上手く染色ができる．
c：染色．筆者は10秒程度で染色を素早く行っている．　d：脱色．一番重要な工程であり，薄い青色程度が目安である．
[p.562 図1参照]

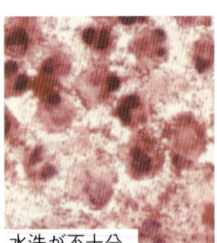 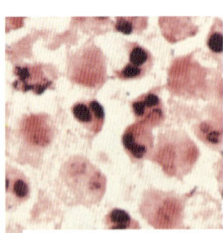

水洗が不十分　　脱色不十分で核が濃い

㉕ グラム染色の不良例
[p.562 図2参照]

20

第1章

主要症候への
アプローチ

第1章 主要症候へのアプローチ

01 ショック

樫山鉄矢

Point

□ ショックは早期認識が重要である．血圧より臨床所見（5P）で判断し，一刻も早く処置を開始する

Introduction

- ショックは，循環（C）の異常によって臓器への酸素供給が不足する緊急事態である．組織における酸素欠乏は，嫌気代謝を誘導し，乳酸が産生される．この状態が続くと，不可逆的な細胞傷害に至り，やがて細胞死をきたすことになる．治療の目標は，酸素供給を改善し，臓器の障害と生命の危機を回避することである．
- ショックの初期には，生体の代償によって，血圧は保たれていることが多い．しかしカテコラミンの作用で頻脈となり，皮膚の血管が収縮して，白く冷たくなるとともに発汗して，"冷汗"をきたす．
- ただし敗血症性ショックなどの体液分布異常の場合，早期には皮膚が温かいことがある（warm shock）．
- 脳はショックの影響を受けやすい．意識変容や不穏は重要なショックのサインと認識しなければならない．
- 血液検査では，早期から乳酸アシドーシスを認めることが多い．
- これらの所見に注意して，ショックをより早期に認識し，治療を開始することが重要である．

ショックの分類

- ①循環血液量減少性ショック，②心原性ショック，③閉塞性ショック，④体液分布異常によるショックの4つに分類される（表1）．
① 循環血液量減少性ショックの原因は，主として出血と脱水である．
② 心原性ショックの原因には，不整脈と，心収縮力の低下がある．
③ 閉塞性ショックの原因は，緊張性気胸，心タンポナーデ，および肺塞栓症である．前二者は，特に迅速な介入を要する．

〔表1〕ショックの分類

	循環血液量減少性ショック	心原性ショック	閉塞性ショック	体液分布異常によるショック		
				敗血症性ショック	アナフィラキシーショック	神経原性ショック
原因	出血，熱傷，下痢など	ACS，不整脈，その他各種心不全	緊張性気胸，心タンポナーデ，肺塞栓症	グラム陰性桿菌等のエンドトキシン	虫刺症，食餌，薬剤など．ヒスタミン	脊髄損傷による交感神経麻痺
心拍	増加	増加	増加	増加	増加	減少
血管抵抗	増加	増加	増加	減少	減少	減少
頸静脈，IVC	虚脱	多くは緊満	緊満	虚脱	虚脱	虚脱
治療	大量輸液，輸血，止血	不整脈の治療，PCI，利尿薬，ドブタミンなど	緊張性気胸→胸腔ドレナージ，心タンポナーデ→穿刺肺塞栓症→抗凝固，血栓溶解	EGDT 大量輸液，ノルアドレナリン，抗菌薬など（第2章§7-18参照）	大量輸液，アドレナリン筋注，抗ヒスタミン薬，ステロイド（第2章§9-07参照）	補液，アトロピン±カテコラミン±ステロイド大量投与

❹**体液分布異常性ショック**には，敗血症性ショック，アナフィラキシーショック，神経原性ショックなどが含まれる．皮膚が温かい（worm shock）など，他のショックと異なった病像を呈することに留意する．

初期対応（はじめの10分）(図1)

❶人を集める．モニター，酸素，太めのライン確保，保温，血液ガスと血液型を含む検査の提出，ポータブルX線の手配．
❷気道と呼吸状態を評価し，必要なら処置．
❸聴診上，**明らかな肺水腫がなければ，1～2Lの急速な輸液**（ポンピング，インフューザ）を開始する．
❹緊張性気胸とアナフィラキシーショックは，ほとんど病歴と症状，所見で診断できる．**気胸なら脱気，アナフィラキシーならアドレナリン投与**を行う．
❺エコー（FAST+α）を行い，心嚢液貯留，胸腔内出血，腹腔内出血，IVC，心臓の動きを大まかにチェックする．
❻頸静脈やIVCが張っていれば，肺塞栓症か心不全，あるいは緊張性気胸か心タンポナーデである．ショックになるほどの心不全やタンポナーデは，エコーでわかる．多くの肺塞栓症もエコーで疑うことができる．
❼肺塞栓症が疑われたら，輸液と酸素投与等にてできる限り状態を安定させ，造影CTを急ぐ．早めにヘパリン投与を開始する．ショックを伴う肺塞栓症では，血栓溶解やPCPS（A-V ECMO）も早期に決断すべきである．
❽IVCが虚脱していれば，出血源と感染源を探す．
❾出血源の検索には，順次，胃管，直腸診，エコー，内視鏡や造影CTを用いる．治療は，輸液，輸血，止血である．早めに赤血球濃厚液，新鮮凍結血漿を確保し，輸液に反応が乏しければ，輸血を開始し，止血を急ぐ．最近は，早めの凝固因子や血小板の補給が推奨されている．
❿敗血症なら，ERからSurviving Sepsis Campaign[1]に準じた治療を開始し，ICU入院とする．EGDTに準拠すれば，はじめの6時間に，3～4Lの輸液を要するのが普通である．フォーカスの検索には，胸部X線，エコー，尿沈渣，造影CTを用いる．少しでも早く血液培養を含む培養検体を採取し，エンピリックな抗菌薬を開始する．貧血があれば，Hb10 g/dLを目標に輸血を行う．EGDTの有用性

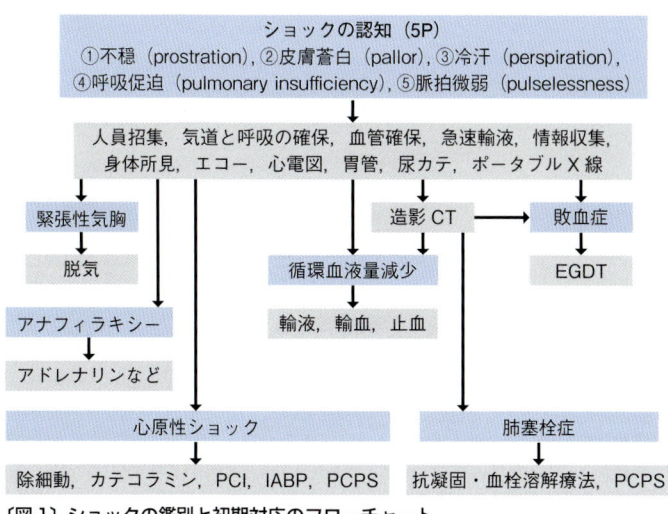

〔図1〕ショックの鑑別と初期対応のフローチャート

に否定的な報告文献[2]もあるが，あくまでも1つの標準として理解していただきたい．
- 甲状腺機能異常や副腎不全が関与していることも多い．甲状腺ホルモン値検査も考える．十分な治療をしても改善しない場合には，積極的にステロイド投与を開始する．
- **患者の保温と加温が非常に重要**である．しばしば忘れられるので，十分に留意していただきたい．
- ここでは，主として非外傷性のショックを念頭に記した．外傷でも基本は変わらないが，圧倒的に出血が多く，緊張性気胸や心タンポナーデ，神経原性ショックも少なくないことに注意が必要である．

ER後の診療

- ICU入院とし，中心静脈圧・動脈圧モニター，その他モニターを行う．近年は肺動脈カテーテルの評価が下がり，比較的非侵襲的なモニター（PiCCO$_2$，EV1000など）が多用されている．
- 平均血圧65 mmHg，時間尿量0.5 mL/kg/時を目標とする．
- 輸液に対する反応をくり返し評価し，適応があればカテコラミンを投与する．
- 敗血症性ショックにおけるカテコラミンは，ノルアドレナリンが第一選択である．ノルアドレナリンが無効なら，ピトレシンを考慮する．
- 輸液やカテコラミンに反応が悪い場合，相対的副腎不全も考え，少量のステロイド（コルチゾール：ヒドロコルチゾン1日200 mg，4分割ないし持続投与）を考慮する．
- 血液ガス検査もくり返す．回復傾向であれば，乳酸値は低下傾向を示すはずである．

注意点・ピットフォール

- 血圧に頼ってショックの認識が遅れることのないように．若年者では正常な血圧も，動脈硬化の進んだ高齢者では異常な低血圧であり得る．
- **十分な輸液を行わずに，昇圧薬を投与しない．**
- 相対的副腎不全を見逃さない．ショックにおける相対的副腎不全の頻度は20％以上との報告もある．

文献

1) Surviving Sepsis Campaign : International Guidelines for Management of Severe Sepsis and Septic Shock, 2012 (http://www.survivingsepsis.org/guidelines/)
2) Yealy DM, et al : N Engl J Med, 370 : 1683-1693, 2014

Coffee Break　　　　神経原性ショック

神経原性ショックは，血液分布異常性ショック（distributive shock）の1つで，高位の脊髄損傷で起こる．原因は交感神経幹の損傷である．血圧低下のほか徐脈を伴い，四肢末梢の皮膚は温かいことが多い．輸液の効果は少なく，外傷性のショックにおいて，カテコラミンが使われる例外的な病態である．徐脈に対してはアトロピンが用いられる．血圧低下は24〜48時間で回復することが多い．
なお，脊髄ショック（spinal shock）は，横断性の脊髄損傷に伴う神経症状であり，弛緩性麻痺，感覚脱失，尿閉からなる．神経原性ショックと混同してはいけない．　　　　（樫山鉄矢）

第1章 主要症候へのアプローチ
02 意識障害

樫山鉄矢

> **Point**
> - まず，ショック，低酸素，低血糖，頭蓋内出血の4つを鑑別する
> - 次に，"AIUEOTIPS"を鑑別する

Introduction

- 意識障害は，脳自体の障害による一次性脳障害と，脳以外に原因がある二次性脳障害に分けられ，いずれにしても重大な問題である．詳細な情報収集や診察はおろそかにできないが，それによって呼吸や循環の管理が遅れてはならない．特に診断と処置の同時進行が必要な病態である．

初期対応（図1）

❶気道と呼吸の評価と確保（＋頸椎保護）

- 吐物があれば除去，舌根沈下があれば，エアウェイないし気管挿管によって気道を確保する．GCS8点以下は気管挿管が勧められる．
- CT室で嘔吐，気道閉塞などということにならないように，迷ったら挿管しておく．転倒も含め，頸髄損傷の可能性があれば，頸椎保護を忘れない．
- 酸素化が悪ければ酸素投与，換気が不良であれば補助換気を行う．不安定であれば，気管挿管と人工呼吸管理を考える

❷循環の評価，処置

- ショックであれば，急速輸液を開始しつつ，ショックの原因検索と治療を行う（本章-01「ショック」参照）．
- 収縮期血圧が，180 mmHgを超える場合には，脳血管障害の可能性が高い．意識障害をきたす脳梗塞は比較的少なく，梗塞での降圧のリスクを考えても，収縮期血圧180 mmHg程度を目安に降圧することを勧めたい．
  - 例 ニカルジピン（ペルジピン®）原液1 mLずつ静注

❸血糖チェックと血液ガス評価

- 血管確保し，血液ガス含む検体を採取するとともに，血糖チェックを行う．低血糖があれば，50％ブドウ糖を40 mL静注する．低血糖で麻痺が起こることもある．
- 低血糖であった場合，およびビタミンB₁欠乏が疑われる場合（低栄養，慢性アルコール中毒，妊婦など）は，検体を保存したうえ，B₁製剤（アリナミン®F）100 mgを静注する．低血糖補正時には，ブドウ糖代謝にビタミンB₁が消費されるので，ブドウ糖の前に投与するべきである．欧米では"coma cocktail"として，ブドウ糖とビタミンB₁とナロキソンの投与が推奨されているが，日本ではルーチンでナロキソンを投与する施設はないであろう．

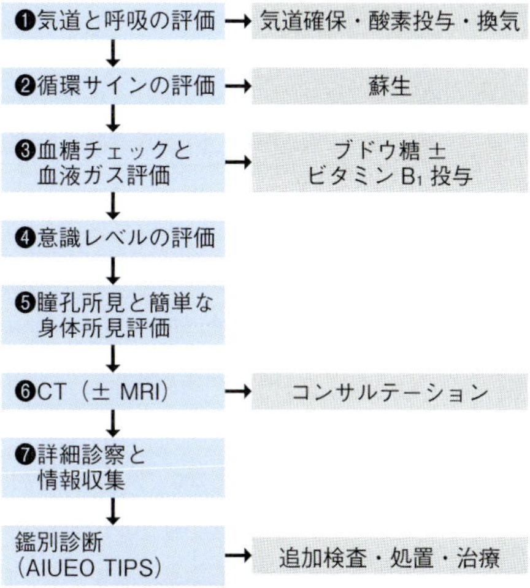

❹意識レベルの評価（表1，2）

- JCSは有用であるが，国際標準ではなく，定量的でないのが欠点である．現時点ではGCS

〔図1〕意識障害の初期対応のフローチャート

❶気道と呼吸の評価	→	気道確保・酸素投与・換気
❷循環サインの評価	→	蘇生
❸血糖チェックと血液ガス評価	→	ブドウ糖 ± ビタミンB₁投与
❹意識レベルの評価		
❺瞳孔所見と簡単な身体所見評価		
❻CT（± MRI）	→	コンサルテーション
❼詳細診察と情報収集		
鑑別診断（AIUEO TIPS）	→	追加検査・処置・治療

〔表1〕JCS（Japan coma scale）

Ⅲ	刺激しても覚醒しない	300	全く動かない
		200	手足を少し動かしたり顔をしかめたりする
		100	はらいのける動作をする
Ⅱ	刺激すると覚醒する	30	痛み刺激で辛うじて開眼する
		20	大きな声，または体をゆさぶることにより，開眼する
		10	呼びかけで容易に開眼する
Ⅰ	覚醒している	3	名前，生年月日が言えない
		2	見当識障害あり
		1	だいたい清明だが，今ひとつはっきりしない

R：不穏　I：糞尿失禁　A：自発性喪失（20 R, 30 I などと表記する）

〔表2〕GCS（Glasgow coma scale）：3～15点

	eye opening 開眼	自発的に開眼	4
E		呼びかけで開眼	3
		痛み刺激を与えると開眼	2
		開眼しない	1
	verbal response 言語反応	見当識の保たれた会話	5
		会話に混乱がある	4
V		混乱した単語のみ	3
		理解不能の音声のみ	2
		なし	1
	best motor response 運動反応	命令に従う	6
		合目的な運動をする	5
M		逃避反応としての運動	4
		異常な屈曲反応	3
		伸展反応	2
		全く動かない	1

● 除脳硬直（M2）：上肢伸展内転内旋．股関節内転，膝伸展，足底屈．中脳レベルの障害示唆
● 除皮質硬直（M3）：上肢屈曲，肘・手・手指屈曲．下肢は伸展．大脳の広範な障害を示唆する．いずれも刺激なしで認める場合と，刺激によって誘発される場合がある．

【GCS評価の手順】
①覚醒しているか
　呼びかけや痛み刺激を加えず，自発的な開眼，発語，運動のどれかひとつでもあれば，覚醒とする（E4）．開眼していても睫毛反射がなければE2以下．覚醒してなければ（②をとばして）③へ
②見当識評価
　時，人，場所がわかるかどうか尋ねる．見当識が保たれていればV5（15点）．保たれていなければV4以下
③呼びかけで反応をみる
　呼びかけで覚醒すればE3．覚醒しなければE2以下．④へ
④痛み刺激を加えて覚醒の状態をみる
　体幹に外傷がなければ，胸骨部か爪部を圧迫する．痛み刺激で覚醒すればE2．覚醒しなければE1．⑤へ
⑤痛みに対する身体的反応でMを判断する

で評価するべきであろう．

❺瞳孔所見・簡単な身体所見（表3）
a. 瞳孔はどうか？
● 瞳孔不同があれば，ただちに脳外科医を要請する．
● 両側縮瞳は，橋出血，あるいは有機リン中毒や麻薬中毒を示唆する．
● 頭部を動かしたときに，人形の眼現象が消失し，頭部とともに眼球が動けば，脳幹や中脳の障害を示唆する．

[表3] 意識障害と関連する身体所見と主要な病態

瞳孔	不同	脳血管障害，外傷
	縮瞳	有機リン中毒，麻薬中毒，橋出血，コリン作動性クリーゼ
	散大	抗コリン薬中毒
呼吸	大呼吸	ケトアシドーシス
	過換気	覚醒剤中毒，アスピリン中毒
脈拍	徐脈	頭蓋内圧亢進，甲状腺機能低下症，低体温，コリン作動性クリーゼ
	頻脈	甲状腺機能亢進症，覚醒剤中毒，アスピリン中毒
血圧	上昇	脳血管障害，頭蓋内圧亢進
	低下	ショック
皮膚	鮮紅色	一酸化炭素中毒
	チアノーゼ	呼吸不全

b. 外傷はないか？
- 大まかに四肢の動き（麻痺，病的反射など）を評価する．ここで系統的な神経所見をとる時間はない．

c. 麻痺はないか？
- 上肢：両上肢を引っ張り上げて離すと，麻痺側の上肢は健側よりもすみやかに落下する．
- 膝立て試験：臥位のまま両膝を立てさせる．麻痺側では膝立ての保持が困難で外側に倒れる（外旋位）．

❻頭部CT
- Secondary surveyのはじめにCTを撮影する．ただし「CTは死のトンネル」である．ABC，特に気道を再確認してから行うこと．

❼情報収集，詳細診察
- 詳細な情報収集と神経所見を含めた診察を行う．

鑑別診断 (AIUEO TIPS)

- まずは，ショック，低酸素，低血糖，および頭蓋内出血を鑑別し，適切に処置する．
- これらが除外されれば，AIUEO TIPS（表4）を参考に鑑別を進める．
- 必要に応じて，薬物スクリーニング（トライエージ®DOAなど），薬物血中濃度，甲状腺機能，ACTH，コルチゾール，マグネシウムの検査を追加する．
- さらに，MRI，髄液検査（髄液一般，結核を含めた培養，ヘルペスPCR，結核PCR），脳波，を順次施行する．

1) 各疾患の特徴

a. Wernicke脳症
- 慢性アルコール中毒，るい痩患者，低栄養患者の意識障害では疑う．運動失調，水平性眼振や複視は有名だが，頻度は高くないし，意識障害では確認が難しい．多少でも疑われたら，ブドウ糖より先にB_1（アリナミン®F注100 mgなど）を投与する．

b. 糖尿病性昏睡
- 血糖値250 mg/dLでも，糖尿病性ケトアシドーシスはあり得る．アシドーシスがあれば否定してはいけない．

c. 尿毒症
- 比較的稀ではあるが，腎不全に脳症を伴うことがある．いわゆる尿毒素に加え，アシドーシス，低Na血症，高Na血症，高Mg血症などが関与するとされている．羽ばたき振戦や筋攣縮を認めることもある．治療は透析である．

d. 低Na血症（第2章§5-02）
- 低Na血症が意識障害の原因となる頻度は高いが，見逃されることは少ない．急速な補正は中心性橋脱髄を引き起こすことがあるので，むやみに3％食塩水を投与してはいけない．特に精神障害患者の水中毒は，ほとんどが水制限のみで急速に改善する．

〔表4〕意識障害の鑑別診断：AIUEO TIPS

		主たる鑑別診断
A	Alcohol	急性アルコール中毒，振戦，せん妄，Wernicke脳症，アルコール性ケトアシドーシス
I	Insulin	低血糖，糖尿病性ケトアシドーシス，非ケトン性高浸透圧性昏睡（NHKS）
U	Uremia	尿毒症
E	Electrolytes	低Na血症，高Na血症，高Ca血症，低Mg血症
	Endocrine	副腎不全（アジソンクリーゼ），甲状腺機能亢進（バセドウクリーゼ），甲状腺機能低下（粘液水腫昏睡）
	Encephalopathy	肝性脳症，その他脳症
O	Oxygen	低酸素，CO_2ナルコーシス，CO中毒
T	Temperature	偶発性低体温，重症熱中症
	Toxin	中毒，過量服薬
I	Infection	（ヘルペス）脳炎，髄膜炎，敗血症
P	Psychiatric	緊張病性昏迷，ヒステリー（あくまでも除外診断）
S	Shock	ショック
	Stroke	脳出血，脳梗塞
	Seizure	痙攣，非痙攣性てんかん重積状態（NCSE）

e. **高Ca血症（第2章§5-04参照）**
- 副甲状腺機能亢進症と悪性腫瘍が原因の多くを占める．カルシウム濃度は，意識障害のルーチン検査に含めるべきである．

f. **副腎クリーゼ（第2章§6-03参照）**
- 長期間ステロイドを投与されている患者が服薬を中断したり，感染等のストレスが加わった場合に起こることが多い．多くの場合，嘔吐，下痢，発熱，血圧低下等を伴う
- 血中コルチゾール低下とACTH高値で診断するが，疑わしければ早めに十分量のコルチゾールを投与する．

g. **粘液水腫性昏睡**
- すでに甲状腺機能低下と診断されている例が多いが，未診断で意識障害をきたし搬送される例もある．やはりホルモン薬の中断や感染などが誘因となる．
- 低体温，粘液水腫顔貌，non pitting edema，深部腱反射の低下などで疑う．低Na血症，CK上昇，呼吸性アシドーシスを伴うことも多い．診断されれば，甲状腺ホルモン製剤を投与する．
- バセドウクリーゼも意識障害の原因となりうる．意識障害患者では，早めに甲状腺ホルモンを測ってみることが重要である．

h. **肝性脳症**
- 肝障害や肝硬変の存在診断は比較的容易である．プロトロンビン時間などと総合して判断する．血中アンモニア値はきわめて非特異的なので，値に振り回されてはいけない．

i. **一酸化炭素中毒（第2章§8-08参照）**
- 火災や閉鎖空間から搬送された意識障害患者では，一酸化炭素中毒を疑って，高濃度酸素を投与しつつ，COヘモグロビンを測定する．当然ながら，経皮的酸素飽和度の値を信用してはいけない．

j. **中毒・過量服薬（第2章参照）**
- ERの意識障害患者における過量服薬の頻度は高い．トライエージ®DOA等のスクリーニング検査は役に立つが，通常量の内服でも陽性となるので，中毒の診断にはならないことに留意が必要である．

k. **中枢神経感染症（第2章§1-07参照）**
- 頭痛，発熱等の病歴，あるいは項部硬直があれば，化膿性髄膜炎を疑って，血液培養のうえで抗菌薬を開始する．髄液検査のために抗

菌薬投与が遅れてはならない．
- 脳炎についても同様に，疑った時点でアシクロビルを開始する．

l. 精神障害による昏迷
- 緊張病性昏迷，うつ病性昏迷，解離性昏迷，ヒステリーなど，種々の病型が知られているが，積極的に診断することは困難であり，あくまでも除外診断である．
- 開眼させようとすると抵抗する，眼瞼を持ち上げたとき，眼が上転しない，検者から眼をそらすような動きがある，などは昏迷を疑う．
- 手を持ち上げて顔面の上に落とすと，顔面からそれる（hand drop test）．

m. 脳血管障害（第2章§1参照）
- 低血圧（収縮期90 mmHg以下）では，頭蓋内病変の可能性は（比較的）低い．高血圧（収縮期170 mmHg以上）では，頭蓋内病変の可能性は（比較的）高い．脳梗塞が意識障害の原因となることは比較的少ないが，広範な梗塞，テント下の梗塞では起こりうる．MRIが必要な場合が多い．

n. 非痙攣性てんかん重積状態（NCSE）
- 身体的な痙攣を伴わないてんかん重積である．ERにおける意識障害として頻度は高い．原因不明の意識障害患者570例の検討によって，19％が非痙攣性てんかんと診断されたという報告もある[1]．診断は脳波検査で行う．脳内では激しいてんかんが起こっているので，抗痙攣薬による可及的早期の治療が必要である．

2）その他の鑑別診断
a. レビー小体型認知症
- レビー小体型認知症（DLB）は，進行性の認知機能障害に加えて，幻視などを伴う特有の精神症状とParkinson症候群を示す変性性認知症である．
- 覚醒状態の動揺を伴い，しばしば失神や意識障害をきたして救急を受診する．高度意識障害であっても数時間〜1日の観察にて改善することが多い．専門的な診断には，脳血流シンチグラフィーやMIBG心筋シンチグラフィーが有用である．

b. 橋本脳症
- 甲状腺自己免疫に関連した脳症であり，精神症状，認知症状，失調，意識障害等を反復する．甲状腺ホルモン値はさまざまだが，むしろ正常域の場合が多い．ステロイドに対する反応性は良好とされる．
- 診断基準（Peschen-Rosinら）：①脳波異常，②抗TPO抗体陽性，③髄液タンパク上昇，④髄液オリゴクローナルバンド陽性，⑤ステロイド反応性，⑥頭部MRI正常のいずれか3つを満たすもの．

注意点・ピットフォール
- 気道の確保を怠ってCT室で嘔吐，気道閉塞に陥ることのないように．
- 非痙攣性てんかん重積を見逃さない．

文献
1) Claassen J, et al : Neurology, 62 : 1743-1748, 2004
2) 「脳卒中初期診療のためのISLSコースガイドブック2013」（「ISLSガイドブック2013」編集委員会／編），へるす出版，2013

第1章 主要症候へのアプローチ
03 失神

樫山鉄矢

Point

- □ ①重症不整脈，②ACSによる失神，および③出血による失神を鑑別する
- □ リスクの高い失神を鑑別し，確実なフォローアップを行う
- □ 転倒による外傷の評価も忘れない

Introduction

- 失神（syncope，シンコピー）は，脳血流が一時的に低下することによって意識を消失し，短時間で回復する状態をいう．
- 失神と紛らわしい病態として，痙攣や低血糖，あるいはくも膜下出血などによる一過性の意識消失がある．厳密には失神に含まれないが，ERでは鑑別が必要である．

鑑別診断（表1）

- 表1を参照のこと．
- 失神の原因の10％が心疾患，21％は神経調節性，9％が起立性低血圧，7％が薬剤関連，37％が原因不明であったという（Framingham study）．
- 来院時には正常であることが失神の要件であるから，当然ながら原因診断は難しい．ERの責務は，**重篤な不整脈や心疾患，および出血などの危険な病態を見逃さずに適切な処置を行い，さらにリスクの高い失神をトリアージして，確実なフォローアップを確保する**ことである．

1）心血管性の失神

- 不整脈，ACS，あるいは流出路狭窄などの器質的異常によって，一時的に心拍出が減少して起こる失神である．

〔表1〕失神の鑑別診断

広義の失神	
失血，循環血液量減少	消化管出血，異所性妊娠の破裂，卵巣出血，大動脈瘤破裂，熱中症など
痙攣	てんかん，電解質異常　など
低血糖	糖尿病薬，副腎不全　など
脳血管障害	くも膜下出血，椎骨脳底動脈系のTIA　など
心血管性の失神	
不整脈	VF，VT，房室ブロック，洞機能不全
心疾患	ACS（ポンプ失調），大動脈弁狭窄症，肥大型心筋症（流出路障害）
その他	肺塞栓症，急性大動脈解離，肺高血圧　など
薬剤性	
血管拡張薬，交感神経遮断薬，フェノチアジン，抗うつ薬　など	
反射性失神	
血管迷走神経性	長時間の起立，感情ストレス（恐怖，疼痛）など
状況失神	排便，内臓痛，排尿，咳嗽，嚥下
自律神経障害	糖尿病性神経障害，Parkinson病，レビー小体型認知症，多系統萎縮症
その他	頸動脈洞症候群　など

- 不整脈としては，一過性のVFやVTを含む頻拍症，および房室ブロックや洞機能不全が多い．多くの場合，不整脈は来院時にはおさまっており見逃されやすい．リスクに応じて，入院あるいは直近の外来でのフォローアップにつなげることが重要である．
- 肺塞栓症の発症時に失神することがある．

2）反射性失神

- 立位などに伴う脳血流の低下は，自律神経の働きによって代償される．このメカニズムの失調によって起こる失神を，反射性失神と総称する．多くの場合，めまい感や悪心，浮動感，冷汗などの前駆症状に引き続いて，意識消失が起こる．感情変化や排便などに伴う状況失神，あるいは糖尿病やParkinson病などに関連した自律神経障害による失神も，このグループに含まれる．
- 反射性失神は，失神の原因として最も頻度が高いものであるが，典型的な場合を除き，決めつけてはいけない．
- なお神経調節性失神や血管迷走神経性失神，あるいは起立性調節障害などの用語は混乱しており，鑑別は必ずしも容易ではない．正確な診断は専門家に委ねるべきである．Tilt試験は起立性調節障害の診断に有用だが，危険な失神のルールアウトには使えず，時間もかかるので，ERでの実施はお勧めしない．

3）失血・出血

- 消化管出血，大動脈瘤の破裂，異所性妊娠破裂，卵巣出血などの"失血"によって，"失神"して来院することがある．横になっているうちに意識も回復し，体液の再分布によって血圧も正常化していることがある．**出血のサインを探すことはきわめて重要である**．

4）てんかん

- 身体的な痙攣を伴わないてんかんがある一方，不整脈などの失神でも痙攣を伴うことがあり，鑑別は難しい．舌を噛んだ，失禁した，意識回復に時間がかかった，などの場合には，てんかんであった可能性を考える．

5）低血糖

- 糖尿病薬等による低血糖で意識消失し，すみやかに回復して，"失神"として搬送されることがある．血糖チェックは必須である．

6）くも膜下出血（SAH）

- 動脈瘤の破裂時に失神することがある．頭痛に伴う失神では疑う．

7）TIA（一過性脳虚血発作）

- TIAで失神はきわめて稀であり，安易にTIAによる失神などというべきではない．しかし椎骨脳底動脈系の虚血にて"失神"をきたすことがないわけでもない．構語障害や神経学的異常を伴った場合には疑うべきであるが，診断は難しい．疑ったら専門科に相談，あるいは入院のうえ観察する．

鑑別・対応の手順（図1）

❶ できる限り目撃者や救急隊の情報を得る．失神後に意識障害が遷延したなどの場合は，痙攣や低血糖を示唆する．
❷ 来院したら，モニターをつけておく．少しでも長い間にわたってモニターを観察することで，思わぬ不整脈がみつかることがある（ただし1〜2時間異常がなかったからといって，決して大丈夫とはいえない）．
❸ 基礎疾患，心血管系疾患，精神神経疾患の既往歴，薬歴を聴取する．初めての失神，あるいは最近始まった再発性の失神は要注意である．
❹ 「何をしていたか？」仰臥位での失神はリスクが高い．
❺ また労作時の失神では，大動脈弁狭窄症などの流出路障害も疑う．
❻ 「前兆はあったか？」神経調節性失神は前兆を有することが多く，**前兆のない失神は要注意である**．

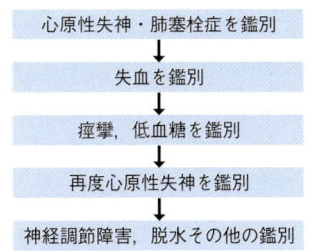

〔図1〕失神の鑑別診断のフローチャート

〔表2〕心電図の異常

早期興奮症候群	WPW症候群は，心臓突然死と強く関連することが知られている．少なくとも，顕性WPW症候群を見逃してはならない．
QT延長	心筋細胞の電気的な回復が延長した状態であり，多形性VT（torsades de pointes）や心室細動を生じて失神や突然死をきたすことがある．先天性のものと後天性があり，後天性の場合，薬剤（抗不整脈薬，エリスロマイシン，抗真菌薬，三環系うつ薬，フェノチアジンなど），心筋疾患，低K血症，低Mg血症，低Ca血症，脳出血などが関連する．
ST-T異常	高齢者の心筋梗塞では失神の発症率が高い．虚血に伴った不整脈やポンプ失調の可能性がある．
T波の異常	高K血症や低K血症を示唆する．
Brugada症候群	30～50歳代男性に多い．右脚ブロックおよびV_1～V_3でのcoved typeまたはsaddleback typeのST上昇を特徴とし，やはり致死的心室性不整脈の原因となる．薬物治療はなく，植込み型除細動器（ICD）が第一選択である．

❼「胸痛はなかったか？」胸痛があれば，ACSや肺塞栓症あるいは大動脈解離を疑う．
❽早めに12誘導心電図をとり，採血して血糖値や貧血の有無も確認しておく．リスクがあると思われれば，血管確保も早めに行うことである．
❾失血による失神を鑑別するために，それを示唆する所見を探す．ショックのサイン，現在のバイタルサイン，結膜の貧血，必要ならば腹部のエコー等である．
❿頸動脈雑音，心雑音，および麻痺や失調等の神経所見を検索する．
⓫転倒による外傷を探し，適切に処置する．外科医は外傷に目が向きがちであり，内科医は逆に外傷を探し忘れる傾向がある．

◇心電図でみるべきこと（表2）
● 心電図は，若年者の典型的な反射性頻脈例を除き，全例に施行すべきである．徐脈性不整脈や頻脈性不整脈，ブロック，心室性期外収縮のような異常に注意する．

Disposition

● 不整脈や心疾患が否定できない場合，入院観察を行うか，専門家へのコンサルテーションを行うべきである．
● San Francisco prediction rule（表3）は，心

〔表3〕San Francisco predication rule（CHESS）

Congestive heart failure：心不全
Ht＜30％：貧血
ECG abnormality：心電図異常
Shortness of breath：呼吸困難
Systric BP＜90 mmHg：低血圧

不全，貧血，心電図異常，低血圧のうち，1つでもあれば，入院にするべきとしている．当初高い感度が報告されたが，追試の成績は必ずしもよくない．その後もいくつかのスコアが提唱されているが，未だ確立したものはなく，臨床的に判断しなくてはならない．

ER後の診療

● 専門領域では，心エコー，ホルター心電図，Tilt試験などに加えて，電気生理検査，植込み型のループレコーダーなどを用いた原因検索が普及し，知見は急速に深まりつつある．

文献

1)「失神の診断・治療ガイドライン（2012年改訂版）」(http://www.j-circ.or.jp/guideline/pdf/JCS2012_inoue_h.pdf)

第1章 主要症候へのアプローチ
04 めまい

城倉 健

Point

- 中枢性めまいはめまい以外の神経症候により診断する．視覚や深部感覚による補正が効きづらいことも参考になる
- めまい以外の神経症候を伴わない末梢性めまいは眼振により診断する．視覚や深部感覚による補正が効くことも参考になる

Introduction

- めまい患者の診療では，脳の疾患による中枢性めまいと耳の疾患による末梢性めまいをいち早く鑑別することが，最も重要である．**中枢性めまいの特徴は，めまい以外の神経症候を伴う，および，視覚や深部感覚による補正が効きづらい，という2点に要約される**．一方，**めまい以外の神経症候を伴わない末梢性めまいは，眼振で診断する**．一般に末梢性めまいは，方向固定性水平性眼振（正確には水平回旋混合性眼振）を伴うが，良性発作性頭位めまい症（BPPV）のみ，疾患に特異的な特殊な眼振を生じる．末梢性めまいには，視覚や深部感覚による補正が効く，という特徴もある．

想定すべき鑑別疾患

1）緊急性が高いもの（中枢性めまい）

- めまいの原疾患で緊急性が高いものは，脳幹や小脳の血管障害である．
- **脳幹の血管障害によるめまい**は，ほぼ例外なく，めまい以外の神経症候を伴う．脳幹は範囲が狭いので，近接する感覚や運動の神経機構が一緒に障害されるためである．脳幹障害のめまい以外の神経症候は，簡単な問診（手足や顔面の動きにくさやしびれ感，呂律が回らない，物が二重に見える，といった自覚症状の確認）や診察（指の追視，「パタカ」のくり返し，Barré徴候の確認）でスクリーニングできる（表1，2）．
- **小脳上部の血管障害によるめまい**は，構音障害や手足の小脳性運動失調を伴う．このため，脳幹障害の場合と同様に簡単な問診（呂律が回らない）や診察（反復拮抗運動や指鼻試験）で診断がつく．一方，**小脳下部の血管障害によるめまい**は，体幹失調が唯一の神経症候になる．小脳下部障害の体幹失調は，視覚や深部感覚による補正が効きづらいため，起立や歩行の障害程度を調べれば診断が可能である（表1，2）．

〔表1〕中枢性めまいの特徴（めまい以外の神経症候を伴う）

障害部位	特徴
脳幹	眼球運動障害や構音障害，上下肢や顔面の運動障害・感覚障害を伴う
小脳上部	構音障害や上下肢の小脳性運動失調を伴う
小脳下部	体幹失調（起立・歩行障害）を伴う

〔表2〕中枢性めまいに伴ううめまい以外の神経症候のスクリーニング

問 診	診 察
●ものが二重に見える（複視）	●視標（指）の追視
●呂律が回らない（構音障害）	●構音障害のチェック（「パタカ」のくり返し）
●四肢や顔面の動きにくさ	●Barré徴候の確認
●四肢や顔面のしびれ感	●反復拮抗運動（diadochokinesis）または指鼻試験の確認
	●起立・歩行障害の確認

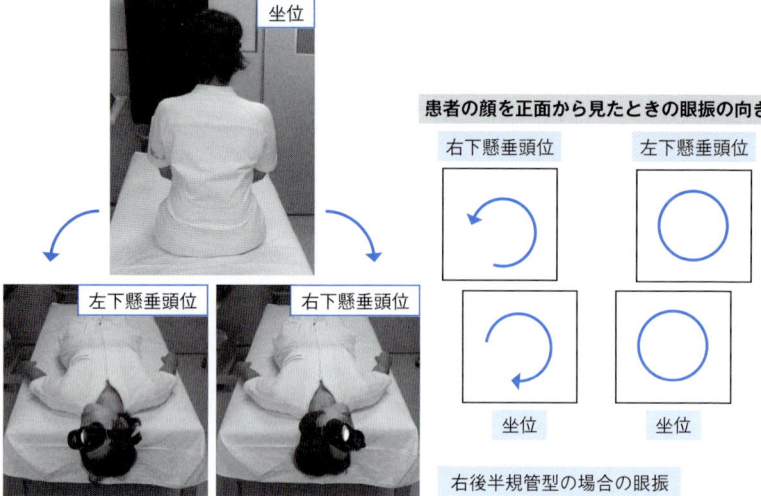
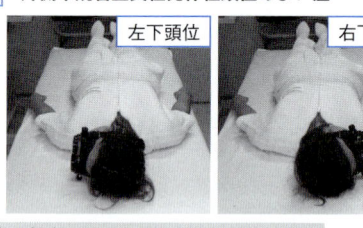
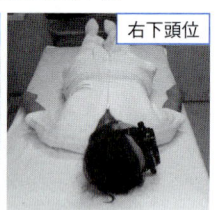
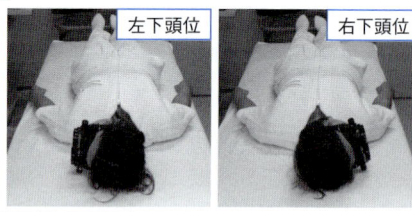
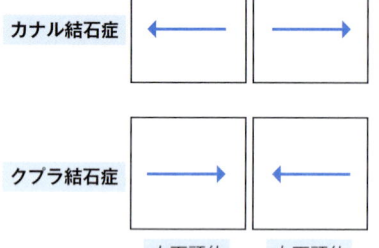
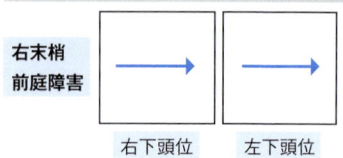

[図1] 末梢性めまいの眼振

a：後半規管型良性発作性頭位めまい症：後半規管型良性発作性頭位めまい症では，坐位から右下懸垂頭位にした際に，右向き（眼球の上極が患者の右耳へ向かう方向に回旋する）回旋性眼振がみられる．坐位に戻すと眼振の向きは逆転する．なお，患側が左であれば，左下懸垂頭位での左向き回旋性眼振がみられる．

b：外側半規管型良性発作性頭位めまい症：外側半規管型良性発作性頭位めまい症では，右下頭位と左下頭位で方向が逆転する方向交代性眼振がみられる．眼振の向きは，カナル結石症なら下向性（向地性），クプラ結石症なら上向性（背地性）である．ちなみに，カナル結石症は，右下頭位と左下頭位を比べたときに，眼振（下向性眼振）が目立つ方の頭位で下になった側が患側で，クプラ結石症は，眼振（上向性眼振）が目立つ方の頭位で上になった側が患側である．

c：急性一側末梢前庭障害：前庭神経炎のような一側末梢前庭障害では，右下頭位と左下頭位で方向が変わらない方向固定性水平性眼振がみられる．眼振の向きと逆側が患側である．

〔表3〕末梢性めまいの特徴（めまい以外の神経症候を伴わない）

原疾患	眼振
良性発作性頭位めまい症（後半規管型）	右下または左下懸垂頭位での回旋性眼振
良性発作性頭位めまい症（外側半規管型）	右下頭位と左下頭位での方向交代性眼振
急性一側末梢前庭障害（前庭神経炎，メニエール病など）	頭位によらない方向固定性水平性眼振

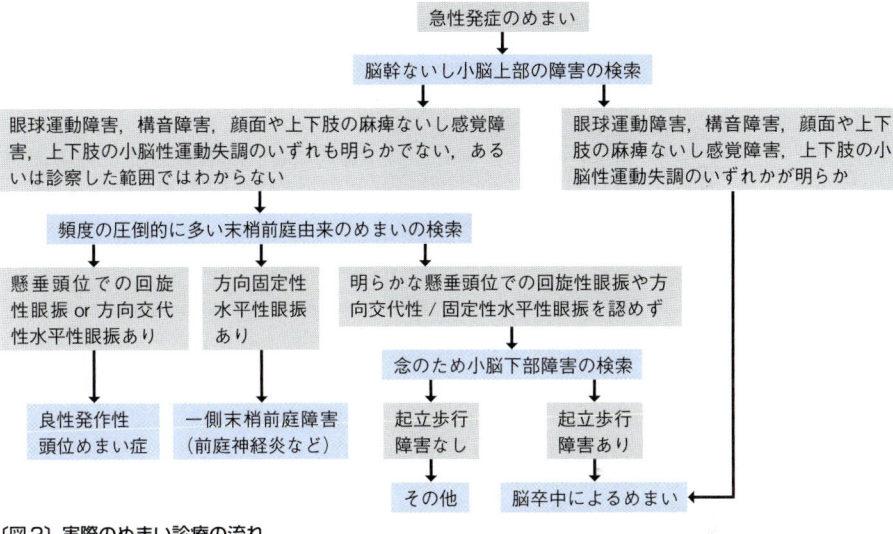

〔図2〕実際のめまい診療の流れ
脳卒中の危険因子を複数もつ患者では，末梢性めまいを示唆する眼振を認めても，起立・歩行障害まで確認する．
（文献1より作成）

2）頻度が高いもの（末梢性めまい）（図1）

- めまいの原因は末梢性前庭疾患が多く，なかでも**良性発作性頭位めまい症**は特に多い．**後半規管型良性発作性頭位めまい症**は，坐位から右下懸垂頭位または左下懸垂頭位にした際に，どちらかで回旋性眼振が出現することが特徴であり（図1a），**外側半規管型良性発作性頭位めまい症**は，右下頭位と左下頭位で方向が逆転する方向交代性眼振が特徴である（図1b）．**前半規管型良性発作性頭位めまい症**は頻度がきわめて少ないため，通常は念頭に置かなくてもよい．前庭神経炎やメニエール病などの良性発作性頭位めまい症以外の末梢性めまい（急性一側末梢前庭障害）は，頭位によらない方向固定性水平性眼振（水平回旋混合性眼振）が特徴である（図1c，表3）．

初期対応

1）めまいの診察法

- めまいの診察は，嘔吐している患者の負担を軽減するために，手順を決めて手際よく行う（図2）[1]．最初に，麻痺や感覚障害，構音障害，眼球運動障害，手足の小脳性運動失調の有無を確認する．この段階で脳幹と小脳上部の障害がスクリーニングできる．

- 診察し得た範囲でこうしためまい以外の神経症候がない場合には，続いて頻度の圧倒的に多い末梢性めまいを鑑別する．末梢性のめまいの特徴である3種類の眼振，つまり懸垂頭位での回旋性眼振，右下および左下頭位での方向交代性眼振，および頭位によらない方向固定性水平性眼振は，Frenzel眼鏡を用いた

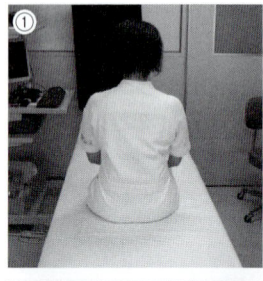

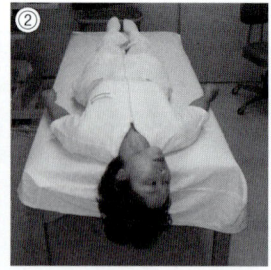

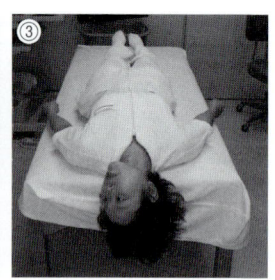

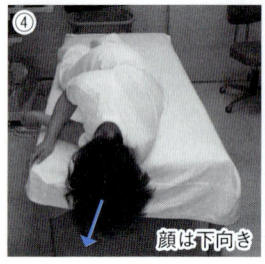

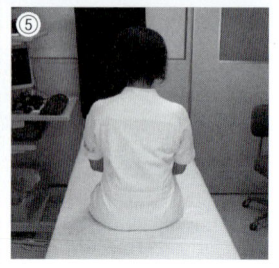

〔図3〕右後半規管型良性発作性頭位めまい症に対するEpley法

右後半規管型良性発作性頭位めまい症の場合，①坐位から②右下懸垂頭位にして眼振を確認し，③そのままゆっくり左下懸垂頭位になるように頭を回し，④次いで頭部と体幹の位置関係をそのままにして体幹を仰臥位から左側臥位にする（このとき顔は下を向いている）．⑤そしてその後坐位に戻せば，耳石を半規管から排出できる．

頭位眼振検査，頭位変換眼振検査で確認する．

- 頭位眼振検査，頭位変換眼振検査で特徴的な眼振がみられない場合には，最後に小脳下部障害由来のめまいの可能性を考慮し，体幹失調，すなわち起立や歩行の障害程度を確認する．きわめて稀に小脳下部障害で方向固定性水平性眼振や方向交代性上向性眼振が出現することがあるため，**脳血管障害の危険因子を複数もつような患者の場合には，たとえ末梢性めまいを示唆する眼振を認めても，起立や歩行まで調べておくほうが無難である．**

2) 中枢性めまいへの対応

- 脳血管障害の場合，診断の遅れが予後悪化につながることが多いので，**中枢性めまいが疑われた場合には直ちに画像検査を行う**．中枢性めまいの責任病巣は脳幹か小脳が多いので，可能であればMRIを優先すべきである．また，たとえMRIで異常所見がなかったとしても，**中枢性めまいを疑った際には神経内科や脳神経外科，脳卒中診療科に相談しておく必要がある**．脳幹や小脳の梗塞の場合，来院時のMRI拡散強調画像で虚血巣が確認できない場合も多いからである．

3) 末梢性めまいへの対応

a. 良性発作性頭位めまい症

- 良性発作性頭位めまい症は，卵形嚢から脱落した耳石の一部が半規管内に迷入することで生じる．典型的な症状は，特定の頭位や頭部変換で誘発される，持続が1分以内の回転性めまいだが，持続性のめまいや浮遊感を訴えることもある．自然に軽快する場合も多いが，迷入した耳石を排出すれば短時間で治癒するため，積極的に耳石置換療法を行うことが望ましい．

- **耳石置換療法の進め方**
  後半規管に耳石小片が迷入した**後半規管型**は，回旋性眼振が出現する懸垂頭位で下になった側が患側である（図1a）．治療は，患側下懸垂頭位からそのままゆっくり健側下懸垂頭位へ頭位を変換し，次いで頭部と体幹の位置関係をそのままにして体幹を仰臥位から健側下側臥位にし，坐位に戻せば完了する（Epley法，図3）．
  一方，外側半規管に耳石小片が迷入した**外側半規管型**は，方向交代性下向性眼振であれば耳石小片が半規管内を浮遊しているカナル結石症であり，方向交代性上向性眼振であれば

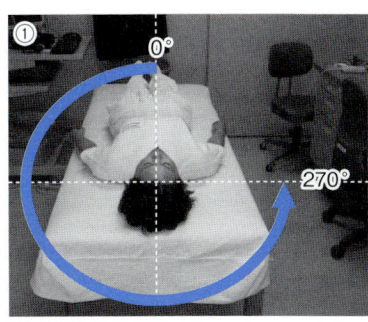

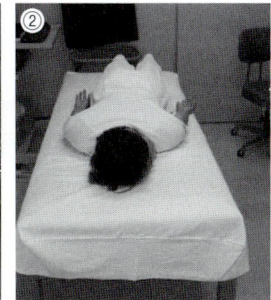

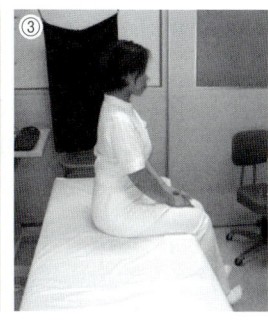

〔図4〕右外側半規管型良性発作性頭位めまい症に対するLempert法
右外側半規管型良性発作性頭位めまい症の場合，①仰臥位から左側に向かって側臥位，腹臥位，反対向きの側臥位，とゆっくり270度回転し（②），③その後坐位に戻すと，耳石を半規管から排出できる．

耳石小片がクプラに付着したクプラ結石症である（図1b）．カナル結石症では眼振が強く出る頭位で下になった側が，そしてクプラ結石症では眼振が強く出る頭位で上になった側が患側である．外側半規管型は，仰臥位から健側に向かってゆっくり270度回転し，その後坐位に戻すことで耳石小片を排出できる場合が多い（Lempert法，図4）．ちなみに外側半規管型であれば，健側下頭位保持のみでも改善が期待できる．

b. 急性一側末梢前庭障害（前庭神経炎，メニエール病，突発性難聴，その他）
- 前庭神経炎は，比較的急性に発症する蝸牛症状を伴わない末梢性めまいで，日常生活に支障をきたす強いめまいが2〜3日継続した後，2週間程度で徐々に軽快する．めまいの7〜10日前に先行感染（感冒）を経験している場合もある．原因として，神経へのウイルス感染や血流障害が想定されている．急性一側末梢前庭障害なので，健側向き方向固定性水平性眼振（正確には水平回旋混合性眼振）が特徴である（図1c）．症状が強ければ，対症療法として，急性期のみ，抗ヒスタミン薬や制吐薬，抗不安薬などを投与する．
- メニエール病（Ménière's disease）は，難聴や耳鳴り，耳閉感などの蝸牛症状を伴うめまいを反復する疾患で，病態は内リンパ水腫と考えられている．頻度は少なく，めまい全体の数％に過ぎない．女性に多く，30〜40歳代に発症のピークがある．メニエール病も一側の急性末梢前庭障害なので，前庭神経炎と同様に健側向き方向固定性水平性眼振がみられる（麻痺性眼振）．ただし，前庭神経炎と異なり，急性期には一過性に患側向き眼振が出現する（刺激性眼振）．めまいの持続は数十分〜数時間程度で，聴力低下は一般に低音域に強く生じる．
- 突発性難聴は急性発症する感音性難聴で，3〜5割にめまいを伴う．内耳の循環障害やウイルス感染などが原因として推測されている．中耳炎や中耳真珠腫などの中耳炎症性疾患も，難聴とともにめまいをきたすことがある．

注意点・ピットフォール

延髄外側梗塞（Wallenberg症候群）は，軽症の場合わかりにくいが，感覚障害と構音障害はほぼ必発するので，これらの症状により末梢性めまいと鑑別する．小脳下部梗塞は，ときに末梢性めまいに類似する眼振を伴うので紛らわしいが，補正の効かない体幹失調（起立，歩行障害の程度）で末梢性めまいと鑑別できる．

文献
1) 城倉 健：日本医師会雑誌，134：1485-1490，2005

第1章 主要症候へのアプローチ
05 頭痛

樫山鉄矢

> **Point**
> - □ くも膜下出血（SAH）と化膿性髄膜炎を見逃さない
> - □ 椎骨脳底動脈解離や緑内障も見逃さない

Introduction

- 頭痛の原因は，筋緊張性頭痛など緊急を要しないものが多いが，地雷疾患もひしめいている．SAHや化膿性髄膜炎を中心とした危険な頭痛を適切にトリアージすることが，ERのミッションである．

初期対応（図1，表1）

1）病歴

- 小児や高齢者においては，危険な頭痛の可能性が高くなるので，検査閾値を下げる必要がある．
- 片頭痛など，ほとんどの一次性頭痛は，50歳未満で発症する．50歳以上の初発の頭痛では，他の診断を考えなくてはならない．
- 「突然発症の頭痛」（雷鳴頭痛：thunderclap headache）は，頭痛の鑑別において最も重要な病歴であり，SAHや脳出血，あるいは動脈解離を示唆する．片頭痛も突然発症するが，通常はくり返しているので，病歴にて鑑別できる．髄膜炎による頭痛は数日間かけて増悪することが多い．
- 「人生最悪の頭痛」は，同様に重要な病歴である．同じように「人生最悪」であっても，過去に激しい頭痛をくり返している場合と，初めての激しい頭痛では，重みが異なることは言うまでもない．
- 運動中の発症は，SAHのほか，頸動脈や椎骨脳底動脈の解離を疑わせる．
- 脳実質は痛みを感じず，痛みは頭蓋内血管および硬膜から生じる．したがって痛みの部位と病変部位は一致しない．ただし後頭部の頭痛は，頭蓋内病変の独立した予測因子とされ

ている．
- 近親者にSAHの病歴がある場合には，リスクが高いので，家族歴も聴取するべきである．

2）身体所見

- 肺炎など他の臓器の感染症を伴う場合，あるいは発熱を伴う頭痛では，髄膜炎や脳炎の可能性が高くなる．ただし，SAHでも発熱し得ることを知っておく必要がある．
- 高血圧が頭痛の原因となることは稀であるが，逆に頭痛はしばしば血圧上昇を引き起こす．

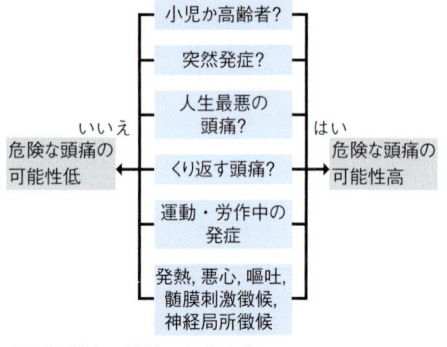

〔図1〕頭痛の診断アルゴリズム
（文献1をもとに作成）

〔表1〕頭痛の鑑別疾患と緊急度

	高頻度	稀
緊急	SAH，化膿性髄膜炎，脳出血	静脈洞血栓，下垂体卒中，急性閉塞隅角緑内障，CO中毒
やや緊急	慢性硬膜下血腫，頭蓋内動脈解離	側頭動脈炎，脳腫瘍
低緊急	一次性頭痛，副鼻腔炎，帯状疱疹，顎関節症	低髄圧症候群，アイスクリーム頭痛

ただし，コントロール不良の高血圧が，高血圧性脳症を引き起こすことがないわけではない．いずれにしても頭痛の原因を単なる高血圧と説明することは避けるべきである．
- 瞳孔の左右差は，頭蓋内病変の重要な徴候である．緑内障では，脳血管障害の場合と異なり，しばしば患側眼の充血を伴い，中途半端でいびつな散瞳や瞳孔の固定を認める．
- 髄膜刺激徴候：古典的な検査として，項部硬直，ケルニッヒ（Kernig）徴候やブルジンスキー（Burudzinski）徴候などが知られている．項部硬直は，患者を仰臥位にして検者が頭側から頭部を保持し，頸部前屈に対する抵抗を診る検査である．化膿性髄膜炎における感度は比較的高いが，無菌性髄膜炎では感度は低い．
- Jolt accentuation（JA）：患者に頭部を2, 3回/秒の周期で横に振ってもらうか，あるいは他動的に頭部を振ると，頭痛が増悪するという所見である．髄膜炎に対する感度が高いと報告されている．ただし，最近はこれに異論もあり，jolt accentuationのみで髄膜炎を否定するべきではない．
- 頭皮や鼻部，あるいは外耳の水疱は，帯状疱疹を示唆する．頭皮は脊髄C1-2，鼻尖部はC3の障害による．帯状疱疹が外耳の水疱と顔面神経麻痺をきたした場合に，Ramsay-Hunt症候群とよばれる．
- 神経局在所見があれば，脳血管障害や腫瘍等の器質的疾患を考えなくてはならない．ただし，片頭痛が片麻痺をきたし得ることは，知っておくべきである．
- 前交通動脈の動脈瘤や下垂体卒中で，視野障害をきたすことがある．
- 歩けるかどうかは非常に重要である．小脳出血は，しばしば歩行障害，悪心・嘔吐，めまいを引き起こす．

検査

1）CT
- 頭部CTの有用性については述べるまでもない．24時間以内に発症したSAHの90％は，CTで診断可能とされている．しかし極少量の出血や数日経過したSAHのCT診断は難しいので，過信は禁物である．
- 硬膜下血腫は，CTで急性期は高吸収，慢性期は低吸収となるが，亜急性期には等吸収となるので，左右差などで判断しなければならない．さらに両側の慢性硬膜下血腫では，それも認識できないことがある．

2）MRI
- 一般にCTよりも詳細な評価ができる．FLAIR画像はCTよりもSAHの感度が高い．また脳炎や脳腫瘍，膿瘍あるいは下垂体卒中や静脈洞血栓症の診断も可能である．MRAを用いれば，動脈瘤や動脈の解離も，一定の精度で診断が可能である．
- しかしMRIにも限界はあり，決して万能ではない．また検査に時間がかかり，検査中は各種のモニターが困難となることもあり，「死のトンネル」となるリスクも高い．

3）髄液検査
- SAHを疑う場合，CTが陰性の場合には，髄液検査がゴールドスタンダードとされている．しかし，穿刺時の出血（traumatic tap）の解釈が難しい．また，穿刺の再破裂のリスクもあることから，安全確実な方法とは言い難い．脳外科医がいるならば，髄液検査の前にコンサルトすることをお勧めする．

頭痛をきたす代表的な原因疾患

a. くも膜下出血（SAH）（第2章§1-01参照）
- 典型症状と非典型症状を表2に示す．くり返すが，SAHの見逃しは，ERの最大のピットフォールである．
- 警告頭痛：脳動脈瘤が破裂する前に，微小な出血を生ずることがあり，その際の頭痛を"警告頭痛：warning headache"という．SAH患者の20％程度に警告頭痛が認められるとする報告もある．

b. 化膿性髄膜炎（第2章§7-02参照）
- 「最悪の頭痛＋ゆっくり発症＋発熱」では髄膜炎を考える．髄液検査を待たず，一刻も早く抗菌薬を投与する．髄液穿刺後の低髄圧頭痛にも留意が必要である．

〔表2〕SAHの典型症状・非典型症状

典型症状	● 突然に起こる激しい頭痛 ● 悪心・嘔吐 ● 意識障害
比較的 典型症状	● 脳の巣症状（片麻痺・言語障害など） ● 失神 ● 痙攣
非典型症状	● 視力障害・視野欠損・羞明 ● 頸部痛・腰背部痛（突然の激痛） ● 飲酒後の意識障害（通常・中等度以上）

（文献2より引用）

c. 急性閉塞隅角緑内障（第3章§2-03参照）
● すでに緑内障と診断されている患者に発症することは稀であり，多くは突然発症する．片側性の眼痛，前頭部痛，悪心，結膜の充血，瞳孔の中途半端な散瞳・固定，視力低下，霧視がみられる．12時間で失明する．眼科コンサルトを待つ間，15分おきにピロカルピン（サンピロ®）点眼を行う．

d. 側頭動脈炎
● 比較的高齢者に多く，50歳以下では稀である．頭痛は，片側の前頭側頭部に限局し，頭皮が痛いと訴えることもある．咀嚼時の咬筋の痛み（約20%）や，咀嚼が続けられない"顎跛行"も有名である．触診上，側頭動脈の肥厚や圧痛があれば疑う．リウマチ性多発筋痛症を合併することも多い（50%）．赤沈亢進や貧血の頻度も高い．
● 視神経炎によって，視力喪失の危険があるので，1〜2日以内に専門家にコンサルトするべきである．

e. 一酸化炭素中毒（第2章§8-08参照）
● 複数の頭痛患者がある場合，屋内での火気の使用があった場合に疑う．血液ガス検査を施行してみる．

f. 静脈洞血栓症（第2章§1-09参照）
● 蝶形骨洞や篩骨洞の副鼻腔炎の波及が多いが，カルジオリピン抗体やプロテインC欠損などの凝固異常によって発症することもある．
● 症状は，頭蓋内圧の亢進と脳実質の虚血ないし出血によるものであり，約90%に頭痛を伴う．頭痛に乳頭浮腫や複視（外転神経麻痺が多い）を伴った場合には，静脈洞血栓症を考慮すべきである．
● 単純CTにて，上矢状静脈洞後方部に三角形の高吸収域を示す"delta sign"は有名だが，感度は低い．造影CTでは，静脈や静脈洞内に血栓が認められ，静脈洞に沿った硬膜の造影が増強される．CT静脈造影は迅速かつ確実にCVTを描出する．原則としてICU入院とし，抗凝固療法と感染の治療を行う．

g. 下垂体卒中
● 下垂体の腫瘍が出血や梗塞を起こす病態を下垂体卒中という．突然の激しい頭痛に，半盲や失明，眼球運動障害を伴う場合に疑う．CT診断は難しく，MRIでのみ診断できることもある．

h. 副鼻腔炎
● 前かがみで増悪する頭痛に顔面の圧痛を伴う場合に疑う．多くはいったん風邪症状がよくなってからまた悪くなる二相性の経過をとる．

i. IC-PC動脈瘤
● 急速進行の眼瞼下垂と複視に頭痛を伴う場合に疑う．

j. 椎骨脳底動脈解離（第2章§1-06参照）
● 突然の後頸部痛に，めまいやふらつきを伴う場合に疑う．ゴルフのスイングなど，頸の回旋がきっかけになり得る．

注意点・ピットフォール

● CTのみでSAHを否定しない．
● 警告頭痛を見逃さない．
● 髄液検査を待って，化膿性髄膜炎患者への抗菌薬投与が遅れてはいけない．
● 頭痛の原因を高血圧と説明しない．

文献
1) 「慢性頭痛の診療ガイドライン2013」（日本神経学会，日本頭痛学会／監，慢性頭痛の診療ガイドライン作成委員会／編），医学書院，2013
2) 「ERの非典型痛にだまされない！救急疾患の目利き術」（寺沢秀一／監，安藤裕貴／編），羊土社，2013
3) 「日々よろずER診療」（泊 慶明／著），三輪書店，2008

第1章 主要症候へのアプローチ

06 痙攣

樫山鉄矢

Point
- [ ] 痙攣重積は，なにはともあれ早く止める
- [ ] VFや低血糖も"けいれん"を起こすことを忘れない

Introduction

痙攣が続いているならば，早く止めることである．気道や呼吸の障害に加え，脳の異常な電気活動それ自体が，脳を障害するからである．

痙攣重積の初期対応（図1）

◇対応の手順

❶用手気道確保，酸素投与，血管確保，モニター開始．

❷痙攣停止

- 痙攣が続いている状態での気管挿管やモニターは難しい．痙攣停止を優先する．痙攣が止まったら，改めて気道，呼吸，循環を確認し，必要なら処置する．
- 欧米では，ジアゼパムより即効性かつ配合変化の少ないロラゼパムが第一選択とされているが，日本には静注製剤がない．第二選択はミダゾラム（ドルミカム®）であるが，日本では痙攣への適応がない．このため多くの施設でジアゼパム（セルシン®，ホリゾン®）を第一選択としている．なお，ミダゾラムについては，筋注での有効性も確立している．ジアゼパム筋注の報告は少ないが，有効と思われる．

❸ブドウ糖液投与

- ビタミンB_1欠乏が否定できなければ，（特に

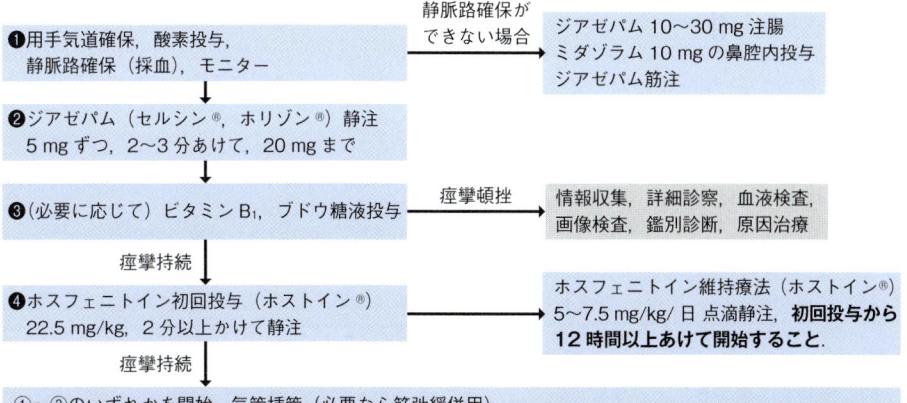

---

❶用手気道確保，酸素投与，静脈路確保（採血），モニター
　　→ 静脈路確保ができない場合 → ジアゼパム 10〜30 mg 注腸
　　　　　　　　　　　　　　　　　　　ミダゾラム 10 mg の鼻腔内投与
　　　　　　　　　　　　　　　　　　　ジアゼパム筋注

❷ジアゼパム（セルシン®，ホリゾン®）静注
　5 mg ずつ，2〜3 分あけて，20 mg まで

❸（必要に応じて）ビタミンB_1，ブドウ糖液投与
　　→ 痙攣頓挫 → 情報収集，詳細診察，血液検査，画像検査，鑑別診断，原因治療

　↓痙攣持続

❹ホスフェニトイン初回投与（ホストイン®）
　22.5 mg/kg，2 分以上かけて静注
　　→ ホスフェニトイン維持療法（ホストイン®）
　　　5〜7.5 mg/kg/日 点滴静注，**初回投与から12時間以上あけて開始すること**．

　↓痙攣持続

①〜③のいずれかを開始，気管挿管（必要なら筋弛緩併用）

①プロポフォール（200 mg/20 mL/A）：緩徐に静注．通常 1〜2 mg/kg（0.1〜0.2 mL）/kg で維持（体重50 kg で，5〜10 mL）
②ミダゾラム（ドルミカム® 10 mg/A）：0.2 mg/kg（50 kg で 1A）静注後，0.2〜1.0 mg/kg/時で維持
③チオペンタール（ラボナール® 250 mg/A）：4 mg/kg（体重60 kg で 1A）静注後，1〜4 mg/kg/時で維持

〔図1〕痙攣重積の初期対応

慢性アルコール中毒，妊婦，低栄養，低血糖などの場合）ビタミン B_1（アリナミン®F注）100 mgを静注し，続けて50％ブドウ糖液40 mLを静注する．

❹ フェニトイン・ホスフェニトイン投与
- フェニトイン投与の主目的は，発作停止よりも再発予防である．そのためには，十分量を用いなければならない．なお，フェニトイン（ホスフェニトイン）は，欠神発作やミオクロニー発作の重積には無効である．
- 従来のフェニトイン（アレビアチン®）は，配合変化や薬剤の血管外漏出による組織壊死や，AVブロックなどの副作用が問題であったが，ホスフェニトイン（ホストイン®）では，これらの問題が軽減されている．できる限りこちらを用いることをお勧めしたい．
- ホスフェニトイン投与後にも痙攣が持続する場合にはプロポフォール，ミダゾラム，ないしチオペンタールの持続投与を開始する．なおこの場合には，原則として気管挿管による気道確保が必要となる．

❺ その後の治療
- 全身痙攣の後には，しばしば錯乱や傾眠状態，あるいは意識障害の遷延が認められる．また，身体的な痙攣が止まっているように見えても，10％以上で脳の異常放電が持続しているという．この状態も治療を要する．

鑑別診断 (表1)

- 痙攣が止まっている場合，本当に痙攣であったかということから鑑別が始まる．
- 失神は，痙攣様の動きを伴うことがあるので，特に鑑別が難しい．また，悪寒戦慄やテタニーが，痙攣と表現されることもある．**できる限り目撃者および本人から，詳細かつ具体的な情報を収集することが重要**である．
- 頭部をよく診察して外傷や血腫を探す．痙攣の原因が外傷であることもあれば，転倒によって外傷をきたしていることもある．外傷があれば，頸椎保護が必要である．
- 舌咬傷や尿失禁は，痙攣があったことを示唆する．

〔表1〕痙攣の鑑別診断

	緊急	高頻度
頭蓋内疾患	脳血管障害，髄膜炎，脳炎，頭部外傷，硬膜外血腫，硬膜下血腫，	真性てんかん（特に薬の飲み忘れ），脳腫瘍，脳血管障害後遺症
全身性疾患	重症不整脈（VFなど），中毒，低血糖，低/高ナトリウム血症，子癇，甲状腺機能亢進/低下症，熱中症	アルコール中毒，離脱，偽痙攣

- 痙攣の原因については，**頭蓋内疾患とそれ以外の問題に分けて考える**（表1）．見逃せないのは重症不整脈，中毒，低血糖や電解質異常，および脳血管障害であり，頻度が高いのは，コントロール不良のてんかん（内服忘れ等），次いでアルコール関連の症候性てんかん，および偽痙攣である．
- 低Na血症は，原因の5％までを占める．血中濃度120 mEq/L以下，減少の速度が速い場合にリスクが高い．高Na血症が痙攣の原因となることは比較的少ない．
- 低Ca血症も，痙攣あるいはテタニーの原因となる．腎不全や甲状腺手術後では鑑別に含める．
- アルコール離脱による痙攣は，通常断酒後1〜2日で生じる．外傷等，他の合併症の鑑別が必要である．
- 中毒は，痙攣の最も重要な鑑別診断の1つである．頻度が多いのは，テオフィリン，環系抗うつ薬，覚醒剤など．常に念頭に置いておきたい．

1) 検査

- 乳酸を含む血液ガス，血糖，生化学一般に加え，カルシウムやマグネシウムをチェックする．抗てんかん薬を服用中であれば，併せて血中濃度も検査しておく．
- 乳酸アシドーシスの存在は，多くの場合に，痙攣があったことを裏付ける所見である．
- 初回の痙攣であれば，脳CTないしMRIは必

須である．
- 頭痛や発熱があれば，髄液検査もためらわない．
- トライエージ®DOAなどを用いた薬物スクリーニングも，しばしば有用な情報を与えてくれる．

2) 偽痙攣
- 転換性障害の一種であり，ERで出会う頻度は高い．頭を左右に振る，四肢の動きがバラバラ，背中を反らせて腰を振る，眼を固く閉じている，などが特徴といわれる．
- 本人に自覚はなく，決して演技しているわけではない．また診断は非常に難しく，あくまでも除外診断であり，器質的疾患の鑑別を優先しなければならない．

3) 非痙攣性てんかん重積状態（NCSE）
- 明らかな痙攣がなくても，脳で痙攣の状態が重積している状態をいう．意識障害の原因として頻度は高い．診断には脳波が不可欠である．脳内の異常放電が続いているので，やはり停止のための投薬が必要である．

Disposition
- てんかんの病歴が明らかであって，意識が完全に回復しており，フォローアップが確保できれば，帰宅可能である．
- 原因不明の初回の痙攣の場合は，判断が難しい．可能ならば神経内科と相談，あるいは入院観察が安全である．
- いずれにしても，**当面の運転や危険な作業は禁止と伝えなくてはならない**．

注意点・ピットフォール
- VFや低血糖，外傷を見逃さない．
- 偽痙攣と決めつけない．
- 運転や危険作業禁止の指示を忘れない．

文献
1) 「てんかん治療ガイドライン2010」（日本神経学会/監，「てんかん治療ガイドライン」作成委員会/編）．(http://www.neurology-jp.org/guidelinem/tenkan.html)
2) Brophy GM, et al : Neurocrit Care, 17 : 3-23, 2012 (https://www.neurocriticalcare.org/ から閲覧可能)
3) ACEP Clinical Policies Committee : Ann Emerg Med, 43 : 605-625, 2004 (http://www.acep.org/clinicalpolicies/ から閲覧可能)

第1章 主要症候へのアプローチ

07 知覚異常・運動麻痺（しびれ）

綿貫 聡

Point

- □ 病歴聴取と身体診察が診断の要点である
- □ 突然発症，進行性の症状悪化を伴う感覚障害，運動麻痺を認めた場合には，血管病変や神経圧迫などが隠れている可能性があり要注意

Introduction

- 知覚異常・運動麻痺について，患者は「しびれる」という訴えで来院することが多い．まずは，患者の訴える「しびれる」が具体的にどのような医学カテゴリーにあてはまるのかを分析することと，その分布から鑑別を想起することが重要である．

想定すべき鑑別疾患

- 緊急性の高いもの
  脳梗塞・出血などの大脳皮質病変，脊髄梗塞・出血・腫瘍などの脊髄病変，血管炎
- 頻度の高いもの
  糖尿病，甲状腺機能低下症，アルコール依存症，慢性腎不全，がん，外傷関連

初期対応

1）知覚異常・運動麻痺について，問診を行う

- 明確な運動麻痺以外は，患者は「しびれる」と訴えてくる場合が多い．「しびれる」ことが，具体的に以下のどれにあてはまるのかを明確にする．
  ①感覚が鈍い（感覚鈍麻）
  ②感覚がない（無感覚）
  ③痛みを伴ったしびれがある（感覚過敏）
  ④動かない・力が入らない（筋力低下）
  など．

2）発症機転を確認する

- 突然発症であれば血管病変（塞栓，破裂，出血）などを考慮する．具体的には脊髄梗塞，硬膜外血腫など．日単位での進行（急性）であれば感染症，電解質異常，炎症性疾患，血管炎，薬剤など．週単位の進行（亜急性）なら真菌，腫瘍など．月単位の進行（慢性）なら神経変性疾患，遺伝・代謝性疾患も考える．
- 症状の増悪（感覚低下，運動麻痺の増強）が認められた場合には早期に治療介入を要する場合がある．

3）分布を確認する

- 「近位か，遠位か」，「対称性か，非対称性か」，「非対称性であれば，どのようなパターンか（片麻痺，対麻痺，単麻痺，顔面の一部）」という3つの質問は，鑑別のために有用である．
- 次に，脳-脊髄-末梢神経-神経筋接合部-筋肉-関節-皮膚のどこに問題があるかを評価する．具体的には下記のような手順である（図1）．
- 単領域であれば単神経障害，左右非対称に他領域にまたがるなら多発単神経障害（図1e），左右対称に発症するなら多発神経障害（図1f），半身であれば大脳・脳幹病変を考え（図1a, b），両側性の全感覚障害，筋力低下を伴っていた場合，脊髄横断病変を考える（図1c）．
- 多発単神経障害であれば糖尿病，血管炎などが考えやすく，多発神経障害であれば脊髄病変（脊髄梗塞など）や，Guillain Barré症候群が鑑別としてあがる．症状が複雑な場合，身体図への確認を患者本人に依頼するのも有用である．
- 手や上肢を中心として分布する場合，頻度としては頸椎病変，頸髄病変，手根管症候群を中心とした絞扼（圧迫）性障害を考える（図1d）．下肢や足を中心とした場合，腰椎病変，腰髄病変，絞扼性障害，多発神経障害をおおまかに思い浮かべることが可能である（図1c, f）．

07 知覚異常・運動麻痺（しびれ）

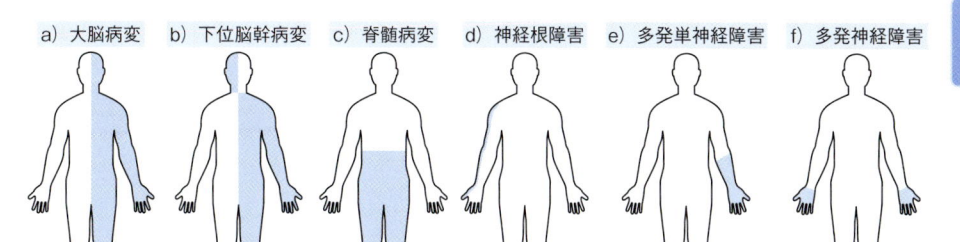

第1章 主要症候へのアプローチ

〔図1〕知覚異常・運動麻痺の分布と疑われる病変部位
a：大脳病変：病変の対側の顔面を含む半身の感覚障害
b：下位脳幹病変：病変側の顔面と対側半身の感覚障害
c：脊髄病変：障害部位以下に両側性の全感覚障害，筋力低下（横断性の場合）
d：神経根障害：障害された神経の皮膚デルマトームに沿って感覚障害が出現
e：多発単神経障害：複数の末梢神経が非対称に障害される
f：多発神経障害：末梢神経が対称性に障害される

a) 大脳病変　b) 下位脳幹病変　c) 脊髄病変　d) 神経根障害　e) 多発単神経障害　f) 多発神経障害

4) 背景因子を確認する
- 糖尿病，甲状腺機能低下症，アルコール依存症，慢性腎不全，がんなどの疾患，外傷の病歴があれば，それらが原因となっている可能性がある．**薬剤，毒素曝露の除外は必須**であり，病歴聴取を欠かさないこと．

5) 随伴症状を確認する
脳神経所見の合併があれば中枢神経症状によるものの可能性が高い．頭痛，めまいなどの中枢神経症状を疑う病歴の有無も確認すること．先行感染症状の聴取も欠かさないこと．

6) 身体所見を確認する
a. 感覚障害が左右対称であった場合
- 脊髄もしくは多発神経障害を念頭に置いて鑑別を進める．深部腱反射の亢進，病的反射などがあれば脊髄病変，深部腱反射の低下があり，下垂足，下肢→上肢への症状の進行，末梢→体幹部への症状の進行などがあれば多発神経障害を考える．

b. 感覚障害が左右非対称であった場合
- 脳神経症状があれば中枢神経病変，交叉性神経障害があれば，横断性脊髄病変などを考慮する．感覚検査を行う場合，「痛みが鈍く感じられる所があれば合図してください」と指示し，評価を進める．それらが除外できれば，単神経障害／多発単神経障害を念頭に置いて鑑別を進める．

7) 検査を行う
- 中枢神経病変を疑うなら頭部MRIを，脊髄なら高位診断の元で脊髄MRIを考慮する．また，多発神経障害／多発単神経障害で原因が不明な場合には，神経内科医へのコンサルトを検討する．
- スクリーニング評価として血算，生化学（腎機能，電解質，炎症所見），血糖，HbA1c，甲状腺機能までは評価しておきたい．

Disposition
- 運動麻痺，突然発症または進行性の症状悪化を伴う感覚障害・異常感覚では血管障害や圧迫性の病態を考える（具体的には脳梗塞・出血などの大脳皮質病変，脊髄梗塞・出血・腫瘍・血腫などの脊髄病変，血管炎など）．これらの病態が疑われた場合には可能な限りの早期診断，治療を要する可能性がある．画像での精査，専門医への紹介，入院精査を検討すべきである．

ER後の診療
- 知覚麻痺・運動障害に関して一般的な問診，身体所見，検査所見で診断がつかないときには，電気生理学的検査（筋電図，神経伝導速

度）の施行を検討し，神経内科医へのコンサルトを行う．
- 原疾患への治療が第一であり，しびれ感・疼痛への対応については疾患内容によって投薬を調整する．
- **虚血性病変の場合**：血管拡張薬（プロスタグランジン製剤など）を用いる．
- **神経性病変の場合**：しびれのみであれば，アルドース還元酵素阻害薬，ビタミンB_{12}製剤などが適応であり，疼痛を伴う場合にはカルバマゼピン，三環系抗うつ薬などが適応となる．

注意点・ピットフォール

- 障害部位の高位診断（脊髄梗塞など）はときに困難な場合がある．疼痛部位がある場合には同部位に障害がある可能性が高いが，画像を撮影しても診断に至らなかった場合には，中枢寄りの病変の評価を行うことを状況により考慮する．

文献

1) Rosenfeld J, et al：Chapter 3-Numbness：A Practical Guide for Family Physicians, American academy of neurology（https://www.aan.com/uploadedFiles/Website_Library_Assets/Documents/4.CME_and_Training/2.Training/4.Clerkship_and_Course_Director_Resources/FM_Chp3.pdf）
2) Azhary H, et al：Am Fam Physician, 81：887-892, 2010

第1章 主要症候へのアプローチ
08 かぜ症候群

三好雄二

> **Point**
> - 他疾患の鑑別・除外が"かぜ"診療において最も重要である
> - 非特異的上気道炎型の対応では"薬"ではなく"説明"の処方が大切である

Introduction

"かぜ"とは自然軽快する上気道感染症である.かぜ症候群における医師の最も重要な存在意義は,他疾患の鑑別・除外である.さまざまな感染症・疾患を鑑別する必要があり,症状に応じてグルーピングを行うと効率よく絞ることができる.表1の①〜④は上気道症状のあるもの,⑤〜⑨は上気道症状のないグループである.**上気道症状のない⑤〜⑨は決して"かぜ"と診断してはいけない**.原因が明らかではない場合は,正直に患者に告げ,全身状態が保たれている場合は,今後のフォローアップ方法と緊急で再診してほしい症状を伝える.この点については文献1が秀逸である.本項目では,非特異的上気道炎型に対する対応を詳述する.是非,**"薬"ではなく"説明"を処方**していただきたい.

〔表1〕かぜ症候群の病型と鑑別診断

かぜ症候群の病型	想定すべき鑑別疾患
①非特異的上気道炎型	特になし
②鼻炎型	副鼻腔炎・アレルギー性鼻炎
③咽頭炎型	感染症:溶連菌性扁桃炎・扁桃周囲膿瘍・咽後膿瘍・急性喉頭蓋炎・亜急性甲状腺炎・口腔底蜂窩織炎・Lemierre症候群・伝染性単核球症 非感染症:心筋梗塞・頸動脈解離・くも膜下出血
④気管支炎型	肺炎・心外膜炎
⑤高熱のみ型	感染症:臓器特異的な症状・所見が出現する前の初期 例 カンピロバクター腸炎・インフルエンザ 臓器特異的な症状が乏しい感染症:副鼻腔炎・感染性心内膜炎・肝膿瘍・急性化膿性胆管炎・前立腺炎
⑥微熱・倦怠感型	急性パターン: 　急性肝炎・心筋炎・高血糖緊急症・伝染性単核球症様症候群・亜急性感染性心内膜炎・甲状腺機能異常・薬剤性 慢性パターン: 　CRP・血沈が陽性の場合:不明熱としての扱い 　CRP・血沈が陰性の場合:うつ病(習慣性高体温)・更年期障害・貧血
⑦腸炎型	敗血症・細菌性腸炎・腹腔内出血
⑧発疹型	"VS WATER"で覚える:Virus(麻疹・風疹・デング熱・エコー・コウサッキー), Sepsis(敗血症), Waterhouse-Friedrichsen syndrome(髄膜炎菌), Autoimmune(SLE・皮膚筋炎・悪性リンパ腫), Toxic shock syndrome, Endocarditis(心内膜炎), *Rickettsia*
⑨頭痛型	髄膜炎・くも膜下出血

〔表2〕 かぜ症候群の1分間診察法（●は必須，△は準必須）

- ●結膜：結膜炎・黄疸
- ●両側上顎洞の圧痛の有無：副鼻腔炎
- ●口腔・咽頭・頰粘膜・軟口蓋・扁桃（発赤・滲出液・発疹・後鼻漏・腫大）
  - ・咽頭後壁リンパ濾胞：インフルエンザウイルス
  - ・扁桃の白苔：左右差があれば細菌性扁桃炎・両側で同等であれば伝染性単核球症
  - ・扁桃正常で激しい咽頭痛：喉頭蓋炎
  - ・上顎の痛み→歯・歯肉の視診と圧痛の有無：歯性上顎洞炎
  - ・耳痛または2歳未満→耳鏡：中耳炎
  - ・頭痛→頭皮・耳鏡・neck flection test・jolt accentuation test：帯状疱疹・髄膜炎
- ●頸部リンパ節の腫脹・圧痛：後頸部リンパ節腫脹のある場合は全身性疾患
- ●甲状腺の圧痛：亜急性甲状腺炎
- △呼吸音：小児・高齢者では必須，強制呼気での聴診が重要
- △心雑音：感染性心内膜炎，発熱のみ型で特に重要
- △腹部診察：腹部症状があれば行う
- △両側季肋部・CVA（肋骨脊椎角）叩打痛：肝膿瘍・胆管炎・急性腎盂腎炎，発熱のみ型で特に重要
- △発疹の有無：患者自身が気づいていないこともある
- △直腸診：前立腺炎，発熱のみ型で特に重要
- ●打診・触診：自発痛のあるところ

（文献2より改変して転載）

診断

- 鼻汁・咽頭痛・咳，つまり"鼻""咽頭・扁桃""気管支"の3領域に同時に同程度で炎症を起こす感染症がウイルス性の急性上気道炎である．3領域に同時に同程度で感染を起こす細菌感染症はない．副鼻腔炎と細菌性扁桃炎と肺炎が同時に発症するとは考えづらい．経験的にも細菌感染症は1臓器，さらに左右どちらかに優位である．

◇自然経過

- かぜ症候群の診断を臨床的に行うには，その自然経過を理解しておくとよい．発症初日は咽頭痛が強く，翌日頃から鼻汁が出現し，発症3日目頃には咽頭痛が改善し，咳嗽が問題となってくる．咳が最後まで残り，大体2週間，長いと3週間ほど持続する．鼻汁は，無色透明から徐々に粘り気のある黄色鼻汁へと変化してくる．黄色鼻汁のみでは細菌感染の合併を示すものではない．
- かぜ症候群の患者が医療機関を受診するのは咳症状が問題となる発症3〜4日目のことが多い．発症当時に咽頭痛や鼻汁が強かったかどうかを確認すべきである．病歴で診断のほとんどがつくが，見逃しを減らすためにも表2の身体診察を短時間で行うようにしたい．

疫学

- 季節性が明確である．温帯地域では秋に罹患率の急激な上昇があり，冬の期間は高止まりし，春になると減少してくる．熱帯地域では雨期に高くなる．就学前児童では5〜7回/年，成人では2〜3回/年で発症する．保育園に通っている児童の方が罹患率が高いが，就学前にかぜ症候群に多く罹患していると就学後の罹患率が低いことがわかっている．
- 精神的なストレスは危険因子である．「身体を冷やしたからかぜを引いた」とよく言うが，寒冷曝露がかぜ症候群の罹患率を上げるというエビデンスはない．

抗菌薬について

- 抗菌薬は続発性細菌感染を予防するが，1人の細菌感染症または肺炎を予防するのに4,000〜12,000人に処方しなくてはならないほど効果は乏しい．
- 一方で抗菌薬による副作用は，アモキシシリンの場合は添付文書によると5.2%と示され

ており，抗菌薬のメリットがデメリットを越えることはない．さらに抗菌薬の副作用は致命的となることもある．経口第三世代セフェムの多くに含まれるピボキシル基は小児などに重篤な低カルニチン血症と低血糖を呈することがある．日本産婦人科医会による「母体安全への宣言2011」では妊娠中期にマクロライドによるQT延長症候群の悪化が原因と思われる母体死亡例が報告されている．近年ではマクロライドの心血管死のリスクも注意喚起されている．"安心"のための抗菌薬処方は決して"安全"ではない．

かぜの治療

- 上気道炎は害さえ与えなければ自然と軽快するので，罹病期間中の症状軽快へのサポートが主眼となる．総合感冒薬のように中途半端な薬剤ではなく，ターゲットとする症状に対して効果が認められている薬剤をピンポイントで処方するのが大切である．

a. 鼻汁・鼻閉

- 抗ヒスタミン薬は，抗コリン作用の強い第一世代は鼻汁に対して効果が示されているが，鎮静や乾燥症状が強い．第二世代以降には効果はない．点鼻ステロイドは効果が示されていないが，点鼻クロモグリク酸（インタール®）のエビデンスがあるようである（筆者は処方経験が乏しいために手ごたえははっきりしない）．
- 血管収縮薬であるコールタイジン®や市販薬であるナザール®（ナファゾリン・クロルフェニラミン）は即効性であるが，3日以上の連用で薬剤性鼻炎を呈するので厳重な注意が必要である．

　例 塩酸テトラヒドロゾリン（コールタイジン®）点鼻液 1日3〜4回，1回1噴霧 3日間のみの使用

b. 咳

- デキストロメトルファンはプラセボと比較して咳症状の改善を示しているが効果は小さいようである．一方でリン酸コデインの効果は示されていない．意外にも，夜間の咳症状に対してはヴィックスヴェポラップ®と就寝前のハチミツの効果が高いようである．
- β2刺激薬のエビデンスは有効性を示していないが，筆者は経皮吸収のβ2刺激薬を頻用している．体が小さな人の場合は振戦や動悸症状に注意が必要である．

　例 ①ヴィックスヴェポラップ®
　　②就寝前のティースプーン1杯のハチミツ
　　③ツロブテロール（ホクナリン®テープ）2 mg，1日1回1枚貼付
　　④デキストロメトルファン（メジコン®）1回15 mg，1日3回 内服 毎食後

c. 咽頭痛

- アセトアミノフェンの使用が咽頭痛だけでなく，頭痛や倦怠感などにも効果を示す．体重あたり10 mg/kg程度の処方量が適している．
- NSAIDsはより強い鎮痛効果があるが，かぜ症状を引き延ばしてしまう可能性が示唆されている．

　例 アセトアミノフェン（カロナール®）1回600 mg 頓用，1日4回まで

帰宅時の説明方法

「かぜは喉の痛みから始まって，鼻水や咳が続きます．ウィルスが原因ですので抗菌薬の出番はなく，副作用の方が問題となります．1週間程度で多くの方が治りますが，3週間ほど咳が続く方もいます．今日は，ご希望であれば症状を若干和らげるお薬をお出ししますが，自然と治るまで辛抱してください．ただし，"かぜは万病のもと"と言いますようになかには蓄膿症や肺炎になってしまう人がいます．体調が良くなってきたところで，また38℃以上の熱が出たり，食事が摂れなくなってしまう場合には，細菌感染症を合併した可能性があるので再度受診してください．3週間以上しても症状が抜けきらない場合も再診するようにしてください．」

文献

1) 田坂佳千：今月の治療，13：1217-1221，2006
2) 田坂佳千：治療，85：3107-3113，2003
3) Heikkinen T & Järvinen A：Lancet, 361：51-59, 2003
4) Petersen I, et al：BMJ, 335：982, 2007
5) Meropol SB, et al：Ann Fam Med, 11：165-172, 2013

第1章 主要症候へのアプローチ
09 動悸

永田健一郎

Point

- ☐ 致死性不整脈につながるような徴候がないかに注意する．特に多発する心室性期外収縮や非持続性心室頻拍などでは注意を要する
- ☐ 本当に動悸症状だけなのか十分問診を行う．胸痛や呼吸困難など他の病態が合併していないかを見落とさない

想定すべき鑑別疾患

- 表1に想定すべき鑑別疾患を示す．

初期対応（図1）

❶問診，モニター装着

- 問診では動悸の性状を確認する．突然発症するものなのか，何か外的要因や内的要因によって誘発されるものなのか，動悸症状以外の随伴症状（主に胸痛や意識消失，冷汗や悪心嘔気など）がないか，催不整脈作用のある薬剤や低血糖をきたす薬剤を内服していないかなど，問診しながらモニター装着，ABCの評価と対応を行う．
- 顔面蒼白や結膜貧血があり，低血圧，頻脈傾向であれば，出血性ショックも考慮する．

❷心電図，ルート確保，採血

- 12誘導心電図をとり，ACSや心筋炎など緊急性の高い疾患を探す．12誘導心電図はできる限り過去のものと比較し変化がないか，注意深く読む．バイタルを確認した時点で異常がなくても発作性にイベントが起こる可能性を見越してルートを確保する．同時に血液検査を提出し，このとき簡易血糖測定で低血糖も確認する．胸痛も訴えるようなら，心筋逸脱酵素（TnT，TnI，CKMB，H-FABP etc）も提出する．モニターで不整脈が疑われれば，不整脈鑑別のフローチャートに従って初療を行う．

❸緊急性の高い鑑別疾患

- **ACS・心筋炎など**：心室性の不整脈や房室ブロックによる高度徐脈を合併していないか

〔表1〕動悸で想定すべき鑑別疾患

緊急性の高いもの
●心室性不整脈：心筋虚血，心筋症，心筋炎，QT延長症候群を背景とした不整脈
●低血糖発作
●出血性疾患
●甲状腺クリーゼ

頻度の高いもの
●上室性期外収縮
●心室性期外収縮
●洞性頻脈
●上室性頻拍：心房細動／粗動，房室回帰性頻拍症，房室結節回帰性頻拍症，心房頻拍　など
●パニック発作や不安神経症
●慢性貧血
●甲状腺機能亢進症
●薬剤性：シロスタゾール，β刺激薬など

モニターをよく観察する．心室性期外収縮の多発や心室頻拍などの所見があれば，心室細動への移行のリスクもあるため，薬物投与やカルディオバージョンも準備する．徐脈の際は体外ペーシング，アトロピン投与も準備し，循環器内科医にすぐに連絡する．

- **不整脈**：血行動態が破綻している場合は徐脈であれ，頻脈であれ，緊急での対応が必要になる．具体的な対応については第2章§2-07「不整脈」の項を参照．
- **低血糖**：採血の際に簡易血糖を測定し，まず否定しておく．
- **出血性疾患**：ショックバイタルで来院する場合では緊急性が高く，動悸症状を主訴に来院することは少ないが，貧血が原因で動悸を訴

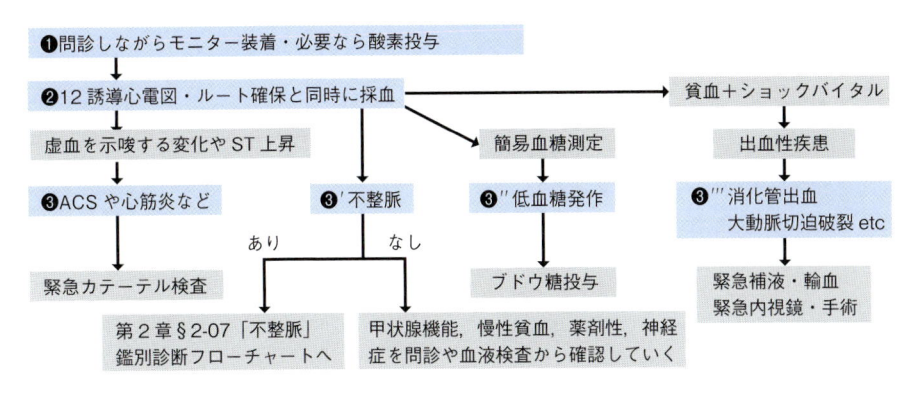

[図1] 動悸の初期対応フローチャート

```
❶問診しながらモニター装着・必要なら酸素投与
          ↓
❷12誘導心電図・ルート確保と同時に採血 ――――→ 貧血＋ショックバイタル
   ↓                    ↓              ↓
虚血を示唆する変化やST上昇        簡易血糖測定    出血性疾患
   ↓          ↓              ↓              ↓
❸ACSや心筋炎など  ❸'不整脈        ❸"低血糖発作   ❸'''消化管出血
                                            大動脈切迫破裂etc
   ↓       あり／なし            ↓              ↓
緊急カテーテル検査                ブドウ糖投与    緊急補液・輸血
                                            緊急内視鏡・手術
         あり↓    ↓なし
    第2章§2-07「不整脈」  甲状腺機能、慢性貧血、薬剤性、神経
    鑑別診断フローチャートへ  症を問診や血液検査から確認していく
```

えることもある．慢性貧血でバイタルに余裕がある状況下の方が，動悸症状を主訴に来院することが多い．

◇その他の鑑別疾患
　上記緊急疾患がある程度否定できてから考えるものを以下に示す．
- **甲状腺機能亢進症**：体重減少や不眠，多汗，活動性の亢進などの経過がある場合は疑う．上室性頻拍症などの背景疾患として合併していることもあるため，初回の頻脈発作患者では評価しておく必要がある．
- **慢性貧血**：慢性炎症性疾患や慢性的な消化管出血，鉄欠乏，悪性疾患などの合併を考慮する．
- **薬剤性**：催不整脈性のある薬剤（抗不整脈薬や抗癌薬，抗アレルギー薬，精神病治療薬など）の内服状況を確認する．抗血小板薬のシロスタゾールなどは洞性頻脈を起こす．
- **不安神経症やパニック障害**：あくまでも除外診断として考慮する．決めつけないことが重要である．

Disposition

- バイタルサインや血行動態の崩れをもたらすような危険性の高い不整脈や出血性疾患，遷延性低血糖，甲状腺クリーゼなどの状態が否定されれば，専門科外来での精査に回しても問題ない．上記の病態がみられた場合は入院が望ましい．

ER後の診療

- 発作性の不整脈では初療の段階ではっきりと診断がつかない場合もあり，循環器内科などの専門外来で，ホルター心電図や心エコーなどが行われる．救急外来から循環器外来を予約する際にホルター心電図や心エコーをあらかじめオーダーしておくとよい．動悸の原因精査に対して**体外式ループレコーダー（ELR）**が有効との報告もあり，ホルター心電図などでイベントが捕捉されない場合は検討される．

注意点・ピットフォール

- 動悸というと不整脈や循環器疾患に頭が向きがちだが，その他見落としてはいけない内科疾患を忘れずに鑑別しておくことが重要である．不整脈であってもその背景疾患まで見越した鑑別を心がける．

文献
1) Zimetbaum P & Josephson ME：N Engl J Med, 338：1369-1373, 1998
2) Weber BE & Kapoor WN：Am J Med, 100：138-148, 1996

第1章 主要症候へのアプローチ

10 胸痛

樫山鉄矢

Point

- ①急性冠症候群（ACS），②急性大動脈解離，③肺塞栓症，④緊張性気胸，および⑤特発性食道破裂，を探す（表1）
- Time is muscle！ ACSでは，door to baloon time＜90分が標準である

Introduction

- 胸痛は，ER最大のテーマのひとつであり，ACS（急性冠症候群）が代表的疾患である．一方，ACS患者の主訴は，必ずしも胸痛ではなく，胸やけ，肩痛，悪心，あるいは倦怠感ということもある．ERでは，これらの症状も胸痛に含めて考える必要がある．

初期対応・鑑別診断（図1）

- 想起すべき鑑別診断を表1に示す．
- 来院10分以内に心電図をとる．鏡像変化を伴うST上昇や，新しい左脚ブロックがあれば，専門医をコールしつつ，プロトコールに従って処置を開始する．**心筋が助けられるのは，5〜6時間以内とされており，着院からPCIまで（door to baloon time），90分以内が標準である．**
- ただし，背部痛を伴っていたり，血圧が高い場合は，急性大動脈解離に伴う冠動脈閉塞を否定しなければならない．
- 心電図所見がはっきりしなければ，簡単な情報収集，診察，X線，検査に進む．心電図はできる限り以前のものと比較すること．胸痛が続くなら，20〜30分ごとにくり返して検査する．
- 発症からどのくらい時間が経っているか，確認することも重要である．

1）病歴

- 虚血性心疾患の既往，および冠動脈リスクファクターを聞く．幼少期に川崎病の既往があれば，若年者でもACSを考えなければならない．

〈冠動脈リスクファクター〉
①年齢（男性45歳以上，女性55歳以上），②高血圧，③喫煙，④脂質異常症，⑤糖尿病，⑥家族歴，⑦肥満

- ACSを疑う胸痛を表2に示す．
- 避妊薬服用や臥床など，肺塞栓症のリスク（第2章§2-02）も聞いておく．
- Marfan症候群やEhlers-Danlos症候群は，若年者の大動脈解離のリスクである．
- 特発性食道破裂は，中高年男性に多く，嘔吐とともに食道が破裂して内容が胸腔に漏れ出し，激しい左背部痛をきたす．知っていればCTで診断は難しくない．多くは下部食道が裂けている．

[表1] 想起すべき鑑別診断

5 killer chest pain	その他の胸痛を呈する疾患（重要なものに下線）
①ACS ②急性大動脈解離 ③肺塞栓症 ④緊張性気胸 ⑤特発性食道破裂	● 循環器系：急性心膜炎，心筋炎 ● 呼吸器系：胸膜炎，肺炎，自然気胸，縦隔気腫 ● 消化器系：逆流性食道炎，胃十二指腸潰瘍（穿孔），膵炎，胆石，胆嚢炎，胆管炎，横隔膜下膿瘍 ● 筋骨格系：肋骨骨折，肋軟骨炎（圧痛あり），肋間神経痛，Tietze症候群（2-4肋軟骨の無菌性炎症），咳による肋骨損傷 ● 帯状疱疹など

10 胸痛

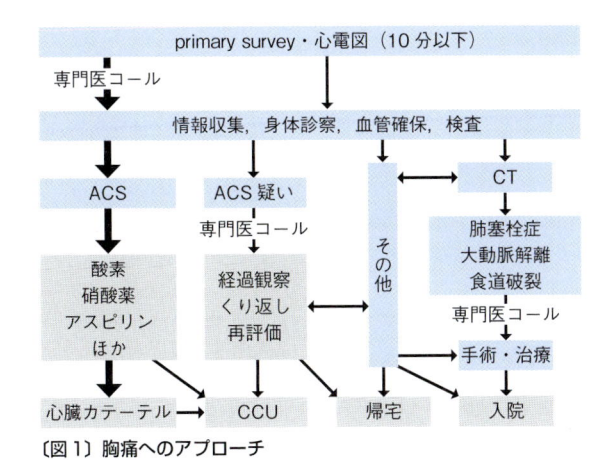

```
                    primary survey・心電図（10分以下）
                                    ↓
  専門医コール → 情報収集，身体診察，血管確保，検査
        ↓            ↓              ↔        ↔  CT
       ACS        ACS疑い         そ            ↓
        ↓        専門医コール      の          肺塞栓症
      酸素          ↓             他         大動脈解離
     硝酸薬       経過観察         ↔         食道破裂
    アスピリン     くり返し                     ↓
      ほか        再評価                    専門医コール
        ↓            ↓            ↓         手術・治療
    心臓カテーテル → CCU         帰宅          入院
```

〔図1〕胸痛へのアプローチ

〔表2〕ACSを疑う胸痛

高危険度	低〜中危険度
・圧迫感 ・冷汗を伴う ・悪心・嘔吐を伴う ・腕や肩に放散する ・過去の狭心痛と同様の胸痛 ・労作と関連	・胸壁の一部に限局する ・体位性 ・呼吸性 ・触診で再現する ・刺すような痛み

- 以下「OPQRST」の順で病歴聴取の要点を述べる．

O：Onset（発症）
- 大動脈解離，肺塞栓症や気胸は突然に発症する．ACSの場合，突然とはいっても痛みがピークに達するのに数分かかることが多い．特発性食道破裂は中高年男性に多く，食後嘔吐とともに激しい胸背部痛をきたす．

P：Provoke/Palliate（増長寛解因子）
- ACSは労作で増悪することが多い．深呼吸や咳で痛む胸膜痛は，胸膜炎や肺炎で多いが，肺塞栓症は胸膜痛の原因となりうる．

Q：Quality（症状の性質）
- 「鈍い痛み？」「鋭い痛み？」「しめつけられる？」「引き裂かれる？」「圧迫感？」
- ACSなら鈍い圧迫感，解離なら引き裂かれるような鋭い痛みが典型的だが，非典型例が大変多い．

R：Region/Radiation（部位/放散）
- ACSでは胸骨裏あたりの局在のはっきりしない痛み，大動脈解離では胸部から背部へ移動する痛みが典型的だが，やはり非典型例が多い．頸や肩，腕への放散痛はACSを疑わせる．ピンポイントで痛みの位置を示す場合や圧痛のある場合には，ACSの可能性は低いが，これでもやはり否定はできない．

S：Severity/Symptom（強さ/随伴症状）
- 痛みの強さ（最も痛いときを10とすると今は？），随伴症状を確認する．悪心や冷汗を伴う場合，ACSのリスクは高くなる．

T：Time（持続）
- 「痛みはどのぐらい続くのか？」症状が5秒以内，あるいは30分以上の場合には，ACSの可能性は低い．**大動脈解離の場合，進行が止まれば痛みも止まるので，今痛くなくても安心できない．**
- 特に高齢者，女性，糖尿病患者では，非定型症状が多い．75歳以上で50％，女性で40％が無痛という恐ろしい報告もある．

2）身体所見
- ACSによる心原性ショック，肺塞栓症や緊張性気胸による閉塞性ショック，大動脈解離による出血性ショックを迅速に認識し，適切に処置すること．
- 急性大動脈解離では，血圧は上昇していることが多い．上肢に行く血管を巻き込むと，し

ばしば左右差が出現する．
- 頸動脈の怒張は，肺塞栓症，緊張性気胸，ないし心不全を示唆する．
- 拡張期雑音は，大動脈解離による大動脈弁逆流の可能性を考える．心膜摩擦音は心外膜炎を示唆する．
- **皮膚も見ておく．**循環器科医を呼んでから帯状疱疹がみつかるようなことにならないように注意する．
- 特発性食道破裂で皮下気腫を伴うことがあることも知っておきたい．

3）検査
- 胸部X線は，気胸，肺炎，胸膜炎，大動脈解離など，多くを鑑別することができる．逆にX線所見が乏しい場合には，ACSや肺塞栓症を疑うべきである．
- **緊張性気胸**は，既往歴，片側呼吸音の減弱，頸静脈の怒張など医療面接でおよそ診断がつくが，状況が許せばX線を確認してから，穿刺やドレナージを行うことを勧めたい．
- 多少でもACSの疑いがあれば，心筋トロポニン（トロポニンT，I）を検査する．従来トロポニンは，上昇が遅いのが難点であったが，最近は，より高感度の検査が導入され，発症後2時間程度でおよそ陽性化するようになった．**初回トロポニンが陰性であっても，疑わしければ2時間後に再検する**．いずれにしても，**心筋酵素の結果を待って，PCIが遅いようなことがあってはならない**．クレアチニンキナーゼ心筋分画（CK-MB）測定の臨床的意義は，相対的に低下している．
- 肺塞栓症や大動脈解離を強く疑わないが，否定しておきたいという場合に，**D-ダイマー**を評価する．この場合，陰性であれば，肺塞栓症や大動脈解離は否定的と考えてよい．逆にこれらを強く疑う状況ならば，迷わず造影CTに進むべきである．一方，D-ダイマーの特異度は低く，外傷，術後，あるいは加齢でも上昇する．あくまでも陰性のときに意味のある検査である．値に振り回されてはいけない．
- 手元にエコーがあれば，とにかくあててみる．「左室の動きはどうか？」「右心負荷所見はないか？」気胸もエコーでわかる．心嚢液貯留は，心膜炎や大動脈解離を示唆する．胆石，胆嚢炎，腹部大動脈瘤の存在，胸水や腹水の有無も診ておくこと．
- 急性大動脈解離，肺塞栓症の診断は，造影CTがゴールドスタンダードである．

Disposition
- 少しでもACSが疑われるなら，病院内で観察を続け，心電図やトロポニンをフォローする．
- 急性大動脈解離の場合，A型であれば手術，B型であれば保存的治療が一般的である．

注意点・ピットフォール
- 冠動脈を巻き込んだ急性大動脈解離を見逃し，ACSとして抗凝固療法やカテーテルを行ってはならない．
- 緊急性のある胸痛が否定できていないのに，「翌日フォロー」としない．
- 消化管穿孔を見逃さない．

文献
1) Swap CJ & Nagurney JT：JAMA, 294：2623-2629, 2005

第1章 主要症候へのアプローチ
11 腰・背部痛

樫山鉄矢

Point
- 整形外科的疾患以外の背部痛，特に大動脈解離や大動脈瘤破裂を鑑別する
- 整形外科的腰背部痛であれば，緊急性の有無を鑑別する

Introduction

腰痛や背部痛は，ERにおいても頻度の高い症状である．実際は非特異的な腰痛症が圧倒的に多いが，急性大動脈解離などの地雷疾患も多数潜んでいる．また整形外科的腰痛であっても，緊急性の高い病態があるので，確実なトリアージ鑑別が必要である．

鑑別診断（図1）

1) 整形外科以外の腰背部痛，特に大動脈疾患ではないか？

- バイタルサインに異常がある場合はもちろん，特に安静時にも痛い場合には，整形外科以外の疾患から鑑別するべきである．

- **急性大動脈解離ではないか？**：突然発症の背部痛，痛みの移動や血圧上昇，血圧の左右差，胸部X線での縦隔陰影の拡大は急性大動脈解離を示唆する．造影CTが第一選択である．
- **大動脈瘤の破裂・切迫破裂ではないか？**：大動脈瘤を指摘されている場合はもちろん，高齢者では常に疑ってエコーをあててみる．瘤があればやはり積極的にCTをとる．
- **背部痛で発症するACSもある**．女性では男性に比べ背部痛を訴えることが多いという．さらに後壁梗塞は，心電図で判断しにくい．疑ったら帰さず，しつこく追求するべきである．また，急性大動脈解離が冠動脈を巻き込むと，心筋梗塞を合併する．この場合，特に右冠動脈の閉塞が多い．多少でも疑われたら，ヘパリン投与やカテーテルの前にCTを考える．

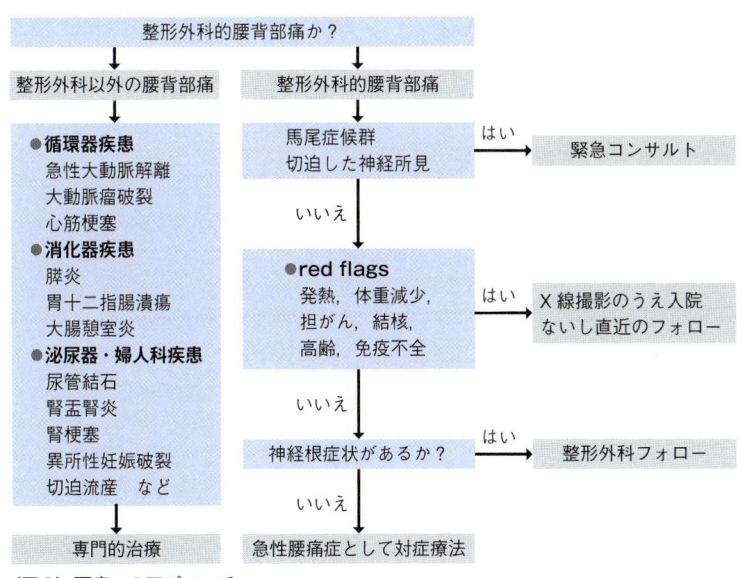

［図1］腰痛へのアプローチ

- 肺炎，胸膜炎，気胸，肺塞栓症など：胸膜痛をきたす疾患は，当然背部痛の原因となりうる．肺塞栓症以外の鑑別はX線等で比較的容易である．肺塞栓症については別項（第2章§2-02）参照のこと．
- 急性膵炎が背部痛をきたすことはよく知られている．病歴や腹部所見に注意し，血液検査や画像診断を追加して鑑別を試みる．
- 尿管結石による背部痛の頻度は高いが，決めつけてはいけない．**大動脈解離が腎動脈を巻き込めば，血尿をきたすことがあることを知っておく**．血尿とエコーによる腎盂の拡大がなければ尿路結石とは診断しないことである．
- **腎盂腎炎**や**腎梗塞**も腰痛をきたす．腎梗塞は心房細動に伴うことが多い．
- **異所性妊娠**の破裂などによる産婦人科疾患も腰痛を主訴に来院することがある．

2）整形外科的腰痛であれば，緊急性はないか？

- **馬尾症候群**は，脊柱管狭窄などの種々の原因により神経繊維の束である馬尾が圧迫される病態である．**時間が経つと不可逆性となるので，疑った時点で，整形外科医にコンサルトが必要である**．症状には，**溢流性尿失禁，臀部周囲（サドル型）の知覚障害，肛門のトーヌス低下**などがある．治療は手術が原則であるが，術前あるいは手術とともにステロイド投与が行われることもある．
- 馬尾症候群でなくても，**脊髄圧迫症状，特に運動障害**があれば，**整形外科コンサルト**を行うべきである．歩行困難，進行性に増悪する痛み，臥位で改善しない，などの場合，丁寧に神経所見を確認し，可能ならMRIを行う．下肢の麻痺や膀胱直腸障害が明らかとなった頃には，すでに不可逆性になっているかもしれない．特に脊髄硬膜下血腫や膿瘍による神経圧迫に注意が必要である．

3）Red flagsがないか？

- 発熱，体重減少，担がん，結核，高齢，免疫不全等のred flagsを伴っていれば，椎体炎，脊椎カリエス，椎間板炎等の感染症や，骨転移などのリスクがある．神経所見やX線にて不安定であれば緊急コンサルト，そうでなくても可及的早期に整形外科医にフォローを依頼するべきである．

4）神経根症状がないか？

- 詳細は他項に譲る（第4章§1-03「頸椎・胸椎・腰椎」）．神経根症状があれば，整形外科によるフォローが望ましい．

Disposition

- 緊急を要する疾患が否定され，red flagsがなければ急性腰痛症とし，鎮痛薬等を処方し，とりあえず帰宅可能である．過度のベッド上安静を避け，できる範囲で日常の活動レベルを維持する方が予後がよい．

注意点・ピットフォール

- 血尿を伴う急性大動脈解離を尿管結石と診断しない．
- 肺塞栓症による胸膜痛を胸膜炎と診断しない．

文献

1) 「腰痛診療ガイドライン2012」（日本整形外科学会・日本腰痛学会/監），南江堂，2012（http://minds.jcqhc.or.jp/ から閲覧可能）

第1章 主要症候へのアプローチ

12 呼吸困難

樫山鉄矢

Point
- ①気道閉塞（狭窄），②呼吸器系の問題，③循環器系の問題，の順に考える
- 酸素飽和度が良いからといって安心してはならない

Introduction

- 呼吸困難（dyspnea）とは，空気に対する飢餓感や，呼吸に努力を要すると感じる状態である．呼吸困難はあくまでも症状であり，必ずしも呼吸不全を意味しない．気道狭窄やアシドーシスなど，酸素飽和度の低下を伴わない問題も多いことを認識するべきである．

初期対応（図1）

- "ABCアプローチ"が救急の原則であり，呼吸困難では特に重要である．**上気道狭窄が鑑別できたら，呼吸器系，循環器系，その他に分けて考える．**
- 嗄声，吸気時の低調な狭窄音（ストライダー）や胸骨上窩の陥凹は，上気道の問題を考える．気道閉塞や気道狭窄の原因としては，異物のほか，急性喉頭蓋炎などのいわゆるkiller sore throat，およびアナフィラキシーが重要である．これらは発症状況から推測できることが多い．
- 気道が開通していれば，バイタルサイン，チアノーゼ，喘鳴，頸静脈怒張の有無，胸郭の形・動き，肺音等を手早く評価し，必要に応じて酸素投与を行って情報収集を行う．酸素飽和度は容易に低下しないので，値のみで安心してはいけない．

1）病歴
- 多くの場合，詳細な問診は困難なので，ポイントを押さえた情報収集が必要となる．当然ながら，既知のアナフィラキシー，くり返す喘息発作，心疾患やCOPDの存在などの既往歴は重要である．ただし，「気管支喘息の患者」，「過換気症候群の患者」などの"触れ込み"に引きずられると，しばしばピットフォールに陥るので，くれぐれも注意されたい．

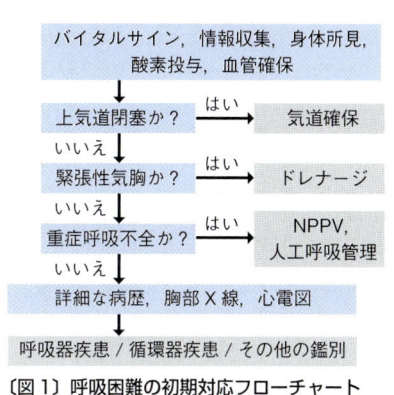

〔図1〕呼吸困難の初期対応フローチャート

- 突然発症したのか？徐々に増悪したのか？：突然発症ならば，肺塞栓症や気胸，あるいはアナフィラキシーを考える．喘息やうっ血性心不全であれば数十分〜数時間，肺炎や胸膜炎であれば，1日以上の経過があることが多い．
- 発症経過と随伴症状にて，ある程度は原因を推測できる（表1）．必要に応じて初療を開始しつつ，詳細な問診や検査を加えて，鑑別診断と治療を進めていく．

2）身体所見
- **バイタルサイン**：呼吸数は重要なバイタルサインであるから，省略してはならない．**酸素飽和度は，呼吸数とともに解釈するべきである．**酸素飽和度が同じ80％でも，呼吸数が6回/分ならば意識障害などによる呼吸抑制を考えるが，呼吸数が30回/分ならば，低酸素のために過換気になっていると解釈することができる．
- **頸部**：**頸静脈の怒張**は，緊張性気胸，肺塞栓症，心不全のサインとして重要である．

ER実践ハンドブック 57

〔表1〕急性呼吸困難の随伴症状と鑑別診断

随伴症状	主たる病態
喘鳴	気管支喘息，うっ血性心不全，COPD急性増悪
胸膜痛	肺炎，胸膜炎，自然気胸，肺塞栓症
前胸痛	急性冠症候群，肺塞栓症
咳，痰，発熱	肺炎，COPD急性増悪
起坐呼吸，夜間呼吸困難	うっ血性心不全，気管支喘息
ピンク色泡沫痰	うっ血性心不全
口唇部の腫脹，蕁麻疹	アナフィラキシー
唾も飲めないほどの咽頭痛	急性喉頭蓋炎
四肢麻痺	周期性四肢麻痺，Guillain-Barré症候群

COPD患者では，しばしば胸鎖乳突筋の肥大や気管の短縮を認める．
- **胸部**：聴診は，まず頚部で行う．**吸気前半の連続性ラ音は，気道狭窄を示唆する緊急事態**である．次に左右の肺音を比較する．片側の呼吸音の減弱は，気胸，大量胸水，あるいは無気肺を示唆する．
- 呼気や吸気のwheezeは，気管支喘息やCOPD，あるいはうっ血性心不全による心臓喘息（気道の浮腫）で聴取されるが，COPDでは，呼吸音の減弱のために強制呼気にてようやく聴取する場合もある．喘息の大発作では，重症になるとかえって狭窄音が聞こえなくなることがある（silent chest）．非常に危険な徴候なので，迅速な対応が必要である．
- 心不全や肺線維症では下肺で吸気時の断続性ラ音（クラックル）を聴取することが多い．"心臓喘息"も喘息と同様にwheezeが聞こえるが，注意深く聴診すると，wheezeに混じってわずかに吸気でクラックルが聞こえ，鑑別できることがある．
- COPDや気胸では，打診上鼓音を呈する．胸水も打診で推測できる．浮腫は心不全や腎不全を，片側の下腿浮腫はDVTの存在を疑う．長期臥位の場合には，下側体幹の浮腫を確認するべきである．

3) 検査
- できる限り早く胸部X線を撮り，必要に応じて心電図，エコー，ガス分析，D−ダイマー，BNP（あるいはProBNP）を含む血液検査を行う．
- 胸部X線の初期評価では，気胸，胸水，うっ血，心拡大の有無，明らかな無気肺や肺炎等を探す．低酸素にかかわらず目立った所見が得られない場合は，肺塞栓症を鑑別するべきである．エコーが可能なら，胸水の有無，おおまかな左室の動き，右心負荷所見，下大静脈径，腹腔内液体貯留の有無などを評価する．
- 呼吸困難があるが酸素飽和度は良好という場合も多い．代謝性アシドーシスでは，代償のために呼吸中枢の換気要求が増大するため，しばしば呼吸困難をきたす．これを"過換気症候群"と決めつけてはいけない．特に，呼吸が深い場合には，積極的に血液ガス分析を行うべきである．

鑑別診断

- 急性呼吸困難の原因は多岐にわたるが，**鑑別診断も，A（気道系）・B（呼吸器系）・C（循環器系）・その他，に分けて行うとよい**．特に緊急性の高い急性呼吸困難には，気道閉塞のほか，うっ血性心不全，肺塞栓症，緊張性気胸，気管支喘息大発作などがある．主たる原因や病態を表2に示した．典型的なパターンと対応を知っておきたい．

1) 気道異物（本章-15参照）
- 小児や高齢者で頻度は高い．食事中の発症が多いが，玩具誤嚥や異食等もある．窒息状態であって心窩部圧迫で喀出されない場合には，喉頭鏡で観察し，異物があれば，マギール鉗子で除去する．多くの場合，吸引での除去は難しい．挿管困難，あるいは挿管しても換気

[表2] 急性呼吸困難の主たる鑑別診断と病態

分類	緊急	準緊急〜低緊急
A：気道系	気道異物 アナフィラキシー killer sore throat	扁桃炎 声門機能不全
B：呼吸器系	緊張性気胸 気管支喘息大発作 COPDの急性増悪	肺炎 肺がん 胸膜炎
C：循環器系	急性心不全 肺塞栓症	慢性心不全 心膜炎
D：その他	ケトアシドーシス 腎不全 中毒 すべてのショック Guillain-Barré症候群	貧血 神経筋疾患 甲状腺機能異常 腹水貯留

ができなければ，外科的気道確保も検討する．
● 気管支異物の診断は案外難しい．単純X線での無気肺や，エアトラッピングによる透過性亢進を手がかりに，CTや気管支鏡で診断する．

2) アナフィラキシー（第2章§9-07参照）
● 原因としては，虫刺症，薬剤，あるいは食事が多い．口唇周囲の腫脹や，蕁麻疹，喘鳴，頻脈，血圧低下等を認める．

3) 深頸部感染症（第3章§3-04, 05参照）
● 急性喉頭蓋炎，重症扁桃周囲炎，咽後膿瘍，顎下膿瘍などの深頸部感染症は，気道閉塞の可能性があり，killer sore throat とよばれている．特に急性喉頭蓋炎は，咽頭所見が軽微で見逃す恐れがある．外科的気道確保も視野に入れ，できるなら早い時点で専門家に委ねたい．

4) 気管支喘息（第2章§3-01，第5章-08参照）
● 発作をくり返している患者でも，思い込みで対応すると思わぬピットフォールに陥ることがある．まして"初めての発作"と診断するには相当に慎重でなくてはならない．**特に心不全による"心臓喘息"の鑑別が重要で難しい．**

5) 自然気胸（第2章§3-06参照）
● 自然気胸はやせ型の若年男性に多いが，続発性気胸は，COPDなどの基礎疾患を有する比較的高齢者に多く，重症呼吸不全に陥るリスクが高い．

6) 肺塞栓症（PE）（第2章§2-02参照）
● リスクがあって，聴診や胸部X線で目立った所見がないのに低酸素血症が強い場合には，まず疑うべきである．禁忌がないことを確認のうえ，疑った段階でヘパリン投与を開始し，治療と並行して確定診断を進める．

7) 急性心不全（第2章§2-04参照）
● 喘鳴を伴う呼吸困難では，常に急性心不全の可能性を考える．泡沫状の喀痰，頸静脈の怒脹，クラックルの聴取，X線で心拡大とうっ血や胸水がみられれば迷うことは少ないが，急性ではこれらを認めないこともある．
● 高度呼吸困難には，積極的にNPPVの適応を考える．血圧上昇を伴う，いわゆるクリニカルシナリオ1の心不全は，後負荷の増大が主因なので，血管拡張薬〔硝酸薬，カルペリチド（ハンプ®），ACE阻害薬〕が第一選択である．ルーチンの利尿薬投与は勧められない．

8) 代謝性アシドーシス
● 原因としては，敗血症性ショックなどによる乳酸アシドーシスのほか，糖尿病性ケトアシドーシス，アルコール性ケトアシドーシスなどの頻度が高い．アスピリン，サリチル酸塩等の中毒も，呼吸困難として搬送されることがある．

9) 過換気症候群
● 紙袋による呼気再呼吸はエビデンスに乏しく，低酸素のリスクもあるため勧められない．ジアゼパム（セルシン®）等の注射は有用だが，反動として呼吸抑制をきたすことがあるので，投与後は慎重な観察が必要である．

文献
1) Parshall MB, et al：Am J Respir Crit Care Med, 185：435-452, 2012
   〈米国胸部学会による「呼吸困難」のstate of art．ダウンロード可能〉
2) Zoorob RJ & Campbell JS：Am Fam Physician, 68：1803-1810, 2003
   〈プライマリケアの現場における呼吸困難への対応についての，アルゴリズムを加えた実際的なレビュー．ダウンロード可能〉

第1章 主要症候へのアプローチ

13 咳

樫山鉄矢

Point

- □ 急性咳では，①肺塞栓症，②心不全，③気道異物（特に小児と老人）の除外が必要である
- □ 肺結核と肺がんも見逃したくない

Introduction

- 咳は，一般外来において非常に多い主訴である．軽症気道感染に関連する咳が圧倒的に多いので，ERでは不適切な受診とみなされがちであるが，大多数の軽症患者のうちに，危険な患者も含まれる．ポイントを押さえたトリアージが必要である．

鑑別診断（表1）

1）気道の問題

- 声が出なかったり，嗄声があれば，上気道の問題，すなわち気道異物や喉頭蓋炎の鑑別を進める．

2）呼吸循環の問題

- 呼吸数や酸素飽和度に問題があれば，呼吸や循環の問題，すなわち肺塞栓症，心不全，（緊張性）気胸，重症肺炎などの鑑別を進める．胸部X線は積極的に撮影することをお勧めしたい．

3）急性気道感染

- 急性気道感染の病原体の多くは，一般細菌ではない．仮に細菌感染だったとしても，抗菌薬の効果が期待できるのは発症ごく早期のみである．**咳止めとして抗菌薬を用いてはならない**．ただし百日咳の場合，発症後おおむね4週間以内であれば，感染拡大防止のためにマクロライド系抗菌薬を投与することがある．
  例 アジスロマイシン（ジスロマック®）1回500 mg，1日1回内服 3日間
- 咳に対する対症療法例を以下に示す．
  例 デキストロメトルファン（メジコン®）1回30 mg，1日3回内服
  例 リン酸コデイン1回20〜30 mg 頓用
- 伝統的に，痰を伴う咳には鎮咳薬を投与してはいけないといわれているが，明らかな根拠はない．

4）遷延する咳（表2）

- 遷延する咳の原因としては，結核，COPD，

〔表1〕主たる咳の原因疾患

鑑別	緊急	頻度の高い原因
急性咳	急性喉頭蓋炎，肺塞栓症，心不全，気道異物，緊張性気胸	気道感染（上気道炎，気管支炎，肺炎），気管支喘息
慢性咳	肺結核	喫煙，感染後咳嗽，喘息，咳型喘息，アトピー咳，後鼻漏，胃食道逆流症，ACE阻害薬による咳，肺がん，間質性肺炎

〔表2〕遷延する咳の主たる原因

原因	特徴
感染後咳嗽	発熱，鼻汁，咽頭痛などの感染症状が先行し，咳が続く．咳感受性の亢進による咳
喘息（咳型喘息）	気道狭窄の明らかでない喘息を咳型喘息とよぶ
胃食道逆流症（GERD）	診断的治療を行う．数週間のPPIの投与により改善する
後鼻漏	鼻汁を気道に吸引することによる．鼻汁の存在を自覚していないこともある
薬剤性の咳	ACE阻害薬は，約10％の頻度で咳型喘息に似た咳を起こす

間質性肺炎や肺がんのほか，表2のような病態が知られている．
- 鑑別には試行錯誤が必要であり，救急での鑑別は難しい．専門家のフォローアップに委ねるべきである．

5) 結核
- 必ずしも緊急疾患ではないが，公衆衛生的な留意が必要である．長期間にわたって上気道炎や気管支炎として対症的な治療を受けていたり，"肺炎"として一般病棟に入院して後で問題になる事例は数え切れない．
- 特に，高齢者，糖尿病患者，ステロイドや免疫抑制薬使用中の患者，腎不全，悪性腫瘍などの患者に咳が続く場合には，症状や身体所見が乏しくてもX線を撮った方がよい．X線で結核が疑わしければ，喀痰検査等で確認が必要である．ただし1回の喀痰塗抹検査の感度は低いので，否定には役立たないことに注意しなければならない．
- 一方最近は，塗抹陽性（ガフキー陽性）例の半分近くが，*mycobacterium avium* complex（MAC）などの"非結核抗酸菌症"であるとされている．典型例はX線での鑑別も可能だが，通常はPCRでの鑑別が必要である．非結核抗酸菌症の患者を結核病床に入院させると，逆に結核の感染を受けるリスクが生じることになる．はっきりするまでは，個室で管理し，職員はN95規格のマスクで対応するべきである．
- 全身状態や呼吸状態が良ければ，具体的な検査プランを決めてから一旦帰宅としてもよいが，マスク着用，他人との接触回避，公共交通機関の利用回避などの注意が必要である．

6) 肺がん
- 救急外来で撮られたX線で"がん"を見逃されたというエピソードは多い．救急での主訴と関係のない所見が見逃されるのは仕方がないが，主訴が咳なら肺がんも見逃したくない．腫瘤陰影だけではなく，無気肺にも注意する．特に，左下葉の無気肺は見逃されやすい．少しでも疑わしい所見があれば，近日中に専門外来の受診を指示しておくのが無難である．

注意点・ピットフォール
- 気道異物による咳を見逃さない．
- 肺結核や肺がんを見逃さない．
- 咳に対して抗菌薬を処方することのないように．

文献
1)「咳嗽に関するガイドライン 第2版」（日本呼吸器学会／編），日本呼吸器学会，2012（http://www.jrs.or.jp/modules/guidelines/ から閲覧可能）

第1章 主要症候へのアプローチ
14 血痰・喀血

樫山鉄矢

Point

- □ 喀血では,気道の確保を最優先する
- □ 鼻出血や消化管出血を鑑別する
- □ 血痰の原因として,心不全,肺塞栓症を忘れない

Introduction

- 気道からの血液の喀出を喀血とよぶ.喀痰に血液が混じる場合を血痰というが,明確な区別はない.おおむね500 mL以上の喀血,あるいは経時的に出血が増えてくる場合を大喀血という.
- **初療においては,気道の評価と確保が最優先**である(後述).
- 少量ないし中等量の血痰の原因として頻度が高いのは気管支炎や気管支拡張症である.しかし,ERでは肺塞栓症,心不全を見落としてはいけない.また肺がんや肺結核を見落とすと後で問題となる.
- 可及的すみやかに胸部X線を撮影するとともに,血液ガス,血算,凝固検査を行う.なお抗凝固薬,抗血小板薬服用の有無も確認しなければならない.

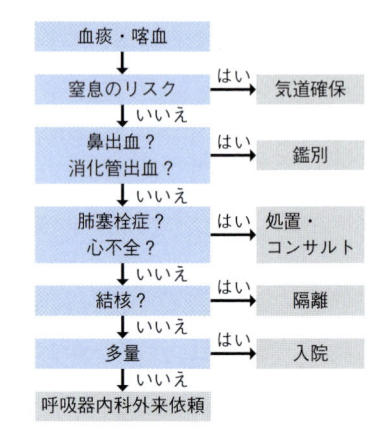

〔図1〕血痰・喀血の初期対応と鑑別診断チャート

対応手順と鑑別診断(図1)

❶気道が確保されていれば,まず,上部消化管からの出血(吐血)および鼻出血や歯肉出血など上気道からの出血を鑑別する(表1).ただし,食道からの出血(Mallory-Weiss症候群,食道静脈瘤破裂)は,鮮紅色を呈することがある.鼻出血,特に後鼻腔からの出血の気道への垂れ込みも案外鑑別が難しい.結局内視鏡などの検査が必要となることも多い.

❷循環器系の疾患を鑑別する(表2).特に肺塞栓症や僧帽弁膜症など心不全による血痰の頻度は高いので念頭に置く必要がある.

〔表1〕喀血と吐血

	喀血	吐血
症状	咳とともに喀出	嘔吐
性状	鮮紅色	コーヒー残渣様,暗赤色
泡沫	泡沫含むこと多い	泡沫なし
pH	中性,アルカリ性	酸性

❸次に,画像で結核や肺がんの所見を探す.これらの頻度や緊急性は必ずしも高くないが,見逃すと問題は大きい.結核が疑わしければ隔離する.肺がんが疑わしければ必ず専門外来受診を指示する.

- 大量喀血の原因としては,肺アスペルギルス症や動静脈奇形などの血管異常が多い.診断は,CTと血管造影である.CTは必ず造影とし,血管外漏出を探すことが必要である.

〔表2〕想定すべき鑑別診断

分類	疾患（特に重要なものを下線で示す）
心血管疾患	● <u>肺塞栓症</u> ● 僧帽弁膜症 ● <u>うっ血性心不全</u>
感染症	● 気管支炎，<u>気管支拡張症</u> ● <u>肺結核（6〜7%）</u>，<u>非結核抗酸菌症</u> ● 肺アスペルギルス症
腫瘍	● <u>肺がん</u>，気管支腫瘍
膠原血管病	● Goodpasture症候群，Wegener肉芽腫症，SLEほか
その他	● <u>肺動静脈奇形</u>，蔓状血管腫，気管支動脈瘤，肺分画症，肺子宮内膜症　など

大喀血の初期対応

- 喀血への対応は，専門家でも難渋することが多く，はっきりしたコンセンサスもない．ここでは大まかなポイントと手順を記す．
- 喀血が続いているならば，可能なら起坐位のまま，自力での喀出を促す．臥位にする場合，患側がわかっていれば（健側に血液が吸引されないように）患側を下にした側臥位とする．同時に（経鼻）酸素投与，血管確保，モニター装着を行う．
- 血液の自力喀出が困難なら，気管挿管する．大量喀血下での挿管は非常に難しい．外科的気道確保を含めた代替手段も考えて，できる限り人手を集める．
- 吸引や気管支鏡のために，太めのチューブを用いることが望ましい．視野が得られない場合には，経鼻で半ば盲目的に行うこともある．
- 喀血時の気管挿管には，特に十分な鎮静が必須であるが，換気不能のリスクも高いので，筋弛緩は避けた方がよい．
- 患側がわかるなら，健側肺の主気管支までチューブを進める．左からの出血であれば，右側に片肺挿管するので比較的簡単だが，左気管支への挿管は難しい．X線透視や気管支鏡が必要である．
- 左右肺の分離換気が可能な挿管チューブや止血用のチューブもあるが，使用には熟練が必要である．可能なら麻酔科医等に依頼する．

Disposition

- もちろん原疾患の治療が重要だが，大量喀血では止血を優先する．
- およそ50 mL以上の喀血では入院とする．少量の血痰の場合にも外来フォローを確保するべきである．

ER後の診療

- 大量喀血の責任血管は90%以上が気管支動脈であり，現在では気管支動脈塞栓が第一選択の治療となっている．血管増生，拡張，濃染，動脈瘤などの所見を目標に，出血部位を推定し，ゼラチンスポンジなどで塞栓する．
- 気管支内視鏡も広く行われるが，消化管出血に対する内視鏡に比して，実績は少ない．

注意点・ピットフォール

- 喀血時の気管挿管で安易に筋弛緩をしてはいけない．

文献

1) Bidwell JL & Pachner RW：Am Fam Physician, 72：1253-1260, 2005
〈喀血の診断と治療に関する良くまとまったreview．オンラインで閲覧できる〉

第1章 主要症候へのアプローチ

15 気道・消化管異物

佐藤 祐, 堀部昌靖, 樫山鉄矢

> **Point**
> - □ すべての気道異物と食道異物は除去の対象である
> - □ ボタン電池, 複数の磁石, 鋭利な異物は除去の適応である
> - □ 除去の課程で窒息を起こさないように十分に注意する

Introduction

- 異物誤嚥は6カ月〜6歳の小児に最も多く, 全症例の75〜80％を占める. 成人では高齢者や精神障害をもつ人に多い.
- 食物が全体の80％を占め, そのなかでもピーナッツをはじめとする豆類が多い. 高齢者では, 義歯等の歯科系異物が多い.
- いずれにしても, まずは窒息の回避が重要である. その後, 異物の特定, 場所の特定等を進め, 除去の必要性とその方法を検討する.
- すべての喉頭, 気道異物と食道異物は除去の対象である.
- 小児については第5章-17「誤飲・誤嚥」も参照.

窒息への対応（図1）

- 目の前で誤嚥による窒息が起こった場合には, ハイムリッヒ法や腹部突き上げ法で喀出を試みるが, ERで行うことは少ない.
- 窒息ないしそれに近い状態であれば, 喉頭鏡で観察し, 異物が見えたら, マギール鉗子で除去する. 多くの場合, 吸引での除去は難しいので, 吸引に時間をとられてはいけない.
- 窒息状態で異物が見えなければ, 気管挿管を行う. 挿管しても換気できない場合には, あえてチューブを進め, 左右どちらかの気管支まで異物を押し込んでから, 再度引き戻して片肺換気を試みるのも窮余の策である.
- 気管挿管による換気が困難であれば, 輪状甲状穿刺や切開など, 外科的気道確保も躊躇するべきではない.

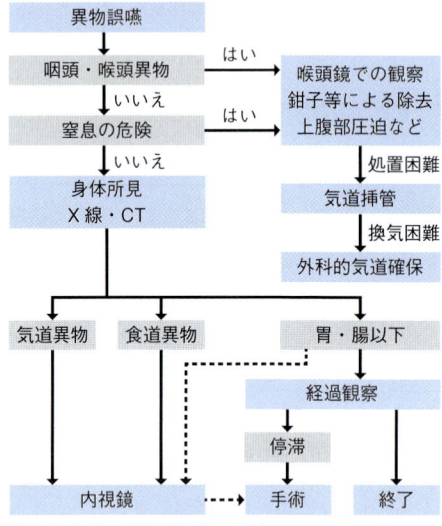

〔図1〕気道・消化管異物の対応フローチャート

病歴・身体所見

- 呼吸困難や咳, 喘鳴, あるいは咽喉頭違和感や嚥下時の痛みを感じて受診することが多い.
- 義歯（特に総入れ歯）をつけている人は感覚が鈍くなっており, 固形物をかみ砕かずに飲み込んでしまうことがある.
- 小児や高齢者では, 誤嚥に関する情報がない場合も多い. 咳嗽や喘鳴, 呼吸困難の原因として, 気道異物を鑑別に含めることが重要である.
- 胸郭運動の左右差, 呼吸音の左右差等は異物を疑う所見である.

画像所見

- 頸部，胸部の正面と側面X線，必要に応じて腹部正面X線を撮影する．
- 電池や金属製の義歯などは，単純X線で描出される．気管内と食道内の鑑別に側面像が役立つこともある．
- 食道上部にある硬貨は前額面を向くため正面像でわかりやすい．
- 危険なボタン電池はX線上では"2重輪"があるように見えるため，硬貨と区別できる．
- ナッツやPTP（press-through-package）など，多くの異物はX線に写らない．片側過膨張，無気肺，閉塞性肺炎などで異物の存在を疑えることもある．
- 呼気時に縦隔が健側に移動するHolzknecht徴候は有名だが，実際に出会うことは少ない．
- CTでは，多くの異物の存在や部位診断が可能である．気道や食道の異物が疑われる場合には積極的に実施すべきである．
- CTでもわからない場合には，MRIが役立つこともあるが，くれぐれも金属誤嚥にMRIを実施してしまうようなことがないように注意しなければならない．

除去の適応

- すべての喉頭，気道，食道異物は除去の対象である．
- PTP包装シートは，角が鋭利であり，穿孔して縦隔炎や腹膜炎を引き起こす恐れがあるので，早めに除去すべきである．
- ボタン電池は，組織壊死や穿孔を引き起こすことがあるため，早急に除去しなければならない．気道や食道内にあればもちろん，胃に落ちていても，一カ所に停滞していたら除去するべきである．
- 食道を通過した異物の多くは，それ以降の消化管を通過するため，除去の必要性は少ない．
- 胃内であっても鋭利な異物，大きな異物は除去すべきである（乳児はおおむね3 cm以上，小児以上では6 cm以上）．また，長時間停滞した場合には除去を考えるべきである．
- 多くの場合，内視鏡的な除去が試みられるが，除去の際に気道に落ち込むことがないように十分に注意が必要である．
- 複数の磁石を誤嚥すると，腸管壁を挟んで接着し，穿孔，絞扼などを引き起こすことがあるので，除去の適応である．磁石同士がくっついてしまい，複数であることがわからないことがあるので安易に1個と判断してはらない．
- 爪楊枝を含む鋭利なものは，穿孔の発現率が高いのでやはり除去の適応と考えた方がよい．

Disposition

- 内視鏡による除去は，時間経過によって難しくなることが多い．可及的すみやかに専門家にコンサルトすべきである．
- 除去できた場合，内視鏡で粘膜の損傷が軽度であれば，帰宅は可能であるが，肺炎等の合併症もあり得るので，いったん観察入院が望ましい．
- 食道壊死，食道頸動脈瘻，出血，穿孔，縦隔炎，咽後膿瘍形成などを認めた場合は，当然入院が必要である．

注意点・ピットフォール

- X線で安易に異物を否定しない．
- 食道や末梢の気道異物に対して，体位ドレナージや理学療法を行い，中枢気道の閉塞を招いてはいけない．
- ボタン電池の除去が遅れ，組織壊死を招いてはいけない．
- 複数の磁石の誤嚥を経過観察とし，消化管穿孔を招いてはいけない．

第1章 主要症候へのアプローチ
16 悪心・嘔吐

九鬼隆家

Point
- 安易に胃腸炎と診断しない
- 比較的 low yield で診断に直結しない症候なので随伴症状から鑑別診断を行う

Introduction

- 消化器疾患を想起しがちだが,中枢神経疾患や心血管疾患,敗血症や代謝疾患など原因は多岐にわたる.消化器症状というより全身症状の1つであると考える.
- 腹痛と同様に安易に胃腸炎と診断することによる重症疾患の見逃しは絶対にやってはいけない.胃腸炎のMimicker疾患(目眩ましとなる疾患)には特に注意すること.

想定すべき鑑別疾患

- 表1に悪心・嘔吐をきたす代表的な疾患・病態を示す.常にすべてを想起・除外する必要はないが,迷う場合には参考にする.

〔表1〕嘔気をきたす疾患〔I have nausea〕

I	中毒:Intoxication(薬物drug)
H	低血圧:Hypotenstion, 低血糖:Hypoglycemia
A	副腎不全:Adrenal insufficiency
V	迷走神経反射:Vasovagal
E	耳:Ear(回転性めまい:vertigo), 眼:Eye(緑内障:glaucoma)
N	神経系:Neurological(脳血管疾患,脳腫瘍,髄膜脳炎,高血圧性脳症)
A	急性冠症候群:ACS, 急性大動脈解離:Aortic dissection
U	上部消化管:Upper GI(消化性潰瘍,膵炎), 尿毒症:Uremia, 尿路系疾患:Urinary tract
S	急性腹症:Surgical abdomen, 敗血症:Sepsis
E	電解質異常:Electrolyte, 妊娠悪阻:Emesis
A	アシドーシス:Acidosis(糖尿病ケトアシドーシス,アルコール性ケトアシドーシスなど)

- 基本的には連続した症候なので,悪心のみと嘔吐まで至っている場合を区別する必要はあまりない.例外的に頭蓋内疾患による場合は悪心を伴わずに突然嘔吐することがあるが,悪心を伴っているから頭蓋内疾患でないということはない.
- 急性腹症,敗血症はさまざまな疾患を含む.
  - 急性腹症:上下の消化管穿孔,胆嚢炎,胆管炎,膵炎,虫垂炎,腸閉塞,腸炎,婦人科疾患,動脈解離,動脈瘤破裂,尿管結石,腎梗塞,精巣捻転など.
  - 敗血症:すべての感染症の重症化により起こり得る.尿路感染症や腹腔内感染症,中枢神経感染症は特に嘔吐につながりやすい.菌血症のサインの1つでもある.
- 妊娠可能年齢女性の悪心では妊娠反応のチェックを忘れないこと.
- 便汁様嘔吐は腸閉塞を示唆する.
- 吐血は,嘔吐をくり返した末のMallory-Weiss症候群でも説明がつくので消化器疾患以外の鑑別を捨てないこと.
- 消化管閉塞の場合,食事から嘔吐までの時間は,閉塞部位の推定に役立つ.一般には閉塞部位が近いほど早く嘔吐する.食直後の嘔吐は食道や幽門狭窄が考えられ,大腸閉塞では嘔吐するまでには至らない程度のことも多い.

初期対応

- 気道確保.臥位で嘔吐すると吐物により窒息する可能性があるので**側臥位か坐位とする**.
- 嘔吐が続いている場合は,つらい症状でもあるし,診察が進まなくなることもあるので制吐を試みる.ただし制吐薬の効果はあまり強くない.制吐薬が奏効しないとき,明らかに

消化管閉塞がある場合には経鼻胃管を挿入して胃内容のドレナージを行うことも検討する.

- 制吐薬投与の例
  - 例 メトクロプラミド（プリンペラン®）1回10 mg＋生理食塩水50mL静注，または5 mg錠1回1～2錠内服（最大1日3回）
  - 例 ドンペリドン（ナウゼリン®）坐剤1回60 mg直腸内投与，または10 mg錠1回1錠，内服（最大1日3回）
  - 例 プロクロルプロマジン（ノバミン®）1回5 mg筋注，または5 mg錠1回1錠，1日3回
- メトクロプラミドは胃蠕動亢進させるので上部消化管出血には避ける．メトクロプラミドもプロクロルプロマジンも副作用にパーキンソニズムがあるためParkinson病患者には慎重投与とする．ドンペリドンは中枢神経に移行しないためその点では安全で，坐剤もあるので抵抗がなければ使用しやすい．

原因検索（表2）

- 消化器症状をきたしやすい薬剤
  NSAID，ジギタリス，テオフィリン，鉄剤，ST合剤，メトロニダゾール，キノロン系薬，マクロライド系薬，テトラサイクリン系薬，αグルコシダーゼ阻害薬，ビグアナイド系薬，オセルタミビル，抗がん剤など）
- 血圧，呼吸様式，眼所見，腹部所見，神経学的所見は特に詳細に診察する．
- 血糖異常，急性冠症候群，脳腫瘍，電解質異常，尿毒症などは検査しないとわからないことも多いので，随伴症状や身体所見がはっきりしないときには網羅的に検査するのもやむを得ない．

〔表2〕髄伴症状から疑うべき病態

症　状	病　態
明らかな腹痛 明らかな腹部圧痛	腹腔内疾患
胸痛 心血管リスク	急性冠症候群
耳鳴り めまい	内耳疾患
頭痛 神経学的異常	頭蓋内疾患
発熱	感染症
多飲・多尿	血糖異常
妊娠可能な女性	妊娠
薬剤歴	血中濃度測定（ジゴキシン，テオフィリン） 薬剤中止
どれもない 軽い腹痛程度 最初の検索で空振り	代謝疾患含めて再び網羅的に鑑別

Disposition

- 対応は当然それぞれの診断によるが明らかな入院適応疾患が特定できなくても，**水分の経口摂取が不能，ステロイドなどの必須薬剤の内服が不能であれば入院**とする．患者の強い希望などでやむを得ず外来管理する場合でも外液1,000mL程度投与して近日中の再診は必要である．
- 抗がん剤によるものの場合は投与した科の判断が重要視されるので，対症療法をしつつなるべく早く当該科に相談する．

第1章 主要症候へのアプローチ
17 下痢

田頭保彰

Point
- ☐ ショックを迅速に評価し対応する
- ☐ 下痢をきたす腸管外感染症や非感染症を常に忘れない
- ☐ 免疫抑制患者では,便培養の閾値は低くする

Introduction

- 下痢という主訴を聞くと"胃腸炎"という診断をしたくなることが多いが,安易な診断は危険である.下痢で来院する「致死的な疾患」を見逃さないために下痢以外の症状や胃腸炎にはあわないバイタルサインに注意を払うことが非常に大事である.

◇小腸型と大腸型
- 基本的には急性胃腸炎に抗菌薬は不要であるが,患者の免疫状態によっては治療が示唆される.そのときに小腸型と大腸型を区別することは抗菌薬の開始の有無を決めるうえでは重要であるが,厳密な区別は難しいため,重症度に応じては入院で治療開始が望ましい.

想定すべき鑑別疾患

- **緊急性の高いもの**
  - アナフィラキシーショック,トキシックショック症候群,敗血症,心筋炎
  - 甲状腺クリーゼ,副腎不全
  - レジオネラ感染症,免疫抑制患者での細菌性腸炎,*Clostridium difficile* 感染症(CDI)
- **頻度の高いもの**
  - 急性胃腸炎(国内ではウイルス性>>細菌性)
  - 薬剤性

初期対応 (図1)

❶**問診**:食餌摂取歴は7日程度前まで遡って病歴を確認したり,友人との食事会やパーティのイベントの有無から確認すると本人も記憶を思い出しやすい.抗菌薬使用歴は3カ月まで遡って確認してほしい.性交渉歴は,性感染症による下痢(赤痢アメーバ)やHIVを基礎とした日和見感染症であることがあるため非常に重要である.

❷**検査**:検査を考慮するのは患者の年齢(>65歳),基礎疾患(担がん,免疫抑制薬使用中)・全身状態,症状の持続時間から判断する.

❸**点滴**:全身状態が落ち着いていれば点滴ライン確保や採血は不要である.逆に高齢者や免疫不全者(免疫抑制薬内服中,移植後など)であれば,閾値を低くする.

❹**症状**:下痢は1日3回以上の排便を目安に考える.ここで圧倒的に頻度の高い急性胃腸炎に落とし込めるかを判断する.

❹″**症状**:各疾患の病態は第2章以降を確認してほしい(急性胃腸炎の対応については第2章§4-04「急性胃腸炎」を参照).

Disposition

- 全身状態が不良,電解質異常・急性腎不全・著明な白血球上昇があれば入院を考慮する.
- 高齢者や免疫不全者であれば閾値を低くする.
- 軽症~中等症であれば,経口補水液(ORS)の摂取を指示する.ORSは,食塩とブドウ糖を混合し,水に溶かしたものであり自宅での水分管理に非常に有用である.
- 帰宅できる症例に抗菌薬は原則不要である.
- 発熱や血便などの症状が出現した場合や症状が持続する場合は再診を検討するように指示する.

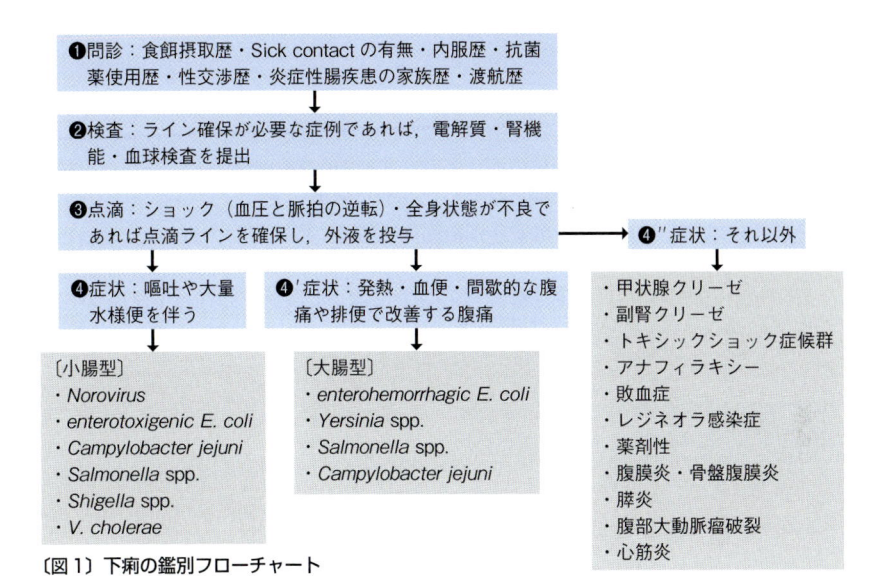

17 下痢

```
❶問診：食餌摂取歴・Sick contactの有無・内服歴・抗菌
     薬使用歴・性交渉歴・炎症性腸疾患の家族歴・渡航歴
                    ↓
❷検査：ライン確保が必要な症例であれば，電解質・腎機
     能・血球検査を提出
                    ↓
❸点滴：ショック（血圧と脈拍の逆転）・全身状態が不良で
     あれば点滴ラインを確保し，外液を投与  →  ❹″症状：それ以外
```

❹症状：嘔吐や大量水様便を伴う　　❹′症状：発熱・血便・間歇的な腹痛や排便で改善する腹痛

〔小腸型〕
- Norovirus
- enterotoxigenic E. coli
- Campylobacter jejuni
- Salmonella spp.
- Shigella spp.
- V. cholerae

〔大腸型〕
- enterohemorrhagic E. coli
- Yersinia spp.
- Salmonella spp.
- Campylobacter jejuni

・甲状腺クリーゼ
・副腎クリーゼ
・トキシックショック症候群
・アナフィラキシー
・敗血症
・レジオネラ感染症
・薬剤性
・腹膜炎・骨盤腹膜炎
・膵炎
・腹部大動脈瘤破裂
・心筋炎

〔図1〕下痢の鑑別フローチャート
渡航歴がないことを前提に記載する．

ER後の診療

● 重度の下痢で問題になるのは循環動態と電解質異常であり，補液を適正に選ぶ必要がある．また，抗菌薬を開始する場合は多くがエンピリックセラピーであり**血液培養と便培養の採取は必須**である．また，O-157 *E. coli*の場合は抗菌薬投与で溶血性尿毒症症候群のリスクが増加することが知られている[1]．
● 腸管外の原因の可能性について，薬剤の確認，甲状腺ホルモン検査，腹部の画像検査を考慮する．
● 診断がつかない場合は便培養，CD toxin，便寄生虫検査，内視鏡検査（生検）を考慮する．

注意点・ピットフォール

● 急性胃腸炎という診断は，除外診断である．
● 腸管外の原因の可能性を常に考え問診をする．
● CDIは，意外と忘れられていることが多い．抗菌薬使用歴に注意する．
● CDIは，数カ月以内に抗菌薬の投与歴があり，腹部の違和感～腹痛を伴う下痢で来院し，古典的には白血球上昇を伴うことが多い．治療はメトロニダゾールかバンコマイシン内服である．Cre上昇やALB低下が大きいと重症として治療を行うが，全身状態が良ければ外来でも治療は可能である．
● HIVとIBDは見逃されやすい！ 性交渉歴（HIV）とくり返す下痢と体重減少・貧血（IBD）の有無は確認したい．
● IBDは1回では診断できない．同じエピソードをくり返していないかは確認したい．また，家族歴，体重減少，貧血の有無は重要である．ただERで診断は不可能であり，きちんと消化器内科医の外来へ繋ぎ，内視鏡検査を行うことが診断に寄与する重要な要素である．
● "下痢"と訴える，下血の患者は要注意！

文献

1) Wong CS, et al : N Engl J Med, 342 : 1930-1936, 2000
2) 「外来を愉しむ攻める問診」（山中克郎，他／編），文光堂，2012
3) DuPont HL : Acute infectious diarrhea in immunocompetent adults. N Engl J Med, 370 : 1532-1540, 2014
4) DuPont HL : Clinical practice. Bacterial diarrhea. N Engl J Med, 361 : 1560-1569, 2009

第1章 主要症候へのアプローチ
18 吐下血・血便

堀部昌靖

Point

- [ ] 基本的には吐下血は上部消化管出血，血便は下部消化管出血を疑う．ただし上部消化管からの大量出血の場合は血便となることもあり得る
- [ ] 消化管出血はバイタルサインの安定が最優先である．バイタルサインが安定した後に緊急内視鏡の必要性を判断する
- [ ] 上部消化管出血の場合，輸血は原則Hb7 g/dL以下で実施する（バイタルサインが不安定なときなどはこの限りではない）

Introduction

- まず下血と血便の違いを理解する．

1）下血

- いわゆるタール便である．血液中のヘモグロビンが消化管内で酸化され黒色を呈し，独特なタール様の匂いがある．一般的に上部消化管，空腸からの出血が疑われるが，回腸や大腸からの出血でも腸蠕動の低下によって出血から長時間経過した場合，黒色を呈する．**鉄剤や大量の肉の摂取でも黒色便となるので注意が必要である．**

2）血便

- 赤〜暗赤色の便，もしくは便の表面に血液が付着していることを指す．出血後あまり時間経過せずに排泄された状態であり，一般的に下部消化管もしくは回腸からの出血が疑われる．しかし上部消化管や空腸からの大量出血の場合は一定時間経過せずに排泄され血便になることもある．
- 想定すべき鑑別疾患を表1に示す．

初期対応（図1）

❶バイタルサインの評価

- 外傷による出血とは違い，交差適合試験を行わずに輸血をしなければならないことはほとんどない．しかし，大量出血に備えていつでも輸血できるように準備はしておく．
- バイタルが不安定な場合は消化器内科医，放

〔表1〕想定すべき鑑別疾患

	吐血・下血		血便
緊急性の高いもの	●出血性潰瘍 　（Dieulafoy潰瘍を含む） ●食道・胃静脈瘤破裂 ●消化管穿孔 ●大動脈腸管瘻 ●特発性食道破裂 ●肺結核（喀血） ●腸閉塞（コーヒー残渣様嘔吐） ●頭蓋内出血に伴う脳圧亢進 　（コーヒー残渣様嘔吐）	緊急性の高いもの	●腸重積 ●上腸間膜動脈閉塞症 ●動脈性の出血を伴う憩室出血 ●出血性直腸潰瘍
頻度の高いもの	●胃・十二指腸潰瘍 ●食道・胃静脈瘤 ●Mallory-Weiss症候群 ●びらん性胃炎 ●食道炎	頻度の高いもの	●痔 ●憩室症 ●血管異形成あるいは 　血管拡張症 ●虚血性腸炎

射線科医，外科医にコンサルトしたうえで単純CTと造影CT（動脈相と門脈もしくは静脈相）を考慮する．緊急内視鏡，SBチューブ，血管造影，手術の準備をしておくことが望ましい．
- 新鮮な血腫は単純CTで高吸収を呈する．0.5 mL/分以上の動脈性出血があれば造影CTの動脈相で造影剤のextravasation（血管漏出像）が認められる．門脈相から静脈相ではextravasationが拡大する．
- 縫合糸，クリップ，異物，経口薬，憩室の噴石などは急性消化管出血と間違えやすいため造影CTを撮影する前に単純CTを撮影するべきである．

❷病歴の確認
- 既往歴：胃・十二指腸潰瘍，肝硬変，がん，憩室症，痔，膵炎（仮性動脈瘤），大動脈疾患（大動脈瘤，大動脈解離，術後），手術歴（血管損傷），内視鏡治療歴，肝臓への処置歴（肝生検，RFA，PTBDの胆道出血），服用中の薬剤〔NSAIDs，抗血小板薬，抗凝固薬，PPI，抗菌薬（出血性腸炎）〕を確認する．
- 出血部位の想定：吐血，下血（タール便）の場合は上部消化管出血を疑い，血便（赤〜暗赤色の便，血液が付着している便）の場合は下部消化管出血を疑うが，上部消化管出血でも出血量

---

❶バイタルサインの評価
- 血管確保（20G以上，2ルート）
- 生理食塩水を投与
- 血液検査（血算，生化学，凝固，血液型）

→ バイタルサインが不安定 → 専門家にコンサルトのうえ，CT撮影〔単純CT，造影CT（動脈相と門脈もしくは静脈相）〕を考慮

↓ バイタルサインが安定

❷病歴の確認と出血部位の想定

吐血，下血（タール便）の場合は上部消化管出血を疑う

❸治療
- 潰瘍が否定できない場合は積極的にPPIを静注する
- 輸血は原則Hb 7 mg/dL以下で開始する

❹緊急内視鏡の必要性を判断

Horibe Score
- PPIの定期的な内服（過去1週間） +1点
- HR/sBP≧1 +1点
- BUN/Cre≧30 +1点
- 合計：0〜3点

0点，1点 → 待機的な内視鏡（特に0点の場合は帰宅可）
2点，3点 → 緊急内視鏡

血便（赤〜暗赤色の便，血液が付着している便）の場合は下部消化管出血を疑う

❸治療
腸管安静にて止血されることがほとんどである

❹緊急内視鏡，血管造影の判断
- sBP＜115 mmHg
- HR＞100/分
- 4時間以上の出血の持続
- 腹部診察で圧痛なし
- 失神あり
- アスピリンの使用
- 活動性のある基礎疾患が2つ以上ある

上記の1つでも該当する場合は緊急内視鏡，血管造影を考慮する

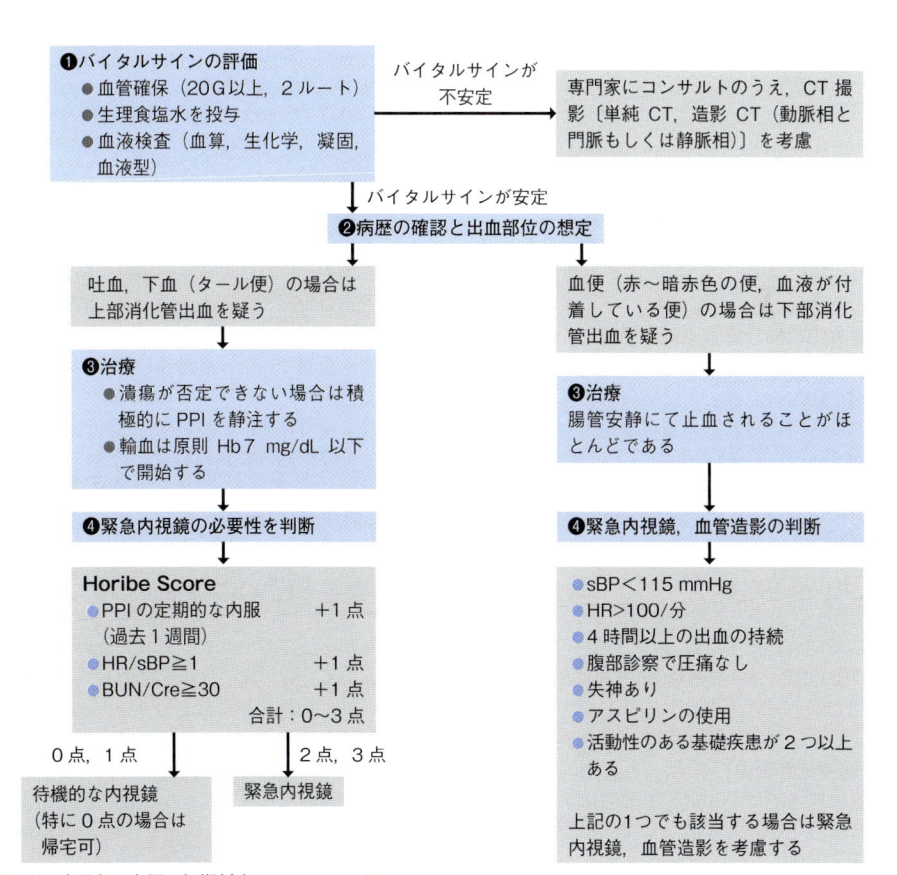

〔図1〕吐下血・血便の初期対応フローチャート

が大量であると血便を呈することもある.

❸ 治療

【上部消化管出血】
- PPIの投与,セフトリアキソンの投与の可能性があるため,初期輸液はリンゲル液より生理食塩水の方が望ましい.
- 潰瘍からの出血が否定できない場合
  ・積極的にPPIを静注する.
  例 オメプラゾール（オメプラール®）静注用20 mgもしくはランソプラゾール（タケプロン®）静注用30 mg 1Aを生理食塩水10 mLに溶かして静注
  ・メインの点滴が生理食塩水でなければ静注の前後に生理食塩水5 mLずつのフラッシュが必要である.
- 肝硬変があり,静脈瘤からの出血が疑われる場合
  ・セフトリアキソン1g（ロセフィン®1V＋生理食塩水100 mLキット）の点滴（最大7日間まで継続する）.肝硬変の患者における上部消化管出血後の細菌感染率と死亡率も下げる.

【下部消化管出血】
- 腸管安静にて止血されることがほとんどである.施設によっては内視鏡的止血術を行うこともある.

❹ 緊急内視鏡,血管造影の判断

【上部消化管出血】
- 内視鏡前の上部消化管出血のリスク評価として最も用いられているのはGlasgow Blatchford score（GBS）である.しかし,8項目もあり,項目によって重みも異なるため救急の現場では用いにくい.そこで筆者は簡便に緊急内視鏡の処置が必要かどうかを予測できる"Horibe Score"を開発した.これはたった3項目（過去1週間に定期的なPPIの内服をしていれば−1点,ショックインデックス（HR/sBP）≧1であれば＋1点,BUN/Cre≧30であれば＋1点）からなるスコアで,非常に簡便に緊急内視鏡の必要性を判断できる.

【下部消化管出血】
- 収縮期血圧＜115 mmHg,HR＞100/分,4時間以上の出血の持続,腹部診察で圧痛なし,失神あり,アスピリンの使用,活動性のある基礎疾患が2つ以上ある,の7つのうち1つでも該当する場合は重症の下部消化管出血の可能性が高い.そのため,緊急の内視鏡,血管造影の実施を考慮する.

Disposition

- バイタルサインが不安定な場合はすぐに専門家へのコンサルトが必要である.バイタルサインが安定しており,上部消化管出血が疑われる場合は緊急内視鏡の必要性をHoribe Scoreにて判断する.
- 合計が1もしくは2の場合は緊急内視鏡の必要な可能性が高く,消化器内科へコンサルトが必要である.合計が−1もしくは0の場合は待機的な内視鏡でよい.特に−1の場合は帰宅可能である.
- 下部消化管出血が疑われる場合,前述した7項目のうち,1つでも該当すれば必ず入院.緊急内視鏡,血管造影の実施も考慮する.

ER後の診療

- CTで確認できる活動性の出血の場合は内視鏡で止血困難なことが多いため,血管造影や手術を考慮する.
- 緊急内視鏡を行い,活動性の出血があれば止血処置を行う.観察時に出血がなくても,今後出血する可能性の高い場合（血管断端陽性など）は予防的な止血処置を行う.
- 内視鏡的処置を行った場合はPPIの点滴を1日2回,3日間継続する.

注意点・ピットフォール

- 下血があってもそれを"下痢"と表現する患者もいる.必ず便の性状を確認し,下血が疑われれば積極的な直腸診を行う.
- 上部消化管出血の患者において,Hbが7 g/dL以下で輸血した群と9 g/dL以下で輸血した群で比較したランダム化比較試験[1]によると,Hbが7 g/dLで輸血した群の方が再出血,死亡率ともに低かった.Hbが7〜9 g/

dLでの輸血は死亡率，再出血を増加させる可能性があるため，安易に行わないようにすべきである（バイタルサインが不安定な患者や心疾患をもつ患者などは除外されている）．

文献

1) Villanueva C, et al：N Engl J Med, 368：11-21, 2013
2) Geffroy Y, et al：Radiographics, 31：e35-e46, 2011
3) Blatchford O, et al：Lancet, 356：1318-1321, 2000
4) Strate LL, et al：Arch Intern Med, 163：838-843, 2003
5) 「東京ER多摩総合マニュアル」（樫山鉄夫／編著），中外医学社，2014

Coffee Break　　吐血での検査時の注意点

　吐物に対して尿試験紙の潜血反応で出血の有無を判断しない．なぜなら血液ではなく，胃酸によっても潜血反応陽性となるからである．ただし，喀血と吐血の鑑別には尿試験紙のpHは有用である．喀血ならアルカリ性，吐血なら酸性でなる．

　下血，血便のように明らかに出血が認められるときは便潜血反応（ヒトヘモグロビン法など）を検査しない．便潜血反応は肉眼的に出血が確認できないときに行う検査だからである．

　経鼻胃管による検査が陰性でも十二指腸潰瘍による出血のことがあるため上部消化管出血は否定できない．

（堀部昌靖）

第1章 主要症候へのアプローチ
19 腹痛

窪田忠夫

> **Point**
> □ 発症様式（Onset）から疾患を想定する
> □ 手術が必要か否かを決めることを最重要視する
> □ Self limited な疾患は初期の鑑別疾患にはあげない

Introduction

 腹痛は苦手にしている人が多いのでなかろうか．その理由の1つとして，原因疾患が多すぎることにある．腹痛を起こし得るすべての疾患を網羅する良いアプローチ法やアルゴリズムなどあるはずがなく，求めるべくもない．

 苦手克服の第一歩として，まず**緊急性のない疾患とごく稀な疾患は早期診断から除外することから始めよう**．そのうえで，今回ひとつのアプローチ法を提示する．これは決して，これに沿って診断を進めるというような詳細なアルゴリズムではなく，緊急処置を要する代表的な疾患がすぐに想起できるようになるためのヒントである．

 多くの腹痛は画像診断が可能であるので，病歴と身体所見でいかに疾患を想定するかについてまとめた．

想定すべき鑑別疾患

- 緊急性の高いもの
  - 上腹部痛：上部消化管穿孔，急性膵炎，胆石疾患，急性虫垂炎．
  - 下腹部痛：下部消化管穿孔，急性虫垂炎．
  - 腹部全般痛：腸閉塞，腸管虚血，腹部大動脈瘤破裂．
  - 女性の腹痛：異所性妊娠，卵巣（腫瘍）捻転．
- 頻度の高いもの
  - 急性腸炎，結腸憩室炎，急性虫垂炎，胆石疾患，尿管結石．

初期対応

 初期診断をする際に，「この患者さんの腹痛の原因は一体全体何だろうか？」というような，はじめから唯一の正解を求めるようなやりかたはいただけない．「こういうプレゼンテーションで来た場合に外してはならない疾患には何があるのか？」と考えるようにするとよい（"胸痛"といわれれば確率はさておき誰もが心筋梗塞を想起するように）．

1）病歴聴取

 病歴聴取は以下の6項目に着目するとよい[1]．特にキーとなるのは発症様式で，重症度とも関連するのでこの聴取に重点を置くようにする[2]．

①発症からの時間

- 発症早期に強い痛みで来院している場合には重篤な疾患を想定すべきである．逆に数日間続いているならばこちらもゆっくり評価する余裕がある．

②部位

- 上腹部，下腹部，腹部全般におおまかに区分する．ただし，自発痛を感じる部位と実際に圧痛がある部位は異なることがある（上腹部が主訴の虫垂炎など）．

③発症様式

- **突然発症（Sudden onset）**：ある瞬間にはじまったもの．
  → 血管疾患，穿孔などを想定する．
- **急性発症（Acute onset）**：おかしいと感じてから最強痛となるまで10数分要したもの．
  → 急性膵炎，結石疾患，虚血などを想定する．
- **緩徐発症（Gradually onset）**：数時間以上をかけて痛くなったもの．

74

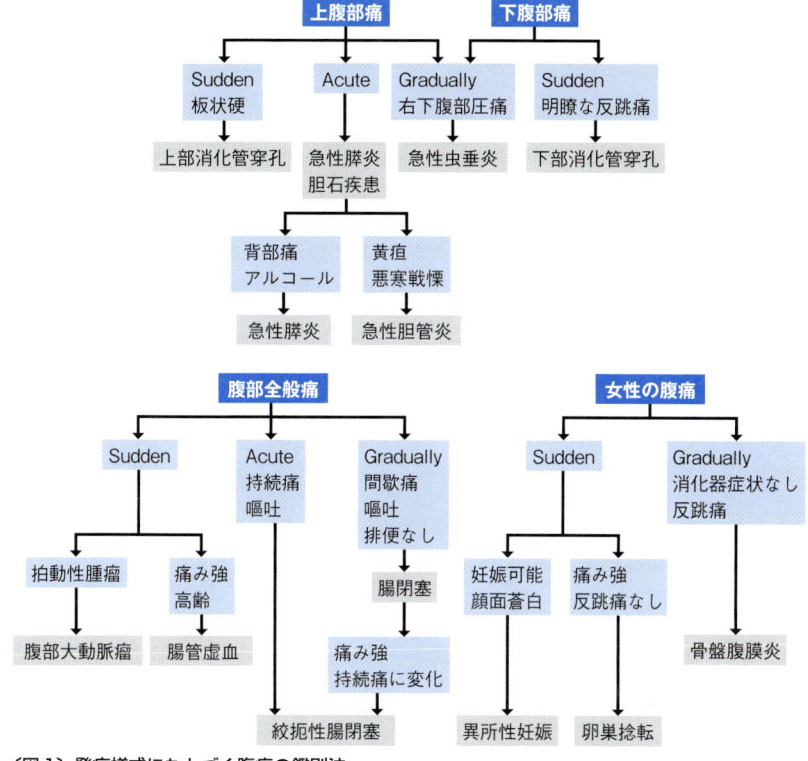

[図1] 発症様式にもとづく腹痛の鑑別法
Sudden：突然発症，Acute：急性発症，Gradually：緩徐発症

➡ 急性虫垂炎，腸閉塞など，その他急を要さない多くの腹痛．

④持続痛か間歇痛か
- 間歇期に無痛となる場合に間歇痛とする．間歇痛は腸管蠕動に伴うものであるので，腸閉塞や腸炎など保存治療可能疾患を示唆する．

⑤消化器症状
- 嘔吐，下痢など．多量の水様下痢は腸炎を示唆し外科的緊急度が低い．嘔吐は多量で水様であれば腸閉塞を示唆するが，食物残渣様はどのような疾患でもみられる．消化器症状がなければ消化管以外の疾患を示唆する．

⑥発熱
- 発熱があれば感染症を想定する．

2）身体所見
腹部の身体所見は視診，聴診，触診を中心に行う．圧痛の有無・部位・広がり，反跳痛の有無，筋性防御の有無と性質（voluntary or involuntary）などについてチェックする．

腸雑音を明瞭に聴取する場合には（穿孔などによる）腹膜炎は否定的だが，腸管虚血の初期では腸雑音は低下していない．逆に低下していることが腸閉塞の否定にはならない．

圧痛について最も時間を割いて行うとよい．罹患臓器の直上を押せば痛がるのだが，罹患部位は自覚症状を有する部位とはかぎらないので「痛がる場所だけ触って大丈夫！」とならないようにしたい．また罹患臓器は常に思った部位にあるとはかぎらない．長い虫垂の先端が左下腹部にあったり，高齢者で挙上された胆嚢が肋骨弓内に隠れてしまっていてMurphy徴候が陰性などということもある．痛みの範囲はときに臓器の形にまで言及することができ，非穿孔性の虫垂炎では本当に痛い部位は指1本分くらいの

幅しかなく，虫垂の走行までわかる場合もある．

3) 鑑別診断の進め方（図1）
a. 疾患の想定
疾患部位を上腹部痛・下腹部痛・腹部全般痛と分けてこれに女性の腹痛を加えておおまかな分類とし，主な所見を加えれば重要疾患を早期に想定するヒントとなる（図1）．最低限これらの疾患を否定したうえでそれ以外の疾患を考えるようにすれば大きな見落としは少なくなるだろう．放っておいても改善する疾患（self limited disease）は（結果的にそれらしくても）初期の鑑別にあげないようにする．

救急室で軽微な症状の腹痛に"胃腸炎"や"便秘"と診断することもやめた方がよい，仮に当たっていても初期のマネージメントは変わらないが，重篤な疾患の初期症状であった場合に，なまじ診断されているとその後のワークアップが後手にまわりhospital delay（診断遅延）につながる可能性がある．

b. 画像検査・確定診断
想定する疾患があれば確定診断に適した画像検査に進む．胆石症や若年者の虫垂炎，妊娠可能年齢の腹痛ではエコーが第一選択となる．それ以外の疾患ではCTでの診断が一般的である．多くの場合には造影CTだけで診断に十分有用であるのだが，結石性疾患を疑っているならば単純CTもないと評価しづらい．血管疾患を疑った場合には通常の造影タイミングではなく，動脈相と静脈相を含むダイナミック造影CTでオーダーするとよい．疑っている疾患が尿管結石だけ，というならば単純CTのみで十分である．

血液検査は多くの腹痛疾患で診断直接につながる有用な情報とはならないので，全身評価の一環としての意義の方が大きい．ただし総胆管結石と膵炎の場合にはそれぞれ肝胆道系酵素，膵酵素の上昇感度が高いので疾患推定に役立つ．胆嚢炎単独では血清ビリルビン値や肝酵素上昇は出現しないので注意を要する．

Disposition

救急室で診断がつけば疾患に応じたマネージメントを進める．想定している疾患が手術しかないと思うならばワークアップ途中でも外科にコンサルトすべきである．相手の医師によっては検査の不足や誤診を指摘されることがあるかもしれないが，へこむ必要は全くない．急を要す疾患を疑って担当医に早く連絡しようという態度にけなされる理由などあるわけがない．「救急室で診断がつかないときにどうするか？」については以下の2つに分けて考える．

1) 局在性は判明している場合
疑い病名に手術が必要な疾患が含まれるならば担当科にコンサルトのうえ入院経過観察が望ましい．

2) 全くわからない場合
痛みに加えて何らかの異常を有する（高熱を有する，X線でびまん性小腸拡張，検査値異常など）場合には入院経過観察を原則とする．この場合も疑い病名は必ず手術が必要な疾患をあげるようにする．

痛みが自制内でそれ以外に有意な所見がない場合には，帰宅して翌日の外来でフォローアップ可能だ．条件として①重篤な基礎疾患がない，②コミュニケーションが十分にとれる，③高齢者の1人暮らしではない，④病院までのアクセスが極端に悪くない，などを考慮するようにする．

注意点・ピットフォール

CT全盛の時代なので，画像検査まで行えばそれ以前に全く見当がついていない疾患もピックアップされる可能性が高い．それは逆にいえば画像診断が困難な疾患がより見落とされやすいことを意味する．代表的なものとして，"NOMI（非閉塞性腸管虚血）"，"穿孔性虫垂炎"，"骨盤腹膜炎"を覚えておこう．

文献
1) 「ブラッシュアップ急性腹症」（窪田忠夫/著），中外医学社，2014
2) Abdullah M, et al：Acta Med Indones, 44：344-350, 2012

第1章 主要症候へのアプローチ
20 発熱

田頭保彰

Point
- [ ] 悪寒戦慄，悪寒，寒気のある発熱は菌血症を念頭に精査する
- [ ] 高齢者の発熱で風邪という診断は基本的に稀であることを肝に銘じる
- [ ] 高体温は感染症が原因とは限らない．熱中症，悪性症候群，ホルモン異常による高熱症も考える

想定すべき鑑別疾患

- 緊急性の高いもの
  - 発熱：細菌性髄膜炎，壊死性筋膜炎，侵襲性肺炎球菌・髄膜炎菌感染症
  - 高熱症：熱中症，悪性症候群，甲状腺クリーゼ
- 頻度の高いもの
  - 急性上気道炎（風邪），急性胃腸炎

初期対応（図1）

1）対応の手順
❶全身状態の管理
- 敗血症性のショックの場合は問診と身体所見を行う前に全身状態の立て直しが必要であるため，すみやかに血液培養を含めた検査を行い，経験的治療を開始する．また，外科的なアプローチが必要であればコンサルトを行う．壊死性筋膜炎，腹腔内感染症はソースコントロールが治療の根幹である．
- 頻度が高いのは気道感染症，尿路感染症だが，胆道系感染症（特に胆嚢炎），副鼻腔炎や前立腺炎なども見逃しやすい．副鼻腔の圧痛や直腸診は忘れないように診察する．
- 局所症状の乏しい発熱で悪寒戦慄がある場合は，常にPrimary bacteremia，すなわち感染性心内膜炎を念頭に入れ，他院に紹介することなくフォローする．

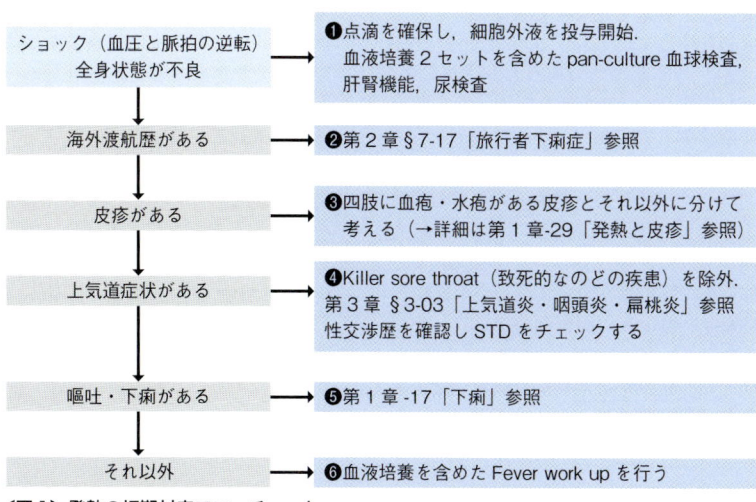

ショック（血圧と脈拍の逆転）全身状態が不良	❶点滴を確保し，細胞外液を投与開始．血液培養2セットを含めたpan-culture 血球検査，肝腎機能，尿検査
海外渡航歴がある	❷第2章§7-17「旅行者下痢症」参照
皮疹がある	❸四肢に血疱・水疱がある皮疹とそれ以外に分けて考える（→詳細は第1章-29「発熱と皮疹」参照）
上気道症状がある	❹Killer sore throat（致死的なのどの疾患）を除外．第3章§3-03「上気道炎・咽頭炎・扁桃炎」参照 性交渉歴を確認しSTDをチェックする
嘔吐・下痢がある	❺第1章-17「下痢」参照
それ以外	❻血液培養を含めたFever work upを行う

〔図1〕発熱の初期対応フローチャート

❸ 皮疹のチェック
- 皮疹は，致死的な疾患である壊死性筋膜炎を示唆する水疱・血疱と，それ以外に分けて考える．それ以外では感染対策上重要な麻疹，風疹，水痘／帯状疱疹がある．ただ，外見からはわかりにくい部位に皮疹があるので診察で見逃さないようにする．

❻ Fever work up
- 菌血症であるかどうかが治療上非常に重要である．**悪寒戦慄，悪寒，寒気の有無は問診上必須**である．また，患者が免疫不全者（化学療法中，移植後，免疫抑制薬使用中，透析患者，HBV/HCV/アルコール性肝炎）ではないかの確認は必要である．
- 血液培養・尿培養・喀痰培養は必須の検査である．
- また，高齢者は症状の表出が乏しいため，症状が判然としない場合はhead to toeで丹念な診察を行い，必要に応じて画像検査を考慮する．
- 血液培養の採取の基準は明確には示せないが，悪寒戦慄がある場合，敗血症のバイタルサインがあれば採取するぐらい閾値が低い方がER診療としては安心である．血液培養が陰性であるという情報は，陽性であることと同じように重要な情報である．
- 解熱薬は，十分量を定時で処方する．
- 敗血症の初療はsurviving sepsis campaign guideline[1]で時間軸での初療の方法があり，参考にして欲しい（第2章§7-18「重症敗血症の初期診療」も参照）．

2) 高熱症を疑う場合
- 30日以内に，向精神薬を開始・変更した既往がある場合で筋肉の強直を伴う41℃を超える発熱があれば，悪性症候群を考える．
- 夏の都市部で高齢者が自宅で発見された場合は，感染症と熱中症の両側面のアプローチが必要である．
- 敗血症を疑う状況がなく異常な頻脈，発汗などがあれば甲状腺クリーゼも念頭に入れる．

Disposition
- 本人が一見元気そうであっても，悪寒戦慄を伴う発熱の場合は，菌血症である陽性尤度比は高いといわれている（＋LR 4.7）．基本的には入院でのエンピリックセラピーが望ましい．
- 帰宅させる場合でも，血液培養を採取した患者は，必ず血液培養が陽性になった場合に連絡がつくようにしておく．本人以外にも連絡先を確認する必要がある．
- 高熱症の場合は，横紋筋融解症や腎不全が問題となるために入院で冷却と補液を行う必要がある．

ER後の診療
- 外科的切開やデブリドマンが必要であれば，迅速に行われることが望ましい．
- 敗血症性ショックであればSurviving sepsis Campaign Guideline[1]に沿って全身状態の維持していく．
- 熱中症であれば積極的な冷却を行う．

注意点・ピットフォール
- 糖尿病は最もcommonな免疫不全であるが，重症度がみえない，パターンがみえない，治療しにくいなど非常に厄介である．本人の見た目にだまされることがあるため，特に**コントロール不良な糖尿病患者ほど検査の閾値は低くして対応**する．
- 高齢者はウイルス性上気道炎を起こしにくい．高齢者が発熱で来院した場合には細菌感染症を除外するまで風邪と断言してはならない．
- 点滴の抗菌薬が投与されるときは，本人のgeneral appearanceが良くても血液培養を採取して治療が開始されることが望ましい．血液培養陽性である情報も有用だが，血液培養が陰性であることも治療において重要な情報ある．

- 発熱の定義は，午前中37.2℃以上，午後37.7℃以上である．午前中に38℃ないから発熱なしと扱うと夜にがたがた震えて患者は戻ってきてしまう．
- 高体温の厳密な定義はないが，40℃を超える場合には高熱症も念頭に入れてwork upを行う．真夏における高齢者と屋外労働者，精神科の患者で薬が変更されたなどの病歴には注意する必要がある．

文献

1) Surviving Sepsis Campaign：International Guidelines for Management of Severe Sepsis and Septic Shock：2012 3rd ed., Society of Critical Care Medicine, 2013（http://www.sccm.org/Documents/SSC-Guidelines.pdf）
2) Harrison's principles of Internal medicine 18th edition（Longo DL, et al ed），McGraw-Hill Professional, 2011
3) Simon HB：N Engl J Med, 329：483-487, 1993
4) 「レジデントのための感染症診療マニュアル 第3版」（青木 眞／著），医学書院，2015
5) Tokuda Y, et al：AM J Med, 118：1417, 2005

第1章 主要症候へのアプローチ
21 血尿・着色尿

九鬼隆家

Point
- 入院適応のある膀胱タンポナーデ，RPGN，横紋筋融解症に注意する
- 薬剤性の着色尿は多岐にわたるのでその都度よく調べること

Introduction

- 尿の色に対する印象は個人により異なる．患者が血尿と訴えていても血尿でないことはあるし，血尿と訴えていなくても血尿であることも多い．

想定すべき鑑別疾患（図1）

- 緊急性の高いもの
 膀胱タンポナーデ，AKI（急性腎傷害）合併例，急性肝炎，横紋筋融解症
- 頻度の高いもの
 膀胱炎，尿路結石，待機的精査可能な血尿やビリルビン尿

1）血尿
- 定義上は尿沈渣で赤血球5/hpf以上をいう．
- 血尿は腎～尿管～膀胱～尿道（男性であれば前立腺含む）のどこかから血液が混じればすべて血尿となり得る．女性であれば経血や不正出血が混入した可能性も考える．
- 糸球体性血尿では顕微鏡的血尿にとどまることが多いが，高度となれば肉眼的血尿もよくある．泌尿器科的血尿も程度が軽ければ顕微鏡的血尿にとどまる．よって顕微鏡的か肉眼的かで判断を分けることはできない．しかし凝血塊が含まれていたり血液そのものが尿道から出ているように見えたりする濃い血尿では糸球体疾患の可能性は非常に低く，なおかつ貧血や膀胱タンポナーデをきたす可能性があるので，そのような肉眼所見であるかどうかは重要である．
- 変形赤血球や赤血球円柱，顆粒円柱は糸球体性血尿を示唆するが感度は高くなく，必須の所見ではない．
- 糸球体性血尿で肉眼的血尿となることはそれ

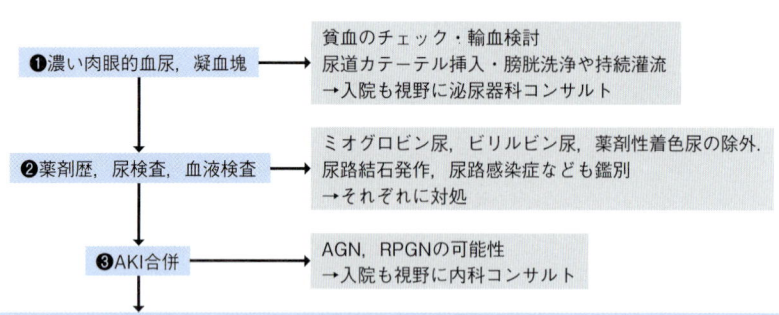

❶濃い肉眼的血尿，凝血塊 → 貧血のチェック・輸血検討
尿道カテーテル挿入・膀胱洗浄や持続灌流
→入院も視野に泌尿器科コンサルト

❷薬剤歴，尿検査，血液検査 → ミオグロビン尿，ビリルビン尿，薬剤性着色尿の除外．
尿路結石発作，尿路感染症なども鑑別
→それぞれに対処

❸AKI合併 → AGN，RPGNの可能性
→入院も視野に内科コンサルト

❹血尿は出ているが状態安定→後日腎臓内科か泌尿器科にコンサルト

- 尿路腫瘍のリスクファクターあり（40歳以上，男性，喫煙歴，シクロホスファミド投与歴，化学薬品曝露歴，放射線治療歴），❶に該当しないが比較的濃い肉眼的血尿→泌尿器科コンサルト（尿路腫瘍や形態異常，結石の検索：腎膀胱エコー，CT，膀胱鏡，尿細胞診）
- 0.5 g/gCr以上の蛋白尿合併，変形赤血球，赤血球円柱か顆粒円柱→腎臓内科コンサルト（糸球体疾患の検索：血液検査での免疫学的スクリーニングと腎生検の検討）

〔図1〕血尿の初期対応フローチャート

[表1] 尿の色と考えられる原因

濃縮	適切な濃縮尿のほか，血尿やビリルビン尿の可能性がある．
赤	血尿は本文解説を参照．横紋筋融解症．その他にフェニトイン，ワルファリン，メトロニダゾール，レボドパ，メチルドパ，ドキソルビシン，セフジニル，センノシドで赤くなることがある．腹痛や意識障害を伴う場合は急性間歇性ポルフィリン症も考慮する．
橙	最も有名なのはリファンピシンの内服である．尿だけでなく汗や涙などの体液もオレンジ色になり，なおかつ着色してとれなくなるので白い下着やコンタクトレンズなどは注意する．サラゾスルファピリジンもあり得る．
黄	もちろんもともと黄色いのであるが，食事内容やビタミン剤のサプリメントなどにより黄色が強くなることがある．原因はリボフラビン（VB_2）であり病的ではない．蛍光眼底造影のフルオレセインでも黄色くなる．
緑	インドシアニングリーン試験後．
青	オムツのCM以外ではあまり見かけないが，敢えてあげるならトリアムテレン．
紫	これは基本的に尿道カテーテルを挿入している場合である．*Proteus vulgaris* のインドール陽性細菌によるもので Purple bag syndrome とよばれる．病的意義はない．細菌の定着はあるが，尿路感染かどうかは別個に判断する．
茶	急性尿細管壊死による Muddy brown 尿が疑われる．脱落した尿細管上皮細胞のため，茶色く濁った尿が少量しか出ないのが典型的である．高度の腎血流低下，高度の横紋筋融解症などによる．またミオグロビン尿もコーラ色と表現される．色調は程度により異なるので赤っぽいことも黒っぽいこともある．
黒	いくつかの薬剤で黒色尿の報告があり，臨床的に遭遇しやすいのはセフォゾプランなど．熱帯熱マラリアでの黒水熱でもみられる．
白	膿尿，乳び尿．Snap diagnosis としては「インド帰りの白色尿はフィラリア症」である．

ほど多くないが，典型的なパターンは知っておいてよい．

- PIAGN（感染後急性糸球体腎炎）では先行感染から10〜14日ほどで血尿・乏尿・浮腫・高血圧が出現する．緊急入院が必要かどうかは症例によるが，腎臓内科への紹介は2，3日以内に行うこと．
- IgA腎症では感冒症状の発症直後から血尿の増加がみられるので，最初から感染症状と血尿を同時に訴えて受診する場合がある．
- 緊急の対応を要する糸球体性血尿にはRPGN（急速進行性糸球体腎炎）があるが，むしろCre上昇や肺病変が前景に立つ．
- ほかにはnut cracker現象（痩身により大動脈と上腸間膜動脈に腎静脈が挟まれる）では肉眼的血尿が多い．
- 患者背景にもよるが，頻度は膀胱炎と尿路結石が多い．
- 帰宅させる際は，血尿は少量でも赤く見えることを説明する．

2) ビリルビン尿
- 急性肝炎や慢性胆道閉塞では倦怠感などが中心となり症状がはっきりしない場合も多く，尿の色の変化が主訴となる場合がある．黄疸や倦怠感の有無，血液検査でのビリルビンや肝機能のチェックが必要である．

3) その他の着色尿
- 薬剤性の着色尿は多岐にわたる．同じ薬剤でもpHにより色が変わるものもあるので文献やwebなどを駆使して調べることをお勧めする．代表的なものを表1に示す．

Disposition

- 薬剤性のものは経過観察でよい．泌尿器科か腎臓内科への受診につなげるべき症例を見逃さないこと．**膀胱タンポナーデのリスクがある症例と，AKIの程度の強い症例，RPGNが疑われる症例，中等度以上の横紋筋融解症は入院である．**

第1章 主要症候へのアプローチ

22 浮腫

九鬼隆家

Point

- 浮腫＝心不全＝利尿薬ではない
- おおまかには ①全身性（両側性）か局所性（片側性）か，②低アルブミンによるかどうか，の鑑別が現実的である

Introduction

- 全身性の浮腫は古典的な心不全（含：腎不全による溢水），肝硬変，ネフローゼ症候群，甲状腺疾患，低栄養から鑑別する．背景となる疾患の証明あるいは他疾患の除外が必要である．
- フローチャート（図1）にも示したようにまず血清 Alb 値で分類してから鑑別を進めるのが考えやすい．
- 同時に体液バランスを評価することも重要である．体重の変化，飲食の状態，尿量，浮腫以外の身体所見（頸静脈圧，粘膜，腋窩，皮膚ツルゴールなど），エコー（腹水，下大静脈），胸部X線（心拡大，胸水）も参考にする．

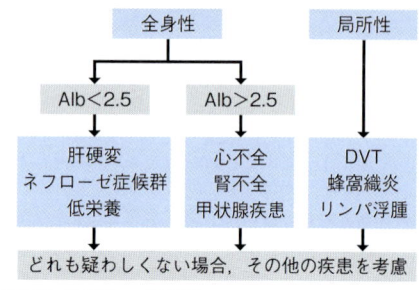

〔図1〕全身性 vs 局所性

全身性
- Alb<2.5 → 肝硬変／ネフローゼ症候群／低栄養
- Alb>2.5 → 心不全／腎不全／甲状腺疾患

局所性
- DVT／蜂窩織炎／リンパ浮腫

どれも疑わしくない場合，その他の疾患を考慮

想定すべき鑑別診断

1）全身性浮腫

- Hypervolemia（循環血液量増加）で浮腫を起こしている場合には心不全と腎不全の評価を行う．腎機能は Cre 測定でよい．心機能は，既往はもとより心電図や心エコー，胸部X線で虚血性心疾患，弁膜症，心筋症，心膜疾患などを検索する．BNPも役に立つ．拡張障害型心不全や，Cre 1.3 mg/dL 程度の軽度腎不全をベースにした Hypervolemia は気が付きにくいことがある．
- 肝硬変における体液貯留は，有効循環血液量の低下による Na 貯留と，低アルブミン血症によるもの，門脈圧亢進による腹水を主体としたものがある．肝疾患の既往，アルコール摂取歴，くも状血管腫，手掌紅斑，黄疸，脾腫，血球減少，プロトロンビン時間低下，ChE 低下，肝炎ウイルスチェックなどを参考にする．
- ネフローゼ症候群における浮腫は，低アルブミン血症によるものと，腎機能低下による体液過剰によるもの，疾患自体の Na 再吸収亢進によるものがある．尿検査と Alb，Chol を参考にする．微小変化型ネフローゼ症候群では数日〜2週間程度で10kg前後の体重増加を伴った高度浮腫で発症し AKI を伴うこともある．
- 甲状腺疾患では亢進症でも低下症でも浮腫をきたしうる．
  - ・亢進症：食欲低下を伴わない体重減少，頻脈・動悸，下痢，発汗，暑がり，振戦，頸部腫大，眼球突出，ALP上昇，Cre低下で疑う．
  - ・低下症：活動性の低下，声の変化，寒がり，便秘，脱毛，認知症やうつ病様の変化，CK上昇，Chol上昇などで疑う．

2）局所性浮腫

- 局所または片側の浮腫ではDVT，蜂窩織炎，リンパ浮腫，長期の麻痺などを考慮する．関

節炎，大きな皮疹と間違わないこと．

a. DVT（深部静脈血栓症）
- DVTではWells' criteria（表1），D-ダイマー，圧迫超音波法を参考にする．急性発症の片側性の浮腫，疼痛，発赤の症状は蜂窩織炎との区別が困難な場合もある．膝窩と大腿の静脈エコーにより，ドプラでの血流と圧迫により潰れるかどうかを確認することは難しくないので是非トライしてほしい．近位下肢DVTはPE（肺塞栓症）のリスクが高く入院適応となる（50％は無症候性を含めたPEを合併）．遠位下肢DVTも初期の経静脈的抗凝固療法のため入院適応となることも多い．

b. 蜂窩織炎
- 爪切り外傷や白癬に伴うものが多い．軽症なら外来治療可能だが，基礎疾患（≒糖尿病，免疫抑制薬，担がんなどの免疫不全因子）と重症度（Septicかどうか）によって入院適応を判断する．

c. リンパ浮腫
- 乳がんで腋窩リンパ節郭清後の上肢，婦人科手術で骨盤内リンパ節郭清後の下肢に起きるものが多い．連鎖球菌性の蜂窩織炎のリスクとなる．高度の浮腫に合併した蜂窩織炎は，発症初期は発赤が不明瞭で痛みのみのことがあるので注意が必要である．
- 上大静脈症候群，骨盤内腫瘍による腸骨静脈閉塞など，部位により解剖学を考慮したアプローチも必要である．
- 足関節や膝関節の関節炎，下腿に大きく出現した結節性紅斑なども類似した症状となることがあるので注意する．

3）その他の浮腫

a. 顔面浮腫
- 浮腫が高度になると顔面にも浮腫が起きる．組織が粗な眼瞼で顕著となる．圧迫はできないので顔貌の変化を本人や家人に尋ねる．甲状腺機能低下症，伝染性単核球症，SLEで起きることもある．

b. 静脈弁機能不全
- 慢性経過，静脈瘤，色素沈着，臥位による改善，全身状態良好の場合に疑う．通常は下肢の両側性だが片側もありえる．弾性ストッキ

〔表1〕Wells' criteria for DVT

	スコア
活動性のがん（治療中，6カ月以内の治療歴，緩和医療中）	1
麻痺，不全麻痺，最近の下肢固定	1
3日以上の臥床，12週間以内の麻酔を要する大手術	1
深部静脈に沿った圧痛	1
下肢全体の腫脹	1
健側と比べて3 cm以上の患側腫脹（脛骨粗面下10 cm）	1
患側優位のpitting edema	1
浅在静脈の側副血行路（静脈瘤ではない）	1
DVT既往	1
他の疾患が少なくともDVTと同程度に考えられる	-2

3以上：53％，1〜2：17％，0：5％

ング，下肢挙上を推奨する．

c. 薬剤性浮腫
- Ca拮抗薬では動脈拡張＞静脈拡張により，組織に流入する血液量が流出する血液量を上回り浮腫をきたすことがある．甘草を含む漢方，NSAIDs，ピオグリタゾンはNa貯留作用があるため体液量増加から浮腫を起こすことがある．

d. 血管性浮腫
- 主に顔面や口唇の浮腫．ACE阻害薬内服中（の0.1〜0.2％）やC1q inhibitor欠損症（遺伝性・後天性）で起こる間欠的な浮腫で，蕁麻疹を伴うことも伴わないこともある．消化管浮腫による腹痛を伴うことや，喉頭浮腫から気道閉塞に至ることもある．

e. パルボウイルスB19感染症
- 急性に発症する全身浮腫とともに薄いレース状の皮疹，関節痛が現れ，掻痒感を伴うこともある．小児との接触歴が重要である．小児のように顔面の紅潮（りんご病）や明瞭な皮疹が現れることは成人では稀である．抗パルボウイルスB19-IgM抗体を調べる．

f. Episodic angioedema associated with eosinophilia
- 20〜30代の女性に多い下肢浮腫＋好酸球上昇（5,000〜10,000/mm³以上が多い）の疾患．日本ではnon-episodicな方が多い（くり返さない）．自然治癒するし緊急性はないが，好酸球増多症をきたす他の疾患との鑑別と，ステロイド使用の検討のために内科に紹介が必要である．

g. RS3PE症候群（remmiting seronegative symmetrical synovitis with pitting edema syndrome）
- 50歳以上で急性〜突然発症の両手のpitting edemaで発症しリウマトイド因子（RF）陰性の疾患である．ステロイドで治療するが，悪性疾患の合併や関節リウマチ，リウマチ性多発筋痛症との鑑別が問題となるのでリウマチ科に紹介すべきである．

4) 別の切り口：Pitting edema vs. Non-pitting edema

a. Pitting edema（圧痕性浮腫）
- Pit recovery time：5秒間前脛骨部をしっかり圧迫したときの戻り．
  - ＞40秒＝slow edema：静水圧の増加でみられる．比較的硬く，しっかりとした圧痕が残る．
  - ＜40秒＝fast edema：急性期の低アルブミン血症でみられる．柔らかくふわっとしている低反発クッションのような感じ．通常Alb 2.5 mg/dL程度あればほとんど起こらない．長期間経過するとfast edemaもslow edemaになる．

b. Non-pitting edema（非圧痕性浮腫）
- 甲状腺機能低下症において間質へのムチンの蓄積による，圧痕を残さない浮腫が代表的．圧痕を残さないのにどうやって浮腫とわかるのか，疑問に思う方も多いであろうが，実際に見てみるとただ太っている脂肪よりは硬く表面がテカテカしていて，あるべき関節の凹凸が消失している，直下にあるはずの脛骨が触れないなどから何となくわかる程度のものである．リンパ浮腫では初期はpittingだが次第にnon-pittingとなる．

Disposition

- 摂食不良や体動困難などがなければ浮腫単独で入院適応となることは少ない．それぞれの病態に応じて入院適応を判断する．
- 死ぬ可能性のある疾患，重大な状態悪化を招く疾患を帰宅させないこと．
  - ・PE高リスクの近位下肢DVT
  - ・すでにPEを合併したDVT
  - ・左心不全を伴う体液貯留
  - ・高K血症を伴う腎不全による体液貯留
  - ・AKI合併したネフローゼ症候群
  - ・敗血症となっている蜂窩織炎
- ER受診頻度が高い疾患
  - ・DVT
  - ・蜂窩織炎
  - ・心不全
- 慢性経過の浮腫は救急での診断は難しいことも多いので，後日内科コンサルトでよい．

注意点・ピットフォール

- 臥位が長い患者では浮腫が下側に出現するので腰部背面や臀部，肘，足関節，大腿背面などに注目する．
- 浮腫＝心不全ではなく，間質液の増加である．低アルブミン血症や高度炎症病態（敗血症や膵炎など）における血管透過性の亢進では血管内容量は減少しているが浮腫や胸水・腹水が出現する．
- 基礎に高度低心機能や末期肝不全，コントロール不能なネフローゼ症候群や低アルブミン血症のある患者の浮腫を消そうとしてvolume reductionを行い過ぎると，有効循環血液量の高度低下をきたして危険な状態に陥る可能性がある．
- 低アルブミン血症による浮腫はAlb 2.5 mg/dL程度まではあまり出現しない．安易に低アルブミンのせいにしないこと．
- 「すべての両側性疾患は片側から始まることがある」と言われるように，初期は鑑別が難しい場合がある．また心不全の浮腫は左下肢に優位に表れる傾向がある．

第1章 主要症候へのアプローチ

23 リンパ節腫脹

三好雄二

Point

- 最も重要なのは「病歴」と「身体所見」である
- リンパ節腫脹が全身性か局所性かを確認する．83％の全身性リンパ節腫脹患者が初診時に局所性とされている．丹念に触診することが重要である
- 「リンパ節腫脹＝悪性疾患」ではない．「1.5 cm」以上で悪性疾患を疑う

Introduction

- リンパ節腫脹が主訴の場合もあれば，診察中に気付くこともある．直観的に診断するのは難しい．分析的なアプローチが必要である．通常，1 cm以上（鼠径部では1.5 cm以上）のリンパ節が異常である．鎖骨上・滑車上・膝窩のリンパ節は常に異常である．家庭医を"リンパ節腫脹"で受診した患者のうち，悪性疾患は1.1％のみであったとの報告もある．原因のほとんどが自然軽快する疾患である．
- ERでは，適切なフォローアップへの橋渡しを行う．

初期対応

1）病歴

①腫脹リンパ節の灌流領域の症状がないか？：詳細なreview of systemsが最良であるが，時間がかかる．

②体重減少・倦怠感・盗汗などの全身性症状がないか？

③疫学的なヒントはないか？：旅行歴・虫刺され・職業歴・ハイリスクな行為（違法薬物・性交渉関連）がポイントである．疫学情報が稀な疾患のヒントとなる．

④内服している薬剤は？：薬剤性リンパ節腫脹は見落とされがちである．血清病では発熱・皮疹・関節痛を伴う．

2）身体所見

a. 腫脹リンパ節の灌流領域の所見

- 頸部：上気道炎が最多原因である．歯性感染症が見逃されやすい．扁桃炎で後頸部リンパ節が腫脹していたら全身性リンパ節腫脹と考える．後頭部リンパ節の灌流領域に口腔内は含まれないからである．
- 鎖骨上：この部位の腫脹は悪性疾患を示唆する．右側は縦隔・肺，左側は後腹膜の病変である．
- 腋窩：同側上肢の外傷か感染による．原因となる悪性疾患は，悪性黒色腫・悪性リンパ腫，女性では乳がんがある．
- 鼠径部：通常は下肢の感染や外傷が原因となるが，性感染症（STD）や直腸・生殖器の悪性腫瘍によることもある．

b. リンパ節の診察

- 場所：触知可能なリンパ節領域は12カ所である．「前・後耳介」「後頭」「頤下」「顎下」「前・後頸部」「鎖骨上」「腋窩」「滑車上」「鼠径」「膝窩」．局所性リンパ節腫脹が3/4を占める．
- 大きさ：リンパ節の大きさが$1\ cm^2$，$1\sim2.25\ cm^2$，$2.5\ cm^2$では，悪性疾患の可能性が各々0％，8％，38％であった．1.5 cm以上のリンパ節腫脹は悪性疾患の可能性がある[1]．
- 性状：転移性がんは一般的に一塊・可動性なし・石様硬で圧痛を伴わない．悪性リンパ腫（ML）は，不連続・対称性・可動性あり・弾性硬・圧痛を伴わない．圧痛は炎症にも，急速な増大による被膜の伸展やリンパ節内への出血でも認められる．

c. 脾臓の診察

トラウベ三角（上辺が第六肋骨・側辺が左中腋窩線・下辺が左肋骨弓）の打診による濁音でスクリーニングを行う．双手診で脾臓が触知できれば脾腫と判断する．脾腫を合併する疾患は，

IM（伝染性単核球症）・ML・リンパ球性白血病・サルコイドーシスである．

想定すべき鑑別疾患

リンパ節腫脹の原因となる疾患は，"MIAMI"で思い出す（表1）．薬剤で全身性リンパ節腫脹をきたすことがある（表2）．また，リンパ節腫脹に関連した「臨床症候群」も役立つ（表3）．

Disposition

- 患者は重大疾患を患っていないか不安を感じて受診している．ERでの診察結果と今後のフォローアップに関して丁寧に説明するべきである．
- 入院の適応は随伴症状による．表在リンパ節腫脹単独では緊急入院にはならない．
- 若年女性・発熱の持続・頸部リンパ節腫脹では"菊池病"を疑う．自然軽快する良性疾患であるが，消耗・不安感が強く，入院精査となることが多い．

注意点・ピットフォール

- 急性HIV感染症や梅毒，性病性リンパ肉芽腫症などのSTDを見逃さない．

文献

1) Ferrer R：Am Fam Physician, 58：1313-1320, 1998
2) Bazemore AW & Smucker DR：Am Fam Physician, 66：2103-2110, 2002

〔表1〕リンパ節腫脹の原因となる鑑別疾患 "MIAMI"

	鑑別疾患
Malignancy	リンパ腫※，白血病※，転移性がん
Infection	HIV※，IM（EBV・CMV・HHV6・トキソプラズマ）※，野兎病，結核，麻疹※，風疹※，STD（性病性リンパ肉芽腫症・梅毒※・軟性下疳），ネコひっかき病，ライム病※
Autoimmune	混合性結合組織病※，全身性エリテマトーデス※，皮膚筋炎※，関節リウマチ※
Miscellaneous	サルコイドーシス，川崎病，キャッスルマン病，菊池病など
Iatrogenic	薬剤，血清病

※全身性リンパ節腫脹をきたす
（文献2をもとに作成）

〔表2〕リンパ節腫脹の原因となる薬剤

- アロプリノール（ザイロリック®）
- アテノロール（テノーミン®）
- カプトプリル
- カルバマゼピン（テグレトール®）
- 金製剤（シオゾール®）
- ヒドララジン（アプレゾリン®）
- ペニシリン系抗菌薬
- フェニトイン（アレビアチン®）
- プリミドン
- ピリメタミン（海外のみ）
- キニジン（硫酸キニジン）
- ST合剤（バクタ®配合錠）
- スリンダク（クリノリル®）

（文献2をもとに作成）

〔表3〕リンパ節腫脹に関連した "臨床症候群"

臨床症候群	症状・所見	主な鑑別疾患
Mononucleosis type syndrome	全身性リンパ節腫脹・発熱・倦怠感・異型リンパ球の増加	EBV・CMV・トキソプラズマ症・HBV・HIV
Ulceroglandular syndrome	限局的な皮膚病変・局所性リンパ節腫脹	ネコひっかき病・野兎病・ライム病・膿痂疹
Oculoglandular syndrome	結膜炎・前耳介部のリンパ節腫脹	流行性角結膜炎・ネコひっかき病
HIV syndrome	HIV感染者の全身性リンパ節腫脹の持続	早期のHIV感染・カポジ肉腫・CMV・トキソプラズマ症・抗酸菌・クリプトコッカス・梅毒・悪性リンパ腫

（文献1をもとに作成）

第1章 主要症候へのアプローチ
24 関節痛

島田浩太

> **Point**
> □ 化膿性関節炎は急速な関節破壊をきたすほか死亡例もある.急性の単関節炎をみたら必ず関節穿刺を試みる
> □ 関節の圧痛・腫脹の評価は重要.日頃から関節裂隙の位置を意識して触診する

想定すべき鑑別疾患

- 緊急性の高いもの
  ・化膿性関節炎.
- 頻度の高いもの(外傷,overuseを除く)
  ・60歳以上:変形性関節症,痛風(性別問わず),偽痛風,リウマチ性多発筋痛症.
  ・60歳未満:痛風(男性のみ),関節リウマチ.

初期対応(図1)

❸関節由来か否かの判断
- **関節由来を考える所見**:関節裂隙に一致した圧痛,自他動の別なく生じる疼痛・可動域制限,他動時に関節部の軋音を触知,関節の変形・動揺.
- **関節外由来を考える症状**:自動時のみの疼痛,関節裂隙とは異なる圧痛部位(付着部など).

❹非関節由来
- **関連痛**:虚血性心疾患による左肩痛はよく知られている.そのほか,心外膜・胸膜・横隔膜で頸〜肩部の関連痛.胆石症・胆嚢炎・胆管炎では右肩痛を生じうる.
- **リウマチ性多発筋痛症**:高齢者に体幹・四肢近位の疼痛(夜間の肩痛が典型)を生じる.微熱,倦怠感,体重減少,CRP,血沈の亢進がみられる.症例により多関節炎を呈する[2].プレドニゾロン(プレドニン®)が著効する(1日15 mg).

❻急性関節炎
- 感染と結晶誘発性を考え**関節穿刺**を試みる.
- **化膿性関節炎(非淋菌性)**:9割が単関節炎で膝,股関節の順に多い.
- **危険因子**:新生児・高齢者,易感染状態,関節リウマチ.
- **陽性率**:関節液グラム染色50%,関節液培養90%以上,血液培養50〜70%[3].
- **播種性淋菌感染症**:性的活動性のある年齢層で考慮する.播種性淋菌感染症では発熱,悪寒,体幹・四肢末梢伸側の少数の丘疹,移動性の関節炎・腱鞘炎をきたす.淋菌性化膿性関節炎は播種性淋菌感染症に続発する.
- **陽性率**:関節液グラム染色25%未満,関節液培養50%,血液培養は通常陰性(第2章§7-14「性行為感染症」を参照).
- **ウイルス性感染症**:風疹,ムンプス,パルボウイルスB19,急性B型肝炎で自然軽快する関節痛/関節炎がみられる(慢性C型肝炎,HIV感染,HTLV-1感染では持続性関節炎).
- **痛風**:第1趾MTP関節に好発する.高尿酸血症の病歴が参考になるが,発作時に必ずしも尿酸値は高くない.偏光顕微鏡で関節液内に負の複屈折性(結晶長軸がZ'軸方向で黄色,直交で青色)の針状結晶(尿酸ーNa結晶)があれば診断となる.尿酸降下薬は鎮静化後徐々に開始(内服期間中の発作時は同量継続)する.

  例) ナプロキセン(ナイキサン®)1回300 mg,3時間ごと3回まで,翌日以降常用量継続[4].NSAIDs使用困難例ではプレドニゾロン15〜30 mg/日より開始,鎮静化を得たら漸減

- **偽痛風**:高齢者に多く,膝関節炎が最多.偏光顕微鏡で関節液に正の複屈折性(結晶長軸がZ'軸方向で青色,直交で黄色)の長菱形〜桿状結晶(ピロリン酸Ca二水和物)あれば診断となる.関節液穿刺排液,NSAIDs,ス

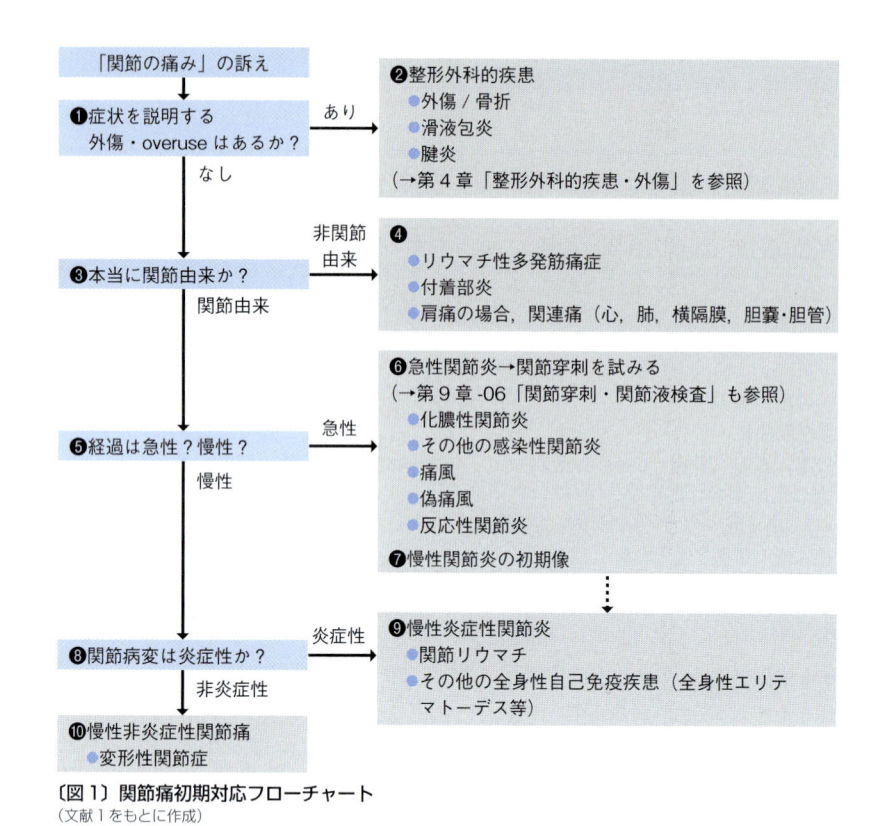

[図1] 関節痛初期対応フローチャート
(文献1をもとに作成)

```
「関節の痛み」の訴え
    ↓
❶症状を説明する    あり    ❷整形外科的疾患
  外傷・overuseはあるか？  →        ●外傷/骨折
    ↓なし                  ●滑液包炎
                          ●腱炎
                          (→第4章「整形外科的疾患・外傷」を参照)

❸本当に関節由来か？  非関節   ❹
    ↓関節由来    由来   →  ●リウマチ性多発筋痛症
                          ●付着部炎
                          ●肩痛の場合，関連痛（心，肺，横隔膜，胆嚢・胆管）

❺経過は急性？慢性？  急性   ❻急性関節炎→関節穿刺を試みる
    ↓慢性        →      (→第9章-06「関節穿刺・関節液検査」も参照)
                          ●化膿性関節炎
                          ●その他の感染性関節炎
                          ●痛風
                          ●偽痛風
                          ●反応性関節炎
                          ❼慢性関節炎の初期像

❽関節病変は炎症性か？ 炎症性  ❾慢性炎症性関節炎
    ↓非炎症性     →      ●関節リウマチ
                          ●その他の全身性自己免疫疾患（全身性エリテ
❿慢性非炎症性関節痛         マトーデス等）
  ●変形性関節症
```

テロイド関節内注射で通常は軽快.
例膝ならトリアムシノロンアセトニド（ケナコルト®）筋注用（40 mg/mL）20 mg（0.5 mL）

❽炎症性か否かの判断

● 炎症性なら関節局所に炎症の四徴（発赤，熱感，疼痛，腫脹）の一部または全部がある．関節症状は炎症性なら体動・運動で改善し，非炎症性なら運動で悪化する．全身症状（発熱，体重減少，倦怠感），CRP高値，血沈亢進も炎症性を疑う．

❾慢性炎症性関節炎

● **関節リウマチ（RA）**：リウマトイド因子（RF）または抗CCP抗体陽性の慢性多関節炎が典型である．有病率1％と比較的多い．
● **それ以外の全身性自己免疫疾患**：頻度はRAの10～100分の1だがRAとの鑑別が難しい場合もある．リウマチ科依頼時は皮疹等の随伴症状の記載，RF and/or 抗CCP抗体，抗核抗体，尿定性沈渣，CKを提出しておく．病歴・随伴症状等から特に疑われる疾患がなければ，ERでそれ以上の特異抗体を無理に提出する必要はない．

❿慢性非炎症性関節痛

● **変形性関節症（OA）**：好発部位はDIP関節，拇指CM関節，股関節，膝関節である．ヘバーデン結節（DIP関節の硬い骨性肥大）や関節X線での関節裂隙狭小化や骨硬化像があれば診断が支持される．

Disposition

● 化膿性関節炎が疑われれば**即整形外科にコン**

サルトする.
- その他の多くは自宅で生活可能なら必要な初期治療を開始し帰宅可だが,数日以内の専門診療科(整形外科,リウマチ科)受診を促す.

ER後の診療

- 化膿性関節炎に対しては罹患関節ドレナージ,抗菌薬点滴静注が行われる.

注意点・ピットフォール

- 結晶性関節炎と化膿性関節炎は合併し得る.**関節液中の結晶の確認だけで化膿性関節炎を除外してはいけない**.関節液グラム染色・培養,血液培養の結果も参考にする.
- RA患者がERを受診するほど関節炎が増悪したときには感染の合併,**化膿性関節炎**を疑う.

文献

1) 関節および筋骨格系疾患へのアプローチ.「ハリソン内科学 第4版」(福井次矢,黒川 清/監),pp2436-2453,メディカルサイエンスインターナショナル,2013
2) Hellmann DB：Giant cell arteritis, polymyalgia rheumatica and Takayasu's arteritis. In Kelley's Textbook of Rheumatology, 9th ed. pp1461-1480, Elsevier, 2013
3) Goldenberg DL：Lancet, 351：197-202, 1998
4) 「高尿酸血症・痛風の治療ガイドライン第2版 2012年追補ダイジェスト版」(日本痛風・核酸代謝学会/編),メディカルレビュー社,2012

第1章 主要症候へのアプローチ

25 下肢腫脹・下肢痛

菊地英豪

Point

- ☐ 緊急度，重症度の高い血管性病変を最初に鑑別し血流障害の有無の確認からとりかかる
- ☐ 急性動脈閉塞症，壊死性筋膜炎といった専門科への緊急コンサルトが必要な疾患を迅速に診断する

想定すべき鑑別疾患

- 緊急度の高いもの
  ・急性動脈閉塞，コンパートメント症候群，壊死性筋膜炎，化膿性関節炎．
- 頻度の高いもの
  ・深部静脈血栓症（DVT），蜂窩織炎，閉塞性動脈硬化症，帯状疱疹．

初期対応（図1）

❶血流障害の有無

- まず**急性動脈閉塞症**の可能性を考え突然発症の血流障害を疑う所見〔6P：Paresthesia（異常知覚），Pain（疼痛），Paler（蒼白），Pulselessness（拍動の消失），Paralysis（麻痺），Poikilothermia（冷感）〕の有無を確認する．足背動脈，後脛骨動脈に加え膝窩動脈，大腿動脈の拍動を触診するとともにドプラ流量計も併用して血流を確認する．
- 画像検査を行う前に抗凝固療法（ヘパリン5,000単位程度のワンショット静注＋持続静注）を開始する．CTアンギオグラフィも有用であるが，血管造影が最も診断能力に優れる[1]．
- **深部静脈血栓症（DVT）**ではリスクファクターとして知られている高齢，多発外傷，悪性腫瘍，心不全，経口避妊薬，ステロイド使用などはもとより「経口避妊薬を内服している肥満の喫煙女性」など複数の危険因子を有している患者が多い．症状としては片側の下腿痛，腫脹，浮腫である．診断は下肢静脈エコーで行う．肺血栓/肺塞栓が疑われれば緊急で造影CTを撮影する．Wells' criteria（score）（表1）[2]も参考にしたい．

❷神経学的異常の有無

- 下肢のみの訴えであっても感覚障害や麻痺の有無といった中枢神経系の評価は救急外来にて一通り行いたい．頻度は高くないと思われるが脊髄損傷に伴う電撃痛や灼熱痛を訴える場合もある．**下肢筋力低下，感覚異常，膀胱直腸障害といった脊髄圧迫障害が伴っている**

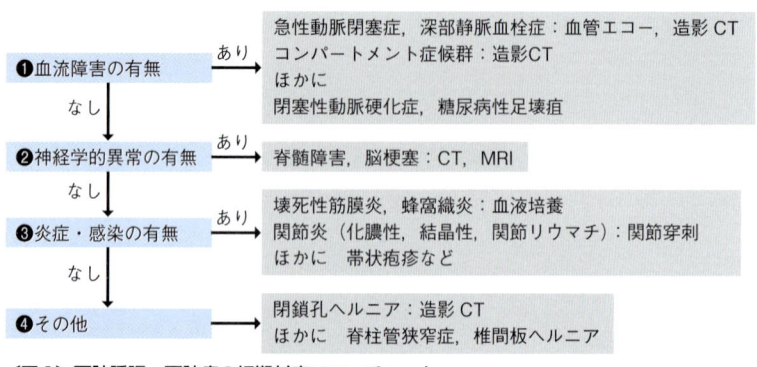

❶血流障害の有無	あり →	急性動脈閉塞症，深部静脈血栓症：血管エコー，造影CT コンパートメント症候群：造影CT ほかに 閉塞性動脈硬化症，糖尿病性足壊疽
↓なし		
❷神経学的異常の有無	あり →	脊髄障害，脳梗塞：CT，MRI
↓なし		
❸炎症・感染の有無	あり →	壊死性筋膜炎，蜂窩織炎：血液培養 関節炎（化膿性，結晶性，関節リウマチ）：関節穿刺 ほかに 帯状疱疹など
↓なし		
❹その他		閉鎖孔ヘルニア：造影CT ほかに 脊柱管狭窄症，椎間板ヘルニア

〔図1〕下肢腫脹・下肢痛の初期対応フローチャート

場合，緊急でのMRIや整形外科コンサルトを要する．発症直後にはあまり認めないが発症後時間の経った脳梗塞では麻痺側に浮腫を伴うこともある．

❸炎症・感染の有無

- 感染症で最も緊急の対応が必要な疾患は**壊死性筋膜炎**であろう．壊死性筋膜炎では激しい疼痛に加え水疱，血疱や皮膚から筋にかけて硬化を認めることも多い．発赤部位を越えて広がる浮腫や，触診や画像で組織内にガスを認めることもある[3]．直ちにデブリドマンと抗菌療法が必要となる．A群β溶連菌の他，*Vibrio vulnificus* が病原体となることも知られており，海水曝露の有無も確認したい．
- また膝関節や足関節の**化膿性関節炎**も緊急疾患である．緊急での関節穿刺，整形外科への迅速なコンサルト，手術的ドレナージが必須である．帯状疱疹では初診時に皮疹がないことが多い．
- 膝関節周囲の強い腫脹発赤を見たとき，化膿性関節炎と蜂窩織炎の鑑別に迷うことがある．自動時痛のみならず検者が他動的に関節を動かしても痛みが増強すれば関節内の炎症

を考える．自動時痛のみの場合は関節外に問題があることが多い．

❹その他

- 前述の脊髄圧迫症状を伴わない腰部脊柱管狭窄症や椎間板ヘルニアは緊急性が低いことが多いが，数少ない腹部外科的な鑑別に**閉鎖孔ヘルニアがある**．閉鎖神経の圧迫による患側大腿内側から下腿にかけての放散痛やしびれ感，いわゆるHowship-Romberg徴候が知られている．大腿を後方へ伸展，外転させることで疼痛が増強する[4]．骨盤を含めた腹部CTで確認する．

Disposition

- 急性動脈閉塞症では発症4時間後程度から神経の不可逆的変化を生じるため緊急で治療が必要である．直ちに血管外科，循環器内科コンサルトが必要である[1]．深部静脈血栓症も入院による抗凝固療法開始が原則である．
- 感染症では壊死性筋膜炎や化膿性関節炎を疑ったときは緊急での整形外科コンサルトが必須である．蜂窩織炎では内服抗菌薬〔例 アモキシシリン・クラブラン酸（オーグメンチン®）＋アモキシシリン（サワシリン®）など〕で外来フォローが可能な場合も多い．

注意点・ピットフォール

Howship-Romberg徴候を坐骨神経痛として見逃さない．特に開腹歴のない高齢のやせ型女性が大腿内側から股関節，下腿へ広がる痛みを訴えた場合は閉鎖孔ヘルニアを考える．

〔表1〕Wells' criteria for DVT（深部静脈血栓症）

悪性腫瘍（治療中，治療後6カ月以内もしくは緩和ケア期）	+1
麻痺，あるいは最近の下肢のギプス固定	+1
3日以上のベッド臥床または12週以内の全身/区域麻酔手術	+1
深部静脈に沿った疼痛	+1
下肢全体の腫脹	+1
患肢周囲長が3cm以上増加（脛骨粗面の10cm下で計測）	+1
患肢での圧痕浮腫	+1
表層での静脈拡張	+1
深部静脈血栓症の既往	+1
深部静脈血栓症らしくない	−2

0点：低リスク，1点または2点：中等度リスク，3点以上：高リスク

（文献2より引用）

文献

1) 柚木知之，藤田敏史：ERで遭遇する"痛み"の鑑別と対応法 足関節痛，足背部痛，足趾痛．救急医学，38：331-335，2014
2) Wells PS, et al：JAMA, 295：199-207, 2006
3) Stevens DL, et al：Clin Infect Dis, 59：e10-e52, 2014
4) 「臨床推論ダイアローグ」（杉本元信/編），医学書院，2010

第1章 主要症候へのアプローチ

26 倦怠感・脱力感

綿貫 聡

Point
- [ ] 本人が何を倦怠感，脱力感として訴えているのかを明確にする
- [ ] 倦怠感単独でのアプローチは非常に困難である．背景因子，随伴症状などから鑑別を想起する必要がある

Introduction

- 「力が入らない（脱力感）」という訴えには，易疲労感，無気力感，眠気，感覚障害，運動障害などの意味（単一もしくは複数）が含まれている．
- 日常生活にどのような障害があるかを聴取するところから問診を開始すると，具体的な医学カテゴリーに当てはめることが可能になる．

想定すべき鑑別疾患

- **致死的なもの**
  敗血症，電解質異常（低K血症，低Na血症，高Ca血症）．
- **頻度の高いもの**
  感染症（敗血症），うつ病，血糖異常（低血糖・高血糖），電解質異常，慢性閉塞性肺疾患，貧血，脱水症（原因は別として），薬剤性．

初期対応

1) **本人が何をだるいと言っているのか具体的にする**
- 問診から明確に呼吸困難感や運動障害などがあることが判明するなら，倦怠感・脱力感ではなく別のアプローチが必要になることがある．主訴をできるだけ具体的にすることで，ヒントが得られることがある．
- まずは，**本人がどのような点で日常生活に支障があるのかを** open question **で聴取するとよい**．うまく聴取できない場合には，下記のような視点から質問を構築するとよい．
  ①症状のために活動性の低下があり，日常生活に支障が出ているか．
  ②日常生活に支障が出ているとすれば，どのような場面で支障が認められるか．
  ③倦怠感以外にどのような症状を伴っているか．
- 一例としてであるが，表1のような追加病歴が聴取されれば，倦怠感から一歩進んだ医学的主訴に応じての診断推論が可能となる．

〔表1〕倦怠感の追加病歴の例

病歴	考えられる疾患
「夜に途中で目覚める，朝早く目が覚めて日中眠い」	不眠
「気分が沈む，物事に関心がもてない」	抑うつ
「軽労作でも息切れが出る」	労作時呼吸困難感（慢性閉塞性肺疾患，間質性肺炎，慢性心不全，貧血，甲状腺機能低下症など）
「階段昇降などが困難になった」	筋力低下（整形外科疾患，神経筋疾患，その他器質的疾患に伴う二次性の筋力低下など）
「悪寒戦慄，発熱を伴う」	感染症（肺炎，尿路感染症，膿瘍，感染性心内膜炎など）

- 不眠や抑うつなどの症状をみた場合，"精神科疾患"という評価をする前に，器質的疾患（慢性心不全，気管支喘息，慢性閉塞性肺疾患，甲状腺機能低下症）などの除外を行うことが大切である．
- また，バイタルサイン（頻呼吸，頻脈，血圧低下，高体温／低体温，意識状態の変化）などについても注意を払うこと．

2) 倦怠感・脱力感の訴えに関して，発症からの期間，経過を確認する

- 発症からの期間が数日以内の比較的急性経過で来院された場合，敗血症を含めた感染症，血糖値変動，電解質異常などを中心に考慮する．
- 1カ月程度の亜急性経過で来院した場合には幅広く鑑別を進める必要があるが，数カ月単位での慢性経過での来院の場合，深在性感染症などとともにうつ病などの精神科領域疾患を考慮する．

3) 患者の背景因子，随伴症状を聴取する

- 倦怠感・脱力感は単独でのアプローチは非常に困難である（特異度の低い主訴であるため）．
- 背景因子（年齢，治療中の疾患，投薬，タバコ・酒，渡航歴，性交渉歴，職歴など）の確認を行い，随伴症状に注意する（BADL/IADLの低下，食事摂取量の減少，体重減少，日中の眠気，労作時呼吸困難感など）．
- 背景因子は大切で，高齢者，免疫抑制者などの場合，訴えが非典型になりやすく，器質的疾患が背景に隠れていることを考慮する必要がある．**服薬歴を確認し，ステロイド，抗甲状腺薬の急な中断などには注意が必要**である．また，全身倦怠感の原因が投薬によることも可能性として考慮する（利尿薬，抗ヒスタミン薬，ベンゾジアゼピン）．
- 随伴症状として，体重減少を伴う場合には深在性感染症（結核など），悪性腫瘍，糖尿病，慢性閉塞性肺疾患（COPD），うつ病などについて注意が必要である．日中の眠気を伴う場合には睡眠時無呼吸症候群，労作時呼吸困難感を伴う場合にはCOPDをそれぞれ考慮する．

4) 上記鑑別に沿って身体所見評価，検査を行う

- まずは，バイタルサインでの頻呼吸，頻脈，体温変動などSIRSを示唆する所見をピックアップし，その他感染症を示唆する所見などに注意する．
- その他，背景因子，随伴症状などからあがった鑑別に沿う部分を重点的に，身体所見を確認する．血液検査での客観的な異常の有無を評価する．スクリーニング的な部分も大きいが，血液検査（貧血，電解質異常，腎機能，肝機能，炎症所見，甲状腺機能），胸部単純X線，腹部エコーなどに問題があるかどうかを確認する．

Disposition

- 敗血症が疑われる感染症，集中管理を要する電解質異常・高血糖・低血糖などがある場合には入院管理を検討する．
- ERでの緊急性はないが，器質的疾患の完全な除外がERで困難と判断した場合には，適切な部門への紹介を検討する（悪性腫瘍に対する age appropriate cancer screening，うつ病の評価など）．

注意点・ピットフォール

- common disease の uncommon presentation（嘔気や倦怠感のみで来院する急性心筋梗塞など）に注意が必要である．

文献
1) Wright J & O'Connor KM：Med Clin North Am, 98：597-608, 2014
2) Rosenthal TC, et al：Am Fam Physician, 78：1173-1179, 2008

第1章 主要症候へのアプローチ

27 精神症状（興奮・せん妄）

熊倉陽介，綿貫 聡

Point

- [ ] 一般的な医療面接と身体診察を，いつも以上に丁寧に行う
- [ ] 相手の"感情"に対して共感的な対応を心がける．特に"通常の怒り"に対して真摯に対応する
- [ ] 器質的疾患を絶対に見逃さない（意識レベルは"バイタル"サインであることを常に忘れない）

想定すべき鑑別疾患

- **緊急性の高いもの**
  敗血症，血糖値異常，脳炎，せん妄，悪性症候群，甲状腺クリーゼ，中枢神経ループス
- **頻度の高いもの**
  敗血症，血糖値異常，急性薬物中毒，ステロイド精神病などの医原性疾患，せん妄，精神疾患の急性期（幻覚妄想状態，緊張病状態，躁状態，不安焦燥の強いうつ状態），通常の怒り（正常心理）

初期対応（図1）

ERは，人間ドラマの舞台である．生命の危機に瀕した患者やその家族の，怒り，悲しみ，恐怖，諦め，そして喜びなどの感情が交錯する中で働くことは，ER診療の大きな醍醐味でもある．精神症状の適切な評価と対応方法を身につけることで，同僚や患者と協働し，余裕と勇気をもって適切な判断を行うことが可能になる．

1）精神症状を呈する方の診察

興奮やせん妄を含めた精神症状を呈する方を救急外来で診察する際に最も重要なことは，「一般的な，丁寧な診察をする」ことである．意識障害（すなわち，脳という最重要臓器の機能不全）をきたす病態が背景に存在する可能性を考え，全身検索のための詳細な病歴聴取と診察が必要であるからだ．相手の感情面に配慮した対話を心がけ，相手が喋り終わるまで待つなど，意識して丁寧な対応をすることが原則である．

興奮が強く診察が危険な場合は，応援を要請し，患者と自分の安全を確保する．また，バイタルサインが不安定な状態では，身体拘束・鎮静の同意を得て，安定化のための初期対応を早期に開始する．

❶共感的に対応し，可能な限りいつもより丁寧な医療面接と身体診察を行う．
　↓
❷精神医学的現症を評価する．
　↓
❸意識障害の原因検索が必要（生命の危険がある状態）であるが，興奮が強く不可能な場合は，身体拘束や鎮静を検討する．
　↓
❹原因の検索と除外（意識障害の鑑別）
　（本章-02「意識障害」参照）

〔図1〕精神症状の初期対応フローチャート

2）"怒り"に対する対応

危機的な状況で生じる"通常の怒り"（正常心理）に対して共感的で誠実な対応をすることは，患者や家族と信頼関係を構築し，診療を円滑に進めるためにも必須である．

相手がどのような方であっても，患者と絶対に喧嘩をしてはならないが，忙しい救急のなかで，なおかつ疎通がうまくとれない場合には，医師も苛立ちや怒りを覚えることもあるだろう．その際に必要なのは，自らの"こころ"の働きに目を向けることである．目の前の方の脳の機能としての"こころ"を，そこにただあるだけで評価することは難しい．"こころ"はinteractiveに機能するものであり，診察では自分の"こころ"との相互作用によって患者の"こころ"（＝脳の機能）を評価することになる．診

察をしながら，自らのなかに普段は感じない苛立ちや怒りを覚える場合には，それは患者の"こころ"との相互作用のなかで生じたものであるとメタ認知することが，精神症状の把握と理解，冷静な対応につながる（関与しながらの観察，または，離見の見）．

恫喝，脅迫，暴力などで危険を感じた場合には，すぐに人手を集め，必要な場合には迷わず警察に連絡し，応援を要請する．そのような場合にも，あくまで自分は患者の健康を助けるために存在していることを説明し，最善策を一緒に模索する．

3）興奮が強いときの対応

髄膜炎や脳炎をはじめとした致死的な意識障害の鑑別が必要であるが，興奮が強く検査が不可能な場合には，本人（不可能な場合には家族等）の同意を得て鎮静のうえで検査を行う．この場合，（全身状態の指標としての）意識レベルの評価や本人からの病歴聴取が一時的に不能となることに留意し，呼吸管理や経過観察のためのベッド状況等を考慮したうえで安全に行うことが望ましい．

Disposition

- 原因となる身体疾患が診断された場合 ➡ 当該科にコンサルテーション（必要に応じて精神科コンサルテーション）．
- 意識障害の検索を行ったうえで，精神疾患が疑われる場合 ➡ 精神科コンサルテーション（または外来に紹介）．

注意点・ピットフォール

◇器質的疾患を見逃すな！！

自殺のリスクを含めて身体生命の安全が保護されたならば，たいていの精神疾患の治療は一刻一秒を争うものではなく，精神科医の診察を待つことができる．ERでの診療のポイントは，とにかく器質的疾患を見逃さないことである．①バイタルサイン異常，②見当識障害，③意識レベル低下，④精神疾患の既往がない，⑤45歳以上で初発，などの場合で精神症状をきたし

〔表1〕ASEPTICSIJ

Appearance（外見）	姿勢，表情，顔色，視線，服装，髪型など
Speech（話し方）	声量，速度，発話量，抑揚，滑らかさなど
Emotion（情動）	気分（抑うつ的，不安げ，多幸的，自責的など），感情（易怒的，涙もろい，平板，浅薄など）
Perception（知覚）	幻覚，錯覚，非現実感，悪夢など
Thought（思考）	思考内容（強迫観念，心気的な訴え），思考形式（迂遠，連合弛緩，保続，観念奔逸など）
Intelligence（知能）	会話内容からおおよその知的水準を推し量る
Cognition（認知）	覚醒度，見当識，注意（例えば100－1の連続計算などで評価）など
Suicidality（希死念慮）	漠然としているのか，切迫感や具体性はどうか
Insight（洞察）	病感，病識をもっているか，病名を知っているか，理解と受容の程度はどうか
Judgement（判断）	社会生活上，不適切な言動があるか

た場合には，器質的疾患が潜在する可能性が高いとされており，慎重に対応したい．もちろん，興奮やせん妄の対応に慣れた精神科医に対応方法や鑑別疾患の意見を求めることは遠慮すべきではない．

精神医学的現症の評価のコツ

精神医学的現症を把握する（mental status examination）には，ASEPTICSIJ（エーセプティックエスアイジェー）（表1）などで精神科医とともに系統立てて考えてみるとわかりやすい．特に状態が刻々と変わる救急場面では，一般的な平易な言葉で診察時の人となりを記述しておくことは，後に重要な情報となる．

> 例 ややだらしなく上下の青いスクラブを着た，年齢相応の男性医師．髪は乱れて無精ひげを生やし，覇気がなく，うつらうつらとして眠そうである．不安げで自信がなさそうにたどたどしく説明する．声量は小さく聞き取りにくい

第1章 主要症候へのアプローチ
28 不定愁訴

櫻井 薫, 綿貫 聡

Point

- 不定愁訴とは身体症状を訴え, 医療機関を受診するものの, 身体疾患のなかで原因が明らかとならないものを指す
- プライマリケアのレベルで遭遇することが多く, ERへも受診することが多い
- 愁訴の内容としては, 頭痛や肩こり, しびれ, めまい, 動悸や呼吸困難感, 易疲労感, 心窩部不快感, 腹痛などが多くみられる
- 精神疾患が背景にあることも多いが, 精神疾患の鑑別の前にはまず身体疾患の除外を済ませておきたい

想定すべき鑑別疾患

- 緊急性の高いもの
  希死念慮を伴ううつ病および統合失調症.
- 頻度の高いもの
  甲状腺機能低下症, 電解質異常, 身体表現性障害, 不安障害, 認知症など.

初期対応(図1)

1) 病歴聴取

❶第一に, 器質的疾患が存在しない可能性が高そうであっても, "症状を否定しない" ことである. 患者の訴えの否定は, 医療関係の構築の障害になる.

❷器質的疾患の除外:まずは器質的疾患の除外が必要である. 訴えが多岐にわたることもあるが, ERで介入を要する疾患がないか, 各症候に応じて評価する必要がある. ただし, ERにおいてすべての訴えの解決をすることは困難で, "なぜ今日受診したのか" を詳細に問いかけ, アジェンダを絞って対応することになるのは致し方ないと思われる.

❸くり返し救急外来を受診するケース (flequent flyer) については, 診療側の注意力の低下を招きやすい. 前回の来院時と違った症候がないか特に注意を払うことが大切である.

❹客観的に有意な病歴 (体重減少, 食欲低下, 日常生活への障害) が存在する場合には注意

❶〜❸病歴聴取を行い, 器質的疾患の想起を行う
❹客観的に有意な病歴の有無に注意する. 背景疾患を確認する
↓
❺客観的な身体所見の有無を確認する, 必要に応じて検査追加を行う
↓
❻器質的な疾患の除外を図ったうえで, その事実を伝える. 同意取得のうえではあるが, 定期的な通院先がある場合には報告と今後のフォローアップの依頼を検討し, 精神科領域の疾患を想起した場合には紹介を検討する

〔図1〕不定愁訴の初期対応フローチャート

が必要である. また, 高齢者, 免疫抑制状態などが背景にある場合, 症状・所見が非典型的であることも多く認められるため, 注意が必要である.

2) 身体所見

❺身体所見についても同様で, ルーチンとしての意識状態 (見当識含む) の評価, バイタルサインの確認は欠かさず, 身体所見についても客観的な所見がないかどうかに注意を払う. 必要に応じて検査追加を行う.

3) 患者への説明

❻最終的には本人の認知の歪みについて, "症状はあるのだと思うが, ご心配されている訴えについては, 器質的疾患の可能性が下がった" ことを説明することが必要である.
本人がもともと定期的に通院している医院がある場合には, 本人の了承を得たうえで, 経

過報告を送り，症状について定期的なフォローアップを依頼するのも一手かもしれない．最終的に，背景に精神神経領域の疾患があると考えられた場合には，精神科への紹介を検討する．

Disposition

- 器質的疾患の除外が終了した後，精神疾患に伴う症状であると疑われる場合には精神科に紹介する．
- 身体表現性障害や不安障害，認知症の周辺症状など，緊急性が低いと考えられる際にはいったん帰宅させ，外来加療へとつなげる．

注意点・ピットフォール

- 前述の通り，身体症状を呈して受診する患者は身体の疾患があると考えて受診している．たとえそれが精神疾患に該当する症状であったとしても，"精神的な病気"であることに気づいておらず，またそれを認めたがらないことも多い．「精神科の病気だから精神科にいくように」との指摘がかえって精神科受診への壁を高くすることもある．「こころの症状が体の症状となって現れることもあるので相談してみては」などと平易に勧めてみるのがよいだろう．

文献

1) 「不定愁訴のABC」(Christopher Burton/編，竹本毅/訳)，日経BP社，2014
2) 「不定愁訴の診断と治療」(Francis Creed，他/編，太田大介/訳)，星和書店，2014

第1章 主要症候へのアプローチ
29 発熱と皮疹

九鬼隆家

Point
- □ 急速に敗血症性ショックとなる感染症と重症薬疹が特に重要である
- □ さまざまな曝露歴や背景疾患が鑑別に役立つ
- □ 皮疹の性状は鑑別に役立つ．特に点状出血，紫斑，紅皮症は重要である

Introduction
- 発熱と皮疹を同時に呈する疾患には重大な疾患が多く含まれるので，診察に臨む前にしっかりと整理しておきたい．まずは重症感染症と重症薬疹を鑑別することからはじまる．

重症感染症

- 特に，ほぼ健康に生活していた患者が24～48時間以内に急速に敗血症性ショックに至る感染症（いわゆる青木眞先生のいう「昨日元気で今日ショック症候群」）は整理しておくこと．"VS WATER"で覚える（表1）．
- これらの疑いがある場合は原因検索およびPan-culture，外科的介入も含めた感染源のコントロール，集中治療管理とともにバンコマイシン＋セフトリアキソン＋ミノサイクリンの3剤によるエンピリックセラピーが早期に開始されることが多い．
- **V. vulnificus**：肝疾患既往の患者が海産物摂取や海水曝露があるときに疑う．壊死性筋膜炎のような皮膚軟部組織感染症か血流感染症を呈する．
- **脾摘後重症感染症**：脾臓は医療関係者以外にはマイナーな臓器であり摘出術を受けたかどうか曖昧なことも多い．外傷，胃全摘，血液疾患などで脾摘を受ける場合があるし，先天的に低形成な場合もある．莢膜を有する肺炎球菌，インフルエンザ桿菌，髄膜炎菌，*Capnocytophaga*が重症化のリスクがある．
- **髄膜炎菌感染症**：国内では年間20例以下程度の報告数だが，ときおりアウトブレイクがある．飛沫感染する．欧米では髄膜炎の起因菌として一般的で，アフリカでは髄膜炎ベルトといわれる流行地域がある．髄膜炎，血流感染が主で，稀に肺炎を起こす（第2章§7-02参照）．
- *Clostridium*はいわゆるガス壊疽を起こす．古典的には汚染の強い外傷が契機になるが，消化管から血流に入ることもある．
- **TSS・TSLS**：タンポン使用が有名だが感染巣があればどこでも起きうる（黄色ブドウ球菌の軟部組織感染や，溶連菌扁桃炎など）．紅皮症と下痢が比較的特徴的であり，回復期に四肢末端の落屑を伴う（第2章§7-05参照）．
- **リケッチア感染症**：ダニ曝露の可能性を病歴で探ることと診察で刺し口を丁寧に探すことが重要である．ツツガムシ病では刺し口が目

〔表1〕急速に敗血症性ショックに至る疾患 "VS WATER"

V	*Viblio vulnificus*：感染症	
S	Spleen：脾臓（overwhelming post-splenectomy infection：脾摘後重症感染症）	
W	Waterhouse-Friedrichsen syndrome（髄膜炎菌感染症）	
A	Anaerobes：嫌気性菌感染症（*Clostridium perfringens, septicum*）	
T	Toxic shock syndrome：トキシックショック症候群 Toxic shock like syndrome：トキシックショック様症候群	
E	Endocarditis：心内膜炎（特に黄色ブドウ球菌）	
R	*Rickettsia*：リケッチア感染症	

立つが日本紅斑熱では刺し口は目立たない（第3章§1-01「ERでみる発疹」も参照）．

重症薬疹

- 感染症と同時に薬疹も忘れないこと．特に重症薬疹は入院，原因薬剤中止，ステロイド治療が必要となることがある（第3章§1-03「薬疹」も参照）．

a. Stevens-Johnson症候群（SJS）/中毒性表皮壊死症（TEN）
- 薬剤投与後4〜21日程度で発症．Nikolsky現象陽性（肉眼的に皮疹のない部位の表皮剥離）となる．皮膚粘膜移行部の皮疹やびらんがポイントで，眼球・眼瞼結膜，口唇，尿道孔，肛門，女性器の診察を忘れない．治療が遅れると眼病変により失明することがある．TENでは死亡率も高い．

b. 薬剤過敏症症候群（DHIS, drug rash with eosinophilia and systemic syndrome：DRESS）
- 薬剤投与後14日以降に起こる．リンパ節腫脹と肝機能障害，好酸球増多を伴いHHV-6活性化がみられる．サルファ薬，抗痙攣薬，アロプリノールで頻度が高い．

c. 急性汎発性発疹性膿疱症（AGEP）
- 薬剤投与後3日以内に発熱を伴って発症する膿疱性皮疹である．囊胞性乾癬との鑑別が問題となる．

その他の疾患

- ほかに表2のような鑑別がある．即座に生命に危険が及ぶほどではないが，麻疹や膠原病は重症化のリスクがあるし，伝染性ウイルス疾患やSTDなど感染管理や治療介入の上で重要な疾患が多い．

a. 麻疹・風疹・水痘
- 麻疹の特徴として結膜充血，皮疹の癒合，消退後の色素沈着や落屑，二峰性の発熱，2回目の発熱時のKoplik斑，比較的高熱，下気道症状などがあり，どれも症状が強めなことが多い．一方風疹ではリンパ節腫脹，関節痛

〔表2〕発熱・皮疹を呈するその他の疾患

- 麻疹，風疹，水痘
- パルボウイルスB19感染症
- エンテロウイルス属感染症（手足口病 含む）
- 猩紅熱
- デング熱
- レプトスピラ症
- 急性HIV感染症，HBV感染症，梅毒，播種性淋菌感染症
- 伝染性単核球症（EBV，CMV）
- Small vessel vasculitis，SLE，AOSD
- TTP/HUS
- Sweet病，結節性紅斑
- 悪性リンパ腫，皮膚T細胞性白血病
- マラリア，腸チフス（両者とも皮疹の頻度はかなり低い）

が目立つ以外は，麻疹の症状が比較的弱めに現れるような印象で，比較的熱は低く，皮疹は細かく癒合しにくい．
- とはいっても風疹と麻疹はやはり似ているものである．症状が強めの風疹や，修飾麻疹など区別が難しい症例もあるので，少し特徴が合うからといって安易に言い切らない．確定診断は血清学的に行う．
- 水痘は時相の異なる小水疱が毛髪部や粘膜を含めて全身に多発する．
- 麻疹と水痘は空気感染対策，風疹は飛沫感染対策が必要である．基本的には抗体のある職員が対応すべきである（第2章§7-07「麻疹」，08「風疹」を参照）．

b. その他
- STDが疑われる場合，再受診してくれないことも多いので，初回にまとめて検査することも許容される．
- リンパ節腫脹を伴う場合は伝染性単核球症類似疾患として疾患をまとめて覚えておく．EBV，CMV，HSV，トキソプラズマ，2期梅毒，風疹，HBV感染症，急性HIV感染症などである．
- Palpable purpura（触知できる紫斑）はsmall vessel vasculitisを考える．

〔表3〕皮疹の分類

斑（macules） 丘疹（papules）	平坦な色調変化．圧迫により消退する． 盛り上がった径5 mm以下の病変 ※中心部が盛り上がりつつ周辺に紅斑を伴う斑丘疹（maculopapular rash）の形態をとるものも多い	
Plaques 結節（nodules） Wheals	盛り上がった平坦な径5 mm以上の病変 盛り上がった丸い形状の径5 mm以上の病変 蕁麻疹様の周辺が淡くピンク色の丘疹またはPlaque	
小水疱（vesicles） 水疱（bullae） 膿疱（pustules）	径5 mm以下の液体を貯留した盛り上がった病変 径5 mm以上の液体を貯留した盛り上がった病変 膿性の浸出液を貯留した盛り上がった病変	
紫斑（purpura）	皮膚への出血による平坦な病変．圧迫では消退しない． 　点状出血（petechiae）：3 mm以下 　斑状出血（ecchymoses）：3 mm以上	
触知できる紫斑 （palpable purpura）	盛り上がりのあるもの	

皮疹の形態

- 厳密な皮膚科的分類とは多少異なるかもしれないが，表3のように分類して鑑別を進める．
- **中心性斑丘疹**
  麻疹，風疹，パルボウイルスB19，エンテロウイルス属感染症，急性HIV感染症，伝染性単核球症，リケッチア感染症，レプトスピラ，デング熱，腸チフス，Meningococcosis，リウマチ熱，SLE，AOSD，播種状紅斑丘疹型薬疹（Morbilliform drug eruption），DIHS（DRESS）
- **末梢性斑丘疹**
  播種性淋菌感染症（DGI），パルボウイルスB19，2期梅毒，チクングニア，Rocky mountain spotted fever，B型肝炎ウイルス（HBV）感染症，多型紅斑（EM）
- **癒合・落屑性**
  猩紅熱，川崎病，TSS/TSLS，SSSS，麻疹，SJS/TEN，DIHS（DRESS）
- **小水疱（＜5 mm）・水疱（＞5 mm）・膿疱**
  手足口病，SJS/TEN，DIHS（DRESS），天然痘，HSV初期感染，水痘，播種性帯状疱疹，V. vulnificus，感染性心内膜炎（IE），DGI，膿疱性乾癬，AGEP
- **血疱**
  DGI，V. vulnificus，電撃性紫斑病

- **紫斑**
  IE，Meningococcosis，ウイルス性出血熱，TTP/HUS，small vessel vasculitis
- **蕁麻疹様**
  蕁麻疹様血管炎
- **結節**
  結節性紅斑（EN），カンジダ血症，Endemic fungi，Mycobacterium
- **潰瘍**
  リケッチア感染症（Eschar），Endemic fungi，Cryptococcus，壊疽性膿瘡（緑膿菌），1期梅毒，Clostridium，Mycobacterium，野兎病，炭疽菌
- **手掌・足底に皮疹を生じる疾患**
  手足口病，IE，2期梅毒，掌蹠膿疱症，川崎病，TSS/TSLS，麻疹，Rocky mountain spotted fever，Meningococcosis，急性HIV感染症，鼠咬症
- **粘膜疹（口腔咽頭の皮疹）を生じる疾患**
  ・粘膜びらん：SJS/TEN，急性HIV感染症
  ・Koplik斑＝麻疹
  ・水疱：水痘，手足口病，ヘルパンギーナ，HSV
  ・口蓋の出血斑：IE，伝染性単核球症（IM）
  ・イチゴ舌：猩紅熱，TSS/TSLS，川崎病

診療手順

- 麻疹，水痘の可能性を考え空気感染対策を行う．
- 同時にVS WATER疾患（表1）を想定し敗血症性ショックの状態にないか素早く判断して対応する．
- 鑑別診断のため海外渡航歴，山野地域への曝露，海水曝露，肝疾患の既往，脾摘の既往，汚染した外傷の有無，小児への接触，ワクチン歴，性交渉歴を聴取して鑑別を絞る．
- 皮疹の形態も参考にしながら鑑別を進める．ただし皮膚科的評価は専門家以外には難しいことも理解し，無理に鑑別を絞り過ぎないこと．
- 重症感染症が疑われる場合は血液培養・尿培養をすばやく採取し早期にエンピリックセラピーを開始する．
- 重症薬疹が疑われる場合はすべての被疑薬を注視してすみやかに皮膚科にコンサルトする．
- 軽症疾患である可能性が高い場合は慎重に対症療法・経過観察を行いつつ抗体検査などの検査を提出して確定診断を待つ．

文献

1) 「レジデントのための感染症診療マニュアル 第3版」（青木 眞／著），医学書院，2015
2) Harrison's principles of internal medicine 19th ed.（Kasper DL, eds），McGraw-Hill Companies, 2015
3) Stern RS：N Engl J Med, 366：2492-2501, 2012

第1章 主要症候へのアプローチ
30 担がん患者の救急

村田研吾

> **Point**
> - 担がん患者の救急においても，緊急性を判断し，異常の部位を特定し，その病態を検討するという流れは変わらない
> - 告知状況，終末期医療の方針は早い段階で確認する

救急診療の基本

1）問診

a. 鑑別診断における病歴を聴取する

- 担がん患者の救急でも，緊急性を判断し，異常の部位を特定し，その病態を検討するという流れは変わらない．
- 病態の鑑別にあたっては，①症候に応じた一般的な鑑別診断に加え，②がんに関係する疾患，③がん治療に関係する疾患を想起する必要がある（表1）．
- そのために本人および同伴者への聴取や診療録から，がんと治療に関する病歴を確認する．
- 聴取すべき病歴には，がんの組織型，原発巣・転移巣の部位，過去の治療（手術，放射線治療，化学療法）の概略，直近の治療の詳細（薬剤名や生じた合併症など），留置物（静脈ポート，ステントなど），経過（改善or悪化）がある．

b. 告知状況を確認する

- まず，本人の病状理解を確認する．
- 告知されている場合，家族に話してよいか本人に許可を得るのが理想である．家族に先に病状説明すると，患者に病状を隠すように依頼されて混乱することがある．病状説明は患者と家族に一緒に行う方がよい．告知されていても一部の真実は本人に伝えられていない可能性があり，家族に確認する．例「がんは進行していない」と聞いている→本当は進行している
- 告知されていない場合の対応は難しい．がん告知は人生で最も衝撃的な事件の1つである．**告知されていない患者に不用意に告知してはならない**．「肺の病気」，「胃の病気」などと話し，告知については当該診療科に任せる．

c. 終末期の方針（Code）を確認する

- 終末期・急変時の方針が話し合われたかどうかを確認する．繊細な問題であり，尋ねるときには礼を尽くすべきである．
- Codeが判明するまではfull codeとして対応し，必要な処置が遅れないようにする．
- CodeがDNARというのは蘇生を試みないことであって，治療しないという意味ではない．疾病に対する治療は行い，苦痛は可能な限り除去する．

2）がんと治療による病態を理解する

a. がん自体による病態

- 原発巣・転移巣が機械的に（表2），あるいは液性因子を介して間接的に（表3），さまざまな病態を引き起こす．
- 突然〜急性に発症した場合は，緊急の対応を要する機械的な障害を伴うことが多い．
- ERで問題となる液性因子による障害は，**電解質異常（特に低Na血症，高Ca血症），凝固亢進（肺塞栓症）**が多い．

b. がん治療による病態

- **手術**：手術部位のトラブルも考慮する．脾摘は液性免疫不全を意味する．
- **放射線**：照射通過部位のトラブルを考慮する．炎症・線維化による狭窄，瘻孔形成，機能障害を引き起こす．
  ・粘膜→粘膜障害
  ・心臓→心筋梗塞，収縮性心膜炎
  ・肺→放射線性肺炎
  ・脊髄→脊髄離断
  ・消化管→放射線性腸炎
- **化学療法**：殺細胞性化学療法薬は治療指数が低く，さまざまな臓器に障害を生じる．骨髄，消化管粘膜は障害を受けやすい．薬剤や

〔表1〕担がん患者の症状と鑑別診断

症状　　　原因疾患	診療のポイント
ショック	ショックの鑑別は非がん患者と同じ（本章-01参照）．
［緊急性の高いもの］	
心タンポナーデ	がん性心膜炎．頸静脈怒張，心嚢水．
緊張性気胸	頸静脈怒張，気管偏位，呼吸音減弱，エコーで sliding sign 消失．
肺塞栓症	腫瘍で凝固亢進．頸静脈怒張，説明のつかない低酸素．
消化管出血	腫瘍出血は止血しにくい．黒色便，血便．
腹腔内出血	肝腫瘍破裂など．腹痛，腹水，Free air．
敗血症	発熱，熱感．血液培養採取を行う！
アナフィラキシー	薬剤投与30分以内が多い．膨疹・喘鳴をみる．
副腎不全	敗血症に伴うこともある．
呼吸困難	気道，呼吸，循環の順に評価．
［緊急性の高いもの］	
腫瘍による気道狭窄	頸静脈怒張，stridor，シーソー呼吸．
心タンポナーデ	頸静脈怒張，エコーで心嚢水．
肺塞栓症	頸静脈怒張，説明のつかない低酸素．
肺腫瘍からの出血	喀血．
［その他］	
胸水貯留	呼吸音減弱，エコーで胸水．
気胸	呼吸音減弱，エコーで sliding sign 消失．
がん性リンパ管症	X線で網状影．
上大静脈症候群	顔面の浮腫．stridor，シーソー呼吸は声帯浮腫を示唆．緊急！
意識障害	髄液を採取するときは，細胞診でパパニコロウ染色とグロコット染色も．
［緊急性の高いもの］	
呼吸・循環の障害	※ショック，呼吸困難を参照
痙攣	転移性脳腫瘍で生じる．目撃者からの情報がほしい．
髄膜炎(感染性)	髄膜刺激徴候がないこともある．真菌，結核，ヘルペス族も原因となる．
上大静脈症候群	※呼吸困難を参照
［その他］	
髄膜炎(がん性)	慢性〜亜急性の頭痛を伴うことが多い．髄膜刺激徴候は少ない．
高Ca血症	カルシウム値をアルブミンで補正することを忘れない．
低Na血症	原因の1つであるSIADHは腫瘍自体でも治療でも生じる．
胸痛	腫瘍により凝固は亢進している．
［緊急性の高いもの］	
肺塞栓症	呼吸困難の有無．
食道穿孔・縦隔炎	胸水の有無．
急性心筋梗塞	化学療法，胸部放射線療法はリスク因子．
［その他］	
転移性骨腫瘍	骨に一致した圧痛．
肺炎・胸膜炎	呼吸性に増悪する．
帯状疱疹	神経走行に沿う．皮疹はないこともある．
頸部痛・背部痛	はっきりするまで脊椎保護．
［緊急性の高いもの］	
転移性脊椎・脊髄腫瘍	脊椎圧痛．
腹痛	担がん患者の腹痛ではエコー，造影CTの閾値は低くする．
［緊急性の高いもの］	
消化管穿孔	腹水と free air．
腹腔内出血	※ショックを参照
イレウス	突然発症，激しい腹痛，持続性の腹痛，代謝性アシドーシスは絞扼を疑う．
副腎不全	ステロイド使用歴，副腎転移．色素沈着，好酸球増多，低Na・高K血症．
好中球減少性盲腸炎	右下腹痛．造影CTで盲腸の浮腫（虫垂ではない）．血液培養必須．

〔表2〕原発巣・転移巣による直接の病態

病態	一般的な発症パターン	例
捻転，破裂	突然発症．緊急！	腫瘍による腸重積，肝腫瘍破裂
出血，閉塞	突然〜急性発症．緊急！	肺動脈腫瘍塞栓
臓器機能障害，滲出液貯留	亜急性〜慢性経過	心タンポナーデ，肝不全

〔表3〕液性因子による病態

電解質異常		
	●低Na血症	摂取不足，輸液による稀釈，SIADH，副腎不全
	●高K血症	腫瘍崩壊症候群，副腎不全
	●高Ca血症	骨融解性骨転移，PTH関連ペプチド産生腫瘍
	●低Ca血症・高iP血症	腫瘍崩壊症候群
内分泌異常		
	●副腎不全	ステロイド中止，副腎転移，副腎出血
	●Cushing症候群	異所性ACTH産生腫瘍
血栓・塞栓症		
	●肺塞栓症・深部静脈血栓症 ●Pulmonary tumor thrombotic microangiopathy ●非細菌性血栓性心内膜炎 ●Trousseau症候群	凝固亢進，血管内皮障害
自己免疫による腫瘍随伴症候群		
	●辺縁系脳炎，末梢神経障害	抗神経細胞抗体（抗Hu抗体，抗CRMP5抗体など）
	●皮膚筋炎	抗TIF1γ抗体，抗NPX2抗体など

患者によっては肺，肝臓，腎臓，心臓，末梢神経が傷害されることもある．多くの場合**骨髄毒性による汎血球減少が用量規定因子であり，特に好中球減少は重篤な感染症のリスクが上がるため問題となる．**

c. がん自体および治療による易感染性
- どのような易感染性があるかを評価することで，感染巣，病原体を推定できることがある（表4）．

担がん患者に比較的特異的な病態について以下に解説する．

発熱性好中球減少症

1) Introduction
- 化学療法による骨髄抑制で好中球が減少しているときに生じる発熱で，下記の①，②の両者を満たすときに診断される．
①腋窩体温≧37.5℃
②好中球＜500/μLあるいは，好中球数＜1,000/μLで48時間以内に＜500/μLとなることが予測される．
- 重篤な感染症が示唆され，迅速な対応が必要である．
- 加齢，ステロイドなどの影響で発熱が乏しいことがあること，好中球＜1,000/μLでも感染症は増加すること，他の感染防御機構の破綻を伴っている場合があることから，診断基

[表4] 担がん患者における易感染性と罹患しやすい感染症

易感染性	主な原因	罹患しやすい感染症
好中球減少症	化学療法,血液腫瘍,骨髄浸潤,造血幹細胞移植	各種細菌・真菌感染症
液性免疫不全	脾摘,骨髄腫,造血幹細胞移植	肺炎球菌,インフルエンザ菌,髄膜炎菌,*Capnocytophaga canimorsus*
細胞性免疫不全	ステロイド,血液腫瘍,造血幹細胞移植	細菌感染症:ノカルジア,レジオネラ,リステリア 抗酸菌感染症:結核,非結核性抗酸菌 真菌感染症:ニューモシスチス,クリプトコッカス,アスペルギルス ウイルス感染症:ヘルペス族,インフルエンザなど
機械的障害	気管支・消化管・胆管・尿路の閉塞・穿孔	閉塞部位の感染症
	リンパ管・静脈の閉塞	蜂窩織炎,血栓性静脈炎
	皮膚・粘膜バリアの破綻	粘膜炎からの菌血症
	留置カテーテル	カテーテル関連血流感染症
	手術創	手術部位感染症
機能的障害	反回神経麻痺,鎮静薬,オピオイド,栄養障害	誤嚥性肺炎

準を厳密にあてはめる必要はない.

2) 症状・身体所見

- 炎症が抑制され,症状,所見に乏しい.わずかな症状,所見も無視しない.
- 感染巣となる頻度が高いのは,肺,尿路,腸管,皮膚と静脈カテーテルである.
- がんの存在する部位,歯科口腔領域,肛門周囲,留置カテーテル周囲(静脈,尿道,胃管,ドレーン)も観察する.
- 直腸操作(直腸診,直腸検温,浣腸,座薬)は菌血症誘発するので避ける.

3) 検査

- 直ちに血液培養を採取し抗菌薬を投与する.可能な限り感染巣の微生物検体を採取するが,抗微生物薬投与を遅らせない.画像検査も積極的に行うが,治療開始の後でよい.
- 必須項目
  ・血算,白血球分画,肝胆道系酵素,腎機能,電解質
  ・血液培養2セット,胸部X線
  ・尿一般・沈渣・培養(好中球減少のために検尿所見が乏しいことがある)

- 症状・所見に応じた追加検査
  ・副鼻腔症状→副鼻腔CT
  ・呼吸器系の所見(+)→喀痰培養
  ・下痢(+)→CD toxin.市中感染症の場合は便培養も行う
  ・腹痛→造影CT
  ・皮疹(+)→皮膚生検(菌血症・真菌血症の所見であることがある)

4) 治療

- 好気性グラム陽性球菌,好気性グラム陰性桿菌が原因微生物であることが多く,抗緑膿菌活性のあるβラクタム薬で治療開始する.感染巣,微生物を想定し,必要に応じてスペクトラムを拡大する(表5).

上大静脈症候群

1) Introduction

- 上大静脈の狭窄,閉塞により上半身の静脈血流にうっ滞をきたす病態である.多くは悪性腫瘍が静脈を壁外から圧排することによるが,静脈内の血栓による場合もある.

[表5] 発熱性好中球減少症のエンピリックセラピー

臨床情報	追加で想定される病原体の例	β-ラクタム薬	追加する抗菌薬
血液培養でグラム陽性菌（+） カテーテル関連血流感染 皮膚軟部組織感染症 MRSA定着	MRSA	CFPM	VCM
PRSP定着	PRSP		
肺炎	PRSP, *Legionella*		VCM + LVFX
腹部症状	*Clostridium difficile*, *Bacteroides*		MNZ
ESBL産生菌定着	ESBL産生菌	MEPM	
血液培養でグラム陰性桿菌（+）	耐性緑膿菌, ESBL産生菌, *Bacteroides*		CPFX
血行動態不安定, 敗血症	MRSA, 耐性緑膿菌	CFPM※	VCM + CPFX

用法用量	
CFPM：セフェピム	1回2 g, 12時間ごと
CPFX：シプロフロキサシン	1回400～750 mg, 12時間ごと
LVFX：レボフロキサシン	1回500～750 mg, 24時間ごと
MEPM：メロペネム	1回1 g, 8時間ごと
MNZ：メトロニダゾール	1回500 mg, 6～8時間ごと
VCM：バンコマイシン	初回投与20～25 mg/kg, 以後1回15～20 mg/kg（実測体重）, 12時間ごと

※ESBL産生菌が想定される場合はMEPMを用いる.

2) 症状
- 呼吸困難で来院することが多い. 脳浮腫が生じれば頭痛, 意識障害も生じる.

3) 身体所見
- 顔面, 上肢に浮腫がみられる. 頸静脈や側副血行路として前胸部の静脈が怒張する.
- Stridorが聴取される場合やシーソー呼吸は喉頭浮腫による上気道閉塞が示唆され, 緊急の対応が必要である.

4) 検査
- 症状と身体所見から診断はつくが, 造影CTによる原因検索が必要である. 上大静脈の描出のため, 上肢の静脈から造影剤を投与したい. ただし静脈圧の上昇により穿刺部から出血しやすいので圧迫止血を確実に行う.

5) 治療
- 根本的には原疾患を治療する必要がある. 治療法は, 症状, 緊急度, 閉塞機序に応じ初期治療を選択する（表6）.
- **喉頭浮腫による上気道狭窄, 脳浮腫による意識障害は稀であるが緊急！可能なら上大静脈ステントなど効果発現の早い治療法を選択する**. 喉頭浮腫は挿管困難であり, 気道確保には十分な準備が必要である.
- 診断目的の造影剤以外は下半身（下大静脈系）から投薬する.

腫瘍崩壊症候群（TLS）

1) Introduction
- 崩壊した腫瘍細胞内から核酸, カリウム, リン酸などが生体の処理能力を超えて放出され, 臓器障害を引き起こす病態である.
- 固形腫瘍では少ないが, 腫瘍量が多く治療反

〔表6〕上大静脈症候群に対する治療とその特徴

治療	特徴
上大静脈ステント	効果発現は最速．組織診断に悪影響を与えない．行える施設に限りがある．抗凝固療法か抗血小板療法が必要となる．
放射線照射	放射線感受性の腫瘍による閉塞に有効．効果発現まで数日〜数週間．照射後は組織診断困難となり最適な治療ができなくなる可能性がある．
抗凝固療法	血栓による閉塞で有効．
ステロイド	ステロイド感受性の腫瘍（リンパ腫など）による閉塞に一時的に有効．
利尿薬	支持療法．浮腫，静脈うっ滞軽減．
頭部挙上	支持療法．脳浮腫軽減．

〔表7〕Laboratory TLSの診断基準

①尿酸	≧8 mg/dL	または	ベースラインから25％以上上昇
②カリウム	≧6 mEq/L	または	ベースラインから25％以上上昇
③リン酸	≧4.5 mg/dL	または	ベースラインから25％以上上昇
④カルシウム	≦7 mg/dL	または	ベースラインから25％以上低下
化学療法開始3日前から開始後7日後までに2つ以上を満たす			

応が良好な腫瘍（例えば小細胞肺がん）では生じることがある．
- 診断は検査値によりなされる（Laboratory TLS，表7）．
- 腎障害，痙攣，不整脈，突然死などの症状を伴う場合は，Clinical TLSとよぶ．
- 核酸の代謝産物である尿酸が結晶化し尿細管に沈着する．

2）治療
- モニター，輸液，電解質補正につきる．
- 電解質異常の症状，治療については各項目を参照のこと（第2章§5）．
- 腫瘍からの尿酸，カリウム，リン酸の放出が持続し上昇が続くため，早めに透析の必要性を判断する．

文献

1) Emergency Medicine, 2nd Edition（Adams JG, ed），1665-1678, Elsevier, 2013
2) Freifeld AG, et al：Clin Infect Dis, 52：e56-e93, 2011
3) Coiffier B, et al：J Clin Oncol, 26：2767-2778, 2008
4) Kvale PA, et al：Chest, 132：368S-403S, 2007

第1章 主要症候へのアプローチ

31 高齢者の救急

田頭保彰

Point

- なんだかはっきりしないのが高齢者の特徴である
- バイタル以外の「元気がない」「食欲がない」「(家族からみて)いつもと様子が違う」がred flagsである
- 本人の意向に配慮し尊厳ある医療を提供する

Introduction

- 日本は世界的にも有数の高齢社会となっている。今まで以上に病院における高齢者の割合が増加し，ERも同様である．
- 高齢者は若年者と違い注意すべき点が多数ある．
  ①既往歴が多くあり，一度に複数の問題・疾患を抱えていることが普通である．
  ②服用している薬も多数あるため，薬による副作用が出現しやすい．
  ③典型的な疾患でも典型的な症状がでずに，非特異的な症状となりやすい．
  ④認知症，老老介護などで病歴が取りにくく，不十分な情報での診療となりやすい．
  ⑤外傷などが，虐待による可能性であることがある．
  ⑥入院は安心であるが入院によるADL低下やせん妄などデメリットがつきまとう．

と若い患者の何倍もの労力が必要である．辛いこともあるが，患者には常に敬意を払って診療することがプロフェッショナルとして重要である．

初期対応

1) 高齢者で確認すべきこと

❶ 転倒で来院した場合，転倒の前後の状況を確認する（転倒の状況を覚えているか？　その前から体調不良がなかったか？）．

❷「元気がない」「食欲がない」「いつもと様子が違う」という症状の有無を確認する．

❸ 症状が明確であれば，その部位を中心に診察し，症状が判然としない場合は直腸診や背部の観察を含めて診察を行う．
転倒がある場合はすべての関節と四肢を動かして痛みの有無を確認する．

❹「元気がない」「食欲がない」「いつもと様子が違う」という情報があれば，血液検査，血液培養を含めたwork upを行う．
・発熱があれば，敗血症として熱源検索のために尿検査，胸部X線も行う．
・転倒があれば，頭部CT，エコーを含めた画像検査，さらには原因検索として血液検査，心電図を考慮する．

2) 診察のポイント

- **問診**：高齢者からの病歴聴取はときに難しい．認知症，老夫婦のみの場合などはなおさらである．熱は自覚していないことが多く，「元気がない」「食欲がない」「いつもと様子が違う」「歩いたら転倒した」で病院を受診したときには注意が必要である．**既往歴，内服歴，元々のADLなど詳細な病歴聴取を怠けてはいけない！**

- **診察**：症状ベースで診察するが，はっきりしない場合は"head to toe"で診察をする．

- **検査**：甲状腺機能亢進症/低下症は，高齢者では典型的な症状を示さないことがあるため，常に頭の片隅に置いておく疾患である．甲状腺刺激ホルモン（TSH）の検査で90％以上の確率でスクリーニングが可能である．

3) 気をつけたいこと

a. 敗血症

バイタルサインがあてにならないことが多く，「元気がない」「食欲がない」「いつもと様子が違う」という情報があれば考慮する．悪寒戦慄は，高齢者でも有用な所見である．血液培養の閾値

は低い方がよい．感染症であれば，**肺・尿路・皮膚・胆道系の感染症の頻度が圧倒的に高い**．

b. 転倒

必ず"転倒した理由"と"外傷"の2つの事象に対するアプローチをする．前者の原因はさまざまであるが敗血症，心原性，薬剤性，脳血管障害の可能性は常に考慮する．外傷については，ベッドで寝ていると症状がはっきりせず見落とすことがあるので，高エネルギー外傷でなくてもJATECに沿って胸部X線，骨盤X線，FASTは施行しておきたい．また，関節を含めた四肢を動かして痛みがないかチェックする．頭部CTの閾値は低い方がよいが，適応を吟味する必要がある．抗血小板薬・抗凝固薬内服者では特に注意が必要である！

c. 薬剤性

多くの患者が基礎疾患をもっているため内服薬が処方されているが，日本では複数の医療機関に通院し，プライマリケア医が機能していないため内服歴の全体が把握されていないことがある．薬物相互作用や副作用で症状が出ていることがあり，**糖尿病薬，抗凝固薬，ジゴキシン，骨粗鬆症薬，睡眠薬，抗菌薬は要注意**である．処方頻度の高い薬の代表的な副作用と相互作用は押さえておきたい．

d. 尊厳のある医療

高齢者は免疫能や臓器の機能が低下しており，標準的治療をしても治癒や元に戻るということが望めない状況が多々ある．悪性腫瘍以外でも心不全や肺気腫あるいは認知症などで終末期を迎えることはあるが，日本ではこれらに関する予後情報の提供が医師からなされていなかったり理解できない患者・家族が多い．医療費の増加もありすべての人に画一的な治療を施すのではなくケースバイケースで考慮すべきである．そのときに患者本人の尊厳が尊重されなければならない．

Disposition

- 食事・水分摂取が困難であれば，入院が考慮されるが，入院によるADL低下，認知症の進行，入院による合併症は常に天秤にかけるべき項目である．
- 帰宅させる場合は，再診の指示と細かなフォローが必要になる．また，頭部外傷後では注意点などの説明は細かく行う．

ER後の診療

- 認知症・抑うつの評価，薬剤の整理，早期のリハビリの導入，口腔ケアの必要性の判断，帰宅先の選定，介護保険などの社会資源の導入や介護度の再評価を行い，1日でも早い退院を目指す．
- 慢性疾患の重症度を評価し予後について本人・家族に説明し，今自分が立っているステージ（健康段階→慢性疾患段階→虚弱段階→終末期段階）を理解してもらう．
- 退院時には，必要に応じてインフルエンザウイルス，肺炎球菌のワクチン接種を勧める．

注意点・ピットフォール

- 内服歴は，漏れなく聴取しよう！通院している病院を列挙してもらうと漏れが少なくなる．
- "病気がないと言う高齢者"は健診などのメディカルチェックを受けていないことがあり，思いもよらない疾患が隠れている！
- 背中，服や靴下に隠れた部分の診察は怠けずに行おう！
- 高齢者はあまり風邪をひかない！必ず他の疾患が潜んでいないか考えること．
- 高齢者の頭部外傷は受傷してしばらくしてから出血が明瞭になることがある．

文献

1) 『Generalist Masters 8 病院総合医の臨床能力を鍛える本』（宮下敦/著），カイ書林，2012
2) Abe T, et al： BMC Health Serv Res, 14 (Suppl2)：12, 2014
3) Cook D & Rocker G：N Engl J Med, 370：2506-2514, 2014
4) Mitchell SL：N Engl J Med, 372：2533-2540, 2015

第1章 主要症候へのアプローチ
32 膠原病患者の救急

永井佳樹

Point

- □ 救急診療の現場では原疾患自体で救急受診することは少なく，感染症などの合併症で受診することの方が圧倒的に多い
- □ 膠原病患者を診察するにあたり，何よりも通常通りの救急対応が最も重要である
- □ 通常通りの鑑別診断を行い，そのうえで疾患特有の救急病態・注意すべき薬剤を加味して診療にあたる

Introduction

- リウマチ膠原病分野の進歩は目覚ましく，特に関節リウマチにおいてはメトトレキサート（MTX）や生物学的製剤の早期からの導入により寛解を目指した積極的治療が標準となってきている．一方で感染症をはじめとしたさまざまな合併症によりERを受診する頻度が増えることが予想される．ERを受診する頻度が高いと思われる発熱や呼吸器症状を呈する患者への初期対応でのポイントを概説する．

初期対応

1）関節リウマチ
a. 発熱
- 関節リウマチ自体で38℃を超えることは少なく，**38℃以上の発熱をみた場合はまず感染症を疑う**．
- 発熱に加えて咳や息切れといった呼吸器症状がないかなど詳細な問診・身体診察を行い，感染のフォーカスをみつけることが大切である．
- 発熱をマスクする可能性のある解熱鎮痛薬（NSAIDs），ステロイド，生物学的製剤の服用状況を必ず確認する．

b. 咳，呼吸困難などの呼吸器症状
- リウマチ歴の長い患者ではADLの低い人が多いため息切れを自覚していないことも多い（そのような患者でも普段と違う倦怠感や食欲低下を自覚していることも多い）．
- MTX内服中や生物学的製剤使用中などでは通常の市中肺炎に加え，MTX肺炎やニューモシスチス肺炎，結核なども考えなければならない．
- MTX肺炎は発熱や咳嗽，息切れ，呼吸困難などが初発症状であり，MTX開始後1年以内の発症が多い．
- 生物学的製剤使用中の患者が発熱や咳，呼吸困難を主訴にERを受診した場合，通常の診察に加え胸部X線を撮影し浸潤影だけでなく，スリガラス陰影がないかを確認する．スリガラス陰影は淡い場合には見落とされることもあり注意が必要である．疑わしい場合には胸部CTを撮影し呼吸器内科医や放射線科医にコンサルトする．
- インフリキシマブ投与下のニューモシスチス肺炎は約90％が投与開始5回以内（26週以内）に発症[1]しており，発症のリスク因子として高齢（65歳以上），副腎皮質ステロイド（PSL換算6mg/日以上），既存肺疾患[2]がいわれており，それらをふまえた問診・診察・検査を考慮する．

c. 関節痛，関節炎
- 関節リウマチ患者が関節痛を訴えて救急を受診した場合に**見落としてならないのは化膿性関節炎**である（詳細については本章-24「関節痛」を参照）．

2）関節リウマチ以外の膠原病
a. 発熱
- ステロイドや免疫抑制薬を使用している患者では第一に感染症を疑う．膠原病のなかではSLE（全身性エリテマトーデス）や血管炎，成人スチル病などが発熱を呈する代表的疾

〔表1〕日本において使用可能なリウマチ膠原病疾患で用いられる主な薬剤

薬剤名	商品名	投与法	易感染性※	ERで注意すべき副作用・ポイント
非ステロイド性抗炎症薬（NSAIDs）	ボルタレン，ロキソニンなど	内服	×	消化管出血，腎機能障害など．発熱がマスクされることがあり注意
副腎皮質ステロイド	プレドニンなど	内服・点滴静注	◎	消化管出血，高血糖，骨折など．低用量でも長期内服患者では易感染性をきたす
抗リウマチ薬				
ブシラミン	リマチル	内服	×	皮疹，蛋白尿，骨髄抑制など
サラゾスルファピリジン	アザルフィジン	内服	×	皮疹，骨髄抑制など
タクロリムス	プログラフ	内服	○	消化器症状，腎機能障害など
メトトレキサート	リウマトレックス，メトレート	内服（週1回）	△	骨髄抑制，間質性肺炎，肝障害など
イグラチモド	ケアラム，コルベット	内服	×	ワルファリンとの併用は禁忌（出血リスクが上昇する）
生物学的製剤				
インフリキシマブ	レミケード	点滴静注	○	トシリズマブではCRP上昇や発熱をきたしにくく注意
エタネルセプト	エンブレル	皮下注射	○	
アダリムマブ	ヒュミラ	皮下注射	○	
トシリズマブ	アクテムラ	点滴静注・皮下注射	○	
アバタセプト	オレンシア	点滴静注・皮下注射	○	
ゴリムマブ	シンポニー	皮下注射	○	
セルトリズマブ・ペゴル	シムジア	皮下注射	○	
分子標的薬				
トファシチニブ（JAK3阻害薬）	ゼルヤンツ	内服	○	感染症に注意
免疫抑制薬				
シクロホスファミド	エンドキサン	点滴静注・内服	◎	骨髄抑制，出血性膀胱炎など
アザチオプリン	イムラン，アザニン	内服	○	骨髄抑制など
シクロスポリン	ネオーラル，サンディミュン	内服	○	骨髄抑制，腎機能障害など

※×：きたさない，△：軽度きたす，○：きたす，◎：強くきたす．

患であるが，救急の現場では感染症によるものか原疾患によるものか断定できないことも多いため，専門医にコンサルトする．

b. 咳，呼吸困難などの呼吸器症状
● 免疫抑制状態下では市中肺炎に加え，ニューモシスチス肺炎，結核，真菌，サイトメガロ

ウイルス感染症なども考慮する必要がある．SLEやANCA関連血管炎では肺胞出血，皮膚筋炎／多発性筋炎では間質性肺炎の急性増悪も鑑別に入れる．またSLEや抗リン脂質抗体症候群，Behçet病では肺塞栓症を鑑別疾患に加える．

3）注意すべき薬剤（表1）

a. メトトレキサート（MTX）
- 注意すべき副作用はMTX肺炎や骨髄抑制である．
- 高齢者や腎機能低下者で投与されている場合には感染症や脱水などで容易に血球減少をきたすため注意が必要である．
- MTXによる血球減少が疑われるときにはロイコボリン®レスキューを行う[3]．

  例 ホリナートカルシウム（ロイコボリン®）1回10mg 6時間ごとに内服または静注（ロイコボリン®の1日投与量はMTX投与量／週の最低3倍量）

b. 生物学的製剤
- 生物学的製剤のなかでもトシリズマブ（アクテムラ®）はIL-6を阻害するためCRPは上昇せず，発熱などの臨床症状もマスクされる．丁寧な問診・診察を行い自他覚所見の発見に注力し，検査や治療選択，入院の判断の閾値は一段下げる必要がある．

Disposition

- 原疾患の再燃が疑われる，または鑑別に苦慮する場合には専門医にコンサルトする．
- 感染症が疑われるが帰宅可能な場合，数日以内に専門医にフォローを依頼する．

注意点・ピットフォール

- ステロイド内服中の患者が緊急入院になった場合，ステロイドは中止しない．
- ステロイド内服が困難な場合には内服薬の1.5〜2倍量の点滴（プレドニン®なら水溶性プレドニン®へ）に変更する[4]．
- 抗リウマチ薬や免疫抑制薬については専門医に相談する．
- トシリズマブ（アクテムラ®）投与中の患者ではCRPは上昇しないため，CRPが低いからと安心せず感染症の検索を行い，帰宅させる場合にも後日フォローを依頼する．

文献

1) Komano Y, et al：Arthritis Rheum, 61：305-312, 2009
2) Harigai M, et al：N Engl J Med, 357：1874-1876, 2007
3) 「関節リウマチ治療におけるメトトレキサート（MTX）診療ガイドライン2011年版」（日本リウマチ学会MTX診療ガイドライン策定小委員会／編），羊土社，2011
4) 「膠原病診療ノート 第3版」（三森明夫／著），日本医事新報社，2013

第2章

主たる病態のマネジメント

- §1 神経・筋 　114
- §2 循環器 　139
- §3 呼吸器 　167
- §4 消化器 　185
- §5 腎・電解質 　202
- §6 内分泌・代謝 　222
- §7 感染 　234
- §8 中毒 　270
- §9 環境・その他 　291

1-01　くも膜下出血（SAH）

太田貴裕

Point

- [ ] くも膜下出血は人口10万対約20人/年と頻度が高く，約40%が予後不良となる重大な疾患である
- [ ] 再出血が予後を悪化させるため可及的早期の治療が必要である
- [ ] 治療として開頭クリッピング術と血管内コイル塞栓術がある

Introduction

- 脳動脈瘤破裂によるくも膜下出血は，診断の遅れが予後の悪化につながる．迅速で的確な診断と専門医による治療が必要である．
- 原因としては脳動脈瘤破裂によるものが大部分で，ときに血管奇形などが原因のこともある．

鑑別診断

1）症状と身体所見

- 突然の激しい頭痛，嘔吐，血圧上昇，意識障害などがみられる．
- Warning leak：発症前に動脈瘤からの微小出血による頭痛（警告頭痛）が現れることがある．

2）検査所見

- CT：第一選択として用いられるが，警告頭痛や，発症後数日経過したSAHは描出が難しい．
- MRI（FLAIR）：CTでわかりにくいSAHも描出できることが多い．
- 腰椎穿刺：症状からSAHを疑うが画像で指摘できない場合に行う．ルーチンで行うことは少ない．穿刺時の外傷性SAHとの鑑別が必要である．

3）くも膜下出血の重症度分類

- 重症度分類としてはHunt and Hessの分類（表1）やWFNS分類（world federation of neurologic surgeons：表2）が用いられる．
- グレードが高いほど予後不良である．
- 重篤な全身性疾患，例えば高血圧，糖尿病，著明な動脈硬化，慢性肺疾患がある場合，または脳血管造影でみられる頭蓋内血管攣縮が著明な場合には，重症度を1段階悪いほうに移す．

〔表1〕Hunt and Hess分類（1968）

Grade	
Grade Ⅰ	無症状か，最小限の頭痛および軽度の項部硬直をみる
Grade Ⅱ	中等度から強度の頭痛，項部硬直をみるが，脳神経麻痺以外の神経学的失調はみられない
Grade Ⅲ	傾眠状態，錯乱状態，または軽度の巣症状を示すもの
Grade Ⅳ	昏迷状態で，中等度～重篤な片麻痺があり，早期除脳硬直および自律神経障害を伴うこともある
Grade Ⅴ	深昏睡状態で除脳硬直を示し，瀕死の様相を示すもの

〔表2〕WFNS分類（1983）

	GCS score	主要な局所神経症状（失語あるいは片麻痺）
Grade Ⅰ	15	なし
Grade Ⅱ	14〜13	なし
Grade Ⅲ	14〜13	あり
Grade Ⅳ	12〜7	有無は不問
Grade Ⅴ	6〜3	有無は不問

ERでのマネジメント

①くも膜下出血の初期治療の目的は，再出血の予防と頭蓋内圧の管理および全身状態の改善にある．
②くも膜下出血の再出血は，発症24時間以内に多く発生し，特に発症早期に多いとされる．このため**発症直後はできるだけ安静を保ち，侵襲的な検査や処置は避けたほうがよい．**
③再出血予防のために十分な鎮痛，鎮静が必要であり，積極的に降圧する．

- **意識障害が軽い場合**：ジアゼパム（セルシン®，ホリゾン®）＋オピオイド（ペンタゾシン，フェンタニルなど）による軽い鎮痛・鎮静に加え，降圧を行う
  - 例 ニカルジピン（ペルジピン®）1〜2 mL静注，さらに1〜30 mL/時で持続静注，ジルチアゼム（ヘルベッサー®）10 mg＋生理食塩水10 mLを5〜10 mLずつ静注，さらに150 mg＋生理食塩水50 mLを6〜18 mL/時で持続静注．
  - 目標収縮期血圧 120 mmHg以下とする

- **強い意識障害，頭痛・嘔吐など症状が強い場合**：深鎮静・気管挿管による管理が安全であり，ミダゾラム（ドルミカム®）＋フェンタニルによる鎮痛・鎮静，プロポフォールによる鎮静などを行う．硝酸薬は脳圧を亢進させるため使用しない．

④**重症例においては脳循環の維持が重要**である．頭蓋内圧上昇をきたしている場合は，高浸透圧利尿薬を投与する．急性水頭症，脳内血腫を合併している場合にはさらに外科的処置が必要である．
⑤重症例の急性期においては，**交感神経系緊張による心肺合併症への注意**が必要である．しばしば心電図異常がみられ，**致死的心室性不整脈**を呈する場合もある．また，**タコつぼ心筋症**とよばれる左室機能異常を認めることもある．重症例では**神経原生肺水腫**も合併しやすく，人工呼吸器による呼吸管理や利尿薬投与で対応する．

Disposition

- 脳動脈瘤の検出には脳血管撮影を行う．近年3D-CTアンギオグラフィーを行う施設もある．
- 解離性脳動脈瘤は椎骨動脈領域に多く，特徴的な所見（pearl and string signやdouble lumenなど）を見落とさないよう注意すべきである．
- 初回の脳血管撮影での出血源同定率は60〜80％とされ，出血源が同定できなかった場合には，くり返しの精査が必要である．
- 軽度のくも膜下出血が中脳周辺に限局した特殊な例（perimesencephalic nonaneurysmal SAH）は，動脈瘤の破裂を出血源とせず予後良好である．

ER後の診療

- Grade Ⅰ〜Ⅲでは早期に再出血予防処置を行う．
- Grade Ⅳでは再出血予防処置の適応の有無を判断する．
- Grade Ⅴでは原則として再出血予防処置の適応は乏しいとされるが，外科的治療により症状の改善が見込まれる例などでは積極的外科治療の適応となりうる．
- 外科的治療と血管内治療の両者があり，最近では血管内治療で治療される例が増えてきている．

注意点・ピットフォール

- 「警告頭痛」を見逃さない．
- CTだけでSAHを否定しない．
- 鎮痛や降圧を行い，再出血をきたさないようにする．

文献

1) 「脳卒中治療ガイドライン2015」（日本脳卒中学会 脳卒中ガイドライン委員会/編），協和企画，2015

1-02 脳出血

太田貴裕

Point
- 高血圧性脳出血が多い
- 保存的加療で血腫が急速増大する例もあるため積極的な降圧が必要である

Introduction

1) 高血圧性脳出血
- 高血圧を背景に穿通枝に中内膜壊死をきたし, 微小動脈瘤から出血をきたす. 飲酒, 加齢, 男性, 抗血栓薬などは高血圧性脳出血を助長する.
- 大部分が手術の適応とならず, 保存的に治療される.
- 最も重要なことは**血腫の増大を抑制し再出血を予防すること**であり, 発症直後から数時間がこれらのリスクが最も高い.

2) 非高血圧性脳出血
- 高血圧がないにもかかわらず脳出血を起こした場合, 脳腫瘍, 血管奇形, アミロイド血管症, 血液凝固異常症などの基礎疾患の存在を疑う. 原因によっては追加治療が必要になる.

症状と所見

- 突然の頭痛や, 悪心・嘔吐, 出血部位によって神経症状を伴う. 重症例では意識障害をきたす.

1) 高血圧性脳出血の部位別症状と身体所見
- **被殻出血**: 反対側の顔面を含む片麻痺と感覚障害.
- **視床出血**: 反対側の感覚障害と片麻痺.
- **皮質下出血**: 脳局所症状が出現, 頭頂葉, 側頭葉, 前頭葉など.
- **小脳出血**: 突然の回転性めまいや歩行障害, 頭痛や嘔吐.

2) 検査所見
- 脳出血のCT画像を図1に示す.

3) 鑑別診断
- 高血圧以外の原因精査のためには造影CT, 造影MRI/MRA/MRV, 脳血管撮影を行う.
- 脳出血の原因として以下があげられる.
  ① 脳動静脈奇形
  - Spetzler-Martin分類のグレードにより, 外科的手術, 塞栓術後外科的手術, 保存的治療の適応を考慮する. 血腫が大きくmass effectを呈している場合には緊急開頭血腫除去術を行うこともある.
  ② 硬膜動静脈瘻
  ③ 海綿状血管腫
  ④ 静脈性血管腫
  ⑤ 脳腫瘍に合併した脳出血
  - 圧排効果の強い脳出血では, 血腫除去術を考慮する.
  - 下垂体卒中で急激な視力低下, 視野障害をきたした場合は緊急手術の適応がある.

ERでのマネジメント

- 『脳卒中治療ガイドライン2015』[1]に記載されている高血圧性脳出血の管理を以下に示す.

a. 血圧管理
- **収縮期血圧が140 mmHg未満を維持することを目標**に管理する. 外科治療を施行する場合は, より積極的な降圧が推奨される.
- 降圧薬としては, 硝酸薬, Ca拮抗薬(例ニカルジピン(ペルジピン®)1～2 mL静注, 1～30 mL/時で持続静注, ジルチアゼム(ヘルベッサー®)10 mg＋生理食塩水10 mLを5～10 mLずつ静注, さらに150 mg＋生理食塩水50 mL 6～18 mL/時で持続静注), β遮断薬, ACE阻害薬・ARBなどがあげられる.

b. 呼吸管理
- 必要に応じて気道確保や人工呼吸器管理を行

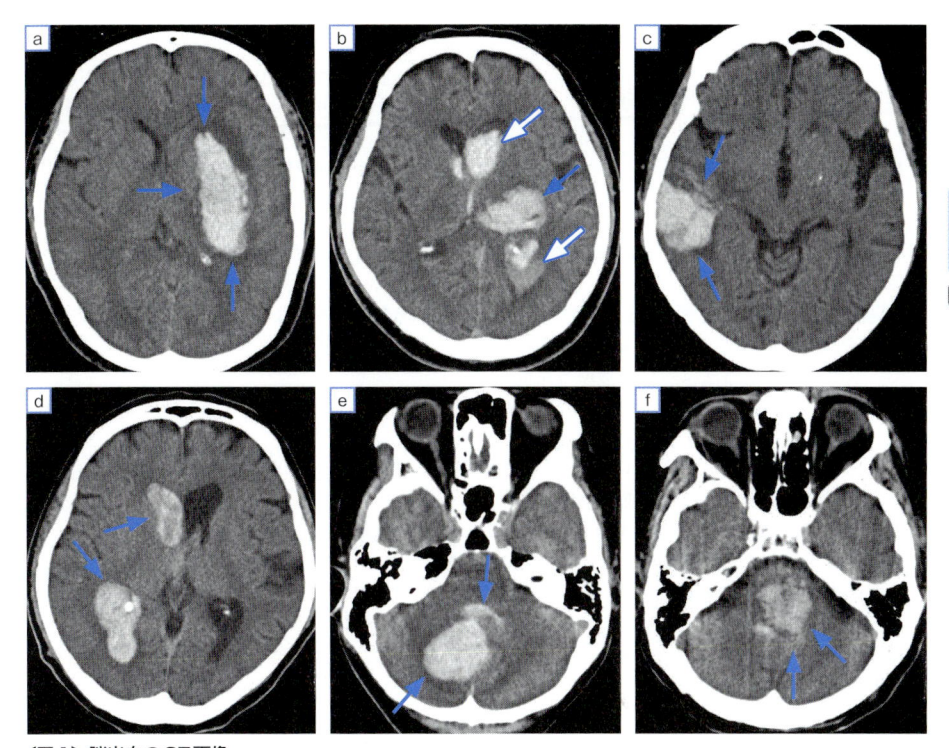

〔図1〕脳出血のCT画像
a：被殻出血，b：視床出血（➡），脳室穿破（⇨）あり，c：側頭葉皮質下出血，d：脳内出血のみ，e：小脳出血，f：脳幹（橋）出血

う．脳出血急性期では，適切な換気により高CO_2血症による頭蓋内圧亢進を予防すべきである．

c. 脳浮腫・頭蓋内圧亢進の管理
- 高張グリセオール静脈内投与は，頭蓋内圧亢進を伴う大きな脳出血の急性期に推奨される．進行性に頭蓋内圧が亢進した場合やmass effectに随伴して臨床所見が増悪した場合にはマンニトールも用いられる．

d. 痙攣のコントロール
- 脳卒中急性期の痙攣発作には抗てんかん薬を使用する．脳出血急性期に痙攣を認める比率は脳梗塞のおよそ2倍であるが，痙攣発作の有無は死亡率や機能予後に影響を及ぼさない．

e. 重症脳出血における消化管出血合併の頻度および予防の重要性
- 高齢，重症などの消化管出血の危険因子をもつ脳出血例には抗潰瘍薬の予防的投与を考慮する．
- 脳出血患者において，消化管出血は26.7％と高頻度に合併し，重篤なものは0.35％である[1]．

f. 抗凝固・抗血小板・血栓溶解療法に伴う脳出血（急性期）
- ワルファリン投与中の脳出血では，ワルファリン中止，ビタミンKによる補正，血液製剤の投与などを行う．血液製剤では，新鮮凍結血漿よりもプロトロンビン複合体の使用が推奨される．
- 血栓溶解療法に合併した脳出血に対しては，薬剤の中止，血液製剤の投与を考慮する．

Disposition

- 原則として脳外科に入院依頼する．

ER後の診療

- 開頭血腫除去術，穿頭脳室ドレナージ術，神経内視鏡下血腫除去術，定位的血腫除去術などを行う．

1）高血圧性脳出血の手術適応（表1）

- 国際的に施行された二重盲検試験STICHにて，脳出血の手術療法は内科的治療と比較して機能予後を改善しなかった[2]．このほかの大部分の報告でも，脳出血の手術適応の根拠となるデータは得られていない．
- ただし，皮質下出血，被殻出血，小脳出血などで意識レベルが低下しつつある患者では，臨床的に手術によって機能予後が改善することが知られており，実際に手術が施行されている．また脳室穿破により水頭症をきたした場合はドレナージの適応がある．

2）手術適応外

- 血腫量10mL未満の小出血または神経学的所見が軽度な場合．
- 脳幹出血の場合．

〔表1〕高血圧性脳出血の手術適応

被殻出血	神経所見が中等症，血腫量が31mL以上でかつ血腫による圧迫所見が高度
視床出血	血腫の脳室内穿破を伴う場合，脳室拡大の強い場合には脳室ドレナージを考慮
皮質下出血	脳表からの深さが1cm以下のものでは開頭血腫除去術を考慮
小脳出血	最大径3cm以上，神経所見が悪化，もしくは水頭症の有無にかかわらず脳幹圧迫がある場合
脳室内出血	急性水頭症をきたしている場合には脳室ドレナージを考慮

（文献1より引用）

注意点・ピットフォール

- 特に若年の皮質下出血の場合，脳動静脈奇形などの血管奇形からの出血の場合があるため出血源精査は必須である．

文献

1) 「脳卒中治療ガイドライン2015」（日本脳卒中学会脳卒中ガイドライン委員会／編），協和企画，2015
2) Mendelow AD, et al：Lancet, 365：387-397, 2005

第2章 主たる病態のマネジメント ■ §1 神経・筋

1-03 脳梗塞

太田貴裕

Point

- 発症4.5時間以内の脳梗塞に対しては適応を順守し，できるだけ早くt-PAを投与開始することが重要である
- 発症8時間以内であれば主幹動脈閉塞症に対して血管内治療による再開通治療も行われる

Introduction

脳梗塞の診断としてMRI（拡散強調画像：DWI）が有用である．

脳梗塞の病型としてラクナ梗塞は減少し，アテローム血栓性脳梗塞と，高齢化による心原性脳塞栓症が増加している．抗血小板薬・抗凝固薬の開発も進み，脳梗塞は治療法・予防法の進歩が著しい領域の1つである．

鑑別診断（図1）

1) 病型分類

脳梗塞急性期における病型分類は，TOAST (The trial of Org 10172 in Acute Stroke Treatment) 分類が広く利用されている．

①大血管アテローム硬化（large-artery atherosclerosis：LAA）
②心原性脳塞栓（cardioembolism）
③小血管病変（small-vessel occlusion）
④その他の原因
 ・2つ以上の原因（two or more cause identified）
 ・異常所見なし（negative evaluation）
 ・検査未完了（incomplete evaluation）
- 原則：この方法は臨床症状＋画像所見＋検査所見で総合的に判断する分類方法である．
 ・臨床症状：皮質症状（失語，失認，失行，半側空間失認等）があるのか，古典的ラクナ症候群ではないかがチェックポイントである．
 ・画像所見：皮質，小脳，脳幹病変または皮質下で1.5 cm以上ではLAAや心原性脳梗塞，皮質下や脳幹で1.5 cm以下は小血管変変を考慮する．
 ・検査所見：頭蓋外の頸動脈狭窄はLAAを，心原性検査の異常は塞栓症を，他の血管凝固系の異常はその他の原因を示唆する．この"その他"には，血管炎，血液凝固異常，抗リン脂質抗体症候群，Trousseau症候群，静脈梗塞，動脈解離（本章§1-06「頸動脈解離・椎骨動脈解離」を参照）などが入る．
- ※BAD：主幹動脈硬化のアテローム硬化病変を背景にそこから分岐した穿通枝領域に血管に沿った細長い脳梗塞を起こすのがBAD（branch atheromatous disease）である．ラクナ梗塞様の軽い症状で発症し，CT上も発症当初はテント上に1.5 cm以下の限局した病巣であったのに，その後数日のうちに症状が進行し画像上も比較的大きく細長い病変に拡大してしまうため，注意が必要である．基底核，脳幹で認められる．

ERでのマネジメント

①突然発症の神経所見がみられた場合，すみやかに神経学的所見をとり，発症時間を含めた病歴，既往歴などを聴取する．
②頭部CT（来院25分以内），可能であれば頭部MRI（DWI）＋頭部MRAを行い脳出血の有無を確認後，フローチャート（図1）を参考に脳梗塞の病型判断を行う．
③発症4.5時間以内であればt-PA（アルテプラーゼ）投与の適応を判断する（表1）．
④脳梗塞であれば急速な降圧は必要ない．

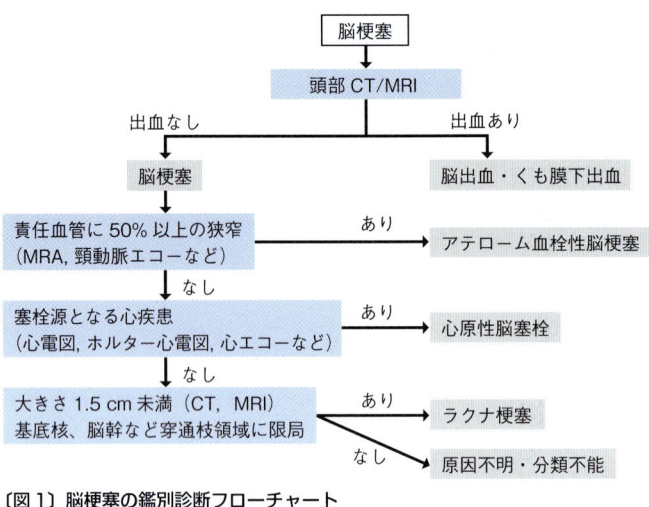

```
                    ┌─────────┐
                    │  脳梗塞  │
                    └────┬────┘
                         ↓
                 ┌───────────────┐
                 │  頭部 CT/MRI   │
                 └───────┬───────┘
          出血なし ←─────┴─────→ 出血あり
           ↓                      ↓
       ┌───────┐          ┌──────────────────┐
       │ 脳梗塞 │          │ 脳出血・くも膜下出血 │
       └───┬───┘          └──────────────────┘
           ↓
   ┌─────────────────────┐    あり
   │ 責任血管に 50% 以上の狭窄 ├──────→ アテローム血栓性脳梗塞
   │ (MRA, 頸動脈エコーなど)  │
   └──────────┬──────────┘
             なし
              ↓
   ┌─────────────────────┐    あり
   │ 塞栓源となる心疾患       ├──────→ 心原性脳塞栓
   │ (心電図, ホルター心電図, 心エコーなど) │
   └──────────┬──────────┘
             なし
              ↓
   ┌─────────────────────┐    あり
   │ 大きさ 1.5 cm 未満 (CT, MRI) ├──────→ ラクナ梗塞
   │ 基底核, 脳幹など穿通枝領域に限局 │
   └──────────┬──────────┘
             なし
              ↓
           原因不明・分類不能
```

〔図1〕脳梗塞の鑑別診断フローチャート

⑤画像上脳梗塞病変が指摘できない場合でも，急性期には脳幹梗塞が指摘できない場合があること，TIAの可能性があることから，入院させ脳梗塞予防の治療を開始することが望ましい．
- なお，重症度の評価はNIHSSスコアなどを用いる（表2）．

ER後の診療

- 発症48時間以内の脳梗塞に対しては**エダラボン**を投与する．
- **ラクナ梗塞，アテローム血栓性脳梗塞**に対しては抗血小板薬経口投与，選択的トロンビン阻害薬のアルガトロバンや，オザグレルナトリウムの点滴を行う．症状が進行性に悪化する例ではヘパリンを投与することもある．
- 頸動脈高度狭窄病変によるTIAや脳梗塞を発症した場合，その後の脳梗塞再発予防目的に頸動脈内膜剥離術，ステント留置術を検討する．
- 動脈からの血栓が剥離して末梢で塞栓症を起こす**artery-to-artery塞栓症**では抗血小板薬による治療が有効である．

- 急性期主幹動脈閉塞症に対する脳血管内治療としては2014年7月よりステント型血栓回収機器が市販され，2015年に有効性を示すRCTが複数報告されている．AHAのガイドラインも2015年6月に改訂されエビデンスレベルAとされている[3]．

Disposition

- 発症4.5〜8時間以内の超急性期脳梗塞に対しては再開通治療の適応になる可能性が高いので専門科にすみやかにコンサルトする．

文献

1) 「脳卒中治療ガイドライン2015」（日本脳卒中学会脳卒中ガイドライン委員会／編），協和企画，2015
2) 「rt-PA（アルテプラーゼ）静注療法 適正治療指針 第二版」〔日本脳卒中学会 脳卒中医療向上・社会保険委員会 rt-PA（アルテプラーゼ）静注療法指針改訂部会〕，日本脳卒中学会，2012
3) Powers WJ, et al：2015 AHA/ASA Focused Update of the 2013 Guidelines for Early Management of Patients With Acute Ischemic Stroke Regarding Endovascular Treatment. Stroke, 2015 (published online before print)
4) 出口一郎，棚橋紀夫：「救急・ERノート5 まずい！から始める意識障害の初期診療」（堤 晴彦，他／編），羊土社，2012

〔表1〕アルテプラーゼ静注療法のチェックリスト

適応外（禁忌）	あり	なし
発症～治療開始時刻4.5時間超　※発症時刻（最終未発症確認時刻）[　：　]　※治療開始（予定）時刻[　：　]	□	□
既往歴		
非外傷性頭蓋内出血	□	□
1カ月以内の脳梗塞（一過性脳虚血発作を含まない）	□	□
3カ月以内の重篤な頭部脊髄の外傷あるいは手術	□	□
21日以内の消化管あるいは尿路出血	□	□
14日以内の大手術あるいは頭部以外の重篤な外傷	□	□
治療薬の過敏症	□	□
臨床所見		
くも膜下出血（疑）	□	□
急性大動脈解離の合併	□	□
出血の合併（頭蓋内，消化管，尿路，後腹膜，喀血）	□	□
収縮期血圧（降圧療法後も185 mmHg以上）	□	□
拡張期血圧（降圧療法後も110 mmHg以上）	□	□
重篤な肝障害	□	□
急性膵炎	□	□
血液所見		
血糖異常（＜50 mg/dL，または＞400 mg/dL）	□	□
血小板100,000/mm^{3}以下	□	□
血液所見：抗凝固療法中ないし凝固異常症において		
PT-INR＞1.7	□	□
aPTTの延長〔前値の1.5倍（目安として約40秒）を超える〕	□	□
CT/MR所見		
広汎な早期虚血性変化	□	□
圧排所見（正中構造偏位）	□	□

慎重投与（適応の可否を慎重に検討する）	あり	なし
年齢　81歳以上	□	□
既往歴		
10日以内の生検・外傷	□	□
10日以内の分娩・流早産	□	□
1カ月以上経過した脳梗塞（特に糖尿病合併例）	□	□
3カ月以内の心筋梗塞	□	□
蛋白製剤アレルギー	□	□
神経症候		
NIHSS値26以上	□	□
軽症	□	□
症候の急速な軽症化	□	□
痙攣（既往歴などからてんかんの可能性が高ければ適応外）	□	□
臨床所見		
脳動脈瘤・頭蓋内腫瘍・脳動静脈奇形・もやもや病	□	□
胸部大動脈瘤	□	□
消化管潰瘍・憩室炎，大腸炎	□	□
活動性結核	□	□
糖尿病性出血性網膜症・出血性眼症	□	□
血栓溶解薬，抗血栓薬投与中（特に経口抗凝固薬投与中）　※抗Xa薬やダビガトランの服薬患者への本治療の有効性と安全性は確立しておらず，治療の適否を慎重に判断せねばならない．	□	□
月経期間中	□	□
重篤な腎障害	□	□
コントロール不良の糖尿病	□	□
感染性心内膜炎	□	□

＜注意事項＞
1) 一項目でも「適応外」に該当すれば実施しない．
2) 一項目でも「慎重投与」に該当すれば，適応の可否を慎重に検討し，治療を実施する場合は患者本人・家族に正確に説明し同意を得る必要がある．
3) 「慎重投与」のうち，下線をつけた4項目に該当する患者に対して発症3時間以降に投与する場合は，個々の症例ごとに適応の可否を慎重に検討する必要がある．

（文献2より引用）

〔表2〕 National Institute of Health Stroke Scale (NIHSS) score について

項　目	スコア
意識レベル	0＝覚醒　1＝簡単な刺激で覚醒　2＝反射刺激や強い刺激で覚醒 3＝無反応（反射的肢位以外）
意識レベルー質問 （今月の月名および年齢）	0＝両方正解　1＝片方正解　2＝両方不正解
意識レベルー従命 （開閉眼，「手を握る・開く」）	0＝両方正解　1＝片方正解　2＝両方不正解
最良の注視	0＝正常　1＝部分的注視麻痺　2＝完全注視麻痺
視　野	0＝正常　1＝部分的半盲　2＝完全半盲　3＝両側性半盲
顔面麻痺	0＝正常　1＝軽度の麻痺　2＝部分的麻痺　3＝完全麻痺
左　腕	0＝90度を10秒間保持可能　1＝90度を保持できるが10秒以内に下垂 2＝90度の挙上または保持不能　3＝重力に抗して動かない 4＝全く動きがみられない
右　腕	0＝90度を10秒間保持可能　1＝90度を保持できるが10秒以内に下垂 2＝90度の挙上または保持不能　3＝重力に抗して動かない 4＝全く動きがみられない
左　脚	0＝30度を5秒間保持可能　1＝30度を保持できるが5秒以内に下垂 2＝重力に抗して動きがみられる　3＝重力に抗して動かない 4＝全く動きがみられない
右　脚	0＝30度を5秒間保持可能　1＝30度を保持できるが5秒以内に下垂 2＝重力に抗して動きがみられる　3＝重力に抗して動かない 4＝全く動きがみられない
運動失調	0＝なし　1＝1肢にあり　2＝2肢にあり
感　覚	0＝障害なし　1＝軽度から中等度　2＝重度から完全
最良の言語	0＝失語なし　1＝軽度から中等度　2＝重度の失語　3＝無言，全失語
構音障害	0＝正常　1＝軽度から中等度　2＝重度
消去/無視	0＝異常なし 1＝視覚，触覚，聴覚，視空間，または自己身体に対する不注意，あるいは1つの感覚様式で2点同時刺激に対する消去現象 2＝重度の半側不注意あるいは2つ以上の感覚様式に対する半側不注意

合計点で評価し，0点が正常で点数が高いほど重症（最高42点）となる．

NIHSS scoreは，最も代表的な脳卒中重症度スケールであり，多くの大規模研究で用いられている．意識レベル，視野，眼球運動，顔面神経麻痺，四肢筋力，失調，知覚，無視，構音，言語からなる15の項目の評価を行うことで，あらゆる虚血性脳血管障害の重症度の評価に使用できるようにデザインされている．
（文献4より引用）

第2章 主たる病態のマネジメント　§1 神経・筋

1-04　一過性脳虚血発作（TIA）

樫山鉄矢

Point

- 一過性の麻痺や言語障害でも，10%が脳梗塞に進展する
- MRAや頸動脈の評価と早期治療が必要である

Introduction

- 一過性脳虚血発作（TIA）とは，一過性に麻痺，言語障害，視野障害などの神経症状を呈し，その神経症状が24時間以内に消失する病態をいう．
- TIAは高率に脳梗塞に進展するので，脳梗塞に準じた原因診断と，原因に応じた治療が必要である．

病歴

- 一過性の神経症候（麻痺，言語障害，視野異常，眼前暗黒感など）で疑う．
- 特に，年齢（60歳以上），高血圧，糖尿病，喫煙歴，冠動脈疾患など，動脈硬化のリスクがある場合には疑うべきである．
- 低血糖やてんかんを鑑別する．
- 診察では，一般的な神経所見に加え，頸部の血管雑音を聴取し，心電図で心房細動の有無を確認する．
- わずかでも，24時間以上神経症状が残っていたり，MRI（拡散強調画像，MRA）で異常があれば，脳梗塞として扱うべきである．

ABCD² score
（ABCD・スクエア・スコア）（表1）

- TIAのリスク評価に用いられるスコアである．
- 7点満点．6点以上なら，2日以内に脳梗塞になるリスクが8.1%．4〜5点で4.1%，0〜3点で1%といわれている．4点以上は入院である．

〔表1〕ABCD² score

A	Age	年齢	60歳以上で1点
B	Blood pressure	血圧	収縮期圧140 mmHg以上か拡張期圧90 mmHg以上で1点
C	Clinical feature	臨床症状	片麻痺で2点，構音障害のみで1点
D	Duration	持続時間	60分以上で2点，10分〜59分で1点，10分未満は0点
E	Diabetes	糖尿病	あれば1点

Disposition

- 脳外科や神経内科の脳卒中チームにコンサルトする．

ER後の治療

- 頸動脈エコー等で発症機序を検討する．
- 心原性塞栓では抗凝固，動脈硬化の場合には抗血小板療法が行われる．オザグレル（カタクロット®）やアルガトロバン（ノバスタン®）60 mg/日の点滴が行われる場合もある．
- 高度な頸動脈硬化があれば，早期の血栓内膜摘除術も検討される．

注意点・ピットフォール

- 「TIAですね」と言って，帰宅させてしまわない．
- 失神の患者に「TIAですね」と言ってはいけない．

文献

1) Johnston SC, et al : Lancet, 369 : 283-292, 2007

第2章 主たる病態のマネジメント ■ §1 神経・筋

1-05 一次性頭痛
（片頭痛・緊張型頭痛・群発頭痛ほか）

林　健太郎

Point

- ☐ 一次性頭痛：頭頸部や全身に明らかな器質的原因のない頭痛をいう
- ☐ 二次性頭痛：明らかな器質的原因に随伴してあらわれる頭痛をいう
- ☐ まずは二次性頭痛の鑑別が重要である

Introduction

- 日本の片頭痛の有病率は8.4％でこのうち74％が日常生活に支障をきたしている．また慢性緊張型頭痛の有病率は1.6％でこのうち40.5％が日常生活に支障をきたしている．しかし受診したことがあっても必ずしも適切な治療を受けていない．二次性頭痛を除外するだけで安心せず，どのタイプの一次性頭痛であるか推定して専門外来へ引き継ぎたい．

鑑別診断・ERでのマネジメント（図1）

- まずは，くも膜下出血や髄膜炎などの重要な二次性頭痛を除外したうえで，どの一次性頭痛であるのかを詰めていく必要がある．
- 国際頭痛分類第3版beta版（ICHD-3β）[1]では一次性頭痛は片頭痛，緊張型頭痛，三叉神経・自律神経性頭痛（群発頭痛を含む），その他の一次性頭痛，と4分類あるが，ERでは片頭痛，緊張型頭痛，群発頭痛，頭部神経痛のどれにあてはまるのかを考慮し，適切に専門医外来へ紹介したい．またこれらの一次性頭痛を診断できることが，見逃せない二次性頭痛に対しての診断精度を上げることになる．
- フローチャート（図1）で検討をつけたうえで詳細な病歴を聞き，鑑別診断を行う．

1）片頭痛

- 家族性があり，近親者に片頭痛を有する人は約3倍の頻度で罹患するといわれる．
- 基本的には若者の頭痛である．
- 必ずしも片側ではない（拍動性，体動に伴う増悪の方が重要）．
- 暗いところでじっとしていたいのが片頭痛，

のた打ち回るのが群発頭痛といわれる．
- 患者の「ずきずき」という表現だけで拍動性としてはならない．脈打つ感じかどうか，正確に聴取する．

◇対応

例 スマトリプタン（イミグラン®注）．3 mg，1回1アンプル皮下注．1時間以上あけて1日2回までメトクロプラミド（プリンペラン®注）
- 禁忌がなければNSAIDsとトリプタン製剤の内服薬を処方する．

2）緊張型頭痛

- 非拍動性で，体動による増悪がない．
- ストレス，不安などの心理的因子の修飾を受けやすい．

◇対応

- NSAIDs頓用，坐剤を処方
  ➡ 神経内科では抗うつ薬，抗不安薬，筋弛緩薬などを検討する．

3）群発頭痛

- その他の頭痛と比べ，特徴が明確で非典型例が少ない．
- 群発期間があり，その期間に診断基準に示されている1回/2日〜8回/1日の発作がある．
  ※群発期間：およそ1〜2カ月間．平均的には数年に1回群発期間がある．
- 片頭痛に比べて頻度はかなり稀であり，片頭痛よりきれいに片側頭痛を呈する．男性に多い．
- 群発期の非発作時には頭痛はない．

◇対応

例 純酸素投与（7 L/分で15〜20分），
スマトリプタン（イミグラン®）注3 mg：片頭痛と同様

4）頭部神経痛（後頭神経痛，三叉神経痛）

- 痛みは一瞬の電撃的な痛みである．

1-05 一次性頭痛（片頭痛・緊張型頭痛・群発頭痛ほか）

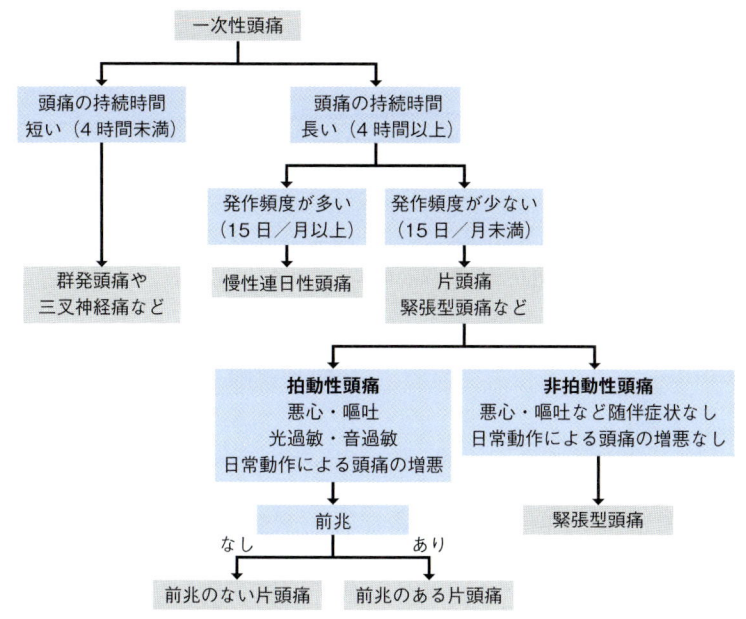

```
                         一次性頭痛
                            │
            ┌───────────────┴───────────────┐
      頭痛の持続時間                    頭痛の持続時間
      短い（4時間未満）                長い（4時間以上）
            │                              │
            │                    ┌─────────┴─────────┐
            │              発作頻度が多い        発作頻度が少ない
            │              （15日／月以上）      （15日／月未満）
            │                    │                  │
       群発頭痛や            慢性連日性頭痛         片頭痛
       三叉神経痛など                            緊張型頭痛など
                                        ┌──────────┴──────────┐
                                     拍動性頭痛            非拍動性頭痛
                                     悪心・嘔吐        悪心・嘔吐など随伴症状なし
                                   光過敏・音過敏      日常動作による頭痛の増悪なし
                                日常動作による頭痛の増悪
                                        │                    │
                                       前兆               緊張型頭痛
                                    ┌───┴───┐
                                   なし     あり
                                    │       │
                              前兆のない片頭痛  前兆のある片頭痛
```

〔図1〕片頭痛と緊張型頭痛の診断アルゴリズム
（文献2より引用）

- 痛みは反復し，その間隔は一定しない．
- いったん現れると数日〜数週間続く．

◇**対応**

例 メコバラミン（メチコバール®）1,000〜1,500 μg/日 静注．
- カルバマゼピン（テグレトール®）はER以降外来で調整が必要なので，早めの神経内科受診を予約する．

Disposition

- 一次性頭痛は入院する必要はないが，二次性頭痛を否定できない場合は入院も考慮する．

注意点・ピットフォール

- 最後にストレス背景の有無について聞いておく．
- 虚血性心疾患，神経脱落症状を伴う場合，SAH発症1カ月以内，エルゴタミン内服中，SSRI・MAO阻害薬内服中，トリプタン製剤（イミグラン®など）の投与は禁忌である．

文献

1) 「国際頭痛分類第3版beta版（ICHD-3β）」（日本頭痛学会，国際頭痛分類委員会／訳），医学書院，2014
2) 「症候からみる神経内科」（鈴木則宏／編），p54，中山書店，2014

第2章 主たる病態のマネジメント　§1 神経・筋

1-06　頸動脈解離・椎骨動脈解離

太田貴裕

Point

- [ ] 頭痛・頸部痛を伴い，脳神経麻痺・脳幹症状などの局所症候を合併した脳梗塞では，原因として脳動脈解離を疑う
- [ ] 日本では頭蓋内の椎骨動脈に多くみられる
- [ ] くも膜下出血で発症した破裂解離性脳動脈瘤では特に発症後24時間以内の再出血が多く，早期の外科的治療が予後を改善する

Introduction

- 動脈の内膜に亀裂が生じ，内膜と中膜（ときに中膜と外膜）の間に血液が流入し偽腔を形成した状態を**動脈解離**という．
- 運動・整体治療・咳嗽・洗髪など頭部回旋による**軽微な外傷**で起こりうる．また線維筋性異形成，囊胞性中膜壊死・変性などの疾患も原因となりうる．
- 頭蓋外動脈解離では解離部に形成される血栓によるartery-to-artery塞栓症を引き起こすことがあり，急性期からの抗凝固療法（ヘパリン，続いてワルファリン）が推奨されている．

鑑別診断

　頭蓋外の動脈解離に伴う脳卒中は解離が頭蓋内に進展する場合を除き，ほぼすべてが脳虚血であるが，頭蓋内解離では脳虚血に加え，くも膜下出血の発症例も少なくない．

◇**症状**
- 頭蓋外内頸動脈解離 ➡ 大脳半球のTIA，脳梗塞，一過性黒内障など．
- 椎骨動脈解離 ➡ 脳幹梗塞（特に延髄梗塞：ワレンベルグ症候群），後頭葉の脳梗塞，くも膜下出血など．
- 脳動脈解離における脳虚血の発生機序としては，塞栓性機序あるいは狭窄病変に伴う血行

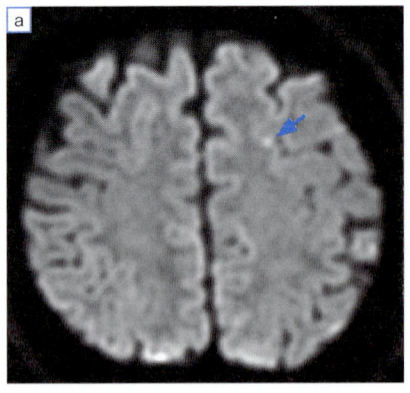

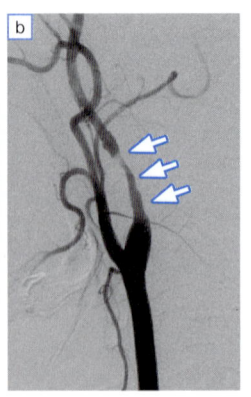

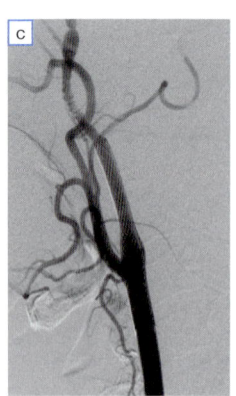

〔図1〕左頸部内頸動脈解離による脳梗塞
a：頭部MRIにて，左前頭葉深部白質に急性期梗塞（➡）がみられる．
b：左総頸動脈撮影にて分岐直後の内頸動脈に狭窄（⇨）がみられ動脈解離と診断した．
c：動脈解離部にステント留置後，狭窄は解除されている．

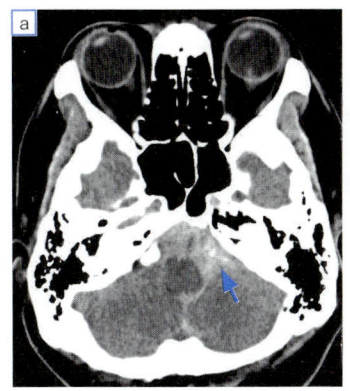

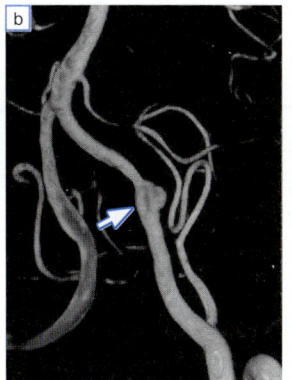

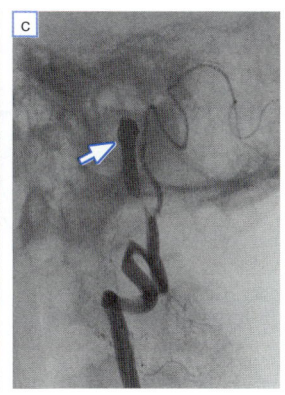

〔図2〕**左椎骨動脈解離によるくも膜下出血**
a：頭部CTにて延髄左外側（→）に強いくも膜下出血を認める．
b：左椎骨動脈撮影の3D画像にて解離部の拡張・狭窄（⇨）を認める．
c：解離部を含めて母血管を血管内治療によりコイル（⇨）を用いて塞栓した．

力学性機序があるが，塞栓性機序がより重要と考えられる．

ERでのマネジメント

- CT，MRIで脳梗塞と診断された場合には**主幹動脈の精査**（MRA，CTA，頸動脈エコーなど）が必要である（図1）．
- **くも膜下出血**（図2）であれば鎮静，血圧低下させすみやかに脳外科にコンサルトする．
- 頭痛や頸部痛のみで発症する動脈解離もあるため，**突然発症，痛みの部位がはっきりしているような場合**には疑うべきである．

Disposition

- 発症後2週間以内は形状変化をきたし出血を起こす可能性があるので原則入院となる．

ER後の診療

- 破裂解離性動脈瘤に対しては**急性期に再出血予防（開頭手術あるいは血管内手術）**が行われる．

注意点・ピットフォール

- 大動脈解離の進展による脳動脈解離に，血栓溶解療法を行ってはならない．

文献

1) 「脳卒中治療ガイドライン2015」（日本脳卒中学会脳卒中ガイドライン委員会／編），協和企画，2015

1-07 中枢神経感染症

田頭保彰

Point

- □ 疑ったらすぐに治療を開始する
- □ 頭部CTへのアクセスがよい場合，撮影してからの髄液検査が望ましい
- □ 経験的治療のレジメンは暗記しておこう

Introduction

- 中枢神経感染症は，髄膜炎，脳炎，髄膜脳炎と境界が判然としないことが多い．ERでは，症状の幅があることを認識しておくことが重要である．
- 中枢神経感染症のなかでも細菌性髄膜炎はすみやかな治療開始が死亡率，神経学的予後に影響する．頭部CTがガイドライン[1]で推奨されており，頭部CTへのアクセスがよい病院が日本には多いため，迅速に行えるのであれば施行する．

鑑別診断

1) 対応の手順

1. 発熱，頭痛，嘔吐，羞明があり髄膜炎が疑われる〔意識障害（錯乱，昏睡など）＋発熱〕．
2. 身体所見で髄膜刺激徴候を確認する〔低血糖がないことを確認する〕．
3. 眼底の診察，頭部CTを施行し占拠性病変や脳圧亢進の所見がないか確認する．
4. 血液検査，血液培養2セットを採取し，ラインを確保する．
5. 脳ヘルニア所見がなければ髄液検査を行う．
6. 初期抗菌薬を開始する（髄液検査前でもよい）．

2) 症状と身体所見

- 古典的には**発熱・項部硬直・意識障害**（GCS≦14点）が三徴であるが，すべて揃うのは細菌性髄膜炎の46％程度である．このうち少なくとも2つは95％の症例で認められる．高齢者では意識障害患者の12％が髄膜炎であったという報告がある．しかし，肺炎や尿路感染症でも意識障害は認めるうえに認知症患者ではさらに評価が難しく高齢者では，髄液検査の閾値は低くてもよいと筆者は考える．
- 身体所見では，項部硬直，Kernig徴候，Jolt accentuationの有無を確認するが，1つの所見で除外はできないということが重要である．
- また，**外傷歴，性交渉歴，sick contact（子どもなど），耳漏や鼻漏の有無**は確認したい．

3) 検査所見

- 血液検査では何も判断はできない．
- 頭部CTは，免疫不全者，乳頭浮腫，痙攣，意識障害，中枢神経疾患の既往，神経学的異常所見がある場合は推奨されている．脳膿瘍，硬膜下膿瘍，側頭葉の壊死所見（ヘルペス脳炎）などの脳占拠性病変と脳圧亢進の所見があるかどうかを確認する．
- 髄液検査では，初圧，細胞数，糖，蛋白および培養検査を行い，必要に応じてPCRを提出する．
- 細胞数は上昇していることが多い．しかし，正常か軽度の上昇のときは予後不良といわれている．**必ず，血糖も測定する**．髄液糖/血糖比＜0.4は感度80％，特異度98％と診断に有用である．グラム染色で菌が見えれば診断につながるが，見えないことで否定はできない．

4) 鑑別のポイント

- **ウイルス性髄膜炎**：Entero virusesは夏から秋に多い．Herpes simplex virus-2はsexual activityの高い女性でくり返す髄膜炎として重要である．頻度は低いがVaricella zoster virusもワクチン後進国の日本では忘れてはいけない．いずれもリンパ球優位であり糖は通常正常である．

[表1] 中枢神経感染症の起炎菌と抗菌薬

	起炎菌	抗菌薬
免疫正常な50歳以下	S. pneumonia N. meningitidis	セフトリアキソン または セフォタキシム＋バンコマイシン
50歳以上	S. pneumonia N. meningitidis Listeria monocytogenes Gram-negative bacilli	セフトリアキソン または セフォタキシム＋バンコマイシン＋アンピシリン
最近の脳外科手術施行例	上記以外に Staphylococcus aureus Coagulase-negative staphylococci Gram-negative bacilli（Pseudomonasを含む）	セフェピム＋バンコマイシン または カルバペネム＋バンコマイシン

- **結核性髄膜炎**：非常に診断は難しい．結核曝露歴などがあり，他が除外されたときに常に考慮する．追加の検査として髄液のADA，PCRなども考慮する．
- **真菌性髄膜炎**：*Cryptococcus*が重要である．必ずHIVは想起されるべきであり，墨汁染色と培養で診断する．細胞数は正常，蛋白が上昇していることがある．
- 脳炎・脳症は，次項（本章§1-08）を参照してほしい．

ERでのマネジメント

- 疑った場合は，すみやかに血液培養2セット採取し，初期治療（セフトリアキソン，バンコマイシン，アシクロビル±アンピシリン）で治療を開始する．アンピシリンは50歳以上の高齢者や免疫不全者で考慮する．
- 髄液検査が可能であれば，髄液を採取する．とにかく時間との勝負である！
- 起炎菌と治療薬を表1に示す．
- 痙攣を起こすこともあり集中治療管理が望ましい．

注意点・ピットフォール

- 髄膜炎の患者では常にヘルペス脳炎は鑑別にあがる．結果がわかるまでアシクロビルの投与も考慮する．
- 髄液検査は安全な検査であるが，患者としては抵抗も強い．しかし，どこかに髄膜炎を想定される状況があれば検査の閾値は低い方がよい．
- 起炎菌（髄膜炎菌）によっては治療開始から24時間は，飛沫感染対策が望ましいことがある．

文献

1) 細菌性髄膜炎の診療ガイドライン，日本神経学会（http://www.neurology-jp.org/guidelinem/zuimaku.html）
2) Tamune H, et al：Am J Emerg Med, 31：1601-1604, 2013
3) van de Beek D, et al：N Engl J Med, 354：44-53, 2006
4) Honda H, et al：Infect Dis Clin N Am, 23：609-623, 2009
5) Tunkel AR：Curr Infect Dis Rep, 11：257-258, 2009

第2章　主たる病態のマネジメント　■ §1 神経・筋

1-08　脳炎・脳症

林　健太郎

Point

- □ ウイルス性脳炎と考えるならばヘルペス脳炎の治療に準じて行う
- □ 初回の腰椎穿刺では保存検体を確保する

Introduction

- ERで重要な脳炎，脳症として，①ウイルスが神経系に侵入して引き起こされるウイルス性脳炎，②ビタミン不足・高血圧などにより起こされる，代謝性の機序から発症する脳症，③自己免疫学的な機序で起こる脳炎，がある．いずれも重篤な後遺症を残しうるため，早期診断と早期治療が必要である．

鑑別診断・治療（図1）

- 鑑別は多数あるが，ERで重要な脳炎・脳症をあげる．

1）ウイルス性脳炎

- 感冒様の症状に引き続いて起こる場合と，先行感染のような形でウイルス感染がある場合がある．治療はヘルペス脳炎に準じて行う．

a. 単純ヘルペス脳炎

- 辺縁系脳炎の代表疾患．本邦の急性ウイルス脳炎のなかでは最も頻度が高い．
- 症状：頭痛，発熱，倦怠感，髄膜刺激症状，急性意識障害（亜急性の人格変化や，見当識障害）．
- MRI：側頭葉，島回，帯状回などに浮腫や，ときに造影効果を伴う病巣を認める．
- 髄液：単核球優位の細胞増加，蛋白上昇がみられ，糖は正常のことが多い．HSVのDNAゲノム検出が可能である（発症から1週間以内であれば陽性率70～80％）．HSV抗体価は，血清／髄液比が，20以下のとき本症を疑う．
- 治療：例アシクロビル（ゾビラックス®）10 mg/kg，1日3回1時間以上かけて点滴静注，14日間（重症例は20 mg/kgまで増量のこともある）．

痙攣のコントロールを行い，副腎皮質ステロイドの投与を考慮する

b. インフルエンザ脳症

- 主に6歳以下の小児が発症するが，成人例もみられる．複数の症候群（亜型）の集合である．発熱から神経症状が出るまでの期間が数時間～1日ときわめて短い．
- 症状：インフルエンザの有熱期に意識障害，痙攣発作などで発症する ⇒ 両親がわからない，いない人がいるという．自分の手を噛む．

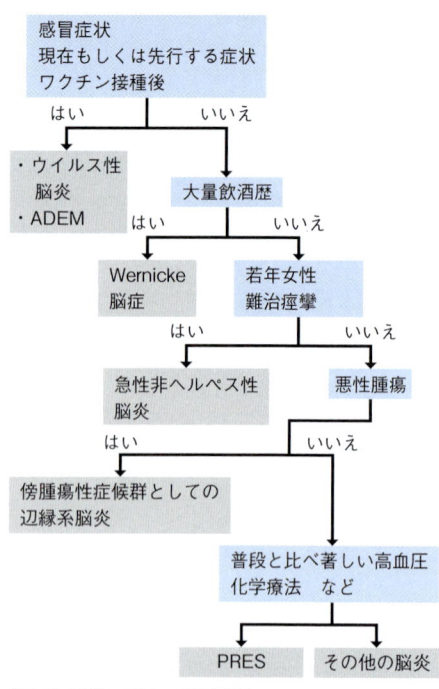

〔図1〕脳炎・脳症の鑑別診断フローチャート

アニメのキャラクター，象，ライオンなどが見える，など．
※インフルエンザ罹患時には痙攣を合併しやすく，しばしば異常言動も認められるが，脳症との鑑別は必ずしも容易ではない．一過性のものや，短時間で消失するものに関しては，帰宅させても厳重な経過観察が必要である．おおむね1時間以上の症状遷延があるときには，2次または3次医療機関での入院が必要である．
- **検査**：脳浮腫を反映したMRI所見，髄液細胞数は正常のことが多い．
- **治療**：
  例 オセルタミビル（タミフル®）1回2 mg/kg（最大75 mg）1日2回，5日間投与
  例 ペラミビル（ラピアクタ®）300 mg（～600 mg）15分以上かけて1回の投与に加えて
  メチルプレドニゾロン（メドロール®）30 mg/kg/日（最大量1 g/日）：ステロイドパルス療法
  例 人免疫グロブリン（ガンマグロブリン）1 g/kgを10～15時間かけて点滴静注

2) 代謝性脳症
a. Wernicke脳症
- 治療可能な疾患であり見落としてはならない．アルコール中毒のほか，栄養障害，悪性腫瘍，長期透析，妊娠悪阻を背景に発症することもある．
- ①意識障害，②運動失調，③眼球運動障害を3徴とする急性，あるいは亜急性に進行する脳症である（ただし3徴がそろうのは少ない）．歩行障害，ふらつき，といった主訴で来院することもあり注意が必要である．
- MRI：中脳水道周囲，第三脳室周囲がT2WI，FLAIRで高信号となる（両側対称なのでわかりにくいこともある）．
- 検査：血清ビタミンB_1低値（測定のチャンスはER受診時のみと思ったほうがよい）．
- 治療：ビタミンB_1の経静脈的多量投与（100～1,000 mg/日）

b. 可逆性後白質脳症症候群（PRES：posterior reversible encephalopathy syndrome）
- 急激な血圧上昇により血管性浮腫が生じて，頭痛，痙攣，視力障害などを呈する．
- 免疫抑制薬，腎血管性高血圧，化学療法，自己免疫疾患などを背景に発症する脳症．
- 治療：降圧などにより後遺症なく回復することが多い．

3) 自己免疫性脳炎
a. 非ヘルペス性辺縁系脳炎
① 傍腫瘍症候群
- 肺小細胞がん，精巣がんなどの悪性腫瘍に伴い，急性・亜急性に精神症状，痙攣，意識障害などをきたす．精神症状は腫瘍そのものによる症状よりも先に出現することが多く，平均3.5カ月で腫瘍の存在が明らかになる．

② 抗NMDA受容体脳炎
- 統合失調様の精神症状で発症し，意識障害，痙攣，不随意運動を主症状とする．重篤な症例が多く，多くは痙攣が遷延し，中枢性低換気からしばしば人工呼吸器を要するが，最終的な予後は比較的良好である（発症後1年を過ぎても回復傾向を示すことがある）．
- 2/3の症例に卵巣奇形種を合併し，そうした症例は腫瘍の早期発見と切除が必要である．
- 若年女性の卵巣奇形種だけでなく，性差を問わずあらゆる年齢層に発症しうる．
- 診断：特異的な画像変化，脳波変化はない．血清，髄液中の抗NMDA受容体抗体陽性をもって診断する．
- 治療：ステロイドパルス療法，ガンマグロブリン療法，血漿交換[1]
  ※ステロイド，グロブリン，腫瘍検索を行うと同時に十分な鎮静下での全身管理を行い，症状の極期（約1，2カ月）を乗り切ることが重要．

b. 急性散在性脳脊髄炎（ADEM：acute disseminated encephalomyelitis）
- 中枢神経系の炎症性脱髄性疾患であり，ウイルス感染後やワクチン接種後数日から数週間で自己免疫応答が誘導されて生じるとされている．全年齢で生じるが小児に多い．
- 発熱，嘔気，全身倦怠感などの全身症状のあとに，髄膜刺激徴候，さまざまな程度の意識障害，痙攣，小脳失調，などが出現し，髄部レベルのはっきりした感覚障害や，膀胱直腸

障害などの脊髄症が数時間〜数日のうちに進行する．
- **診断**：[**採血**] 非特異的炎症所見．
  [**髄液**] 細胞数，蛋白の上昇がみられるが，正常のこともある．
  [**MRI**] 白質を中心に境界不鮮明なT2強調画像，FLAIR強調画像高信号域が左右非対称，大小さまざまに散在し，病変は造影される．
- **治療**：全身管理とステロイドパルス療法，反応が悪い場合には免疫グロブリン400 mg/kg/日の大量療法を考慮する．

Disposition

- 脳炎を否定できない場合には入院を．症状が改善しない場合にはすみやかに専門施設への転送が必要である．

注意点・ピットフォール

- 飲酒歴を聞き逃して，ビタミンB_1を投与せずに糖質を投与するとWernicke脳症を引き起こすため注意が必要である．
- ステロイド開始後の抗体測定は信頼性が落ちるため初回腰椎穿刺の検体が重要である．必ず保存検体を確保しておく．

文献

1) Dalmau J, et al：Lancet Neurol, 10：63-74, 2011
2) 単純ヘルペス脳炎診療ガイドライン（日本神経感染症学会），http://www.neuroinfection.jp/guideline001.html
3) 「インフルエンザ脳症ガイドライン（改訂版）」（厚生労働省インフルエンザ脳症研究班／著），厚生労働省，2009
4) Schwarz S, et al：Neurology, 56：1313-1318, 2001

第2章 主たる病態のマネジメント　§1 神経・筋

1-09　静脈洞血栓症

太田貴裕

Point

- [ ] 動脈灌流領域と一致しない部位にできた出血性梗塞や，頭痛，痙攣など，脳梗塞では一般的でない症状を診たときに疑う
- [ ] 原因を鑑別し早期に治療介入しないと予後が悪い

Introduction

- 多くの場合，静脈洞血栓症は若年者に発症し，発症率は人口10万人対5人／年と推定され，全脳卒中の0.5～1.0％を占める．
- 原因として**遺伝性因子（血栓性素因）**または**後天性の凝固亢進状態**が存在する．後天性因子には手術，外傷，妊娠，産褥，抗リン脂質抗体症候群，悪性腫瘍，ホルモン療法などがあり経口避妊薬との関連も高い．
- 閉塞部位としては**上矢状洞（70％），左横静脈洞（70％）**が多い．複数静脈洞の関与（71％），また脳表の皮質静脈や深部静脈系の閉塞も認められる．
- 死亡率は約30％（5～70％）と報告されている．
- 予後不良因子：昏睡，幼児あるいは高齢者，急速な神経症状の悪化，巣症状合併．

鑑別診断

- **頭蓋内出血**を30～40％に合併する．原因の明らかでない皮質下出血や動脈支配領域に一致しない脳梗塞の場合には原因として静脈洞血栓症を疑う．
- 症状：静脈還流障害による**頭蓋内圧亢進症状**（**頭痛**は90％の症例にみられ，吐き気／嘔吐，けいれん発作，乳頭浮腫，視力障害，意識障害など），また静脈性梗塞や出血による**局所症状**（片麻痺，失語，半側空間無視，同名半盲など）などがみられる．
- 脳梗塞と異なり進行性の増悪症候の動揺性，頭蓋内圧亢進症状を伴うことなどが特徴である．
- D-ダイマーが高値となることが多い．
- 診断：**脳血管撮影がゴールドスタンダード**であるが，頭部単純CTやMRIから静脈血栓症を疑うことは可能である．
- 単純CTでの診断は困難であり，造影CTやMRIで診断されることが多い．

ERでのマネジメント

- 脳静脈血栓症を疑ったら画像診断の段階から脳神経外科・神経内科にコンサルトする．

ER後の診療

- 治療としては感染例であれば可及的早期の抗菌薬投与，またヘパリン投与，抗痙攣薬投与などが行われる．
- 標準的治療が奏効しない場合には血管内治療も行われる．

注意点・ピットフォール

- 鑑別診断として静脈洞血栓症をあげておかないと診断は難しい．
- 若年性脳卒中の場合に血栓症のリスクの確認が必要である．

文献

1) Saposnik G, et al : Stroke, 42 : 1158-1192, 2011
2) 「脳卒中治療ガイドライン2015」（日本脳卒中学会 脳卒中ガイドライン委員会／編），協和企画，2015

1-10 てんかん

林 健太郎

Point

- □ 痙攣を起こすさまざまな疾患の鑑別のひとつとして"てんかん"がある
- □ 初回発作で抗てんかん薬の継続内服をすることは原則ない
- □ 脳波よりも病歴・現場の状況をできる限り詳しく聴く

Introduction

- てんかんは,大脳の神経細胞が過剰に興奮するために,脳の症状(発作)が反復性(2回以上)に起こるものである.
- 発作は突然に起こり,普通とは異なる身体症状や,意識・運動および感覚の変化が生じる.明らかな痙攣があればてんかんの可能性は高い.
- 一方,痙攣の原因としててんかん以外の鑑別は多数あり,また痙攣をきたさないてんかんも多い.

鑑別診断

- 鑑別のために聞いておくべきこと(てんかんなのか,違うのか?)を以下に示す.

a. てんかん「らしい」情報
- ・舌を噛んでいる
- ・失禁している
- ・発作後の意識混濁の有無,程度,発作持続時間が長い(数10分〜数時間)
- ・前兆に既視感や未視感がある
- ・臥位での発症
- ・外傷がある(特に前頭部の外傷などは神経調節性失神では稀)
- ・発作後の頭痛,筋肉痛

b. 失神「らしい」情報(あまりてんかん「らしくない」情報)
- ・失神の既往(前回発作の様子も聴く)
- ・意識消失前の冷や汗
- ・長時間の立位があった
- ・顔面蒼白(目撃者,もしくは救急隊から聴取)

c. いずれにしても聴いておくべき情報
- ・発作発生時の状況(何をしていた? 誰がいた?)
- ・発作発生時からの経時記録(救急隊現地到着時バイタルサイン,その後の変化,現着時の患者の姿勢)
- ・怠薬がないか
- ・最近のストレス状況
- ・最近の外傷歴
- ・飲酒量

d. てんかんの分類,焦点の特定に必要な情報
- 脳波を評価するとき,抗てんかん薬の選択にも非常に重要である.
  - ・体のどの部分から始まった発作か
  - ・体の他の部分へ波及したか
  - ・眼球の位置は? 首は共同偏視と同じ方向に向いていたか? または逆か
  - ・発作中の動作は?(同じ動作があったり,舌なめずりがあったりしなかったか)

ERでのマネジメント

- まずは痙攣のコントロールを行う.
- 原因検索目的で採血を行う(**抗てんかん薬の血中濃度**,電解質,血糖,**ビタミンB_1**).
- 髄液検査により脳炎を除外.
- Adams-Stokes発作の可能性について追及する(心電図,心エコーなど).

Disposition

- 意識障害を伴わない部分発作であれば入院の必要はない.
- 1日に2回以上の発作があった場合には入院

加療が望ましい．すでに治療が開始されている患者の1回の発作であれば後日の外来予約でよい．

ER後の診療（図1）

①脳波，MRI，初回発作であれば髄液検査（脳炎，脳症の除外）
②ビデオ脳波（発作を録画しつつ同時に脳波をとる検査，心因性非てんかん痙攣発作の除外）
● これらを踏まえててんかんを分類し，それに応じた抗てんかん薬を処方する．このなかでも**特に重要なのが，圧倒的に詳細な病歴聴取であり，ERで情報を得ておかないと後日は情報入手困難となることもある．**

注意点・ピットフォール

● 神経調節性失神をきたした患者が坐位で救急車を待っていると，ときおり2回目の失神を起こす（現場の状況，時間経過を把握することが重要）．
● 神経調節性失神でもごく短時間の痙攣様の動きを呈することがあり，その他の状況証拠が重要になる．
● てんかん患者で脳波異常が検出されるのは50％である．
● 脳波の異常をきたさないてんかん発作があり，一方で正常人のなかでも200人に1人脳波異常がある．
● **脳波で異常があってもてんかんと確定できない．間欠期の脳波に異常がなくてもてんかんを除外はできない．**

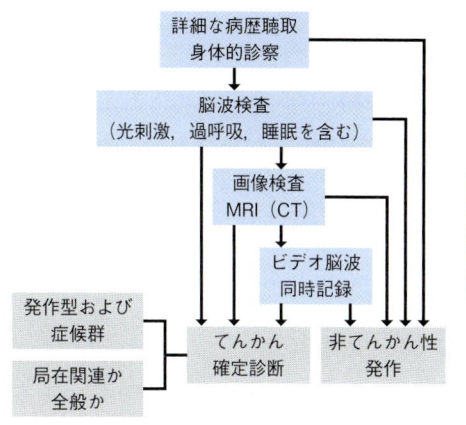

〔図1〕てんかん診断の手順
（文献1より引用）

文献

1)「てんかん治療ガイドライン2010」（日本神経学会/監，「てんかん治療ガイドライン」作成委員会/編），2010

1-11 神経・筋疾患

林 健太郎

Point

- □ 普段の状況との差を詳細に聞きだす
- □ 同居者からも必ず病歴を聞く（飲酒歴，内服歴，認知機能，ADL）
- □ 神経所見は自信がなくてもとり続けることで徐々に自分のなかに基準ができてくる

Introduction

ERを受診する神経筋疾患を疑う場合に最も重要なことは正確な神経所見をとる前に，「**普段とどのように違うのか，どのように変わってきたのか**」ということを問診により明確にすることである．

鑑別診断

1）発症様式による鑑別

受け身でなく積極的に聞き出す必要がある．例えば患者が「突然痛くなった，力が入らなくなった」と言う場合は，下記の突発完成と急性発症の両方の場合があり，「何時何分にいきなり痛みだしましたか？突然痛みはピークになりましたか？」など質問のしかたにも工夫が必要になる．

a. 突発完成
- 何時何分からの発症と言える
  - 血管障害（脳，脊髄）

b. 急性発症
- 発症からピークまでが数分〜数時間
  - 周期性四肢麻痺
  - 低血糖
  - 髄膜炎，脳炎の一部
  - 片頭痛
  - 良性発作性頭位めまい症
- 発症からピークまでが数日
  - Guillain-Barré症候群
  - Fisher症候群
  - 筋炎の一部
  - 血管炎性ニューロパチー

c. 亜急性発症
- 発症からピークまでが数週間
  - 重症筋無力症
  - 筋炎の一部

d. 緩徐進行
- 発症からすでに1カ月以上
  - Parkinson病
  - 多系統萎縮症
  - ALSなどの変性疾患
  - 頸椎症
- 増悪寛解
  - 多発性硬化症
  - CIDP（慢性炎症性脱髄性多発神経炎）などの脱髄疾患

2）症状の部位による鑑別（図1）

感覚障害は境界がどのあたりにあって，正常に比べどの程度低下しているかが大切であり，正常部位のpinprickでの感覚を10として8，9程度のものは再現性を丹念に確認していくべきである．

3）障害部位の推定

- **大脳**：意識障害，顔面を含む片麻痺，高次脳機能障害（失語，失行，失認）．
- **小脳**：失調，構音障害．
- **脳幹**：脳神経麻痺（複視，構音障害，嚥下障害など），片麻痺，交代性片麻痺．
- **脊髄**：レベルのはっきりした感覚障害，障害レベルより遠位の腱反射亢進，膀胱直腸障害．
- **末梢神経**：腱反射の減弱・消失，障害神経のデルマトームに沿った感覚障害もしくは手袋・靴下型の感覚障害．
- **神経筋接合部**：日内変動のある筋力低下．

A) 大脳（テント上）の病巣

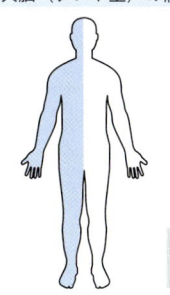

病巣と反対側に障害が起こる．

B) 脳幹の病巣

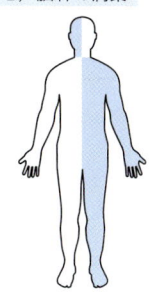

病巣と同側の顔面と反対側の上下肢に障害が起こる．しかし脳幹部の病巣では，大脳と同様になっている．

C) 脊髄の病巣

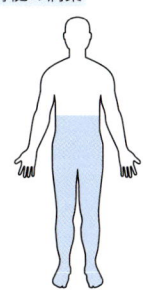

病巣より下に運動・知覚障害が起こる．しかし脊髄半側のみを侵す病巣に際してはそれ以下の同側で運動障害が起こる（Brown-Sequard症候群）．

D) 末梢神経の病巣

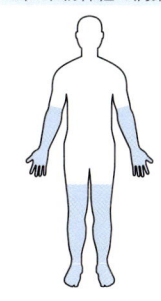

上下肢の遠位部が主として侵される．しかし一部の末梢神経に限局する病巣に際しては，その分布領域のみに運動・知覚障害が起こる．

〔図1〕症状の部位による鑑別

4）ERで遭遇しうる代表的な神経難病

- 原疾患以外の要因による全身状態悪化を見落とさない．何が変化したのかを明確に把握する．

a. Parkinson症候群

- 動きがわるくなったということで受診することがある．現在の内服量，生活環境の変化，発熱その他の全身症状，などについて聴取．
- 病初期に生じた悪性症候群はわかりやすいが，進行期だとわかりにくいこともある．
- 多系統萎縮症，パーキンソン病は起立性低血圧で受診することがある．失神で受診した未診断の症例について固縮，振戦などが指摘できればすばらしい．
- 多系統萎縮症では声帯外転麻痺が起こることがあり，突然死の原因となりうる．

b. 筋萎縮性側索硬化症

- 呼吸器発症型という非典型例が存在する．筋力低下，筋萎縮がなくても，原因不明の2型呼吸不全がみられる際には念頭に置く必要がある．
- 呼吸器を装着した患者の予後は10年以上になることもある．決して「装着したら終末期」ではない．

c. 重症筋無力症

- 急激な呼吸困難，球麻痺の進行があった場合にはクリーゼを考える．
- クリーゼは感染，疲労，麻酔などが原因となるmyasthenic crisisと抗コリンエステラーゼ阻害薬過剰投与によるcholinergic crisisがあるが両者の鑑別は難しい．最近はコリンエステラーゼ阻害薬を大量に使用している例が少ないため，cholinergic crisisの頻度は低い．

d. 筋ジストロフィー症

- 筋強直性ジストロフィーは軽症例の場合，未診断の症例が不整脈やイレウスなどでERを受診することがある．家族歴，特異的な顔貌，遠位筋優位の筋力低下（筋原性疾患だが遠位

から障害を受ける），grip myotonia,（手を強く握らせて勢いよく開く指示を出すと，迅速に開けない）などから疑うことが大切．

ERでのマネジメント

重要なことは**全身疾患の除外と脳卒中，髄膜炎，脳炎，脊髄の救急疾患（梗塞，血腫など）の除外**である．またヒステリーの診断も重要だがときに非常に困難である（除外診断としてではなく，積極的にヒステリーと診断していくべきである）．ヒステリーとの見分け方を以下に示す．

- **実際の動作とMMTとの解離**：
  - つま先立ちができるのに臥位でMMTをとるとほとんど力が入らない．
  - 腸腰筋の筋力がMMT1～2レベルなのにゆっくり立ち上がる　など
- **症状と神経所見の解離**：症状の高度なGuillain-Barré症候群例で，腱反射が保たれていることは考えにくい．
- **arm drop test**：意識レベルがJCS Ⅲ-300なのに上肢の空中保持が可能であったりする．
- **Sonooの外転試験**[1]
- **Hooverテスト**[1]

Disposition

- 慢性の進行，亜急性発症，増悪寛解のある疾患の急性増悪は早めの神経内科受診でよい．
- 発症は数週前でも数日以内に進行している症例に関してはその日のうちに相談が必要．

入院後の検査・治療

1）検査・診断

- 病歴，身体所見からほぼ診断を絞り込んだのち以下の検査を行う．
  - 末梢神経伝導検査
  - 腰椎穿刺
  - 画像検査（神経所見から局所診断を行い，狙いをつけて撮影する）
  - 採血特殊項目（膠原病各種抗体，乳酸，ピルビン酸，甲状腺ホルモン，微量元素など）
  - 筋生検，神経生検
- 神経筋疾患は必ずしも典型的といえる症例ばかりでなく，類似の症例報告がないか，論文検索が必須となる．世の中には報告されているけれども自分が知らない疾患がごまんとある，ということを念頭におく．

2）治療

- **ガンマグロブリン療法**
  - CIDP
  - Guillain-Barré症候群
- **ステロイドパルス療法**
  - 多発性硬化症再発
  - 脊髄炎
  - 一部の脳炎
- **栄養補充・電解質補正**
  - Wernicke脳症
  - 低K性ミオパチー
  - ペラグラ
- 変性疾患に対する長期的な介入，病状説明．

注意点・ピットフォール

- 日常動作のレベルの確認が重要である．和式トイレは可能？　家事は？　歯磨きは？　洗髪動作は？　階段は？　排便，排尿は？　困難があるとすればいつからどのように？　など．
- ふらつきや脱力が主訴だと，意識レベルの評価，バイタルサインの評価を忘れやすい．
- 感覚は主観的なものなので再現性をしっかりと確認する．
- MMT，腱反射の評価が最も苦手意識の強いところと思われるが，正常人も含めてくり返し施行していると思ったより早く身につくものである．

文献

1) Sonoo M：Brain Nerve, 66：863-871, 2014

第2章 主たる病態のマネジメント ■§2 循環器

2-01 急性冠症候群

永田健一郎

Point

□ 心筋障害の程度は，発症してから治療までの時間に依存する．Door to Baloon time＜90分．疑ったら即専門医をコールする．酸素の結果を待たない

Introduction

- 急性冠症候群（ACS）は冠動脈（図1）に形成された不安定プラークの破綻により，冠動脈内腔に血栓が形成されることで冠動脈に閉塞機転が生じ発症する．血管が閉塞したままで経過すると心筋壊死を生じ，さまざまな合併症を呈する．リスクファクターを有する患者（表1）では特に注意を要する．

鑑別診断（図2, 表2, 3）

- 糖尿病患者などでは嘔気や気分不快など非典型的症状が多く，また高齢者では病歴聴取が困難で対応が遅れることもある．**必ずしも胸痛などの訴えがない場合でもリスクファクターが多い場合は疑ってかかることが重要である．**

1）問診・身体所見・ABCの確認と安定化

- 胸痛をきたす疾患としては大動脈解離や肺塞栓症など治療法が全く異なる疾患も鑑別疾患にあがるため，背部痛や呼吸困難症状などが付随していないかどうかの確認も重要である．
- 再灌流療法を行うに際して，治療法やステント選択に寄与する重要な情報として出血リスクがあるかどうか，悪性疾患など近い将来手

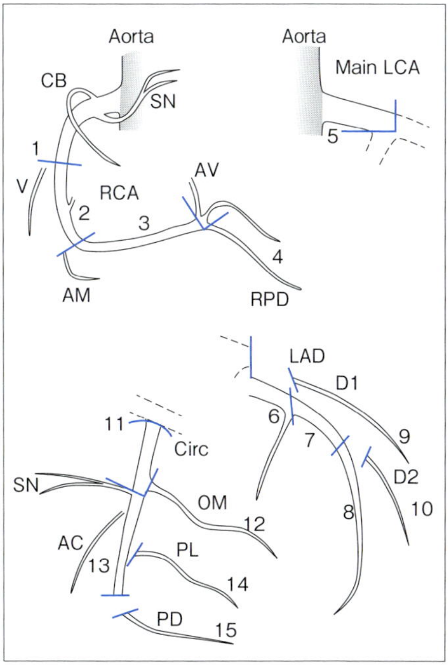

〔表1〕coronary risk factor

① 糖尿病	⑤ 高血圧
② 喫煙歴	⑥ 高脂血症
③ 男性45歳，女性50歳以上	⑦ 第1親族に家族歴
④ 冠疾患の既往	⑧ その他（男性・肥満・高尿酸血症）

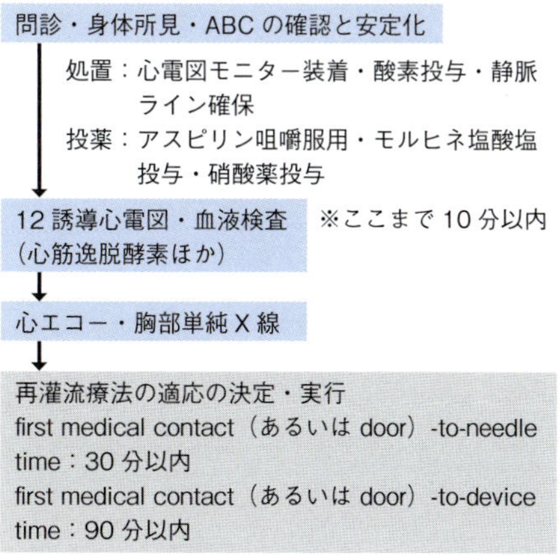

問診・身体所見・ABCの確認と安定化
　処置：心電図モニター装着・酸素投与・静脈ライン確保
　投薬：アスピリン咀嚼服用・モルヒネ塩酸塩投与・硝酸薬投与
↓
12誘導心電図・血液検査　※ここまで10分以内
（心筋逸脱酵素ほか）
↓
心エコー・胸部単純X線
↓
再灌流療法の適応の決定・実行
first medical contact（あるいは door）-to-needle time：30分以内
first medical contact（あるいは door）-to-device time：90分以内

〔図1〕冠動脈の走行

〔図2〕ACSの鑑別フローチャート

術を要するような疾患を合併していないかの確認が重要である．身体所見，バイタルサインの確認では**心不全の合併**（酸素化障害，湿性ラ音，下腿浮腫，頸静脈怒張）や**心筋梗塞に伴う機械的合併症による心雑音，四肢末梢の動脈触知と聴診**（心臓カテーテル検査・治療を行う場合のアプローチ部位の確認）を中心に素早く診察する．

2) 検査所見
a. 12誘導心電図（表3）
- 疑えば，心電図はくり返し記録する．来院直後の最初の心電図だけでは，見逃すリスクが高い．
- できる限り以前の心電図と比べる．
- ST上昇型心筋梗塞（STEMI）：超急性期T→ST上昇→R波減高→異常Q波→冠性T
- 特に下壁梗塞で血圧低下を伴う場合には，右室梗塞合併も疑い，右側胸部誘導もとっておく．
- 後壁梗塞などでみられるV_1〜V_4でみられるR波の増高や，新規発症の右脚ブロックや左脚ブロックは見落としがちである．いずれも**平常時の心電図と比較するのが重要**（自院での履歴がなければかかりつけ医や前医から取り寄せることも厭わない）．わずかな変化でも典型的な症状を伴っていれば，疑ってかかる．もともとペーシング波形や左脚ブロックなどのときは心電図診断が難しいこともある．

b. 血液検査（表4）
- 心筋逸脱酵素は診断に有用だが，発症からの時間経過によって解釈が異なるうえに，その診断精度の問題点から，血液検査のみでの診

〔表2〕ACSの分類

ST上昇型心筋梗塞（STEMI）	①1mm以上のST上昇（2つ以上の隣合う胸部誘導あるいは四肢誘導）or ②新規左脚ブロックの発生
非ST上昇型心筋梗塞（NSTEMI）	胸痛や胸部不快感があって，0.5mm以上のST低下，または新規のT波の陰性化を伴う
不安定狭心症（UAP）	①狭心痛が20分以上持続，②狭心痛の頻度が増加，③新規発症の狭心痛で身体活動に制限がある．④安静時狭心痛 ※必ず当日循環器科に依頼する

〔表3〕梗塞部位と代表的責任動脈

梗塞部位	責任動脈	心電図
前壁中隔	左前下行枝	V_1-V_4
広汎前壁	左前下行枝起始部で対角枝含む	I, aVL, V_1-V_6
側壁	左前下行枝ないし回旋枝	I, aVL, V_5-V_6
下壁	右冠動脈（ないし左回旋枝）	II, III, aVf
後壁	左回旋枝（ないし右冠動脈）	V_1-V_2でR増高とST低下

〔表4〕血液検査の項目と有用性

検査項目	<2時間	2〜4時間	4〜6時間	6〜12時間	12〜24時間	24〜72時間	>2時間
ミオグロビン	○	○	○	○	○	△	×
心臓型脂肪酸結合タンパク（H-FABP）	○	○	○	○	○	△	×
心筋トロポニンI，T	×	△	◎	◎	◎	◎	◎
高感度心筋トロポニンI，T	◎	◎	◎	◎	◎	◎	◎
CK-MB	×	△	◎	○	◎	△	×
CK	×	△	○	○	○	△	×

◎：感度，特異度ともに高く診断に有用である．　○：感度は高いが，特異度に限界がある．　△：感度，特異度ともに限界がある．
×：診断に有用でない．

断は難しい．
- トロポニンについては比較的特異度が高いが心不全や心房細動，腎不全など偽陽性を呈する場合がある（ミオグロビン，H-FABPはさらに偽陽性率が高い）．心臓カテーテル検査を行う場合は造影剤使用量の点から腎機能も確認項目として重要である．心不全合併時はBNP値も参考所見となる．

c. 心エコー

- asynergyと機械的合併症の有無，大動脈解離（Stanford A）の有無を（心囊液，大動脈弁逆流症，フラップの有無も）中心に観察する．
- asynergyについては細かく見る必要はなく，心電図所見と照らし合わせて，どの領域の梗塞かがおおまかにわかればよい．新規に出現したasynergyがはっきりとわかるようであれば早くに診断をつけることもできる（血液検査結果を待つ前にACSである可能性が高まり，処置への準備へ移ることができる）．
- また聴診所見と照らし合わせながら，乳頭筋断裂による急性僧帽弁逆流がないか，心室中隔穿孔がないか，心室破裂の所見がないかを確認する．
- StanfordA型解離の場合，偽腔による冠動脈閉塞により心筋梗塞を合併することもあるため（3～9%），Valsalva洞内のフラップ形成や大動脈弁逆流症の有無を確認する．大動脈弁逆流症の確認は大動脈バルーンパンピングを使用できるか否かの重要な情報となる場合もある．

3）鑑別のポイント

他の胸痛疾患との鑑別点を以下に示す．

a. 肺塞栓症

- 突然発作する呼吸困難，喘鳴やラ音を伴わないSpO_2の低下，心電図での右心負荷所見（SⅠ，QⅢ，TⅢ，V_1～V_4での陰性T波）が鑑別のポイントである．肺塞栓でも心筋梗塞でもD-ダイマーの上昇やトロポニンの上昇があるため，血液検査での鑑別は難しいこともある．迷うケースでは造影CTを依頼する．

b. 急性大動脈解離

- 移動する背部痛があるかどうか，胸部X線で

の上縦隔の拡大，血液検査でD-ダイマーの上昇と比較的強い炎症所見（WBCやCRP）がみられる点などが鑑別点である．エコーで腹部大動脈や胸部大動脈にフラップが確認できれば，なお診断に有用である．迷うケースでは造影CTを依頼する．

c. 急性心膜炎・心筋炎

- 先行する感冒症状，心電図ではaV_Rを除く全誘導でのST上昇（必ずしも全誘導で上昇していない場合もある）・aV_R誘導でのPR部分の上昇（比較的特異度の高い所見）が診断のヒントになる．心筋梗塞でみられるようなreciprocal changeはあまりみられない．心エコーで心囊液貯留がないかも確認する．

d. たこつぼ心筋症

- ストレスを受けた閉経後女性に好発する．胸痛で来院し，心基部が過収縮となり，心尖部を中心にバルーン状に無収縮となることから，典型的には収縮期にたこつぼ様の左室形態をとるが，心エコーでは広範な前壁梗塞と鑑別が難しいこともある．aV_R誘導のST低下が認められ，V_1誘導でST上昇を認めない場合，急性前壁心筋梗塞と90％以上の確率で鑑別できると報告がある[1]が，実際には冠動脈造影と左室造影を行って確認することが多い．

ERでのマネジメント

a. 酸素投与

- 経鼻カニューレまたはフェイスマスクにより100％酸素を酸素需要に応じて2～5 L/分で開始する．酸素投与により虚血心筋障害が軽減されるとの報告がある．

b. 硝酸薬投与

- 硝酸イソソルビド（ニトロール®）原液を2～3 mLずつ血圧と症状をみながら投与．胸部症状改善，血圧コントロール，肺うっ血の改善目的に投与する．血圧が上昇していると心内圧の上昇から心破裂のリスクが高まる（破裂リスクが高いのは高齢女性，初回，1枝病変）．後負荷の解除により肺うっ血の改善・心筋酸素需要の軽減が得られる．重症大動脈弁狭窄症合併時には慎重に投与する．

c. 鎮痛薬
- 疼痛により血圧上昇・後負荷増大をきたし，心筋酸素需要が亢進するため，すみやかに鎮痛，鎮静を行う．モルヒネ塩酸塩10 mg/1 mL 2～4 mg（total 10 mLに希釈して2～4 mL）の静注，すぐに使用できない場合はブプレノルフィン（レペタン®）0.2 mg/2 mL 0.1～0.2 mg（生理食塩水 50 mLで希釈して点滴）を使用する．鎮静にはジアゼパム（セルシン®）5 mg/1 mL 2.5～5 mg（生理食塩水 50 mLで希釈して点滴）を使用することもある．嘔気や呼吸抑制に注意を要する．

d. ヘパリン投与
- 再灌流療法にアスピリンと併用することで，冠動脈血流の改善に寄与する．筆者の施設では初療時3,000単位程度（70～100単位/kg相当）静注後，PCI時に2,000単位追加静注し，ACT 250秒以上を維持するよう追加投与を行っている．

e. 抗血栓薬の投与
- 低用量アスピリン＋クロピドグレル（プラビックス®）＋PPI：ステント血栓症の予防．2剤併用はベアメタルステント（BMS）で6カ月，薬物溶出性ステント（DES）で1年継続が必要（より短期にできるよう大規模臨床研究が行われている）．

Disposition

- 原則入院．病歴や心電図でそれらしき所見が得られた場合は即循環器内科にコンサルテーションする．カテーテルの準備のこともあるため，再灌流までの時間をできるだけ短縮できるように早急に連絡する．採血結果を待つような状況ではタイミングとして遅い．

ER 後の診療

1) 再灌流療法
a. 経皮的冠動脈インターベンション（PCI）
- 冠動脈造影により病変部が明らかになれば，まずは血栓吸引を行い，再灌流を試みる．プラーク性状などを血管内超音波（IVUS）で評価したうえで，治療方法を検討する．
- ステント留置を行うことで再血行再建率を改善することができる．以前はBMSが選択されていたが，近年ではDESの使用により再血行再建率の改善が期待できると報告[2]されている．ステントの選択について血管の性状や患者背景に応じて使い分ける．

b. 血栓溶解療法
- 発症早期，心臓カテーテルをすぐに行えない施設で，施行可能な施設への搬送に時間を要する場合には血栓溶解療法を検討する．絶対・相対的禁忌を把握したうえでtPAの投与を検討する．tPAはモンテプラーゼ（クリアクター®）40万単位/V 13,750～27,500 単位/kgを静脈内投与（体重60 kgでは1バイアル80万単位の薬剤を生理食塩水10 mLに溶解し1分で静注）．引き続きPCIを行う可能性を考慮するのであれば半量投与とする．

c. 薬物治療
- 下記内服薬を開始する．①②については血圧の状況に応じて適宜開始．
  ①ACE阻害薬，ARBの投与：心事故予防，左室リモデリング進行予防目的．
  ②β遮断薬の投与：心事故予防目的．低心機能や不整脈のみられた症例で使用する．心機能良好，低リスク群ではエビデンスなし．
  ③スタチンの投与：心事故抑制効果と冠動脈プラーク退縮効果．

d. 慢性期心臓リハビリテーション
- 運動耐用能改善，再発予防，MACE（主要心血管イベント）の減少にエビデンスがある．

2) Forrester分類に応じた循環管理（表5）
- ショックや心不全を合併している場合は，スワンガンツカテーテルで圧データをとり，Forrester分類に則って循環管理を行う．また心不全いかんによらず，多枝病変や心機能が低下している症例，機械的合併症をきたした症例においては大動脈バルーンパンピング挿入下での管理を検討する．

〔表5〕Forrester分類

		肺動脈楔入圧（PCWP）	
		18 mmHg以下	18 mmHg以上
心係数（CI）	2.2 L/分/m²以上	Forrester I 鎮痛・安静　硝酸薬の使用 ACE阻害薬，ARBの内服	Forrester II（左心不全） 利尿薬＋血管拡張薬
	2.2 L/分/m²未満	Forrester III（脱水，右室梗塞，高齢，徐脈） 補液，場合によってはカテコラミンの使用 徐脈には一時ペーシングを行う	Forrester IV（心原性ショック） カテコラミン投与で改善なければIABPやPCPS考慮

注意点・ピットフォール

- 非典型的症状での見逃しが多い．特に**糖尿病患者，高齢者，精神疾患患者**などでは注意して，少しでも疑えば12誘導心電図をとる．
- 来院時に症状がすでに消失して，心電図変化も消失してしまっている場合については，症状発症から2～3時間のところで再度，心電図，トロポニン値やCK（CK-MB）値をフォローする．ただし不安定狭心症についてはフォロー所見陰性であっても，必ずしも除外できないこともあるため，慎重な対応が必要である．

文献

1) Kosuge M, et al：J Am Coll Cardiol, 55：2514-2516, 2010
2) Sabate M, et al：Lancet, 380：1482-1490, 2012
3) 「ST上昇型急性心筋梗塞の診療に関するガイドライン（2013年改訂版）」(http://www.j-circ.or.jp/guideline/pdf/JCS2013_kimura_h.pdf)，2015年8月閲覧

第2章 主たる病態のマネジメント　§2 循環器

2-02　肺塞栓症

永田健一郎

Point

- □ 酸素化が悪いのにX線所見が乏しいときには肯定的である
- □ 特異的な症状がないため，まず疑ってかかること
- □ 心内に浮遊血栓が残存する場合は緊急手術の適応となる場合がある．心エコーで右心内もよく観察する

Introduction

- 肺塞栓症（PE）は，ほとんどが下肢や骨盤内静脈に形成された血栓が塞栓源となり発症するが，デバイス挿入や透析シャント，胸郭出口症候群などにより上肢静脈に血栓を形成し塞栓を起こすこともある．長時間安静や悪性腫瘍，血液凝固系異常，脱水，肥満，周産期，ステロイドや女性ホルモン製剤の使用などが危険因子となるため，これら病歴の聴取も重要である．

鑑別診断（図1）

1）症状と身体所見（表1）

- 本疾患で特異的な症状はなく，失神，呼吸困難，胸痛，酸素化不良が主要な症状，所見となるが，酸素化不良の割に胸部単純X線に異常がない場合や，下腿浮腫を伴っている場合は積極的に疑う必要がある．膝窩静脈より末梢の深部静脈血栓では下腿浮腫がみられないこともある．
- 院外CPAで搬送されることもあるが，初期波形が急激な低酸素血症を示す場合PEA（無脈性電気活動）であることが多い．心エコーでの著明な右室負荷所見から疑い，CTなどの画像検査へ進む．聴診ではⅡp音の亢進や右心不全によるギャロップリズムが認められる．

2）検査所見

- **12誘導心電図**：ＳⅠQⅢTⅢ，右脚ブロック，$V_1 \sim V_3$での陰性T波，肺性P，時計方向回転，右軸偏位を確認する．
- **血液検査**：D-ダイマーの感度は96.4％と高

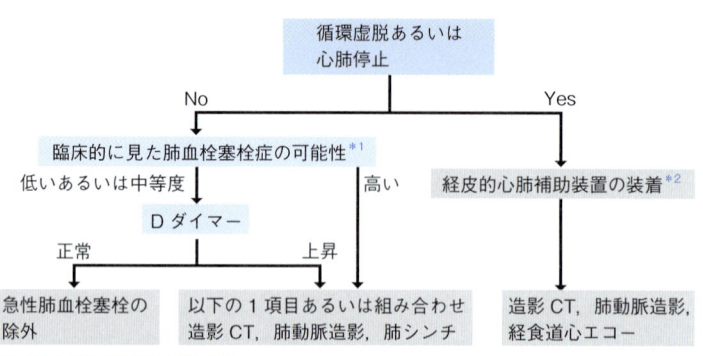

〔図1〕急性肺血栓塞栓症の診断手順

肺塞栓症を疑った時点でヘパリンを投与する．深部静脈血栓症も同時に検索する．
＊1：スクリーニング検査として胸部X線，心電図，動脈血ガス分析，経胸壁心エコー，血液生化学検査を行う．
＊2：経皮的心肺補助装置が利用できない場合には心臓マッサージ，昇圧薬により循環管理を行う．
（文献1より引用）

く，検査前確率が高くない場合には，D-ダイマーの上昇がなければ肺塞栓症を否定できる．しかしながら特異度は低く，敗血症，肺炎，がん，心筋梗塞，妊娠，手術等でも上昇する．値に振り回されないことが大切である．
- 造影CT：できる限りすみやかに造影CTを行い，血栓の局在を把握する．肺動脈相以外にも通常の静脈相のCTも撮影し，骨盤内や大腿静脈のどのレベルに血栓が残存しているかも確認する．
- 肺動脈造影：gold standardだが，行われることは少なくなった．
- 心エコー：右室負荷の評価と血栓の確認，推定右室収縮期圧の測定（40 mmHg以上で肺高血圧）を行う．

ERでのマネジメント

- ABCの確保：通常の酸素投与で酸素化が維持できなければ挿管も厭わない．静脈還流量維持のため，人工呼吸器を7 mL/kg程度の low tidal volumeに設定する．補液量は明確な指針はなく，過剰補液がかえって左室圧排を増悪させ，拍出量を低下させる可能性も指摘される（ガイドラインに記載）[2]．
- 未分画ヘパリンの投与：まず5,000単位静注（80単位/kg）．以後18単位/kg/時で持続投与を開始し，APTTがコントロール値の1.5～2.5倍になるよう調節する．プロテインCやS，ループスアンチコアグラントなどの測定を行う場合は検体を提出してから投与する．

Disposition

- 原則入院とする．

ER後の診療

- ショックを伴う重症例では血栓溶解療法を検討する．わが国で保険適用となっている薬剤はモンテプラーゼ（クリアクター®）であり，13,750～27,500単位/kgを約2分間で静注する．それでも循環が不安定な場合はカテーテル治療を行う場合もある．
- また右心系に巨大な血栓が残存し，再塞栓をきたす可能性がある場合は，外科的血栓摘除術を行う場合もある．
- Submassive（亜広範型）以下で循環が安定

〔表1〕急性肺血栓塞栓症の臨床的重症度分類

	血行動態	心エコー上右心負荷
Cardiac arrest/ Collapse	心停止あるいは循環虚脱	あり
Massive（広範型）	不安定 ショックあるいは低血圧（定義：新たに出現した不整脈，脱水，敗血症によらず，15分以上継続する収縮期血圧＜90 mmHgあるいは≧40 mmHgの血圧低下）	あり
Submassive（亜広範型）	安定（上記以外）	あり
Non-massive（非広範型）	安定（上記以外）	なし

〔肺血栓塞栓症および深部静脈血栓症の診断，治療，予防に関するガイドライン（2009年改訂版）http://www.j-circ.or.jp/guideline/pdf/JCS2009_andoh_h.pdf（2015年8月閲覧）より転載〕

〔表2〕Wells criteria[3]

深部静脈血栓	3
肺塞栓以外の診断は考えにくい	3
頻脈＞100/分	1.5
4週間以内の固定，手術	1.5
DVT，肺塞栓の既往歴	1.5
喀血	1
悪性腫瘍（6カ月以内治療，緩和医療）	1
＞6点	66.7％
2～6点	20％
＜2点	3.6％

していれば数日集中治療管理を行い，ヘパリン投与下で経過をみて，ワルファリンカリウム（ワーファリン）へと切り替えていく．この間，骨盤内や大腿静脈近位部に静脈血栓が残存し，右心負荷所見を伴う場合，下大静脈フィルターを留置することもある．
- ワルファリンは最低3カ月投与が原則だが，患者背景などを勘案し投与期間を決定する．

注意点・ピットフォール

- 高齢者や精神疾患患者などで病歴がとれない場合は，原因不明の酸素化障害から本症を疑い検査を進める．
- Massive type（広範型）ではショック，CPA状態になる前にカテーテルやECMOを考慮して動静脈ルートを確保する．CPAになってからだと確保するのが困難になるため，循環が維持されている段階で大腿動脈，静脈両方にシースを確保するのが得策である．筆者の施設では疑われた場合4～5Frシースを初療の段階で挿入している．

文献

1) 佐久間聖仁：急性肺血栓塞栓症の診断；今後の方向性．Ther Res, 30（5）：744-747, 2009
2) 「肺血栓塞栓症および深部静脈血栓症の診断、治療、予防に関するガイドライン（2009年改訂版）」（http://www.j-circ.or.jp/guideline/pdf/JCS2009_andoh_h.pdf），2015年8月閲覧
3) Cayley WE Jr：Am Fam Physician, 72：2012-2021, 2005

2-03 急性大動脈解離・腹部大動脈瘤破裂

永田健一郎

Point

- 高血圧性緊急症であり，診断がつき次第，可及的な降圧治療が必要
- 病型や合併症によっては緊急手術の適応となる場合があるため，病型に応じた治療方法や合併症について理解しておく必要がある

Introduction

- 大動脈解離は大動脈壁が中膜のレベルで二層に剥離し，動脈走行に沿って二腔に分かれる病態（図1），大動脈瘤は局所性に径拡大や壁の突出が起こる病態である．いずれも大動脈壁の脆弱性が原因として発症し，全身疾患（大動脈炎，先天性結合織異常）による二次的な要因や動脈硬化による構造異常が原因で引き起こされる．
- 解離の発症ピークは男女とも70代である．非解離性大動脈瘤は男性70代，女性80代で高齢に偏っている．発症は冬場に多く夏場に少ない．活動時間帯である日中に多く，深夜早朝は少ない．

鑑別診断（図2）

1）急性大動脈解離

a. 症状と身体所見

- 背中から腰部に移動する突然発症の激しい胸背部痛が典型的である．解離場所によってさまざまな症状をきたす（図3）．
- 心筋虚血は約10%に合併する．心電図に引きずられて解離が見過ごされ，抗凝固療法や心カテーテルが優先されることがないようにくれぐれも注意する．
- 頸動脈解離による脳虚血症状や脳梗塞の頻度も高い．やはり抗凝固や血栓溶解が行われることがある．
- 腎動脈が巻き込まれると血尿が出るため，腰痛と合わせて尿管結石と誤診されることがある．ERの重要なピットフォールのひとつである．

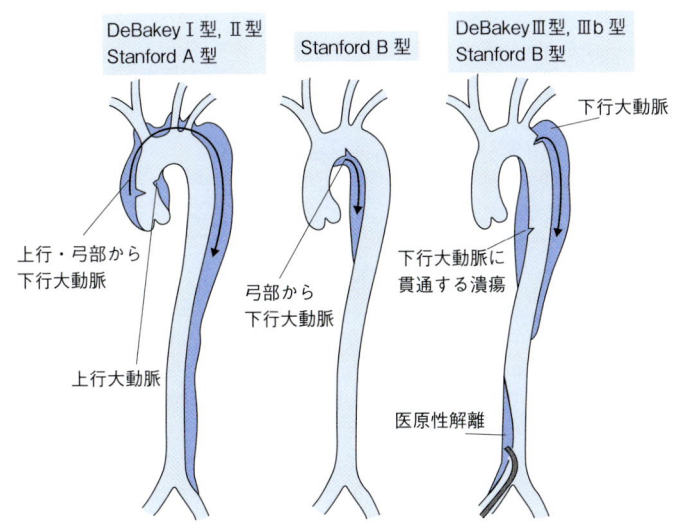

〔図1〕大動脈解離の分類

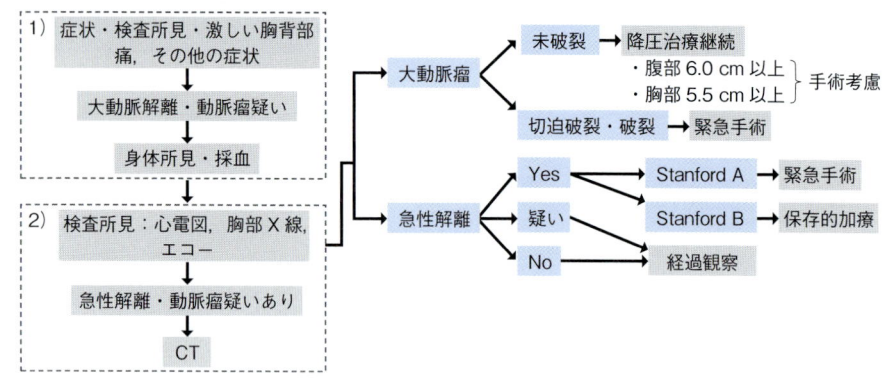

〔図2〕急性大動脈解離・腹部大動脈瘤の鑑別フローチャート

- 常に疑いをもって診察にあたることが重要である．脈拍欠損や血圧の左右差は左右の鎖骨下動脈を巻き込むかどうかによるため，頻度は20％と低い．

b. 検査所見

- **血液検査**：大動脈解離におけるD-ダイマーの上昇は500 ng/mLをカットオフ値とすると特異度46.6％，感度96.6％とされている．その他，白血球やCRPの上昇もみられる．解離腔が広範囲に及ぶ場合は解離腔への血液喪失を反映し，Hb値の低下も認められる．
- **心電図**：急性冠症候群の有無を確認する．正常心電図の割合は31.3％とされており，何らかの非特異的所見を呈する．
- **胸部単純X線**：Stanford A型解離や胸部大動脈瘤では上縦隔の拡大が認められる．また胸水貯留を認めることもある．
- **心エコー**：心嚢液，大動脈弁逆流の有無を確認する．描出が良好であればValsalva洞内のフラップや上行大動脈のフラップや瘤，大動脈弓部の瘤も観察できることがある．腹部の瘤破裂では後腹膜内で出血がとどまっている場合はエコーなどでフリースペースがはっきりしない場合もある．
- **CT**：移動の前に，血圧を下げる（下記参照）．造影による情報量は多いため，できるだけ造影CTを行う．どの部位からの解離で，どの分枝動脈を巻き込んでいるか，臓器虚血の所見があるかを把握することが重要である．

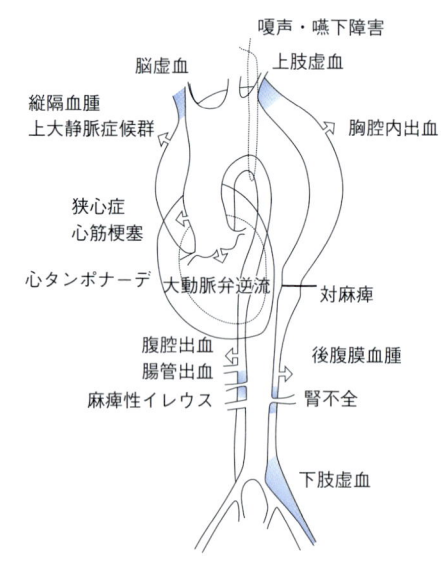

〔図3〕大動脈解離の病態
〔大動脈瘤・大動脈解離診療ガイドライン（2011年改訂版）http://www.j-circ.or.jp/guideline/pdf/JCS2011_takamoto_h.pdf（2015年8月閲覧）より転載〕

c. 鑑別のポイント

- 臨床症状が多岐にわたり，特異的な血清学的マーカーがないこと，心電図が非特異的であることから，初期診断がACSや心膜炎，肺梗塞や胆嚢炎，膵炎と診断されていることも多いとされている．
- 解離では**移動を伴う突然の急激な胸背部痛が典型的であり，胸痛や背部痛の患者では常に**

鑑別に入れ，より具体的に発症のしかたを聴取するのがポイントである．

2) 腹部大動脈瘤
a. 症状と身体所見
- 瘤の破裂では胸痛や腹痛以外に出血性ショック，食道，肺への穿破をきたし喀血や吐血をきたすことがある．

b. 検査所見
- 血液検査：瘤破裂ではショックによるアシドーシスや貧血所見が認められる．
- CT：大動脈瘤については血管周囲の状況や血腫の広がりを観察する．

c. 鑑別のポイント
- 大動脈瘤破裂はほとんどが病院にたどりつく前に死亡するが，存命のまま運よく搬送された場合はショックの鑑別からエコーなどですみやかに診断をつけ，緊急手術へ移行する．血行動態が安定している場合はCTを行い評価する．

ERでのマネジメント

- まずは降圧と鎮痛・鎮静（血行動態が安定しないとCT検査に移行できない）を行う．

a. 大動脈解離での降圧治療
- 血圧120 mmHg未満を目標に降圧する．経静脈的にCa拮抗薬あるいは硝酸薬とβ遮断薬を使用する．
  - 例 原液 ニカルジピン（ペルジピン®）10 mg/10 mLを1〜2 mL静注，持続2〜4 mL/時から開始し増減
  - 例 原液 ニトログリセリン（ミオコール®）5 mg/10 mLを1〜2 mL静注，持続2〜4 mL/時から開始し増減
  - 例 プロプラノロール（インデラル®）2 mg/2 mLを total 10 mLにして2〜4 mLずつ静注，5A（10mg）＋生理食塩水40 mLでtotal 50 mLとして4〜6 mL/時（0.3〜0.5γに相当）から開始し増減
- 鎮痛・鎮静
  - 例 モルヒネ塩酸塩 10 mg/1 mL 2〜4 mg（total 10 mLに希釈して2〜4 mL）を静注
  - 例 ブプレノルフィン（レペタン®）0.2 mg/2 mL 0.1〜0.2 mg（生理食塩水 50 mLで希釈）点滴
- ※呼吸抑制や嘔吐に注意

b. 大動脈瘤破裂での血圧維持
- 収縮期血圧が90 mmHg以上を維持できるように細胞外液で補液を行う．必要に応じて輸血も行う．

Disposition
- 原則ICU入院とする．

ER後の診療
- Stanford A型であれば原則緊急で外科手術．ただし，手術リスクが高く，偽腔閉塞型で合併症がないものについては内科治療を先行し，待機的に手術することもある．
- Stanford B型であればまず内科管理とする．唯一エビデンスのある薬剤はβ遮断薬であり，禁忌がなければ急性期から使用する．必要に応じてACE阻害薬やARB，Ca拮抗薬を併用し降圧する．収縮期血圧が120 mmHg未満で安定すれば少しずつ安静度を上げていく．腹部臓器虚血などの合併症がある場合は手術を考慮する．近年では条件を満たせばEVARなどの血管内治療も行われる．大動脈瘤破裂は原則手術となるが，破裂後の救命率はわずか10〜15％程度である．

注意点・ピットフォール
- 血尿で尿管結石と誤診しない．
- ST変化で心筋梗塞と誤診しない．
- 脳梗塞所見で血栓溶解療法を行わない．
- 初療の時点で安静のためにと尿道バルーンを挿入すると，疼痛刺激で血圧が跳ね上がり，病状を悪化させるときがある．降圧がある程度得られたところで，慎重にモニターしながら処置を行うのがよい．

文献
1) 「大動脈瘤・大動脈解離診療ガイドライン（2011年改訂版）」(http://www.j-circ.or.jp/guideline/pdf/JCS2011_takamoto_h.pdf)，2015年8月閲覧

2-04 急性心不全

永田健一郎

> **Point**
> □ うっ血の状態と心不全による灌流障害の程度を見極め，初期治療を見誤らない
> □ うっ血性心不全をきたす背景となる心疾患の評価を行う

Introduction

● 日本の疫学研究では平均年齢は70～73歳，男性が60％を占めており，既往疾患は高血圧が50～70％，糖尿病が30％，脂質異常症が25％，心房細動が40％認められる．心不全の原因心疾患として心筋症や弁膜症，高血圧症がそれぞれ20％前後で，虚血性心臓病が約30％であった．

鑑別診断（図1）

1）症状と身体所見

● 急性心不全ではうっ血と臓器低灌流による症状と身体所見を呈する．ベッドサイドで評価することができ，身体所見から初期アセスメントを行い治療につなげることのできる有用なNohria/Stevenson分類が広く知られている（表1）．

a. うっ血に関する身体所見

● 頸静脈怒張：45°程度に上半身を挙上し，右内頸静脈の拍動点を観察する（左は鎖骨下静脈と合流後大動脈の前面を通り頸静脈圧が高値になりやすいため）．胸骨角からの垂直距離が3cmを超えていればCVPが上昇していると判断する．

● 腹部頸静脈反射：内頸静脈拍動点が頸部下方に位置するよう挙上角度を調整し，腹部を10秒間圧迫し，10秒間にわたり，かつ4cm以上の上昇があった場合，陽性とする．左房圧上昇と相関する．

● Ⅲ音の聴取：45°左下側臥位にしてベル型聴診器で聴取する．仰臥位に比して感度2倍となる．心エコーも左側臥位で行うことが多いため，このときついでに聴取してもよい．感度は13％と低いが，特異度99％と高く，聴取できれば診断にきわめて有用である．

〔表1〕Nohria/Stevenson分類[1]

	うっ血なし	うっ血あり
低灌流所見なし	dry and warm (A)	wet and warm (B)
低灌流所見あり	dry and cold (L)	wet and cold (C)

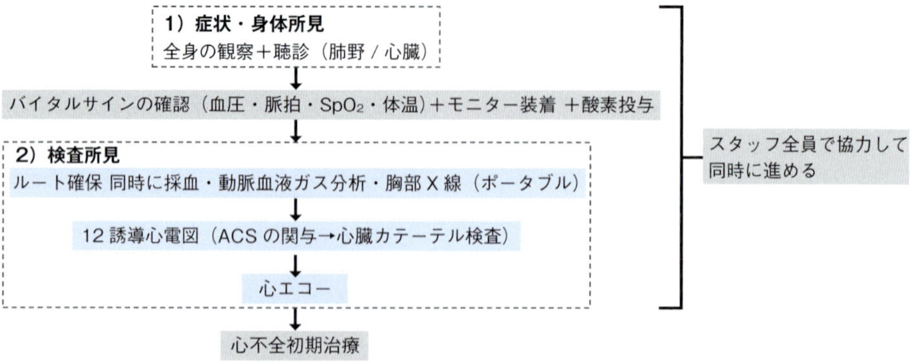

```
┌─────────────────────────────────┐
│ 1）症状・身体所見                │
│ 全身の観察＋聴診（肺野/心臓）    │
└─────────────────────────────────┘
           ↓
バイタルサインの確認（血圧・脈拍・SpO₂・体温）＋モニター装着＋酸素投与
           ↓
┌─────────────────────────────────┐
│ 2）検査所見                      │
│ ルート確保 同時に採血・動脈血液ガス分析・胸部X線（ポータブル）│
│           ↓                      │
│ 12誘導心電図（ACSの関与→心臓カテーテル検査）│
│           ↓                      │
│         心エコー                  │
└─────────────────────────────────┘
           ↓
       心不全初期治療
```

スタッフ全員で協力して同時に進める

〔図1〕急性心不全の鑑別・初期対応フローチャート

- 喘鳴：気管支の浮腫により生じる．呼気と吸気ともに聞かれる．
- 浮腫：下腿全面あるいは足背で観察する．Pitting edemaである．低アルブミン血症や長期臥床，深部静脈血栓症などでもみられるため，疾患特異性の低い所見だが，ボリューム管理の参考になる．
- 胸水・腹水：両所見ともエコーで迅速に評価することができる．

b. 臓器低灌流に関する身体所見
- 脈圧比：脈圧（収縮期血圧−拡張期血圧）を収縮期血圧で除した数値で，0.25未満で低下していると判断する．心係数2.2 L/分/m^2未満であることと相関している（大動脈弁病変に影響を受けることに注意）．
- 交互脈：収縮期血圧が1拍ごとに上昇低下をくり返す．聴診法ではマンシェットを用い，Korotkoff音が聴取される最高の圧で心拍数の半数のみの音しか聞こえない場合，陽性である．動脈圧持続モニタリングでは容易に観察される．
- 傾眠傾向・末梢冷汗：組織灌流の低下（ショック）の所見である．初療の時点で意識の確認を行い，患者の手足を直接触って確認する．

2) 検査所見
a. 血液検査
- BNP/NT-proBNP：心不全マーカーである．心筋への壁応力を反映するが肥満などでは数値が低下し，女性，心房細動や腎不全，慢性肺疾患などでは数値が上昇する．
  NT-proBNPは腎機能の影響をより受けやすく，腎不全患者ではもともと高めに数値がでるなど種々の影響を受けるため，心不全診断の際には数値に振り回されないように注意する．慢性心不全管理の際に，継時的に追っていく数値としては有用である．
- 肝腎機能：肝や腎のうっ血，臓器低灌流を反映してトランスアミナーゼや血清クレアチニンが上昇することがある．
- トロポニンT・I：心電図変化や病歴からACSを疑った場合は必ず測定しておく．
- 血液ガス分析：酸素化障害を認めることは多い．臓器低灌流をきたしている場合は乳酸値の上昇を認める．2 mmol/Lを超えていれば低拍出による臓器灌流障害（ショック）を疑う．

b. 胸部単純X線
- 肺野のうっ血所見と心拡大を確認する．ただし，急性左心不全ではうっ血のみで心拡大が目立たない場合がある．下肺野外側にみられるKerley's B line（小葉間隔壁の肥厚）は，感度は低いが特異度の高い肺のうっ血所見である．血管陰影の増強は上肺野中心にみられることが多い．胸水貯留（右優位）も認められる．肺炎や肺気腫の有無にも注意する．

c. 12誘導心電図
- 左房負荷所見（P波の幅の増大＞0.12秒以上，V1のP波が二相性ないし陰性），左室肥大所見（高血圧性心疾患の所見），前胸部誘導でのR波減高（左室機能障害），左脚ブロックやwide QRS（左室機能障害），異常Q波やST上昇・低下（心筋虚血，虚血性心筋症の所見）を中心に評価する．

d. 心エコー
- 初療の段階では大まかな左室機能と局所の壁運動異常，右室負荷所見（右室収縮末期圧：RVSPの測定），下大静脈径の評価，弁膜症の定性評価が行えればよい．RVSPは40 mmHg以上で肺高血圧を疑う．

3) 鑑別のポイント
呼吸不全をきたす他疾患との鑑別が問題になる．
- 気管支喘息：起坐呼吸，喘鳴といった点では左心不全との鑑別に迷うことがある．喘息ではX線で肺野の異常所見がない（肺は過膨張で透過性亢進）．心拡大や胸水もみられないことから比較的鑑別は容易である．
- 肺炎：X線で大葉性の肺炎では心不全によるうっ血と見間違うことはあるが，区域性で左右差があることの方が多い．肺炎を契機に発症する心不全もあるため，常に合併を意識して診療にあたる．
- 肺塞栓症：X線でうっ血がみられることはない．どちらかというと透過性が亢進することがある．D-ダイマーの上昇がみられることが多い．

ERでのマネジメント

- **安静**：起坐位をキープする．臥位は静脈灌流量が増加し，うっ血を増悪させる．
- **酸素投与**：カニューレやマスクで酸素化の維持が困難であれば，NIPPVを開始する．意識が保たれ，自発呼吸がしっかりしている場合は，CPAPモードでFiO_2 60 %，PEEP 6〜8 mmHg程度で管理を開始．肺炎を合併している場合，マスク装着により去痰が十分に行えず，逆に悪化する可能性があるため，挿管管理が望ましい．
- **静脈ルート確保**：うっ血が強い場合，補液量は最小限にし，維持液20 mL/時程度で開始する．逆に低拍出状態の場合は1/2生理食塩水60〜80 mL/時程度で開始（多くの場合，これにカテコラミンが必要になる）．
- **膀胱留置カテーテル挿入**：利尿薬の反応をみるために必要である．また入院後安静治療を継続するうえで必要になる．
- **利尿薬の投与**：腎機能に応じて投与する．心不全に伴って腎機能が悪化している場合がある（心腎連関）．急性期に十分な利尿薬を使用し，早急に腎うっ血を解除することが，その後の利尿に有利に働く．もともと慢性腎不全の指摘がない場合は，まずフロセミド（ラシックス®）20 mgを静注して利尿反応をみて，適宜追加して，目標の体液バランスを維持する．
- **血管拡張薬の投与**：硝酸薬のボーラス投与を行う．硝酸イソソルビド（ニトロール®）5 mg/10 mLを2〜4 mLずつ適宜静注，必要に応じて持続注射を開始する．大動脈弁狭窄症や閉塞性肥大型心筋症の既往がある場合（胸骨右縁第2肋間で強い収縮期雑音を聴取する場合）は急激に血圧が低下する場合があるため，0.5 mg（0.5〜1 mL）ずつ慎重に投与する．
- 初期治療の指針として収縮期血圧（sBP）を指標にしたクリニカルシナリオ（CS）の分類（表2）がある[3]．クリニカルシナリオのポイントは，初療時の収縮期血圧をもとに，患者を迅速に層別化し，治療ゴールを見定めたうえで的確な治療を開始することにある．ただし，病態を正確に反映した分類ではないため，CSに応じて治療した後はくり返しアセスメントを行い，治療方針を修正する．

Disposition

- 原則入院だが，初期治療に反応が良好な軽症例では，利尿が得られ酸素需要も改善すれば内服治療に移行して，自宅での安静療養を指導する．ただし，**帰宅前には増悪のリスクについて本人，家族に十分説明を行っておく**ことを忘れずに．

ER後の診療

- 安静にすることで呼吸困難が緩和し，後負荷も軽減するため，入院後しばらくは原則ベッド上安静．利尿薬や血管拡張薬，呼吸管理（NIPPV）を行いながら，呼吸苦の緩和を図る．うっ血状態に対しては，数日500〜1,000 mL程度のマイナスバランスに維持する．酸素需要が低下すれば食事も開始する．低心拍出状態ではカテコラミンも使用しながら，1 mL/kg/時程度の利尿が得られるよう補液や利尿薬などを使用しながら循環管理を行っていく．
- 上記対応と並行して，二次的に心不全をきたす要因（貧血や感染，甲状腺機能異常など）を検査し治療介入していく．ACSの場合は可及的に血行再建を行う必要がある．また高度心筋虚血が関与している場合は，虚血を解除しないと，心不全コントロールが困難なケースもあるため，血行再建を急ぐ場合もある．
- 超低心機能の場合は大動脈バルーンパンピングなどの補助が必要になることもある．心不全が代償され，落ち着いたところで，心臓カテーテル検査（冠動脈造影，心筋生検など）や心臓MRIなどで原因の精査を行っていく．

注意点・ピットフォール

- 糖尿病患者などで無痛性心筋梗塞から心不全を発症して来院するケースがある．ハイリスク患者では背景にACSがないか常に疑ってかかることである．

〔表2〕入院早期における急性心不全患者の管理アルゴリズム（クリニカルシナリオ）

入院時の管理	
●非侵襲的監視：SaO₂，血圧，体温 ●酸素 ●適応があれば非侵襲陽圧呼吸（NPPV） ●身体診察	●臨床検査 ●BNPまたはNT-pro BNPの測定：心不全の診断が不明の場合 ●心電図検査 ●胸部X線写真

	CS 1	CS 2	CS 3	CS 4	CS 5
	収縮期血圧(SBP)>140 mmHg	SBP 100〜140 mmHg	SBP＜100 mmHg	急性冠症候群	右心不全
	●急激に発症する ●主病態はびまん性肺水腫 ●全身性浮腫は軽度：体液量が正常または低下している場合もある ●急性の充満圧の上昇 ●左室駆出率は保持されていることが多い ●病態生理としては血管性	●徐々に発症し体重増加を伴う ●主病態は全身性浮腫 ●肺水腫は軽度 ●慢性の充満圧，静脈圧や肺動脈圧の上昇 ●その他の臓器障害：腎機能障害や肝機能障害，貧血，低アルブミン血症	●急激あるいは徐々に発症する ●主病態は低灌流 ●全身浮腫や肺水腫は軽度 ●充満圧の上昇 ●以下の2つの病態がある ①低灌流または心原性ショックを認める場合 ②低灌流または心原性ショックがない場合	●急性心不全の症状および徴候 ●急性冠症候群の診断 ●心臓トロポニンの単独の上昇だけではCS4に分類しない	●急激または緩徐な発症 ●肺水腫はない ●右室機能不全 ●全身性の静脈うっ血所見

治療					
●NPPVおよび硝酸薬 ●容量過負荷がある場合を除いて，利尿薬の適応はほとんどない	●NPPVおよび硝酸薬 ●慢性の全身性体液貯留が認められる場合に利尿薬を使用	●体液貯留所見がなければ容量負荷を試みる ●強心薬 ●改善が認められなければ肺動脈カテーテル ●血圧＜100 mmHgおよび低灌流が持続している場合には血管収縮薬	●NPPV ●硝酸薬 ●心臓カテーテル検査 ●ガイドラインが推奨するACSの管理：アスピリン，ヘパリン，再灌流療法 ●大動脈内バルーンパンピング	●容量負荷を避ける ●SBP＞90 mmHgおよび慢性の全身性体液貯留が認められる場合に利尿薬を使用 ●SBP＜90 mmHgの場合は強心薬 ●SBP＞100 mmHgに改善しない場合は血管収縮薬

治療目標		
●呼吸困難の軽減 ●状態の改善	●心拍数の減少 ●尿量＞0.5mL/kg/min	●収縮期血圧の維持と改善 ●適正な灌流に回復

〔急性心不全治療ガイドライン（2011年改訂版）http://www.j-circ.or.jp/guideline/pdf/JCS2011_izumi_h.pdf（2015年8月閲覧）より転載〕

文献

1) Nohria A, et al：JAMA, 287：628-640, 2002
2) 「急性心不全治療ガイドライン（2011年改訂版）」（http://www.j-circ.or.jp/guideline/pdf/JCS2011_izumi_h.pdf），2015年8月閲覧
3) Mebazaa A, et al：Crit Care Med, 36：S129-S139, 2008

第2章 主たる病態のマネジメント　■§2 循環器

2-05　急性心膜炎・心筋炎

永田健一郎

Point

- □ 感冒と思っても疑ってみること．劇症型心筋炎は致死性不整脈やショック状態に至る緊急性の高い病態である
- □ 心タンポナーデは基本的に急激に心嚢液が貯留する場合に発症する．すみやかに心嚢穿刺を行う

Introduction

- 非虚血性胸痛患者の5％，心電図でST上昇がみられる患者の1％が急性心膜炎または心筋炎であるとされている．急性心膜炎・心筋炎はそのほとんどがウイルス性であり，原因が特定できないものは特発性のくくりとなる．その他，細菌や真菌，スピロヘータやリケッチア，寄生虫などの感染によるもの，アレルギーや膠原病・血管炎に伴うもの，薬剤性や放射線性，心筋梗塞後など原因はさまざまある．
- 心タンポナーデは心筋梗塞後や大動脈解離に付随して発症する場合のほか，比較的急速に貯留する感染性，腫瘍性の心嚢液貯留でも発症する．

鑑別診断（図1）

1）症状と身体所見

- **心膜炎**：上気道炎症状や，消化器症状といった前駆症状を伴う．咳や深呼吸で憎悪する胸痛が典型的である．
- **心筋炎**：先行する感冒症状（発熱，嘔吐，全身倦怠など）がみられ，その数日以内に，胸痛，動悸，息切れなどの症状が出現する．ときに心筋梗塞との鑑別が困難なこともある．劇症型心筋炎では急激に血行動態が破綻し失神やCPA，ショック状態に至ることもあるため，初療の段階で低血圧，脈圧低下している場合や，モニターでPVCが頻発しているような場合は注意を要する．身体所見では四肢冷感や意識障害を呈する．
- **心タンポナーデ**：急激に心嚢液が貯留すると心タンポナーデとなることがある．奇脈は吸気時に周期的に収縮期血圧が10 mmHg以上低下する現象で，吸気による胸腔内圧陰圧化により静脈還流量が増加し，右室容積が増加することで左室腔が圧排され，心拍出量が低下することにより認められる．

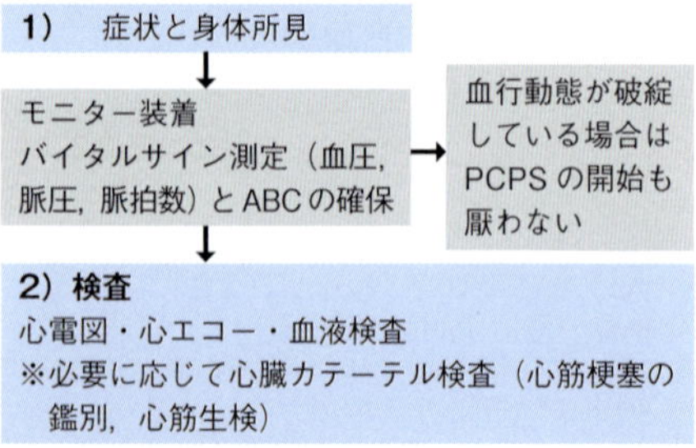

2）検査所見

a. 心電図

- **心膜炎**：心膜炎の心電図所見としてaVRを除く全誘導でのST上昇とaVR誘導でのPR部分の上昇が知られているが，必ずしもみられる所見ではない．
- **心筋炎**：心筋炎では，洞性頻脈，心房性不整脈（AFなど），心室性不整脈（PVCやVT），ST上昇などのST-T変化，低電位，房室ブロック，wide QRSがみられるがいずれも非特異的所見である．できるだけ，過去の心電図記録と比較するようにする．

b. 心エコー

- **心膜炎**：心膜炎では少量の心嚢液の貯留がみられることが多いが感度・特異度ともあまり高い所見ではない．
- **心筋炎**：重度の心筋炎ではびまん性の壁運動低下や浮腫状の心筋壁肥厚をみることがある．心機能低下例では心腔内の血栓を認めることがある．心タンポナーデの状態か否かは

```
1) 症状と身体所見
    ↓
モニター装着
バイタルサイン測定（血圧，
脈圧，脈拍数）とABCの確保
    ↓                    →  血行動態が破綻
2) 検査                      している場合は
心電図・心エコー・血液検査    PCPSの開始も
※必要に応じて心臓カテーテル検査（心筋梗塞の  厭わない
　鑑別，心筋生検）
```

〔図1〕初期対応フローチャート

心房や心室の虚脱所見の有無，左室・右室の流入血流速波形の呼吸性変動を確認して判定するが，診断には習熟が必要である．

c. 血液検査
- **心筋炎**：心筋炎では心筋逸脱酵素の上昇を認める（CK，CK-MB，TnT/TnI）．肝機能や腎機能については重症例で低還流の結果として異常を呈することがある．

d. 心臓カテーテル検査
- 心筋梗塞の鑑別として行うことがある．また心筋炎の場合，急性期の心筋生検を行い，正確に診断をつけておくことも重要である．
- 心筋炎の劇症化により心筋障害が強く生じると electrical storm の状態となり，薬剤投与や除細動などを行っても不整脈が静止しない状態となることがある．さらに心筋への炎症が強く生じることで，心停止状態に至ることがあるため，循環動態が維持できないような場合はカテーテル検査に次いで，すみやかに体外補助デバイス（IABPやECMO）を挿入することもある．

◆劇症型心筋炎について
- 心筋炎のなかでも急激に血行動態が破綻し致死的経過を辿るもので，体外補助循環を必要とする重症度の高いものを指す．炎症極期を過ぎれば自然軽快が期待され，予後は良好とされているが，入院死亡率は40％近くと報告されており，結果的に致死的経過に至ることも多い．
- 急性心筋炎から劇症化への移行において，心電図上QRS幅の延長（＞120msec）が病態悪化の予測因子となることが示唆されており，QRS幅の延長が心筋炎の重症度を反映している可能性があると考えられている．

ERでのマネジメント

- まず**意識の確認とABCの確保**を行う．心不全合併例では心不全初療に準じてNIPPVを装着する．意識障害をきたしている状態なら挿管管理とする．初期補液量は心不全を合併しているようであれば少量で開始（維持液20〜40 mL/時）する．細菌性や真菌性などの感染の場合は敗血症性ショックを合併しているケースもあるため，心嚢穿刺してもバイタルが維持できない場合は，敗血症性ショックに準じた治療を開始する．
- バイタルサインと身体所見から，すみやかに循環不全の有無，ショックバイタルや脈圧低下がないか確認し，劇症型心筋炎が疑われる場合は鼠径部から動静脈シースの確保を行う．
- 心タンポナーデではすみやかに心嚢穿刺を試みる．実際には心嚢液貯留をみて，心タンポナーデの状態かどうか判断するのは難しいが，血圧が低下しているような症例では穿刺排液を試みてもよい．

Disposition

- 原則入院とする．心膜炎と診断していても実際には心筋炎であったというケースもあり，入院での経過観察が望ましい．

ER後の診療

- 軽症であれば安静，NSAIDs投与などの対症療法のみで数日で軽快するが，劇症型心筋炎は体外循環でのブリッジセラピーが必要になることもある．初療の時点で循環破綻していなくても，入院後に心筋浮腫が増悪して，急激に容体が悪化することもあるため，慎重に経過観察する．心タンポナーデでは原因疾患の特定を行い，可及的すみやかに治療介入する．

注意点・ピットフォール

- 心筋炎はぜひ見落としを避けたい疾患であるが，来院時の主訴や身体所見が非特異的でわかりにくい．**感冒症状で来院した患者の診察の際には，常に頭の片隅に置いておきたい．**

文献
1) LeWinter MM, et al：Pericardial diseases「Braunwald's Heart Disease. 7th ed」（Zipes DP et al eds），pp1757, Elsevier Saunders, 2005
2) 野本英嗣，ほか：心臓，46：496-501，2014
3)「劇症型心筋炎の臨床」（和泉 徹／編），医学書院，2002
4) Aoyama N, et al：Circ J, 66：133-144, 2002

第2章 主たる病態のマネジメント ■§2 循環器

2-06 感染性心内膜炎

永田健一郎

Point

- □ 不明熱の原因として重要な鑑別疾患となるが，脳梗塞や脳出血で発症し来院するケースもあるため，これらの疾患における鑑別疾患としても重要である
- □ 注意深く，心雑音や皮疹を探し，血液培養をくり返す．安易に抗菌薬を投与しない

Introduction

- 感染性心内膜炎（IE）は弁膜や心内膜，大血管内膜に細菌集簇を含む疣贅（vegetation）を形成し，菌血症，血管塞栓，心障害など多彩な臨床症状を呈する全身性疾患である．
- 弁膜症やシャント疾患，心臓への人工物移植後などを背景とすることが多いが，基礎心疾患がなくとも発症することがある．
- 病原微生物としては，*Streptococcus viridans*, *Streptococus bovis*, HACEK 群, *Staphylococcus aureus* や *Enterococcus faecalis*, *Coxiella burnetti* などが多い．

鑑別診断

1）症状と身体所見（図1）

- **発熱**：不明熱で受診することが多く，特異的な熱型はなく，高熱が出ることもあれば微熱がだらだらと続いていることもある．高齢者では発熱をみない場合もある．
- **心雑音**：新たに出現した**逆流性心雑音**が特徴である．
- **末梢塞栓**：眼瞼や口腔内粘膜，四肢末梢に微小血管塞栓による点状出血点がみられることがある．爪下線状出血，Osler結節（指尖部の赤〜紫色の有痛性皮下結節），Janeway紅斑（手掌・足ශの無痛性小紅斑），眼底のRoth斑（眼底の出血性梗塞で中心部が白色）は診断基準にも含まれる重症な所見である．
- **全身性塞栓**：脾梗塞，腎梗塞による側背部痛，腸間膜動脈塞栓による腹痛などが起こりうる．脳梗塞は中大脳動脈領域に生じることがあり，麻痺や感覚障害などの巣症状を呈する．

2）検査所見（図2）

- **血液検査**：炎症所見が亢進する．臓器塞栓合併症がある場合は AST/ALT や LDH，Cr などの上昇がみられることもある．敗血症による DIC がないかも確認．
- **血液培養**：24時間以上にわたって8時間ごとに連続3回以上の血液培養を行う．発熱時に限る必要はなく，静脈採血でよい．
- **経胸壁心エコー**：弁尖や壁心内膜に付着した疣贅，弁周囲膿瘍，弁の破壊所見（弁瘤や弁穿孔，新規の弁逆流）がないかを注意して観察する．検出感度は60％程度である．
  人工弁患者では弁座の動揺や逆流の増加（経弁，弁周囲），弁の解放制限などがないかを確認するが，わかりづらいことも多い．ペースメーカー患者ではリードに付着する疣贅にも注意する．
- **経食道心エコー**：半侵襲的だが，感度76〜100％・特異度94〜100％と非常に診断精度が高い検査であり，弁周囲膿瘍や弁瘤，人工

発熱および心雑音を聴取し，臨床的にIEが疑われる場合
↓
バイタルサインの確認，ABCの確保，ルート確保，モニター装着
↓
うっ血性心不全がないか，敗血症性ショックに至っていないかを確認

〔図1〕症状と身体所見のフロー

弁などもよく観察できる．ただし，病初期には疣贅が小さく，弁付属組織と見間違う場合もあり，陰性と判断されても必ずしも否定できない場合もあるため，臨床経過が疑わしい場合は1週間〜10日後に再検するのが望ましい．

3) 鑑別のポイント

- 特異的な症状で来院するわけではないため，**感染源のはっきりしない不明熱や発熱経過を伴う脳卒中患者や四肢痛を訴える患者，心不全患者では常に疑ってかかることが重要**である．
- 感染性心内膜炎で左心系の弁が破壊されて心不全を発症する場合，亜急性〜急性の経過で弁逆流の進行がみられるため，左心不全症状（肺水腫，起坐呼吸）を呈してくることが多い．一方，右心系の感染性心内膜炎では肺膿瘍形成や多発する末梢肺塞栓の所見がみられることもある．
- IEの診断にはDuke臨床的診断基準が広く用いられており，参考にする（表1）．

ERでのマネジメント

- 合併症に応じた対応が必要である．うっ血性心不全や脳卒中があれば呼吸状態悪化への対応も必要となる．

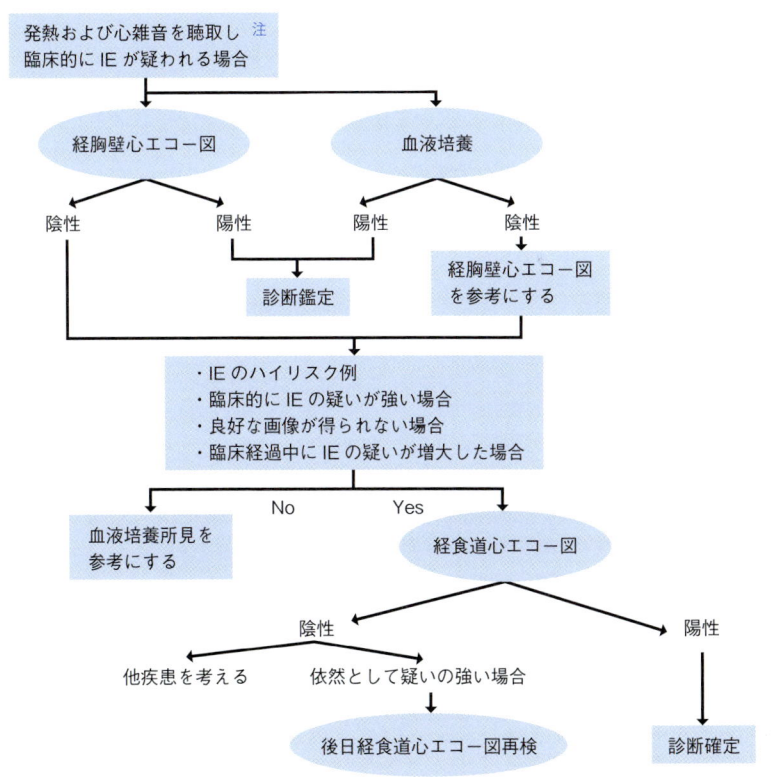

〔図2〕感染性心内膜炎診断の流れ
※診断後CTやMRIなどで全身の塞栓症の評価，頭蓋内病変の評価を行う．
〔感染性心内膜炎の予防と治療に関するガイドライン（2008年改訂版）http://www.j-circ.or.jp/guideline/pdf/JCS2008_miyatake_h.pdf（2015年8月閲覧）より転載〕

〔表1〕感染性心内膜炎（IE）のDuke臨床的診断基準

【IE 確診例】
Ⅰ．臨床的基準
　大基準2つ，または大基準1つと小基準3つ，または小基準5つ
（大基準）
1. IEに対する血液培養陽性
　A. 2回の血液培養で以下のいずれかが認められた場合
　　（ⅰ）Streptococcus viridans（注1），Streptococcus bovis，HACEKグループ，Staphylococcus aureus
　　（ⅱ）Enterococcusが検出され（市中感染），他に感染巣がない場合（注2）
　B. つぎのように定義される持続性のIEに合致する血液培養陽性
　　（ⅰ）12時間以上間隔をあけて採取した血液検体の培養が2回以上陽性
　　（ⅱ）3回の血液培養すべてあるいは4回以上の血液培養の大半が陽性（最初と最後の採血間隔が1時間以上）
　C. 1回の血液培養でもCoxiella burnettiが検出された場合，あるいは抗phase1 IgG抗体価800倍以上（注3）

2. 心内膜が侵されている所見でAまたはBの場合（注4）
　A. IEの心エコー図所見で以下のいずれかの場合
　　（ⅰ）弁あるいはその支持組織の上，または逆流ジェット通路，または人工物の上にみられる解剖学的に説明のできない振動性の心臓内腫瘤
　　（ⅱ）膿瘍
　　（ⅲ）人工弁の新たな部分的裂開
　B. 新規の弁閉鎖不全（既存の雑音の悪化または変化のみでは十分でない）

（小基準）（注5）
1. 素因：素因となる心疾患または静注薬物常用
2. 発熱：38.0℃以上
3. 血管現象：主要血管塞栓，敗血症性梗塞，感染性動脈瘤，頭蓋内出血，眼球結膜出血，Janeway発疹
4. 免疫学的現象：糸球体腎炎，Osler結節，Roth斑，リウマチ因子
5. 微生物学的所見：血液培養陽性であるが上記の大基準を満たさない場合，またはIEとして矛盾のない活動性炎症の血清学的証拠

Ⅱ．病理学的基準
　菌：培養または組織検査により疣腫，塞栓化した疣腫，心内膿瘍において証明，あるいは病変部位における検索：組織学的に活動性を呈する疣贅や心筋膿瘍を認める

【IE 可能性】
　大基準1つと小基準1つ，または小基準3つ（注6）
【否定的】
　心内膜炎症状に対する別の確実な診断，または
　心内膜炎症状が4日以内の抗菌薬により消退，または
　4日以内の抗菌薬投与後の手術時または剖検時にIEの病理学所見なし

注1）本ガイドラインでは菌種の名称についてはすべて英語表記とし通例に従ってStreptococcus viridans以外はイタリック体で表示した．
注2）Staphylococcus aureusは，改訂版では，ⅰ）に含まれるようになった．
注3）本項は改訂版で追加された．
注4）改訂版では，人工弁置換例，臨床的基準でIE可能性となる場合，弁輪部膿瘍などの合併症を伴うIE，については，経食道心エコー図の施行が推奨されている．
注5）改訂版では，"心エコー図所見：IEに一致するが，上記の大基準を満たさない場合"，は小基準から削除されている
注6）改訂版では，"IE可能性"は，このように変更されている
〔感染性心内膜炎の予防と治療に関するガイドライン（2008年改訂版）http://www.j-circ.or.jp/guideline/pdf/JCS2008_miyatake_h.pdf（2015年8月閲覧）より転載〕

Disposition

- 原則入院とする.

ER後の診療

- 血液培養提出後,抗菌薬治療を開始する.弁破壊が著しく心不全コントロールが難しい場合や弁輪膿瘍や刺激伝導系への炎症波及による伝導障害,1cm以上の大きな塞栓が心腔内に残存する場合は外科的手術を要することもある.

注意点・ピットフォール

- 感染性心内膜炎が臨床上強く疑われ,血液培養が複数陽性にもかかわらず心エコーなどで疣贅の所見が得られない場合は**必ずフォローの心エコーを実施**する.
- 血液培養陰性例や培養に時間のかかる細菌もあるため,一度疑ったら,何度もフォローを行うこと.
- 発熱に対して安易に抗菌薬を投与しない.

文献

1) 感染性心内膜炎の予防と治療に関するガイドライン(2008年改訂版)(http://www.j-circ.or.jp/guideline/pdf/JCS2008_miyatake_h.pdf),2015年8月閲覧

2-07　不整脈

永田健一郎

Point

- 不整脈はその原因は何かを考え，二次的に起きているものであれば原因病態への治療を行う（心筋梗塞，電解質異常，甲状腺機能異常症，薬剤性など）
- 血行動態に強く影響を与えている不整脈についてはすみやかに治療介入を行う
- 初療を始める前に12誘導心電図とモニター装着を忘れない

Introduction

- 不整脈は大きく**頻脈性不整脈**と**徐脈性不整脈**に**分類**される．また頻脈性不整脈ではQRSがnarrowなもの（80％がAVNRTとAVRTとされている）とwideなものがあり，それぞれアプローチが異なる．
- 徐脈性不整脈については大きく分けて，洞機能が低下していることによるものと房室伝導障害による房室ブロックによるものがある．

頻脈性不整脈

1）鑑別診断（図1）

a. 鑑別の進め方
- 血行動態が安定しているか否かによって緊急でカルディオバージョンを行うかどうかを判定する．薬物の場合，効果出現に時間がかかること，低心機能である場合に使用できないなどの制約があるため，緊急時にはカルディオバージョンが第一選択となる．
- 頻脈性不整脈の鑑別
  ・narrow QRS頻拍の鑑別（図2）
  ・wide QRS頻拍の鑑別（図3）

b. 症状と身体所見
- 頻脈性不整脈のうち**上室性頻拍症**は動悸や心悸亢進症状が主で，著しい頻脈をきたすが，基礎心疾患がなく血行動態への影響は心室頻拍よりも軽いため，比較的よく耐えて来院する．
- **心室頻拍**は失神や心室細動に移行するものまで，さまざまであるが，重篤な基礎疾患が隠れていることがあるため，胸痛の有無や心不

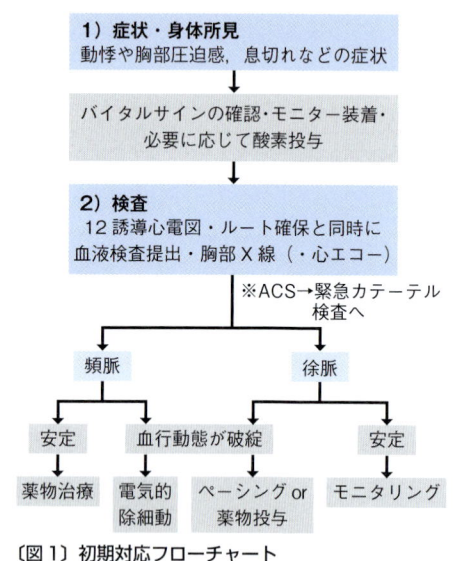

全の症状，身体所見がないかの確認を行う．

c. 検査所見
- 12誘導心電図
  ・頻脈性不整脈，徐脈性不整脈の診断を図1のフローチャートに従って進める．循環動態に影響を及ぼしやすい不整脈を先に除外していく．
  ・除細動や頻拍停止後の12誘導心電図も観察し，ST変化がないか（ACSが背景にないか），Brugada型心電図所見がないか，QT延長や短縮はどうか，Δ波がないかなどにも注目する．
- 胸部X線：うっ血性心不全の合併を評価す

1）症状・身体所見
動悸や胸部圧迫感，息切れなどの症状
↓
バイタルサインの確認・モニター装着・必要に応じて酸素投与
↓
2）検査
12誘導心電図・ルート確保と同時に血液検査提出・胸部X線（・心エコー）
↓
※ACS→緊急カテーテル検査へ

頻脈　　　　　　　　徐脈
↓　　　　　　　　　↓
安定　血行動態が破綻　安定
↓　　↓　　　　↓　　↓
薬物治療　電気的除細動　ペーシングor薬物投与　モニタリング

〔図1〕初期対応フローチャート

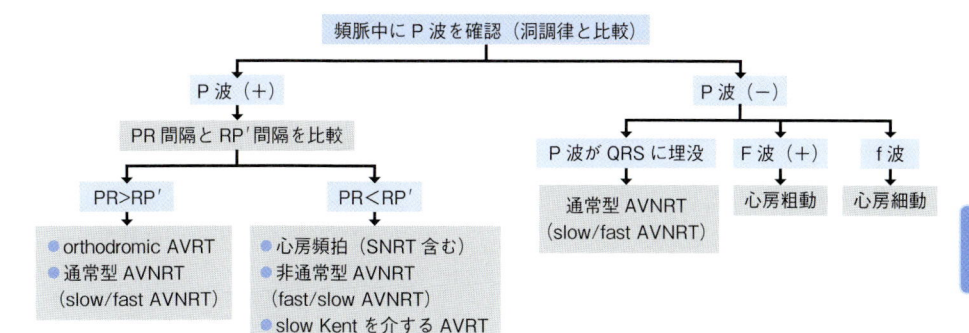

[図2] narrow QRS頻拍の鑑別

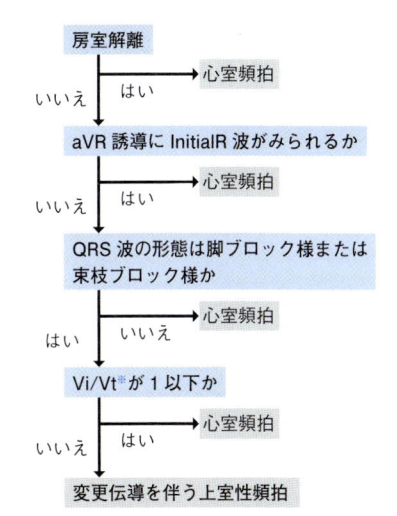

頻脈中にP波を確認（洞調律と比較）

P波（+）
- PR間隔とRP'間隔を比較
  - PR＞RP'
    - orthodromic AVRT
    - 通常型 AVNRT (slow/fast AVNRT)
  - PR＜RP'
    - 心房頻拍（SNRT含む）
    - 非通常型 AVNRT (fast/slow AVNRT)
    - slow Kentを介するAVRT

P波（−）
- P波がQRSに埋没
  - 通常型 AVNRT (slow/fast AVNRT)
- F波（+）
  - 心房粗動
- f波
  - 心房細動

[図3] wide QRS頻拍の鑑別（改訂Brugadaアルゴリズム）

房室解離
- はい → 心室頻拍
- いいえ ↓

aVR誘導にInitialR波がみられるか
- はい → 心室頻拍
- いいえ ↓

QRS波の形態は脚ブロック様または束枝ブロック様か
- はい → 心室頻拍
- いいえ ↓

Vi/Vt※が1以下か
- はい → 心室頻拍
- いいえ ↓

変更伝導を伴う上室性頻拍

※二相性あるいは三相性のQRS波で最初の40 msec（Vi）と最後の40 msec（Vt）での電位の高さ比
（文献1を参考に作成）

る. 頻脈でも徐脈でも心不全を起こしうる.
- **心エコー**：頻脈下では心機能の正確な評価は難しいが, 弁膜症の有無やIVC径などの観察から心不全有無のあたりを付ける. IVC径はうっ血性心不全により頻拍が引き起こされているのか, 脱水状態からの頻脈状態なのかの鑑別に有用である.
- **血液検査**：心不全によるBNP上昇, うっ血肝によるトランスアミナーゼの上昇, 電解質異常・腎不全などの合併を評価する. 脱水や貧血, 炎症所見の亢進がないかも確認する.

d. 鑑別のポイント
- 頻脈性不整脈で診断に難渋するのは, 多くの場合wide QRSの頻拍であり, 上室性か心室性かで判断に迷う. 血行動態が崩れており, 判断がつかない場合はまずカルディオバージョンをかけてしまうという方法もあるが, 待てる状況の場合は, ATPを投与して, R-R間隔が延長し, 一度でも停止すれば上室性, 全く変化がみられない場合は心室性（心室性は房室解離していることが前提のため, ATPで房室ブロックの状態としても波形は変化しない）と考える.

2) ERでのマネジメント
- 治療と同時に頻脈の原因となるようなバックグラウンドがないか評価する. 以下の処置をモニター管理下で行う. 治療前・治療後に12誘導心電図を施行する.

a. 発作性上室性頻拍・心房粗細動・心房頻拍
- ATPを準備している間にValsalva手技・冷水飲水・頸動脈洞マッサージなどを試す（あまり効かない）
- AVRT・AVNRTなどの房室結節を含むリエントリー回路をもつ不整脈ではATPで停止することが多いが, 房室結節をリエントリー回路に含まない心房頻拍や心房粗動はATPでは停止しないため, 基本的にはレートコントロール中心の治療となる. わかりにくい波形で診断がつかない場合にRR間隔をATPで延長させて, 心房波形を観察することもある.

例 アデノシン三リン酸二ナトリウム（アデホス-Lコーワ）10 mg/A 急速静注
例 ベラパミル（ワソラン®）5 mg/2 mL ＋ 生理食塩水 20 mL　5分かけて静注
例 ジルチアゼム（ヘルベッサー®）10 mg ＋ 生理食塩水 20 mL　3～5分かけて静注

・頻脈治療後帰宅時の処方例
例 ベラパミル（ワソラン®）40 mg 1回1錠，頻脈時頓用（ただしすぐには効果が出ないことを説明）

- ERでのカルディオバージョン・薬物的除細動：心房頻拍や心房粗細動に対して適切な抗凝固療法のもとでカルディオバージョンを行うこともあるが，救急の場では心内の血栓についての評価は十分に行えないため，行わない方が無難である．徐拍化するだけで症状が緩和することの方が多いので，まずは薬物治療を試みる．血行動態が崩れている場合は二相性120～200J，単相性200Jで実施することもある．

b. 心室頻拍・心室細動
- 不整脈の治療と同時に虚血関与の確認を行う．虚血ありきで診療を進めた方が無難である．
- 血行動態の安定した心室頻拍
  例 アミオダロン（アンカロン®）初期投与量150 mg/3 mL 静注し持続するようなら10分あけて150 mg追加静注
- 血行動態が不安定あるいは破綻した心室頻拍（pulselessVT, VF含む）
  例 カルディオバージョン（二相性120～200J, 単相性360J）
  例 CPR＋アドレナリン（ボスミン®）1 mg/1 mL 静注（3～5分ごと）
  例 アミオダロン（アンカロン®）初期投与量300 mg/3 mL 静注，二次投与量150 mg
- incessant VT（治療抵抗性で持続するVT）では挿管し，十分な鎮静を行わないと上記治療を行っても不整脈を鎮静化できないこともある．治療を続けても持続する場合はやや過鎮静気味の管理にし，それでもだめなら薬物治療を強化する．

徐脈性不整脈

1）鑑別診断
a. 鑑別の進め方
- 徐脈により血圧が低下したり，うっ血性心不全を起こしたりしているような場合は早急にペーシングを行う必要があり，体外式ペーシングや経静脈的ペーシングを行う．準備に時間を要する場合は薬物でつなぐこともあるが，効果が不安なことがあるため，原則として電気的ペーシングを行う．
- 症候性（失神を起こしているなど）の徐脈だが，後日早い段階で永久ペースメーカー挿入術が予定されている場合はモニタリングのみで手術まで経過をみることもある．
- 徐脈性不整脈の鑑別（図4）
徐脈性不整脈の鑑別ではまずP波の有無を確認する．P波の拍数が少ない，あるいは間隔が延長している状態であれば洞不全症候群．P派が全く消失して出てこない場合は心房静止の状態と考える．P派の脈数が保たれているのにかかわらず，PR間隔が延長している場合は房室ブロックの可能性を考える．心房細動ではPR間隔が不整だが，一定になり徐脈となっている場合は，高度房室ブロックや完全房室ブロックの合併から接合部調律になっている．

b. 症状と身体所見
- 徐脈では倦怠感や息切れなどの心不全症状，意識消失，失神で来院する．徐脈となる薬剤（ジゴキシンやCa拮抗薬など）や催不整脈性のある薬剤（抗不整脈薬やマクロライド系抗菌薬など）を内服していないかの問診が重要である．

c. 検査所見
- 12誘導心電図：徐脈では高K血症などでみられる高尖性T波などがないか，ジギタリス中毒でみられるST部分の盆状低下の所見などにも注意する．
- 心エコー：徐脈では過収縮となっていることが多い．下壁心筋梗塞や心サルコイドーシスを合併していないかにも注意して壁運動を評価する．

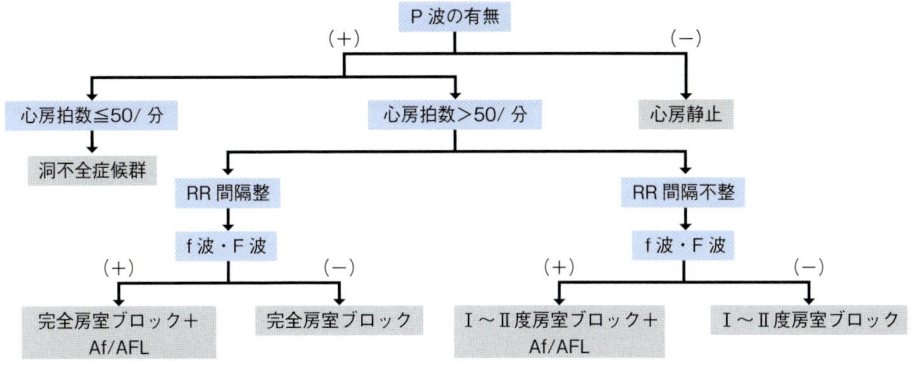

```
                        P波の有無
         (+)                           (-)
    ┌─────┴─────┐                       │
心房拍数≤50/分   心房拍数>50/分         心房静止
    │         ┌────┴────┐
洞不全症候群  RR間隔整   RR間隔不整
              f波・F波    f波・F波
           (+)     (-)   (+)     (-)
        完全房室  完全房室 Ⅰ～Ⅱ度房室 Ⅰ～Ⅱ度房室
        ブロック+ ブロック ブロック+   ブロック
        Af/AFL            Af/AFL
```

〔図4〕徐脈性不整脈の鑑別

2) ERでのマネジメント

治療と同時に徐脈の原因となるようなバックグラウンドがないか評価する.
- **血行動態が安定した徐脈性不整脈（無症状）**：原因が明らかであれば原因を除外したうえで経過観察.
- **血行動態が不安定な徐脈性不整脈（失神, 心不全, 血圧低下）**：原因が明らかであれば原因に対する治療を行いながら, 以下の処置を行う.
  - 例 アトロピン0.5 mg 静注
  - 例 ドパミン（カコージン®D, カタボン®Hi）600 mg/200 mL 持続静注 2～10γ
  - 例 イソプレナリン（プロタノール®L）0.2 mg/1 mL + 生理食塩水9 mLで全量10 mLとしたものと希釈したものを1 mLずつ静注.
  - 例 薬物投与が効果なければ経皮的ペーシング

Disposition

- 上室性頻拍はレートコントロールあるいは洞調律復帰を達成し, 症状が改善した場合は後日専門外来を予約したうえ帰宅可能である.
- 心不全を合併している場合は専門科コンサルトのうえ入院を考慮する.
- 徐脈性不整脈, 心室性不整脈は専門科コンサルトのうえ, 原則入院とする.

ER後の診療

原因に対する治療を行うと同時に不整脈マネジメントを行う. 発作性上室性頻拍にはカテーテルアブレーション治療, 心房細動に対しては抗凝固療法に加え, 薬物治療やカテーテルアブレーション治療を検討する. 心室性不整脈では重篤な器質的心疾患が併存している場合があるため, 虚血の評価や心機能の評価を行い, 原因が明らかになれば, カテーテル治療や薬物治療を行う. β遮断薬やアミオダロンといった薬剤の導入や低心機能患者では植込み型除細動器の植込みも検討される.

注意点・ピットフォール

ベラパミル（ワソラン®）投与で急激な血圧低下をきたすことがある. 低心機能の場合にはアミオダロンも考慮する.

文献
1) Vereckei A, et al : Eur Heart J, 28 : 589-600, 2007

第2章 主たる病態のマネジメント　§2循環器

2-08　高血圧緊急症

樫山鉄矢

Point
- 血圧上昇が臓器障害を起こしている場合には，緊急降圧を行う
- 覚醒剤などの中毒，あるいはアルコール離脱による交感神経亢進状態を見逃さない

Introduction
- 血圧上昇を訴えて救急受診する患者は多いが，実際には，痛みなどの症状による血圧上昇が多い．
- 高血圧が臓器障害を起こし，緊急の降圧を要する病態を，高血圧緊急症とよぶ．高血圧性脳症，急性大動脈解離，肺水腫を伴う左心不全，血圧上昇を伴う急性冠症候群，脳出血，褐色細胞腫クリーゼ，そして重症妊娠高血圧などがこれに該当する．
- ただし，**高血圧緊急症において，血圧上昇が主訴となることは少ない**．

鑑別診断
- 鑑別診断は，主症状に基づいて行う．それぞれの項を参照されたい．
- 頭痛や意識障害の場合には，脳出血，脳梗塞，髄膜炎や脳炎の鑑別が必要である．高血圧脳症の診断は，除外診断による．
- 高血圧は腎障害の原因となるし，腎疾患はしばしば高血圧を引き起こす．腎機能検査，尿蛋白のチェックは必須である．
- 高血圧緊急症において，眼底所見から得られる情報は多い．できる限り眼底を診て，網膜出血や網膜浮腫，乳頭浮腫，あるいは動脈硬化の所見を評価したい．

1）交感神経亢進による高血圧
- 覚醒剤やコカインの中毒は，交感神経を刺激して著明な高血圧をきたす．またアルコールの離脱が血圧上昇をきたすことも多い．治療は降圧ではなく，ベンゾジアゼピンの投与などである．高血圧緊急症には含まれない．

2）高血圧脳症
- 急激な血圧上昇により脳浮腫を生じる病態だが，近年出会うことは稀である．
- 激しい頭痛や悪心・嘔吐を伴い，進行すると意識障害や痙攣をきたす．しばしば高血圧性網膜症や腎障害を伴う．血圧上昇の原因はさまざまであるが，シクロスポリンなどの免疫抑制薬や，エリスロポエチン投与と関連していることもある．
- 診断は除外診断による．特に脳梗塞の鑑別が重要である．
- MRIでは，T2強調画像やFLAIRにて，しばしば頭頂～後頭葉の白質に，浮腫の所見を認める．この所見は，Reversible posterior leuko-encephalopathy syndrome（RPLS）とよばれる病態に相当する．
- 降圧には，ニカルジピンの持続投与が用いられることが多い．体液増加を伴う場合には利尿薬を併用する．亜硝酸薬やヒドラジンは，頭蓋内圧を亢進させることがあるので勧められない．
- 急激な降圧は脳虚血を起こすことがある．**1時間で10～15％，3～4時間で25％程度の降圧を目標**とする．

3）加速型悪性高血圧
- 腎血管性の高血圧において，血圧上昇に伴って腎障害が急速に進行する病態である．かつて悪性腫瘍のように予後不良であったことからこの名がついた．病理所見は腎硬化症である．眼底では，しばしば網膜出血や乳頭浮腫を認める．
- 細動脈病変が急速に進行するので，可及的すみやかな降圧を要する．
- 多くは経口的投薬で治療可能であり，ACE阻害薬やARBを第一選択とする．急速な降

圧は重要臓器の虚血の危険を伴うので，最初の24時間の降圧は，拡張期血圧100 mmHg程度までに留める．

ERでのマネジメント

- 病態に応じて専門科にコンサルトしつつ，降圧その他の治療を開始する．
- 降圧薬としては，おおまかに，脳の疾患ならニカルジピン，心疾患ならニトログリセリンを第一選択と考える（表1，2）．
- 特に急性大動脈解離では，迅速かつ十分な降圧が必要である．大動脈基部のずれ応力を抑える目的で，β遮断薬が第一選択とされている．ただしプロプラノロールのみでは降圧できないので，ニカルジピンなどが追加される

〔表1〕主たる高血圧緊急症と降圧薬

		薬剤	備考
中枢神経	高血圧性脳出血	ニカルジピン	エビデンスはないが，160/90 mmHg以下程度への降圧を目標とすることが多い
	くも膜下出血	ニカルジピン	鎮痛，鎮静を優先する．降圧目標のエビデンスはないが，sBP140 mmHg以下とすることが多い
	脳梗塞	ニカルジピン	下げすぎないことが重要である．ただし，血栓溶解療法の場合は，sBP185 mmHg，かつdBP95 mmHg以下に降圧する
心大血管	うっ血性心不全	ニトログリセリン	体液量が多い場合には，フロセミド（ラシックス®）やカルペリチド（ハンプ®）を併用する
	急性冠症候群	ニトログリセリン	早期からのβ遮断薬や早期からのACE阻害薬の投与が推奨される
	急性大動脈解離	プロプラノロール ニカルジピン	sBP100～120 mmHg，心拍60/分が目標．血圧は両側で測定する．β遮断薬から開始し，他を加える
腎内分泌	加速型悪性高血圧	ACE阻害薬/ARB	カプトプリル（カプトリル®）には注射薬あり
	褐色細胞腫	フェントラミン	β遮断薬は，フェントラミン開始後に投与する
その他	妊娠高血圧	ヒドララジン ニカルジピン	130/80 mmHg未満目標．子癇にはマグネシウム投与，ACE阻害薬，硝酸薬は禁忌

〔表2〕緊急降圧に用いる主たる薬剤

一般名	商品名	投与例	適応・備考
ニカルジピン	ペルジピン® ニカルピン®	2～15 mg/時 点滴静注	使用頻度は多い．急激な降圧をきたすので，ボーラス投与は避ける
ジルチアゼム	ヘルベッサー®	4～20 mg/時 点滴静注	抗頻脈効果を有する．降圧効果は弱い
ニトログリセリン	ミリスロール® ミオコール®	5～20 mg/時 点滴静注	頭蓋内圧上昇に注意．子癇では禁忌，シルデナフィル（バイアグラ®）併用に注意
ニトロプルシド	ニトプロ®	1～5 mg/時 点滴静注	大量投与はシアン中毒等のリスクがある
プロプラノロール	インデラル®	1 mg，10～20分ごとに静注	大動脈解離で手術を行うなら，ランジオロール（オノアクト®）が使用できる
フェントラミン	レギチーン®	5～10 mg適宜静注	褐色細胞腫クリーゼに実績がある
ヒドララジン	アプレゾリン®	5 mgゆっくり静注．20～30分ごとに追加	重症妊娠高血圧に実績がある

ことが多い．手術になるのであれば，プロプラノロールに代えて，微調整が可能なランジオロール（オノアクト®）を使うこともある．
- 重症妊娠高血圧では，歴史的に，ヒドララジンの実績が高い．ニカルジピンも使用可能である．

Disposition

- 高血圧緊急症であれば，いずれにしてもICU入院が原則である．
- 血圧に対する不安を主訴とする場合には，「緊急の降圧にはリスクが大きく，利益が少ないこと」を説明し，外来等での経過観察を指示する．
- 難しいのは，著しい血圧上昇があるが臓器障害がない場合，あるいは，現在は臓器障害がないが，過去に心不全，ACS，あるいは脳出血などの既往を有する場合の取り扱いである．

これらの場合の緊急降圧の意義は示されておらず，原則的には継続的な外来フォローにつなげることが重要と考えられる．
- エビデンスは乏しいが，収縮期200 mmHg以上，拡張期120 mmHg以上の血圧上昇の場合，特に基礎疾患を有する場合には，Ca拮抗薬などを処方することが実際的と思われる．

注意点・ピットフォール

- 安易に，高血圧による頭痛と診断して降圧薬を処方しないように．
- 急激に過度な降圧を行わない．

文献

1) 「高血圧治療ガイドライン2014」（日本高血圧学会高血圧治療ガイドライン作成委員会／編），日本高血圧学会，2014（http://www.jpnsh.jp/guideline.html）

3-01　気管支喘息

佐藤　祐

Point

- ☐ 気道の浮腫による「心臓喘息」を見逃さない
- ☐ 喘鳴＝気管支喘息とは限らない．上気道閉塞（耳鼻科的疾患，気道異物・腫瘍）は頭の片隅に入れておく

Introduction

- 気管支喘息の有病率は成人で6～10％程度とされる．近年吸入ステロイドを中心とした長期管理薬の進歩により発作の頻度も減ったが，それでもなお，発作によるER受診はコモンである．

鑑別診断

1）症状と身体所見

- 呼吸困難，起坐呼吸，咳嗽などの症状とWheeze，呼気延長，呼吸補助筋の使用，会話困難，体動困難，チアノーゼなどの身体所見が認められる．
- 最重症の場合むしろ狭窄音が聞こえなくなる（silent chest）．

2）検査

- 全例に検査は要さない[1]．胸部X線（両肺過膨張），一般採血・血液ガス，そのほか鑑別を要する他疾患のための検査を行う．

3）鑑別のポイント

- COPD，心不全，気道異物，上気道閉塞などが主な鑑別となる．肺炎を含めた上下気道感染は契機となりやすい．
- COPD：類似病態となるため鑑別は困難，かつ重複も多い．しかし，治療がほぼ同一であるため，初療での鑑別は必ずしも必要ではない．
- 心不全：症状が似るため鑑別を要する．心・腎疾患の既往，心音，下腿浮腫，体重増加，胸部X線（心拡大，butterfly shadow，Kalley B line），心電図・心エコー，BNPなどで確認する．
- 気道異物：初発の際に特に鑑別が必要である．高齢者，脳血管疾患の既往，小児や歯科治療後に多い．
- 上気道閉塞：Stridorや嚥下困難，頸部側面X線などで確認する．
- 肺炎：痰培養，胸部X線，尿検査（尿中抗原）などで確認する．

ERでのマネジメント（図1, 表1, 2）

- 気管支拡張薬：短時間作用型β作動薬としてサルブタノール吸入液（ベネトリン®）0.3～0.5 mL＋生理食塩水2 mL，ネブライザーで投与．20分空けて3回までは使用可．効果

---

❶酸素化の安定化
↓
❷症状，身体所見，各種検査で鑑別と重症度・治療ステップの判定（明らかな小発作などに検査は不要）

| ❸小発作 治療ステップ1 | ❸中発作 治療ステップ2 | ❸大発作 治療ステップ3 | ❸重篤 治療ステップ4 |

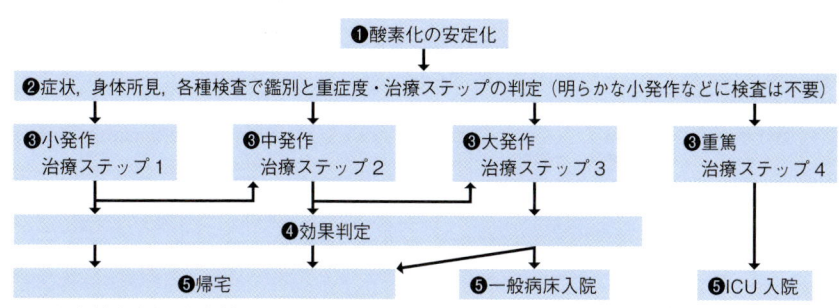

❹効果判定

❺帰宅　　❺一般病床入院　　❺ICU入院

〔図1〕気管支喘息の初期対応フローチャート

発現は早いが持続時間も短い．スペーサーを使えばサルブタノールエアゾール（サルタノール®）などのMDI（スプレー）も効果は同等とされる．
- **アドレナリン**：ボスミン® 0.3 mL筋注もしくは皮下注．20分あけて3回まで可．効果発現が最も早い．重症の場合，ためらわずに最初の段階で使用する．
- **ステロイド**：メチルプレドニゾロン（ソル・メドロール®）40～125 mg点滴静注
- **酸素投与**：呼吸困難時，SpO_2低下時に1～2 L経鼻など．COPDの合併があればSpO_2：88～93％程度を目標にすることもある．

◇ **アスピリン喘息（解熱・鎮痛薬喘息）**
- アスピリン喘息は成人喘息の5～10％を占め，ほとんどが成人発症の喘息である．
- 鼻茸の手術歴（鼻茸の合併率が高い），嗅覚低下（90％以上はコーヒーの匂いがわからなくなる），喘息発症後のNSAIDsの安全な使用歴（アスピリン喘息は喘息発症後にNSAIDs過敏性を獲得するため）などを問診し判断する．
- 一部のステロイド〔メチルプレドニゾロン（ソル・メドロール®），プレドニゾロン（水溶性プレドニン®），ヒドロコルチゾン（サクシゾン®）〕の点滴静注，NSAIDsなどで悪化の可能性があるためステロイドは内服薬を用いるか，デキサメタゾン（デカドロン®）注射薬3.3 mg 2～3A点滴静注などで対応する．内服の場合は同様でよい．NSAIDsに誘発された発作の場合は特に重篤であり，早期のアドレナリン皮下注ないし，筋注がすすめられている[3)4)]．

〔表3〕気管支喘息のハイリスク群

- 気管挿管・人工呼吸器を要する喘息発作歴
- 12カ月以内の喘息入院歴・救急受診歴
- 全身ステロイドを常用している・中止した直後
- 吸入ステロイドを使用していない・中止している・もしくはアドヒアランス不良
- SABAの過剰使用・依存
- かかりつけ医により喘息発作時の対応が決まっていない
- 精神疾患，喘息に関与する食物アレルギーの存在

〔表1〕喘息発作治療ステップ

ステップ1	気管支拡張薬
ステップ2	気管支拡張薬±ステロイド±酸素投与
ステップ3	酸素投与＋アドレナリン＋気管支拡張薬＋ステロイド
ステップ4	酸素投与＋アドレナリン＋気管支拡張薬＋ステロイドしつつ挿管もしくはNPPV準備

〔表2〕喘息発作の強度と目安となる治療ステップ

	呼吸困難	動作	ピークフロー	SpO_2	PaO_2	$PaCO_2$	治療ステップ
小発作	横になれる	歩行可能	80％以上	96％以上	正常	45 mmHg未満	ステップ1
中発作	横になれない	かろうじて歩行可能	60～80％	91～95％	60 mmHg超	45 mmHg未満	ステップ2
大発作	動けない	歩行不能 会話困難（一文困難）	60％未満	90％以下	60 mmHg以下	45 mmHg以上	ステップ3
重篤	呼吸減弱，停止 チアノーゼ	会話不能，体動不能 意識障害，失禁	施行不能	90％以下	60 mmHg以下	45 mmHg以上	ステップ4

項目により発作強度が異なる場合は，そのなかで最も重篤な発作強度と考える．すべての結果が揃わなくともすみやかに気管支拡張薬の使用を開始してよい．
（文献2より引用）

Disposition

- SpO_2 が96％以上で，Wheezeがほぼ消失すれば帰宅可能である．ただし，ハイリスク群（表3）は，積極的に入院を考慮する[1][2]．
- 医療機関へのアクセス，本人の理解，家族の協力なども考慮が必要である．
- 帰宅時には内服ステロイドを処方し，外来フォローとする（治療ステップ1であれば必須ではない）．
  - **例** プレドニゾロン（プレドニン®）1回10～20mg，1日2回朝夕食後．3～5日程度

文献

1) GINA, Pocket Guide for Asthma Management and Prevention, 21-25, 2014
2) 「喘息予防・管理ガイドライン2015」（一般社団法人日本アレルギー学会喘息ガイドライン専門部会/監），pp140-154, 協和企画, 2015
3) 谷口正実：アスピリン喘息（NSAIDs過敏喘息）．日本内科学会雑誌, 102：1426-1432, 2013
4) 谷口正実, 他：アスピリン喘息（NSAIDs過敏喘息）．Prog Med, 34：1029-1033, 2014

3-02 COPD急性増悪

佐藤 祐

Point
- CO_2貯留を恐れて低酸素を放置してはいけない

Introduction
- わが国では慢性閉塞性肺疾患（COPD）の有病率は8.6％[1]と非常に多い疾患であるとともに，死因の9位と致死的にもなり得る疾患である．
- 未指摘のCOPD患者も多く，増悪時にはじめて診断されることも少なくない．
- 急性憎悪は息切れの増加，咳や喀痰の増加，膿性痰の出現，胸部不快感・違和感の出現あるいは増強を認め，安定期の治療の変更あるいは追加を要する状態である．急性増悪の半数以上が肺炎などの下気道感染によって起こる[2]．

鑑別診断（図1）

1）症状と身体所見
- ①痰の増加，膿性痰の出現，呼吸困難の増悪 ②5日以内の上気道感染，ほかに原因のない発熱，喘鳴の増悪，咳の増加，呼吸数心拍数の20％増加のうち，①1つと②1つを軽症，①2つを中等症，①3つを重症と定義する[3]．
- なお，黄色もしくは緑色の痰は細菌感染が疑わしい[4]．
- 呼吸困難，喀痰，発熱，意識障害，チアノーゼなどの症状，聴診上水泡音，喘鳴の聴取，呼気延長，気管短縮，呼吸補助筋の使用，外頸静脈の呼気時怒張吸気時虚脱，Hoover徴候，起坐呼吸などの身体所見を認める．

2）検査
- 一般採血・血液ガス，胸部X線，CT（肺炎の合併や肺塞栓の有無，そもそもCOPDなのかなど，必要時），痰培養（抗菌薬使用前に）．

3）鑑別のポイント
肺炎，肺塞栓，気胸・縦隔気腫，うっ血性心不全，虚血性心疾患，喘息，胸水などが主な鑑別疾患となる．急性増悪の原因にもなり得るし，急性増悪に続発もしうるため，合併率は高い．
- **肺炎**：原因として最多であり，合併率は高い．
- **肺塞栓**：原因不明の急性憎悪の1/4は肺塞栓ともいわれる．診断は造影CTで行う．
- **気胸・縦隔気腫**：続発性が多い．聴診上呼吸音低下，胸部X線，CTなど．
- **うっ血性心不全，虚血性心疾患**：下腿浮腫，頸静脈怒張，起坐呼吸，心電図，心エコー，胸部X線，BNP，トロポニンT，CK-MBなどで確認する．
- **喘息**：類似病態となるため鑑別は困難，かつ重複も多い．しかし，治療がほぼ同一であるため，初療での鑑別は必ずしも必要ではない．
- **胸水**：膿胸，がん性胸水など．聴診上肺音低下，胸部エコー，胸部X線，CTなどで確認する．

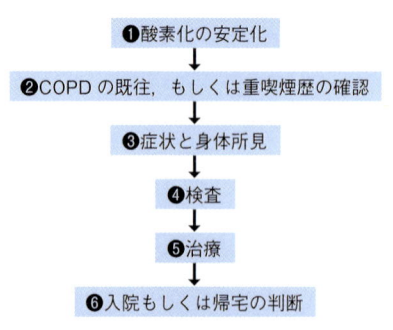

❶酸素化の安定化
↓
❷COPDの既往，もしくは重喫煙歴の確認
↓
❸症状と身体所見
↓
❹検査
↓
❺治療
↓
❻入院もしくは帰宅の判断

〔図1〕COPD急性増悪の初期対応フローチャート

ERでのマネジメント

1）酸素投与
- SpO_2の低下がある場合には，酸素を投与する．SpO_2 88～92％を目標に酸素量の調節．CO_2貯留を恐れて過度な低酸素を許容してはいけない．

2）COPDのABCアプローチ
A（Antibiotics：抗菌薬）
- 重症は抗菌薬を使用すべき．中等症でも検討とされている．
  - **例）入院**：スルバクタム・アンピシリン（ユナシン®-S）1回3g，1日3～4回 または セフトリアキソン（ロセフィン®）1回2g，1日1回 など
  - **外来**：アモキシシリン（サワシリン®）1回250mg＋クラブラン酸・アモキシシリン（オーグメンチン® 250 RS）1回1カプセル，それぞれ1日3回

B（Bronchodilator：気管支拡張薬）
- 短時間作用型β刺激薬を使用する．なお，急性期にアミノフィリンは推奨されない．
  - **例）** サルブタモール（ベネトリン®）0.3～0.5 mL＋生理食塩水2 mLをネブライザーで投与．20分おきに3回まで可

C（Corticosteroid：ステロイド）
- 改善までの期間の短縮，1秒率の改善，PaO_2の改善，早期再発の減少，治療失敗の減少，入院期間の短縮につながる．
  - **例）入院**：メチルプレドニゾロン（ソル・メルコート®）1回40 mg，1日1回
  - **外来**：プレドニゾロン（プレドニン®）1回20 mg，1日2回 朝昼（夕），5日間

3）NPPV
- NPPVの適応は呼吸性アシドーシス（pH＜7.35 もしくは $PaCO_2$＞45 mmHg，RR＞25/分），呼吸補助筋の使用やシーソー呼吸，肋間の吸気時陥凹などを伴うほどの呼吸努力の増大や呼吸筋疲労などである．
- NPPVはアシドーシスの改善（$PaCO_2$の改善），呼吸数の改善，呼吸仕事量の軽減，呼吸困難の改善，人工呼吸器関連合併症の改善，入院期間の短縮をもたらし，死亡と挿管率を下げる．しかし，それでも呼吸性アシドーシスなどが改善できない場合，酸素化が保てない場合，NPPVに耐えられない場合，自発呼吸停止，心肺停止，喀痰多量，意識障害，血行動態不安定は気管挿管の適応である．

Disposition
- 急激な呼吸困難の悪化，元来のCOPDが重症，新規の身体所見の出現（チアノーゼ，浮腫など），初期治療への反応不良，他の合併症の存在（心不全，新規の不整脈など），頻回の増悪歴（年2回以上），高齢，社会的問題（同居家族の存在，家庭から病院までのアクセス，往診医の有無など），NPPVが必要な状態などがあれば入院適応である．

注意点・ピットフォール
- 肺塞栓を見逃さない
- 気胸を見逃さない
- COPDの多くは喫煙の既往がある．しかし喫煙歴の聴取の際に「タバコを吸っていますか」という質問では，禁煙後の患者は「いいえ」と答えかねないため「タバコを吸っていたことはありますか？」や「一度も吸ったことはありませんか？」との積極的な確認がよい．問診票でも禁煙後の患者は「喫煙歴はない」と記載していることが多い．

文献
1) Fukuchi Y, et al：Respirology, 9：458-465, 2004
2) COPD（慢性閉塞性肺疾患）診断と治療のためのガイドライン 第4版（日本呼吸器学会COPDガイドライン第4版作成委員会/編），メディカルレビュー社，2013
3) Anthonisen NR, et al：Ann Intern Med, 106：196-204, 1987
4) Miravitlles M, et al：Eur Respir J, 39：1354-1360, 2012

第2章 主たる病態のマネジメント ■§3 呼吸器

3-03　市中肺炎

村田研吾

Point
- ☐ 発熱＋咳嗽＋浸潤影を肺炎と決めつけない
- ☐ 結核である可能性を忘れない

Introduction
- 肺炎はわが国における死因の第3位を占める．
- 市中肺炎（community-acquired pneumonia：CAP）：健常人あるいは軽度の基礎疾患しか有しない人に生じた肺炎

鑑別診断

1) 症状と身体所見
- 典型的には急性の経過で発熱に気道症状（咳嗽，喀痰）あるいは胸膜刺激症状（胸膜痛）を伴う．

2) 検査所見
- 胸部X線で縦隔や横隔膜に重なる病変は見えにくい．できれば過去の写真と比較する．
- 膿性痰のグラム染色で優勢な病原微生物が見られれば診断的価値が高い．

3) 鑑別のポイント
- 診断は感染・炎症所見（発熱・低体温，意識変容，shock vital，白血球増減，CRP・PCT上昇等）と下気道所見（咳嗽，胸膜痛，胸部画像で浸潤影）の組み合わせでなされる．しかし，多くの非感染性疾患が類似の所見を呈し，発熱＋咳嗽＋浸潤影の鑑別診断は多岐にわたる．**急性経過，膿性痰，浸潤影の区域性分布**の3つがそろえば肺炎らしいが，そろわない場合には他疾患も考える必要がある（表1）．

ERでのマネジメント

1) 感染対策
- 可能なら患者にサージカルマスクをつけてもらう．輸入呼吸器感染症が疑われる場合，飛

〔表1〕発熱＋咳嗽＋浸潤影がみられる場合の鑑別疾患

鑑別疾患	病歴，身体所見	画像の特徴	検査
肺　炎	急性．悪寒．膿性痰	浸潤影は区域性	喀痰細菌検査
肺結核	悪寒なし．慢性経過．体重減少．栄養状態不良．細胞性免疫不全	空洞影，結節影，粒状影は強く結核を疑わせる	喀痰抗酸菌検査
心不全	悪寒・膿性痰なし．狭心痛．頸静脈怒張．起坐呼吸．浮腫．心音異常	浸潤影・胸水が両側性．Kerley B line．心拡大	心電図，心エコー
肺塞栓	悪寒・膿性痰なし．長期臥床．深部静脈血栓・悪性腫瘍の既往．胸部画像に比して呼吸状態が悪い	陰影は目立たないことが多い．末梢のくさび状陰影がみられることもある	造影CT
肺胞出血	膿性痰なし．喀血	両側性やびまん性の陰影	CT，気管支鏡
悪性腫瘍	悪寒・膿性痰なし．慢性経過．体重減少．ばち指．リンパ節腫大	結節・腫瘤影が多い．リンパ節腫脹を伴うことがある	造影CT，喀痰細胞診
薬剤性肺障害	悪寒・膿性痰なし．危険性の高い薬剤投与歴	びまん性．両側下肺野優位	好酸球増多を伴うこともある．CT，気管支鏡
無気肺	悪寒・膿性痰なし．呼吸数正常	境界が直線的な区域性陰影	CT

沫，接触，空気感染予防策を，結核が疑われる場合は空気感染予防策をとる．

2）重症度評価
- A-DROPなどの指標を用いる（表2）．あくまで参考にとどめ，他に基礎疾患，呼吸数も加味すべきである．

3）原因微生物想定
- グラム染色，抗原検査などで原因微生物が絞り込めればそれを参考に治療する．それ以外では頻度や病歴から原因微生物を想定する（表3）．

◇一般細菌と非定型病原体による肺炎の鑑別
- ①年齢＜60歳，②基礎疾患がない，あるいは軽微，③頑固な咳嗽がある，④胸部聴診上所見に乏しい，⑤喀痰がない，あるいは迅速診断で原因菌らしいものがない，⑥末梢血白血球数＜1万/μLの6項目を用い，①〜⑤の5項目中3項目以上，あるいは①〜⑥の6項目中4項目以上で非定型肺炎を疑うとする基準がある．この基準の非定型肺炎は *M. pneumoniae*, *C. pneumoniae* をいい，*Legionella* や *C. psittasii* は含まれない．また非定型肺炎と判定されても細菌性肺炎の可能性が13％残るため，LAMP法や抗原検査で確認されない限り *S. pneumoniae* のカバーは外さないほうがよい．

4）薬剤耐性想定
- ①90日以内に2日以上の抗菌薬使用，②経管栄養，③既知の耐性菌定着，などが抗菌薬耐性を有するリスク因子である．

5）微生物検体採取
- 喀痰検査（一般細菌と抗酸菌）：出ないときには3％前後の高張食塩水のネブライザーで誘発する．気管内カテーテル吸引もよい．
- 血液培養2セット：なるべく採取．ただし軽症の場合は陽性率が低いので必須ではない．
- 尿中抗原検査：肺炎球菌，レジオネラを検索．ただし，いずれも感度60％程度であり，陰性でも否定できない．
- マイコプラズマ検査：LAMP法が最もよいが施設は限られる．感度は下がるが咽頭粘液の**迅速抗原検査法**もある．血中の抗マイコプラズマIgM抗体を検出する**イムノカード法**も有用であるが，発熱後5日以内に陽性になるのは半分程度であり，感染後長期にわたって検出され得ることに注意する．
- 鼻咽頭インフルエンザ抗原検査：流行期にはインフルエンザの合併が多く，積極的に検査する．

6）エンピリックセラピーの処方
　想定される原因微生物と薬剤耐性リスクに基づいて抗菌薬を選択する．重症患者では初期治療がはずれると致命的であるため想定範囲を拡大する．治療開始は早いほうがよく，**入院する患者に対する抗菌薬の初回投与はERで行う．**

a. CAP（多剤耐性リスクなし）の処方例
- 外来
  - 例細菌性肺炎：AMPC（サワシリン®）1回500 mg 1日3回 内服．または AMPC/CVA（オーグメンチン®，AMPC 250 mg含有）1回2錠 1日3回内服
  - 例細菌性肺炎・非定型肺炎が鑑別できない場合：AMPC（サワシリン®）1回1,000 mg 1日

〔表2〕日本呼吸器学会成人市中肺炎重症度分類（A-DROP）

指標	
Age	男性70歳以上，女性75歳以上
Dehydration	BUN　21 mg/dL以上または脱水あり
Respiration	SpO₂　90％以下（PaO₂　60 Torr以下）
Orientation	意識障害
Pressure	血圧（収縮期）90 mmHg以下

重症度分類と治療の場の関係		
軽症	上記5つの項目のいずれも満足しないもの	→外来治療
中等症	上記項目の1つまたは2つを有するもの	→外来または入院
重症	上記項目の3つを有するもの	→入院
超重症	上記項目の4つまたは5つを有するものただしショックがあれば1項目のみでも超重症とする	→ICU

(文献1をもとに作成)

3回＋AZM（ジスロマック®）1回500 mg 1日1回 内服．またはDOXY（ビブラマイシン®）1回100 mg 1日2回 内服

- 入院

  例 **細菌性肺炎**：CTRX（ロセフィン®）1〜2 g 24時間ごと点滴（胆道系疾患患者や補液中のCaに注意）

  例 **重症あるいは細菌性肺炎・非定型肺炎が鑑別できないとき**：CTRX 2 g 24時間ごと＋〔AZM 500 mg 24時間ごと，またはLVFX（クラビット®）500 mg 24時間ごと〕点滴※

  例 **インフルエンザ後の細菌性肺炎**：CTRX 1〜2 g 24時間ごと ＋ VCM（バンコマイシン）1 g 12時間ごと（TDMが必要）点滴

〔表3〕肺炎の原因微生物（市中肺炎の主要原因微生物）

	病原体	特　徴	エンピリックセラピーの例
主要な病原体	肺炎球菌（S. pneumoniae）	CAPでもNHCAPでも最多．インフルエンザ後にはさらに増加．脾摘後など液性免疫不全で重症化．髄膜炎合併に注意．	ABPC, AMPC, CTRX, CTX その他LVFX, DOXY
	インフルエンザ菌（H. influenzae）	CAPでは2番目に多い．慢性気道障害で増加．	CTRX, CTX, AMPC/CVA（BLNAR以外）DOXY, AZM（施設による）
	モラクセラ・カタラーリス（M. catarrhalis）	CAPの原因菌の1つだが，高齢者や基礎疾患がある患者で多い．菌血症は少ない．	CTRX, BLI/PCs
	マイコプラズマ（M. pneumoniae）	若年者で多い**非定型肺炎**．飛沫感染する．鼻咽頭症状や頭痛を伴いやすく，痰は少ない．ラ音少ない．	AZM, DOXY, LVFX
	肺炎クラミドフィラ（C. pneumoniae）	高齢者に多い**非定型肺炎**．混合感染が多い．鼻咽頭症状を伴いやすく，痰は少ない．施設内流行することがある．ラ音少ない．	AZM, DOXY, LVFX
	レジオネラ（L. pneumoniae）	急速に重症化しやすい**非定型肺炎**．温泉・循環式風呂など汚染水への曝露歴がある．頭痛を伴いやすい．	LVFX, AZM
その他の病原体	黄色ブドウ球菌（S. aureus）	CAP，NHCAPの原因菌の1つ．インフルエンザ後など気道粘膜障害がある場合に多い．	VCM
	腸内細菌科（クレブシエラ：Klebsiella pneumoniaeを含む）	NHCAPで2番目に多い．Proteus, Escherichia, Klebsiellaなどが含まれる．なかでもK. pneumoniaeは大酒家，糖尿病，基礎疾患がある場合に多く，重症化しやすい．薬剤感受性は施設によって異なる．ESBL産生の有無が問題となる．	CTRX, CTX, CFPM ESBL産生疑いではMEPM
	緑膿菌（P. aerginosa）	NHCAPの原因菌．重症化しやすい．薬剤感受性は施設によって異なる．	[CAZ or CFPM]± [AGs or FQs]
	口腔内嫌気性菌	NHCAPで多い．口腔衛生不良なときの誤嚥で生じる．亜急性〜慢性経過多い．痰は悪臭を伴う．	MNZ, CLDM, BLI/PCs
	結核菌	レジオネラより多い肺感染症の原因微生物．本章§3-05「結核」参照．	本章§3-05「結核」参照
	オウム病クラミドフィラ（C. psittasii）	稀．急速に重症化しやすい非定型肺炎．鳥類接触歴あり．	DOXY, AZM

ABPC：アミノベンジルペニシリン（アンピシリン），AMPC：アモキシシリン，CTRX：セフトリアキソン，CTX：セフォタキシム，LVFX：レボフロキサシン，DOXY：ドキシサイクリン，AMPC/CVA：アモキシシリン/クラブラン酸，AZM：アジスロマイシン，CFPM：セフェピム，MEPM：メロペネム，CAZ：セフタジジム，MNZ：メトロニダゾール，CLDM：クリンダマイシン，AGs：アミノグリコシド，BLI/PCs：βラクタマーゼ阻害薬配合ペニシリン，FQs：フルオロキノロン．
CTRXはCTXでもよい

※いずれにおいてもCTRXはCTX（クラフォラン®）1〜2g6〜8時間ごとでもよい．

b. 非定型肺炎
- 下記のいずれかを処方する．

    例 AZM 1回500 mg 1日1回 点滴あるいは内服
    DOXY 1回100 mg 1日2回 内服
    MINO（ミノマイシン®）1回100 mg 1日2回 点滴
    LVFX 1回500 mg 1日1回 点滴あるいは内服

Disposition

- 疾患の重症度に応じて，外来，一般病棟・ICU入院を判断する．
- 外来治療する場合は数日後にはフォローする．

注意点・ピットフォール

- フルオロキノロン系抗菌薬は結核の疑いが残るときは極力避ける．

文献

1)「成人市中肺炎診療ガイドライン」（日本呼吸器学会 市中肺炎診療ガイドライン作成委員会／編），日本呼吸器学会，2007
2)「医療・介護関連肺炎（NHCAP）診療ガイドライン」〔日本呼吸器学会 医療・介護関連肺炎（NHCAP）診療ガイドライン作成委員会／編〕，日本呼吸器学会，2011
3)「JAID/JSC感染症治療ガイド2014」（JAID/JSC感染症治療ガイド・ガイドライン作成委員会／編），日本感染症学会・日本化学療法学会，2014
4) American Thoracic Society; Infectious Diseases Society of America：Am J Respir Crit Care Med, 171：388-416, 2005

Coffee Break　CAP以外の肺炎

下記のような患者に生じる肺炎は通常のCAPと原因微生物や耐性菌の頻度が異なるため医療・介護関連肺炎（Nursing and healthcare associated pneumonia, NHCAP）として区別している（表4）．特に誤嚥によって生じた肺炎（誤嚥性肺炎）は，口腔内常在菌が原因微生物となることがあり，口腔衛生不良であれば嫌気性菌の関与が問題となる．

[抗微生物薬処方例]
1) 医療・介護関連肺炎
- 薬剤耐性リスクなし → CAPと同様
- 薬剤耐性リスクあり
    ・CFPM（マキシピーム®）1〜2g 8時間ごと 点滴
    ・MEPM（メロペン®）1〜2g 8時間ごと（ESBL産生菌のリスクがあるとき）点滴
※緑膿菌が疑われる場合は感受性判明までTOB（トブラシン®）5 mg/kg 24時間ごとかCPFX（シプロキサン®）300 mg 12時間ごとを加えてもよい．

〔表4〕NHCAPの定義 [2]

1. 療養型病床，精神病床，介護施設に入所している
2. 90日以内に病院を退院した
3. 介護を必要とする高齢者，身障者
4. 通院で継続的に血管内治療を受けている患者

2) 誤嚥性肺炎

嫌気性菌を疑う所見がある場合（表3）には嫌気性菌もカバーする．
- 嫌気性菌をカバーする場合：
    ・単剤でカバーできるもの：ABPC/SBT（ユナシン®S）3g 6時間ごと，PIPC/TAZ（ゾシン®）4.5g 6時間ごと，MEPM 1g 8時間ごと点滴
    ・βラクタム薬に加えて：CLDM（ダラシン®）600 mg 6〜8時間ごと，MNZ（アネメトロ®）500 mg 6時間ごと 点滴

（村田研吾）

第2章 主たる病態のマネジメント ■§3 呼吸器

3-04 間質性肺疾患・ARDS

樫山鉄矢

Point

- □ びまん性の透過性低下をきたす肺疾患には，感染症，心不全，薬剤性肺臓炎，間質性肺炎など多彩な病態が含まれる
- □ 「真っ白な肺」にはステロイド，という短絡は避けるべきである

Introduction

- 急性〜亜急性に発症し，肺にびまん性陰影をきたす疾患には表1のようなものがある．

1）特発性間質性肺炎

- 原因が特定できない間質性肺炎を，特発性間質性肺炎と総称する．特発性間質性肺炎は，**特発性肺線維症（IPF/UIP），非特異性間質性肺炎（NSIP），特発性器質化肺炎（COP）などに分類されている**．いずれの病型も急速に増悪することがあるが，IPF/UIPの頻度が多く，臨床的にも重要である．

2）IPF/UIPの急性増悪

- IPF（特発性肺線維症）は，特発性間質性肺炎の過半数を占め，肺に不可逆性の線維化をきたす，慢性進行性で予後不良の疾患である．病理学的には，通常型間質性肺炎（UIP）に該当する．
- 通常は，ゆっくりと「ゆるい坂道を降りるように」進行するが，ときに数時間〜数日の経過で「階段を降りるように」増悪することがあり，"急性増悪"とよばれる．しばしばウイルス感染などを契機に急性増悪が起こる．

a. 定義

- 特発性間質性肺炎の慢性型において，①1カ月以内の経過で，②呼吸困難の増強，③胸部単純X線に両側スリガラス影，浸潤影の出現や増加，④および動脈血酸素分圧の有意な低下，のすべてがみられる場合を"急性増悪"とする．
- 明らかな肺感染症や心不全を除外する．

b. 病歴

- 通常，普段から咳や労作時呼吸困難が存在し，さらに数日〜数週間の経過で，咳，呼吸困難が増悪する．発熱を伴うことも多い．急性増悪の誘因として，感染，手術，気管支鏡などの検査，ステロイドの減量などが認められることが多い．

c. 身体所見

- 吸気のはじめに，いわゆるベルクロラ音や捻髪音を高頻度に聴取する（80％）．背部で聞こえやすいので，可能な限り坐位をとってもらい，背部の下肺を聴診する．
- 30〜60％前後にバチ状指が認められる．

d. 画像所見

- 両側下肺野主体の粒状網状陰影，容積減少所見を認める．急性増悪時には，新たに両側性スリガラス陰影や浸潤影が出現する．
- なお，**臥位で背側に回った胸水が，単純X線でびまん性の"スリガラス陰影"と誤認されることがあるので注意していただきたい**．IPF/UIPそのものでは胸水をきたすことはないので，胸水が目立った場合には，心不全などの他の病態を鑑別するべきである．
- CT，特に高分解能CT（HRCT）は，病変の

〔表1〕肺にびまん性陰影をきたす原因疾患

- うっ血性心不全
- がん性リンパ管症
- カリニ肺炎，マイコプラズマ肺炎，オーム病，レジオネラ肺炎，粟粒結核，サイトメガロウイルス肺炎，インフルエンザウイルス肺炎，SARS
- 薬剤性肺臓炎，過敏性肺炎，膠原病肺（特に急性の皮膚筋炎），急性好酸球性肺炎（AEP），びまん性肺出血，急性間質性肺炎（AIP），ARDS
- 特発性間質性肺炎

[表2] ARDSの定義

発症	臨床的侵襲，呼吸器症状の出現や増悪から1週間以内
胸部画像	両側陰影． 胸水，肺虚脱，無気肺，結節病変等では説明できない．
肺水腫の原因	心不全や体液過剰だけでは説明できない呼吸不全． リスクがない場合，心エコー等の客観的評価を要する．
酸素化 PEEP $\geq 5cmH_2O$	軽度ARDS　　200 mmHg<P/F比≦300 mmHg 中等度ARDS　100 mmHg<P/F比≦200 mmHg 重度ARDS　　P/F比≦100 mmHg

(文献1より引用)

性状の評価や，基礎にあるIPF/UIPの所見の評価，確認のために非常に有用である．最近の機種では，わずかな呼吸停止で，比較的質の高い画像を得ることができる．

鑑別診断

1) 心不全
- 両側肺のびまん性陰影をきたすことがあり，鑑別は必ずしも容易ではない．拡張障害型の心不全の場合には，エコーでの診断は困難なので注意しなければならない．BNPは補助診断として有用である．

2) 肺炎
- IPF/UIPの患者ではステロイドや免疫抑制薬が投与されていることが多いので，ニューモシスチス肺炎合併の頻度が高いが，画像での鑑別は難しい．ニューモシスチス肺炎を疑ったら，気管支肺胞洗浄等で，菌体を検索する必要がある．
- そのほかにも種々の肺炎との鑑別が必要である．

3) 薬剤性肺臓炎
- 非特異的な皮疹をみたら常に薬疹を疑うのと同様に，**非定型的な肺の陰影をみたら，薬剤性肺臓炎を疑わなくてはならない**．

IPF/UIPの急性増悪の治療
- 慢性期と同様に，急性増悪についても有効性

が確認された治療法はない．一般にステロイドのパルス療法が行われている．一時的な効果が得られることは多いが，生存そのものに対する効果は確認されておらず，また，長期予後に対する効果は期待できない．

ARDS（急性呼吸窮迫症候群）

- 敗血症や多発外傷などの経過中に，急性に発症し，胸部X線で両側肺にびまん性陰影を呈し，重篤な呼吸不全をきたす病態をARDS（acute respiratory distress syndrome）とよぶ（表2）．
- ARDSは，しばしば"透過亢進型肺水腫"とも表現される．しかし，単なる肺水腫ではなく，種々のサイトカイン等が関連した"炎症"と理解するべきである．
- 基礎疾患・誘因は多彩であり，敗血症，多発性外傷など，多様な病態を含んでいる．
- 治療戦略として，基礎疾患に対する治療とともに，肺保護を意識した呼吸管理が強調されている．

文献
1) Ranieri VM, et al : JAMA, 307 : 2526-2533, 2012

3-05 結核

村田研吾

Point
- [ ] すべての肺炎で結核を考える
- [ ] 慢性咳嗽や慢性炎症では胸部X線を撮影し，病巣の検体で抗酸菌検査を行う

Introduction
- 肺，リンパ節，中枢神経，骨関節，腸，喉頭・気管支など，ほぼすべての組織に生じ得る．本稿では主として肺結核について述べる．
- わが国において，レジオネラよりも多い肺感染症の原因微生物である．
- **糖尿病，透析中，HIV，悪性腫瘍，胃切除後，高齢者などの細胞性免疫が低下している宿主**で発症リスクが高い．
- 流行国への渡航歴や集団感染などを除き，接触歴は不明なことが多い．

鑑別診断（表1）

1) 症状と身体所見
- 肺結核は呼吸器や慢性炎症の症状で受診する．
  - **呼吸器症状**：咳嗽（最多），血痰（稀），胸膜痛，呼吸困難
  - **慢性炎症症状**：発熱，倦怠感，**体重減少**，盗汗，衰弱
- 一般に痰の量は少なく，胸部聴診所見は乏しい．
- 慢性経過は強く疑う病歴だが，わが国では約半数が発症2週間未満で受診する．
- 免疫抑制宿主では肺炎様の経過をとることもある．

2) 検査所見
- 病歴と胸部X線所見から結核を疑い，喀痰抗酸菌検査を行う．

a. 一般採血
- 非特異的．CRPは陰性〜軽度高値が多いが，鑑別に役立たない．

b. 胸部X線
- 肺結核の約90％で異常所見がみられる．
- 典型的な画像所見（図1）：
  - 部位：上肺野背側（上葉S2），中肺野背側（下葉S6）
  - 形態：空洞，線維化を伴う結節影，（小葉中心性）粒状影，片側の胸水．特に陰影周囲に粒状影を伴う場合は濃厚に結核を疑う．
- 上記以外にもさまざまな所見を取り得る．
  - 肺炎様の下肺野浸潤影を呈することも多い．
  - 粟粒結核（血行性散布）ではびまん性の多発粒状影が小葉構造とは無関係に分布する．

c. 喀痰抗酸菌検査
- 最も特異的で薬剤感受性も調べることができる．
- 結核が疑われれば最大限の努力をして喀痰を採取し，**抗酸菌の塗抹，培養，感受性検査**を行う．
- 痰が出なければ3％前後の高張食塩水の超音波ネブライザーで誘発するか，経気管吸引を行う．
- 抗酸菌が陽性であれば結核菌かどうか迅速に同定するために追加でPCR検査を行う．
- **結核病床を有する病院**に患者を送る場合も，自施設でも培養，感受性検査を継続する．

3) 鑑別のポイント
- 疑うことと**喀痰抗酸菌検査**を行うことにつきる．
- **免疫抑制宿主，慢性経過，体重減少**を伴う場合や**典型的な画像所見**は特に結核を疑わせる．

ERでのマネジメント

◇感染対策
- 疑った時点から空気感染対策を開始する．患者はサージカルマスクを，接する者はN95マスクを着用する．診察室は個室とすべきで，陰圧管理が望ましい．

〔表1〕慢性の呼吸器・炎症症状に結核様の陰影を呈する疾患の鑑別

鑑別疾患	画像所見	画像の特徴	病歴・身体所見	喀痰抗酸菌	検査所見
肺結核	空洞,結節,粒状影	上中肺野背側（S1,2,6）に多い．CTで粒状影は小葉中心性分布	糖尿病，透析中，HIV，悪性腫瘍，胃切除後，高齢者	陽性	PCRで同定
肺化膿症	空洞,腫瘤影	下葉に多い．粒状影を伴うことは少ない	口腔衛生不良	陰性	喀痰培養・血液培養
肺アスペルギローマ	空洞	既存の空洞，嚢胞の内部に真菌球	肺結核や肺気腫の既往	陰性	喀痰培養・細胞診・血清アスペルギルス抗原
肺がん	空洞,結節	粒状影を伴うことは少ない	リンパ節腫大，ばち指	陰性	喀痰細胞診
肺MAC症※	粒状影	中下肺野腹側（中葉・舌区）に多い．気管支拡張を伴う．CTで粒状影は小葉中心性分布	中高年女性に多い	陽性	PCRで同定
サルコイドーシス	粒状影	両側肺門リンパ節腫大．CTで粒状影は小葉辺縁性分布	生来健康．ぶどう膜炎などの肺外症状あり．体重減少は稀	陰性	ツ反陰性

※ MAC : Mycobacterium avium complex

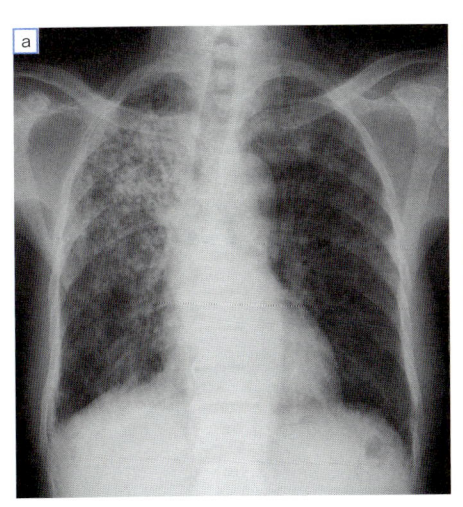

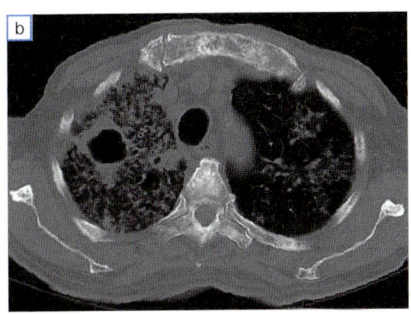

〔図1〕典型的な肺結核の胸部放射線画像
a：胸部X線．両側肺野に粒状影がみられる．右上中肺野の浸潤影も粒状影・結節影が集簇して形成されている．
b：胸部CT．同一患者の大動脈弓レベルのスライスである．右上葉に厚壁空洞がみられ，その周囲や左上葉に粒状影・小結節影がみられる．

Disposition

- 入院か外来かの判断には，感染性も考慮する．
- 結核と診断した場合，直ちに**保健所に届け出る**．電話するときに結核病床を有する病院を紹介してもらうとよい．届出においては結核菌と同定されている必要はない．
- 塗抹陰性でも結核が否定されるまで空気感染予防策を継続する．
- 結核病床を有する病院へ搬送する際も感染管理のために事前連絡する．

ER後の診療

- 標準的には，薬剤感受性検査を行う検体を確保した後，イソニアジド（イスコチン®），リファンピシン（リファジン®），エタンブトール（エブトール®），ピラジナミド（ピラマイド®）による4剤併用療法を行う．治療は最低6カ月かかる．
- 感染性がなくなるまで2週間から数カ月隔離入院を要する．

注意点・ピットフォール

- 一次抗結核薬に耐性がある場合，フルオロキノロン系抗菌薬がkey drugの1つとなる．先行する投与は耐性を誘導したり結核をマスクする恐れがある．結核の疑いが残るときには投与を極力避ける．
- 一般の抗菌薬に反応が乏しいことは結核を疑わせる．しかし約30％で一般抗菌薬に一時的に反応するため，反応があることは結核を否定する根拠とならない．
- 1回の塗抹検査のみでは偽陰性が多く，逆に陽性でも非結核性抗酸菌のことも多い．したがって結核の疑いがあれば空気感染予防策を行いつつPCRや反復する喀痰検査の結果を待つべきである．

文献

1)「結核診療ガイドライン改訂第3版」（日本結核病学会/編），南江堂，2015

第2章 主たる病態のマネジメント ■ §3呼吸器

3-06 自然気胸

樫山鉄矢

Point

- 呼吸状態が不安定な場合には，虚脱の程度にかかわらず，ドレーン留置とする
- 続発性気胸は，虚脱の程度にかかわらず，入院管理とする

Introduction

- 気胸は，外傷性，医原性，および自然気胸に分けられる．
- 自然気胸は，肺に基礎疾患がない若年男性に好発する特発性（一次性）気胸と，COPDなどの慢性呼吸器疾患に合併する続発性気胸に分けられる．

ERでのマネジメント

1) 呼吸状態は安定しているか？

- 緊張性気胸のサインとしては，高度の呼吸困難や片側呼吸音の低下，頸静脈の怒張などがある．外傷性の緊張性気胸ではX線前のドレナージが勧められるが，内因性の場合，多少でも余裕があればX線で確認してからの処置をお勧めしたい．
- 呼吸状態が不安定であれば，虚脱の程度にかかわらず，ドレーン挿入とする．脱気で一時的に改善しても，再発した際の危険が大きいからである．

2) 特発性か続発性か？

- 年齢や喫煙歴が，鑑別に重要である（おおむね50歳以上の喫煙者ならCOPDを考える）．
- 続発性気胸では，容易に呼吸不全になるので，虚脱の程度にかかわらず入院管理とするべきである．また，単純X線で虚脱がわかりにくい場合には，できる限りCTでスペースを確認してから胸腔チューブを挿入することをお勧めしたい．

3) 特発性自然気胸の治療方針

- 気胸の程度の評価には米国のガイドラインでは肺尖部の距離（図1のa）が，英国のガイドラインでは側胸部の距離（図1のb）が用

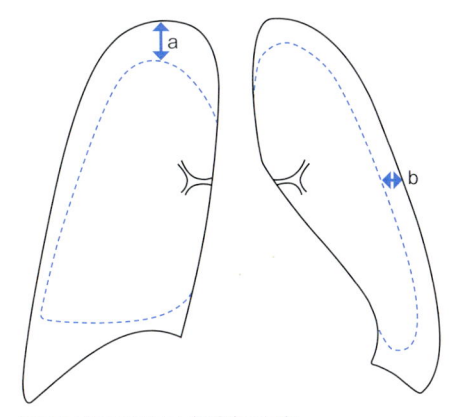

〔図1〕評価に用いる虚脱肺の程度
肺尖部の距離（a：米国ガイドライン）と側胸部の距離（b：英国ガイドライン）

いられている．ここでは英国にならって，側胸壁内側から虚脱肺表面の距離によって方針を記す（表1）．

4) 胸腔チューブ挿入（第9章-08参照）

- 外傷性でなければ，12～14Fr程度の細めのものでよい．挿入部位としては，前胸壁の鎖骨中線上第2肋間と，側胸壁の中腋窩線上第5-6肋間が用いられ，それぞれ一長一短がある（表2）．
- 胸腔内に空気が逆流しないように弁を装着するか，ウォーターシールにして空気の胸腔内への逆流を防ぐ．胸腔チューブは縫合糸に頼らず，テープでしっかりと固定することが重要である．
- 持続吸引は必ずしも必要ないが，5～15 cmH$_2$O程度で吸引すれば，膨張が早いだけでなくバブルによってリークの程度がわかりやすい．X線で肺が再膨張し，エアリークがないことを確認できた時点でチューブを抜去

〔表1〕特発性自然気胸の治療方針

図1bの距離が2cm以内	虚脱した肺の頂点が鎖骨より上．呼吸状態が良ければ，そのまま外来観察でよい．1〜2日後にX線で確認し，適宜経過を追う．ただし胸腔内の空気が血液に吸収される速度は1日に数％なので，完全に再膨張するには1〜2カ月かかることもある．テフロン針などで穿刺脱気してもよいが，X線の見栄えが良くなるだけで，それ以上の利益はない．
図1bの距離が2cm以上	ドレーン挿入のうえで入院が安全だが，呼吸状態が安定していれば，穿刺脱気を試みてもよい．その場合，3〜4時間後にX線を確認し，再虚脱がなければ，外来フォローでもよい．発症から1日以上経過している場合には，後述する再膨張性肺水腫にくれぐれも注意する．穿刺脱気では高率に迷走神経反射が起こるので，椅子で行ってはいけない．

する．ただしチューブのクランプも不要との説もある．

5) 手術適応
① 4〜5日以上リークが続く場合．
② 再発性気胸，両側気胸，その他．

- 穿刺脱気にしても，胸腔チューブにしても，呼吸状態を改善させることが目的であり，肺に空いた穴を閉じる効果はない．
- 再発が20％程度に起こることと，胸腔鏡下手術（video assisted thoracoscopic surgery：VATS）によって在院日数も数日で済むようになったため，最近は，より積極的に手術が行われる傾向である．

再膨張性肺水腫

- 気胸や胸水貯留に対してドレナージを行い肺が再膨張した際に肺水腫が起こることがあり，再膨張性肺水腫と呼ばれている．長期間にわたって肺が虚脱していた場合に起こりやすく，死亡例もある重篤な合併症である．
- チアノーゼ，泡沫痰を伴い，聴診すると湿性ラ音を聴取し，X線では肺水腫様の像を呈する．
- 治療としては，酸素，利尿薬やステロイド投与が行われるが，確立した治療法はない．

〔表2〕胸腔チューブ挿入部位

	前胸壁 鎖骨中線上 第2肋間	側胸壁 中腋窩上 第5-6肋間
挿入長	短い	長い
筋層	やや厚い	薄い
美容	やや不利	有利
その他	固定しやすい	挿入口をVATS時に利用可

- 高度の虚脱が1〜2日以上に及んだ場合には，チューブをクレンメで調節するなどして，急速に再膨張しないよう注意する．チューブ挿入後に咳込むような場合には，すぐにチューブをクランプするなど予防が重要である．

文献
1) BTS Pleural Disease Guideline Group：Management of spontaneous pneumothorax；British Thoracic Society Pleural Disease Guideline 2010 (https://www.brit-thoracic.org.uk/guide-lines-and-quality-standards/pleural-disease-guideline/)
〈英国胸部学会のガイドライン．非常に実践的で読みやすい．ダウンロード可能．〉
2) Baumann MH, et al：Chest, 119：590-602, 2001

3-07 胸水貯留

第2章 主たる病態のマネジメント ■ §3 呼吸器

樫山鉄矢

Point

- 漏出性胸水と滲出性胸水に分けて鑑別する
- 漏出性の場合は心不全，滲出性で好中球優位なら肺炎随伴胸水，滲出性でリンパ球優位なら，悪性腫瘍と結核の頻度が高い

Introduction

- 日常診療における胸水の原因としては心不全が最多で，次いで肺炎に伴う胸水が多い．
- 大量の胸水の場合には，結核や悪性腫瘍の頻度が多くなる．
- 大動脈解離や外傷に伴う血液貯留（血胸）は，別扱いである．

鑑別診断

- 原因不明の胸水があれば，積極的に穿刺してみる．
- 胸水は，浸透圧や静水圧によって血管から漏れてくる"漏出性胸水"と，炎症などによって毛細血管に傷がついてにじみ出す"滲出性胸水"に分けられる．

1) 漏出性・滲出性の鑑別（表1）

- 鑑別診断は，まず漏出性と滲出性の鑑別から開始する．

〔表1〕胸水検査に提出する項目

一般項目	タンパク，細胞数とその分画，pH，アルブミン，LDH，一般細菌の塗抹培養，結核菌塗抹培養，細胞診
追加項目	ADA，結核菌遺伝子検査，CEA など

〔表2〕Light の滲出性胸水の基準

- 胸水の LDH が血清の LDH の 0.6 倍以上
- 胸水の LDH が血清基準値上限の 2/3 以上
- 胸水のタンパクが血清のタンパクの 1/2 以上※

※ただし，胸水のアルブミンが血清のアルブミンより 1.2 g 以上低い場合には漏出性と考える

- 漏出性胸水は，静水圧で滲み出すものなので，タンパクや LDH はわずかしか含まれない．一方，滲出性胸水には，タンパクや LDH が多く，ときに血球も含まれる（表2）．
- 漏出性胸水の原因：心不全が圧倒的に多く，ほかにネフローゼ症候群等がある．胸水の分析よりは，臨床的に診断を進める．
- 滲出性胸水の原因：肺炎に伴う胸膜炎，結核性胸膜炎，がんの転移などが主たる鑑別の対象となる．さらに胸水の組成を検討する．

2) 検査所見（表3）

- 滲出性胸水と診断したら，胸水中の白血球数とその種類をみる．おおまかに，好中球が多い滲出性胸水では一般細菌の感染が多く，リンパ球が多い場合には，結核性胸膜炎や悪性腫瘍の胸膜播種が多い．
- 糖が低い（60 mg/dL 以下または，血清の半分以下）場合には，膠原病，進行した肺炎随伴胸水，結核性胸膜炎，がん性胸膜炎などを疑う．
- pH も重要な情報を与えてくれる．検査紙（テステープ）の値はあてにならないので，可能な限り血液ガスの機械で測定したい．肺炎に伴う胸膜炎において pH が 7.2 以下の場合にはドレナージの適応になる．食道破裂で胃液が

〔表3〕各種胸水に特徴的な検査所見

疾患，病態	特徴的な検査
がん性胸膜炎	細胞診陽性（くり返し提出する）
結核性胸膜炎	胸水の結核菌培養陽性，リンパ球優位の細胞増多かつ ADA ＞ 50μg/dL
血胸	胸水／血液ヘマトクリット ＞ 0.5
食道破裂	胸水 pH ＜ 6，唾液腺アミラーゼ高値

胸腔に漏れた場合には著明な低値となる．
- アミラーゼは，ルーチンに測る必要はないが，膵炎による胸水や，食道穿孔が疑われる場合には有用である．
- 肺炎に伴う胸水において，グラム染色や培養が陽性の場合には，膿胸の診断となる．
- もちろん培養は重要であるが，結核性胸膜炎において，結核菌の塗抹培養の陽性率は40%程度と感度が低い．疑えば遺伝子検査（PCRなど）を追加するべきである．
- アデノシンデアミナーゼ（ADA）は，リンパ球優位の滲出性胸水の鑑別診断のために有用である．一般にADAが50μg/dL以上のときは結核性の胸水が疑わしい．ただし，ADAは一般細菌による胸膜炎，膿胸でも上がるので，一般菌と結核との鑑別には役立たないこ

〔表4〕肺炎随伴胸水における胸腔ドレナージの適応

- 一側胸腔の半分以上を占める大量胸水
- 胸水の被包化，胸膜の肥厚
- 肉眼的な膿，あるいは白血球数6万/μL以上
- グラム染色，培養陽性
- 胸水のpH（血液ガスの機械で測定する）が7.2以下
- 胸水のグルコースが60 mg/dL以下

とに注意が必要である．

肺炎随伴胸水，膿胸のマネジメント

- 膿胸や一部の肺炎随伴胸水においては，早めの胸腔ドレナージが必要である（表4）．

文献

1) BTS Pleural Guideline Group：British Thoracic Society Pleural Disease Guideline 2010, 〈https://www.brit-thoracic.org.uk/guide-lines-and-quality-standards/pleural-disease-guideline/〉

第2章 主たる病態のマネジメント ■§4消化器

4-01 虫垂炎

舘野佑樹

Point

- ☐ 発熱・嘔吐を伴う腹痛患者は常に急性虫垂炎を鑑別におく
- ☐ 発熱，心窩部から右下腹部に移動する腹痛が典型的な症状である
- ☐ 高齢者・妊婦の虫垂炎は典型的な所見ではないことがあるので注意が必要である

Introduction

急性腹症の原因としてきわめて一般的で頻度の高い疾患である．しかし，典型的な症状をとらない場合は診断に苦慮する場合もある．病理医学的に急性虫垂炎は3段階に区分でき，軽症である①カタル性虫垂炎は保存的治療が選択され，②蜂窩織炎性虫垂炎（非穿孔）や③壊疽性虫垂炎（穿孔あり，腹膜炎，膿瘍所見あり）の場合は原則手術治療が選択される．術前にできる限り正確にこれらを診断することが重要である．

鑑別診断（図1）

1）症状と身体所見

- 心窩部痛や悪心を初発症状とし，右下腹部に移動する腹痛が典型的である．初期は高熱でないことが多いが，穿孔して腹膜炎になると高熱を呈することもある．
- 右下腹部の圧痛（McBurney点）が特徴で，腹膜刺激症状を伴う場合もある．虫垂の部位には個人差があり，骨盤底や右傍結腸溝に先端が落ち込んでいる場合は典型的な圧痛部位からずれることも多い．そのほか，Blumberg徴候，Rosenstein徴候，Rovsing徴候，腸腰筋徴候（図2）などが知られている．
- 高齢者の場合は，発熱・食欲不振といった主訴で来院することもあり，丁寧な腹部診察が必要である．妊婦の場合は，子宮の圧迫で虫垂が頭側に変位することがあるため注意が必要である．
- 診断のスコアとしてAlvaradoスコアが知られている（表1）．感度・特異度ともに高く有用であるが，仮にスコアの点数が低くても虫

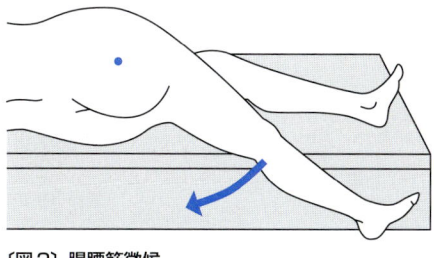

〔図1〕虫垂炎鑑別診断フローチャート

```
        発熱，腹痛
           │
    病歴・身体所見
    ●右下腹部に局在した圧痛
    ●心窩部から右下腹部に疼痛が移動
    ●食欲不振・悪心
    採血検査
    ●WBC・CRP上昇，左方移動
       なし │ あり
    ┌──────┤
急性胃腸炎，憩室炎，付属器炎，
腎盂腎炎など他疾患の可能性は？
       │        │
   虫垂炎が否定  虫垂炎の疑い
   できない場合      │
       └────→ 腹部エコー
              │
          諸検査で診断未確定
              │
              CT
           ┌──┴──┐
        急性虫垂炎  他疾患
```

〔図2〕腸腰筋徴候
左側臥位で右下肢を進展させたまま股関節を伸展させたとき，右下腹部に疼痛が誘発されれば陽性．虫垂炎の炎症が後腹膜の腸腰筋まで波及したときに認められる．

垂炎を100%否定できるわけではない.

2）検査所見
a. 採血検査
- WBC・CRPの上昇，WBCの左方移動を認める．

b. エコー（図3）
- 低侵襲かつ，経験を積んだ者が行えば診断能力の高い検査である．近年エコーの性能が向上しており，正常な虫垂も描出可能である．解剖学的に回盲部から4〜5時方向に走行することが多いため，McBurney点付近で総腸骨動脈を同定し，そのすぐ腹側を丹念に観察する．圧迫でつぶれず，蠕動のない管状構造を探し，7 mm以上は腫大と考える．必ず回盲部から虫垂先端までの全長を観察し，糞石や壁の断裂の有無などを評価する．
- このやり方で同定できないときは，盲腸の背側や外側に虫垂が走行する可能性を考える．その場合は上行結腸を同定して回盲部まで尾側に描出し，回盲部末端を丹念に観察して虫垂を探す．

c. CT
- 虫垂腫大，糞石の存在や，造影CTなら虫垂周囲の脂肪組織濃度上昇を認める．診断能力は高く，腸管ガスが多い場合や虫垂部位が非典型的な場合でも診断が可能である．
- 腹水，膿瘍，イレウス初見の有無などにより壊疽性・穿孔性虫垂炎の診断は比較的容易であるが，カタル性・蜂窩織炎性虫垂炎の鑑別は難しい．その他総合的な所見から判断することが望ましい．

3）鑑別のポイント
- 鑑別に重要なポイントはとにかく疑うことである．急性腹症のみならず，**発熱＋腹痛患者のすべてにおいて常に念頭におく**．右側結腸の憩室炎や女性の付属器炎と鑑別が難しい場合もある．虫垂炎を疑うも，ほかの手段で診断がつかない場合は，積極的にCTを施行する．

〔表1〕Alvarado score（MANTRELS）

項目		点数
Migration	痛みの移動	1
Anoxia・Acetone	食欲不振ないしケトン尿	1
Nausea・vomiting	悪心・嘔吐	1
Tenderness in RLQ	右下腹部の圧痛	2
Rebound pain	反跳痛	1
Elevation of temperature	体温上昇	1
Leukocytosis	白血球上昇	1
Shift to the left	白血球の左方偏位	1

5点以上は虫垂炎の可能性が高い．

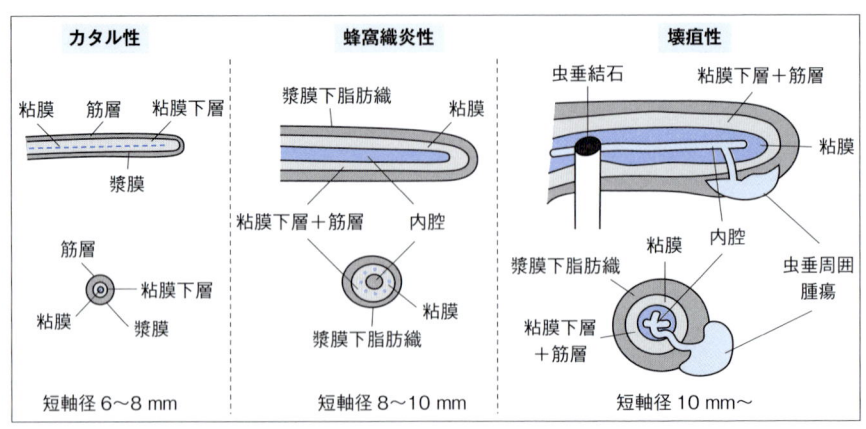

〔図3〕虫垂炎のエコー所見の特徴
（文献1より引用）

ERでのマネジメント

軽症の場合は，抗菌薬〔アモキシシリン（サワシリン®）＋クラブラン酸・アモキシシリン（オーグメンチン®），レボフロキサシン（クラビット®）〕を処方して帰宅とするが，**腹痛の増悪時は必ず再受診するように伝える**．壊疽性虫垂炎を疑う場合は，手術を前提として対応を行う．

Disposition

入院適応は腹部所見や総合的な全身状態で判断した方がよい．腹部所見が強く，一見しての全身状態が良好でなければ，画像上カタル性であっても外科コンサルテーションのうえで入院判断を行うのが好ましい．穿孔性虫垂炎を疑った場合は必ず外科コンサルテーションが必要である．

ER後の診療

外科医のなかでも治療の選択は議論のあるところである．保存的治療を行い，数カ月後に待機的に虫垂切除を行う（interval appendectomy）場合もある．また，低侵襲の腹腔鏡下虫垂切除術の普及から，逆に早期に腹腔鏡下虫垂切除術を行う場合もある．単に壊疽性だから手術，というよりは重症度，腹部所見，発症からの時間，膿瘍形成有無などで慎重に方針判断を行うことが多い．

注意点・ピットフォール

- 高齢者では不明熱の原因になることもある．
- 穿孔性虫垂炎の場合，麻痺性腸閉塞の原因となる場合がある．発熱を伴う麻痺性腸閉塞の場合には必ず鑑別におく．

文献

1) 辻本文雄：急性虫垂炎．綜合臨牀，57：583-596，2008
2) Alvarado A：Ann Emerg Med，15：557-564，1986

第2章 主たる病態のマネジメント　§4消化器

4-02　腸閉塞

舘野佑樹

Point

- ☐ 開腹手術歴のある患者が悪心・嘔吐，腹痛を訴えた場合は必ず腸閉塞を疑う
- ☐ 絞扼性腸閉塞は，直ちに手術を施行しなければ死亡する緊急疾患である
- ☐ 採血では絞扼性腸閉塞は否定できない

Introduction

機械的閉塞のあるものを**機械性腸閉塞**，ないものを**麻痺性腸閉塞**とよぶ．機械性腸閉塞はさらに**単純性腸閉塞**と**絞扼性腸閉塞**に分類される．絞扼性腸閉塞はしばしばバンドとよばれる索状物や内ヘルニア嵌頓が原因となり，血行障害を伴い，腸管壊死を引き起こす．

鑑別診断（図1）

1）症状と身体所見

- 腹痛，悪心・嘔吐，排ガス停止，腹部膨満を訴える場合に疑う．
- 開腹手術歴がある腸閉塞は，腹腔内癒着が原因となった単純性腸閉塞を第一に考える．逆に，開腹手術歴がない腸閉塞や，腹腔鏡手術後の腸閉塞は，内ヘルニアなどが原因となった**絞扼性腸閉塞**の可能性があり，慎重に鑑別を行う．そのほか鼠径・大腿・閉鎖孔ヘルニアなども鑑別にあがる．
- 筋性防御・反跳痛といった腹膜刺激症状がある場合は，**絞扼性腸閉塞**を強く疑う．
- 腸管蠕動が弱くなる基礎疾患（Parkinson病など）・薬物使用歴（向精神薬など）・腹腔内急性炎症（外傷，腹膜炎など）がある場合は**麻痺性腸閉塞**を考える．

2）検査所見

a. X線

- 小腸閉塞のある単純性腸閉塞・絞扼性腸閉塞では大腸拡張はほぼ認めず，拡張した小腸ガスが目立つことが多い．逆に大腸ガスも目立つ場合は，便秘，麻痺性腸閉塞，大腸の腸閉塞（がん性が多い）を考える．

b. 腹部エコー

- 拡張した小腸やto and fro（腸管内容物が往復する所見）所見を認める．腹水や，蠕動が停止した腸管を認める場合は絞扼性腸閉塞の可能性を考慮する必要がある．

c. 採血検査

- WBC・CRP・CK・LDH上昇，血液ガス検査での代謝性アシドーシスは，絞扼性腸閉塞を疑う．しかし初期の場合には採血異常がない場合が多いため，これらが正常でも絞扼を否定できない．腸管内容貯留や腸管・腸間膜

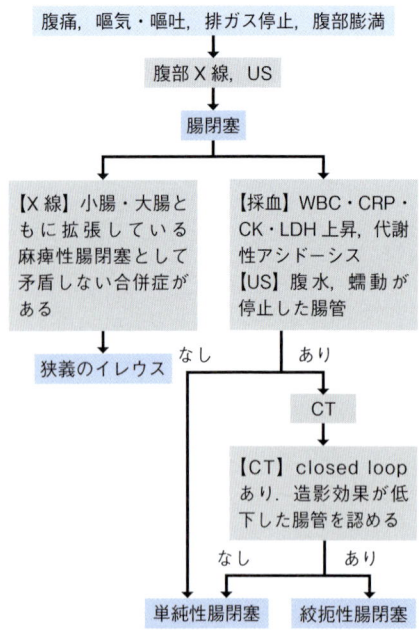

〔図1〕腸閉塞の鑑別診断フローチャート

腹痛，嘔気・嘔吐，排ガス停止，腹部膨満
↓
腹部X線，US
↓
腸閉塞
↓
【X線】小腸・大腸ともに拡張している麻痺性腸閉塞として矛盾しない合併症がある → なし：狭義のイレウス
【採血】WBC・CRP・CK・LDH上昇，代謝性アシドーシス／【US】腹水，蠕動が停止した腸管 → あり
↓
CT
↓
【CT】closed loopあり．造影効果が低下した腸管を認める
なし：単純性腸閉塞／あり：絞扼性腸閉塞

浮腫のため，脱水を呈することが多い．

d. CT
- 特に造影CTでは小腸閉塞機転の有無と程度を最も確実に診断できる．詳細は成書に譲るが，beak sign（腸管の閉塞部が鳥のくちばし状に見える所見）やclosed loop（腸管の離れた2カ所が同じ場所で締め付けられ間の腸管が閉鎖腔になる所見）の形成有無と腸管虚血有無が，絞扼性腸閉塞の診断に不可欠である．

3）鑑別のポイント
- 客観的に最も診断能力に優れ，また治療方針決定にも有用な検査はCTである．しかし，まず絞扼性腸閉塞を疑うためには，慎重かつ何度も腹部所見をとることが大切である．

ERでのマネジメント
- 悪心・嘔吐が強いなど，胃内容が多いと思われる場合は，胃管を挿入する．イレウス管挿入が必要になる場合も，手術が必要な場合も，胃内容が少ない方が誤嚥のリスクが低くなる．脱水になっていることが多く，補液は積極的に行う．

Disposition
- 絞扼性腸閉塞を疑ったら，直ちに外科にコンサルテーションを行う．ごく軽度の単純性腸閉塞では帰宅させることもあるが，経口摂取ができない場合は入院である．単純性腸閉塞でも，後に絞扼性腸閉塞に進展することがあり，**小腸拡張が強い場合，症状が強い場合は専門科コンサルテーションが必要である**．

ER後の診療
- **絞扼性腸閉塞**：緊急手術を施行する．腸管壊死に至っておらずバンドが原因の場合はこれを切離する．開腹手術が多いが，腹腔鏡下でバンド切離を行う場合もある．腸管壊死をきたしていれば，壊死腸管切除を施行する．時間との勝負であり，壊死する前に手術を施行することが最も重要である．
- **単純性腸閉塞**：胃管ないしイレウス管を挿入し，保存加療を行うが，改善に乏しい場合は待機的に開腹ないし腹腔鏡下に癒着剥離術を行う．
- **麻痺性腸閉塞**：原因となる疾患の治療や対症療法を行う．

注意点・ピットフォール
- 鼠径部を必ず観察する．鼠径ヘルニアが原因の可能性がある．
- 腸管内に液体が多く，ガスが少ない場合はX線で典型的なニボー像をとらない場合も多い（gasless abdomen）．その場合はエコーも併せて評価するとよい．
- 開腹手術歴のない腸閉塞には，危険な腸閉塞が潜んでいる．

文献
1) Tsumura H, et al：Hepatogastroenterology, 51：1393-1396, 2004
2) Czechowski J：Acta Radiol, 37：186-189, 1996
3) Frager D：Gastroenterol Clin North Am, 31：777-799, 2002

第2章 主たる病態のマネジメント ■ §4消化器

4-03 腸管血行障害（腸間膜血管閉塞症を含む）

舘野佑樹

Point

- □ 腸管虚血は早期に適切な治療が行われなければ死に至る重篤な疾患である
- □ 疑ったら積極的に造影CTを施行する
- □ 心房細動の患者が強い腹痛を訴えた場合は，上腸間膜動脈血栓塞栓症を鑑別に入れる

Introduction

- 上腸間膜動脈（SMA）領域の急性虚血と下腸間膜動脈（IMA）領域の虚血に分類される．前者には①上腸間膜動脈血栓塞栓症（Acute SMA embolism or thrombosis），②上腸間膜静脈血栓症（Mesenteric venous thrombosis），③結腸虚血（虚血性腸炎），④非閉塞性腸管虚血（NOMI：non-occlusive mesenteric ischemia）が含まれ，後者は主として虚血性腸炎を指す．

鑑別診断（図1）

1）症状と身体所見

- 強い腹痛を主訴に来院することが多い．腸管粘膜がまず障害を受け，下血（ときに吐血）を起こす．**強い自覚症状の割に他覚的な腹部所見が伴わない特徴がある**．腸管全層壊死に至ると腹膜刺激症状を呈する．
- 病歴が重要である．心房細動を有する患者が強い腹痛を訴えた場合は必ず，**SMA血栓塞栓症**を疑う．心不全・肝硬変など静脈うっ滞を起こしやすい既往症や血液凝固障害があり，緩徐に悪化する原因不明の腹痛をみた場合は**SMV血栓症**を疑う．元来便秘がちで，突然に発症する下血・腹痛（左下腹部痛が多い）の場合は**虚血性大腸炎**を考える．急激な血圧低下や脱水に引き続いて起こった突然の強い腹痛（心臓血管外科術後や透析患者，心疾患既往など）は，**NOMI**を考える．

〔図1〕腸管血行障害の鑑別診断フローチャート

突然発症の腹痛，身体所見と乖離のある強い腹痛，下血を伴う腹痛
↓
腸管血行障害の疑い
↓
造影CT（腸管虚血の範囲）
SMA領域（空腸～横行結腸）かIMA（下行結腸～直腸）領域か？

- SMA領域 → 造影CT（腸管虚血の範囲）連続性か，非連続性（分節状）か？
  - 連続性 → 造影CT 血栓の部位はSMAかSMVか
    - SMA → ①SMA血栓塞栓症
    - SMV → ②SMV血栓症
  - 非連続性 → ④非閉塞性腸管虚血
- IMA領域 → 造影CT 結腸（好発部位は脾彎曲周囲やS状結腸）に浮腫像を認める → ③結腸虚血（虚血性腸炎）

参考となる病歴
①心房細動の既往
②心不全・肝硬変・血液凝固障害などの既往．比較的緩徐な病状進行
③便秘の既往
④透析患者・心臓血管外科術後・心不全・脱水・急激な血圧変動の既往

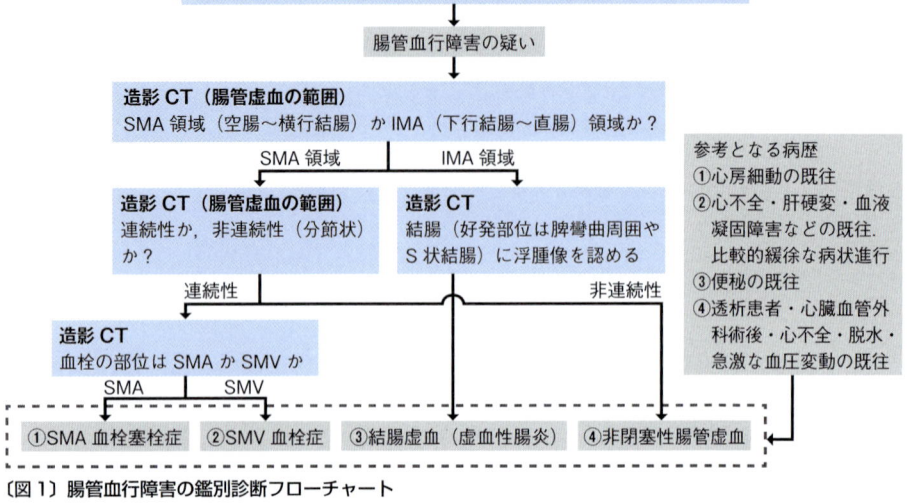

2) 検査所見

a. 採血検査
腸管壊死に至るとWBC・CRP・CK・LDHの上昇や，代謝性アシドーシス（乳酸の上昇）をきたすが，早期には異常がないことも多い．

b. X線
所見は非特異的である．腸管壊死後時間が経過すると麻痺性腸閉塞の像をとることがある．

c. 造影CT
腸管虚血の原因，壊死腸管の範囲，血栓の部位・範囲を診断することが可能である．虚血性大腸炎の場合は虚血大腸に浮腫状変化を認める．

3) 鑑別のポイント
- 造影CTが最も有用である．SMA血栓塞栓症の場合は，血栓閉塞した遠位の支配血管に一致した腸管造影効果の低下を認める．NOMIは，分節状で支配血管に一致しない範囲の腸管の造影効果低下を認める．

ERでのマネジメント

腸管虚血を疑ったら，まず外科にコンサルトする．SMA血栓塞栓症は急激に状態が悪化するので，バイタルサインのチェックを頻回に行い，全身状態の安定化をはかる．

Disposition

腸管虚血・壊死が疑われる場合は緊急処置が必要なため，早急に外科にコンサルテーションを行う．虚血性大腸炎の場合は，原則的に保存加療が選択されるが，経口摂取が困難な場合や腹痛が強い場合は，入院での治療が好ましく，無理に帰宅させない．

ER後の診療

- **SMA血栓塞栓症**：発症超早期の場合は血管造影，血栓溶解療法が適応になる場合がある．しかし，画像のみでは腸管虚血の評価が不十分であるという欠点があるため，少しでも腸管虚血・壊死が疑われる場合は手術を行い，腸管虚血の状態を直接観察して壊死腸管切除を行う．診断が遅れ，大量小腸切除を施行すると術後短腸症候群となり，予後不良となる．
- **NOMI**：パパベリンの投与を行うほか，開腹して壊死腸管を切除する場合があるが，進行性に腸管壊死が進み，予後不良であることが多い．

注意点・ピットフォール

- 上腸間膜動脈根部の血流が保たれていても，末梢枝の閉塞で小腸壊死をきたしている場合がある．**CT読影では必ず動脈の末梢枝・全小腸の造影効果を確認しなければならない．**時に上腸間膜静脈血栓症を経験する場合もあるため，静脈血栓にも気を付けたい．
- NOMIは腸炎などに誤診されるケースもある．疑った場合は積極的に造影CTでの評価を行う．
- 残存小腸の長さは患者の予後に直結する．腸管虚血の診断は決して遅れてはいけない．

文献
1) Stoney RJ & Cunningham CG：Surgery, 114：489-490, 1993
2) Abdu RA, et al：Surgery, 101：383-388, 1987
3) Haglund U & Lundgren O：Br J Surg, 66：155-158, 1979

4-04　急性胃腸炎

堀部昌靖

Point

- □ 安易な胃腸炎の診断は重大な失敗につながる．嘔吐，下痢，軽微な腹部所見の3つが揃わなければ胃腸炎と診断してはいけない
- □ 90％以上は自然治癒するので，検査は不要である．安易な抗菌薬の処方は抗菌薬起因性腸炎，溶血性尿毒症などの原因ともなり得るので注意する
- □ 治療として絶食は勧められない．脱水の補正は経口摂取（経口補水液など）が第一選択である．脱水が改善すればすぐに普通の食事を開始する

Introduction

- 原因は炎症性（大腸型）と非炎症性（小腸型）に分類される．
- 炎症性（大腸型）は少量頻回便，粘血便，しぶり腹，発熱を認めることが多く，非炎症性（小腸型）の場合，大量水様便を認めることが多い．
- 病因が特定できるのは市中感染性下痢の約3％のみとされており，90％以上は自然治癒するので，基本的には検査は不要である（下痢の対応は第1章-17「下痢」も参照）．

鑑別診断（図1）

1）症状と身体所見

- 急性胃腸炎の診断は除外診断である．
- **嘔気・嘔吐を引き起こす腸管外の疾患として**異所性妊娠，急性虫垂炎，心筋梗塞（特に下壁），**下痢を引き起こす腸管外の疾患として**，アナフィラキシー，トキシックショック症候群，腹膜炎，敗血症，甲状腺クリーゼは見逃してはならない．
- 場合によっては直腸診を行い，血液の有無をチェックする．

2）検査所見

- *C. Diffcile* トキシンの検査は，抗原Aまたは Bを検出できるキットを用いると感度90～95％と高いが，抗原Aのみ検出するキットでは抗原Bのみを産生する株は見逃してしまうため感度が下がる．そのため自施設でどちらのキットを採用しているか確認する必要がある．
- また，偽膜性腸炎を疑い，内視鏡を行った際の感度は51％，特異度は100％である．S状結腸鏡で診断できない症例は全体の10％とされる．
- 便潜血のヒトヘモグロビン法による検査では基本的に上部消化管出血では陽性とならず，下部消化管出血でのみ陽性となる．なぜならば上部消化管からの出血の場合，ヘモグロビンが消化液によって変性を受けるからである．
- また，尿試験紙による潜血反応は便潜血の検査には用いない．なぜなら尿試験紙は血液そのものを検出するのではなく，赤血球のもつオキシダーゼ反応をみる検査であり，便中の腸内細菌などに反応し，ほとんど陽性となるためである．以前よく用いられていた便潜血の化学法は全消化管からの出血を反映し，非常に感度も高いが，食べ物の肉汁や，鉄剤にも反応し陽性となるため2～3日の食事制限が必要である．
- 便中白血球の検査は炎症性下痢に対する感度が73％，特異度84％である．

3）鑑別のポイント

- 過去60日以内の抗菌薬の使用歴，入院後72時間以上経過した後の下痢のいずれも満たさない場合は偽膜性腸炎である可能性はきわめて低い（陰性適中率94～97％）．
- 感染性下痢症に関して感染源，潜伏期間，症状の特徴から微生物を鑑別するポイントを表1にまとめた．

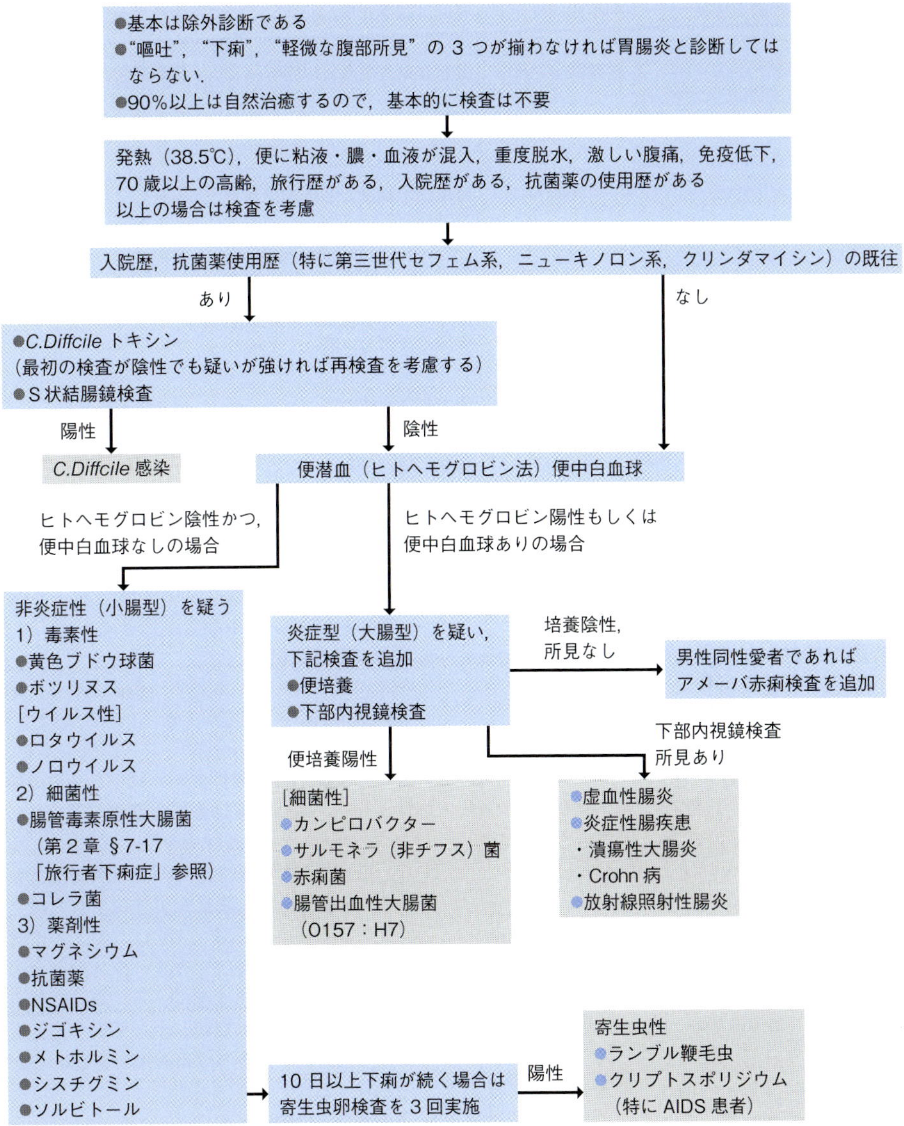

4-04 急性胃腸炎

- ●基本は除外診断である
- ●"嘔吐"，"下痢"，"軽微な腹部所見"の3つが揃わなければ胃腸炎と診断してはならない．
- ●90％以上は自然治癒するので，基本的に検査は不要

↓

発熱（38.5℃），便に粘液・膿・血液が混入，重度脱水，激しい腹痛，免疫低下，70歳以上の高齢，旅行歴がある，入院歴がある，抗菌薬の使用歴がある
以上の場合は検査を考慮

↓

入院歴，抗菌薬使用歴（特に第三世代セフェム系，ニューキノロン系，クリンダマイシン）の既往

── あり ──→

- ●C.Diffcile トキシン
（最初の検査が陰性でも疑いが強ければ再検査を考慮する）
- ●S状結腸鏡検査

陽性 → C.Diffcile 感染

陰性 ↓

── なし ──→ 便潜血（ヒトヘモグロビン法）便中白血球

ヒトヘモグロビン陰性かつ，便中白血球なしの場合

非炎症性（小腸型）を疑う
1) 毒素性
- ●黄色ブドウ球菌
- ●ボツリヌス
 [ウイルス性]
- ●ロタウイルス
- ●ノロウイルス
2) 細菌性
- ●腸管毒素原性大腸菌
（第2章§7-17「旅行者下痢症」参照）
- ●コレラ菌
3) 薬剤性
- ●マグネシウム
- ●抗菌薬
- ●NSAIDs
- ●ジゴキシン
- ●メトホルミン
- ●シスチグミン
- ●ソルビトール

ヒトヘモグロビン陽性もしくは便中白血球ありの場合

炎症型（大腸型）を疑い，下記検査を追加
- ●便培養
- ●下部内視鏡検査

便培養陽性 ↓

[細菌性]
- ●カンピロバクター
- ●サルモネラ（非チフス）菌
- ●赤痢菌
- ●腸管出血性大腸菌（O157：H7）

培養陰性，所見なし → 男性同性愛者であればアメーバ赤痢検査を追加

下部内視鏡検査所見あり →
- ●虚血性腸炎
- ●炎症性腸疾患
  ・潰瘍性大腸炎
  ・Crohn病
- ●放射線照射性腸炎

10日以上下痢が続く場合は寄生虫卵検査を3回実施 ── 陽性 →
寄生虫性
- ●ランブル鞭毛虫
- ●クリプトスポリジウム（特にAIDS患者）

〔図1〕急性胃腸炎の鑑別診断フローチャート

〔表1〕感染性下痢症の原因微生物の鑑別

主な感染源	潜伏期間	症状の特徴	原因微生物
穀類，その加工食品（握り飯が4割）	4時間以内	嘔吐，腹痛が中心	黄色ブドウ球菌
汚染した水（発展途上国旅行中に多い）	数時間〜2日	症状は軽度で5日以内に収まる	毒素原生大腸菌
鶏肉，鶏卵，牛乳，肉	8時間〜2日	発熱，腹痛，下痢 2〜3日で症状は消失	サルモネラ菌
海産物（特に牡蠣）	3〜76時間	軽度の水様便から赤痢様粘血便まで幅が広い	腸炎ビブリオ
直接手指が触れる食品（握り寿司），生水	24〜48時間	12時間後から発熱，腹痛，2〜3日で解熱し，粘血便，しぶり腹が生じる二相性を呈する	赤痢菌
牡蠣を含む二枚貝，感染者の便や吐物への接触	24〜48時間	突発的な激しい嘔吐，下痢	ノロウイルス
感染者の便や吐物への接触（乳幼児に多い）	24〜72時間	米のとぎ汁様の便	ロタウイルス
生肉，鶏肉，生の牛乳	2〜5日間	腹痛，発熱が著明	カンピロバクター
加熱不十分な食材	3〜5日間	血便，激しい腹痛	腸管出血性大腸炎（O157：H7）

ERでのマネジメント

1）原因はともかく急性胃腸炎と診断したら脱水の評価を行う

a. 小児
- 体重の10％以上の低下，capillary refill timeが3秒を超えた場合（LR4.1），皮膚ツルゴール低下（LR2.5）は高度脱水を示唆する．逆に水分が摂れており，尿も出ている病歴であれば脱水はないといえる（LR＜0.1）．

b. 成人
- 急性胃腸炎時の脱水評価は信頼できる臨床パラメータはほとんどない（capillary refill time，皮膚ツルゴール低下も成人では有用ではない）．体液減少を疑う指標として体位変換（立位1分間）による有症状，血圧低下，脈拍の21/分以上の増加などを参考にする．病歴より高度脱水が疑われれば血液検査，尿検査（尿比重1.020以上は体液量減少を，ケトン2＋以上は飢餓性ケトーシスを示唆する）を実施する．

2）主症状が嘔吐であれば生理食塩水，下痢であればリンゲル液を選択する

a. 嘔吐がひどい場合
- 嘔吐によりH^+，Cl^-が体外へ排出されると細胞外液のHCO_3^-濃度が上がり，さらにCl^-が下がり，代謝性アルカローシスが発生する．クロール反応性代謝性アルカローシスの可能性が高く，**初期輸液は生理食塩水が望ましい**（ラクテック®，ソルアセト®，ヴィーン®FなどはCl^-の代わりにHCO_3^-を上昇させてしまう）．有効循環血漿量が正常化された後もK欠乏が改善されるまでHCO_3^-の上昇が継続するため，代謝性アルカローシスの完全な是正にはKの補給も大事である．腎前性腎不全による高カリウム血症に至っていることもあり，尿の流出，カリウム濃度を確認してから補給する．

b. 下痢がひどい場合
- 下痢によりHCO_3^-とK喪失が起き，代償的にCl^-が吸収により補われるとAG（アニオンギャップ）非開大性アシドーシスが発生する．**初期輸液はHCO_3^-の補充のためリンゲル**

液（ラクテック®やソルアセト®，ヴィーンなど）が望ましい．Kは尿の流出，カリウム濃度を確認してから補給する．

3) 初期輸液
- 初期輸液速度は小児の場合10〜20 mL/kg/時，成人の場合は1時間以上かけて1〜2L投与する．

Disposition

- 高度脱水がなければ点滴は不要である．経口補水液（OS-1®など）を少量ずつ〔小児の場合はティースプーン1杯程度（5 mL）〕内服を励行し，摂取できれば帰宅可能である．
- 小児の場合は身体所見，成人の場合は血液検査（Ht＞40　BUN/Cr＞20, Na＞145）や尿検査（尿比重＞1.020, ケトン＞2＋）により高度脱水である場合は点滴治療が必要であり，入院を考慮する．

ER後の診療

- 脱水が補正されるまで点滴を実施するが，絶飲食とはしない．
- 授乳中の乳児は欲しがるだけ授乳を続け，幼児と年長児，成人に対しては消化の良い食事を与える．そして可能な限り早く通常食を開始する．

注意点・ピットフォール

- カンピロバクターを疑い，便培養を提出する場合は特別な培地が必要であるため細菌検査室へその旨を伝えておく．
- 赤痢菌，コレラ菌，C. difficile, Giardiaアメーバ症，サルモネラ感染かつ，50歳以上または免疫抑制患者または入院患者の場合抗菌薬投与が推奨される．

文献
1) Thielman NM & Guerrant RL：N Engl J Med, 350：38-47, 2004
2) 「レジデントのための感染症診療マニュアル 第2版」（青木眞／著），pp649-702, 医学書院，2008
3) 「UCSFに学ぶできる内科医への近道 改訂4版」（山中克郎，他／編），pp 132-135, 南山堂，2012
4) 「Step Beyond Resident 4」（林寛之／著），pp 107-130, 羊土社，2008

4-05 急性胆嚢炎・胆管炎

堀部昌靖

Point

- 胆嚢炎は胆汁のうっ滞が原因であり，多くは感染症ではない．実際に多くの急性胆嚢炎は自然軽快する
- 感染を合併した壊死性胆嚢炎，気腫性胆嚢炎や，胆管炎の場合は抗菌薬治療に加え，迅速なドレナージや外科的治療が必要である

Introduction

a. 胆嚢炎

- 胆石のある患者のうち，年間1～4％が胆石疝痛を起こし，そのうち20％が急性胆嚢炎を発症する．この炎症には感染は必須ではないが，ある報告では急性胆嚢炎の約半数弱で胆汁培養が陽性であった．

b. 胆管炎

- 80％以上の患者で発熱と腹痛が認められるが腹痛のない胆管炎もあるので注意が必要である[1]．
- 総胆管閉塞により胆汁の抗菌作用が及ばなくなり，異常増殖した細菌が総胆管を逆行性・上行性に侵入し，敗血症になる確率が非常に高い．

鑑別診断（図1）

1）症状と身体所見

a. 胆嚢炎

- 典型的な症状は夜間か食後に起こる，右季肋部か心窩部の強い痛みである．嘔気や嘔吐を伴い背部に放散する．高齢者では意識レベルの低下を伴うこともある．

b. 胆管炎

- **発熱，黄疸，右季肋部痛がCharcot三徴**として知られている．すべてを満たす症例は多くても72％（15.4～72％）である．**Charcot三徴に加えてショック，意識障害を合わせてReynolds五徴**と呼ぶ．進行が早いのも特徴であり来院時には悪寒戦慄のみで発熱がまだ現れていないこともある．

2）検査所見

a. 胆嚢炎

- 胆嚢炎のみであればAST，ALT，ALP，γ-GTP，ビリルビンといったいわゆる"肝胆道系酵素"が上昇しないことも多い．
- 98％に胆嚢壁肥厚，胆嚢周囲液体貯留，超音波的Murphy's signのいずれかを認めたとする報告がある．また胆嚢炎が疑われた497例の検討では，超音波的Murphy's sign陽性・胆石の存在で陽性的中率92％，胆石の存在・胆嚢壁肥厚で陽性的中率95％，胆石なし・壁肥厚なし・超音波的Murphy's sign陰性で陰性的中率95％であったとの報告もある．

b. 胆管炎

- 総胆管結石の検出頻度は，腹部エコー：50～75％，腹部CT：75％，MRCP：90％である．**総胆管の径が11 mm以上の場合は，明らかな拡張であり，閉塞性黄疸を強く示唆する．**
- 胆道系酵素（特にビリルビン）の上昇は発症早期でなければほぼ認める．

3）鑑別のポイント

- 最も頻度の高い疾患は胆石疝痛である．これは脂肪食や胆石の通過，胆嚢収縮に伴う痛みである．
- 若い女性の発熱を伴う右季肋部では*Chlamydia trachomatis*によるFitz-Hugh-Curtis症候群（＝肝周囲炎）を疑う．
- 脊椎疾患（化膿性脊椎炎，悪性腫瘍の脊椎転移）でも右季肋部痛を生じうる．ALPも上昇するので，胆道系感染症と誤診しやすい．体動による痛みの増悪，脊椎叩打痛がある場合

4-05 急性胆嚢炎・胆管炎

右季肋部痛＋発熱

鑑別疾患
- Fitz-Hugh-Curtis症候群
- 化膿性脊椎炎
- 悪性腫瘍の脊椎転移
- 肝膿瘍
- セフトリアキソン（ロセフィン®）使用中の胆嚢炎

急性胆嚢炎診断基準[1]
A：局所の臨床徴候
　A-1．Murphy's sign
　A-2．右上腹部の腫瘤触知・自発痛・圧痛
B：全身の炎症所見
　B-1．発熱
　B-2．CRP値の上昇
　B-3．白血球数の上昇
C：急性胆嚢炎の特徴的画像検査所見

確診：Aのいずれか＋Bのいずれか＋Cのいずれかを認めるもの
疑診：Aのいずれか＋Bのいずれかを認めるもの

急性胆管炎診断基準[1]
A：全身の炎症所見
　A-1．発熱（悪寒戦慄を伴うこともある）
　A-2．血液検査：炎症反応所見
B：胆汁うっ滞所見
　B-1．黄疸
　B-2．血液検査：肝機能検査異常
C：胆管病変の画像所見
　C-1．胆管拡張
　C-2．胆管炎の成因：胆管狭窄，胆管結石，ステント，など

確診：Aのいずれか＋Bのいずれか＋Cのいずれかを認めるもの
疑診：Aのいずれか＋B もしくは C のいずれかを認めるもの

胆嚢炎
〔腹部エコー所見〕
- 胆嚢壁肥厚
- 胆嚢周囲液体貯留
- 超音波的Murphy's sign

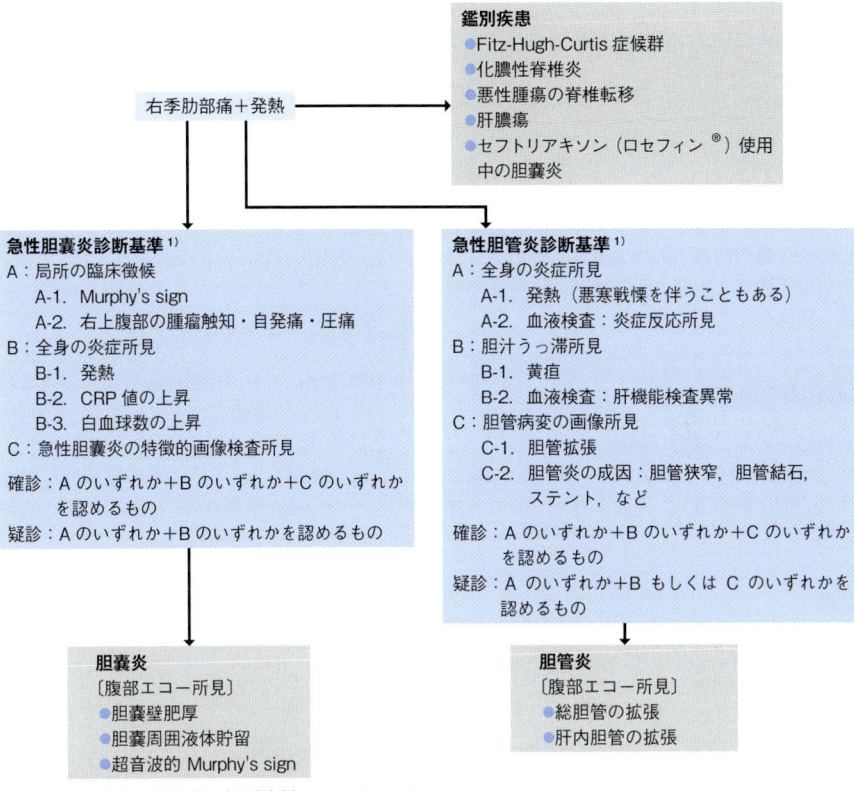

胆管炎
〔腹部エコー所見〕
- 総胆管の拡張
- 肝内胆管の拡張

〔図1〕急性胆嚢炎・胆管炎の鑑別診断フローチャート

脊椎疾患のことが多い．
- セフトリアキソン（ロセフィン®）使用中に胆泥を形成し，胆嚢炎をきたすことがある．**胆道系感染が否定できない場合は原則用いない．**

ERでのマネジメント

a. 胆嚢炎
- まずは絶食と補液，NSAIDsの投与で治療を開始する．12～24時間症状が改善しない，38.5℃以上の発熱，白血球12,500/μL以上，画像上腫瘤を認める場合は細菌感染の合併が強く疑われるため抗菌薬投与を開始する．ただし，糖尿病，高齢者，免疫不全状態，術前予防ではリスクが高いため最初から抗菌薬投与を推奨する．
- 近年では急性期の腹腔鏡下胆嚢摘出により予後不変のまま入院期間の短縮が可能なことが示されている．
- 起因菌は *E. coli*, *Klebsiella pneumonia*, *Proteus mirabillis* を代表とする腸内細菌科の好気性グラム陰性桿菌と，*Bacteroides fragilis* を代表とする嫌気性菌の混合感染が基本である．そのため市中発症であれば以下を投与する．
- 例 セフメタゾール（セフメタゾン®）1回1～2g 1日3回．もしくはスルタミシリントシル（ユナシン-S®）1回3g 1日4回
- 最近の抗菌薬投与歴，最近の抗がん剤治療歴，胆管ステントなどの人工物の存在といったリスクがあれば緑膿菌やセラチアのような

耐性傾向の強いグラム陰性桿菌をカバーするために以下を投与する．

例 タゾバクタム・ピペラシリン（ゾシン®）1回4.5 g 1日4回，もしくはメロペネム1回1 g 1日3回

b．胆管炎
- ERCPもしくはPTBDによる閉塞機転の迅速な解除が最も重要な治療である．**診断後はすぐに消化器内科医へのコンサルトを行う**．起炎菌は胆嚢炎と同じであるため，抗菌薬の選択も胆嚢炎と同様である．

Disposition
- 胆石疝痛のみ，または軽度の胆嚢炎（WBC 12,500/μL未満，体温38.5℃未満）の場合はNSAIDsを処方し，翌朝の外来フォローでよい．

- 発熱や中等度以上の炎症反応（WBC 12,500/μL以上，体温38.5℃以上）を伴う胆嚢炎の場合は感染の合併が強く疑われるため入院が勧められる．抗菌薬による治療を開始し早期にPTGBDや胆嚢摘出などのドレナージを考慮する．
- 胆管炎は敗血症に至る可能性も高く，全例入院し，早期にERCP, PTBDを行う必要がある．

注意点・ピットフォール
- 腹部症状に乏しい化膿性胆管炎を見逃さないようにする．高齢者の「何となく元気がない」という主訴で原因が胆管炎による敗血症であった事例もある．そのため積極的な腹部エコーの実施が望まれる．

文献
1) 「急性胆管炎・胆嚢炎診療ガイドライン2013」（急性胆管炎・胆嚢炎診療ガイドライン改訂出版委員会／編），医学図書出版，2013
2) Strasberg SM：N Engl J Med, 358：2804-2811, 2008
3) Solomkin JS, et al：Clin Infect Dis, 50：133-164, 2010
4) Reynolds BM & Dargan EL：Ann Surg, 150：299-303, 1959
5) Indar AA & Beckingham IJ：BMJ, 325：639-643, 2002
6) 「レジデントのための感染症診療マニュアル 第3版」（青木 眞／著），pp765-770, 医学書院，2015
7) 「感染症まるごとこの一冊」（谷野晴美／著），pp110-111, 南山堂，2011
8) 「感染症レジデントマニュアル」（藤本卓司／著），医学書院，2013

Coffee Break　胆道系感染≠スルバクタム・セフォペラゾン（スペルゾン®，ワイスタール®）

　国内では"胆道への抗菌薬の移行性"を売りとして"胆道感染＝スルバクタム・セフォペラゾン（スペルゾン®，ワイスタール®）"というルーチン投与が多くの施設でみられており，世界的な標準治療と大きく乖離している．
　そもそも胆道感染では胆道が閉塞しているため，"胆道への移行性が良い"としても閉塞しているため抗菌薬が到達し得るかどうか保証がない点，仮に移行が良いとしても"胆道への抗菌薬の移行性"が，"臨床的なアウトカムを良くする"エビデンスは全くない点から世界では用いられていない．また，スルバクタム・セフォペラゾン（スペルゾン®，ワイスタール®）はN-methyl-thio-tetrazole（NMTT）側鎖を有し，低プロトロンビン血症による出血傾向を生じやすいため，プロトンビン時間（PT）の延長する重症胆管炎の際は用いない方がよい．以上の理由から，多摩総合医療センターではスペルゾン®が院内採用から削除された．

（堀部昌靖）

第2章 主たる病態のマネジメント　§4 消化器

4-06　急性膵炎

堀部昌靖

Point
- 急性膵炎が疑われたらすぐに細胞外液の急速補液を始める
- すみやかにフェンタニル注射液0.1 mg 0.5〜1Aを静注し除痛する
- 軽症例の場合は予防的抗菌薬を実施しない

はじめに

- **病因**：男性はアルコール，女性は胆石が多く，男性の発生頻度は女性の約2倍である．
- **疼痛**：上腹部痛が多いが，半数は背部や左側腹部への放散痛を伴う．坐位や前傾姿勢にて軽減する傾向にある．
- **予後**：重症例の死亡率は8.9％であるが，そのなかで，最重症（以前の重症度分類）に限ると30％以上の死亡率である．

鑑別診断（図1）

1) 症状と身体所見
- 既往に胆石症，膵石があるか（胆石性膵炎の鑑別），痛みは坐位や前傾姿勢にて軽減するか，臍部と背部の痛みか，誘因が脂肪食やアルコールか，などに注意して問診を行う．
- テタニー症状があれば重症が示唆される（膵組織の壊死により遊離した脂肪とCaが結合し消費され，低Caとなるため）．

◇**腹部所見**
下記所見が認められれば重症が示唆される．
- **Cullen徴候**：臍周囲の皮膚着色斑（血清浸出液が皮下組織に沈着し暗赤色となる）．
- **Grey-Turner徴候**：血清浸出液が沈着し左側腹部の周囲が暗赤色に染まる．

2) 検査所見
a. 血液・尿検査
- **血中アミラーゼ**：診断には有効であるが，重症度とは相関しない．
- **血中膵アミラーゼ**：高アミラーゼ血症の鑑別診断に有用であり，血中アミラーゼと比べ特異度を改善することが期待されたが，評価は一定していない．
- **尿中アミラーゼ**：以前は急性膵炎の診断に高い感度を示すと報告されたが，現在はクレアチニン・クリアランスに対する比率（amylase creatinine clearance ratio：ACCR）も含めて感度・特異度ともに高いとはいえず，あまり用いない．
- **血中リパーゼ**：血中アミラーゼより感度・特異度が高い．高値が持続する期間が長いためアミラーゼが正常である場合の急性診断に特に有効であるが，重症度とは相関しない．

b. 画像所見
- 造影CTが基本であり，炎症の膵外進展度と膵の造影不良域をチェックする．完全に壊死に至っておらず，虚血を呈しているのみの場合は正常膵組織よりわずかに濃度が低下しているだけなので，注意深く読影しないと造影不良域を見逃すことがある．

3) 鑑別のポイント
◇**診断基準**
①上腹部に急性腹痛発作と圧痛がある
②血中または尿中に膵酵素（膵アミラーゼ，リパーゼなど）の上昇がある
③超音波，CT，MRIで膵臓に急性膵炎を示す所見がある．
- 上記3項目中2項目以上を満たし，他の膵疾患および急性腹症を除外したものを急性膵炎と診断する．
- CTは急性膵炎の診断や重症度評価だけでなく，胃・十二指腸潰瘍の穿孔，イレウス，上腸間膜動脈閉塞症，腹部大動脈瘤などの他の腹腔内疾患との鑑別に有用である．**特に腸閉塞でも血中アミラーゼの上昇は認めることがあるので注意する．**

急性膵炎臨床診断基準[1]
1. 上腹部に急性腹痛発作と圧痛がある
2. 血中または尿中に膵酵素の上昇がある
3. 超音波，CT または MRI で膵に急性膵炎に伴う異常所見がある

上記 3 項目中 2 項目以上を満たし，他の膵疾患および急性腹症を除外したものを急性膵炎と診断する

ER で行うべき初期治療
① 補液
　リンゲル液（500 mL）を 2～3 本を全開投与
② 疼痛コントロール
　フェンタニル 0.1 mg 0.5～1A 静注（施設によってはペンタゾシン 15 mg 1A 静注）

鑑別疾患
- 消化管穿孔
- イレウス
- 上腸間膜動脈閉塞症
- 腹部大動脈瘤
- 心筋梗塞

胆石性膵炎かどうか → 緊急 ERCP の適応を消化器内科へコンサルト

重症度判定[1]
予後因子
① B.E.≦−3 mEq または sBP≦80 mmHg
② PaO_2≦60 mmHg または人工呼吸器管理が必要
③ BUN≧40 mg/dL または Cre≧2.0 mg または輸液後も一日尿量≦400 mL
④ LDH 基準値上限 2 倍以上
⑤ Plt≦10 万/μL
⑥ 総 Ca 値（補正なし）≦7.5 mg/dL
⑦ CRP≧15 mg/dL
⑧ SIRS 診断基準陽性項目≧3
⑨ 年齢≧70 歳

上記 9 項目中 3 項目以上を満たすか，造影 CT Grade で 2 以上の場合重症と判定

重症であれば，集中治療室への入院，高次医療機関への搬送を考慮する

急性膵炎は初期に軽症であっても，急激に悪化することがあるため，発症から 48 時間は継時的に重症度を評価する

〔図 1〕急性膵炎の鑑別診断フローチャート

ER でのマネジメント

- 急性膵炎と診断したら細胞外液を 5～10 mL/kg/時（体重 60 kg の場合 300～600 mL/時）の速度で投与し，脱水の所見があればさらに側管から 20 mL/kg（リンゲル液 500 mL，2～3 本）を 30 分で追加投与する．ただし，心血管，腎臓などに積極的な輸液が望ましくない合併症がある場合は慎重に輸液する．そして急速輸液の開始と同時にすみやかにフェンタニル注射液 0.1 mg 0.5～1A を静注し除痛する．フェンタニルは麻薬であるため，施設によっては ER ですぐに使用できないことも多く，その場合は代用としてペンタゾシン（ペンタジン®，ソセゴン®）15 mg 1A の静注を行う．

Disposition

- 全例入院が必要である．初期は軽症の場合でも入院後急激に重症化し，死亡に至る症例も存在する．そのため**発症から特に 48 時間以内は継時的に重症度をくり返し評価する必要がある**．
- 重症急性膵炎の場合は ICU など集中治療室への入院が勧められるため，重症度判定基準と造影 CT で重症度を判定する（図 1）．

ER 後の診療

1) 補液
- 重症膵炎の場合は大量の輸液が必要となる．リンゲル液（ラクテック®，ソルアセト®，ヴィーン®Fなど）の方が生理食塩水の点滴よりも高Cl性アルカローシスを防ぐことができ，SIRS発生率，CRPの上昇も抑えられる．
- 初期の大量輸液は大事だが，漫然とした輸液は人工呼吸器装着率，腹部コンパートメント症候群発症率，2週間以内の敗血症発生率，死亡率を有意に上昇させる．そのためHR＜120/分，MAP 65～85 mmHg，尿量0.5 mL/kg/時，HtやBUNの正常化などを指標に**脱水が改善されたら，すみやかに補液量は減らさなければならない**．

2) 除痛
- コントロール不能な痛みは血行動態の不安定につながるため，すみやかに除痛を行い，維持する．急性膵炎において以前はオピオイドによるOddi括約筋の収縮作用が懸念されていたが，現在は安全性と有効性は示されている．
- フェンタニルはモルヒネと比べてμ2よりもμ1オピオイド受容体への選択性が高いためOddi括約筋を収縮させにくく，腎障害の患者にも適しているため，使用頻度が増えている．
- 典型的な量は疼痛時にフェンタニル20～50μgのフラッシュ投与（10分ごとに追加可）である．疼痛の度に麻薬を処方するのは大変なので，現場では下記のように投与する．
  > 例 フェンタニル注射液0.1 mg（50μg/mL）12A（24mL）を0.5～1mL/時で持続投与開始 腹痛時適宜0.5～1mLフラッシュ投与

3) 経腸栄養
- 早期経腸栄養（24～48時間以内）は中心静脈栄養に比べ死亡率，感染率，臓器障害，外科的手術率を下げるといわれており，推奨されている．すなわち今まで行われてきた絶食療法は死亡率を上げるということを意味し，避けるべきである．慣例にとらわれず，積極的な早期経腸栄養の実施が望まれる．
- Treitz靱帯を越えて空腸起始部へ栄養チューブを挿入し行うのが理想的ではあるが，それが困難であれば経鼻胃管を挿入し行う．
- 近年，早期経腸栄養ではなく，早期経口摂取に関して，入院期間を短縮させるが，副作用の発生率に差がないというランダム化比較試験が複数報告されている．

4) 予防的抗菌薬投与
- 軽症膵炎は以前から予防的抗菌薬の投与が不要とされているが，最近は重症急性膵炎でも予防的抗菌薬は推奨されなくなってきている（さまざまなランダム化比較試験で重症膵炎でも感染率，死亡率を改善しないと報告され，メタアナリシスでも同様の結果であったため，アメリカのガイドラインでは推奨されていない）．
- 「急性膵炎診療ガイドライン2015」でも，軽症例に対しては予防的抗菌薬を実施しないことと強く推奨しているが，重症例や壊死性膵炎に対しては発症早期に限り実施を提案するに留まっている（強く推奨していない）．

注意点・ピットフォール

- 高齢，心不全など，大量補液がためらわれる症例もあるが，まずは脱水を改善することが大切である．酸素化は人工呼吸器によって補えるが，脱水は十分な補液によってしか治療できない．気管挿管を覚悟して**初期の十分な補液がきわめて大事**である．ただし，**脱水が改善されればすみやかに補液量を減量するのも大事なポイント**である．
- よくある間違いとして，まず一日の輸液量を6Lなどと決め，それを24で割って均等に輸液することがある（この場合250 mL/時）．一番脱水状態である初期に大量輸液，その後は投与量を状態に応じて減らしていくダイナミックな輸液管理を行わなければならない．

文献
1) 「急性膵炎診療ガイドライン2015」（急性膵炎診療ガイドライン2015改訂出版委員会/編），金原出版，2015
2) Tenner S, et al：Am J Gastroenterol, 108：1400-1415, 2013
3) UK guidelines for the management of acute pancreatitis：Gut, 54 Suppl 3, 2005
4) 特集 急性膵炎（真弓俊彦/編）：INTENSIVIST, 3（4），2011

第2章 主たる病態のマネジメント　§5 腎・電解質

5-01 急性腎傷害（AKI）

九鬼隆家

Point

- □ エコー・volume status・尿検査で，定型的な腎前性・腎性・腎後性の鑑別を行う
- □ 腎臓内科，泌尿器科に緊急コンサルトすべき病態を認識する

Introduction

- 急性腎傷害（acute kidney injury：AKI）はKDIGO clinical practice guideline for AKI 2012で48時間以内のCre 0.3 mg/dL以上の上昇，7日以内のCre 1.5倍以上への上昇，6時間以上の尿量0.5 mL/kg/時以下への減少のどれかがあった場合と定義されている[1]．

初期対応

1) まずは緊急で対症療法が必要かどうか（表1）

- 緊急透析適応は表1の"AIUEO"で判断する．該当しなければ夜間などに緊急で行う必要はない．CreやBUNの数値は目安に過ぎないことに注意する．早期に行う方が安全なことは間違いないが明確な判断基準は存在しないので，施設の習慣とメリット・デメリットをよく検討すること．

2) 急性か慢性か

- 可能なら過去のCr値と比較する．エコー上腎サイズ85〜90 mm以下，皮質菲薄化，輝度上昇，表面不整，囊胞増加は慢性所見である．ただし慢性所見があってもCKDにAKIが重なることはあり得る（acute on chronic renal failure）．

鑑別診断とその対応（図1，2）

腎前性・腎性・腎後性の分類が定石である．図1，2のように，エコー，尿検査，volume statusの3つで判断する．エコーでは腎，IVC，膀胱を一度に観察する．尿検査では1 g/gCr以上の尿蛋白，尿路損傷によらない持続性血尿の有無をみる（第1章 -21「血尿・着色尿」も参照）．volume statusの評価は単独で信頼性の高いものはないので，多数の因子を用いて総合的に判断する．

1) 腎前性

- 腎血流の低下による．ショックの原因になり

〔表1〕緊急透析の適応 ［AIUEO］

A	Acidosis	炭酸水素ナトリウム（NaHCO₃）投与によっても改善できない，またはNa負荷の懸念からNaHCO₃が投与できない場合で，pH 7.2以下
I	Intoxication	透析による除去が標準的とされる中毒物質．メタノール，エチレングリコール，サリチル酸，リチウム，テオフィリン
U	Uremia	尿毒症性の意識障害，心膜炎がある場合．一般的にはBUN 80〜100 mg/dLくらいはないと意識障害は起こらない 慢性であればBUN 150〜200 mg/dLくらいでも意識清明な人はよくいる
E	Electrolyte	K，Ca，Mgの高値が内科的治療でコントロールできない場合
O	Overload	肺うっ血や大量胸水による呼吸不全があり，フロセミド100〜200 mgボーラス投与に反応しない尿量減少

そうな病態はすべてあてはまるが，実際にショックにならない程度でも十分に腎不全を起こし得る．
- Normotensive ischemic AKI：既存のCKDや高血圧歴がある場合，MAP 65 mmHgやsBP 90 mmHgでは低すぎる．sBP110〜120 mmHg程度を目標にする．

2) 腎性
- 急性尿細管壊死（ATN）：頻度は薬剤性の軽度のATNと，虚血性ATN（腎血流低下の遷延により腎前性が腎性に至る）が多い．
- 急性間質性腎炎（AIN）：薬剤性のほか，サ

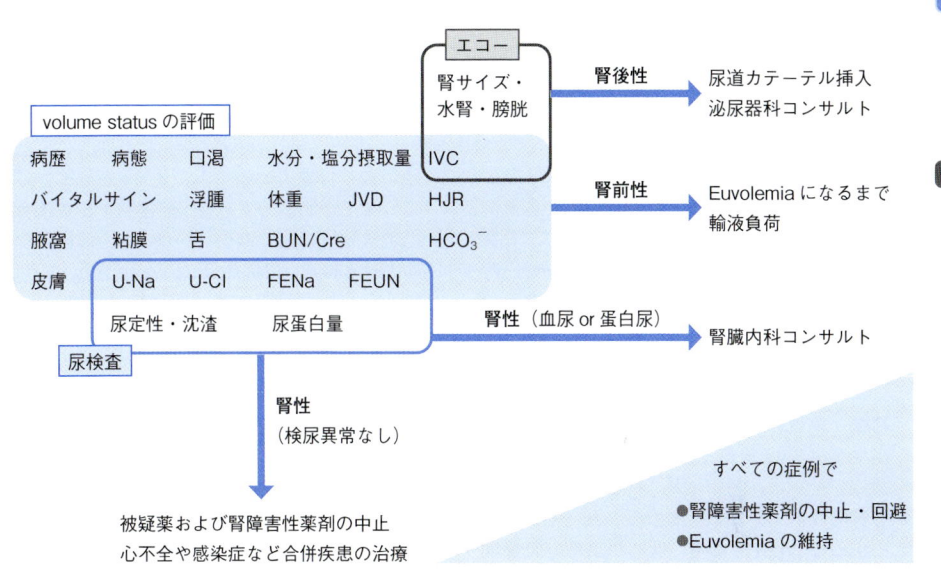

〔図1〕AKIマネジメントの流れ

腎前性 AKI
- 脱水
- 出血
- 3rd spacing（低アルブミン血症，膵炎，高度炎症，熱傷，イレウスなど）
- 血液分布異常
- 心拍出量低下
- 肝腎症候群

腎性 AKI
- 糸球体腎炎（AGN, RPGN）
- 急性間質性腎炎
- ATN（薬剤，横紋筋融解症，虚血など）
- 敗血症性 AKI
- 心腎症候群 type1
- 腎梗塞
- コレステロール塞栓症
- TMA（HUS／TTP, SSc, cAPS, DIC, mHTN）
- 骨髄腫関連腎障害

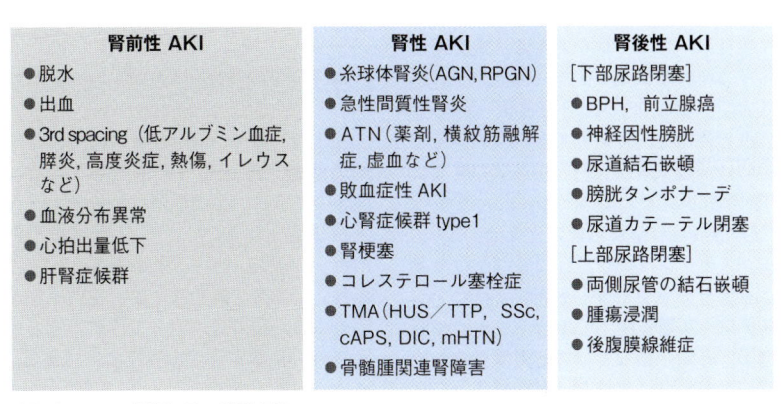

腎後性 AKI
[下部尿路閉塞]
- BPH，前立腺癌
- 神経因性膀胱
- 尿道結石嵌頓
- 膀胱タンポナーデ
- 尿道カテーテル閉塞

[上部尿路閉塞]
- 両側尿管の結石嵌頓
- 腫瘍浸潤
- 後腹膜線維症

〔図2〕AKIの分類とその鑑別疾患

腎前性AKI	補液・輸血・止血など	各科へ
腎性AKI	Euvolemiaの維持・薬剤の中止・原疾患の治療・腎生検〜免疫抑制治療	腎臓内科へ
腎後性AKI	下部尿路閉塞（尿道カテーテルの挿入がカテ容易・困難）・上部尿路閉塞	泌尿器科へ

〔図3〕AKIの分類とその基本的対応

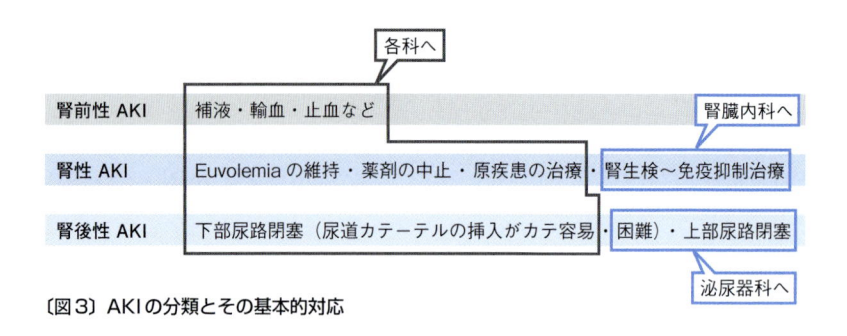

ルコイドーシスやSjögren症候群，SLEなどで起こる．発熱・皮疹・好酸球増多が古典の3主徴だが頻度は低く（約20〜30％），腎機能障害・蛋白尿・白血球尿の頻度が高い（約80％）．薬剤中止で改善しない場合はステロイド治療を要する．

- **敗血症性AKI**：神経体液性因子や内皮障害によるが未解明な病態を多く含み，病変は細動脈・糸球体・尿細管すべてにわたる．敗血症でVolume負荷で改善しない分はこれによる．
- **心腎症候群**：5型に分類されるが，AKIを起こすのはtype1である．低心拍出量，腎静脈うっ滞，神経体液性因子が関与する．心不全を改善することが治療となる．
- **造影剤腎症**：ヨード造影剤による腎血管収縮と尿細管傷害．造影剤投与後24〜48時間で起こり数日以内にピークを迎える．造影剤の量，高浸透圧性造影剤，Hypovolemia，心不全，低血圧，糖尿病，ACE阻害薬／ARBやNSAIDSの使用，既存の腎不全がリスクとなる．予防は前後12時間の1 mL/kgの生理食塩水投与のみエビデンスがあり，等張性$NaHCO_3$溶液は有望な可能性があり，N−アセチルシステインは無効，腎代替療法は無効または有害という見解が一般的．
- **コレステロール塞栓症**：心臓カテーテルや脳血管造影，心臓手術などにより剥離した動脈壁プラークが腎臓に塞栓し，引き続く免疫反応により腎障害を起こす．3〜8週程度かけての発症が典型的である．補体低下や好酸球増加は頻度は高くない（約60％）．原因となる手技と経過，皮膚所見（Rivedo reticularis, Blue toe）で診断する．確定には皮膚生検，腎生検が行われることもある．
- **糸球体疾患**：AKIを伴うのは主にPIAGN，RPGN，ネフローゼ症候群である．AKI＋持続性血尿または高度蛋白尿では腎臓内科にすみやかにコンサルトする．

3）腎後性

- **腎後性腎不全**：もともと腎不全のなかった患者に片側尿路の完全閉塞が起きても，ほとんどCreは上昇しない．ただし既存の腎不全がある患者の場合は，その限りではない．両側水腎症＋膀胱虚脱の場合は尿管閉塞の原因検索にCTを考慮する．

治療（図3）

基本管理は**Euvolemiaの維持と腎障害性薬剤の回避と原疾患・合併疾患の治療**である．図3のように，必ず専門科に依頼すべきなのは糸球体腎炎やAINに対する腎生検・免疫抑制治療（→腎臓内科），尿路閉塞の解除（→泌尿器科）である．前者は血尿・蛋白尿がなければ除外でき，後者はエコーで除外できるので，それ以外では基本管理を行うのみである．

文献

1) KDIGO clinical practice guideline2012, kidney disease improving global outcomes, 2012（http://kdigo.org/）
2) Hilton R：BMJ, 333：786-790, 2006
3) Thadhani R, et al：N Engl J Med, 334：1448-1460, 1996
4) Praga M & González E：Kidney Int, 77：956-961, 2010
5) Ronco C, et al：J Am Coll Cardiol, 52：1527-1539, 2008
6) Mullens W, et al：J Am Coll Cardiol, 53：589-596, 2009
7) Abuelo JG：N Engl J Med, 357：797-805, 2007
8) Mehran R, et al：J Am Coll Cardiol, 44：1393-1399, 2004

5-02　ナトリウム値の異常

九鬼隆家

Point
- [ ] 自由水の問題であることを理解する
- [ ] 補正に関する注意点を理解する

Introduction

- 体液のNa濃度の異常はNa量の異常ではない．Na量の増減は，通常は同じNa濃度のままVolumeの増減として現れるので，Na量が増加すれば浮腫・心不全（Hypervolemia）になり減少すればショック（Hypovolemia）になる．Na濃度の変化は自由水量の変化である．自由水の量の増減によりNa濃度が濃くなったり薄まったりしている（HypoaquaremiaとHyperaquaremia）．
- Na量，Na濃度はそれぞれ容量調節系と浸透圧調節系としてほぼ独立してコントロールされているので，いくら高Na血症になっても心不全にならず，いくら低Na血症になってもショックにはならない．ただし例外として有効循環血液量が極度に低下するとADHの分泌が刺激されるのでNa量（＝容量調節系）の極度の減少は低Na血症に関与する．

低Na血症

- 「短絡的に低Na＝SIADH」とか，「低Na＝3％NaClで治療」と考えないこと．以下の4つのポイントに注意しながら診療する．
- ①急性（48時間以内）vs. 慢性（48時間以上）
  ➡ 不明な場合は慢性として扱う．
- ②重症 vs. 軽症～無症状
  ➡ 痙攣と昏睡は重症，軽微な意識障害や食思不振までなら軽症．
- ③進行性 vs. 改善傾向
  ➡ 血清Na＜尿張度（U−Na＋K）＝進行性
  ➡ 血清Na＞尿張度（U−Na＋K）＝改善傾向

〔表1〕低Na血症の分類

高張性低Na血症	
● 高血糖 ● マンニトール ● 造影剤	
等張性低Na血症	
● 高脂血症 ● パラプロテイン血症 ● 偽性低Na血症	
低張性低Na血症	
● Hypervolemic	心不全，肝硬変，ネフローゼ／AKI/CKD
● Euvolemic	SIADH，腎性SIADH，糖質コルチコイド欠乏，甲状腺機能低下，心因性多飲症，Low solute intake/beer potomania，運動関連低Na血症
● Hypovolemic	嘔吐下痢，利尿薬，CSW，鉱質コルチコイド欠乏

- ④CPMリスク因子
  ➡ 血清Na＜105 mEq/L，肝硬変，低K血症，アルコール中毒，低栄養

1）低Na血症の原因（表1）

- アルゴリズム（図1）に沿って鑑別を進めるが絶対的なものではない．それぞれの疾患の特徴も加味する．
  - ・急性・重症はすぐに治療する．
  - ・高度希釈尿の場合は水中毒の可能性が高い．
  - ・希釈尿でない場合は尿Naを評価し，有効循環血液量の低下があるかどうかを検索する．
  - ・尿Naが＞30mEq/Lの場合は，細胞外液量を評価し検索を進める．

5-02 ナトリウム値の異常

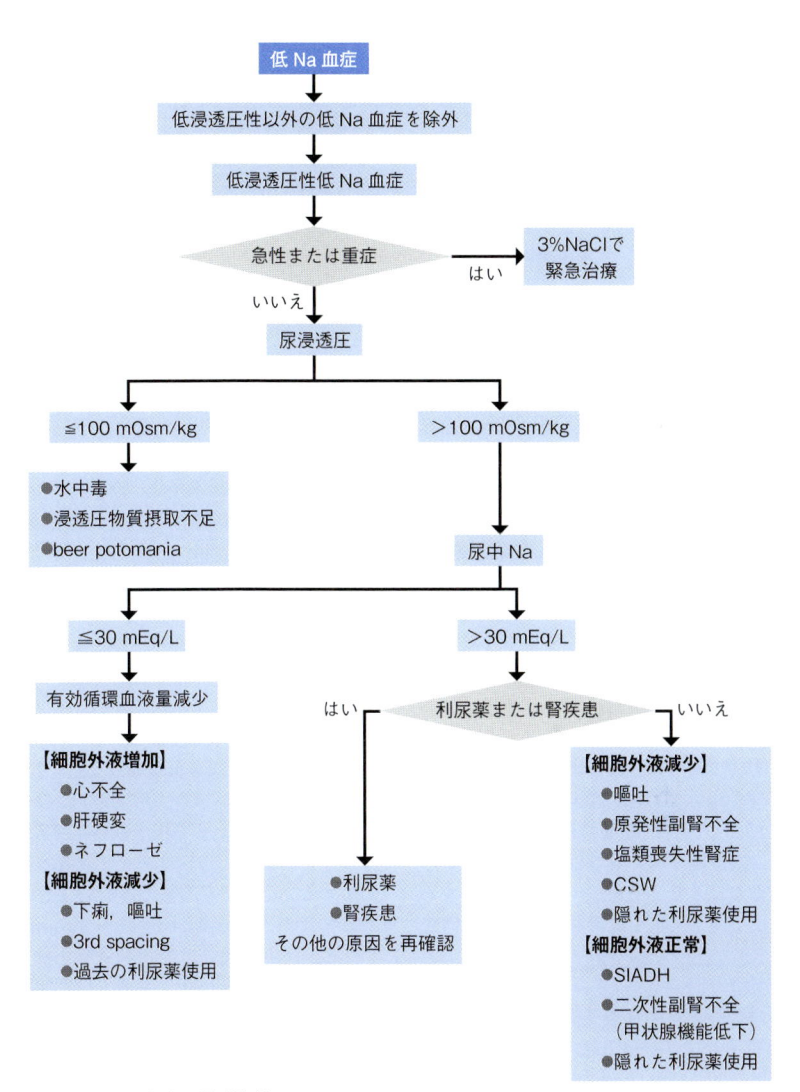

```
                        低Na血症
                           │
                    低浸透圧性以外の低Na血症を除外
                           │
                       低浸透圧性低Na血症
                           │
                      ┌─急性または重症─┐はい → 3%NaClで緊急治療
                      │いいえ
                       尿浸透圧
            ┌──────────┴──────────┐
       ≤100 mOsm/kg           >100 mOsm/kg
            │                      │
       ●水中毒                    尿中Na
       ●浸透圧物質摂取不足      ┌──┴──┐
       ●beer potomania    ≤30 mEq/L   >30 mEq/L
                              │           │
                        有効循環血液量減少  利尿薬または腎疾患
                              │          はい│   │いいえ
                        【細胞外液増加】       │   【細胞外液減少】
                         ●心不全              │    ●嘔吐
                         ●肝硬変              │    ●原発性副腎不全
                         ●ネフローゼ          │    ●塩類喪失性腎症
                        【細胞外液減少】       │    ●CSW
                         ●下痢, 嘔吐         ●利尿薬  ●隠れた利尿薬使用
                         ●3rd spacing       ●腎疾患  【細胞外液正常】
                         ●過去の利尿薬使用  その他の原因を再確認  ●SIADH
                                                      ●二次性副腎不全
                                                       (甲状腺機能低下)
                                                      ●隠れた利尿薬使用
```

〔図1〕低Na血症の鑑別診断フローチャート

- アルゴリズムは精度の検証が十分ではなく以下のような問題もあることを承知で使用する.
  - Volume statusの正確な評価はベテラン医師にも難しい.
  - 水中毒を判断するための尿浸透圧は200 mOsm/kgで切った方がいいかもしれない.
  - 尿Na>30よりもFEUA>12%の方がいいかもしれない.
- 甲状腺機能低下症による低Na血症は今日ではほとんどないと考えられている.
- SIADHは除外診断であるため短絡的に考えない方がいいが, 診断基準は示しておく (表2).

〔表2〕SIADH診断基準[1]

診断基準	補助項目
● 有効血清浸透圧＜275 mOsm/kg	● 血清尿酸＜4 mg/dL
● 尿浸透圧＞100 mOsm/kg	● 血清尿素窒素＜21.6 mg/dL
● 臨床的に Euvolemia	● 生理食塩水の投与で低Naが改善しない
● 尿Na＞30 mmol/L（通常の塩分水分摂取下で）	● FENa＞0.5%
● 副腎機能、甲状腺機能、下垂体機能に異常なし	● FEUN＞55%
● 最近の利尿薬使用なし	● FEUA＞12%
	● 水制限によって低Na血症が改善する

2）治療一般

- 原因の除去は当然であるが，**慢性低Na血症の急激な補正によりCPMを生じるリスクがあることが重要である．軽症の場合はERでは治療しようとしてはいけない．**重症の場合は急性でも慢性でも4〜6 mEq/L緊急補正，3％NaCl 50〜150 mLをボーラス投与して一気に症状を抑える．
- 血清Na値よりも濃いものを投与すれば改善すると考えがちだが，尿を中心とした浸透圧物質と自由水の出入りによりそう簡単にはいかない．
- 種々の結果がそろうまでは1号液や細胞外液・生理食塩水を点滴に繋いでおく．
- 尿張度が高く進行性の場合は3％NaClで治療する．尿張度が低く改善傾向の場合はそのまま生理食塩水などを継続してフォローするのが原則である．水中毒の場合は過補正防止のため5％ブドウ糖液を要することもある．

3）治療目標

- 慢性の場合の補正のリミットは8〜10 mEq/L/24時間，16〜18 mEq/L/48時間だが，スタートが120 mEq/L以上なら急速補正となっても気にしなくてもよい．逆にCPMリスク因子ありの場合の補正目標は最初の3日間はずっと6〜8 mEq/L/24時間とする．

4）TIPS・ピットフォール

- 治療に際して多くのTIPS，ピットフォールが存在するので細心の注意を払う．
- 心因性多飲症は多くの場合は急性．習慣的に多飲の場合は慢性の場合もあるので何ともいえないが，自然に急速補正されてもリスクは低い．
- 急に原因が解除された場合は急速補正のリスクが高い．
  （例：水中毒の飲水中止，サイアザイド系利尿薬中止，薬剤性SIADHの原因薬剤中止（Major tranquilizer，SSRI，吸入麻酔薬など），副腎不全にステロイド，Hypovolemiaが補液で是正される，など）
- 3％NaClを1 mL/kg/時で投与した場合，維持液量や尿量を無視すると理論上1 mEq/L/時で上昇する．
- 3％NaClは生理食塩水400 mL＋10％NaCl 120 mLか，生理食塩水500 mL＋10％NaCl 150 mLで作る．ボーラス投与はこのなかから50 mLシリンジで抜き取って使用する．
- 補正されすぎたら5％ブドウ糖液の投与を開始する．それでも調整できないようならデスモプレシン点鼻液0.01％1〜2 push（＝2.5〜5μg）8時間ごとで水利尿を止める．
- Adrogue-Madias式［輸液1 L投与後の血清Na＝|輸液中の(Na＋K)−血清Na|/(体重×0.6＋1)］は使用してもよいがズレが多いことも示されているので過信せずに頻回検査を怠らない．
- リスクのある患者での補正中は少なくとも4時間に1回はNaをチェックする．予測に自信がない場合は2時間くらいでチェックしてもよい．検査方法は統一すること（生化学検査でみたり血液ガスでみたりしないこと）．
- 初回の尿検査は臨床経過と一致しないことも多い．2回以上はチェックする．血中Naと同時にチェックをくり返すのをお勧めする．

高Na血症

- 医原性を除けばほぼ間違いなく Hypovolemia と Hypoaquaremia がある．簡単に言えば具合が悪くて水が飲めなかったために不感蒸泄分を補えなかったことによる．
- Hypovolemia は生理食塩水や外液で補充する．
- Hypoaquaremia は Water deficit[※1] を計算して自由水の補充量を推定し，5％ブドウ糖液を投与する．ただし維持液量と喪失量に加えて投与しなければならないので，意外と総輸液量は多くなる．維持液を 1,500 mL とすると，下痢や不感蒸泄などの分を 500～1,000 mL 加え，さらに補充量を加えるので 3,000～4,000 mL 程度必要になることも珍しくない．補正速度は低Na血症のようによく議論されていないが，浸透圧性の脳傷害や脳浮腫も想定されており，10 mEq/L/日くらいの低下を目標にする．

※1 Water deficit ＝体重×0.45～0.6[※2]×(1－140/血清Na)

(※2 高齢女性＝0.45，若年女性と高齢男性＝0.5，若年男性と小児＝0.6)

- 医原性とは高張液の投与である．臨床的には炭酸水素ナトリウム（メイロン®）を多く投与した場合によくみられる．
- 尿崩症の場合は，診断は水制限試験などにより専門科で行う．救急の場では心因性多飲症でないのに低浸透圧で多量の尿が出て Hypovolemia になってしまう状況を確認する．デスモプレシン点鼻液 0.01％ 1～2 push（＝2.5～5μg）12時間ごとでコントロールする．腎性の場合は反応がないので自由水投与で補充する．

文献

1) Spasovski G, et al：Eur J Endocrinol, 170：G1-47, 2014
2) Verbalis JG, et al：Am J Med, 126：S1-42, 2013
3) Sterns RH：N Engl J Med, 372：55-65, 2015

5-03 カリウム値の異常

九鬼隆家

> **Point**
> - 高K血症よりも低K血症で患者を失うことの方が多い．高K血症は緊急治療の方法があるが，低K血症には緊急治療の方法がないからである
> - 血清K値が高くても低くても最大の問題は不整脈である．モニター装着を忘れないこと

Introduction

- 血清K値の異常は不整脈を中心とした異常の原因となるが，多彩な原因があり，また治療にも決まり事が多いのでよく習熟する必要がある．

高K血症

1) 症状・所見

- 無症状から急に不整脈を起こすことが最も重要である．ただし倦怠感や脱力，しびれ，筋肉痛などを訴えることもあるので，それらから疑ってみることも重要である．
- 食事管理の悪い透析患者など慢性的にK値が高い患者では8 mEq/L程度まで問題ないこともあるが，**比較的急激に上昇した場合は6.5 mEq/L程度でも致死性不整脈のリスクがある．**
- VT/VFよりも完全房室ブロックで徐脈性のショックになることが多い．循環器科が緊急対応してペーシングを行ったらKが高かったというケースもよくある．
- **心電図変化**：T波増高（Sharp/Slender/Symmetry）→ P波消失・接合部〜心室調律 → wideQRS, Sign curve, VT/VF, 心静止．
  - ただし必ずしもこの順番に出るわけではなく，間を飛ばして変化することがある．
- リスク（主に腎不全）のある患者の脈に異常があったらすぐにモニターをつけて12誘導心電図と血液ガスをとる．

2) 治療

- K 6.5 mEq/L（慢性高値であることがわかっていれば7.0 mEq/Lくらい）以上であれば**緊急治療**する．
- 確実で有効性が高いのは緊急透析であるが，透析を行うと決断してからどんなに急いでも血管アクセス確保と透析機器の準備に30分はかかるので，その間にできることはする．高K血症への対応を**表1**に示す．およそ実際の優先順位としても❶→❷❸→（❹）である．効果が大きいのはGI療法とポリスチレンスルホン酸カルシウム（カリメート®）注腸で1.0 mEq/Lくらいの低下が見込める．
- ❶ 即効性があり，まず最初に行う．房室ブロックが改善することが多い．20〜30分で効果が切れるので反復する．
- ❷ 比較的即効性があり効果が大きいがリバウンド注意．反復できるが尿が出ていないと水分負荷になる．
- ❸ グルコン酸CaもGI療法も応急対応に過ぎない．数時間で細胞内に押し込めた分がリバウンドしてくる．体外に排泄するための治療も積極的に行っておかないと結局慌てて透析する羽目になるので，効果発現までの時間も加味して早いうちに行っておく．フロセミド（ラシックス®）は，どうせ透析するかどうかの瀬戸際なら思い切りよく大量に投与する．生理食塩水は尿量維持するために心不全に注意しながら投与．ポリスチレンスルホン酸カルシウム（カリメート®）注腸は数時間ごとに反復することで透析不可能な状況でもかなり長くもたせられる．

[表1] 高K血症の治療

順序	薬剤		作用機序	効果発現	備考
❶	グルコン酸Ca	カルチコール®10 mL ゆっくり静注 20〜30分ごと	心筋細胞膜安定化	数分以内	Kは下げない
❷	GI療法(グルコース・インスリン療法)	(10%ブドウ糖液500 mL + レギュラーインスリン5〜10 U)/1〜3時間で点滴静注	細胞内シフト	15〜30分	血糖＞300 mg/dLではインスリンのみ
❸	ループ利尿薬	ラシックス®100〜200 mg ボーラス投与	尿中排泄	15〜30分	
	イオン交換樹脂	経口：カリメート®(5) 1回2〜3包 1日3回	腸管排泄	数時間	意識悪ければ経口投与しない
		注腸：カリメート®(5) 1回6〜12包+微温湯100 mL	腸管排泄	1〜2時間	
	生理食塩水	生理食塩水500〜1,000 mL (尿量に応じて) 点滴静注	希釈, 尿中排泄	—	心不全に注意
❹	炭酸水素ナトリウム	メイロン®20 mL×2〜3A ゆっくり静注	尿中排泄, 細胞内シフト	15〜30分	無尿で無効
	β刺激薬吸入	ベネトリン®0.5 mL + 生理食塩水2 mL 吸入	細胞内シフト	15〜30分	

❹どちらも効果は弱い．炭酸水素ナトリウムは無尿の患者では無効．アシドーシスがあっても効果を過信してはならない．β刺激薬吸入は国内ではあまり行われていない印象である．
- 完全に絶食すると「糖負荷→インスリン分泌→細胞内取り込み」が起きない分むしろKは上昇する．
- GI療法が最初の1回しか行われないケースが多いが，緩徐なGI療法を継続する（10%ブドウ糖液500 mL + レギュラーインスリン5〜10 U 20〜40 mL/時）か，食事を出しつつカリメート®を継続する（1回1〜2包1日3回）．

3) 原因
- ほとんどの場合，腎不全をベースにした経口摂取量の増加か薬剤性（アルドステロン拮抗薬，ACE阻害薬/ARB，ST合剤）である．糖尿病腎症による4型RTAが背景にあることも多い．ほかに透析患者の絶食，急激な組織壊死（NOMIやクラッシュ症候群など）．副腎不全で危険な高Kになることは稀である．
- 生野菜，生果物，ナッツ類，緑茶などが原因

となることが多い．バナナ1本は5〜9 mEqのKを含む．

低K血症

1) 症状・所見
- **食思不振，筋力低下，不整脈の出現**で疑う．
- 長期絶食，利尿薬投与中で特に尿量が多い場合，腎不全の回復期で利尿期にある，慢性下痢があるなどでよく遭遇するので，そのような患者では無症状でも疑うこと．
- 心電図変化：T波減高，QT延長，U波出現，PVC出現，VT/TdP/VF．
- 血清K 1 mEq/Lの低下は体内総量として100〜400 mEqの減少を意味する．

2) 治療
- カリウムの基本の投与速度と濃度は必ず記憶する．**ボーラス投与は絶対にしない！**
  - ・濃度：末梢40 mEq/L，中心静脈100 mEq/L
  - ・速度：20 mEq/時（末梢でも中心静脈でも）
- 生理食塩水 500 mL + KCL 20 mEqを1時間以上かけて末梢から投与するのが一般的．

```
                    ┌─────────────────────────────────────┐
                    │ 細胞内シフト，摂取不足，偽性低K血症を除外 │
                    └─────────────────────────────────────┘
                                     │
        ┌────────────────────┬───────┴────────┬─────────────────────┐
   【尿排泄低値】          【尿K排泄】               【尿排泄高値】
   ●腎外喪失              <15〜20 mEq/L<            腎性喪失
   ●腎性喪失後の反応           or
                        <15〜20 mEq/日<
         │                   or                         │
      血液ガス            <15〜20 mEq/gCre<            TTKG
```

【代謝性アシドーシス】
●下痢・下剤
●絨毛腺腫
【代謝性アルカローシス】
●発汗
●利尿薬使用後
●嘔吐・胃管吸引後

TTKG>4 ／ TTKG<3
　　　　　　●浸透圧利尿

血圧または Volume status

●低血圧 or ●Hypovolemia　　　　●高血圧 or ●Hypervolemia
　　　血液ガス　　　　　　　　　レニン・アルドステロン測定

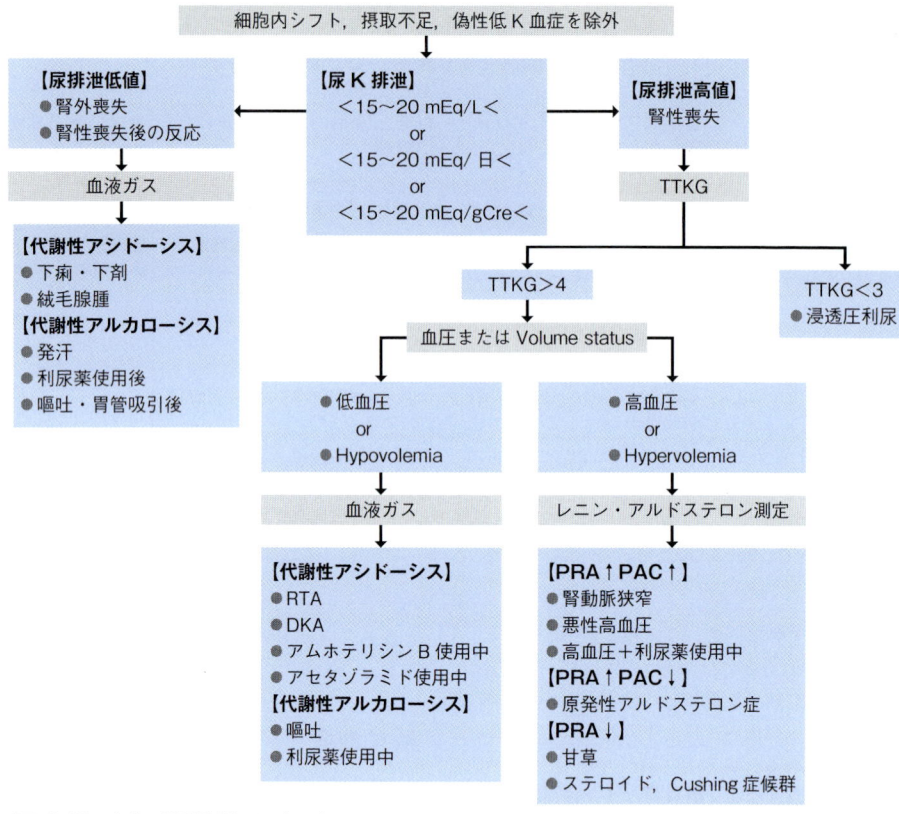

【代謝性アシドーシス】
●RTA
●DKA
●アムホテリシンB使用中
●アセタゾラミド使用中
【代謝性アルカローシス】
●嘔吐
●利尿薬使用中

【PRA↑PAC↑】
●腎動脈狭窄
●悪性高血圧
●高血圧＋利尿薬使用中
【PRA↑PAC↓】
●原発性アルドステロン症
【PRA↓】
●甘草
●ステロイド，Cushing症候群

〔図1〕 低K血症の鑑別診断アルゴリズム
（文献1を参考に作成）

- 内服可能なら併用する方が安全で量も稼げる．塩化カリウム（スローケー®）1回600〜2,400 mg 1日3回（＝24〜96 mEq/日）程度．
  （スローケー®＝8 mEq/錠，グルコンサンK＝4 mEq/1 g，アスパラ®カリウム＝1.8 mEq/錠）．
- すでに致死性不整脈が出現 ➡ 400 mEq/Lで60〜80 mEq/時の投与まで成書に記載がある（生理食塩水100 mL ＋ KCL 60 mEq ＝ 375 mEq を1時間で中心静脈からの投与が最速）．
- そうもいかない場面も多いが，糖入りの輸液はなるべく避ける．

- 3.0 mEq/L以上まで上昇すれば不整脈のリスクは低くなるが，**基本的には4.0 mEq/L程度に正常化することが目標となる**．心疾患のある患者は4.5〜5.0 mEq/Lを目標にする．
- 低Mgも合併している場合は同時に治療しないと，尿中K排泄が抑制できない．
- 電解質異常全般に言えることだが，**1日2回以上のチェックをためらわない**．特にKは尿中への喪失や，血糖／インスリンの影響を受けやすいので注意する．

3) 鑑別診断（図1）
- 偽性低K血症（WBC>20万/μL）と細胞内シフト（インスリン，β作用，周期性四肢麻痺，テオフィリン），長期間の摂取不足（Na

摂取も少ないとNa保持が優先されKは尿に喪失しやすくなる）を先に除外する．
- 尿中のKにより腎性排泄と腎外排泄を鑑別するのが始まりであり，TTKG※により腎におけるアルドステロン作用を予測，血圧とvolume statusにより原疾患を詰めていく．

※ TTKG =（U-K×S-osm）/（S-K×U-osm）
主にアルドステロン作用を反映．U-osm＞S-osmとU-Na＞25が前提．利尿薬使用も影響する．TTKGの理論自体に否定的な意見もあり，数値を過信しないこと．

- しかし複数の要因が絡み合いアルゴリズム通りに進まないケースもあり以下のような点に注意する．
  ①下痢でHypovolemiaが進んでいるとNa保持のために尿中Kが高値となる可能性があるので，最初に腎外喪失に分類されない可能性がある．
  ②前述のとおりTTKGは正確性に問題を抱える．
  ③Hypovolemiaは通常代謝性アルカローシスとなるが，ショックになるほどであると乳酸アシドーシスを伴う．
  ④利尿薬が効果発現中なのか，間歇期なのか，影響が出ないほどKが枯渇しているのか，を見極める．

- **低K性周期性四肢麻痺**
  20〜40代のアジア人男性に多い，甲状腺機能亢進症を背景に糖質を多く摂取した数時間後から急激に全身の筋力低下に至る疾患．前日の夕飯が多かった後に「朝起きたら動けない」と訴え午前中に救急搬送されるのが典型的である．細胞内に移動していたKが1〜数日でまた放出されてくるので積極的な補充をすると高K血症になる危険がある．補充は軽めでよい．
- たとえ透析患者でも各種排液や便中にKを喪失するため，摂取が少ないと徐々に低Kになる．透析液K補正や透析効率を下げるといった方法もあるが，補充投与が必要な場合も少なくない．高Kのリスクも高いので，10〜20 mEq/日くらいの補充から開始して10 mEq/日くらいずつ増減させていくのが無難である．
- RCC輸血中のKはおよそ10〜40 mEq/Lといわれるが，血漿成分は2単位280 mLに70 mLくらいしかないため，10〜40 mEq/L × 0.07 = 0.7〜2.8 mEqしか含まれない．体内で溶血する分もあると思われるが，緊急時にKを気にしてRCC投与をためらう理由にはならないし，同時透析もほとんどの場合必要にならない．

文献
1)「Brenner & Rector's The Kidney 9th Edition」(Maarten W. Taal, et al, eds), Saunders, 2012
2)「Harrison's Principles of Internal Medicine, 19th Edition」(Kasper DL, et al eds), McGraw-Hill Professional, 2015

5-04　カルシウム値の異常

九鬼隆家

> **Point**
> ☐ アルブミン補正値，血液ガスの値などを正確に判断すること
> ☐ 意識障害の原因として重要．その原因も内科的に重要なものが多い

Introduction

- 血清生化学検査ではAlbでの補正が必要．[血清Ca値＋(4−Alb)]
- 血液ガスと生化学検査では単位が違う．Ca 1 mmol/L＝2 mEq/L≒4 mg/dL（原子量40.078）であり，血液ガスではイオン化Caのみを測っているのでさらに半分になり，血中のCa 8.5〜10.5 mg/dLの8分の1くらいのCa^{2+} 1.1〜1.3 mmol/Lになる．生理活性があるのはイオン化Caであり，最も正確なのは血液ガスによる評価である．

高Ca血症

- 血清Ca 12 mg/dL程度までは無症状であることが多い．徐々に食思不振，便秘，腎性尿崩症が現れ，**13〜14 mg/dLを超えると意識障害が現れる**．尿量が多過ぎて腎前性腎不全となっていることも多い．一般にいったんCaが上昇すると腎性尿崩症からHypovolemiaに至りCa排泄が障害され…という悪循環に至る．慢性的には腎間質障害，尿路結石などがみられる．

1) 当面の治療

- **Wash-out**：生理食塩水負荷 ➡ 薬剤性腎性尿崩症に負けないように大量に補液．ただしベースに慢性腎不全がある場合は心不全（Hypervolemia）に注意．
- **利尿**：フロセミド（ラシックス®）20 mg〜 ➡ 腎機能に合わせて増量．近年ではCa排泄亢進作用はあまりないといわれており，生理食塩水負荷と尿流出を維持する意味合いが強い．
- **カルシトニン**：エルカトニン（エルシトニン®）1回40単位1日2回 ➡ 効果は数日以内になくなるのでビスホスホネートの効果が出るまでのつなぎ．
- **ステロイド**：プレドニゾロン1 mg/kgを10日間投与 ➡ ステロイド投与に抵抗があるのかあまり行われない．
- **ビスホスホネート**：ゾレドン酸4 mg/週 ➡ 効果発現まで数日．
- **透析**：ここまで必要とする例は少ない．

2) 鑑別診断（表1）

- 原発性副甲状腺機能亢進症は比較的軽症が多く，一般内科外来で多い．重症例は悪性腫瘍関連が多く，救急での頻度が高い．ビタミンD過剰も救急受診する頻度が高い方である．

3) 必要な検査

- 活性型ビタミンD$_3$〔1α-25(OH)$_2$ビタミンD$_3$〕
- intact-PTH（iPTH）
- PTHrP

〔表1〕高Ca血症の鑑別

- 原発性副甲状腺機能亢進症
- 悪性腫瘍：骨転移（肺がん，乳がん，前立腺がんなど），PTHrP産生，多発性骨髄腫
- ビタミンD製剤：過剰投与，腎不全合併やHypovolemiaによる相対的過剰
- その他の薬剤：サイアザイド系薬剤，ビタミンA，リチウム，テオフィリン，Ca製剤，サプリメント過剰摂取
- 肉芽腫性疾患によるビタミンD産生：結核，サルコイドーシス，多発血管炎性肉芽腫症，Crohn病など
- 甲状腺機能亢進症
- 長期安静臥床
- 家族性低Ca尿性高Ca血症：iPTH↑，FECa＜1％

- IgG/A/M，血清・尿免疫電気泳動
- FECa（血中と尿中のCreとCa）

4) Disposition
- 腎不全や意識障害がある場合，Ca 12 mg/dL 以上は入院が基本である．軽度の食思不振や便秘のみで原因が除去可能であれば外来管理も可能である．

低Ca血症

- 過換気のアルカレミアによるイオン化Caの減少が最も一般的であるが，その他で遭遇する頻度が高いのは以下のとおりである．
    - ・慢性腎不全
    - ・Mg欠乏
    - ・急性膵炎
    - ・横紋筋融解症
    - ・大量輸血
    - ・ビタミンD欠乏（低栄養，日光曝露減少）
- 頻度の低いものとして以下のものなどがある．
    - ・くる病
    - ・常染色体優性低Ca血症
    - ・副甲状腺機能低下症
    - ・偽性副甲状腺機能低下症

1) 症状
- Ca^{2+} 3 mg/dL 以下，総Ca 7 mg/dL 以下くらいで症候性となる．
- テタニー，痙攣，Trousseau徴候，Chvostek徴候，心電図変化（QT延長，特にST部分）．

2) 必要な検査
- intact-PTH
- 血清 iP
- 血清 Mg
- 25(OH)ビタミン D_3 と 1α-25(OH)$_2$-ビタミン D_3

3) 当面の治療
- 8.5％グルコン酸カルシウム（カルチコール注射液8.5％）5 mL（0.39 mEq/mL = 7.85 mg/mL = 39.25 mg/5 mL）点滴静注
- 添付文書上は0.68〜1.36 mEq/分（1.7〜3.5 mL/分）の記載があり，実際的には100〜300 mg/数分〜15分で投与し，以降は0.5〜2 mg/kg/時で持続が推奨されている．よって10〜20 mL（= 78.5〜157 mg）をゆっくり静注するか，生理食塩水または5％ブドウ糖液100 mLに溶解して数分〜15分で投与の後，原液で2.5〜5 mL/時（= 19.625〜39.25 mg）で持続投与する．
- 輸血製剤に含まれるクエン酸がCaをキレートして低Ca血症が生じる．例えば血漿交換の際のCaの低下を完全に予防するには新鮮凍結血漿（FFP）400〜500 mLあたり1A（5 mL）程度の補充が必要だが，臨床的に有意な低カルシウム血症を予防するだけなら総量で2〜3Aの投与で十分である．
- 軽度，無症候性の場合は内服でもよい．1,000 mg/日以上を目標に乳酸カルシウム（130 mg/1 g）または炭酸カルシウム（200 mg/500 mg）を投与する．ビタミンD製剤内服を開始する．

4) Disposition
- 前述のような合併疾患があればその方針に従う．心電図変化がなければ通常は外来管理可能である．内科への受診を手配する．

文献
1) LeGrand SB, et al：Ann Intern Med, 149：259-263, 2008
2) Evenepoel P, et al：Clin J Am Soc Nephrol, 5：2085-2092, 2010
3) Steele T, et al：Crit Care, 17：R106, 2013

5-05 リン・マグネシウム値の異常

九鬼隆家

Point
- □ 受診理由となることは少ないが，心疾患と栄養障害のときにはチェックすること

リン

1) 高iP血症
a. 原因
- 腎不全（急性も慢性も），Hypovolemia，大腸内視鏡前処置でのリン製剤投与，横紋筋融解症，腫瘍崩壊，副甲状腺機能低下症，ビタミンD過剰，ビスホスホネート投与．

b. 対応
- 急性に問題となることは少ないが，合併する低Ca血症（結合してリン酸Caとなる）や，急性リン酸腎症によるAKIがER受診理由になることがあり得る．急性リン酸腎症では腎不全の程度によって入院適応となるが，ほとんどは大腸内視鏡前処置による．
- 慢性腎不全における高iP血症はERでは無視してよい．

2) 低iP血症
a. 原因
- **ATP産生不全**によりさまざまな障害が起きうる．筋力低下（呼吸筋，心筋を含むので呼吸不全や心不全での鑑別の1つ），溶血，横紋筋融解症．
- **細胞内シフト**：アルカローシス，リフィーディング症候群（GI療法におけるKと同じ動きをする），DKA．
- **尿中iP＞20 mEq/LまたはFEiP＞5％**：ステロイド投与，Fanconi症候群（多発性骨髄腫，薬剤性など），ビタミンD不足，くる病，原発性副甲状腺機能亢進症．
- **尿中iP＜20 mEq/LまたはFEiP＜5％**：消化管（摂取不足，吸収不良，大量または慢性下痢），慢性アルコール摂取，大量の利尿．
- 低iP血症そのものでER受診するケースはまずないはずだが，**心不全に合併している場合，低栄養状態に合併している場合に入院適応**と

なる場合があるので，それらの病態では同時にチェックする．

b. 治療
- 乳製品（牛乳，ヨーグルトなど）の摂取．
- リン酸2カリウム注20mEq（1 mEq/mL）：20 mL = K 1 mEq/mL・HPO_4^{2-} 1 mEq/mL（0.5 mmol/mL）．
- リン酸Na補正液0.5 mmol/mL：20 mL = Na 15 mEq/20 mL・$H_2PO_4^-$ 1.79 g/20 mL・HPO_4^{2-} 0.78 g/20 mL（P 15.5 mg/mL）．
- **重症例（症候性や1.0 mg/dL以下）**では60 kg換算で0.8～6 mmol/時まで幅広くさまざまな説がある．
  > 例 持続投与なら20 mLを生理食塩水で溶解して総量100 mLとし（10 mmol/100 mL）8～60 mL/時．または20～80 mLを生理食塩水500 mLに混注して6時間で点滴し，次の必要性を判断するなど．
- Ca，Mgと沈殿物を生じるので混合しない．リン酸二カリウムはカリウムとしての投与速度・濃度にも注意する．

マグネシウム

1) 高Mg血症
a. 原因・症状
- ほとんどは腎不全＋マグネシウム製剤投与が原因である．横紋筋融解症，腫瘍崩壊でも起こり得る．
- 5 mg/dLまでは無症状のことが多く，それ以上では食思不振，腱反射消失，意識障害などが現れ徐脈，低血圧に至る．

b. 対応
- 腎機能が保たれていれば自然排泄を待つ．腎不全が高度の場合は透析をする．緊急治療と

してはグルコン酸Caの投与でMg拮抗作用を期待できるので，心血管障害が生じている際には考慮する．
- 意識障害の原因と考えられる場合は入院適応である．その他の症状についてはMg製剤の中止で改善が見込めれば外来管理でよい．

2) 低Mg血症
a. 原因
- **FEMg＜2.5％（腎外喪失）**：消化管（摂取不足，吸収不良，大量または慢性下痢），慢性アルコール摂取，Refeeding症候群．
- **FEMg＞2.5％（腎性喪失）**：ループ利尿薬，サイアザイド，尿細管障害．
- 不整脈の原因になるため，心疾患での受診では必ずチェックする．
- 下記の変化も起きるため，Ca/iP/Kも同時に補う必要がある場合がある．
  ・低Mg ⮕ PTH分泌低下 ⮕ 低Ca
  ・低Mg ⮕ iP再吸収低下 ⮕ 低iP血症
  　（Mg補正 ⮕ PTH↑ ⮕ 低iP増悪）
  ・低Mg ⮕ Kチャネル開口 ⮕ 低K

b. 治療
- **急性期**：240〜1,200 mg/日 （slow ivか数時間で投与）
- **維持期**：120 mg/日 （内服でよい）
  ・酸化Mg：49.6 mEq/1 g＝603 mg/1 g（Mg原子量24.3）
  ・硫酸Mg（マグネゾール®）：16.2 mEq/20 mL＝$MgSO_4 \cdot H_2O$ 2.00 g＝Mg 194.4 mg
  ・硫酸Mg補正液1 mEq/mL：20 mEq/20 mL＝$MgSO_4 \cdot H_2O$ 2.47 g＝Mg 240 mg

5-06 血液ガス・酸塩基平衡総論

九鬼隆家

Point

- ☐ 呼吸の評価では酸素化障害と換気障害を分けて考える
- ☐ 乳酸を測定することの重要性を知る.
- ☐ 酸塩基平衡は3つの変数の5つの動きで理解し，Common diseaseでのパターンを知っておく

Introduction

SpO_2の測定がどんなに普及しても，血液ガスでPaO_2, $PaCO_2$を評価することは重要であるし，国内ではHCO_3^-と乳酸の測定が血液ガス分析で行われることが多いことからも重症患者では必須の検査となる．またHb, Glu, Na, K, Caの情報が数分で得られることも有用な点である．

呼吸

1）酸素化の評価

- $A\text{-}aDO_2 = P_AO_2 - PaO_2$: $PaO_2 =$ 血液ガスで測定される値，$P_AO_2 = FiO_2 \times (760 - 47) - PaCO_2/0.8$
- 肺胞気（Alveolar）と動脈血（arterial）のPO_2の差をとることで肺胞における酸素化の指標となる．A-a gradientともいう．正常20以下，または4＋年齢/4, 2.5＋年齢/5などの計算による．
- 心不全，肺炎，肺塞栓など低換気によらない酸素化障害では$A\text{-}aDO_2$は上昇する．
- 酸素化が悪い場合は，肺疾患そのものの改善か，酸素濃度上昇，気道内圧上昇によってしか改善しない．

2）換気の評価

- 換気が不良であると$PaCO_2$が上昇する以下の原因が考えられる．
  - 重症喘息，COPDなどの気道狭窄による低換気.
  - COPD，間質性肺炎，重症肺炎，重症心不全，無気肺による換気可能な肺容積減少．
  - 大量胸水や胸壁疾患，高度肥満などの肺外要因による低換気．
  - 意識障害による低換気，神経筋疾患による低換気（Guillan-Barré症候群，低K血症，重症筋無力症，ボツリヌス中毒など），薬剤性の呼吸抑制（オピオイド系薬，ベンゾジアゼピン系薬など）．
- 低換気単独であれば原則的に$A\text{-}aDO_2$は正常である．
- 頻呼吸があるのに$PaCO_2$が低下してない場合は換気不全があると考える．

3）P/F ratio ＝ PaO_2/FiO_2

- ARDSに限った指標ではなく，投与している酸素濃度（F）に対してどのくらい血液が酸素化されているか（P）をみることができる．
- ARDS Berlin definition[1]ではPEEP 5cmH$_2$OでのP/F ratioで分類し，重度≦100＜中等度≦200＜軽度≦300としている．

4）SpO_2がmimickerとなる病態

- CO中毒，メトヘモグロビン血症ではCO-Hb, Met-Hbの割合を確認する．
- **CO-Hb 10％以上はすなわちO_2-Hb 90％以下を表し重症**である．

乳酸

- 血中乳酸値の上昇は，臨床的には細胞レベルの酸素欠乏により好気性代謝が行えず，嫌気性代謝が行われていることを意味する．
- **2 mmol/L以上は異常で，特に4 mmol/L以上では死亡率の上昇などが顕著**であるため重篤な末梢循環不全があるものと考える．特に敗血症性ショックの患者では重症度や予後を強く反映する指標となり，また経時的にモニ

ターして治療効果を判定する指標ともなる（乳酸1 mmol/L = 9.009 mg/dL）．

評価のための基礎知識

- さまざまな書籍に酸塩基平衡評価ステップがあるが，どれも少しずつ違うし，どれが優れているということもない．使いやすい方法を選べばよいが，筆者としては「完全なステップなどない．コツコツと各病態を評価する方がよい」と考える．
- 呼吸性と代謝性，アシドーシスとアルカローシスという2×2で考えると代謝性アシドーシスと代謝性アルカローシスが同時に存在することが理解しにくい．それよりも以下の3つの変数の動きをまず考える．
  ① CO_2 の量
  ② HCO_3^- と Cl^- の交換
  ③ 不揮発性酸の増加

```
        PCO₂ 40
Cl⁻ 106   HCO₃⁻ 24
    AG 10  (HCO₃⁻ 24)
```

1) 酸塩基平衡を形成する3つの変数

それぞれについて以下のような異常が存在する．

① CO_2 の量
- CO_2 が増加する呼吸性アシドーシス

```
          PCO₂ 60
Cl⁻ 106   HCO₃⁻ 24
    AG 10  (HCO₃⁻ 24)
```

- CO_2 が減少する呼吸性アルカローシス

```
PCO₂ 20
Cl⁻ 106   HCO₃⁻ 24
    AG 10  (HCO₃⁻ 24)
```

② HCO_3^- と Cl^- の交換
- HCO_3^- が減って Cl^- が増える non-Gapアシドーシス

```
        PCO₂ 40
Cl⁻ 112   HCO₃⁻ 18
    AG 10  (HCO₃⁻ 18)
```

- HCO_3^- が増えて Cl^- が減る代謝性アルカローシス

```
        PCO₂ 40
Cl⁻ 100   HCO₃⁻ 30
    AG 10  (HCO₃⁻ 30)
```

③ 不揮発性酸の増加
- 不揮発性酸が増えて HCO_3^- が減るアニオンギャップ（AG）アシドーシス

```
        PCO₂ 40
Cl⁻ 106   (HCO₃⁻ 24)
    AG 16  HCO₃⁻ 18
```

2) 3つの変数の動き

- 「3つの変数の5つの動き」を考える．②と③はいずれも代謝性の要素だが独立して動き，③は負の値はないのでアルカローシス側の動きは存在しない．1つの変数に関しては1つの値しかとれないので，換気が増えながら換気が減るということはできないし，不揮発性酸が増加しながら不揮発性酸が減少することもできない．しかし同じ代謝性でも HCO_3^- が増えて Cl^- が減りながら不揮発性酸が増えて HCO_3^- が減ることはできる．よって最大3つの異常が合併し得る．

```
        PCO₂ 30
Cl⁻ 100   (HCO₃⁻ 30)
    AG 22  HCO₃⁻ 18
```

評価

1) 正常値

- pH： 7.400 （±0.02〜0.05）
- PCO_2： 40 mmHg （±2〜5）
- HCO_3^-：24 mEq/L （±2〜4）
- AG： 10 mEq/L （6〜10）

- 静脈血液ガス（VBG）では動脈血液ガス（ABG）に比べてpH − 0.03〜0.04，PCO_2 + 5〜8 mmHg，HCO_3^- + 1〜2 mEq/Lになるが PCO_2 は変動が大きいようである．**正確な評価のためにはABGでの評価が原則である**[2)3)]．
- pH，PCO_2，HCO_3^- が正常でも酸塩基平衡障害は存在し得る．AGまでが正常なら正常と考えてよい．pHそのものの安全域は7.200〜

7.600くらいで，これを逸脱すると臓器障害や代謝障害などが起こり得る．

◇AGの正常値

電解質測定法の正確性向上により，AGは古典的な12±4よりも低くなっているという．成書や汎用されている書籍では10，文献的には最低6±3までなので6～10くらいだと思っていればよいだろう[4]．ただし12を使用してもあまり問題を生じてないようでもあり，病態と見比べて判断するしかなさそうだ．

2) 呼吸性アシドーシス
- 検査値：$PCO_2 > 45$ mmHg

◇原因
- 低換気によるCO_2の蓄積（前述の換気の評価の項参照）．

3) 呼吸性アルカローシス
- 検査値：$PCO_2 < 35$ mmHg

◇原因
- 換気の増加によるCO_2の排出．
- 心理的ストレスによる過換気．
- 低換気によらない酸素化障害による頻呼吸＝$A-aDO_2$上昇（心不全，肺炎，肺塞栓など）．
- 重症細菌感染における呼吸刺激．
- その他に貧血，甲状腺機能亢進症，妊娠，肝不全による呼吸刺激などがある．

4) AGアシドーシス
- 検査値：AG＞6～10（AG＝$Na^+ - Cl^- - HCO_3^-$）

a. 原因
- 不揮発性酸の蓄積によるAGの増加と，同じだけのHCO_3^-の減少．
- 乳酸，ケトン，尿毒素（リン酸，硫酸など），外因性（サリチル酸，エチレングリコール，トルエン，メタノールなど）．

b. AGの低下
- Alb値4.5から－1につきAG－2.5
- カチオンの増加（高Ca血症，高K血症，高Mg血症，Li中毒）．
- パラプロテイン血症（多発性骨髄腫など）．

c. ⊿AG vs ⊿HCO_3^-
- 実測HCO_3^-＋⊿AGで，AGアシドーシスがなかったときのHCO_3^-がわかる（補正HCO_3^-）．
  - ⊿AG＝⊿HCO_3^-：HCO_3^-の低下はすべてAGアシドーシスのせい．
  - ⊿AG＞⊿HCO_3^-：AGアシドーシスに代謝性アルカローシスが合併．
  - ⊿AG＜⊿HCO_3^-：AGアシドーシスにnon-AGアシドーシスが合併．

5) non-Gapアシドーシス
- 検査値：HCO_3^-または補正$HCO_3^- < 24$

◇原因
- 尿AG＝$Na^+ + K^+ - Cl^-$を評価（本来，増加したNH_4^+の分だけマイナスになる）．
  - 尿AG＜0＝腎外性：下痢や腸管を用いた尿路変更によるHCO_3^-喪失，生理食塩水大量投与，Ⅱ型RTA．
  - 尿AG＞0＝腎性：慢性腎不全，Ⅰ・Ⅳ型RTA，アルドステロン作用不足．

6) 代謝性アルカローシス
- 検査値：HCO_3^-または補正$HCO_3^- > 24$

◇原因
- $U-Cl^- < 20$ mEq/L：クロール反応性（Hypovolemia，嘔吐または胃管からの排液，過去の利尿薬使用）．
- $U-Cl^- > 20$ mEq/L：クロール不応性（低K血症，鉱質コルチコイド作用過剰，利尿薬投与中，Bartter症候群，Liddle症候群，Gitelman症候群）．

7) 代償反応（表1）
- 代償範囲の限界（HCO_3^-：12～42 mEq/L，PCO_2：15～60 mmHg）：代償する側にも同時に異常がある場合は，代償で説明できるか判断は困難である．急性CO_2貯留と脱水による代謝性アルカローシス＝HCO_3^-上昇がある患者にどこまで代償性のHCO_3^-上昇といえるか，代償範囲を超えるまでは判断が難しい．
- 厳密にいうと緩衝と代償は違う．

  緩衝は，平衡式［$H^+ + HCO_3^- \Leftrightarrow H_2CO_3 \Leftrightarrow H_2O + CO_2$］における即座の化学反応（ほぼ一瞬）で緩衝物質は血漿中以外のヘモグロビン，細胞内タンパク，リン酸，骨などにも存在する．

  代償は換気によるCO_2の排泄調整（分～時間単位），腎臓によるHCO_3^-の排泄調整（時間～日単位），という臓器の努力による物質の

〔表1〕代償反応の推定値

一次性変化		代償性変化		pH
HCO_3^-	−1	PCO_2	−1.2	
	+1	PCO_2	+0.6〜0.7	
PCO_2	+1	HCO_3^-(急性)	+0.1	−0.008
		HCO_3^-(慢性)	+0.35	−0.003
	−1	HCO_3^-(急性)	−0.2	+0.008
		HCO_3^-(慢性)	−0.4	+0.003

排泄または蓄積である．換気による代償は比較的早く起こるので急性と慢性の区別はない．
HCO_3^-の調節は超急性にはほぼ緩衝反応のみであり，慢性となると代償反応が十分に働く．急性期に遭遇する患者の多くはその中間の状態にいる．

8) 解釈

1つの血液ガス所見に対して2通り以上の解釈が成り立つことがある．臨床状況と照らし合わせないと正しい判断はできない．酸塩基平衡障害をきたすCommon diseaseでのパターンを覚えておく．
- ショック ➡ AGアシドーシス
- 嘔吐，脱水，利尿薬 ➡ 代謝性アルカローシス
- 下痢 ➡ non-AGアシドーシス
- 腎不全 ➡ AGアシドーシス＋non-AGアシドーシス
- 敗血症 ➡ AGアシドーシス＋呼吸性アルカローシス
- 肝硬変 ➡ 呼吸性アルカローシス＋代謝性アルカローシス

文献

1) Ranieri VM, et al：JAMA, 307：2526-2533, 2012
2) Rang LC, et al：CJEM, 4：7-15, 2002
3) Kelly AM：Emerg Med Australas, 22：493-498, 2010
4) Kraut JA & Madias NE：Clin J Am Soc Nephrol, 2：162-174, 2007
5) Dubin A, et al：Crit Care Med, 35：1264-1270, 2007
6) 「Clinical Physiology of Acid-Base and Electrolyte Disorders」(Burton Rose & Theodore Post, eds), McGraw-Hill Professional, 2000
7) Narins RG & Emmett M：Medicine (Baltimore), 59：161-187, 1980
8) Kraut JA & Madias NE：Nat Rev Nephrol, 6：274-285, 2010

Coffee Break　　酸塩基平衡

　Copenhagen学派によるBase Excess法と，Boston学派によるBicarbonate法は1965年のGreat trans-Atlantic debate以来決着がついていない．どちらが優れているかという議論はもはや凡人には口出しできない領域なので争うだけ無駄と心得よ．Stewart法は煩雑でいまだ臨床的検証が十分でないともいわれるので救急領域で使用することはまずない．3つの方法にほぼ差がないことも示されている[5]．

（九鬼隆家）

第2章 主たる病態のマネジメント　§6 内分泌・代謝

6-01 高血糖

佐藤文紀

Point

- □ DKA（糖尿病ケトアシドーシス）の主病態はインスリン欠乏であり，早期のインスリン投与を要する
- □ HHS（高血糖高浸透圧症候群）の主病態は脱水であり，早期の脱水補正を要する
- □ インスリン投与や脱水補正とともに，電解質補正にも注意が必要である

Introduction

- 糖尿病ケトアシドーシス（diabetic ketoacidosis：DKA）と高血糖高浸透圧症候群（hyperglycemic hyperosmolar syndrome：HHS）が重要である．
- DKAの主病態は**インスリン欠乏**であり，HHSの主病態は**脱水**である．これらの特徴を表1に示すが，すべての特徴があてはまるわけではない．また，**DKAとHHSは重複すること**も少なくない．

鑑別診断

1）症状と身体所見・検査所見
- DKA，HHSの症状および身体所見，検査所見を表1に示す．検査の際には血中ケトン体3分画も提出しておく．

3）鑑別のポイント
- 背景に感染や心筋梗塞，脳血管障害が隠れていないか注意する．
- DKA時のケトン体の主体は3-ヒドロキシ酪酸であるが，尿定性検査（ニトロプルシド法）では反応しないため，尿定性でケトン陰性であっても，DKAは否定できない．

ERでのマネジメント

- DKA，HHSの治療はほぼ同様であるが，**DKAではインスリン補充に，HHSでは脱水補正に重きをおく．**血糖および浸透圧低下に伴う脳浮腫を予防するため，**1時間に100 mg/dL以上血糖が低下しないよう注意する．**

1）インスリン投与
- 速効型インスリン（ヒューマリン®Rなど）を0.1単位/kg程度ボーラス投与し，0.05〜0.1単位/kg/時で持続投与を開始する（0.05単位/kg/時が無難）．1〜2時間ごとに血糖をみながら，持続投与速度を調整する．
- また，HHSでは輸液のみで血糖が低下する場合も多く，輸液による血糖低下の程度を確認しつつインスリン投与を検討する．

2）輸液
- 生理食塩水を1,000 mL/時の速度で開始し，尿量をみながら調整する．循環動態が安定するまでは生理食塩水を使用するが，血清ナトリウム（血糖値で補正）が155 mEq/L以上なら，1/2生理食塩水を使用する．

3）電解質補正
a. 血清カリウム（K）
- インスリン欠乏やアシドーシスにより，Kは細胞内から細胞外に移行するため，血清Kは高値となる（pHが0.1低下するごとに，Kは0.6 mEq/L上昇する）．インスリン投与によりKが細胞内に移行し，血清Kは低下する．**Kが5.0 mEq/L未満となれば，補充を開始する．**塩化カリウム〔KCL補正液（20 mEq/20 mL）〕を500 mLの輸液あたり10〜20 mEq混注する（**K 40 mEq/Lを越えないよう注意**）．なお，来院時に血清Kが3.3 mEq/L未満であれば，インスリン投与よりもK補充を優先する．

b. 血清ナトリウム（Na）
- 血糖値が100 mg/dL上昇するごとに血清Na値は1.6 mEq/L程度低下するため，血糖値をみながら補正する．

[表1] 糖尿病ケトアシドーシスと高血糖高浸透圧症候群の鑑別

		糖尿病ケトアシドーシス	高血糖高浸透圧症候群
発症前の既往,誘因		インスリン注射の中止または減量,インスリン抵抗性の増大,感染,心身ストレス,清涼飲料水の多飲	薬剤(降圧利尿薬,グルココルチコイド,免疫抑制薬),高カロリー輸液,脱水,急性感染症,火傷,肝障害,腎障害
発症年齢		若年者(30歳以下)が多い	高齢者が多い
前駆症状		激しい口渇,多飲,多尿,体重減少,はなはだしい全身倦怠感,消化器症状(悪心,嘔吐,腹痛)	明確かつ特異的なものに乏しい.倦怠感,消化器症状
身体所見		脱水(+++),発汗(−),アセトン臭(+),Kussmaul大呼吸,血圧低下,循環虚脱,脈拍頻かつ浅,神経学的所見に乏しい	脱水(+++),アセトン臭(−),血圧低下,循環虚脱,神経学的所見に富む(痙攣,振戦)
検査所見	血糖	300〜1,000 mg/dL	600〜1,500 mg/dL
	ケトン体	尿中(+)〜(+++) 血清ケトン体3 mM以上	尿中(−)〜(+) 血清ケトン体0.5〜2 mM
	血中HCO_3^-	10 mEq/L以下	16 mEq/L以上
	血清pH	7.3未満	7.3〜7.4
	血漿浸透圧	正常〜300 mOsm/L	350 mOsm/L以上
	血中Na	正常〜軽度低下	> 150 mEq/L
	血中K	軽度上昇,治療後低下	軽度上昇,治療後低下
鑑別を要する疾患		脳血管障害,低血糖,他の代謝性アシドーシス,急性胃腸障害,肝膵疾患,急性呼吸障害	脳血管障害,低血糖,痙攣を伴う疾患

(文献1, p.75より転載・改変)

c. その他
- 低リン血症(1 mg/dL以下)であれば補充を考慮するが,通常は必要ない.低K血症が遷延する場合には低Mg血症の有無を確認する.

Disposition
- DKA,HHSでは全例入院であることは自明であるが,DKAやHHSに至っていなくても,高血糖かつ尿ケトン陽性の場合には入院が妥当である.

ER後の診療
- 空腹時血糖が200 mg/dL程度まで改善し,食事摂取可能な状態になれば,経口摂取を開始するとともに強化インスリン療法(超速効型+持効型溶解インスリン等を用いた皮下注射)を導入する.

注意点・ピットフォール
- 糖尿病症状発現後1週間前後以内でケトーシスあるいはケトアシドーシスとなる劇症1型糖尿病があることを念頭に置く.主訴が消化器症状だけの場合もある.
- DKAでもpH7.0以上では重炭酸塩(メイロン®)は投与しない.

文献
1) 「糖尿病治療ガイド2014-2015」(日本糖尿病学会/編・著), pp73-87, 文光堂, 2014
2) 「糖尿病専門医研修ガイドブック 改訂第6版」(日本糖尿病学会/編著), pp260-264, 診断と治療社, 2014

第2章 主たる病態のマネジメント　§6 内分泌・代謝

6-02　低血糖

佐藤文紀

Point
- [ ] 低血糖と診断したら，すみやかにブドウ糖を投与する
- [ ] ブドウ糖投与により症状が改善しても，安易に帰宅させない

Introduction

- 一般的に，血糖値が60〜70 mg/dL以下で，かつ，低血糖症状を有する場合に低血糖症と診断される．日常的に血糖値が高い患者では，それ以上の血糖値であっても低血糖は起こりうる．

鑑別診断

- 低血糖をきたす疾患を表1に示す．ERにおいては図1のように鑑別していく．

1) 症状と身体所見
- 交感神経刺激症状（発汗，動悸，頻脈，手指振戦，顔面蒼白など）が先行し，中枢神経症状（頭痛，眼のかすみ，空腹感，痙攣，昏睡など）が生じる場合が多い．中枢神経症状のみ現れることもあり，注意を要する．低血糖で片麻痺が起こることもある．

2) 検査所見
- 糖尿病治療薬による低血糖が明らかである場合を除き，**低血糖時のインスリン（IRI）やCペプチド（CPR）の免疫活性を測定しておく**．

3) 鑑別のポイント
- まずは糖尿病治療薬の使用の有無を確認する．

〔表1〕低血糖を生じさせる疾患・病態

- 糖尿病治療薬に伴う低血糖
- インスリノーマ
- 反応性低血糖：胃切除後（ダンピング症候群）や2型糖尿病の初期に多い
- 糖尿病治療薬以外の薬剤による低血糖
- インスリンに対する抗体に起因する低血糖
  - インスリン自己免疫症候群（インスリン自己抗体による低血糖）
  - インスリン投与によって生じたインスリン抗体による低血糖
- 糖新生の抑制・低下（アルコール，肝硬変・肝不全）
- インスリン拮抗ホルモン低下（副腎不全，下垂体機能低下）
- 敗血症
- 膵外性腫瘍（IGF-II産生腫瘍を含む）
- 詐病，および虚偽性障害（Münchhausen症候群）

（文献1より転載・改変）

ERでのマネジメント

- 50％ブドウ糖40 mLを静注し，ソルデム®3AG等のブドウ糖を含む輸液を開始する．アルコールや低栄養など，ビタミンB_1欠乏が予想される場合は，ブドウ糖投与の前か同時にビタミンB_1を補充する〔例 フルスルチアミン（アリナミン®F）100 mgを緩徐に静注〕．30分〜1時間ごとに血糖を測定し，2〜3時間観察する．輸液を中止して血糖が下がらないことが確認できれば帰宅を検討する．

Disposition

- 低血糖が遷延する場合はもちろんのこと，持効型溶解インスリン（ランタス®，レベミル®，トレシーバ®）やスルホニル尿酸薬〔SU薬（アマリール®など）〕を使用している場合には，血糖値が一時的に上昇しても入院が基本である．糖尿病治療薬を使用していない患者の低血糖については，帰宅可能の場合も専門医に相談する（後日でもよい）．

6-02 低血糖

```
低血糖
  ↓
糖尿病治療薬
 ├─あり→ 糖尿病治療薬に伴う低血糖
 └─なし→ 食後低血糖
          ├─あり→ 胃切除術
          │        ├─あり→ ダンピング症候群
          │        └─なし→ 反応性低血糖
          └─なし→ IRI↑ CPR↑
                   ├─あり→ 抗インスリン抗体
                   │        ├─あり→ インスリン自己免疫症候群
                   │        └─なし→ インスリノーマ
                   └─なし→ 副腎皮質機能低下
                            ├─あり→ 副腎不全
                            │        下垂体機能低下
                            └─なし→ アルコール
                                     肝硬変
                                     敗血症など
```

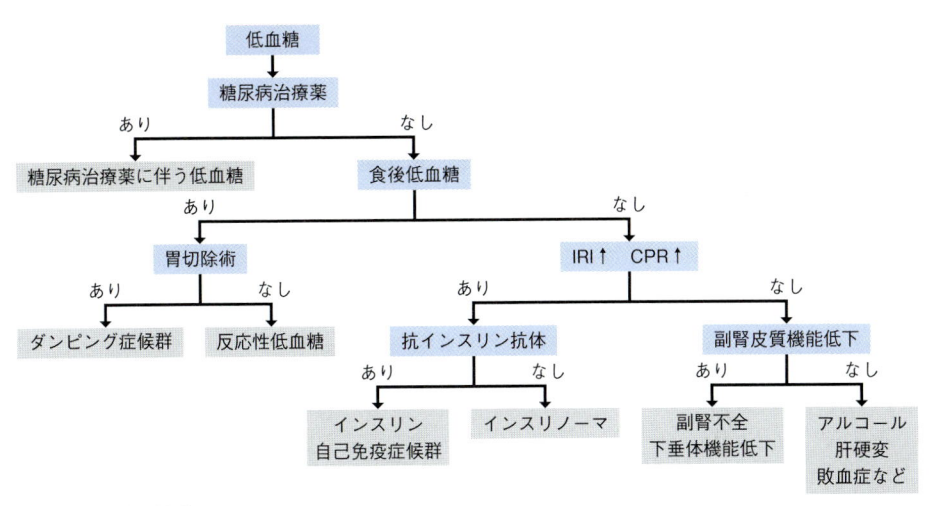

〔図1〕低血糖の鑑別

ER後の診察

- ブドウ糖入りの輸液を中止しても低血糖が生じなければ退院とする．必要に応じて，コルチゾール，ACTH，抗インスリン抗体，下垂体機能等の内分泌機能検査や各種画像検査を行う．

注意点・ピットフォール

- 敗血症に伴う低血糖を見逃さない．
- 片麻痺の原因として低血糖を考える．

文献

1) 「糖尿病専門医研修ガイドブック 改訂第6版」（日本糖尿病学会／編著），pp393-402，診断と治療社，2014

6-03 急性副腎不全（副腎クリーゼ）

佐藤文紀, 樫山鉄矢

Point

- 副腎クリーゼは，身体所見や検査所見から，まず鑑別にあげられるかどうかが重要である
- 疑わしければ，検査用血清・血漿を確保のうえ，すみやかにステロイド投与を開始する

Introduction

- 急性副腎不全（副腎クリーゼ）とは，急激に糖質コルチコイドの絶対的または相対的な欠乏が生じ，放置すると致命的な状況に陥る危機的病態である．
- 表1のように原因はさまざまだが，①慢性副腎不全患者に感染などのストレスが加わって相対的なステロイド欠乏に陥った場合，および，②膠原病などで長期投与されているステロイドが，何らかの理由で減量・中止された場合，が多い．

〔表1〕急性副腎不全の原因・基礎疾患

1. 原発性副腎皮質機能低下症
    1) Addison病（感染性，自己免疫性など）
    2) 先天性副腎皮質過形成
    3) 先天性副腎低形成
    4) Waterhouse-Friderichen症候群
    5) 副腎出血（外傷性，新生児，抗凝固薬投与など）
    6) 妊娠時静脈血栓症
    7) ステロイド合成阻害薬（ミトタン，ケトコナゾールなど）
    8) その他の副腎病変：がんの副腎転移など
2. 続発性副腎皮質機能低下症
    1) 下垂体前葉機能低下症（腫瘍，感染，手術，外傷，分娩後出血壊死など）
    2) ACTH単独欠損症
    3) 合成グルココルチコイド長期大量投与
    4) Cushing症候群（副腎腫瘍），Cushing病（ACTH産生下垂体腫瘍）の腫瘍摘出後

(文献1より引用)

鑑別診断

1) 症状・所見（表2）

- 最も重要な症状は，原因不明のショックや意識障害である．
- 前駆症状としては，悪心・嘔吐，下痢，腹痛，全身倦怠感，関節痛，筋肉痛など多種多様な症状がある．
- 色素沈着，恥毛や腋毛の減少や耳介軟骨の石灰化などは，背景に原発性副腎不全症の存在を疑わせる．
- 頻度の多い検査所見として，低Na血症，高K血症，低血糖，好酸球増多などがある．
- ステロイド投与中の患者にこのような症状や検査所見を認めた場合には，本症を疑うべきである．

2) 診断

- 副腎不全を疑ったら，血清および血漿を確保し，コルチゾールとACTHを検査に提出のうえ，すみやかに治療を開始する．

〔表2〕副腎クリーゼを疑うべき症候と検査所見

1. 脱水，低血圧，原因不明のショック
2. 食欲低下，体重減少，悪心，嘔吐，下痢
3. 原因不明の腹痛，急性腹症
4. 原因不明の発熱，関節痛
5. 予期せぬ低血糖
6. 低ナトリウム血症，高カリウム血症
7. 貧血，好酸球増多
8. 高カルシウム血症，BUN上昇
9. 色素沈着，白斑

(文献2より引用)

- 多大なストレス下での負荷試験は現実的には困難である．実際には，随時検査値を用いて診断するしかない．
- 診断のために確立したホルモン値の基準はないが，コルチゾール値が，3～5μg/dL以下であれば，副腎不全を強く疑う．逆に20μg/dL以上の場合には，本症は否定的である．
- ACTHは原発性では高値，続発性では低値となる．

ERでのマネジメント

- 細胞外液製剤の急速補液を開始するとともに，ヒドロコルチゾン（ハイドロコートン®など）100 mgを経静脈的に投与する．

Disposition

- クリーゼに至らずとも，副腎皮質機能低下症が疑われる状態では入院が望ましい．

ER後の診療

- ヒドロコルチゾンを200～300 mg/日の速度で持続投与，ないし6時間ごとに分けて投与する．
- 長期間ステロイド投与中の患者においては，侵襲度に応じて投与量を決定する．
- 状態が安定すれば，ヒドロコルチゾンを内服に切り替える
  例 コートリル®（10mg/錠）20mg/日，朝1.5錠昼0.5錠など
- ステロイド服用時のシックデイ対応を教育する．
  例 発熱時はコートリル®を2倍に増量するなど

注意点・ピットフォール

- 副腎不全は疑わなければ診断できない．
- 疑った場合には検査を提出しつつ，治療を開始する．

文献

1) 大中住三，他：急性腎皮質機能低下症．「別冊日本臨牀内分泌症候群（第2版）I」，pp559-561，日本臨牀社，2006
2) 日本内分泌学会，厚生労働省科学研究費補助金政策研究事業「副腎ホルモン産生異常に関する調査研究班」:「副腎クリーゼを含む副腎皮質機能低下症の診断と治療に関する指針（最終版）」(https://square.umin.ac.jp/endocrine/rinsho_juyo/)

第2章 主たる病態のマネジメント　■§6内分泌・代謝

6-04　甲状腺中毒症・クリーゼ

佐藤文紀

Point

- □ ERで甲状腺中毒症を発見した際には，甲状腺クリーゼの可能性を常に考慮する
- □ 中枢神経症状の有無の確認は必須である

Introduction

- 血中甲状腺ホルモン濃度が過剰になっている状態を甲状腺中毒症という．甲状腺中毒症をきたす疾患および鑑別のフローチャートを図1に示す．ここでは，生命を脅かすような甲状腺中毒状態である甲状腺クリーゼを中心に述べる．
- 甲状腺クリーゼの発症機序は不明だが，**感染，手術，ストレス**などを誘因として発症することが多い．

鑑別診断

- 診断基準を表1に示す（詳細は日本甲状腺学会のホームページ[1]等を参照）．

1）症状と身体所見

- 全身性症候（高体温，頻脈，多汗，ショックなど），臓器症候（循環不全，呼吸不全，中枢神経症状，消化器症状など），甲状腺基礎疾患関連症候（甲状腺腫，眼球突出）の3つに大別できる．

2）検査

- 甲状腺機能検査（FT_3，FT_4，TSH）は必須である．TRAbも提出する．陰性であれば^{123}I摂取率を測定する（測定できない場合は図1参照）．このほか，血算・血液生化学・血液ガス検査，胸部X線，心電図など．

3）鑑別のポイント

- **中枢神経症状（興奮，昏迷，昏睡など）の有無が重要である**．

ERでのマネジメント

- 抗甲状腺薬の投与．
  例 チアマゾール（メルカゾール®）注10 mg/1Aを

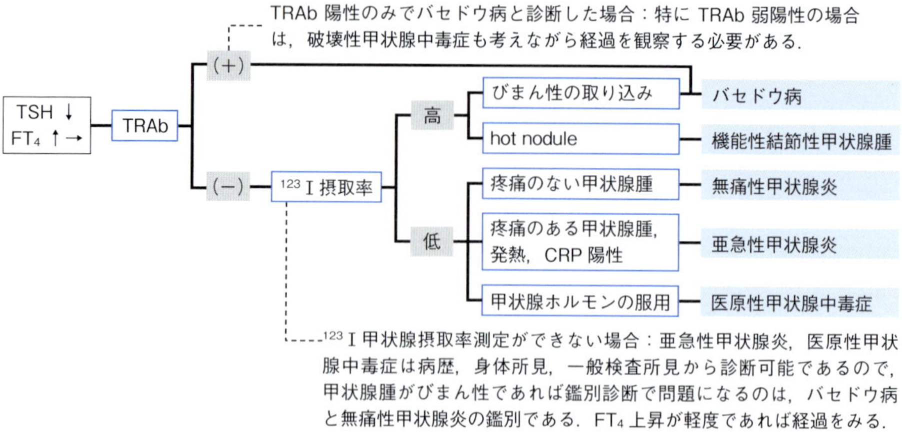

〔図1〕甲状腺中毒症の鑑別診断フローチャート
（文献2より引用）

6-04 甲状腺中毒症・クリーゼ

〔表1〕甲状腺クリーゼの診断基準(第2版)

必須項目
甲状腺中毒症の存在(遊離T3および遊離T4の少なくともいずれか一方が高値)

症　状
1. 中枢神経症状 2. 発熱(38℃以上) 3. 頻脈(130/分以上) 4. 心不全症状 5. 消化器症状

確実例
必須項目および以下を満たす. a. 中枢神経症状+他の症状項目1つ以上,または b. 中枢神経症状以外の症状項目3つ以上

疑い例
a. 必須項目+中枢神経症状以外の症状項目2つ,または b. 必須項目を確認できないが,甲状腺疾患の既往・眼球突出・甲状腺腫の存在があって,確実例条件のaまたはbを満たす場合.

(文献1より引用)

　　6時間ごとに静注.あるいは,メルカゾール®1回2錠(10 mg)を6時間ごとに内服.
- 無機ヨウ素の投与.
  - 例 ルゴール液(ヨウ素 25.3 mg/mL)1回2 mLを6時間ごとに内服.あるいは,ヨウ化カリウム丸1回50 mgを6時間ごとに内服.
  - ※抗甲状腺薬投与後1時間以上空けて投与する.
- 副腎皮質ホルモンの投与(相対的副腎不全状態の改善,T_4からT_3への変換抑制).
  - 例 ヒドロコルチゾン(ソル・コーテフ®)100 mgを8時間ごとに静注.
- β遮断薬(頻脈に対し)の投与.
  - 例 プロプラノロール(インデラル®)1~2 mgを緩徐に静注.
    ただし,心不全をきたしている場合には,循環器医に要相談.

- 十分な冷却と解熱薬の投与.解熱薬はアセトアミノフェンを使用する(NSAIDsは遊離型ホルモンを上昇させる可能性あり).

Disposition

- 甲状腺クリーゼに至らなくても,全身状態不良の場合には入院を考慮する.それ以外であれば,近日中に専門医にコンサルトする.
- 頻脈に対してはプロプラノロールを処方する.
  例 プロプラノロール(インデラル®)1回10 mg 1日3回)

ER後の診療

- 全身管理および甲状腺ホルモン改善を継続する.無機ヨウ素は1~2週間程度で無効になることが多いため(エスケープ現象),通常は1週間前後で中止する.

注意点・ピットフォール

- **甲状腺ホルモンレベルと甲状腺クリーゼの重症度は相関しない.** 甲状腺中毒症が軽度であっても,全身状態を評価し,クリーゼに至っていないか確認する.
- 抗甲状腺薬による無顆粒球症には注意が必要である.

文献
1) 「甲状腺クリーゼ診断基準 第2版」(赤水尚史,他),日本甲状腺学会ホームページ(http://japanthyroid.jp/doctor/problem.html)
2) 「甲状腺疾患診療パーフェクトガイド改訂第3版」(浜田 昇/編著),pp 8-26,診断と治療社,2014
3) 赤水尚史:甲状腺クリーゼ.「内分泌代謝専門医ガイドブック 改訂第3版」(成瀬光栄,他/編),pp165-167,診断と治療社,2012
4) 赤水尚史,他:甲状腺クリーゼの診断,発症実態,治療.日本甲状腺学会雑誌,3:115-117,2012

6-05 甲状腺機能低下症・粘液水腫

佐藤文紀

> **Point**
>
> ☐ 粘液水腫性昏睡は甲状腺機能低下症の最も重篤な病態であり，死亡率は25～60%とされる．

Introduction

- 甲状腺機能低下症をきたす原因は多数あるが，成人で最も多いのは橋本病である．橋本病は頻度の高い内分泌疾患であり，女性に多い．
- 粘液水腫（粘液水腫性昏睡）は甲状腺機能低下症（原発性あるいは中枢性）が基礎にあり，感染等の誘因により惹起された低体温・呼吸不全・循環不全などが中枢神経系の機能障害をきたす病態である．

鑑別診断

- 診断基準の概要を表1に示す（詳細は日本甲状腺学会のホームページ[1]等を参照）．

1）症状と身体所見

- 精神状態の低下（認知症状を含む），低体温，徐脈・低血圧，低換気，低血糖，低Na血症が生じる．粘液水腫様顔貌（顔面浮腫，眉毛外側の脱毛，厚い口唇，巨舌など），嗄声，冷たく乾燥した皮膚，下肢の浮腫（nonpitting edema）などがみられる．

2）検査所見

- **血液**：表に示す所見以外に，高CK（MM）血症，高LDH血症，総コレステロール高値など．
- **心電図**：徐脈，低電位，QT延長など．
- **胸部X線**：心陰影拡大，胸水貯留．
- **超音波**：心嚢液貯留，腹水貯留．

3）鑑別のポイント

- 橋本病がベースとなることが多い（TPO抗体やTg抗体を検査に提出）．感染症，心筋梗塞，脳血管障害，寒冷暴露，薬物（麻酔薬，向精神薬など），外傷などが誘因となる．副腎不全評価のため，コルチゾールとACTHを検査に提出する．

〔表1〕粘液水腫性昏睡の診断基準（3次案）

必須項目
1. 甲状腺機能低下症
2. 中枢神経症状（JCSで10以上，GCSで12以下）
症候・検査項目
1. 低体温（35℃以下：2点，35.7℃以下：1点）
2. 低換気（PaCO₂ 48 Torr以上，動脈血pH 7.35以下，あるいは酸素投与：どれかあれば1点）
3. 循環不全（平均血圧75 mmHg以下，脈拍数60/分以下，あるいは昇圧剤投与：どれかあれば1点）
4. 代謝異常（血清 Na 130 mEq/L以下：1点）
確実例
必須項目2項目＋症候・検査項目2点以上
疑い例
a. 甲状腺機能低下症を疑う所見があり必須項目の1は確認できないが，必須項目の2に加え症候・検査項目2点以上
b. 必須項目（1，2）および症候・検査項目1点
c. 必須項目の1があり，軽度の中枢神経系の症状（JCSで1～3またはGCSで13～14に加え症候・検査項目2点以上）

（文献1より引用）

ERでのマネジメント

- **全身管理**
  呼吸・循環の管理，電解質の補正，保温（電気毛布等での急激な能動的加温は避ける）を行う．
- **副腎皮質ステロイド投与**
  例 ヒドロコルチゾン（ソル・コーテフ®）100 mgを8時間ごとに静注
- **甲状腺ホルモン投与**
  例 T₄（チラーヂン®S）25〜50 μgを投与．以後の投与は患者の心機能等をみながら投与する．
- **誘因除去**
  感染症に対する処置，原因薬剤の中止など．

Disposition

- 集中治療室での入院が望ましい．

ER後の診療

- 全身管理をしながら，T₄を調整していく．副腎不全が否定されるまでは，副腎皮質ステロイド投与を続ける（漸減する）．

注意点・ピットフォール

- 高齢者の認知症状の原因として甲状腺機能低下を忘れてはならない．
- 甲状腺機能低下症と副腎不全が合併する場合，甲状腺ホルモン投与を先行させてはいけない．

文献

1) 「粘液水腫性昏睡の診断基準（3次案）」（田中祐司，他／粘液水腫性昏睡の診断基準と治療指針の作成委員会），日本甲状腺学会ホームページ（http://japanthyroid.jp/doctor/problem.html），2010
2) 田中祐司，他：粘液水腫性昏睡の診断基準と治療方針．日本甲状腺学会雑誌，4：47-52，2013
3) 田上哲也：粘液水腫性昏睡．「内分泌代謝専門医ガイドブック 改訂第3版」（成瀬光栄，他／編），pp157-158，診断と治療社，2012

6-06 アルコール性ケトアシドーシス

佐藤文紀

Point

- □ アルコール多飲の病歴聴取が大事である
- □ ビタミンB_1投与や電解質補正を忘れない

Introduction

- アルコール性ケトアシドーシス（alcoholic ketoacidosis：AKA）は，慢性のアルコール常用者に低栄養や脱水が加わることで惹起される．

鑑別診断

1）症状と身体所見

- 症状：悪心・嘔吐，腹痛等の消化器症状が多い．重度の意識障害は稀である．
- 身体所見：頻呼吸，頻脈，腹部の圧痛などがみられる．

2）検査所見

- アニオンギャップの開大，血中/尿中ケトン体陽性がみられる（AKAではβヒドロキシ酪酸が増加するため尿定性検査の偽陽性に注意）．乳酸が高値となることも多い．

3）鑑別のポイント

- アニオンギャップ開大性の代謝性アシドーシスをきたす疾患が鑑別の対象となる．
- 糖尿病ケトアシドーシス（DKA）と類似の検査所見を呈するが，血糖値（AKAでは低血糖～軽度の上昇）や病歴（アルコール多飲歴など）から鑑別する．

ERでのマネジメント

- 多くは脱水を伴うので，ブドウ糖入りの細胞外液を投与する．
  例 ヴィーン®D 500 mL/時で開始し，以後，循環動態や尿量をみながら調整
- ビタミンB_1不足を伴うことが多く，ビタミンB_1も同時に投与する（ブドウ糖より先に投与することが望ましいが，低血糖を伴う場

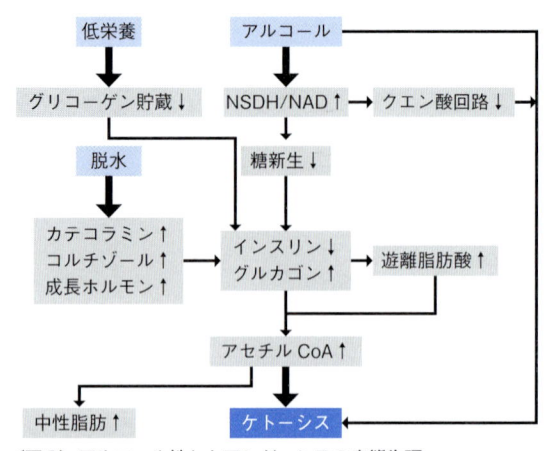

〔図1〕アルコール性ケトアシドーシスの病態生理
（文献2より引用）

合にはブドウ糖投与を優先). 低K, 低Mg, 低リン血症の補正を行う.

Disposition

- AKAは集中治療室での管理がよい.

ER後の診療

- ブドウ糖入りの細胞外液を投与することで, すみやかに改善することが多いが, 電解質異常 (低Na血症, 低K血症, 低リン血症, 低Mg血症) の補正も行う.

注意点・ピットフォール

- ブドウ糖投与によってクエン酸回路が活性化してリン代謝が亢進するため, 低リン血症に注意が必要である.
- DKAと誤診して, 多量のインスリンを投与してはいけない.
- 感染の合併を見逃さず, 適切に治療する.

文献

1) Ankit Mehta, et al：Fasting ketosis and alcoholic ketoacidosis, UpToDate, 2014
2) 伊藤敏孝, 他：アルコール性ケトアシドーシス. 日本臨床救急医学会雑誌, 6：357-364, 2003

第2章 主たる病態のマネジメント　§7 感染

7-01　ERにおける感染症診療の基本と抗菌薬の使い方

本田 仁

Point
- □ ERにおいても感染症診療の基本と抗菌薬の使い方の原則は変わらない
- □ すぐに微生物学的な診断はつきにくい．そのような状況では治療閾値が低くなることもある
- □ 日本では高齢者の感染症によるER受診も多く，外来のフォローも含めた観察が必要になる

Introduction

ERを受診する主な理由のひとつに感染症がある．感染症といってもその幅はさまざまで，軽症例からICU入院を必要とする重症例がある．明らかなウイルス感染症による上気道炎や超重症の敗血症などはストレートに物事が進行する．上気道炎は抗菌薬の使用は必要なく，対症療法で帰宅させることができるし，重症の敗血症などは入院になることが多く，経過の観察も比較的行いやすい．問題はその間にいる中等症の患者，一見軽症に見える重症患者の感染症診療が困難であることである．また時間的制約もあるERでは，ときに時間経過が診断を教えてくれる感染症診療自体を難しくしている．

感染症診療の基本と抗菌薬の使用方法の原則は変わらない．その原則とは，①可能性のある感染症の診断をできるだけあげること，②その感染症における起因菌の推定が鋭く行われていること，③起因菌の診断は抜かりなく行われていること，④抗菌薬の選択はその感染症と推定された起因菌に沿って行われること，である．

鑑別診断（図1）

1）症状と身体所見

ERで感染症を診る状況になった場合，重要なステップは以下の2つである．
❶患者は重症な感染症なのかということ
❷どの感染症を自分は診ているのかという診断行為

感染症における重症の絶対的基準は存在しないが，敗血症を示唆しているような状況（SIRSの診断基準を満たすような）は重症である可能性がある．それ以外にも敗血症や菌血症をきたしている状況のなかには，血圧が低い，脈が速いといったバイタルサインの"崩れ"のほかに，呼吸数が早い，意識障害がある，遷延する低血糖などがみられる．検査値の異常としては乳酸値が高い，アニオンギャップ上昇のアシドーシスと呼吸性アルカローシスが混在しているなどがみられる．これら単一の指標で具体的に重症感染症があるかを判断することは難しいため，これらがどれくらい組み合わさっているのかをみて判断することになると思われる．

また重症な感染症のなかには，解剖学的な問題ゆえに重症と判断されるものもある．例えば

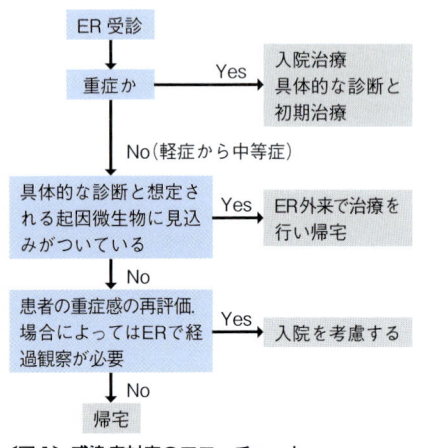

〔図1〕感染症対応のフローチャート

扁桃周囲膿瘍や咽後膿瘍などは重症度がそれほど高くない状況であったとしても，気道閉塞の危険があり，入院加療が望ましいことが多い．最終予後が悪くなくても，感染臓器の予後が悪いことが憂慮される場合は，重症と判断され入院加療の必要性のある疾患がある．特に眼感染症（orbital cellulitis）は失明の危険性などがあり，重症と判断されるだろう．

❷における感染症の部位診断だが，感染症にはある特定の臓器特異症状が存在する．つまり肺炎であれば，咳嗽，吸気時の胸痛，喀痰など，腹腔内感染症であれば発熱と腹痛といったようにである．患者の病歴および身体所見が感染症の部位診断に大きく寄与している．また**臓器特異症状がない場合は，"ない"ということが非常に重要である**．なぜなら臓器特異症状のない感染症においては一次性の菌血症や感染性心内膜炎などが背後に隠れている可能性があり，より慎重な心雑音の聴取や，感染性心内膜炎を示唆する"スティグマータ"を探すことにつながるからである．

2）検査所見について

検査所見については各感染症において特異的な検査所見と非特異的な重要検査所見があるため，ここでは割愛するが，敗血症など重症感染症においては，遷延する低血糖がみられることがある．検査値の異常としては乳酸値が高い，アニオンギャップ上昇のアシドーシスと呼吸性アルカローシスが混在していることなどは留意すべきものである．

感染症の診断をするうえで欠かせない検査はグラム染色と血液培養である．**グラム染色**は感度，特異度，解釈などいろいろ難しいこともあるが，ときにタイムリーな診断を与えてくれる．培養結果は数日しないとわからないため，ERの時点での情報としては役立ちにくい．またいくつかの**抗原検査**（肺炎球菌尿中抗原，レジオネラ尿中抗原）などもまた迅速に診断を教えてくれる可能性がある．

ERにおける**血液培養**の必要性に関しては議論されている．多くの血液培養は陰性となるため必要ないのではという意見もある．特に帰宅できるような肺炎，尿路感染症に対しては，再考すべき点はあるのかも知れない．ただ日本における現状としては私個人の意見としてはERでの血液培養採取は必要と考えている．特に高齢者ではERから帰宅後に血液培養が陽性となる患者がいることなどから必要性が高いと考える．

3）鑑別のポイント

感染性疾患と非感染性疾患の鑑別のポイントであるが，現時点で十分にこの両者を区別できる単一の指標は存在しない．よくCRPが高いからとか白血球が高いという理由だけでこれらを鑑別しようとする光景を目にするが，それらの検査所見の異常が感染性疾患を意味しないことはよくあることである．CRPが低い菌血症の患者もいるし，白血球が低い菌血症の患者もいる．よって病歴，身体所見，検査所見を上手に組み合わせて，感染症の有無，さらには重症感染症の有無を仕分けしていくことが求められる．

ERでのマネジメント（図2）

重症感染症の可能性が高い場合にはできるだけすみやかに抗菌薬が開始されるべきである．外来で帰せるような患者の場合，経口抗菌薬の処方となる可能性が高く，必ずしも培養がいつでも必要ではないかもしれないが，静注抗菌薬を使用する場合には血液培養を複数セット採取し，さらに，尿路感染症の際には尿のグラム染色および培養，肺炎の際には喀痰のグラム染色および培養を採取して，抗菌薬の投与を開始すべきである．

ただし，この培養採取に時間がとられ，抗菌薬の開始が遅れるような状況を回避したい感染症もいくつか存在する．例えば細菌性髄膜炎の治療は腰椎穿刺に時間がかかりそうな場合には迅速に血液培養2セットを採取して，抗菌薬投与がされるべきである．

また緊急的外科的疾患を適切に外科系の各科にコンサルトする判断ができることもERでのマネジメントとしては重要である．例えば壊死性筋膜炎の場合，抗菌薬治療もさることながら，すみやかな局所のデブリドマンが最も重要な治療である．そのための外科系各科へのコンサルトが適切にされることがERでのマネジメント

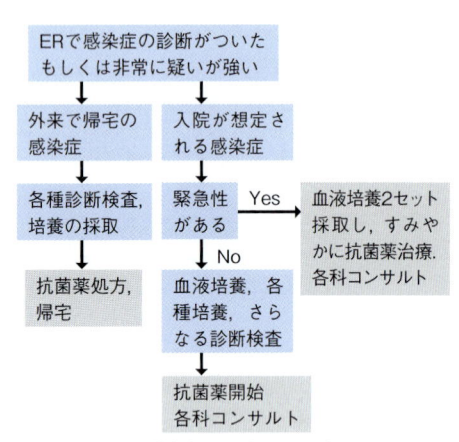

〔図2〕ERでの感染症マネジメントの概要

として求められている．

図2に診断後のERでのマネジメントの概要を記す．

Disposition

基本的に感染症患者の帰宅か入院かの判断はER業務を担当している医師が判断するべき内容である．くり返すが入院の絶対的適応のある疾患はそれほど問題にならない．例えば髄膜炎の患者は入院適応がある．またバイタルサインが崩れている患者は基本的に入院の適応である．

ある特定の感染症においては入院の適応を考慮する際に重症度の診断が役に立つ場合がある．例えば，肺炎においてはCURB-65やA-DROPSなどのスコアの高い症例は入院加療の適応を決める際の一助となる．

ERで問題になるのは，**重症な感染症かもしれないが，入院するほど重症感がない症例のdisposition**である．特に日本では高齢者が多く，重症感染症があるのにもかかわらず，発熱が明らかでなかったり，臓器特異症状が判然としないことが多い．このような患者のdispositionの決定はときに問題となる．やはり**帰す際には，できるだけフォローがある状況で帰すべき**である．またこれらの患者を血液培養2セット採取して，帰宅させるプラクティスがあるが，このプラクティスの安全性は判然としていない．もし仮にそのようなプラクティスがされている場合は患者とのコンタクトのための電話番号を確認するなど，**必ず連絡がとれる状況を構築したうえで，帰宅させるべき**である．

さいごに

ERで診察した医師は是非とも入院した患者がどのような経過を院内でたどっているか，最終診断は何だったのかも含めてカルテの情報等で後ろ向きにレヴューしていただければよりよい学習となるであろう．

ERでの感染症診療はときに難しい．そこにはsnap shot的な情報で診断をしなければならないことや，入院，帰宅の是非を考えなければならないことなどたくさんの困難が待ち構えている．そのなかでも感染症診療の原則を守り治療を遂行することが求められている．なかなか判断が難しい状況においては，入院の選択はやむを得ないかもしれない．また救急での観察を一定期間するような時間的な軸を使った診療ができれば，より安全な感染症診療になると思われる．

7-02 髄膜炎菌感染症

田頭保彰

Point
- [ ] 診断の遅れが死につながるemergency infectionの1つである
- [ ] ERで遭遇するのは髄膜炎か髄膜炎菌敗血症である
- [ ] 医療従事者が，上記患者にマスクなしで曝露した後は予防が必要である

Introduction

日本では多くは孤発例であり，突然ERに髄膜炎の症状（発熱，頭痛，意識障害）や髄膜炎菌菌血症（ショック，皮疹）で来院する．

鑑別診断

1）診断の手順
❶インフルエンザ様の症状だが見ための重症度が高い．発熱・頭痛・意識障害・ショックを認める．飛沫感染するため，診察する前にマスクを着用する．
❷四肢に紫斑，点状出血斑がある．
❸ライン確保，血液検査，血液培養．
❹第3世代セファロスポリンを投与する．
❺頭痛・意識障害があれば髄液検査を検討する．

2）症状と身体所見
- 症状は，インフルエンザ様の症状から発熱，ショックとさまざまである．インフルエンザのような症状でもバイタルサインが不安定なときは想起する．
- 身体所見では，紫斑・点状出血斑があれば，必ず疑う．
- 化膿性関節炎，眼内炎，結膜炎，腹膜炎をきたすことがあるため，神経所見を含めた身体所見をとることが重要である．
- 点状出血斑・紫斑は，危険な感染症※のサインである．
  ※肺炎球菌，Vibrio vulnificus，黄色ブドウ球菌，A群溶連菌，リケッチア

3）検査所見
- 特異的な検査所見はないが，血液培養の陽性率は75％といわれ，血液培養は必須の検査である．それ以外にも穿刺可能な関節液や腹水があれば抗菌薬投与前に採取する．
- グラム染色では，グラム陰性の双球菌を認める．

ERでのマネジメント

- すみやかな血液培養を含めた培養採取と循環不全があればその改善に努め，すみやかに下記の抗菌薬を静注投与する．
  - 例 抗菌薬：セフトリアキソン1回2g24時間ごとまたはセフォタキシム1回2g4～6時間ごと（セフェム系でアレルギーがある場合：アズトレオナム1回2g8時間ごと，モキシフロキサシン1回400mg1日1回）

Disposition

- 個室入院で集学的治療を行う．

感染対策

- 発熱，皮疹，ショックをみたら髄膜炎菌を考え，診察前にマスクを装着する．
- 治療開始から24時間は飛沫感染対策を行う．
- マスクなしで診察を行った場合や挿管した場合には，医療従事者は曝露後予防を行う必要があるのでICT/感染症科に確認すること．

文献
1) Rosenstein NE, et al：N Engl J Med, 344：1378-1388, 2001
2) Gardner P：N Engl J Med, 355：1466-1473, 2006
3) Johns Hopkins ABX guide 2012 3rd ed.（Bartlett JG, et al. eds），Jones & Bartrett publishing, 2011

第2章 主たる病態のマネジメント ■§7 感染

7-03　破傷風

田頭保彰

> **Point**
>
> □ 古典的3徴は，①硬直（rigidity），②筋攣縮（muscle spasm），③自律神経障害（autonomic dysfunction）である
> □ 開口障害と聞いたら破傷風を必ず想起する
> □ 1968年以前に生まれた人は抗体をもっていないので注意！

Introduction

- 破傷風は，破傷風菌（*Clostridium tetani*）が産生する神経毒による急性中毒である．土やヒトを含む動物の腸管内にいて，外傷後／咬傷後に発症することがあり，日本でも毎年報告されており，死亡例もある．
- 頻度は低いものの，ERで遭遇する可能性がある．特に注意しなければいけないのは高齢者であり，1968年から定期接種となった背景から，それ以前に生まれた人は基礎免疫がない．
- また，外傷後の破傷風の予防については患者の予防接種歴と創傷からトキソイドと抗破傷風人免疫グロブリン（テタノブリン®）を使い分ける必要がある．

鑑別診断

1）症状と身体所見
- 小さな創を含めた外傷から14日以内に以下のような症状が出現する．
  - Generalized tetanus：開口障害や顔や首の筋痙攣が出現し徐々に体幹に広がる．身体所見では特徴的なrinus sardonicus（痙笑）という顔貌を呈する．
  - Localized tetanus：体の一部が限局性に筋痙攣を起こす．

2）検査所見
- 特異的な所見はなく臨床診断である．

3）鑑別のポイント
- 開口障害がある時点で必ず破傷風を想起する．
- 外傷歴があるのは半数程度といわれている．
- 開口障害がなくてもlocalized tetanusは否定できない（開口障害の頻度は75％）．

ERでのマネジメント

- 気道確保，呼吸管理が必要となることが多いため，呼吸状態に注意し挿管の準備をしておく．
- 創部の洗浄，デブリドマン，異物除去をすみやかに行う手配をする．
- 受動免疫＋能動免疫を追加：抗破傷風人免疫グロブリン（テタノブリン®）3,000〜4,500 IU点滴と破傷風ワクチン接種．
- ジアゼパム（セルシン®），ミダゾラム（ドルミカム®）による鎮静，痙攣対策を行う．
- 自律神経過敏対策として，血圧管理，マグネシウム投与を行う．

Disposition

- 原則としてICU入院とする．

破傷風の予防について

- 外傷があり，破傷風菌曝露の危険がある場合，予防接種歴と創傷の程度で表1のように分けて対応する．
- テタノブリン®は，破傷風の危険度が大きい場合に250単位を筋注する．破傷風トキソイドとは別の部位に接種すること．
- ワクチン接種が不明確な場合は，基礎免疫をつける必要があり，さらに1カ月後，6〜12カ月後に接種する必要がある．10年ごとに接

〔表1〕破傷風が疑われる場合の対応[1]

予防接種歴	破傷風の危険小		破傷風の危険大	
	トキソイド	テタノブリン®	トキソイド	テタノブリン®
不明か3回接種していない	＋	－	＋	＋
規定の3回以上接種している	－ (最後の追加接種が10年以上前であれば接種)	－	－ (最後の追加接種が5年以上前であれば接種)	＋

傷の状態	破傷風の危険大	破傷風の危険小
受傷からの時間	6時間以上	6時間以内
傷の様子	星形，裂けている	直線
深さ	1 cm以上	1 cm以下
受傷機転	挫滅，熱傷，凍傷	鋭利なもの
壊死組織	あり	なし
唾液やゴミによる汚染	あり	なし

種をすることで抗体価が維持される．
● 定期接種で3回接種されている場合は10年ご

との接種が推奨されている．

文献

1) Izurieta HS, et al：MMWR CDC Surveill Summ, 46：15-25, 1997
2) A practical approach to infectious diseases 4th edition（Reese RE & Betts RF, eds），Little Brown & Company, 1996
3) Johns Hopkins Abx guide 2012 3rd ed.（Bartlett JG et al. eds），Jones & Bartlett publishers, 2011

第2章 主たる病態のマネジメント　■§7 感染

7-04　蜂窩織炎・壊死性軟部組織感染症

田頭保彰

Point

- 壊死性筋膜炎は時間が勝負のlife threatening infection（致死的感染症）の1つである
- 水疱・血疱と正常な色調の皮膚の痛みは，red flagsである
- 骨髄炎を見逃さない

Introduction

- 蜂窩織炎は頻度の高い市中感染症の1つである．しかし，蜂窩織炎のようにみえて，重篤な壊死性筋膜炎であったり，実は骨髄炎や関節炎を合併していたり，滑液包炎だったりと簡単な疾患のようにみえて，実は難しい．
- そのなかでも外科的処置の適応が必要である壊死性筋膜炎や，ここでは詳細は割愛するが骨髄炎を見逃さないことが大事である．
- 蜂窩織炎の治療では，抗菌薬以外の下肢挙上などの日頃のケアも大事である．

診療の手順

- ショック・循環不全（乳酸＞4 mmol/L）があれば初期輸液を含めた管理を開始し，同時に血液培養2セットを採取する．

〔表1〕鑑別のポイント

	蜂窩織炎	壊死性軟部組織感染症
皮膚の痛みが強い	−	＋
皮膚の色調	発赤腫脹	灰色への変色がある
皮下気腫	−	＋
正常な色の皮膚の安静時痛や圧痛	−	＋
水疱や血疱	−	＋
腎不全	−	＋

〔表2〕LRINEC score

Value	LRINEC score, points
C-reactive protein（mg/L）	
≦150	0
＞150	4
WBC count（cells/mm^3）	
＜15	0
15〜25	1
＞25	2
Hemoglobin level（g/dL）	
＞13.5	0
11〜13.5	1
＜11	2
Sodium level（mmol/L）	
≧135	0
＜135	2
Creatinine level（mg/dL）	
≦1.6	0
＞1.6	2
Glucose level（mg/dL）	
≦180	0
＞180	1

Risk category	LRINEC score, points	Probability of NSTI, %
Low	≦5	＜50
Intermediate	6〜7	50〜75
High	≧8	＞75

（文献1より引用）

1）症状と身体所見（表1）
- 基礎疾患（糖尿病・腎不全・肝疾患）の確認．また，淡水や海水への暴露の有無を確認する．次に，red flagsとなる所見の有無を確認したい．すでに来院時，意識障害などがあれば痛みがないかもしれないが，水疱や血疱，皮下気腫は蜂窩織炎では認めない所見であり，**局所の診察が重要である！** 組織が指で開く（Finger test）は，強く壊死性筋膜炎を疑う．

2）検査所見
- 特異的所見はない．LRINEC score（表2）というものが提唱されている．7点以上で陽性的中率が92％，陰性的中率が98％であるが，6点以下でも10％は壊死性筋膜炎であった．局所所見を大事にしたい．局所所見だけで自信がない場合に参考にしてもいいかもしれない．
- 血液培養は2セットをすみやかに採取し，X線は全例撮影が望ましい．ガスを認めれば，壊死性筋膜炎が疑われるが，認めなくても否定はできない．組織がルーズで浸出液があれば，スワブでそれを採取し溶連菌迅速検査に提出することでA群β溶連菌の壊死性筋膜炎は診断ができる可能性がある．

3）鑑別のポイント
- 常に**皮膚の感染症を見たときに壊死性筋膜炎ではないか？** ということを考えることである．また，最初はバイタルが落ち着いていてもERにいる間に局所所見やバイタルが変動しないか注意を払うことが大事である．

ERでのマネジメント
- 重症敗血症/敗血症性ショックであればSurviving sepsis campaign guideline[2]に沿って，循環動態の改善と血液培養の採取を行い，エンピリックセラピーを開始する．
- 化膿性関節炎や骨髄炎を疑う所見があれば，コンサルトを考慮する（皮膚感染症がある場合の関節穿刺は適応を慎重に判断する）．
- 壊死性筋膜炎が疑われれば，集中治療科と，外科的処置のために整形外科・外科にコンサルトする．
- バイタルサインも安定し，壊死性筋膜炎の所見がなければ，蜂窩織炎として対応するが，血液培養については全身症状（食欲がない，発熱悪寒戦慄）の有無から考慮する（蜂窩織炎では血液培養の陽性率は5％）．

Disposition
- 壊死性筋膜炎であれば原則としてICU入院．
- 一番重要なことは創部のコントロール，つまりデブリドマンである．少しでも遅れると救命の機会を失う．
- 全身症状が良好であれば内服治療を行う．内服は第1世代セフェム（セファレキシン：セファレキシン顆粒500mg「JG」だと2 g/日まで処方可能）を選択するが，初回はセフトリアキソンなど点滴投与も考慮する．

文献
1) Wong CH, et al：Crit Care Med, 32：1535-1541, 2004
2) Dellinger RP, et al：Crit Care Med, 41：580-637, 2013
3) Bearman G & Stevens MP：Curr Infect Dis Rep, 16：388, 2014
4) Anaya DA, et al：Clin Infect Dis, 44：705-710, 2007
5) Swartz MN, et al：N Engl J Med, 350：904-912, 2004
6) Johns Hopkins ABX guide 2012 3rd ed.（Bartlett JG, et al eds），Jones & Bartrett Publishing, 2011

7-05 トキシックショック症候群

田頭保彰

Point

□ 頭の片隅に常に想定しておくべき疾患である．疑うことが診断につながる

Introduction

● トキシックショック症候群（TSS）は，グラム陽性球菌から産生されたトキシンにより多臓器障害をきたす疾患である．原因菌はブドウ球菌（*Staphylococcus aureus*），A群β溶連菌（*Streptococcus pyogenes*）の2つである．早期の段階で臓器障害をきたすが，疑わなければ診断はなかなか難しい．

鑑別診断（図1）

1）症状と身体所見

a. ブドウ球菌によるTSS

● 発熱・消化器症状（嘔吐・腹痛・下痢）・激しい筋肉痛と巣症状のない意識障害で来院することが多い．タンポンなど異物がないかは確認したい．
● また，月経のある女性であれば月経期に発症することがほとんどである．それ以外の場合は院内発症（特に術後48時間以内）が多く，院内発症でない場合でも抗菌薬投与歴を確認する．後者では中枢神経症状や腎機能障害の頻度が高い．
● 身体所見では，皮膚の淡い紅斑，粘膜充血を認める．発症10日目以降に指先などに皮膚剥離などを認める．

b. レンサ球菌によるTSS

● 早期には咽頭痛・リンパ節腫脹や消化器症状（嘔吐・下痢）を呈する．また，多くは壊死性筋膜炎・蜂窩織炎・筋炎から発症するため四肢などに激しい疼痛を認める．
● 身体所見では，皮膚の浮腫や血疱，把握痛を認める．

2）検査所見

● 両者ともに肝腎機能障害，血小板減少を含む凝固障害を認める．ブドウ球菌によるTSSでは，CK上昇も診断基準には含まれている．

3）鑑別のポイント

● 初期段階では鑑別困難であり，必要な血液培養を採取したうえでエンピリックセラピーを含めた集学的治療を開始する．*Vibrio vulnificas* なども同じような経過をたどることもあり，初期抗菌薬の判断は症例ごとに判断をしていく必要がある．

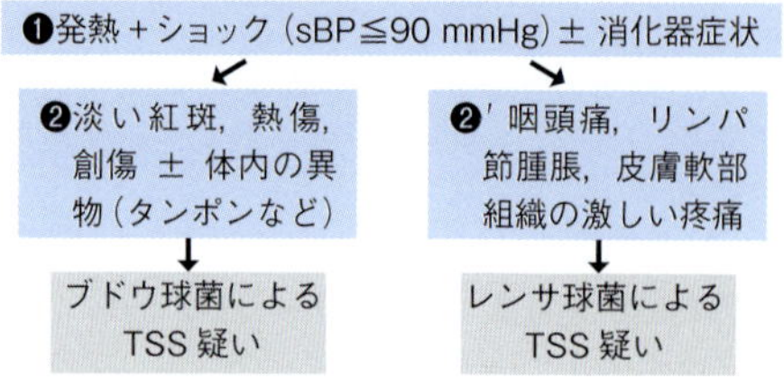

4）マネジメント

● 適切な培養採取後にすみやかに抗菌薬が投与されることが望ましい．表1が第一選択であるが，可能なら感染症科にコンサルトする．
● 緊急的デブリドマンが必要な壊死性筋膜炎・筋炎，またタンポンなどの異物除去，術後であれば再手術の必要について当該科への迅速なコンサルトと外科的処置の必要性を検討する．

❶ 発熱＋ショック（sBP≦90 mmHg）± 消化器症状

❷ 淡い紅斑，熱傷，創傷 ± 体内の異物（タンポンなど） → ブドウ球菌によるTSS疑い

❷' 咽頭痛，リンパ節腫脹，皮膚軟部組織の激しい疼痛 → レンサ球菌によるTSS疑い

〔図1〕TSSのフローチャート

〔表1〕第一選択薬

原因菌	第一選択薬
A群溶連菌	ペニシリンG＋クリンダマイシン
MSSA	セファゾリン＋クリンダマイシン
MRSA	クリンダマイシン or リネゾリド＋バンコマイシン or テイコプラニン

MSSA：メチシリン感受性黄色ブドウ球菌，MRSA：メチシリン耐性黄色ブドウ球菌

文献

1) Lappin E & Ferguson AJ：Lancet Infect Dis, 9：281-290, 2009
2) Toxic shock syndrome (other than Streptococcal) (TSS) 2011 Case Definition (http://www.cdc.gov/nndss/conditions/toxic-shock-syndrome-other-than-streptococcal/case-definition/2011/)

第2章 主たる病態のマネジメント §7感染

7-06 水痘・帯状疱疹

村田研吾

Point
- 水痘，播種性帯状疱疹，免疫不全者の帯状疱疹では空気感染対策も必要
- 水痘は頭部に始まり，紅斑，丘疹，水疱の多段階の皮疹が存在する
- 三叉神経第1枝領域の帯状疱疹に注意

Introduction
- 本稿では成人の病像について解説する．
- **水痘**：varicella-zoster virus（VZV）の初感染による疾患．潜伏期10〜21日．小児期に多いが，成人になって罹患することもある．
- **帯状疱疹**：VZVの再活性化による疾患．

鑑別診断

1) 症状と身体所見
- 水痘・帯状疱疹とも皮疹の形態は，**紅斑→赤色丘疹→水疱**と進む．水疱の多くは直径5mm以下と小さく，中心部はわずかに陥凹する（中心臍窩）．その後，膿疱，血疱を形成することもある．最終的に7〜10日で痂皮化する．皮疹の周囲には紅斑を伴う．

a. 水痘
- **掻痒**を伴う皮疹が**頭皮から始まり，体幹を中心に広がる**．
- 急性期には皮疹が次々と出現するので**さまざまな段階の皮疹が混在**する．
- 発疹出現前に1〜2日程度，発熱，咽頭痛を伴うことがある．
- 成人では**肺炎，脳炎，肝炎，膵炎**などの合併症を生じる危険性が高い．頭痛，咳嗽，腹痛などに注意する．
- 合併症がなければ，全身症状は軽い．

b. 帯状疱疹
- 感覚神経の走行に一致し，片側の1つのデルマトームに限局して皮疹が集簇する．
- 多くは**皮疹出現の数日前から疼痛**，allodynia（触ると誘発される疼痛）が生じる．
- 最後まで皮疹が出現しないこともある．
- 三叉神経第1枝領域に病変が及ぶと視力を障害される危険がある．角膜炎・虹彩炎や続発性緑内障を生じる．**眼部のみならず，前額・鼻背・鼻尖の病変にも注意**する．
- 聴神経障害，顔面神経麻痺，髄膜炎や脳梗塞（脳血管炎）を合併することがある．

c. 播種性帯状疱疹
- 3分節以上あるいはデルマトームに関係なく広がる帯状疱疹である．
- VZVが血行性に全身に播種しており，治療も感染管理も**水痘と同様に扱う**．
- 免疫不全者に多い．

2) 検査所見
- 典型的な病歴・皮疹であれば診断は容易である．
- 診断に迷う場合，水疱内容物を検査する．塗抹（Tzanck smear）で多核巨細胞を認めればヘルペス族の感染と診断できる．蛍光抗体法を用いれば感度82％，特異度76％でVZV感染症と診断できる．PCRは未保険だが有用である（感度95％，特異度100％）．

3) 鑑別のポイント
- 病歴＋皮疹の性状・分布で鑑別（表1，2）を進める．
- 発熱などの全身症状や粘膜疹を伴う場合，病変が解剖・物理的に限局しない場合（例：リンパ路，神経走行，接触部，露光部に一致しない）は全身性疾患が示唆される．

a. 全身性水疱（表1）
- 頭部を含めた体幹部を中心に，**紅斑，丘疹，中心臍窩を有する小水疱など多段階の皮疹が混在**すれば水痘と診断できる．

〔表1〕全身性水疱の鑑別

分類		疾患	皮膚所見	病歴
薬剤		SJS/TEN	有痛性．（10％がSJS,）30％がTEN．粘膜疹ほぼ必発	1カ月以内の服薬開始歴あり
細菌性毒素		SSSS	SJS/TENと類似．粘膜疹なし．水疱は大きく癒合・拡大しやすく，広範	S. aureusのExfoliative toxinによる．腎不全，糖尿病，HIVなどの易感染性があると生じやすい
		嚢胞状膿痂疹	水疱は癒合・拡大しやすい．内容物は黄色調でその後混濁する	
		Vibrio vulnificus感染症	血疱形成	肝不全＋海水・貝類への曝露
ヘルペス族		HSV・VZV共通	紅斑に囲まれた1〜3 mm大の小水疱，癒合しにくい	
		HSV感染症	HSV-1：初感染は歯肉・咽頭に多い　再発は口唇に多い　HSV-2：陰部・臀部に多い	初感染ではインフルエンザ様症状とリンパ節腫大を伴うことがある．免疫不全・皮膚バリア破綻がある場合，全身性水疱となることがある
		水痘	頭部から始まる．多段階の皮疹	肺炎，脳・髄膜炎などを合併しなければ全身症状は軽い
		播種性帯状疱疹	デルマトーム3領域以上に広がる	免疫不全患者で生じやすい
天疱瘡群			水疱は大きく，癒合・拡大しやすい	慢性・反復性
自己免疫疾患　SLEなど			水疱は大きい	他の症候を伴う

SJS：Stevens-Johnson syndrome, TEN：toxic epidermal necrosis, SSSS：Staphylococcal scalded skin syndrome, HSV：herpes simplex virus, VZV：varicella-zoster virus

〔表2〕局所性水疱の鑑別

分布の解剖・物理的な範囲	疾患
手足末梢	白癬，多形紅斑
手・足・口・膝	手足口病
日光露光部	日焼け，日光過敏症，ポルフィリン症
デルマトーム	帯状疱疹
接触部位（植物・金属・化粧品など）	接触皮膚炎
口唇，陰部，臀部	Herpes simplex virus

b. 局所性水疱（表2）
- 皮疹の存在する部位にどのような解剖・物理的な特徴があるかを考える．
- 紅斑，丘疹あるいは水疱がデルマトームに限局すれば診断は容易である．帯状疱疹が疑われるが皮疹がない場合には，皮疹が出現しないか患者に毎日観察してもらうのがよい．

ERでのマネジメント

1）感染対策
- 水痘は空気，接触感染対策が必要である．
- 帯状疱疹は接触予防策を行うが，播種性病変・覆えない病変がある場合，免疫不全患者の場合は空気感染対策も行う．

- 水痘に対する**免疫がない場合や妊娠中の場合は診療に参加しない**.
- **すべての水疱が痂皮化するまでは他者との接触を避ける**ように指導する.

2) 治療薬選択・投与
a. 抗ウイルス薬
- 水痘では発症48時間以内, 帯状疱疹では72時間以内がよい適応である.
- 免疫不全, 重篤, 顔面の病変, 皮膚以外の臓器病変, 皮疹が増加傾向の場合は, 罹病期間によらず抗ウイルス薬を投与する.
- 処方例
・顔面の病変, 1領域を超える病変, 皮膚以外の臓器病変合併, 妊娠中
  例 アシクロビル(ゾビラックス®)1回5〜10 mg/kg, 1日5回点滴静注, 7日間
・その他, 重篤でない場合
  例 バラシクロビル(バルトレックス®)1回1,000 mg, 1日3回内服, 7日間
  例 ファムシクロビル(ファムビル®)1回500 mg, 1日3回内服, 7日間

b. 補助療法
- 掻痒に
  例 オロパタジン(アレロック®) 1回5 mg, 1日2回内服
- 疼痛に
  例 アセトアミノフェン(カロナール®) 1回500 mg, 1日4回内服, あるいはトラムセット®1回1錠(アセトアミノフェン325 mg+トラマドール37.5 mg), 1日4回内服
  ※特に小児ではNSAIDsは避ける
- 被覆:皮疹は感染源になるので覆う.

Disposition
- 合併症がなければ専門科へのコンサルトは必須ではない.
- 三叉神経第1枝領域に病変があれば眼科コンサルト, アシクロビル静注しつつ下記投薬.
  例 アシクロビル(ゾビラックス®)眼軟膏3%, 1日数回塗布
  例 フルオロメトロン(フルメトロン®)点眼液0.1%, 1日数回点眼

(病原体) 曝露後の対応
- 院内感染対策室に相談.
- 水痘に免疫がない医療従事者・患者が接触した場合は**曝露後予防策**が必要である. 望ましい順に, ①72時間以内に生ワクチンを接種(妊娠中, 免疫不全では不可), ②96時間以内にグロブリンの投与, ③発症予想日の1週間前からアシクロビル40〜80 mg/kg/日を4〜5分割して内服, 7日間. ②③の場合, 後日追加で予防接種が必要となる.
- 悪性腫瘍やHIVが背景に存在することがある. 病歴が疑わしいとき, 紅斑が乏しいとき, 痂皮化が遅い場合などでは基礎疾患を検索した方がよい.

文献
1) Cohen JI:N Engl J Med, 369:255-263, 2013
2) Dworkin RH, et al:Clin Infect Dis, 44(Suppl 1):S1-26, 2007
3) 国立感染症研究所(http://www.nih.go.jp/niid/ja/)
4) UpToDate Version 11.0, 2014(http://www.uptodate.com/ja)
5) Siegel JD, et al:Am J Infect Control, 35:S65-164, 2007

7-07 麻疹

村田研吾

Point
- 発熱＋皮疹では飛沫，接触，空気感染予防策を実施してから診察を開始する
- 高熱＋皮疹に気道症状を伴うときは麻疹を疑う．Koplik 斑を見つけて診断

鑑別診断

1) 症状と身体所見
- 潜伏期は10～14日．
- 典型例では2峰性の発熱がみられる．
 ①結膜炎，鼻汁，咳嗽の1つ以上と発熱
 ②解熱24時間以内に再び高熱＋皮疹
- 眼球結膜充血，咳嗽，咽頭痛がいずれも90%程度にみられる．
- Koplik 斑（臼歯部頬粘膜にみられ，周囲に発赤を伴う白斑・白色丘疹）は皮疹出現前の解熱期からみられ，90%程度に出現し特異性も高い．
- その他，羞明，嘔気，リンパ節腫脹などがみられることがある．
- 合併症
 ・5～10%で腸炎，肺炎，中耳炎
 ・0.1～1%で脳炎，角膜炎，内耳炎など
- 接触歴は不明のことが多い．症状，身体所見から診断して対応を開始する．

2) 検査所見
- 白血球・リンパ球・血小板減少，肝酵素上昇．

3) 診断のポイント
- Koplik 斑をみつける．
- 全身症状が強い（風疹では軽い）．
- 気道症状が強い（風疹では目立たない）．
- 皮疹は髪の生え際・耳介後部から全身に広がる．暗赤色で軽度隆起し，癒合傾向がある．解熱とともに落屑し，色素沈着を残す．

ERでのマネジメント

1) 感染対策
- 空気，飛沫，接触感染し，きわめて感染性が高い．
- 麻疹に対する免疫がない場合や妊娠中の場合は診療に参加しない．
- 免疫有無の確認はワクチン接種≧2回あるいは十分な抗体価（IgG≧16あるいはPA法≧256倍）で行う．
- 少なくとも解熱後3日[※1]かつ皮疹出現後4日[※2]は，他者との接触を避けるように指導する．ウイルス遺伝子は皮疹出現8日後も検出されることがあり，免疫不全者との接触は，より間隔をあける方が望ましい（[※1]学校保健安全法，[※2]CDCガイドライン）．

2) 微生物検体採取
- 厚生労働省は全例にウイルス遺伝子の検査を指示している．
- 直ちに保健所に届け出，咽頭粘液，EDTA採血，尿の3つを採取し保存する．
- 皮疹出現4～28日の麻疹IgM＜1.21で否定的，≧8で診断（デンカ生研製の場合）．
- パルボウイルスB19やデングウイルスの感染でも麻疹IgMが陽性になることがある．
- ペア血清による抗体価がPA法で4倍以上，IgGで2倍以上に上昇した場合に感染と判断する．

Disposition
- 全身状態が良好で，自宅に介護可能な人がいれば自宅療養とし，なるべく電話でフォローする．
- 重篤な合併症の徴候があれば入院とする．

（病原体）曝露後の対応
- 麻疹免疫が不十分な医療従事者・患者が接触した場合は曝露後予防策が必要である．望ましい順に，①72時間以内に生ワクチンを接種（妊娠中，免疫不全では不可），②6日以内にグロブリンの投与（後日，追加で予防接種が必要）．

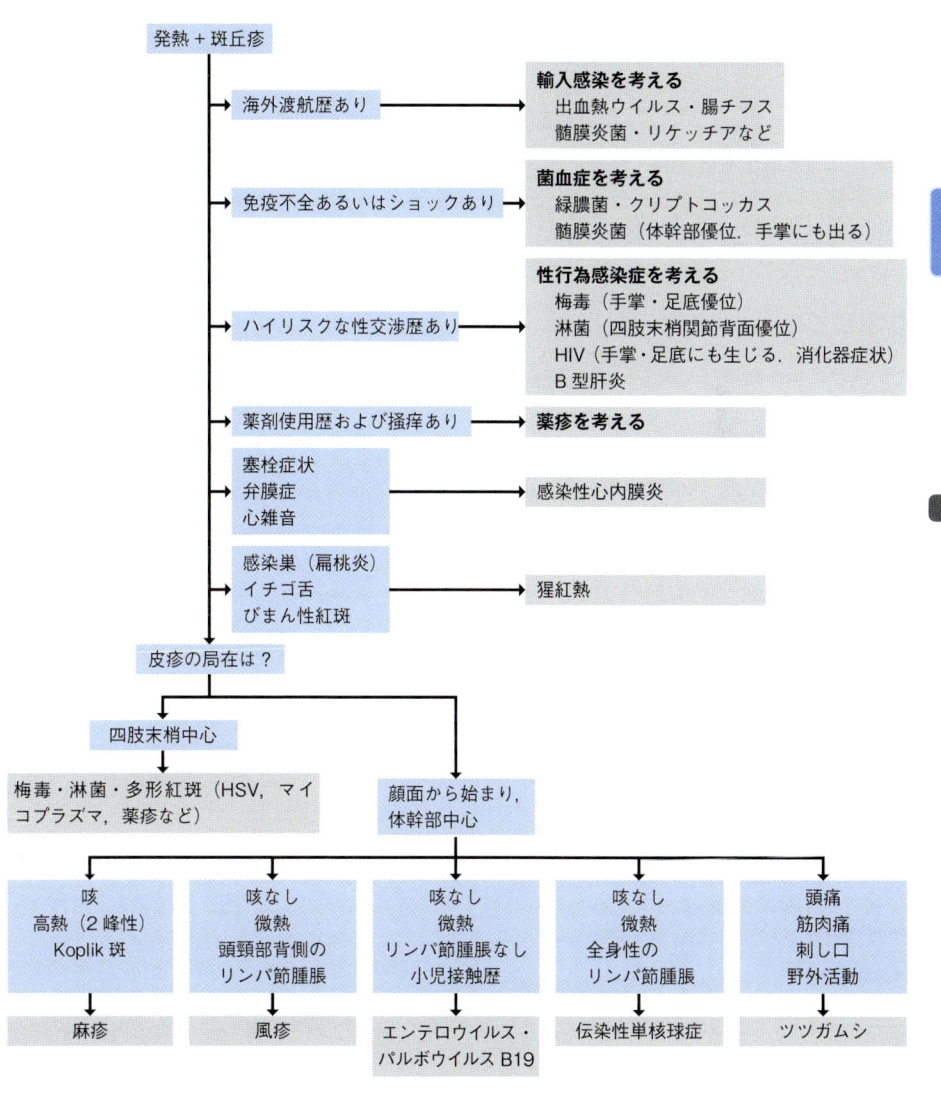

〔図1〕麻疹・風疹の鑑別フローチャート

発熱＋斑丘疹

- → 海外渡航歴あり → **輸入感染を考える**
  - 出血熱ウイルス・腸チフス
  - 髄膜炎菌・リケッチアなど
- → 免疫不全あるいはショックあり → **菌血症を考える**
  - 緑膿菌・クリプトコッカス
  - 髄膜炎菌（体幹部優位．手掌にも出る）
- → ハイリスクな性交渉歴あり → **性行為感染症を考える**
  - 梅毒（手掌・足底優位）
  - 淋菌（四肢末梢関節背面優位）
  - HIV（手掌・足底にも生じる．消化器症状）
  - B型肝炎
- → 薬剤使用歴および掻痒あり → **薬疹を考える**
- → 塞栓症状／弁膜症／心雑音 → 感染性心内膜炎
- → 感染巣（扁桃炎）／イチゴ舌／びまん性紅斑 → 猩紅熱

皮疹の局在は？

- 四肢末梢中心 → 梅毒・淋菌・多形紅斑（HSV，マイコプラズマ，薬疹など）
- 顔面から始まり，体幹部中心
  - 咳／高熱（2峰性）／Koplik斑 → 麻疹
  - 咳なし／微熱／頭頸部背側のリンパ節腫脹 → 風疹
  - 咳なし／微熱／リンパ節腫脹なし／小児接触歴 → エンテロウイルス・パルボウイルスB19
  - 咳なし／微熱／全身性のリンパ節腫脹 → 伝染性単核球症
  - 頭痛／筋肉痛／刺し口／野外活動 → ツツガムシ

文献

1) Moss WJ & Griffin DE：Lancet, 379：153-164, 2012
2) 国立感染症研究所（http://www.nih.go.jp/niid/ja/）
3) Siegel JD, et al：Am J Infect Control, 35：S65-164, 2007

7-08 風疹

村田研吾

Point

- 発熱＋皮疹では飛沫，接触，空気感染予防策を実施してから診察を開始する
- 風疹は咳のない微熱＋皮疹で，頭頸部背側のリンパ節腫脹（後頸部，耳介後部，後頭部）を伴う

鑑別診断

1）症状と身体所見（本章§7-07「麻疹」図1参照）

- 潜伏期は2〜3週間．
- 成人では**発熱，皮疹，リンパ節腫脹**の三徴がそろうのは約70％にとどまり診断は難しい．
- 典型的には，頭頸部のリンパ節が腫大し，発熱（微熱）と同時に皮疹が出現．**眼球結膜の充血**がみられる．そのほか，頭痛が6割，咽頭痛が5割，関節痛が2〜3割にみられる．軟口蓋に点状出血がみられることがある（Forchheimer spots．約2割）．**咳嗽は少ない**．
- 皮疹は明るく細かい紅斑．**顔面，特に髪の生え際・頰**から始まり急速に全身に広がる．**体幹部**に目立つ．癒合傾向や色素沈着が少ないとされるが，成人ではそれぞれ約40％，20％でみられる．
- **耳介後部・後頭部リンパ節腫脹**が特徴的とされるが，成人では約20％にしかみられない．**後頸部リンパ節**が約80％と最も多い．

2）検査所見

- 白血球・血小板は正常〜やや減少．異型リンパ球（＋）．肝酵素は正常〜軽度の上昇．

3）鑑別のポイント

- **全身症状は軽い**．
- **発熱は2峰性ではない**．
- **咳がない**．
- **頭頸部背側のリンパ節が腫脹**する．

ERでのマネジメント

1）感染対策

- 飛沫感染し，感染性が高い．成人では麻疹と見分けがつきにくいことがあり，その場合にはいずれであっても問題ないように感染予防策を行う．
- 風疹に対する**免疫がない場合や妊娠中の場合は診療に参加しない**（免疫を有していても先天性風疹症候群が発生した報告がある）．
  ・免疫の確認はワクチン接種≧2回あるいは十分な抗体価（HI法≧32倍あるいはIgG≧8）で行う．
- **皮疹出現後7日**[1]**かつ皮疹消失**[2]までは，他者との接触を避けるように指導する（[1]CDCガイドライン，[2]学校保健安全法）．

2）微生物検体採取

- 厚生労働省は原則として**全例にウイルス遺伝子の検査**を指示している．
- **直ちに保健所に届け出**，咽頭粘液，EDTA採血，尿の3つを採取し保存する．
- 皮疹出現4〜28日の風疹IgM＜0.8で否定的，IgM≧1.21で疑いが強くなるとされる（デンカ生研製の場合）．しかし偽陽性・偽陰性もあり1回のIgM検査で確定診断するのは難しい．
- ペア血清による抗体価が**HI法で4倍以上，IgGで2倍以上に上昇した場合に感染**と判断する．

Disposition

- 対症療法を行う．合併症がなければ発熱，皮疹とも3〜7日程度持続し自然に消退する．
- 全身状態が良好で，自宅に介護可能な人がいれば自宅療養とし，なるべく電話でフォローする．
- 重篤な合併症の徴候があれば入院とする．

(病原体) 曝露後の対応

- 有効性が確認された**曝露後予防策はない**．麻疹と鑑別が困難であること，今回の曝露で風疹に感染していない可能性があることから，麻疹・風疹生ワクチンを接種すべきという意見もある．

文献

1) 加藤 博，他：感染症学雑誌，87：603-607, 2013
2) 国立感染症研究所（http://www.nih.go.jp/niid/ja/）
3) Siegel JD, et al：Am J Infect Control, 35：S65-164, 2007

Coffee Break　免疫を確認しておこう

感染症患者を診察する際には，予防可能な疾患の免疫を保有しているかどうか事前に確認しておくことが望ましい．当院では測定した抗体価は事務で保管するだけでなく，職員自身が迅速に確認できるように，ネームプレートの裏に抗体価を記載したカードを入れている（下図）． 　　　　　（村田研吾）

感染予防カード

病　名	水　痘 播種性帯状疱疹	麻　疹 (はしか)	風　疹	流行性耳下腺炎 (ムンプス)	B型肝炎
感染様式	空気・飛沫・接触	空気・飛沫・接触	飛沫・接触	飛沫・接触	血液・体液曝露
抗体価 (測定年)	(　　　)	(　　　)	(　　　)	(　　　)	(　　　)
当院の基準値	IgG(EIA)≧4	PA≧256 or IgG(EIA)≧16	HI≧32 or IgG(EIA)≧8	IgG(EIA)≧4	HBs抗体≧10 mIU/mL

※ネームプレートの裏に保管して下さい．迅速な予防・治療に役立ちます．
※枠内に測定された抗体価を記入して下さい．
※HBs抗体は過去の最高値を記入します．過去に≧10 mIU/mLであれば感染を防ぐことができます．

職員氏名

7-09 インフルエンザ

村田研吾

Point
- 流行期に，熱，気道症状，全身症状のいずれかが急性発症した場合に疑う
- 飛沫感染予防策を行う

Introduction
- インフルエンザウイルスによる感染症である．
- わが国では毎年1～2月をピークとして11月～4月頃にかけてA型，B型が流行する．

鑑別診断

1）症状と身体所見
- 典型的には**突然の高熱，全身症状**（頭痛，筋肉痛，悪寒，倦怠感，易疲労感，発汗）で始まり，その後，**気道症状**（咳嗽，鼻汁，咽頭痛）が現れる．**くしゃみは少ない．痰は少なく，あっても初期は透明**である．症状や経過にはバリエーションがあり，鼻・咽頭症状が中心の場合，咳嗽が中心の場合，全身症状が中心の場合，消化器症状（悪心，嘔吐，下痢）を伴う場合がある．
- 感度，特異度に優れた所見はなく，最もよいとされる「急性発症の発熱＋咳嗽」でさえ感度63％，特異度68％である．**流行期では，熱，気道症状，全身症状のいずれかが急性発症した場合にはインフルエンザも疑う**（図1）．
- 非流行期では海外渡航や患者との接触などでインフルエンザ曝露が推察され，上記症状がある場合に疑う．
- 目立つ身体所見はない．咽頭充血や頸部リンパ節腫脹はあっても軽度である．初期2日以内にみられる「イクラ様」の咽頭後壁のリンパ濾胞は特異性が高いと報告されている．
- 慢性疾患の増悪や細菌性肺炎を合併しやすく，**流行期に慢性疾患の増悪や細菌性肺炎がみられればインフルエンザの併発を疑う．**
- 稀な合併症として，一次性インフルエンザウイルス肺炎，脳炎・脳症，心筋炎，横紋筋融解症などが知られている．

2）検査所見
◇インフルエンザ抗原迅速診断キット
- 低感度（60～70％），高特異度（約95％）．
- 投薬の意志決定には使えないが，当院では確証を得るために積極的に用いている．
- メリット
  ・陽性 ➡ 無駄な検査や抗菌薬処方が減る．
  ・陰性 ➡ 医師に他の疾患を想起させる．
- 限界
  ・発症12時間以内は検出しにくい．
  ・流行期など検査前確率が高い場合は**否定に用いることはできない．**
    ➡ **適応があれば陰性でも治療．**
  ・非流行期など検査前確率が低い場合には偽陽性が増える．

3）鑑別のポイント
- 流行期に**急性の発熱＋全身症状＋気道症状**がそろえば典型的で，60％程度はインフルエンザである．
- 非典型例は短絡的にインフルエンザと診断せず，他疾患の鑑別や合併症の検索も行う．

ERでのマネジメント

1）感染対策
- 患者はサージカルマスクを着用し職員は**飛沫感染予防策**と手指衛生を遵守する．

2）治療薬選択・投与
- 抗ウイルス薬を用いる場合は**発症48時間以内に投与することが望ましい．**
- 予防接種の有無は治療の判断に影響しない．

a. 抗ウイルス薬を特に必要とする患者
下記の場合，改善傾向でなければ発症48時間以降でも抗ウイルス薬を投与する．
①**重症例**：昇圧薬投与や人工呼吸管理が必要な例，肺炎，心不全，意識障害，脱水などを

インフルエンザ

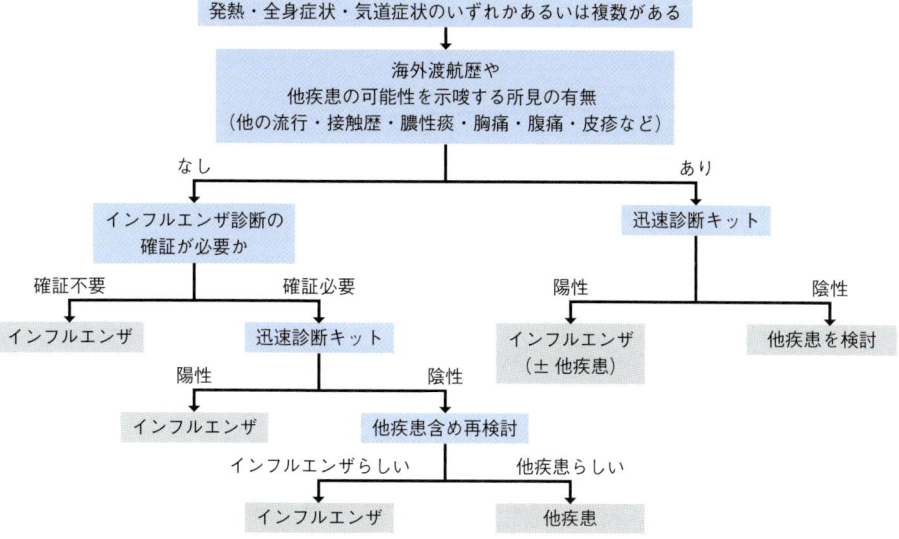

```
発熱・全身症状・気道症状のいずれかあるいは複数がある
                    │
                    ▼
        海外渡航歴や
        他疾患の可能性を示唆する所見の有無
        (他の流行・接触歴・膿性痰・胸痛・腹痛・皮疹など)
         │                              │
        なし                            あり
         ▼                              ▼
    インフルエンザ診断の              迅速診断キット
    確証が必要か                   │          │
     │         │                  陽性        陰性
   確証不要   確証必要               ▼          ▼
     ▼         ▼              インフルエンザ  他疾患を検討
  インフルエンザ 迅速診断キット    (±他疾患)
           │         │
          陽性       陰性
           ▼         ▼
     インフルエンザ  他疾患含め再検討
                  │          │
              インフルエンザらしい  他疾患らしい
                  ▼          ▼
              インフルエンザ    他疾患
```

〔図1〕インフルエンザ流行期の鑑別フローチャート

生じている例など．

② **重症化の高危険群**：喘息などの慢性呼吸器疾患，慢性心・腎疾患や，糖尿病，免疫不全，妊婦，乳幼児，65歳以上の高齢者など．

③ **高危険群に接する者**：医療従事者，乳幼児のいる家庭など．

b. その他の患者
- 抗ウイルス薬の適応については専門家によって意見が分かれる．
- 少なくとも，発症48時間以上あるいは改善傾向であれば抗ウイルス薬は用いない．

c. 処方例
- **抗ウイルス薬**
  - 例 オセルタミビル（タミフル®）1回75 mg，1日2回内服，5日間 ➡ 重症例，内服可能例の第一選択．妊婦でも使用可能．10歳代では控える．
  - 例 ザナミビル（リレンザ®）1回10 mg，1日2回吸入，5日間 ➡ 妊婦や10歳代でも使用可能．喘息，肺炎，吸入不能の場合は避ける．
  - 例 ラニナミビル（イナビル®）1回40 mg吸入，単回 ➡ 単回でよく，アドヒアランス不良な患者に合う．10歳代で使いやすい．喘息，肺炎，吸入不能の場合は避ける．
  - 例 ペラミビル（ラピアクタ®）1回300 mg，15分以上かけて点滴静注，単回 ➡ 上記のいずれも用

いることができない場合．

- **抗ウイルス薬以外**
  - 例 アセトアミノフェン1回400～600 mg，1日3～4回．
  - ※小児ではアスピリンの投与を避ける．

Disposition

- ほとんどは外来で治療できる．投薬だけでなく**感染拡大防止策**も指導する．
- 入院を要する場合には個室管理あるいはコホーティングする．
- 最短でも**発症5日かつ解熱後2日**は飛沫感染予防策を行う．免疫不全例では長めにする．

文献
1) Fiore AE, et al：MMWR Recomm Rep, 60：1-24, 2011
2) 国立感染症研究所（http://www.nih.go.jp/niid/ja/）
3) Jefferson T, et al：Cochrane Database Syst Rev, 4：CD008965, 2014
4) Influenza Antiviral Medications: Summary for Clinicians. CDC, 2015（http://www.cdc.gov/flu/professionals/antivirals/summary-clinicians.htm）
5) Miyamoto A & Watanabe S：General Medicine, 12：51-60, 2011

第2章 主たる病態のマネジメント　■§7 感染

7-10　流行性耳下腺炎（おたふくかぜ）

綿貫 聡

Point

- □ 唾液腺（耳下腺，顎下腺，舌下腺）の腫脹を主体とするムンプスウイルス感染症である
- □ 精巣炎は思春期以後に多い
- □ 飛沫感染し，感染力は非常に強い
- □ 曝露後予防はなく，発症後の治療も対症療法のみである

Introduction

- ムンプスウイルスによる感染症．腺症状（特に圧痛や咀嚼時の疼痛を伴う唾液腺腫大，精巣炎，卵巣炎，膵炎），神経症状（無菌性髄膜炎，脳炎，聴力障害），発熱（ときに無熱のこともある）などを呈する．幼児～小児に好発するが，成人例も散見される．
- ムンプスワクチンは任意接種であり，接種率は高くない．ワクチン接種者からの発症もみられるが，症状が軽い傾向がある．
- 不顕性感染も多く，約30%を占めるといわれている．
- 麻疹や水痘では，患者との接触者に対するワクチン接種が行われるが，ムンプスでは効果は期待できない．

鑑別診断（図1）

1）症状と身体所見

- 2～3週間（平均18日前後）の潜伏期の後，発熱，倦怠感，筋肉痛に引き続き，耳下腺の腫脹，疼痛，圧痛を生じる．症状は発症後48時間程度でピークとなり，1～2週間で軽快する．
- 耳下腺腫脹は片側のこともあり，また顎下腺，舌下腺などの唾液腺に起こることもある．
- 感染力を有する期間は，発症1～2日前から，1週間程度とされている．
- 無菌性髄膜炎の頻度は高く，10%以上との報告もある．一般に症状は軽いが，稀に脳炎による重症化例が報告される．
- 思春期以降においては，男性の20～30%に睾丸炎，女性の約7%に卵巣炎を合併すると

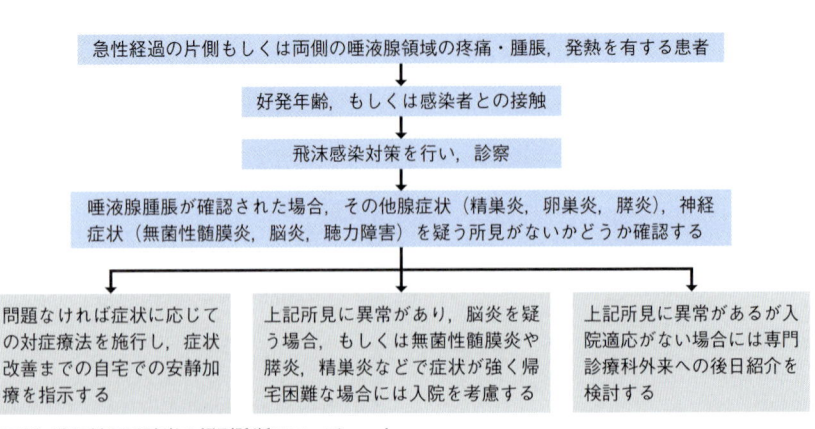

```
急性経過の片側もしくは両側の唾液腺領域の疼痛・腫脹，発熱を有する患者
                        ↓
           好発年齢，もしくは感染者との接触
                        ↓
              飛沫感染対策を行い，診察
                        ↓
唾液腺腫脹が確認された場合，その他腺症状（精巣炎，卵巣炎，膵炎），神経
症状（無菌性髄膜炎，脳炎，聴力障害）を疑う所見がないかどうか確認する
```

問題なければ症状に応じての対症療法を施行し，症状改善までの自宅での安静加療を指示する	上記所見に異常があり，脳炎を疑う場合，もしくは無菌性髄膜炎や膵炎，精巣炎などで症状が強く帰宅困難な場合には入院を考慮する	上記所見に異常があるが入院適応がない場合には専門診療科外来への後日紹介を検討する

〔図1〕流行性耳下腺炎の鑑別診断フローチャート

いわれるが，実際に不妊の原因となることは稀である．
- 非常に稀だが，難聴の原因となり得ることを知っておきたい．

2) 検査所見
- EIA法にてIgM抗体を検出するか，ペア血清IgG抗体価の有意な上昇をもって診断する．
- 小児の典型例の場合は検体提出は必須とはいえず，非典型例・重症例もしくは成人例などでの提出を考慮する．

3) 鑑別のポイント
- ムンプスウイルス以外のウイルスによる耳下腺炎，唾石症，細菌性唾液腺炎などの可能性がある．1～2週の経過観察のみで改善が得られない場合，くり返しての腫脹を認める場合には，反復性耳下腺炎，慢性耳下腺炎などの鑑別を考慮し，背景にある疾患を鑑別する必要がある．

ERでのマネジメント

- 基本的には対症療法のみとなる．アセトアミノフェンなどの消炎鎮痛薬の投与，経口摂取困難であれば補液などを行う．

Disposition

- 原則としては外来加療が可能である．ただし，脳炎を疑う事例は後遺症や死亡に繋がる可能性があり，入院での経過観察が望ましいと思われる．また，髄膜炎，精巣炎などで疼痛が強い場合にも入院を考慮することが望ましいと思われる．
- その他，聴力障害，精巣炎・卵巣炎合併例，膵炎合併を示唆する所見を認めた場合には専門診療科へのコンサルテーションが望ましい．

ER後の診療

- 精巣炎は稀に不妊を起こす可能性があり，状況に応じての経過観察が望ましい．

注意点・ピットフォール

- 学校保健安全法での出席停止基準では，「耳下腺，顎下腺または舌下腺の腫脹が始まった後5日間を経過し，かつ，全身状態が良好となるまで出席停止」となっている．
- 定点報告疾患（五類感染症）であり，指定届出機関（小児科定点医療機関）は週ごとに保健所に届ける必要がある．

文献
1) 国立感染症研究所：流行性耳下腺炎（ムンプス，おたふくかぜ）(www.nih.go.jp/niid/ja/kansenno-hanashi/529-mumps.html)（2015年8月閲覧）

7-11 伝染性紅斑（りんご病）

綿貫 聡

Point

- [ ] パルボウイルスB19による感染症．成人では頬部の紅斑が目立たず，手指などの関節症状を呈することがある

Introduction

- パルボウイルスB19による感染症．成人例では四肢を中心としたレース状の網目状紅斑を呈し，手指を中心とした多関節症状を呈することが多い．
- 小児では伝染性紅斑を呈し，両頬部の紅斑に続いて四肢・体幹部の網目状紅斑を呈する．

鑑別診断

- 手指関節炎という観点からは関節リウマチ，全身性エリテマトーデスなどの膠原病が鑑別の対象となる．シックコンタクト，病状経過から鑑別を行う必要がある．
- 確定診断のためには，パルボウイルスB19 IgM抗体の検査を提出する．
- ただし，検査感度は悪く，偽陽性・偽陰性ともに多い．また，保険診療上は妊婦のみが適用となっていることに注意が必要である．

ERでのマネジメント

- 基本的には対症療法のみ．アセトアミノフェンなどの消炎鎮痛薬の投与，経口摂取困難であれば補液などを行う．

Disposition

- 原則として外来経過観察可能な疾患である．

- 関節炎は遷延する可能性があり，長期間の外来経過観察が必要と考えた方が無難である．基本的にはアセトアミノフェン，NSAIDsなどによる対症療法での経過観察でよい．関節リウマチ，その他膠原病疾患との鑑別が困難な場合にはリウマチ膠原病科への紹介が望ましい．
- 妊婦については流産，胎児水腫の原因となることがあり，産婦人科への紹介が望ましい．

注意点・ピットフォール

- 母体感染の場合，血行性感染に伴う胎児の心筋炎，骨髄無形成クリーゼ（aplastic clisis）が起こる可能性がある．
- 成人症例では典型的な皮疹を欠くことがまま認められ，症候が類似していることから関節リウマチと鑑別が困難な場合がある．診断の要点はシックコンタクトや小児との接触歴の聴取である．
- 稀な病態であるが，慢性の溶血性貧血が背景にある患者では骨髄無形成クリーゼを呈することがあり，注意が必要である．

文献

1) Servey JT, et al：Am Fam Physician, 75：373-376, 2007

7-12 手足口病

第2章 主たる病態のマネジメント §7 感染

綿貫 聡

Point

- □ 手掌，足底，口腔内に水疱を形成するウイルス感染症である
- □ エンテロウイルス71，コクサッキーウイルスA16などにより発症する
- □ 飛沫による感染と糞便から手指を介した経口感染がある
- □ 糞便へのウイルス排出は長期間（数週）続く可能性があり，対応に注意が必要である

Introduction

- エンテロウイルス71，コクサッキーウイルスA16などにより発症する手掌，手背，指間，足底，足背，口腔粘膜に水疱を形成するウイルス感染症．エンテロウイルスは東アジア圏での大規模流行が過去に報告されており，日本でも夏季感染症の代表的な原因である．
- 小児例が90％近くを占める．成人については小児期の不顕性感染を含む曝露があるため発症は少ないとされているが，小児の流行期に合わせて成人例も散見される．

鑑別診断

1）症状と身体所見
- 手掌，足底，口腔内に2〜3mmの水疱を形成する．発熱を伴うこともある．

2）検査所見
- 急性期・回復期における中和抗体での4倍以上の抗体価上昇が参考になる．咽頭，便，直腸拭い液などからのウイルス分離も方法としてはあるが，保険適用はない[1]．

3）鑑別のポイント
- 成人例での鑑別は全身性の水疱形成として水痘，手掌・足底の皮疹として梅毒（HIV合併も考慮）なども鑑別にはあがるが，いずれも病歴，皮膚所見での鑑別が要点となる．シックコンタクトの有無が要点である．また，手足口の発疹については小児例に比して非典型な経過を呈することも多い．皮膚所見の評価が不確かであれば，皮膚科への紹介を考慮すべきである．

ERでのマネジメント

- 基本的には対症療法のみとなる．アセトアミノフェンなどの消炎鎮痛薬の投与，経口摂取困難であれば補液などを行う．
- 基本は咽頭からの飛沫感染，糞便や水疱からの手指を介した経口感染が考えられ，診療時には接触感染対策を行う必要がある．

Disposition

- 原則としては外来加療が可能である．ただし，脳炎を疑う事例は後遺症や死亡につながる可能性があり，入院での経過観察が望ましいと思われる．
- 中枢神経感染症（髄膜炎，脳炎，小脳失調，Guillain-Barré症候群），心筋炎などを合併した場合には全身状態の評価を行いつつ，入院での経過観察が望ましいと考えられる．

注意点・ピットフォール

- 成人例では皮疹が非典型な経過を示すことがあり，診断に苦慮することも多い
- 学校保健安全法では出席停止期間についての明瞭な記載はなく，急性期のみ症状に応じての対応を行うに留まることが多い．ただし，上記の通り糞便中へのウイルス排出はあり，可能な範囲での接触感染対策が望ましい．

文献
1) 感染症の話．感染症派生動向調査情報，2001年第27週，国立感染症研究所感染症情報センター（http://idsc.nih.go.jp/idwr/kansen/k01_g2/k01_27/k01_27.html）

第2章 主たる病態のマネジメント ■§7 感染

7-13 伝染性単核球症

三好雄二

Point

- □ 発熱・咽頭炎・リンパ節腫脹の三徴に加えてリンパ球増多が診断のポイントである
- □ 咽頭炎が軽度なIMは"typhoidal form"といわれ，EBV以外の原因を考慮する
- □ 原因の1つとして急性HIV感染症を忘れてはならない

Introduction

- 伝染性単核球症（infectious mononucleosis：IM）の頻度は，咽頭痛で受診する患者の1%程度である．発熱・咽頭炎・リンパ節腫脹が三徴であり，15〜24歳の青年層に発症しやすい．
- IMの90%はEBウイルス（EBV）初感染が原因である．EBVは全世界の95%の成人に感染している．無症候の成人であっても唾液内から少量のウイルスを排出している．幼少期に感染した場合には，無症候感染で終了するが，青年期に初感染した場合には，70%程度の感染者がIMを発症する．
- 潜伏期間は約30〜50日程度であり，感染のきっかけとしてはキスが多い．

症状・検査

1）症状

- 咽頭炎は，両側に同程度の滲出性扁桃炎を呈し，分厚い白苔を伴っている．扁桃の腫脹が強く咽頭の間隙が小さく，重症な印象を受ける．
- ウイルス血症の影響で全身性リンパ節腫脹を呈する．腋窩・鼠径にもリンパ節腫脹がある場合には，IMである可能性が高くなる．特に頸部リンパ節では，後頸部リンパ節腫脹が特徴である．
- IMのみでの皮疹は稀（3%未満）である．IMの患者にアモキシシリンまたはアンピシリンを投与すると95%，その他のβラクタム系抗菌薬では40〜60%の患者で薬疹を発症する．

〔表1〕EBウイルス抗体検査

VCA-IgG	初期感染後1カ月弱で陽性となり，その後生涯陽性．通常，初診時にはピークに近いので，ペア血清では診断できない
VCA-IgM	感染後約1週間で陽性となり，1カ月でピークに達し，2〜6カ月で消退する．本抗体の存在（特に10倍以上）は初期感染の証拠となる
EBNA	感染後期に出現し，生涯持続する．既感染の証拠であり，陽性は急性感染を否定する．ペア血清で陽転すれば，急性感染の証拠となる

2）検査所見

- 白血球は11,000〜18,000/μLと上昇している．特にリンパ球数の増加が顕著であり，リンパ球数が50%以上，異型リンパ球が10%以上（Hoagland criteria）が特徴的であり，EBV感染に対して感度71%，特異度95%の所見である．
- 一方でリンパ球数が4,000/μL未満の場合には，IM以外の診断を考え直した方がよい．EBV感染症の確定診断のためには，EBNA抗体陰性かつEBV-VCA（viral capsid antigen）IgMまたはIgG陽性を確認する．
- 必ずしもERで確定診断の必要はないが，参考までに各種EBV抗体検査とその臨床的意義を表1に記した．

鑑別診断

1）EBV感染症

- 溶連菌性咽頭炎との鑑別にリンパ球数の割合が役に立つ．リンパ球数/全白血球が0.35以

上の場合は、溶連菌性咽頭炎である可能性は非常に低い。
- 咽頭炎が軽微なIMは，"typhoidal form" といわれ，EBV以外の原因を考える．
- IMの10％は，サイトメガロウイルス（CMV），HIV，トキソプラズマ，HHV-6，HHV-7が原因となる．

2）急性HIV感染症（本章§7-15「ERにおけるHIV感染症」も参照）

- **HIVウイルスに感染して2〜6週の時期に，半数以上の例で伝染性単核球症様の症状を呈する**といわれている．
- ウイルス量が非常に多く，**感染源としてのリスクが高いので，これを診断することは重要**である．
- 症状は，口腔咽頭の潰瘍や皮疹など，皮膚粘膜病変の頻度が高いといわれている．
- 最近のHIVスクリーニング検査（第4世代）は，抗原・抗体の両者を検査するため感度は高いが，急性HIV感染症における感度は90％程度であり，偽陰性のリスクがある．急性HIV感染症が強く疑われるのにスクリーニング検査が陰性の場合には，HIV-RNA（PCR）を検査することが望ましい．

3）サイトメガロウイルス急性感染症

- 咽頭症状は軽微である．
- CMVは，一般人口の50〜90％が既感染といわれており，抗体診断は難しい．感度は高くないが，IgMが陽性なら疑わしい．

ERでのマネジメント

- IMの診断は特徴的な臨床症状と血算・白血球分画で行う．治療はアセトアミノフェンやNSAIDsを用いた対症療法である．ステロイドは，気道閉塞の危機にある患者に限って使用する．
- アシクロビル・バラシクロビルの使用は，溶血性貧血・髄膜炎・脳炎・重症肝炎などの稀な重度の合併症を呈した患者で考慮する．
- 一般的に症状が強いため，患者は抗菌薬を求めてくることが多い．疾病教育をしっかりと行うべきである．安易な抗菌薬投与は，重篤な皮疹を誘発することになる．
- 稀な合併症として脾臓破裂がある．患者にはコンタクトスポーツを少なくとも3週間は中止するように指示する．IMの主な症状は1カ月程度で改善するが，その後に倦怠感が数カ月持続する．ER受診後は必ず外来でのフォローアップを行い，IMの原因検索と疾病教育を行う．

文献
1) Lennon P, et al : BMJ, 350 : h1825, 2015
2) Balfour HH Jr, et al : Clin Transl Immunology, 4 : e33, 2015
3) Luzuriaga K & Sullivan JL : N Engl J Med, 362 : 1993-2000, 2010
4) Aronson MD, et al : Infectious mononucleosis in adults and adolescents, Uptodate（2015年6月閲覧）
5) Womack J & Jimenez M : Am Fam Physician, 91 : 372-376, 2015
6) Wolf DM, et al : Arch Otolaryngol Head Neck Surg, 133 : 61-64, 2007

第2章 主たる病態のマネジメント ■§7 感染

7-14 性行為感染症

本田 仁

Point

- [ ] 性行為感染症（STI）の診断には病歴が重要である
- [ ] 性交歴の5Pを覚えておく
- [ ] ひとつのSTIが診断されたら，必ずほかの感染症の存在を疑う
- [ ] 治療の閾値は低くし，治療はできるだけその場で行う

Introduction

性行為感染症（sexually transmitted infection：STI）は日本にはなかなかSTIクリニックのような存在が身近にないこともあり，その緊急治療的側面からERなどに患者が来院することがよくある．基本的には若年者に多いと思われるが，あまり年齢でSTIの有無を判別しないほうが無難であろう．なかには，急性腹症のような症状を呈してくるSTIもあり，鑑別疾患のなかにSTIが入っていることは重要である．

STI自体の概念は起因微生物ごとの疾患の分類と，症候ごとの疾患の分類があり，これが混乱をおよぼす原因かもしれない．各微生物がどのような症候を呈するのか大まかに理解していること，さらに疾患頻度を考えていることなどはとても重要である．

また**性交歴の病歴聴取は非常に重要である**．性交歴の5Pに関して適切に聴取できるようにすべきである．表1に性交歴の5Pを示す．

ここでひとつ注意したいのは，性交歴の聴取は非常に繊細な質問であるため，質問の仕方には注意が必要である．特にERでは初対面の患者であるため，患者医師関係を短時間で構築するのは容易なことではない．

鑑別診断（図1）

1）症状と身体所見

女性であれば，**排尿時痛，陰部の痛み，腹痛**などで来院することが多いと思われる．特に骨盤内炎症性疾患（PID）の場合には発熱，腹痛が主訴となり，虫垂炎や卵巣出血，卵巣の茎捻転などと紛らわしいため注意が必要である．また内診できればcervical motion tenderness（子宮頸部他動痛）も確認ができ，PIDの診断には有用である．

男性の症状もまた感染部位によって異なる．尿道炎ということであれば，排尿時違和感や排尿時痛という形で来院するが，前立腺炎ではさらに程度の強い排尿時痛と前立腺の触診の際の圧痛がある．精巣炎や精巣上体炎では局部の痛みと圧痛がある．

またSTIは必ずしも局所に症状が限局してい

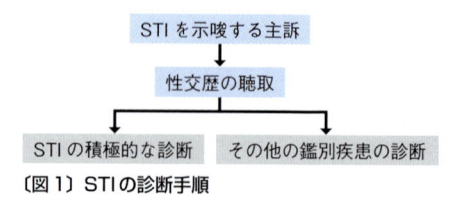

〔表1〕性交歴の5P

内容	質問
Partner	パートナーの数，性別．過去2カ月および12カ月のパートナーの数は何人か？
Prevention of pregnancy	妊娠を回避するために避妊をしているか？
Protection from STIs	STIを防ぐために何をしているか？
Practices	どのような性交をしているか？
Past history of STIs	過去にSTIの既往があるか？

〔図1〕STIの診断手順

STIを示唆する主訴 → 性交歴の聴取 → STIの積極的な診断／その他の鑑別疾患の診断

なかったり，もしくはその他の部位に症状があることもある．オーラルセックスによる咽頭炎の場合は咽頭痛で受診することになるであろう．梅毒などは皮疹やリンパ節炎という形で受診となる可能性もある．症状が多岐にわたるため，やはり鑑別疾患を絞っていく過程において，病歴の聴取が重要になってくる．

　陰部の診察はERにおいてはできた方がよい．男性性器の診察は道具もいらず容易にできる．**特に尿道口からの漏出，陰茎・陰嚢における疣贅の存在，精巣やその周辺の疼痛・圧痛，肛門の疣贅**などは見逃してはならない．

　女性の診察は内診が必要である．慣れると比較的簡単に施行できるが，器具，専用の診察台が必要である．また外陰部の診察で診断できる症例もあるため，外陰部の疼痛がある状況であれば，診察すべきである．なお男性が女性患者を診察する際には必ず，女性の看護師や医師と一緒に入室した状態で診察すべきである．

2）検査所見

　頻度として多いSTIはやはり，**クラミジア感染症と淋菌感染症**である．男性であれば，尿道炎，女性であれば，頸管炎等での来院の可能性が高いため，尿道からの分泌物，内診時の分泌物のグラム染色，培養，また核酸増幅検査（nucleic acid amplification testing：NAAT）を実施する．グラム染色ではグラム陰性双球菌を認めることができれば，淋菌感染症の診断は短時間でつく．

　また分泌物の鏡検が上手になれば，細菌性腟症（clue cell），腟トリコモナス症など一発診断が可能な状況が出てくるであろう．

　また**ひとつのSTIがあれば，必ず他のSTIも疑うことである．特にHIVの検査は必須である．**

3）鑑別のポイント

　基本的にSTIを診断するうえで欠かせないのは性交歴である．もちろん患者年齢，症状から明らかにSTIとわかるような場合もあるが，そのような古典的な症状で来院しないときにも関連する病歴があればSTIと疑うことができる．

ERでのマネジメント

頻度の高い感染症の処方例を記す．

1）頸管炎，尿道炎（クラミジアおよび淋菌）
- セフトリアキソン1g点滴静注単回投与とアジスロマイシン1回1g経口もしくは徐放剤2g単回投与．
- 基本的にクラミジア感染症もしくは淋菌感染症が診断された場合には上記の両方を治療する．

2）腟トリコモナス症
- メトロニダゾール1回500 mg 経口12時間ごと，7日間．

3）梅毒第1期および第2期
- 日本には欧米で使用されているベンザシンペニシリンがないため，アモキシシリン1回500 mg経口8時間ごと14日程度が日本性感染症学会のガイドラインなどで推奨されている（もしくはドキシサイクリン1回100 mg経口12時間ごと14日間）．

Disposition

　入院か帰宅かの選択はSTIにおいては患者の重症度，症状の強さに依存している．また経口の抗菌薬より，静注の抗菌薬での治療が必要と判断される場合には入院の適応となるであろう．例としては重症な（バイタルサインが崩れているような）前立腺炎や精巣炎，重症のPID，卵管卵巣膿瘍などがあがる．

　帰宅させる際には基本的に次回来院がない状況であることが前提での治療を行うべきである．

注意点・ピットフォール

- ひとつのSTIを診断したら，他のSTIの可能性も考える．

第2章 主たる病態のマネジメント ■§7 感染

7-15　ER における HIV 感染症

本田　仁

> **Point**
> □ HIV 感染症の徴候を ER で見逃さない．さまざまな症状を呈する HIV 感染症と日和見感染症を認識しておく
> □ 確定診断がつくまで，診断の告知は避けるべきである

Introduction

HIV 感染症はレトロウイルスによる感染症であり，主に血液曝露を介して感染する感染症である．以前は輸血による感染症として認められていたが，現在では性行為感染症，静注の薬物使用（針の共用，使い回し）などによる感染が多い．日本では圧倒的に性行為感染症としての HIV 感染症が多い．

性行為感染症や薬物使用などは圧倒的に若年者から40歳代程度までの年齢に多いと思われるが，日本の疫学データにおいては**高齢者でも一定数の新規患者が存在していることは押さえておくべきである**．日本でも男性間性交者（MSM）の患者に HIV 感染症の発生は多いため，**性交歴の聴取は HIV 感染症患者を見逃さないために重要な第一歩である**．なお HIV 感染症が ER の外来で瞬時に確定する状況はほとんどない．

鑑別診断

HIV 感染症の患者が ER を来院する状況は下記の3パターンになる可能性が高いと思われる．
①何らかの慢性的な全身症状を主訴に来院する．
②AIDS 指標疾患を代表とする日和見感染症を呈した状況で重症化して受診．
③その他の STI によって来院 ➡ 最終的に HIV が診断される．

そのためこの3系統ではそれぞれ違った救急でのアプローチが必要になる（図1）．

1）症状と身体所見

HIV 感染をしている患者が未診断の状況で ER に受診する可能性は上記の通りであり，症状と身体所見からこれらを的確に診断することは難しい．そのためここでは各プレゼンテーションにおける特徴と注意を示す．

a. 慢性の全身症状で来院する場合

この場合，発熱が続く，下痢が止まらない，リンパ節が腫脹している，体重が減っている，風邪症状が長引いているなどのように，特異的な症状がないかもしれないため，簡単な診察で帰宅となる可能性があり，見過ごされてしまうことが予想される．このため，やはり症状だけで鋭く HIV を強く疑うことは困難である．よって性交歴や麻薬使用歴（針の共用）などの病歴が非常に重要になってくる．

b. 日和見感染症で来院する場合

この場合，AIDS 指標疾患で受診する可能性がある．日和見感染症の頻度として多いのは，肺炎球菌肺炎（咳嗽，呼吸苦），クリプトコッ

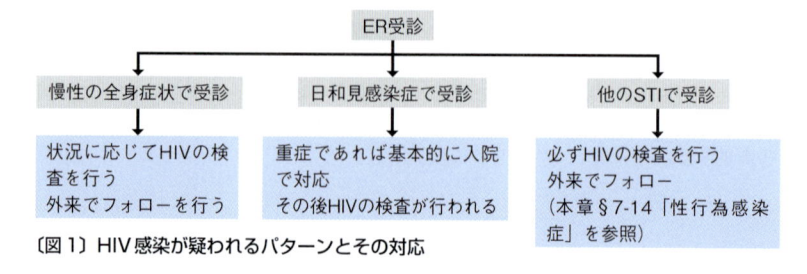

〔図1〕HIV 感染が疑われるパターンとその対応

```
                        ER受診
          ┌───────────────┼───────────────┐
    慢性の全身症状で受診      日和見感染症で受診        他のSTIで受診
    状況に応じてHIVの検       重症であれば基本的に入院   必ずHIVの検査を行う
    査を行う                 で対応                   外来でフォロー
    外来でフォローを行う       その後HIVの検査が行われる （本章§7-14「性行為感染
                                                    症」を参照）
```

カス髄膜炎（頭痛，発熱）などがあがるであろう．代表的な日和見感染症であれば，HIV が鑑別疾患にあがる状況は考えられるがそうでない場合もある．HIV の患者で最も多い肺炎は古典的には肺炎球菌肺炎である．肺炎球菌肺炎はもちろん一般人口においても最も頻度の高い肺炎である．髄膜炎で *Cryptococcus* の菌体が墨汁染色などで，すぐにみつけられる状況があれば，HIV の診断の可能性はあがるが，これが細菌性髄膜炎として治療される可能性もあり，この際には治療も遅れてしまうため非常に注意が必要である．

c. 他の STI で受診した場合

この場合は必ず HIV の検査がされるべきである．この件に関しては本章 §7-14「性行為感染症」で詳しく解説する．

2) 検査所見

スクリーニング検査である HIV ELISA および確定診断である HIV ウェスタンブロット以外の検査所見のみで HIV を疑うのは困難である．常に病歴と連動して考えるべきである．

ただ，HIV の患者は原因不明の血球減少，異形リンパ球，肝機能障害，肝炎の既往（B 型，C 型）等が認められる可能性がある．あとは各日和見感染症の診断がつくような検査が陽性であることであろう．

3) 鑑別のポイント

HIV 感染症の診断は圧倒的に病歴に依存している．言い換えると，性交歴などの病歴を聴取する機会が少ない ER などでは容易に見逃してしまう可能性がある．そのため，若い患者が伝染性単核球症様症状で受診した際には必ず性交歴を聴く（本章 §7-13「伝染性単核球症」も参照），肺炎の患者では念のために性交歴などを聴取する慣習を身につけるなど，日頃の病歴聴取が ER のような短い診療時間でのプラクティスでも重要である．

ER でのマネジメント

基本的に**性交歴などで HIV 感染症を疑うに十分たる状況であれば，HIV のスクリーニング検査は躊躇せず行う**．基本的に患者からの同意については，検査したくない意思がある場合以外では検査しますという形で進めてよいと思われる．検査として必要なのは HIV 抗体 ELISA である．

くり返すが，ER で短時間で HIV 感染症が診断される状況はほとんどない．これは HIV の検査自体が 2 段階であり，スクリーニング検査の ELISA，その後の確定検査のためのウェスタンブロット法が陽性になり，初めて診断されるからである．スクリーニング検査は感度が高い検査のため，陰性の際の除外に使用されるが，特異度の低い検査のため，陽性の場合は確定検査が必要となる．ウェスタンブロットによる検査は通常数日かかり，後日診断の説明となる．

ここで重要なのは **ELISA が陽性というだけで，患者に HIV の可能性を話さないこと**である．くり返すが，ELISA は特異度は低い検査であり，陽性自体が感染症の存在を示唆しないこともしばしば経験する．そのため，その時点でのインフォームは患者に過度な不安を与えるだけである．確定診断がついた状況での診断の告知は感染症科や HIV を担当している科の医師から行う方がよい．

Disposition

ここでは基本的に HIV ELISA がチェックされ，陽性になった状況での disposition をお話する．くり返すが，HIV ELISA のみで，HIV の可能性を患者に告知しない．そのため，もし**陽性となった際には必ず感染症専門医，もしくはこのような状況に慣れている内科の医師への紹介をするべき**である．病歴が疑わしく HIV ELISA も陽性の状況では本人の診断，公衆衛生上の観点からも確定検査がされるべきである．もちろん外来で HIV ウェスタンブロットがオーダーできる状況であれば，その場で行うのが理想的かもしれない．

もし ER で早期に HIV に関連した別の感染症（日和見感染症を含む）が診断され，入院となる状況があれば，できれば感染症科，もしくは HIV 診療に慣れている医師へのコンサルトが望ましい．

第2章 主たる病態のマネジメント ■ §7 感染

7-16 血液・体液曝露事故への対応

村田研吾

Point

- □ 受傷1～2時間以内に治療開始せねばならない緊急疾患である
- □ HIV感染リスクが高い場合には予防内服を開始してから詳細な検査を行う

Introduction

- 血液・体液曝露とは他者の血液・体液が，傷，粘膜に付着（曝露）することである．
- 他者の血液・体液に含まれる血液媒介病原体の感染を防ぐために，予防的治療（曝露後予防）が必要な場合がある．
- 対象とする病原体：HIV，HBV，HCV
- 感染性のある体液：血液，あるいは血液を含んだすべての体液※．髄液，心囊水，胸水，腹水，関節液，羊水，精液，腟分泌液．
- 感染性のある曝露：感染性のある体液が付着した針・鋭利物による受傷，粘膜への付着，バリアの破綻した皮膚への付着（傷，湿疹，熱傷がある皮膚など）．

※血液が混入していない限り，涙液，鼻汁，唾液，痰，乳汁，汗，尿，胃液，吐物，胆汁，便は感染源とは考えられていない．

初期対応（図1～3）

- すべての血液体液曝露はHIV，HBV，HCVを含んでいる可能性を想定する．

1）HIV（図1）

❶ HIV感染予防のためには1～2時間以内に有効な抗HIV薬を内服しなければならない．最

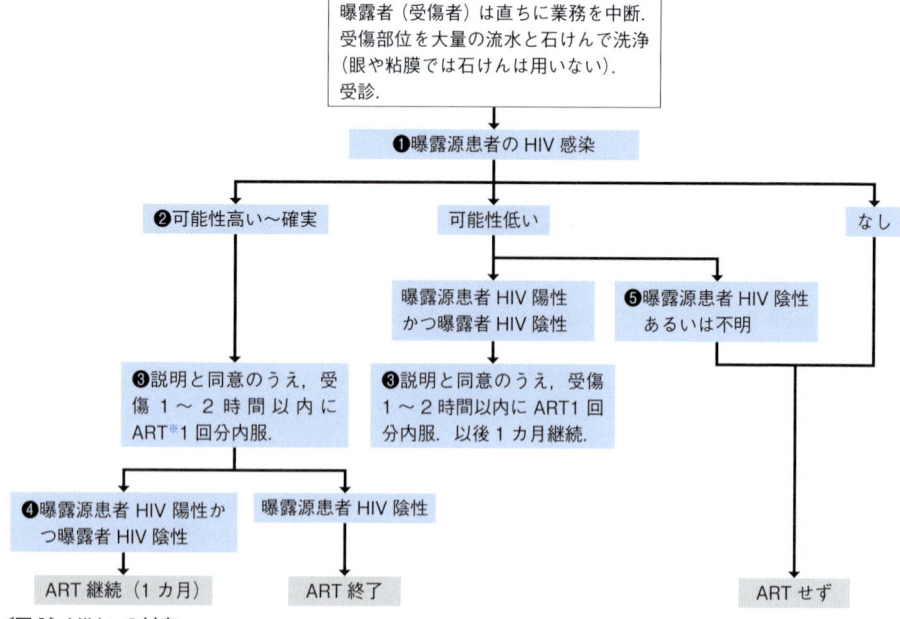

〔図1〕HIVへの対応
※ART：anti-retroviral treatment（抗HIV治療）

も迅速な対応が必要なHIVから順に対応していく．

❷明らかな感染者以外でHIV感染の可能性が高い例：HIV未検の伝染性単核球症・クリプトコッカス髄膜炎・ニューモシスチス肺炎患者の血液．HIV患者が入院している病棟のゴミ箱にあった詳細不明の針．

❸HIVに曝露した可能性が高ければ，検査結果を待たずに初回の抗HIV薬の内服をすみやかに行う．抗HIV治療を継続するかどうかは初回内服の後に考えればよい．曝露者が妊娠中，授乳中，重篤な併存症がある，抗HIV薬と相互作用のある薬剤を服用している場合や，曝露源患者が耐性ウイルスに感染している場合にはHIV専門家への相談が必要だが，そのために抗HIV薬の初回内服が遅れてはならない．

・曝露後予防の抗HIV薬処方例
例①**妊娠可能性なし**：ラルテグラビル（アイセントレス®）400 mg錠　1回1錠，1日2回
テノフォビル/エムトリシタビン（ツルバダ®）1回1錠，1日1回

②**妊娠可能性あり**：ロピナビル/リトナビル（カレトラ®）1回2錠，1日2回．ジドブジン/ラミブジン（コンビビル®）1回1錠，1日2回
※①，②いずれも初回は2剤を同時に内服する．食事の影響はない．

③**上記薬剤に耐性のHIVに曝露した場合**：曝露源患者が現在の治療でウイルス血症が抑制されていれば曝露源患者と同じ薬剤．

❹同意を取得してHIVスクリーニング検査を行う．

❺曝露源患者のHIV感染の可能性が低く，かつ感染が不明の場合，わが国でのHIVの有病率が低いことから抗HIV薬を開始する必要はないと考えられている．

2) HBV（図2）

❶過去にHBs抗体≧10 mIU/mLであれば，抗体価が低下してもHBV感染から守られる．

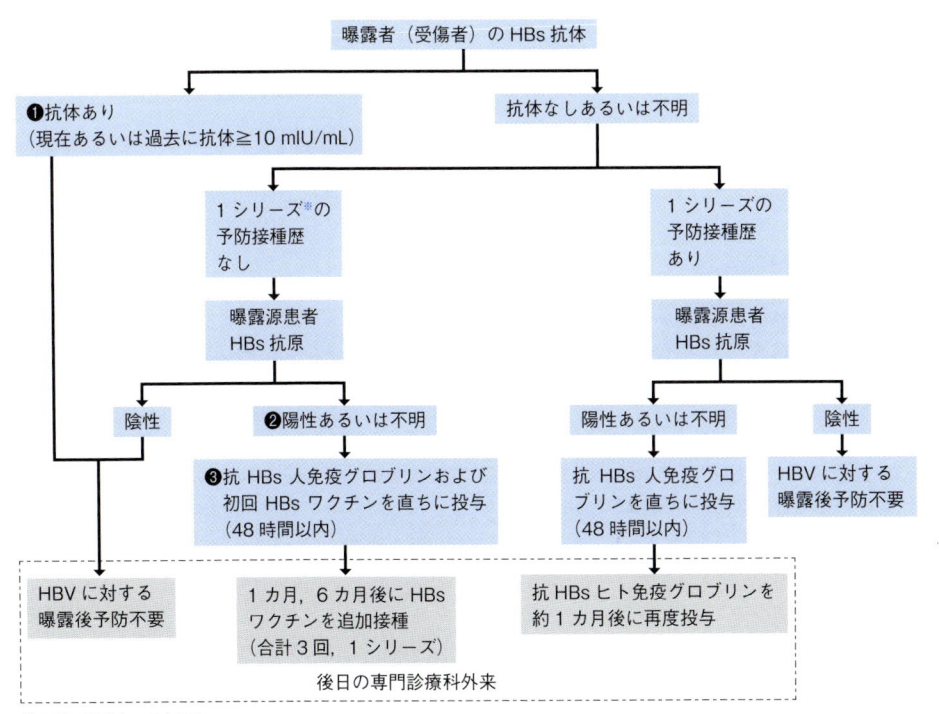

```
                    曝露者（受傷者）のHBs抗体
                              │
              ┌───────────────┴───────────────┐
         ❶抗体あり                       抗体なしあるいは不明
    （現在あるいは過去に                         │
      抗体≧10 mIU/mL）              ┌──────────┴──────────┐
                              1シリーズ※の              1シリーズの
                              予防接種歴                予防接種歴
                                なし                      あり
                                 │                         │
                             曝露源患者                 曝露源患者
                             HBs抗原                   HBs抗原
                          ┌─────┴─────┐           ┌─────┴─────┐
                         陰性    ❷陽性あるいは不明   陽性あるいは不明   陰性
                          │           │                 │           │
                      HBVに対する  ❸抗HBs人免疫グロブリンおよび  抗HBs人免疫グロ   HBVに対する
                      曝露後予防不要  初回HBsワクチンを直ちに投与   ブリンを直ちに投与  曝露後予防不要
                                  （48時間以内）             （48時間以内）
                                       │                       │
                              1カ月，6カ月後にHBs         抗HBsヒト免疫グロブリンを
                              ワクチンを追加接種           約1カ月後に再度投与
                              （合計3回，1シリーズ）
                                     後日の専門診療科外来
```

〔図2〕HBVへの対応
※1シリーズ：初回，1カ月後，6カ月後の合計3回の予防接種

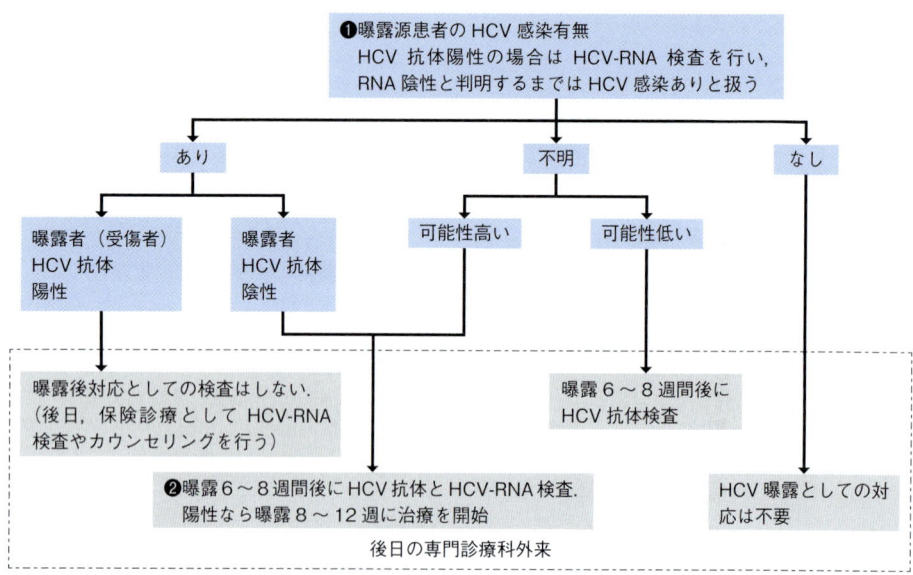

```
                    ❶曝露源患者のHCV感染有無
                  HCV抗体陽性の場合はHCV-RNA検査を行い,
                  RNA陰性と判明するまではHCV感染ありと扱う
         ┌──────────────────┼──────────────────┐
        あり                 不明                なし
    ┌────┴────┐         ┌────┴────┐
 曝露者(受傷者)  曝露者     可能性高い  可能性低い
 HCV抗体     HCV抗体
 陽性       陰性
```

┌──┐
│ 曝露後対応としての検査はしない.   曝露6〜8週間後に   │
│ (後日, 保険診療として HCV-RNA   HCV抗体検査   │
│ 検査やカウンセリングを行う)   │
│   HCV曝露としての対 │
│   ❷曝露6〜8週間後にHCV抗体とHCV-RNA検査.   応は不要   │
│   陽性なら曝露8〜12週に治療を開始   │
│   後日の専門診療科外来   │
└──┘

〔図3〕HCVへの対応

❷HBV陽性血液の針刺し事故での感染率は約30％と高いこと, わが国におけるHBVの有病率が高いことから, **不明の場合には曝露後予防を行う必要がある.**

❸下記を互いに異なる部位に注射する.
　　例 抗HBsヒト免疫グロブリン「日赤」1,000単位 筋注.
　　　B型肝炎ワクチン(ビームゲン®) 0.5 mL筋注

3) HCV (図3)

❶HCVに対する曝露後予防は確立していない. 後の治療や補償のために, 曝露源患者と曝露者のHCV検査を行わなければならない. HCV慢性感染の有無はHCV抗体でスクリーニングしHCV-RNAで確認する. 急性C型肝炎の初期はHCV抗体が陰性となるため, **曝露源患者が原因不明の急性肝炎症状を呈している場合には抗体が陰性でもHCV-RNAを検査する.**

❷HCVの感染成立が確認されれば, 曝露8〜12週間後に治療を開始することが望ましい.

Disposition

治療の有無によらず, 約1〜2カ月後にフォローを手配する. HIV曝露の場合は曝露後予防を開始したうえで72時間以内にHIV診療の専門家に連絡することが望ましい.

注意点・ピットフォール

- 労務災害あるいは公務災害の手続きが必要になる.
- 梅毒は「病変部の体液」を直接粘膜, 傷口に接触させると感染し得るが, 通常の針刺し事故で感染することはきわめて稀である.

文献

1) U.S. Public Health Service：MMWR Recomm Rep, 29：50 (RR-11)：1-52, 2001
2) Kuhar DT, et al：Infect Control Hosp Epidemiol, 34：875-892, 2013
3) 「抗HIV治療ガイドライン2015年3月」(HIV感染症及びその合併症の課題を克服する研究班), 2015 (http://www.haart-support.jp/pdf/guideline2015.pdf)

第2章 主たる病態のマネジメント ■§7 感染

7-17 旅行者下痢症

三好雄二

Point

- □ "海外帰国者の下痢"＝旅行者下痢症ではない．非感染性，腸管外感染症，腸管感染症の順で鑑別する
- □ 東南アジアからの帰国者ではキャンピロバクターが旅行者下痢症の最多原因である

Introduction

- 「旅行者下痢症」とは先進国から開発途上国への渡航先で急性下痢症を発症することである．
- 1970年代に腸管毒素原性大腸菌（enterotoxigenic E. coli：ETEC）が最多の原因菌として認識され，旅行者下痢症の原因の大部分は細菌性腸炎であることがわかった．
- 急性下痢症は渡航者が罹患する最も多い病気である．2週間の滞在期間中の罹患率によって，high（>20％），intermediate（8〜20％），low（8％未満）riskの地域に区分されている．
- 予防方法として衛生的な食事を心がけることがいわれており，"boil it, cook it, peel it, or forget it"，「氷入りの飲みものは飲まない」は昔からの基本的指導である．しかし，旅行者がいくら注意しても現地の厨房の衛生事情をうかがい知ることはできず，食事に注意しても予防効果は限定的である．5つ星ホテルでの滞在であっても完全に予防できるものではない．

ERでのマネジメント（図1）

- 国内発症の急性下痢症の最多原因はウイルスであるが，旅行者下痢症では細菌性腸炎である．
- 急性下痢症では小腸型と大腸型に区別し，小腸型はウイルス性，大腸型は細菌性として大まかに病態を捉える（表1，第1章-17「下痢」参照）．旅行者下痢症では全例で便培養を提出する．ETECなどの病原性大腸菌は一

- "渡航先" "潜伏期間" "曝露歴" の確認（「鑑別診断」を参照）
- バイタルサイン・身体診察：脱水・意識レベル・便の性状・便回数の確認
- 脱水補正の必要性の有無，小腸型と大腸型の区別（表1），非感染性・腸管外感染症の可能性を考慮

↓

- 7日未満の急性下痢症：便培養提出，エンピリックセラピーとしての抗菌薬処方
- 7日以上の持続性下痢症：便培養・便原虫検査・虫卵検査提出，検査結果に合わせて抗菌薬治療を考慮

〔図1〕旅行者下痢症の対応フローチャート

〔表1〕小腸型と大腸型の急性下痢症の特徴

	小腸型	大腸型
原因	主にウイルス，ETEC，寄生虫	主に侵襲性・ベロ毒素産生の細菌
機序	非炎症性	炎症性
便の性状	多量の水様便	少量の血便，粘液便
病歴・身体所見	嘔気・嘔吐，微熱，腸管蠕動痛	発熱・腹痛・しぶり腹
便白血球	なし	多核白血球

（文献1をもとに作成）

〔表2〕地域別の旅行者下痢症の原因菌割合

原因菌	分離菌の割合（%）			
	中南米・カリブ海	アフリカ	南アジア	東南アジア
毒素原性大腸菌	≧35	25〜35	15〜25	5〜15
腸管侵襲性大腸菌	25〜35	<5	15〜25	No data
キャンピロバクター	<5	<5	15〜25	25〜35
サルモネラ	<5	5〜15	<5	5〜15
赤痢	5〜15	5〜15	5〜15	<5
ノロウイルス	15〜25	15〜25	5〜15	<5
ロタウイルス	15〜25	5〜15	5〜15	<5
ランブル鞭毛虫	<5	<5	5〜15	5〜15

（文献2を一部引用）

般の細菌室で確定することは困難であり，衛生研究所などでの遺伝子検査が必要となる．治療介入や感染隔離に変更をもたらさないので突き詰める必要はない．
- 日本人旅行者の多い東南アジアは，特に旅行者下痢症の罹患率が高く，キャンピロバクター感染症が最多である（表2）．東南アジアでのキャンピロバクターはキノロン耐性が深刻化しており，アジスロマイシンでの治療が必要である．
- 7日以上下痢が続いている場合，持続性下痢症として扱う．ランブル鞭毛虫・赤痢アメーバ・サイクロスポーラ・クリプトスポリジウムなどの原虫感染症が問題となってくる．

◇抗菌薬の投与
a. エンピリックセラピー
- 一般的にはレボフロキサシンを使用，東南アジア・南アジアからの帰国者はアジスロマイシンを使用．
  例 レボフロキサシン 1回500 mg，1日1回 内服 3日間
  例 アジスロマイシン 1回500 mg，1日1回 内服 3日間

b. 原因菌判明後の最適治療
- キャンピロバクター
  例 アジスロマイシン 1回500 mg，1日1回 内服 3日間

- 赤痢菌
  例 アジスロマイシン 1回500 mg，1日1回 内服 3日間 or
  セフトリアキソン 1回1 g，24時間ごと静注 5日間

- コレラ菌
  例 アジスロマイシン 1回1 g，1日1回 内服 1日間 or
  ドキシサイクリン 1回200 mg，1日1回 内服 3日間

- ランブル鞭毛虫
  例 メトロニダゾール 1回500 mg，1日2回 内服 10日間

- 赤痢アメーバ
  例 メトロニダゾール 1回500 mg，1日3回 内服 10日間

- サイクロスポーラ
  例 ST合剤（バクタ®）1回2錠，内服 1日2回 10日間

- サルモネラ腸炎・クリプトスポリジウムでは抗菌薬は不要．

鑑別診断

- 下痢症へのアプローチは常に非感染性，腸管外感染症，腸管感染症の順番である．輸入感染症のうち下痢を呈することのある腸管外感染症には熱帯熱マラリア・デング熱・レプト

〔表3〕輸入感染症の潜伏期間

短期（10日未満）	中期（11〜21日）	長期（30日以上）
● デング熱 ● ウイルス性出血熱 ● 旅行者下痢症 ● リケッチア：発疹チフス ● インフルエンザ	● 熱帯熱マラリア ● レプトスピラ ● 腸チフス ● リケッチア：ツツガムシ・紅斑熱 ● ブルセラ症 ● 腸管の原虫感染症 ● ライム病 ● 糞線虫	● マラリア ● 結核 ● ウイルス性肝炎 ● アメーバ肝膿瘍 ● 住血吸虫 ● フィラリア症 ● リーシュマニア ● 急性HIV感染症

（文献4をもとに作成）

スピラ・リケッチア・出血熱などが含まれる．

1) 渡航先による感染症の頻度
● "渡航先"によって輸入感染症の頻度が異なる[3]．東南アジアでは，旅行者下痢症とデング熱の頻度が高く，マラリアが少数みられる．南アジアも同様だが，腸チフスがマラリアよりも頻度が高い．サハラ以南アフリカでは，圧倒的に熱帯熱マラリアの頻度が高くなり，他の診断がつくまでは，サハラ以南アフリカからの帰国者ではマラリアを徹底的に疑うべきである．

2) 潜伏期間
● "潜伏期間"は渡航先の入国日から出国日までの間に感染したと想定して算出する．例えば，6月2日に入国して，6月12日に出国．6月14日から症状が出現した場合には，潜伏期間は3日〜13日である．潜伏期間は疾患を推定するのに重要である（表3）．

3) 曝露歴
● "曝露歴"では，蚊の予防対策（DEETの使用・長袖長ズボン・夜間の活動・蚊帳）・淡水への接触・動物との接触・食事内容（屋台の使用・現地の生水・ビュッフェなど）・性交渉歴について確認する．微生物との出会いの場があるはずである．

文献
1) Barr W & Smith A：Am Fam Physician, 89：180-189, 2014
2) Steffen R, et al：JAMA, 313：71-80, 2015
3) Freedman DO, et al：N Engl J Med, 354：119-130, 2006
4) Spira AM：Lancet, 361：1459-1469, 2003

7-18 重症敗血症の初期診療

樫山鉄矢

Point

- [ ] 重症敗血症を早期認識し，入院を待たずにERで治療を始める
- [ ] 1時間以内に血液培養その他の培養を採取したうえ，経験的抗菌薬投与を開始する
- [ ] 初期輸液は，躊躇せず大量に投与する

Introduction

- 敗血症は，感染によって引き起こされる全身性炎症反応症候群（SIRS）である（表1）．
- 敗血症のうち，臓器障害，臓器灌流低下または低血圧を呈する状態を，重症敗血症（severe sepsis）という．
- 重症敗血症のうち，十分な輸液負荷を行っても低血圧が持続するものを敗血症性ショック（septic shock）という．死亡率は高いが，迅速かつ集中的な治療によって予後の改善が期待できる病態である．

EGDT

- 2001年末，NEJM誌に，重症敗血症に対する early goal-directed therapy（以下EGDT）と名付けられたアルゴリズムが掲載された．その後いくつかの追試によってその有用性が検証され，EGDTはSurviving sepsis campaignなどを通じて，標準的治療として広く受け入れられ，普及することになった．
- EGDTの要点は，中心静脈圧や中心静脈血酸素飽和度（ScvO$_2$）を指標として患者の状態を評価し，大量輸液や昇圧薬，あるいは輸血やドブタミンなどを用いて，6時間以内に一定のゴール達成を目指すことにある（図1）．
- 一方で，EGDTに対しては，当初から異論も多かった．循環血液量の指標としての中心静脈圧の有用性は否定的であり，ScvO$_2$やドブタミンの有用性にも疑問が大きいことなどが主たる理由である．
- 2014年には，EGDTに基づいた治療が，スタンダードな治療と比して予後を改善させない

〔表1〕SIRSの診断基準

体温	＞38℃あるいは＜36℃
心拍数	＞90回/分
呼吸数	＞20回/分，あるいはPaCO$_2$＜32 mmHg
白血球数	＞12,000/mm^{3}あるいは＜4,000/mm^{3}あるいは幼若球数＞10％

とする研究結果が相次いで報告された．ただし，スタンダードとは言っても，対照群の診療を行った医師の多くはEGDTを熟知した専門医であり，これらの報告は必ずしもEGDTの有用性を否定したものとは言えない．
- 現在，オリジナルのEGDTを厳密に遵守する施設は多くないが，これによって提唱された初期治療の原則のうち，早期の血液培養の採取と抗菌薬の投与開始，あるいは集中的な輸液管理などの有用性は否定されておらず，むしろ重要な戦略としての地位を確立したと言ってよい．
- 日本では，2012年に集中治療学会によるガイドラインが発表された[1]．これに基づく敗血症初期治療の例を図1に示す．

初期治療

- 重症敗血症ないし敗血症性ショックを認識したら，その旨を宣言し，できる限り人手を集めることである．
- 酸素投与や呼吸の管理と同時に輸液を開始し，乳酸値や血液培養を含む諸検査を提出する．
- 血圧低下や乳酸値の上昇があれば，輸液はボーラスで"静注"する．初期輸液は，晶質液であれば2L/時，5％アルブミン液であれ

7-18 重症敗血症の初期診療

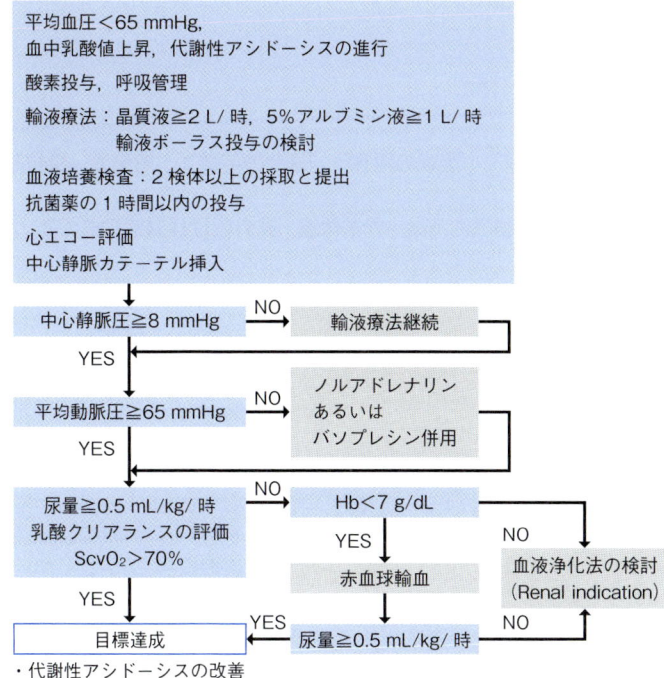

```
平均血圧＜65 mmHg,
血中乳酸値上昇，代謝性アシドーシスの進行
酸素投与，呼吸管理
輸液療法：晶質液≧2 L/時，5％アルブミン液≧1 L/時
　　　　　輸液ボーラス投与の検討
血液培養検査：2検体以上の採取と提出
抗菌薬の1時間以内の投与
心エコー評価
中心静脈カテーテル挿入
```

中心静脈圧≧8 mmHg → NO → 輸液療法継続
↓ YES
平均動脈圧≧65 mmHg → NO → ノルアドレナリンあるいはバソプレシン併用
↓ YES
尿量≧0.5 mL/kg/時
乳酸クリアランスの評価
$ScvO_2$＞70％ → NO → Hb＜7 g/dL → YES → 赤血球輸血 → 尿量≧0.5 mL/kg/時 → YES → 目標達成
　　　　　　　　　　　　　　↓ NO → 血液浄化法の検討（Renal indication）
↓ YES
目標達成
・代謝性アシドーシスの改善
・血中乳酸値の正常化

〔図1〕重症敗血症の初期治療例
（文献1より引用）

ば1 L/時を要することが多い．
- トリアージから1時間以内にエンピリックな抗菌薬投与を開始する．
- 心エコーや中心静脈圧により，循環血液量の過不足を繰り返し判断する．十分な輸液に関わらず，平均血圧65 mmHg以下が続く場合には，ノルアドレナリン（あるいはバソプレシン）の投与を考慮する．
- ヘモグロビン濃度が7 g/dL以下であれば，輸血も考慮する．
- 適切な尿量（0.5 mL/kg/時）が得られ，血中乳酸値が正常化すれば，初期治療のゴールとなる．
- なお，感染症の治療においては，感染巣のコントロールが最も重要である．並行して情報収集を行い，画像検査も駆使してフォーカスを特定し，早期にドレナージや外科的介入の必要性を検討しなければならない．
- 原則としてICU入院．入院が必要である．

注意点・ピットフォール

- メリハリのある治療が重要である．初期輸液は急速に行うが，漫然と続けてはいけない．
- 広域抗菌薬は，できるだけ早めにde-escalationしなければならない．

文献

1) 日本集中治療医学会Sepsis Registry委員会：日本版敗血症診療ガイドライン．日集中医誌，20：124-173，2013（http://www.jsicm.org/）
2) Yealy DM, et al：N Engl J Med, 370：1683-1693, 2014
3) Peake SL, et al：N Engl J Med, 371：1496-1506, 2014

8-01 中毒診療の原則

上條吉人

Point

- 中毒診療は,"全身管理","吸収の阻害","排泄の促進","解毒薬・拮抗薬"の4つの原則からなる
- 3大合併症,すなわち誤嚥性肺炎,異常体温,非外傷性挫滅症候群/コンパートメント症候群に注意する
- 消化管除染法の第一選択は"活性炭の投与"で,適応のあるものには"腸洗浄"を施行する

Introduction

- 中毒診療は,①全身管理,②吸収の阻害,③排泄の促進,④解毒薬・拮抗薬の4つの原則からなる.②吸収の阻害および③排泄の促進が有効だとするエビデンスは乏しく,④解毒薬・拮抗薬のある薬毒物はほんの一部であることを考えると,中毒診療においては①全身管理が最も重要である.

全身管理

- 全身管理は,気道の管理,呼吸の管理,循環の管理,中枢神経系の管理,体温の管理などが中心となる.中毒診療においては,頻度が高いばかりでなく,生命を脅かす,または重篤な後遺症を生じる可能性のある,誤嚥性肺炎,異常体温,非外傷性挫滅症候群/コンパートメント症候群の3大合併症(表1)の予防および管理が重要である.

〔表1〕3大合併症

3大合併症は3AsまたはABCと覚える
1. 誤嚥性肺炎(Aspiration pneumonitis)
2. 異常体温(Abnormal body temperature)
3. 非外傷性挫滅症候群/コンパートメント症候群(Atraumatic crush syndrome/compartment syndrome)

(文献1, 2より引用)

吸収の阻害

- 第一選択は"活性炭の投与"で,適応のあるものには"腸洗浄"を施行するが,催吐,胃洗浄,(単回の)下剤の投与は推奨されない.

1) 活性炭の投与

- 活性炭は非常に吸着力が強く表面積が大きいため,ほとんどの薬毒物を高率に吸着する.また不活性物質で,消化管から吸収されず便とともに排泄される.ただし表2に示した活性炭に吸着されにくい薬毒物には,活性炭の投与は無効である.

a. 適応と禁忌

- 中毒量の活性炭に吸着される薬毒物を服用してから1時間以内であれば活性炭の投与を考慮する.ただし,意識状態が不安定な患者や

〔表2〕活性炭に吸着されにくい薬毒物

活性炭に吸着されにくい薬毒物はA FICKLE agent(気まぐれ者)と覚える	
A	Alcohols(アルコール類), Alkalis(アルカリ類)
F	Fluorides(フッ化物)
I	Iodides(ヨウ化物), Irons(鉄剤), Inorganic acids(無機酸類)
C	Cyanides(シアン化合物)
K	Kalium(カリウム)
L	Lithium(リチウム)
E	Ethyleneglycol(エチレングリコール)

(文献1, 2より引用)

咽頭反射の消失している患者に気管挿管などの確実な気道確保が施行されていない場合，およびイレウスや消化管の通過障害のある場合は禁忌である．
- 実際には，活性炭の投与による重篤な合併症の報告が少ないうえに，受診時には服用時間が曖昧であることもあって，服用後1時間以上経過していても活性炭の投与を施行している施設は多い．

b. 方法
- 18F程度の太さの経鼻胃管を挿入して十分に胃内容物を吸引する．嘔吐や誤嚥のリスクを減らすために患者を45°にベッドアップする．
- 1 g/kgの活性炭を300 mL程度の微温湯に懸濁して，経鼻胃管より注入する．意識がよければ経口投与してもよい．実際には，成人では500 mLのポリ容器にあらかじめ50 gの活性炭を入れたものを用いている施設が多い．

2) 腸洗浄
- 腸洗浄は，他の消化管除染法ではあまり除去できないもの，または違法薬物のパッケージのような本来は腸管からは吸収されないが破れると危険なものを腸管から除去するのに有効な可能性がある．

a. 適応と禁忌
- 中毒量の徐放剤，腸溶剤，鉄剤，違法薬物のパッケージを服用した場合であれば腸洗浄を考慮する．ただし，意識状態が不安定な患者や咽頭反射の消失している患者に気管挿管などの確実な気道確保が施行されていない場合，イレウス，消化管の通過障害，消化管穿孔，消化管出血，不安定な循環動態，難治性の嘔吐のある場合は禁忌である．

b. 方法
- 18F程度の太さの経鼻胃管を挿入して十分に胃内容物を吸引する．嘔吐や誤嚥のリスクを減らすために患者を45°にベッドアップする．直腸チューブを挿入する．
- ポリエチレングリコール電解質液を，大人では1〜2 L/時，小児では25〜40 mL/kg/時の速度で，直腸からの廃液がきれいになるか，違法薬物のパッケージの排出が確認されるまで投与する．

排泄の促進
- 腎臓や肝臓の機能を利用する，または人工臓器によって薬毒物の排泄を促進する方法である．

1) 尿のアルカリ化
- 弱酸性の薬毒物は，アルカリ性の尿中では陰イオン型の割合が増加するために尿細管から再吸収されずに尿細管管腔内にとどまる（イオン・トラッピング）．このメカニズムを利用して弱酸性の薬毒物の排泄を促進する方法である．臨床研究によると，アスピリンまたはサリチル酸塩では尿のアルカリ化が有効な可能性がある．

a. 適応
- 血液透析法の適応のない中等症〜重症のアスピリンまたはサリチル酸塩の中毒では第一選択の治療として考慮する．

b. 方法
- 炭酸水素ナトリウム200 mEq（メイロン®8.4％200 mL）を1時間以上かけて静注する．先行する代謝性アシドーシスがあれば投与時間を短縮するか投与量を増やす．
- その後に，炭酸水素ナトリウムを必要に応じて静注して尿のpHを7.5〜8.5に維持する．低K血症を認めたら直ちに補正する．

2) 活性炭のくり返し投与（multiple-dose activated charcoal：MDAC）
- 腸肝循環する毒薬物の胆汁中に分泌される代謝物を活性炭に吸着させる，または腸管粘膜を介した拡散のメカニズムによって血中の薬毒物を腸管内の活性炭に吸着させる（腸管透析）ことによって排泄を促す方法である．
- 臨床研究によると，腸肝循環するカルバマゼピン，フェノバルビタール，および分布容積の小さいテオフィリンには活性炭のくり返し投与が有効な可能性がある．

a. 適応と禁忌
- 生命を脅かす量のカルバマゼピン，フェノバルビタール，テオフィリンの服用であれば活性炭のくり返し投与を考慮する．ただし，意識状態が不安定な患者や咽頭反射の消失している患者に気管挿管などの確実な気道確保が施行されていない場合，およびイレウスや消

化管の通過障害のある場合は禁忌である．

b. 方法
- 18F程度の太さの経鼻胃管を挿入して十分に胃内容物を吸引する．嘔吐や誤嚥のリスクを減らすために患者を45°にベッドアップする．
- 1 g/kgの活性炭を300 mL程度の微温湯に懸濁して，経鼻胃管より注入する．意識がよければ経口投与してもよい．
- その後4時間ごとに0.5～1 g/kgの活性炭と微温湯との懸濁液を胃管より注入するか，経口投与する．または，12.5 g/時以上の速度で持続投与する．

3）血液灌流法
- 血液灌流法は，ビーズ状の活性炭の詰まったカートリッジに血液を灌流させ，薬毒物を活性炭と直接に接触・吸着させて除去する方法である．臨床研究によると，カルバマゼピン，フェノバルビタール，フェニトイン，およびテオフィリンは血液灌流法が有効な可能性がある．

a. 適応
- 重症のカルバマゼピン，フェノバルビタール，フェニトイン，テオフィリンの中毒では考慮する．

b. 方法
- バスキュラーアクセスとしてFDL（flexible double lumen）カテーテルを内頸静脈などの太い静脈に留置する．抗凝固剤としてはヘパリンを用いる．

4）血液透析法
- 血液透析法は，中空子となっている透析膜の中に血液を，外に透析液を灌流させることによって透析膜を介して血液と透析液を接触させて，両者の濃度勾配に従った拡散のメカニズムによって薬毒物を透析液の側に移動させて排泄を促進する方法である．
- 臨床研究によると，メタノール，エチレングリコール，アスピリンまたはサリチル酸塩，リチウムは血液透析法が有効な可能性がある．

a. 適応
- 重症のメタノール，エチレングリコール，アスピリンまたはサリチル酸塩，リチウムの中毒では血液透析法を考慮する．

b. 方法
- バスキュラーアクセスとしてFDLカテーテルを太い静脈に留置する．抗凝固剤としてはヘパリンを用いるが，患者に出血傾向や出血のリスクがある場合はナファモスタットメシル酸塩（フサン®）を用いる．

解毒薬・拮抗薬

薬毒物の毒性を減弱させる薬物である．
・オピオイド中毒でのナロキソンのように受容体で薬毒物と競合的に拮抗するもの
・有機リン中毒でのプラリドキシムのように薬毒物により失活した酵素を再活性化するもの
・ヒ素中毒でのジメルカプロールのように薬毒物と結合して毒性を弱めて排泄を促すもの
・メタノール中毒でのホメピゾールのように毒性代謝物の産生を抑えるもの
・シアン化物中毒でのチオ硫酸ナトリウムのように薬毒物との化学反応により毒性の低い化学物質へ変化させるもの
などがある．

注意点・ピットフォール

- 消化管除染法として，以前は催吐，胃洗浄，（単回の）下剤の投与が慣例的に施行されていたが，これらが有効だとするエビデンスがなく，逆に合併症が有意に増加することが明らかになったため，現在では推奨されていない．
- 以前は時間あたり2 L以上の輸液と必要に応じた利尿薬の投与を組み合わせた大量輸液や強制利尿が施行されていたが，これによりクリアランスは有意に増加せず，逆に肺水腫などの合併症が有意に増加することが明らかになったため，現在は推奨されない．

文献
1）「急性中毒診療レジデントマニュアル 第2版」（相馬一亥/監，上條吉人/著），医学書院，2012
2）「臨床中毒学」（相馬一亥/監，上條吉人/著），医学書院，2009

8-02 向精神薬中毒

上條吉人

Point

- □ 三環系抗うつ薬中毒では，QRS時間の延長，血圧低下，心室性不整脈を認めたら炭酸水素ナトリウムの静注を適宜くり返して，血液のpHを7.45〜7.55とする
- □ アモキサピン中毒では，痙攣重積発作にはミダゾラムまたはプロポフォールを持続静注する
- □ 抗精神病薬中毒では，QTc時間の延長を認めたら，torsades de pointesなどの心室性不整脈の発現に注意が必要である
- □ バルビツール酸中毒では，呼吸抑制・呼吸停止にはすみやかに気管挿管して人工呼吸管理を施行する

Introduction

1）三環系抗うつ薬，抗精神病薬

- 三環系抗うつ薬（以下，TCA）や抗精神病薬は，ヒスタミンH_1受容体遮断作用，ムスカリン受容体遮断作用，$α_1$アドレナリン受容体遮断作用をもつ．そのほかに，第一世代TCAは，心筋ナトリウムチャネル（cardiac fast Na^+ channel）阻害作用をもつ．第二世代TCAのアモキサピンや抗精神病薬は，ドパミンD_2受容体遮断作用をもつ．
- 抗精神病薬は，心筋細胞膜にある特異的カリウムチャネル（specific K^+ channel）を阻害して，細胞外へのカリウムの流出を抑制し，心筋細胞の不応期を増大させる膜興奮抑制作用をもつ．また，ドパミンやセロトニンの作用が抑制されて中枢性体温機能抑制作用をもつ．

2）ベンゾジアゼピン，バルビツール

- 脳内のGABA_A受容体・複合体にはGABA結合部位だけでなく，ベンゾジアゼピン結合部位，バルビツール酸結合部位がある．抑制性伝達物質であるGABAがGABA結合部位と結合すると，Cl^-が細胞内に流入して過分極が生じ，細胞の興奮は抑制される．ベンゾジアゼピン類やバルビツール酸がそれぞれの結合部位と結合するとGABA結合部位に対するGABAの親和性が高まり中枢神経抑制が生じる．
- その他に，バルビツール酸は，呼吸中枢抑制作用，循環抑制作用，橋における体温調節機能抑制作用，気道の線毛運動抑制作用をもつ．
- 表1と表2に示すように，大量服用ではこれらのさまざまな薬理作用が増強されて中毒症状が発現する．

〔表1〕TCAと抗精神病薬の薬理作用と中毒症状

薬理作用	中毒症状
ヒスタミンH_1受容体遮断作用	失見当識，運動失調，意識障害
ムスカリン受容体遮断作用	頻脈，散瞳，せん妄，高体温，イレウス，尿閉，皮膚の乾燥
$α_1$アドレナリン受容体遮断作用	血圧低下，シバリングの抑制による低体温
心筋ナトリウムチャネル阻害作用（第一世代TCA）	QRS時間の延長，心室頻拍などの不整脈，血圧低下
ドパミンD_2受容体遮断作用（抗精神病薬，アモキサピン）	悪性症候群，横紋筋融解症
メカニズム不明（アモキサピン）	痙攣発作，痙攣重積発作
ミトコンドリアへの阻害作用？（アモキサピン）	重度の代謝性アシドーシス
膜興奮抑制作用（抗精神病薬）	torsades de pointesなどの心室性不整脈
体温調節機能抑制作用（抗精神病薬）	低体温

〔表2〕ベンゾジアゼピン類とバルビツール酸の薬理作用と中毒症状

薬理作用	中毒症状
中枢神経抑制作用	失見当識, 運動失調, 意識障害
呼吸中枢抑制作用（バルビツール酸）	呼吸抑制・呼吸停止
循環抑制（バルビツール酸）	血圧低下
体温調節機能抑制作用（バルビツール酸）	低体温
気道の線毛運動抑制作用（バルビツール酸）	無気肺

鑑別診断

1）症状と身体所見
a. 主な症状
- 精神科通院歴や向精神薬処方歴のある患者に失見当識, 記銘力低下, 運動失調, 言語不明瞭, 傾眠や昏睡などのさまざまな程度の意識障害があれば向精神薬中毒を疑う.
- **痙攣発作や痙攣重積発作**があればアモキサピン中毒を疑う. アモキサピンによる痙攣重積発作は抗痙攣薬が効きづらく難治性である.
- **血圧低下**があればTCA, 抗精神病薬, バルビツール酸中毒を疑う.
- **呼吸抑制, Cheyne-Stokes呼吸, 呼吸停止**があればバルビツール酸中毒を疑う.
- **悪性症候群**があれば抗精神病薬やアモキサピン中毒を疑う.
- **低体温**があれば抗精神病薬やバルビツール酸中毒を疑う.

b. そのほかの症状
- そのほかに, TCAおよび抗精神病薬中毒では, 頻脈, 散瞳, せん妄, 高体温, イレウス, 尿閉, 皮膚の乾燥などが生じる. ベンゾジアゼピン類中毒やバルビツール酸中毒では, 縮瞳が生じる. バルビツール酸中毒では, 無気肺や水疱などが生じる.

2）検査所見
a. 心電図
- PR時間の延長, QRS時間の延長, QTc時間の延長, 非特異的ST変化, 非特異的T波の変化, 房室ブロック, Brugada様変化（V_1〜V_3のサドル様のST上昇）などの心電図異常, 房室ブロックによる徐脈性不整脈, 上室性頻脈や心室頻脈などの頻脈性不整脈などがあれば, 第一世代TCA中毒を疑う.
- QTc時間の延長などの心電図異常やtorsades de pointesがあれば抗精神病薬中毒を疑う.

b. 血液ガス
- 呼吸性アシドーシスがあればバルビツール酸中毒を疑う. 重度の代謝性アシドーシスがあればアモキサピン中毒を疑う.

c. 血液検査
- 高CK血症や高ミオグロビン血症など横紋筋融解症の所見があれば抗精神病薬, アモキサピン中毒を疑う.

d. トライエージ®DOA
- 第一世代TCAは"TCA"（三環系抗うつ薬類）, ベンゾジアゼピン類は"BZO"（ベンゾジアゼピン類）, バルビツール酸は"BAR"（バルビツール酸類）が陽性となる.

3）鑑別のポイント
- ベンゾジアゼピン類の鑑別にベンゾジアゼピン受容体の競合的拮抗薬であるフルマゼニル（アネキセート®）の静注が有用である（診断的投与）. ベンゾジアゼピン類の単独の大量服用では, 静注後1〜2分以内に完全に覚醒するが, 複合中毒では効果は減弱する.
  > 例 フルマゼニル注（アネキセート®）1回0.2〜0.3mgの静注を覚醒が得られるまでくり返す. 総投与量が3mgに達しても反応が得られなければ他の薬物による中毒や他の意識障害の原因を考える.

ERでのマネジメント

1）全身管理
- **舌根沈下による気道閉塞**にはエアウェイ, 気管挿管などにより気道確保する.
- **低体温**には重症度に応じて保温, または電気毛布などによる表面加温, 加温輸液や加温・加湿酸素などによる中心加温を施行する.
- **呼吸抑制・呼吸停止**には気管挿管および人工呼吸器管理をする.
- **低血圧**には急速輸液を施行する. 反応しなけ

れば，ノルアドレナリンやドパミンの持続静注を施行する．
- torsades do pointesには，循環動態が不安定であれば電気的除細動を施行する．循環動態が安定していれば硫酸マグネシウムまたは塩酸イソプロテレノールの静注，またはオーバードライブペーシングを施行する．プロカインアミド等のClass 1A抗不整脈薬は膜興奮抑制（キニジン様）作用を増強するので禁忌である．それでも改善せずに循環動態が保てなければPCPSを施行する．
- **痙攣発作**が持続していたらジアゼパムを静注，またはミダゾラムを静注または筋注する．痙攣重積発作にはミダゾラムまたはプロポフォールの持続静注を施行する．

2）吸収の阻害
- 活性炭を投与する．

3）排泄の促進
- 腸肝循環するフェノバルビタールには活性炭のくり返し投与が有効である．また，分布容積が小さく，蛋白結合率が比較的低いフェノバルビタールに対しては血液透析法も血液灌流法も有効である．

4）解毒薬・拮抗薬
- 第一世代TCA中毒では，QRS時間の延長，心室性不整脈，血圧低下があれば，炭酸水素ナトリウム50〜100 mEq（1〜2 mEq/kg）の静注を適宜くり返し，血液をアルカリ化してpHを7.45〜7.55とする．
- ベンゾジアゼピン類には特異的な拮抗薬であるフルマゼニル（アネキセート®）がある．ただし，ミダゾラムやフルニトラゼパムなどの急速静注の際に生じた呼吸抑制・呼吸停止の解除などに使用することはあっても，ベンゾジアゼピン系薬物による中毒は予後が良好である，フルマゼニルの半減期が53分と短いため効果が長続きしない，痙攣発作を誘発することがある，などの理由から，鑑別に用いられることはあっても治療で用いられることはほとんどない．

Disposition
- 原則として入院とする．
- 向精神薬による心室性不整脈，痙攣重積発作，呼吸抑制・停止などの重篤な症状は服用後6時間以内に生じることが多いので，最低12時間は心電図やSpO_2を持続モニターする．
- 自殺企図による場合は，精神科にコンサルトして精神科的評価および治療を依頼する．

注意点・ピットフォール
- 三環系抗うつ薬中毒では，初診時には症状が乏しくても，急激な症状の悪化がみられることがあるので注意が必要である．
- 痙攣発作や頭部外傷の既往のある患者や，アモキサピンなどの痙攣発作を生じる可能性のある薬物との複合中毒ではフルマゼニルを使用しない．
- フェノバルビタールによる急性中毒では昏睡状態が数日持続することがあるので合併症に注意する．
- トライエージ®DOAはエチゾラム（デパス®），ブロチゾラム（レンドルミン®），クロチアゼパム（リーゼ®）などのチエノジアゼピン誘導体やゾピクロン（アモバン®）やゾルピデム（マイスリー®）などの非ベンゾジアゼピン系睡眠薬を検出することはできないことに注意する．

文献
1) Bradberry SM, et al：Toxicol Rev, 24：195-204, 2005
2) Merigian KS, et al：Acad Emerg Med, 2：128-133, 1995

第2章 主たる病態のマネジメント ■§8 中毒

8-03 悪性症候群・セロトニン症候群

上條吉人

Point
- [ ] 抗精神病薬を服用している患者に，高体温，著明な筋強剛，自律神経系および精神状態の変動が生じたら悪性症候群を疑う
- [ ] セロトニン作動薬を服用している患者に，意識状態の変化，自律神経系の不安定，神経・筋の興奮が生じたらセロトニン症候群を疑う

Introduction

1）悪性症候群
- 高体温，著明な筋強剛，自律神経系および精神状態の変動が特徴である．抗精神病薬の副作用で，発症のメカニズムとして中枢性ドパミン遮断作用が疑われている．すべての抗精神病薬で生じるが，ハロペリドールなどのドパミン D_2 受容体遮断作用の強い薬物では発症頻度が高い．

2）セロトニン症候群
- 意識状態の変化，自律神経系の不安定，神経・筋の興奮が特徴である．セロトニン作動薬，すなわち選択的セロトニン再取り込み阻害薬（SSRI）などのセロトニン再取り込み阻害作用のある薬物，モノアミン酸化酵素阻害薬（MAOI）などのセロトニンの分解を阻害する薬物，アンフェタミン類などの前シナプスからのセロトニンの遊離を促進する薬物の副作用で，シナプス間隙のセロトニンが増加して，セロトニン受容体が過剰興奮して生じる．

鑑別診断

1）症状と身体所見
a. 悪性症候群
- 38.5℃以上の高体温，著しい筋強剛，頻脈・異常血圧・発汗などの自律神経症状，昏迷状態，または傾眠や昏睡などの意識障害，手指の振戦などの錐体外路症状を認めれば悪性症候群を疑う．

b. セロトニン症候群
- 意識状態の変化，高体温・頻呼吸・頻脈・低血圧および高血圧・発汗などの自律神経症状，ミオクローヌスや悪寒などの神経・筋症状を認めればセロトニン症候群を疑う．

2）検査所見
◇悪性症候群
- 血液生化学：横紋筋融解症による高CK血症（≧1,000 IU/L）および高ミオグロビン血症を認める．
- 末梢血：軽度～30,000/μLの白血球の増多を認める．

3）鑑別のポイント
- 薬物の摂取歴がなによりも重要である．

a. 悪性症候群
- 抗精神病薬開始後1週間以内に発症することが多く，ほとんどは1カ月以内に発症する．ただし，抗精神病薬を増量または追加投与した場合では1カ月後以降に発症することもある．

b. セロトニン症候群
- セロトニン作動薬の摂取後24時間以内に発症することが多い．また，複数のセロトニン作動薬による薬理学的相乗作用として，またはセロトニン作動薬物の過量服用によって生じることもある．

ERでのマネジメント

a. 悪性症候群
- 原因薬物を中止する．全身管理としては，全身をすみやかに冷却し，輸液療法により脱水や電解質異常を補正する．

b. セロトニン症候群
- 原因薬物を中止すれば，24時間以内にすみや

〔表1〕悪性症候群の重症度と薬物療法

重症度	臨床症状	第一選択治療
軽症	軽度の筋強剛 昏迷または錯乱 体温≦38℃ 心拍数≦100/分	ミダゾラム
中等症	中等度の筋強剛 昏迷または錯乱 体温38〜40℃ 心拍数100〜120/分	ミダゾラム ブロモクリプチン アマンタジン
重症	重度の筋強剛 昏迷または昏睡 体温≧40℃ 心拍数≧120/分	ダントロレン ブロモクリプチン アマンタジン

(文献1をもとに作成)

かに症状は改善する.

Disposition

- 悪性症候群・セロトニン症候群を疑ったら入院として,全身管理を継続する.悪性症候群ではWoodburyらによる重症度分類(表1)を参考として,薬物療法を行う.全身管理および薬物療法に難治性であれば電気痙攣療法を施行する.悪性症候群またはセロトニン症候群が改善したら精神科にコンサルテーションを行う.

専門各科では何をするか?

- 精神科では,それぞれの副作用の再燃のリスクを考慮したうえで,薬物療法を再開する.

注意点・ピットフォール

- 悪性症候群でもセロトニン症候群でも,高体温を生じる他の疾患を除外する必要がある.
- セロトニン症候群では,SSRIとMAOIの組み合わせやセロトニン作動薬の大量服用により,稀に重症化して,不整脈,DIC,横紋筋融解症,多臓器不全などが生じて集中治療が必要となることもある.

文献

1) Woodbury MM & Woodbury MA:J Am Acad Child Adolesc Psychiatry, 31:1161-1164, 1992
2) Sternbach H:Am J Psychiatry, 148:705-713, 1991

8-04 アセトアミノフェン中毒・アスピリン中毒

土岐徳義，樫山鉄矢

> **Point**
> - 広く一般に流通している薬剤であり，中毒の頻度も非常に高い
> - アセトアミノフェン中毒は，初期には症状に乏しいが，疑われたら過量服薬として対応する
> - アスピリン中毒では，尿量確保と尿のアルカリ化が重要である

アセトアミノフェン

- アセトアミノフェンは，アラキドン酸代謝に影響しにくいため，胃十二指腸潰瘍のリスクが少なく，また小児や妊婦に対しても安全な薬剤として汎用されている．しかし，大量に服薬すると，重篤な肝障害のリスクがある．欧米では劇症肝障害の原因のトップがアセトアミノフェン中毒である．

1) 診断

- 下記のような場合に中毒発症のリスクが高い．
  ① 1回の服薬量が10g以上または，200 mg/kg以上
  ② 24時間以内の服薬量が10g以上または，200 mg/kg以上
  ③ 少なくとも2日間服薬し，1日平均摂取量が6g以上または，150 mg/kg以上
- ちなみに多くの感冒薬には，1錠（ないし1包）あたり100～300 mgのアセトアミノフェンが含まれている．
- アセトアミノフェン血中濃度を測定して高値であれば，確定診断となる．
- 慢性肝障害を有する患者や，チトクロームP450を誘導する薬剤（フェノバルビタールやカルバマゼピンなどの抗痙攣薬や，リファンピシン，イソニアジドなどの抗結核薬）服用中の患者では，中毒のリスクが高い．
- 血中濃度測定によって，毒性のリスクが予測可能である．大量服用での血中濃度のピークは4時間程度となるため，単回大量服用では，4時間後と24時間後に測定し，ノモグラム（図1）によって評価する．ただし，一部の施設ではアセトアミノフェン濃度の院内検査が

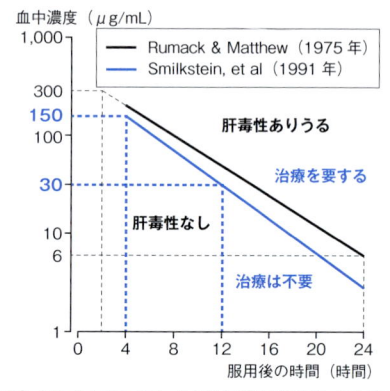

〔図1〕アセトアミノフェン中毒重症度予測ノモグラム
（文献1より引用）

可能だが，多くの施設では外注検査となっており，実際の役には立ちにくい．

2) ERでのマネジメント

- 服用初期には無症状であることが多いため，中毒量の摂取が疑われたら，血中濃度等の検査結果が判明してリスクが否定されるまで，中毒として対応する．
- 服用早期であれば，積極的な胃洗浄と活性炭投与を行う．ただし，4時間以上経過している場合には，後述のN-アセチルシステイン（NAC）投与を優先する．NACが活性炭に吸着されてしまうからである．大量輸液や強制利尿の適応はない．
- NAC投与は，8時間以内，遅くとも24時間以内に開始する．
- 初回140 mg/kg，以後は1回70 mg/kgを4時間ごとに計17回（72時間），経口ないし胃管から投与する．

例 50 kgの場合，アセチルシステイン内用液17.6％ 40 mLを，水やジュースなど200 mL程度に希釈して投与．以後4時間ごとに20 mLを，計17回服用する．
- NACは比較的安全な薬剤であるが，副作用として，嘔吐，下痢などがある．嘔吐する場合には，メトクロプラミド（プリンペラン®）等の制吐薬を併用する．

3）ER後の診療
急性中毒の経過は4Stageに分けられる．
- StageⅠ（0.5～24時間）：無症状のことが多い．ときに悪心・嘔吐，発汗，倦怠感を認める．
- StageⅡ（24～72時間）：肝障害をきたす場合，24時間後には半数に，36時間後には全例で肝酵素上昇，PT時間延長，ビリルビン上昇などを認める．
- StageⅢ（72～96時間）：肝障害がピークに達する時期である．高度の黄疸，肝酵素の上昇，乳酸アシドーシスなどを認める．肝障害をきたした患者の1～2割に急性腎傷害を併発する．
- StageⅣ（4～14日）：StageⅢを生き延びれば，回復期に入る．重症例では，数週間～3カ月を要することもあるが，多くの場合に肝機能は正常化する．

4）Disposition
- 中毒量の摂取が疑われる場合には，原則として入院のうえ，NAC投与を開始する．ただし，確実な服薬が可能な場合には，外来フォローを行うこともある．

アスピリン中毒

- アスピリンを中心とするサリチル酸塩薬は，アセトアミノフェンと並んで頻用される．
- 成人では10 g以上，小児では3 g以上でも中毒をきたしうる．

1）症状・所見
- 悪心・嘔吐，耳鳴，めまいの頻度が高い．呼吸中枢を刺激するため，頻呼吸，過呼吸をきたすことも特徴的である．
- 重症例では，しばしば横紋筋融解，腎不全，肺水腫などを起こす．

2）診断
- 中毒が疑われる場合は，通常の項目に加え，血液ガス，尿pHを測定し，さらに可能ならば，サリチル酸濃度測定を行う．できなくても血液を保存しておくことが重要である．
- 40 mg/dL以上は中毒域であり，100 mg/dL以上は透析の適応である．可能なら正常化するるまで，2～3時間ごとにくり返して測定する．
- 最初の数時間は一次性呼吸性アルカローシス，その後は，代謝性アシドーシス／呼吸性アルカローシスを呈することが多い．通常アニオンギャップは増大する．しばしば低血糖をきたす．

3）ERでのマネジメント
- 1～2時間以内であれば胃洗浄を行い，積極的に活性炭投与を行う．
- 肺うっ血をきたさない範囲で，積極的な補液を行う．中等症以上では，尿のアルカリ化を行うことが腎障害の予防のために有用である．尿pH7.5～8を目標に重炭酸ナトリウムを投与する．
- 低血糖の有無にこだわらず，持続的にブドウ糖を投与する．
- 低カリウムをきたしやすいのでカリウム値をモニタリングし，積極的に投与する．
  例 輸液例：ソルデム®3A 500 mL＋炭酸水素ナトリウム（メイロン®）60 mL，250 mL/時で点滴静注．
- 発熱に対しては外部冷却，痙攣はベンゾジアゼピン系薬で対応する．
- サリチル酸血中濃度＞100 mg/dL，補正困難なアシドーシス，痙攣，高度意識障害，肺水腫，意識障害，腎不全では，積極的に血液透析を行う．

注意点・ピットフォール

- 初期症状が乏しいために，アセトアミノフェン中毒のフォローを怠ってはならない．

文献
1)「臨床中毒学」（相馬一亥／監，上條吉人／著），p114，医学書院，2009

第2章 主たる病態のマネジメント ■§8中毒

8-05 麻薬・覚醒剤・違法薬物による中毒

上條吉人

Point

- □ オピオイド類中毒では，呼吸抑制・呼吸停止を認めたら気道を確保し，補助換気を施行したうえでナロキソンを静注する
- □ 覚醒剤，MDMA，危険ドラッグ中毒では，中枢神経興奮症状や交感神経興奮症状に対してミダゾラムなどのベンゾジアゼピン類を投与する．

Introduction

- オピオイド類は，脳内のオピオイド受容体アゴニストとして，中枢神経抑制作用や呼吸抑制作用などを発揮する．
- 覚醒剤の主成分であるメタンフェタミン，MDMA，危険ドラッグに添加されている合成カチノンは，脳内ではシナプス間隙のドパミンなどのモノアミンの濃度を上昇させて中枢神経興奮作用を発揮する，また末梢ではシナプス間隙のカテコラミンの濃度を上昇させて交感神経興奮作用を発揮する．
- 危険ドラッグに添加されている合成カンナビノイドは脳内のCB_1受容体アゴニストとして中枢神経作用を発揮する．

鑑別診断

1) 症状と身体所見

- 意識障害，呼吸抑制・呼吸停止，縮瞳といった古典的な三徴が認められればオピオイド類中毒を疑う．
- 多弁，不穏・興奮，錯乱，幻覚・妄想，痙攣発作などの中枢神経興奮症状，および発汗，高体温，散瞳，頻呼吸，頻脈，異常高血圧などの交感神経興奮症状が認められれば覚醒剤，MDMA，危険ドラッグ中毒を疑う[1)2)]．
- 危険ドラッグ中毒でみられる精神症状を表1に示す．

2) 検査所見

a. 血液ガス

- 呼吸性アシドーシスが認められればオピオイド類中毒を疑う．

〔表1〕危険ドラッグ中毒患者にみられた初診時の精神神経症状

精神神経症状	%
意識障害	46
不穏・興奮	24
不安・恐怖	10
錯乱	9
異常行動	6
痙攣	6
パニック発作	3
幻覚・妄想	3
振戦	1

（文献1より引用）

b. 血液検査

- 高CK血症，高ミオグロビン血症などの横紋筋融解症の所見があれば覚醒剤，MDMA，危険ドラッグ中毒を疑う．

c. トライエージ®DOA

- オピオイド類は"OPI"（オピオイド類）が，覚醒剤やMDMAは"AMP"（アンフェタミン類）が陽性となる．ただし，危険ドラッグはトライエージ®DOAでは検出されることがほとんどない．

3) 鑑別のポイント

- オピオイド類中毒の鑑別にはナロキソン塩酸塩の静注が有用である（診断的投与）．
- 覚醒剤，MDMA，危険ドラッグ中毒の症状は類似しているが，覚醒剤は静注，MDMAは経口摂取，危険ドラッグは吸煙されることが多いので，注射痕が認められれば覚醒剤中毒を疑う．

例 ナロキソン塩酸塩注（0.2 mg）1回0.4〜2.0 mg 静注する．同量を2〜3分ごとに中毒症状が消失するまでくり返す．ナロキソン塩酸塩を10 mg投与しても反応がなければオピオイド類以外による中毒を疑う．

ERでのマネジメント

- オピオイド類中毒では，呼吸抑制・呼吸停止があれば，気道の確保および補助換気を施行しながらナロキソンを静注する．
- 覚醒剤，MDMA，危険ドラッグ中毒では，不穏・興奮などの中枢神経興奮症状や，高体温，頻脈，高血圧などの交感神経興奮症状に対してはベンゾジアゼピン類を投与する．

例 ミダゾラム（ドルミカム®）3〜20 mg/時を持続静注する．

Disposition

- オピオイド類中毒が疑われたら入院としてSpO_2を持続モニターする．
- 覚醒剤，MDMA，危険ドラッグ中毒では，幻覚・妄想などの精神症状が活発であっても，重篤な交感神経興奮症状や身体合併症がなければ精神科に専門科的治療を要請する．

ER後の診療

- 幻覚・妄想などの精神病症状にはハロペリドールやリスペリドンを投与する．

例 ハロペリドール（セレネース®）1回5 mgを静注し，必要に応じて反復投与する．

注意点・ピットフォール

- 覚醒剤，MDMA，危険ドラッグ中毒では，頭蓋内出血，冠動脈攣縮による心筋梗塞，不整脈，急性大動脈解離，肝障害，腎障害，横紋筋融解症などの重篤な身体合併症を見逃さないように注意する．
- トライエージ®DOAでは，ジヒドロコデインを含む感冒薬などでも"OPI"（オピオイド類）陽性になること，*dl*-メチルエフェドリンを含有する感冒薬などでも"AMP"（アンフェタミン類）が陽性となることに注意する．

文献

1) Kamijo Y, et al：Internal Medicine, 53：2439-2445, 2014
2) 上條吉人：救急医学，39：78-85, 2015

第2章 主たる病態のマネジメント　§8 中毒

8-06　農薬中毒

上條吉人

Point

- 有機リン中毒では，気管支分泌物の増加や気管支攣縮による喘鳴にはアトロピンを投与する
- グルホシネート含有除草剤中毒では，4～60時間後に昏睡，痙攣発作，呼吸停止が突然に生じる

Introduction

- 除草剤であるパラコートは大量に摂取すると多臓器不全などにより24時間以内に死亡するが，少量の摂取でも3～14日後に進行性の肺線維症を生じれば救命は困難である．
- 有機リン中毒では，急性コリン作動性症候群が生じる．また，24～96時間後に呼吸筋麻痺による呼吸不全が生じる（中間症候群）．さらに，1～3週間後に多発神経炎が生じる．
- グルホシネート含有除草剤中毒では，4～60時間後に昏睡，痙攣発作，呼吸停止などが突然に生じる．また，慢性期に，記銘力障害や健忘が生じることがある．
- グリホサート界面活性剤含有除草剤（GlySH）中毒では，意識障害，急性肺傷害/急性呼吸窮迫症候群，急性腎不全，代謝性アシドーシスなどが生じる．

鑑別診断

1）症状と身体所見

- 青色の吐物，口腔内や口唇周囲の青色の着色，舌・咽頭潰瘍などを認めれば，**パラコート中毒**を疑う．
- ガーリック臭，縮瞳・流涎・流涙・気道分泌過多・気管支攣縮による喘鳴などのムスカリン様症状や，筋線維束攣縮などのニコチン様症状といった急性コリン作動性症候群を認めれば**有機リン中毒**を疑う．

2）検査所見

- 血清コリンエステラーゼが低値であれば有機リン中毒を疑う．
- パラコートの血中濃度は予後の指標となる

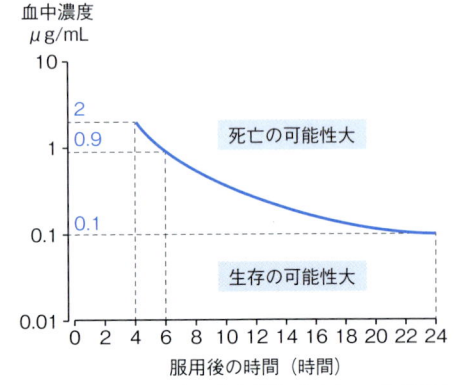

〔図1〕Proudfootらの生存曲線（パラコート中毒の予後の指標）[1]

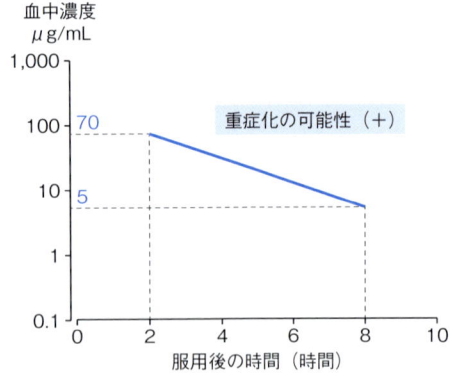

〔図2〕小山らのノモグラム（グルホシネート中毒の重症度の指標）[2]

（Proudfootらの生存曲線）（図1）．
- また，グルホシネートの血中濃度は重症度の指標となる（小山らのノモグラム）（図2）．

3) 鑑別のポイント

- ハイドロサルファイトナトリウム溶液をアルカリ化した尿に添加して青色に変色すればパラコート中毒を疑う（ハイドロサルファイト反応）．

ERでのマネジメント

- **吸収の阻害**：致死量を服用して一時間以内であれば胃洗浄を考慮する．活性炭を投与する．
- **排泄の促進**：GlySH中毒では，グリホサートはすみやかに腎排泄されるので，輸液によって尿量を維持する．また，グリホサートは血液透析法が有効である可能性がある．
- **解毒薬・拮抗薬**：有機リン中毒では，気管支分泌物の増加や気管支攣縮による喘鳴を認めればアトロピンを投与する．

Disposition

- 摂取量が少なくても，初診時の症状が乏しくても入院とする．
- パラコート中毒では，低酸素血症を認めるまでは酸素投与はしない．
- 有機リン中毒では，中間症候群が回復するまでの1～3週間は人工呼吸管理を行う．
- グルホシネート含有除草剤中毒では，バスタ®液剤として100 mL以上を服用している，または小山らのノモグラムで重症化の可能性があれば，予防的に，適切な鎮静下で人工呼吸管理を施行して，突然の呼吸停止に備える．
- GlySH中毒で，急性腎不全が生じたら腎臓内科にコンサルテーションを行う．症状が改善したら自殺企図では精神科にコンサルテーションを行う．

専門各科では何をするか？

- 自殺企図では，精神科は精神科的評価および治療を行う．腎臓内科では適応があれば血液透析を行う．

注意点・ピットフォール

- パラコート中毒では，以前は血液灌流法などさまざまな治療法が試みられたが，有効だとするエビデンスのある治療法はない．
- 有機リン中毒では，解毒薬・拮抗薬としてのプラリドキシム（パム®）の有効性については議論が分かれている．

文献

1) Proudfoot AT, et al. : Lancet, 18 : 330-332, 1979
2) 小山完二, 他：日救急医会誌, 8 : 617-618, 1997

8-07 シアン化物中毒・硫化水素中毒

土岐徳義，樫山鉄矢

Point

- [ ] 原因不明のアニオンギャップ開大性代謝性アシドーシスを認めた場合には，シアン化物や硫化水素による中毒を疑う
- [ ] シアン化物中毒は，有効な解毒薬のある数少ない中毒の1つである
- [ ] 二次曝露，中毒の予防に留意する

シアン化物中毒

- シアン基（-CN）を有する物質をシアン化物という．シアン化カリウム（青酸カリ）やシアン化ナトリウムは，金属メッキなどさまざまな用途で用いられている．また，シアン化水素ガスは，ビニールやポリウレタンなどの化学繊維が燃焼すると発生する．
- 経口摂取や吸入によってシアンイオンが血中に入ると，細胞呼吸を障害して，重篤な中毒を引き起こすことになる．
- 火災現場などでの発症は，報告以上に多いと推定されている．

1）症状・所見

- 細胞呼吸が障害されるため，すべての臓器が影響を受ける．特に低酸素に弱い脳と心臓は影響を受けやすい．
- 初期症状は，頻脈，頻呼吸，頭痛，悪心，めまい，皮膚の紅潮などである．続いて，痙攣，意識障害，低血圧などをきたす．
- 有名なアーモンド臭は，収穫前のアーモンド独特の甘酸っぱい臭いで，60％程度で認められるという．
- 血液検査では，組織呼吸の障害を反映して乳酸値が上昇し，アニオンギャップ開大性の代謝性アシドーシスをきたす．酸素が利用されないため，中心静脈血の酸素飽和度が上昇する．

2）ERでのマネジメント

- 気道確保，高濃度酸素投与，血管確保を行う．多くの場合に気管挿管が必要となる．
- シアン化物中毒が疑われる場合は，診断を待たずに解毒薬を投与する．ヒドロキシコバラ

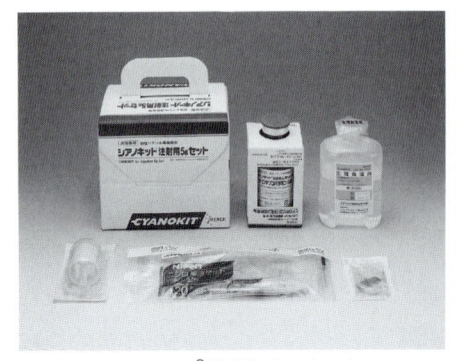

〔図1〕シアノキット®注射用5gセット
（メルクセローノ株式会社）

ミン（図1）が第一選択である．フランスなどでは，チオ硫酸ナトリウム（デトキソール®）の併用が行われるが，わが国では勧められていない．

例 ヒドロキソコバラミン（シアノキット®注射用5gセット）1V＋生理食塩水200 mL．15分以上かけて点滴静注

- 胃内容物がシアン化水素ガスを発生する可能性があるため，胃洗浄は行わない．

硫化水素中毒

- 硫化水素中毒は，通常は化学工場などでの事故や天然由来のガスの吸入によって起こる．
- 近年，洗浄剤と入浴剤の混合による自殺がネットを通じて流行し，本人のみならず周囲も被害を受ける事故が多発したことは記憶に新しい．
- 硫化水素はシアンと同様，ミトコンドリア内

のチトクロームオキシダーゼのFe^{3+}と結合し，酵素を阻害して，細胞呼吸を障害し，低酸素状態を引き起こす．
● 硫化水素は，低濃度では，腐卵臭があるが，高濃度に曝露されると嗅覚が麻痺し，臭いを感じないという．

1）症状・所見
● 低濃度で眼，気道，皮膚粘膜刺激作用をきたし，高濃度では，直ちに中枢抑制，呼吸抑制を引き起こす．800〜1,000 ppmでは，数回の呼吸で呼吸停止するため，ノックダウンガスの異名を有するほどである．

2）ERでのマネジメント
● 衣服に付着した硫化水素の揮発により，医療従事者への二次曝露の可能性もある．診療に先立って衣類の除去が行われていなければならない．
● まず高濃度酸素投与，必要に応じて気管挿管，純酸素での人工呼吸管理を行う．痙攣に対してはジアゼパム（セルシン®，ホリゾン®）やミダゾラム（ドルミカム®）で対応する．
● 重症例であれば，すみやかに亜硝酸アミル（図2）の吸入を開始し，亜硝酸ナトリウム静注ができるまでくり返す．
　例 亜硝酸アミル：1Aを専用の布に湿らせて，鼻より（30秒ずつ1分間隔で）吸入させる．3分ごとに新しいアンプルを用いる．

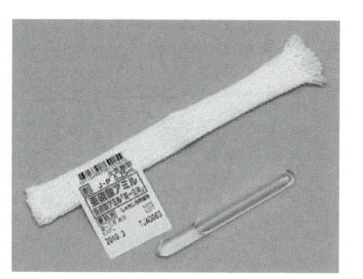

〔図2〕亜硝酸アミル「第一三共」
（第一三共株式会社）

● 亜硝酸ナトリウム（市販製剤なし）が使えるなら，300 mg（成人）を緩徐に静注する．
● ヒドロキソコバラミン（シアノキット®）の有効性も示唆されているが，効果は確立していない．

Disposition
● 曝露後24〜72時間で肺水腫が出現することがあるので，疑われたら3日間の入院観察が望ましい．

文献
1)「臨床中毒学」（相馬一亥／監，上條吉人／著），医学書院，2009
2) 日本中毒学会ホームページ（http://jsct.umin.jp）

Coffee Break　　メトヘモグロビン血症

　メトヘモグロビンとは赤血球内のヘモグロビンの核をなす2価の鉄イオンが酸化されて3価の鉄イオンになったものであり，酸素結合・運搬能力が失われた状態である．血液中のメトヘモグロビンが1〜2％以上に増加した状態をメトヘモグロビン血症という．
　先天性と後天性の場合があるが，ERでは，後天性メトヘモグロビン血症が問題となる．原因として，局所麻酔薬，亜硝酸薬（ニトログリセリンなど）などがある．メトヘモグロビン濃度30％以上では，致死率40％に達する．
　急性発症の頭痛，意識レベル低下，およびチアノーゼに加え，動脈血液ガスから計算した酸素飽和度とパルスオキシメーターの酸素飽和度が解離している場合（saturation gap）に本症を疑う．
　多くの血液ガス分析装置（COオキシメトリー）で，メトヘモグロビン濃度の測定が可能である．
　メトヘモグロビン濃度30％以上や症候性の場合は，高濃度酸素投与を行うとともに，メチレンブルー（メチレンブルー静注50 mg「第一三共」）投与を行う．　　　　　（土岐徳義，樫山鉄矢）

第2章 主たる病態のマネジメント §8 中毒

8-08　一酸化炭素中毒

上條吉人

Point

- 急性期には常圧酸素療法または高気圧酸素療法のいずれかを選択する
- 急性期の症状が回復しても，数日～6週間が経過してから精神神経症状が急速に発現することがある（遅発性脳症）

Introduction

- 一酸化炭素（以下，CO）のヘモグロビン（以下，Hb）に対する親和性は酸素の200～250倍であるため，COはHbに結合している酸素と置換してカルボキシヘモグロビン（以下，CO-Hb）を形成する．CO-Hb濃度が高くなると血液の酸素運搬能は低下するだけでなく，Hbの酸素解離曲線は左方移動するため，組織での酸素供給は減少し低酸素ストレスが生じる．その結果，嫌気性エネルギー代謝が促進されて，乳酸が産生される．
- なお，COの胎児Hbに対する親和性はさらに高く，胎児のCO-Hb濃度は母体の2倍となる．

〔表1〕CO-Hb濃度と臨床症状[1]

CO-Hb濃度（%）	臨床症状
10<	軽度の頭痛（前頭部の絞扼感など），激しい運動時の息切れ
20<	中等度の頭痛（こめかみの拍動など），めまい，嘔気，頻脈，頻呼吸，中等度の運動時の息切れ
30<	激しい頭痛，視力障害，耳鳴りや難聴，錯乱
40<	意識障害，異常呼吸（浅く不規則）
50<	昏睡，痙攣，Cheyne-Stokes呼吸
60<	昏睡，痙攣，散瞳，対光反射消失，心機能の低下，呼吸抑制
70<	心不全，呼吸不全，死亡

鑑別診断

1）症状と身体所見

- 表1にCO-Hb濃度と臨床症状を示す．ただし，必ずしもこのように相関しないので注意が必要である．

a. 中枢神経症状

- 頭痛，めまい，嘔気を訴える場合に疑う．現場ではさまざまな程度の意識障害がみられるが，病院までの搬送中に高濃度・高流量の酸素が投与されていて，途中で意識が回復すれば疑う．

b. 循環器症状

- 初期には，組織の低酸素ストレスに対して代償的に頻脈となる．中等症～重症では，心筋虚血の症状として胸痛，虚血性の心電図変化，不整脈，心筋逸脱酵素やトロポニンの上昇，左室駆出率（LVEF）の低下などが生じる．

c. その他

- 皮膚の深紅色や静脈血の鮮紅色がみられれば疑うが，頻度は高くない．

2）検査所見

a. 血液ガス分析

- CO-Hb濃度の上昇や代謝性アシドーシスが認められれば疑う．

b. MRI（T2強調像，拡散強調像，FLAIR像）およびCT（急性期）

- MRIでは両側の淡蒼球に異常信号が，CTでは両側の淡蒼球の低吸収域が認められれば疑う．そのほかにMRIでは，レンズ核，基底核，大脳白質，大脳皮質，海馬，小脳などの異常信号や脳浮腫が認められることもある．

3）鑑別のポイント

- CO中毒の症状は非特異的で，症状だけでは他の疾患との鑑別が困難である．CO-Hb濃

度が高ければ診断は確定するが，低濃度のCOに長時間曝露された場合，COへの最終曝露から長時間経過している場合，病院までの搬送中に高濃度・高流量の酸素が投与されている場合はCO-Hb濃度が低くてもCO中毒の可能性がある．

ERでのマネジメント

a. 常圧酸素療法
- 非再呼吸式リザーバー付きフェイスマスクを用いて高濃度・高流量の酸素を投与し，CO-Hb濃度が5％以下になるまで続ける．この方法によって，CO-Hbの半減期は，室内気の平均5時間（2～7時間）から平均1時間（40～80分）に短縮される．

b. 高気圧酸素（以下，HBO）療法
- CO中毒では，通常は1回あたり2.5～3ATAで90～120分100％酸素を投与する．この方法によって，CO-Hbの半減期は平均20分（15～30分）に短縮される．

Disposition

- HBO療法の明確な適応基準はない．CO-Hb濃度＞25％である，またはCO中毒による意識障害があればHBO療法を施行している施設に転送する．妊婦では，CO-Hb＞15％であればHBO療法を施行している施設に転送する．

ER後の診療

- 急性期の症状が回復しても，数日～6週間が経過してから精神神経症状が急速に発現することがある（遅発性脳症）ので，少なくとも1カ月は神経内科にフォローを依頼する[2)3)]．
- また，自殺企図による場合は，精神科にコンサルトして精神科的評価および治療を依頼する．

注意点・ピットフォール

- パルスオキシメータはO_2-Hbと CO-Hbを区別できないために，重症のCO中毒患者では$SpO_2 > SaO_2$となることに注意する．
- 喫煙者のCO-Hb濃度は5～13％であるため，CO中毒と間違わないように注意する．
- 自殺（練炭など）による場合は，大量服薬との複合自殺であることがあるので注意が必要である．

文献
1) 「臨床中毒学」（相馬一亥／監，上條吉人／著），医学書院，2009
2) Ide T & Kamijo Y：Am J Emerg Med, 26：908-912, 2008
3) Ide T & Kamijo Y：Am J Emerg Med, 27：992-996, 2009

第2章 主たる病態のマネジメント　§8 中毒

8-09　リチウム中毒

土岐徳義

Point

- □ 急性中毒と慢性中毒を分けて考える必要がある
- □ 血中リチウム除去に血液透析は有効である
- □ ダブルコンパートメントセオリーを念頭に治療を行う必要がある
- □ 解毒薬・拮抗薬はない

Introduction

- リチウムイオン（Li^+）を含むリチウム塩は，1800年代後期から躁病と痛風治療に使用されていた歴史のある薬である．その中毒症状に関してもすでに1800年代に記述されている．現在では，リチウム塩のなかでは，最も化学的に安定な炭酸リチウム（Li_2CO_3：リーマス®，炭酸リチウム）が用いられている．
- Li^+は有効血中濃度（0.8〜1.2 mEq/L）が狭く，中毒域が近いのが特徴である．また，水溶性が高く，分布容積が小さく，タンパクに結合しない．

1）体内動態

- Li^+は経口摂取後にすみやかに消化管より吸収され，未変化体としてほぼ完全に尿中に排泄されるが，60％以上が近位尿細管でNa^+と似た経路で再吸収される．そのため，脱水状態では，再吸収量が増加し血中濃度が上昇する．
- 通常，血中濃度は経口摂取後1〜2時間でピークとなる（徐放剤では4〜12時間）．リチウムは当初，細胞外液に分布するが，その後ゆっくりと細胞内に侵入して蓄積する．通常の，定期内服開始後5日以内には細胞外と細胞内の濃度は定常状態になる．急性中毒時には，大量内服後12時間以上経ってから血中濃度がピークに達することがある．
- 経口摂取後30〜70％は6〜12時間以内に尿中に排泄されるが，残りは6〜10日かけて排泄される．尿中排泄の遅延は組織への蓄積が関与している．

2）メカニズム・予後

- Li^+の中毒のメカニズムについては不明な点が多い．Li^+が細胞内に蓄積されると，Na^+，K^+，Mg^{2+}などの陽イオンの細胞膜を介した移動が干渉されて，細胞膜の状態が変化すると考えられている．神経細胞では，興奮やシナプス伝導が抑制され，心筋細胞では，細胞内のK^+が減少して再分極が延長すると考えられている．
- 毒物動態からわかるように，Li^+は中枢神経をはじめとした組織に入りにくいが，いったん入ったら出にくいという特徴がある．この特徴が毒性の発現および持続時間に大きく影響する．
- 予後は，最重症では死亡することがある．生存しても6〜12カ月以内に，基底核や小脳障害による後遺症が残ることがある．

症状・診断

1）症状と身体所見

- 急性中毒でも慢性中毒でも中毒症状は類似しているが，一般的に慢性中毒の方が脳内濃度の上昇により重症となりやすい．リチウムの血中濃度と脳中濃度の関係をダブルコンパートメントとして理解する必要がある．

a. 急性中毒（図1）

- 一般的には，臨床的重症度と血中リチウム濃度の相関は乏しい．リチウムは脳内に入りにくく，大量服用により血中濃度が上昇しても，なかなか脳中濃度は中毒域まで達せずに，中枢神経毒性を発現しない．

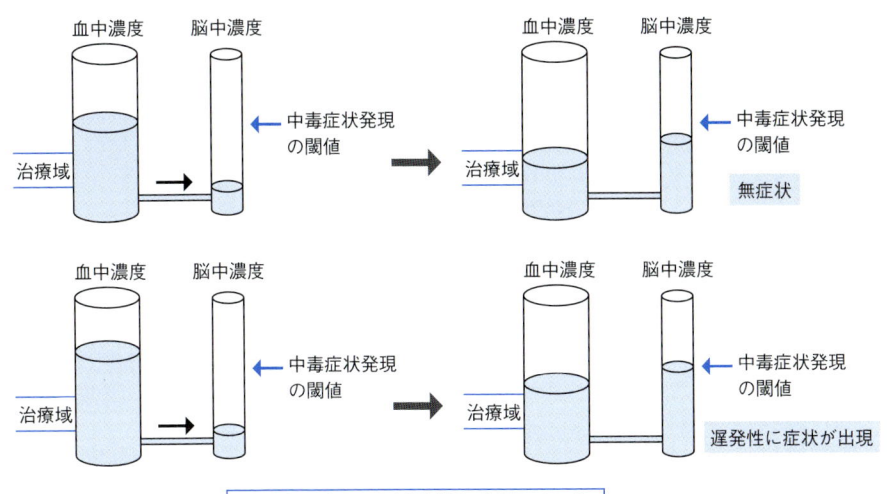

[図1] 急性リチウム中毒の発症メカニズム
(文献1より引用)

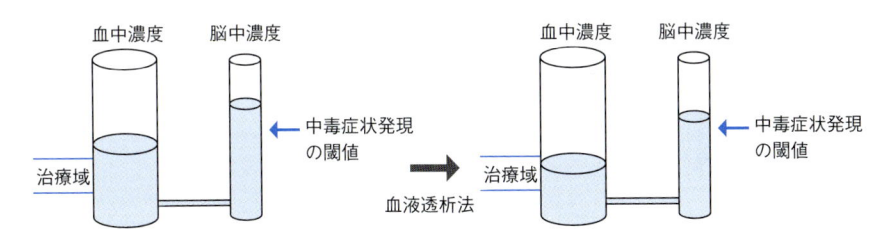

[図2] 慢性リチウム中毒の発症メカニズム
(文献1より引用)

- 大量服用後に，いったんは高くなった血中濃度がすみやかに低下してから，脳中濃度が中毒域に達して，遅延性に中枢神経毒性を発現することもある．いったん脳に入ると出にくいため，脳中濃度は中毒域以下になるのに時間がかかり，中枢神経毒性が数日〜数週間持続することがある．
- 大量に服用すると，嘔吐，下痢を誘発する．中枢神経症状はやや遅れて発現することが多い．最初は意識が清明でも，24〜48時間以内に状態が悪化して，危険な状態となることがある．いったん中枢神経症状が生じると数日〜数週間持続することがある．
- 心電図変化としてQTc時間の延長，徐脈を認め[2]，QTc時間と重症度の相関関係が検討されている．

b. 慢性中毒（図2）

- 慢性中毒は，長期にわたるリチウムの蓄積により生じる．そのため，血中濃度と脳中濃度は平衡状態にあり，中枢神経毒性の発現とリチウムの血中濃度は比較的よく相関する点が急性中毒と異なる．

- 症状としては，軽症では悪心・嘔吐，腹痛，めまい，重症では昏睡，痙攣発作，失神，血圧低下を認めることがある．
- 原因としては，脱水や利尿薬により，リチウムの近位尿細管からの再吸収が増加し，リチウムの排泄が低下することで，血中・脳中の濃度がともに上昇し，**リチウムの血中濃度が治療域よりわずかに高い程度や，治療域にあっても中毒症状が生じる．**
- 中枢神経症状が生じると，血液透析を施行し血中濃度をすみやかに低下させても，脳中濃度低下に時間がかかるため数日～数週間持続することがある．また数年以上持続するという報告もある[3]．

2）検査所見

- リチウムの血中濃度を測定するが，慢性中毒と急性中毒で意味合いが異なるため，慎重な解釈が必要である．リチウムの血中濃度がかなり上昇している場合，アニオンギャップが狭小化を認めることがある．

ERでのマネジメント

- 全身状態の安定化を図り，モニタリングのうえ，血液透析の必要性なども含め専門科へのコンサルトを行う．リチウム中毒以外の意識障害の除外を行う必要がある．

Disposition

- 基本的には入院加療が必要となる．

ER後の診療

解毒薬・拮抗薬はないため，全身管理，吸収阻害，排泄促進を行う．

a. 全身管理

- 脱水・電解質異常を是正し，痙攣発作が持続する場合は，ジアゼパム（セルシン®，ホリゾン®）の静注などを行う．

〔表1〕血液透析適応の目安

①腎不全のためLi$^+$の排泄が低下している
②重度の中枢神経症状を認める
③輸液負荷を行うことが困難である
④急性中毒ではLi$^+ \geqq$ 4.0 mEq/L
⑤慢性中毒ではLi$^+ \geqq$ 2.5 mEq/L

b. 吸収阻害

- 急性中毒では，致死量を服用後1時間以内であれば胃洗浄を考慮する．活性炭はリチウムを吸着しないため無効である．徐放剤の大量服用は全腸洗浄を検討する[4]．
- 慢性中毒では，リチウム塩の経口摂取を中止する．

c. 排泄促進

- まずは，輸液療法により尿量を維持し，リチウムの排泄を促す．利尿薬は無効である．
- 血液透析は有効である（表1）．急性中毒の場合は，血中リチウム濃度をすばやく低下させ中枢神経への移行を妨げる目的で施行を考慮する．慢性中毒では血中リチウム濃度を下げて，中枢神経からのリチウムの除去を促進する目的で施行を考慮する．
- 脳中濃度の低下には時間がかかり，ダブルコンパートメントセオリーのため血中濃度の再上昇がある．そのため，血液透析施行後6～8時間後にリチウム濃度を評価する．再上昇や中枢神経症状の改善がなければ，血液透析をくり返したり，透析時間の延長，持続透析の追加を検討する．

文献

1) 「臨床中毒学」（相馬一亥/監，上條吉人/著），医学書院，2009
2) Farag S, et al：Lancet, 343：1371, 1994
3) Von Hartitzsch B, et al：Br Med J, 4：757-759, 1972
4) Bretaudeau Deguigne M, et al：Clin Toxicol (Phila), 51：243-248, 2013

9-01 熱中症

樫山鉄矢

Point
- [ ] 重症熱中症を迅速に識別する
- [ ] 重症熱中症であれば，一刻も早く冷却する

Introduction

- 熱中症（heat-related illness）は，暑熱環境への適応障害によるさまざまな病態の総称である．
- 重症度は3段階に分けられ（表1），Ⅲ度熱中症が熱射病に相当する．熱射病はさらに，労作に関連する"運動性熱射病"と，高齢者などが暑熱にあてられて発症する"古典的熱射病"に分けられる．
- **熱射病は，深部体温が上がり，脳などの臓器が「煮えて」しまう緊急病態であり，不可逆的障害を起こす前に一刻も早く冷却**しなければならない．

鑑別診断

- 暑熱環境下に発症した症状については，すべて熱中症の関与を疑うべきである．
- 特に意識障害を伴う場合には，すみやかに冷却を開始しつつ，関連する病態を検索し，鑑別診断を進める．
- 熱中症であって，中枢神経機能，肝機能，腎機能，凝固機能に1つでも異常があれば，Ⅲ度熱中症（熱射病）と診断する（表2）．
- 鑑別診断の対象は，暑熱以外の何らかの原因があって，高熱や意識障害をきたす病態である（表3）．
- 特に，感染症による"発熱"との鑑別が重要だが，多くの場合には，病歴と身体所見から鑑別できる．高体温であっても，悪寒や戦慄があれば，感染症による"発熱"であることが多い．CRP値やプロカルシトニンも参考にはなる．
- 髄膜脳炎との鑑別が問題であれば，積極的に髄液穿刺を行うべきである．ただし熱中症においても，髄液中のタンパクや細胞数の軽度上昇を認めることがある．
- 甲状腺クリーゼは，熱中症と同様に感染によらずに高熱をきたしうる．甲状腺クリーゼは必ずしも甲状腺腫大を伴わないが，触診を忘れてはいけない．

〔表2〕Ⅲ度熱中症の診断

深部体温39℃以上（腋窩38℃以上）の高熱
①脳神経障害（意識障害・せん妄・小脳症状など）
②肝/腎機能障害（GOT・GPT・BUN・クレアチニン上昇）
③血液凝固障害（DIC）

〔表1〕熱中症の重症度

重症度	従来病名		病　態
Ⅰ度	熱痙攣	heat cramps	主として塩分喪失によって起こる． 2〜3分の筋肉痛，攣縮など
	熱失神	heat syncope	末梢血管拡張による一過性の意識消失
Ⅱ度	熱疲労	heat exhaustion	脱水，塩分喪失による．頭痛，悪心・嘔吐，倦怠感など． 中心体温軽度上昇
Ⅲ度	熱射病	heat stroke	意識障害，臓器不全 核心温度上昇

〔表3〕Ⅲ度熱中症（熱射病）の鑑別診断

感 染	敗血症 髄膜炎，脳炎 肺炎，尿路感染症，胆道感染症，その他
内分泌	甲状腺機能亢進症 褐色細胞腫 糖尿病性ケトアシドーシス 高血糖性高浸透圧性昏睡
神 経	脳血管障害 視床下部出血，梗塞 痙攣重積状態
中 毒	覚醒剤中毒 悪性症候群 セロトニン症候群 抗コリン薬中毒 その他中毒

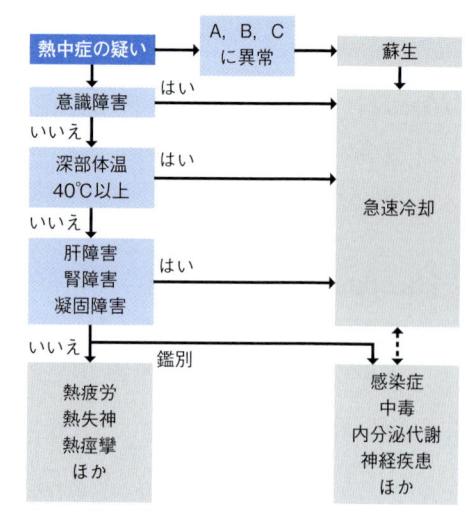

〔図1〕熱中症対応のフローチャート

- 覚醒剤や抗コリン薬などの中毒との鑑別も必要である．両者ともに，高熱，頻脈，意識障害を伴う．熱中症でも縮瞳することもある．やはり発症状況の把握，病歴聴取が重要である．
- **いずれの病態においても，鑑別できるまでは，冷却を含めて重症熱中症と同様の治療管理を行うべきである．**

ERでのマネジメント（図1）

❶ 多少でも意識障害があれば，重症熱中症として補液と冷却を開始する．
❷ すべての衣類は除去し，心電図モニター，酸素投与，カテーテルによる尿量モニターを行う．
❸ 直腸温，膀胱温，あるいは中心静脈温などの核心温度をモニタリングする．一般的に深部体温は，体表温に比べ0.5〜1.0℃高い．40℃以上あれば，重症熱中症である．ただし，プレホスピタルで冷却されていれば，深部体温が下がっているかもしれない．臨床判断を優先する．
❹ 嘔吐や誤嚥のリスクは高い．多少でも気道に不安があれば，積極的に気管挿管する．
❺ 輸液は冷やしたものを用いるが，それ自体に大きな冷却効果は期待できない．
❻ 痙攣があれば，ジアゼパムなどにより，可及的早期に頓挫をはかる．

1）冷却（表4）

- くり返すが，重症の熱中症では，冷却のスピードが予後を左右する．**治療の目標は，迅速な冷却と臓器不全のサポートである．**

a. 蒸散法

- 冷却法としては，蒸散法が最も広く行われており，実際的である．実施にあたっては，側臥位等で体表面を可及的に露出し，霧吹きなどで水をかけるか，体表を濡らしたガーゼ等で覆ったうえ，扇風機等で送風して気化熱を奪う．冷水は体表の毛細血管の収縮と戦慄を誘発するとして，ぬるま湯を勧める専門家もいる．アルコール噴霧を行う施設もあるが，経皮的に吸収され，アルコール中毒等をきたす可能性もあるため勧められない．

b. 冷水浸漬

- 欧米では，身体ごと冷水につける方法（冷水浸漬）を推奨する専門家も多い．冷却効率は高いが，欠点として，モニタリングや心肺蘇生その他の医療処置が難しいこと，また下痢や嘔吐によって汚染されることなどがある．冷水浸漬と蒸散冷却の転帰を比較した無作為試験はない．

〔表4〕各種冷却方法の長所，短所

冷却方法	長所	短所
スプレー＋送風（蒸散法）	冷却効果大，簡易的，実用的	シバリングが起きる．高湿度では冷却効果減少
冷水に浸漬	冷却効果大	シバリングが起きる．モニタリングや排泄処置困難．蘇生処置困難
アイスパック（頸部，腋窩，鼠径部）	実用的・他冷却と併用可能	補助的

〔表5〕熱中症の合併症

臓器	合併症
脳神経系	せん妄，昏睡，痙攣，脳浮腫，脳炎
循環器系	心不全，心筋障害
呼吸器系	肺水腫，ARDS
消化器系	消化管虚血・梗塞，膵炎，肝障害
腎・代謝	腎不全，低K血症，高K血症，低Na血症，高Na血症，低Ca血症
血液系	血小板減少，DIC
筋骨格系	横紋筋融解

c. そのほか
- アイスパック等による頸部，腋窩，鼠径部などの冷却も行われるが，あくまでも補助的手段と考えるべきである．冷水による胃洗浄，膀胱洗浄，腹膜洗浄，胸腔洗浄などの評価も定まっていない．経皮的心肺補助装置（ECMO，PCPS）の冷却効率は非常に高いが，もちろん侵襲性も高い．

d. 冷却のコツ
- 過冷却やリバウンドを避けるために，まず深部体温39℃を目標とする．
- 重症熱中症では，体温中枢が機能できないのであるから，**アセトアミノフェンやアスピリン等の解熱薬は，効果がないばかりか，臓器障害を助長する可能性もあるので行ってはならない．**

2）輸液管理
- 労作に伴う熱射病では，通常大量の輸液を必要とするが，**古典的熱射病では必ずしも体液喪失を伴わない．**潜在的に心機能に問題のある高齢者が多いので，相応の注意が必要である．500〜1,000 mL程度の初期輸液の後，血圧や中心静脈圧，心エコー所見，下大静脈径等によって体液量や心機能を再評価する．
- 低血圧は，冷却と補液に反応することが多いが，必要ならドパミン，ノルアドレナリン等のカテコラミンを投与する．
- 横紋筋融解，DIC，電解質異常などの合併も多いので，意識して評価し，早期介入を心がける（表5）．
- 重症熱中症については，できる限りICU入院が望ましい．

3）軽〜中等度熱中症への対応
a. 熱痙攣
- 熱痙攣は，激しい筋肉痛や筋肉の有痛性攣縮である．大量の発汗に伴う塩分の喪失が原因であり，発汗後に多量の低張液を飲んだときに多い．症状は"痙攣"というより"こむら返り"に近い．しかし，こむら返りが運動中に発症するのに対し，労作休止，あるいは運動後に発生する傾向がある．作業や運動初日の日中の発症頻度が高いとされている．
- しばしば低Na血症を伴う．横紋筋融解症や腎障害をきたすこともある．
- 生理食塩水等の投与で比較的容易に改善することが多い．軽症例では，市販の経口補水液や，スポーツドリンク＋食塩（1Lに食塩小さじ半分程度）でも治療可能である．食塩そのものの投与は，悪心・嘔吐を誘発し，吸収を遅延させる可能性があるので推奨されない．

b. 熱失神
- いわゆる"のぼせ"に近い．暑熱による脱水に加え，体表の血管が拡張し，さらに神経調節性の要素も加わって，一過性の血圧低下，意識消失をきたす病態である．
- 失神については，不整脈や貧血，痙攣，脳血管障害，その他重篤な病態が隠れていることがある．発症状況のみから熱失神と決めつけず，これら危険な病態を鑑別しなくてはならない．また，進行すれば，Ⅱ度，Ⅲ度熱中症

に至り得るので，この段階で食い止めることが大切である．
- 熱失神であれば，環境の改善，安静，生理食塩水等の補液等で比較的容易に改善する．くり返すことが多いので，帰宅にあたっては暑熱環境での長時間の立位を避けることなどを指導する

c. 熱疲労
- 熱疲労と熱射病は，それぞれⅡ度，Ⅲ度の熱中症に分類されているが，連続した病態と考えてよい．熱疲労の段階で進行を食い止め，熱射病に至らないように管理することが重要である．来院時の体温に頼らず，多少でも意識障害があれば，Ⅲ度熱中症（熱射病）として取り扱う．
- 塩分欠乏型と自由水欠乏型に分類されているが，ほとんどが混合型である．著しい低Na血症や高Na血症を伴う場合には，当然入院のうえ，補正しなければならない．
- 通常，急速冷却の要はない．治療の要点は，涼しい環境の確保と補液である．摂取が良好であれば，経口的な補液でも治療ができる．
- 若年者で，電解質やその他の異常がなければ，観察後に帰宅させてよいが，24〜48時間は安静にして，十分な水分摂取を続けるように指導する．
- 高齢者や重篤な基礎疾患を有する場合，電解質異常を有する場合，あるいは数時間の治療にて症状の改善が得られない場合には入院を考慮する．

注意点・ピットフォール

- 帰宅させる場合には，暑熱環境を回避できることが条件である．クーラーがない自宅に帰すことは避けなければならない．また帰宅後には，水分補給，安静などが必要となるため，一人暮らしや老々介護の場合には，相応の配慮が必要である．

文献
1) Bouchama A & Knochel JP：N Engl J Med, 346：1978-1988, 2002
2) 安岡正蔵, 他：熱中症（暑熱障害）Ⅰ〜Ⅲ度分類の提案. 救急医学, 23：1119-1123, 1999

9-02 偶発性低体温症

樫山鉄矢

Point

- [ ] 深部体温をモニタリングする
- [ ] 不整脈を避けるため，無用な刺激を避ける
- [ ] 簡単に蘇生をあきらめない

Introduction

- 低温環境や適応の障害によって，中心体温が35℃以下に低下して生じる障害を，偶発性低体温症（accidental hypothermia）という．治療目的の低体温（therapeutic hypothermia）に対する用語である．
- 海山での遭難，泥酔や薬物中毒で多い．小児や高齢者，精神障害者あるいは路上生活者など，社会的弱者に多いのも特徴の1つである．虐待の可能性も忘れてはならない．

鑑別診断

1) 症状と身体所見

- 患者はしばしば傾眠状態となり，進行すると昏睡に至る．野外で衣類を脱いでしまうような奇異な行動（paradoxical behavior）もよく知られている．
- 軽症では，震え（戦慄）がみられるが，32℃以下になると震えは消失して，呼吸数，心拍数，血圧も低下する．
- 寒冷環境から搬送された場合に本症を疑うことは容易である．しかし，低体温は室内でも，夏でも起こるし，また他の症状にマスクされることもあり，これらの場合には疑わなければ診断できない．**疑ったら深部体温を測ってみることである．**

2) 検査所見

- 初療時には，COヘモグロビンや乳酸値を含む血液ガス，血算，生化学，凝固検査とともに，Ca，P，Mgを含む電解質を測定する．
- 必要に応じて，甲状腺ホルモン，コルチゾール，尿中薬物スクリーニングも考慮する．

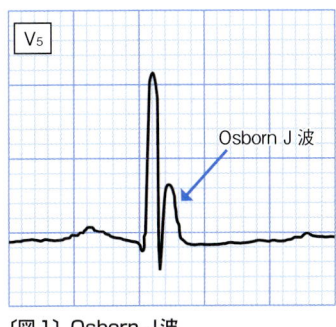

〔図1〕Osborn J波

- 低体温利尿によって，しばしば脱水と血液濃縮が起こる．1℃の低下でヘマトクリットは2％増加するという．これによって貧血がマスクされることもある．
- 血液ガスでは，代謝性アシドーシス，呼吸性アルカローシス，乳酸値の上昇が多い．
- 低K血症が多いが，高Kの場合もある．いずれにしても，Kは復温に伴って急速に増加しうるので，頻回の測定を要する．初療時のKが12 mEq/L以上での回復例はなく，蘇生を断念する根拠となり得る．
- 心電図は，軽症では頻脈だが，およそ32℃以下で洞性徐脈となり，しばしばOsborn J波（QRSの直後の上に凸の波）を認める（図1）．
- 深部体温が30℃以下になると，PR延長，QRS延長，QT延長，T波の陰性化，房室ブロックなどとともに多彩な不整脈が出現し，さらに進行すると心室細動や心静止に至る．

3) 鑑別のポイント

- **深部体温35℃以下にて，低体温症と診断する．**
- 寒冷環境への曝露以外にも，低体温を誘発しうる病態は多い．特に，低血糖，一酸化炭素中毒，重症感染症，甲状腺機能低下，副腎機

[表1] 偶発性低体温症のマネジメント

	深部体温	意識障害	戦慄	心電図	マネジメント
軽症	32〜35℃	軽度	あり	頻脈	受動的再加温（保温），温かい飲み物 電気毛布，加温輸液など
中等症	28〜32℃	中等度	減弱	徐脈，Osborn J 波，上室性・心室性不整脈，QRS 延長	刺激回避，電気毛布，温風ブランケットによる積極的再加温
重症	<28℃	昏睡	なし	房室ブロック，心室細動，心静止	腹腔洗浄・胸腔洗浄等の積極的再加温（腹腔洗浄など），体外循環（V-A ECMO）

能低下症は，早めに鑑別しなければならない．

ERでのマネジメント (表1)

- 中等症以上の低体温では，容易に心室細動となるので，移動や処置は愛護的に行う．
- 気管挿管による重症不整脈の誘発は稀である．必要なら躊躇するべきではない．
- 必ず深部体温をモニタリングする．下部食道が望ましいが，膀胱温が簡便で，広く用いられている．
- 冷たい衣類はすみやかに除去し，電気毛布や温風ブランケット（ベアーハガー™，レベル1 イクエーター™，なければ布団乾燥機）で再加温する．加温加湿器（インスピロン®など）は，最高温に設定する．
- 低体温利尿で脱水となるため，輸液は積極的に行う．もちろん加温輸液を使うが，これによる復温を期待してはいけない（生理食塩水500 mL を電子レンジで2分程度加温すると42〜43℃になる．糖入りの液は電子レンジに入れられない）．
- 30℃以下では，循環作働薬の効果は得られにくい．ヨーロッパの蘇生ガイドラインでは，30℃以下でのアドレナリン投与は推奨されていない．使用の際には，復温に伴う効果の重複に注意し，投与間隔を普段の倍程度にあけることが勧められている．
- 電気的除細動も効きにくいため，従来1回のみと教えられてきた．状況によるが，安易にくり返してはいけない．また，心室細動を避けるため，**経皮ペーシングは禁忌**である．
- 復温の際に，末梢血管の拡張によって血圧が低下する現象を，**rewarming shock** という．また四肢の血管が拡張し，低温の血液が中枢に環流して深部体温が下がる現象を，**after drop** という．しばしば不整脈を誘発するので，**再加温はできる範囲で体幹から行うべきである**．
- 再加温が困難であったり，循環動態が不安定であれば，早めに体外循環の導入を検討する．循環確保のためにV-A ECMO（PCPS）が第一選択である．必ずしも効率は良くないが，透析による加温も行われることがある．
- **低体温は中枢に保護的に働くため，安易に蘇生をあきらめてはいけない**．冷たく固くなった患者が搬送された場合，死亡確認を行ってしまいがちであるが，確認は，**30℃以上に復温された後に行うべき**とされている．"No one is dead until warm and dead !"

注意点・ピットフォール

- 低体温症の存在を見逃さない．
- 安易に死亡確認しない．
- 安易な侵襲的処置で，心室細動を誘発しない．

文献

1) 山本五十年：低体温症．「救急診療指針 改訂第4版」（日本救急医学会／監，日本救急医学会専門医認定委員会／編），へるす出版，2011
2) Brown DJ, et al：N Engl J Med, 367：1930-1938, 2012

9-03 溺水

第2章 主たる病態のマネジメント　§9 環境・その他

清水敬樹

Point

- □ 低酸素血症，高二酸化炭素血症，体温異常症などへの治療が主体となる
- □ 現場の状況，本人の状況の正確な情報収集が必要である
- □ 誤嚥性肺炎に対する抗菌薬投与はケースバイケースで議論を重ねて投与の有無を決定する

診察・検査

1) 診察

- 第一印象およびA，B，C，D，Eアプローチを外傷ではないにせよ施行する．
- 現場の状況の問診（飲酒や食事摂取，既往歴など）を十分にとる．
- 溺水した現場が汚染された川なのか，海なのか，プールなのかアルカリ性の温泉なのかなどの，誤嚥した水分成分も情報として得たいところである．
- プールへの飛び込みや崖からの飛び込みの場合には頸椎保護，全脊柱管固定などの外傷に準じた対応も行う．

2) 検査

- 電解質異常，溶血なども認めるので一般採血は必要である．
- 溶血所見の確認の1つとして尿所見も重要である．
- 胸部X線，胸部CT，頭部CTは必要である．
- 状況に応じて失神，意識障害の精査も行う．
- 誤嚥性肺炎のハイリスクであり喀痰培養，血液培養の採取が必要である．
- 心電図測定やAED装着時には体表の水分をしっかりと拭いてからにする．

初期対応

- 溺水による心肺停止や意識レベルが昏睡などの患者は，ERへの搬送ではなく救命救急センターへの搬送が適切であり本稿では割愛する．
- 救急隊の初期評価よりもアンダートリアージの場合も散見され，気管挿管などの気道確保

〔表1〕ABCDEアプローチ

A	airway	気道
B	breathing	呼吸
C	circulation	循環
D	dysfunction of CNS	意識
E	exposure & environmental control	体温，環境

や心肺蘇生が必要なケースもあるので準備を怠らない．
- 溺水を引き起こした原因が何であろうと，溺水という事実を認めれば外傷初期診療におけるA，B，C，D，Eすべての異常が生じ得ることから，外傷ではなくても，まずはABCDEアプローチ（表1）が必要である．これらを評価してクリアすれば溺水の原因検索にステップアップする．
- 酸素投与はプレホスピタルからERでの診察，検査中も行うことが望ましい．
- AHAガイドライン2010では全溺水患者の頸椎を保護する必要はない，とされ[1]，頭部からの飛び込みなどの情報が明らかでない場合には不要でむしろ気道確保に重きをおく．
- 誤嚥性肺炎の可能性がある場合の抗菌薬投与は議論されるところだが現場の状況や患者の背景疾患，既往歴を考慮して適宜理由を付けて投与の有無を決定する．

Disposition

- 溺水の診断は臨床的には明らかであるが，それに至った背景の検索が重要である．失神，痙攣などが水中で生じたのかなどに関する

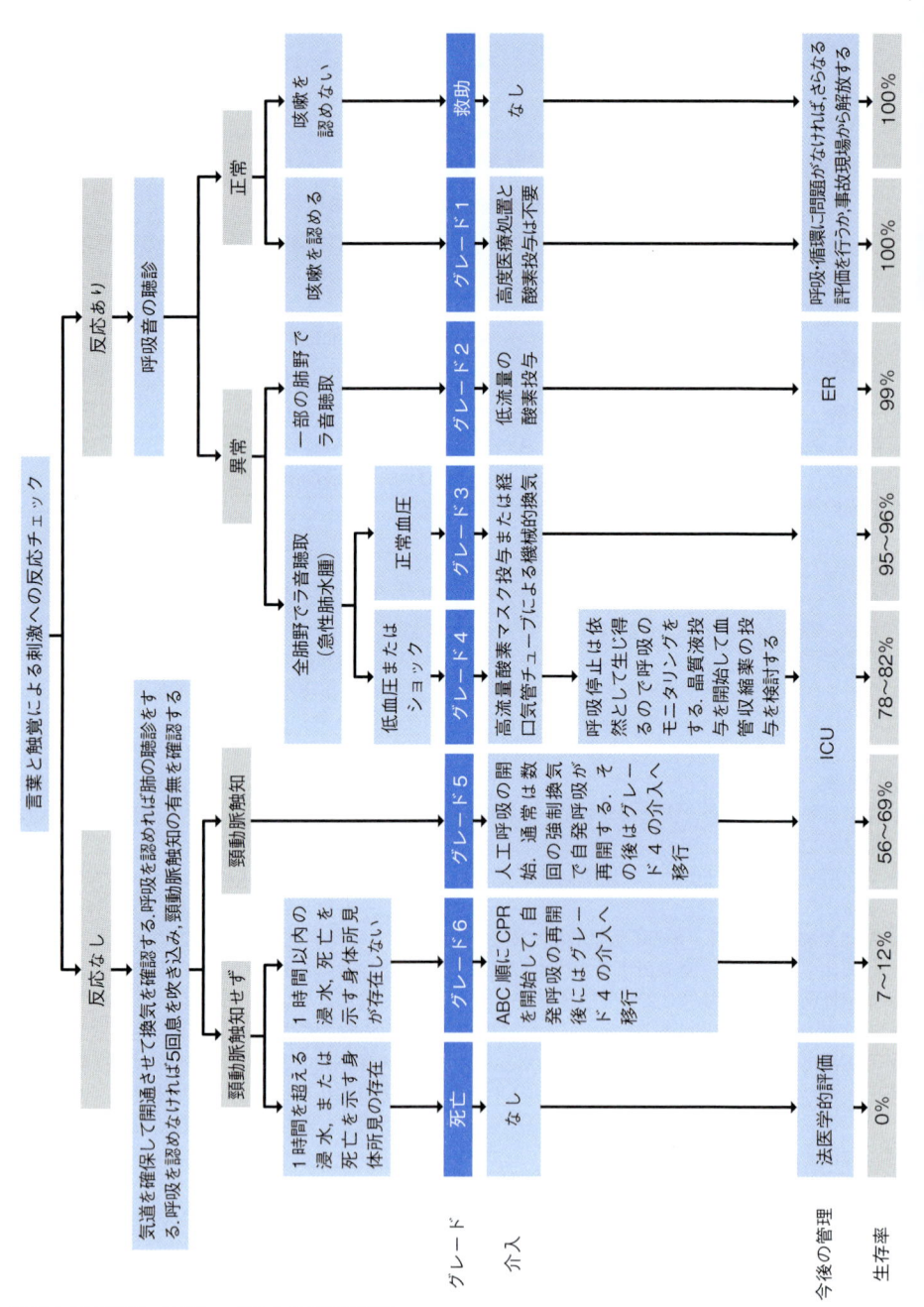

〔図1〕溺水患者へのグレードごとの処置の流れ
(文献2より引用)

フォローアップが必要になる．フォローアップなしで対応すると再度溺水で搬送されるケースもある．循環器内科，神経内科へのコンサルトは必須となる．
- 溺水患者でERに搬送される場合は明らかな軽症例が多いが，誤嚥性肺炎による酸素需要が生じていたり，原因が不明で帰宅の判断に苦慮した場合には躊躇なく入院させる．
- AHAのガイドライン2010では蘇生を必要とする溺水患者は全員入院させるべきとの記載がある[1]．
- 溺水患者へのグレードごとの処置の流れを示す（図1）．

注意点・ピットフォール

- 溺水には湿性溺水に加えて乾性溺水もあることを知識として知らなければならない．溺水時に声門が早期に閉鎖し，攣縮して気道に水分が入らずに窒息するタイプである．そのため胸部X線では必ずしも肺水腫様の所見を認めないことに注意する．ただ，厳密には現在は乾性溺水，湿性溺水という用語は用いられなくなったが病態としては存在し得る．言葉の定義として溺水は「液体への浸漬あるいは浸水の結果，液体が気道内に吸引されて窒息をきたし，呼吸機能障害へと進む過程である」とされることから特に乾性溺水は用語として成立しなくなった．
- 以前は塩分を含んだ海水と含まない淡水との分類などがあったが，現在はそれよりも誤嚥した水分量が重要（22 mL/kg以上か以下かなど）で，その結果として電解質異常や溶血などが生じる．

文献
1) Vanden Hoek TL, et al : Circulation, 122 (suppl) : S829-861, 2010（AHA国際ガイドライン2010 : Part 12. 11 : Drowning, S847-848）
2) Szpilman D, et al : N Engl J Med, 366 : 2102-2110, 2012

9-04 減圧症

山下智幸

Point
- □ 初期治療の選択を誤ると後遺症を残す救急疾患である
- □ 病歴やリスク因子を把握し，他疾患を除外することが大切である

Introduction
- 減圧症はダイビングなどにより組織内の不活性ガス（主に窒素）分圧が組織内圧を超えるため，体内に気泡が発生し発症する疾患のことである．
- スキューバダイビングで無理な活動をすると発症する．
- ここでは，慢性的な圧曝露による骨壊死（慢性減圧症）ではなく，急性減圧症を扱う．

鑑別診断

1）症状と身体所見

a. 現病歴
- 本人から聴取するが，バディからの情報も有用である．
- 一般社団法人日本潜水協会の問診票（http://www.sensui.or.jp/pc/contents18.html）を活用するとよい．
- 発症時間：15分～12時間ほどで発症することが多いが，12時間以上経過しても発症することはある．ダイビング後24時間以上経過している場合，減圧症以外の原因を考慮する．
- 症状の進行程度
- ガス負荷量の指標：①最も深い深度と平均深度，②潜水時間（曝露時間），③反復ダイビング，④安全停止をしたか．
- 減圧不要限界（NDL：no decompression limit：ダイバーは無減圧潜水表やダイブ・コンピュータで残留窒素を考慮したダイビングを計画することが求められる）を超えたダイビングをしていたのに，減圧せずに浮上すると減圧症を発症する．ゆっくり浮上（1分間に18 m＝60 ft，水深5 m＝15 ftで3分間停止）することが推奨されている．

※Hemplemanの曝露指標Q値＝深度［ft］または［m］×$\sqrt{t}$［分］

$Q = 500$［ft・分］または153［m・分］
　➡ 減圧不要限界NDL以下

$Q = 350$［ft・分］または107［m・分］
　➡ これ以下なら減圧症は否定的*

＊ただし，ガス塞栓症は否定できない．

- 気圧外傷のリスク：急速浮上，パニック状態，息こらえ浮上時の胸痛・呼吸困難．
- 潜行時や最大深度での症状は減圧症ではなく，気圧外傷，ガス中毒（窒素ナルコーシス，ボンベガスのトラブル），浸水性肺水腫（レギュレーター不調などによる気道内陰圧が原因と考えられている），ダイビングと無関係の疾患の可能性が高い．減圧症とは別に診断治療方針を検討することが重要である．

b. リスク因子
- 中高年，脱水，過労，睡眠不足，飲酒，喫煙，肥満，筋関節疾患，先天性心疾患，精神疾患．

c. 身体所見
- Ⅰ型減圧症
  - 筋関節型＝ベンズ（bends）：関節痛や筋肉痛が出現する．疼痛により体幹を曲げるためベンズとよばれるようになった．
  - 皮膚型：紅斑，網状皮斑，蕁麻疹などの皮疹に加え，搔痒，皮膚の疼痛が出現する．リンパ節の腫脹や疼痛が出ることもある．ドライスーツで比較的多い．
- Ⅱ型減圧症
  - 呼吸循環型＝チョークス（chokes）：胸痛，低血圧，頻脈，ショック，呼吸困難，咳嗽などが出現する．肺水腫を呈することもある．

- ・中枢神経型：運動麻痺や筋力低下，知覚異常などが出現する．歩行障害，健忘，異常行動，意識障害を呈することもある．脳皮質・脳幹・脊髄・末梢神経など多巣性となり，動脈ガス塞栓症と鑑別が難しい．
- ・内耳前庭型：めまい，ふらつき，眼振，難聴，耳鳴り，嘔気，嘔吐を呈する．

2) 検査
- 少なくとも胸部X線撮影，12誘導心電図，血液検査が必要となる．
- 症状に応じて，心エコー，CT（胸部・頭部），脳MRI，聴力検査などを追加する．

3) 鑑別のポイント
- 重症例は浮上直後の発症が多く，軽症例は遅れて発症する傾向がある．
- 減圧症は病歴と臨床所見が決め手となるが，一般的な救急疾患（急性冠症候群，脳卒中など），気圧外傷，気胸，縦隔気腫，ガス塞栓症，浸水性肺水腫，ガス中毒，体温異常を鑑別することが必要である．

ERでのマネジメント

- 減圧症を疑った時点で，以下を行う．
  - ・**酸素投与**（リザーバーマスクで10 L／分以上）
  - ・輸液

- 酸素投与は酸素化のためではなく，窒素を組織から血液に再溶解させるためである（酸素のwindow effectという）．輸液は微小循環改善のためとされている．
- ABC管理に要する治療は通常と変わりない．
- 右室流出路へのガス塞栓を予防するため左側臥位・ヘッドダウンが以前は推奨されていたが，脳浮腫の進行が指摘されるようになり，軽症例の体位管理は不要で，重症例では血圧を維持しやすい体位であればよいとされている．

※ダイビング後の搬送方法：現場からドクターヘリなどで航空搬送しなければならないときには，高度をできるだけ低くする必要がある．機長と相談し，安全な運航と安全な患者管理のそれぞれを可能な限り達成できる方法を検討する．

- 可及的すみやかに**再圧治療〔高気圧酸素治療（HBOT）〕**を行う（表1，図1）．
- 高気圧酸素療法を行う装置がなければ，実施可能な施設への転送を検討する．

◇減圧症治療
- 290分間の高圧酸素治療が必要になる．
- 最大圧が0.28 MPa（2.8 ata），途中にAir brake（酸素ではなく，加圧空気で呼吸する時間帯）を挟む必要がある．

〔表1〕高圧酸素治療前のチェックリスト

ABCは安定しているか	●治療中に吸引や除細動を行うのは容易ではない ●1人用チャンバーの場合，緊急減圧を要することになるので不安定な患者は避ける
安静を保てるか？	●精神疾患・閉所恐怖症などでは実施困難である
自然気胸・気管支喘息・開胸手術の病歴，誤嚥・窒息，不整脈など	●急な気道トラブルや換気障害が生じる可能性が高いときや，不整脈リスクがあるときに高圧酸素治療は避ける
耳抜きは可能か？	●耳抜きが困難なら治療前に鼓膜切開を行う
ドレーン・バルーン・輸液の準備	●カフやバルーンは空気ではなく水で拡張させる ●輸液ルートは耐圧チューブのみで接続しチャンバー外に設置する ●輸液ポンプは閉塞アラーム基準を変えておく必要がある
金属・電子機器・化学繊維・カイロなどを身に着けていないか？	●可燃物や火花を発するものは火災・爆発を招くので禁忌である
モニターの準備	●心電図，血圧計の装着をする

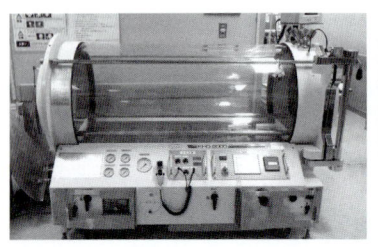

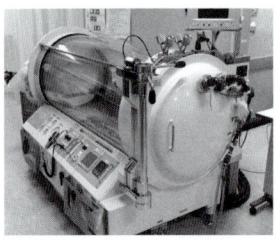

〔図1〕高圧酸素治療1人用チャンバー
KHO-2000（川崎エンジニアリング）．
多人数が入ることのできる装置もある．

Disposition

- 明らかな減圧症であれば，入院させたうえで高圧酸素治療が必要である．
- 重症の減圧症の場合は高圧酸素治療のできる施設に転院搬送する必要がある．

文献

1) 「高気圧酸素治療のための医学・生理学」（Neuman TS & Thom SR/著，日本臨床高気圧酸素・潜水医学会/監訳），へるす出版，2013
2) 「Wilderness Medicine 5th ed」（Paul S. Auerbach eds），pp. 1599-1659, Mosby, 2007
3) 「高気圧酸素治療業務指針」（日本臨床工学技士会 高気圧酸素治療業務指針検討委員会）（http://www.ja-ces.or.jp/01jacet/shiryou/pdf/2012gyou-mubetsu_gyoumushishin07.pdf）

Coffee Break　　ダイビングと環境性体温異常

水は空気の約25倍も熱を伝えやすく，容積比熱は3,000倍以上である．水分子の水素結合による効果であるが，**偶発性低体温症**の原因になるので注意する．ウェットスーツは水温10〜30℃で用いられ，ドライスーツは水温18℃以下で用いれば潜れる時間が長くなり10℃以下では不可欠である．頭部の放熱量は身体の20％近くといわれ，水温21℃以下でフードが推奨される．しかし，陸地にいるときは直射日光などで熱中症にもなりやすい．ダイバーは潜る前には**熱中症**，潜水中は**低体温症**となるリスクがある．

（山下智幸）

9-05 高山病

山下智幸，山下有加

Point

□ 2,000 m（6,500 ft）以上の高所で発生し，二日酔いのような症状から高所肺水腫や高所脳浮腫となり生命に危険が及ぶこともある．下山することが最も良い治療である

Introduction

- 高山病を普通の医療機関でみることはあまり多くはない．そのため，本項はERではなく，主に山岳診療所での対応を中心に解説する．
- 2,000 m（6,500 ft）以上の高所では頻度が高い．
- 山岳救助やヘリコプター搬送などを要することもある．
- 二日酔いのような山酔い（AMS）から重症化すると高所肺水腫（HAPE），高所脳浮腫（HACE）をきたす．
- 根本治療は基本的に**下山**あるいは**標高の低いところに移動**することである．

鑑別診断

1）症状と身体所見

- 登山中に発症した一般的な救急疾患も考慮したうえで病歴を聴取する．単独登山（旅行）者であることは少ないので**パーティ（登山集団）の構成**，**登山のペースは患者にとって無理のないものであったか**，**登山・下山プラン**（今後どのようなルートで登山をするのか，どこを目指すのか，日程はどうか，など）の詳細を確認する．
- 必要に応じて今後の登山・下山プランの変更を求める必要がある．

2）検査所見

- バイタルサインの確認を行う．呼吸数も重要であり，厳密に計測する．

3）鑑別のポイント

- 高所＝高山病と考えず，内因性疾患，外傷，中毒なども鑑別する．**緊急度の高い疾患を除外（rule-out）する姿勢はERでも山岳診療所や山小屋などでも大切である．**
- 必発症状に加えその他の症状のいずれか1つがあれば高山病の可能性が高い．

【必発症状】
・頭痛

【その他の症状】
・嘔気嘔吐
・全身倦怠感
・浮動性めまい（浮動感が主で回転性めまいと違う）
・不眠

a. 山酔い（AMS）

- 高地順応していない状態で2,000 m以上の高地に行ったことが前提として必要である．高地に達してから6～12時間で症状が出現することが多い．

b. 高所肺水腫（HAPE）

- AMSの患者の1％の頻度である．以下の症状や徴候が存在するときはHAPEを考慮する．
  - **症状**：安静時呼吸困難，湿性咳嗽，全身倦怠感，歩行困難，胸部圧迫感
  - **徴候**：頻呼吸，湿性ラ音，SpO_2低下，チアノーゼ，頻脈

c. 高所脳浮腫（HACE）

- 緊急性を要する重篤な状態である．以下の症状が存在するときはHACEを考える．3,000 m以上の標高で0.1～2％に生じるといわれている．
  - **症状**：運動失調，錯乱状態・不穏，意識障害

ERでのマネジメント

1）軽症

- 登山の中止（高度上昇は控える）．
- 対症療法（制吐薬投与，脱水の補正）．

2）中等症
- 酸素投与（目標：SpO_2 90％以上）．2〜4 L/分 15〜20分，酸素に限りがあれば0.5〜1 L/分でも症状を緩和させる可能性がある．
- 下山（500〜1,000 m程度標高の低い位置への移動が効果的である）．
- 処方：囲アセタゾラミド（ダイアモックス®）1回 125〜250 mg 1日2回内服

3）重症（HAPE）
- 即座に下山（1,000 m以上の高度下降，必要ならヘリ搬送も考慮する）．
- 保温しつつ，疲労させない．
- 酸素投与：4〜6 L/分．
- 高圧酸素療法（Gamow bag）．

4）重症（HACE）
- 即座に下山（1,000 m以上の高度下降，必要ならヘリ搬送も考慮する）．
- 酸素投与：2〜4 L/分．
- 処方：デキサメタゾン初回8〜10 mg，6時間ごと4 mg追加の内服または，静注，筋注．
- 高圧酸素療法（Gamow bag：携帯式の高圧酸素治療用の寝袋のようなもの）．

◇典型的な高山病〜山岳診療所でよく経験される症例〜

夜行バスで到着してそのまま登山を開始した（強行スケジュール）．トイレがないことを心配し水分をあまりとらずに（脱水），息を切らして苦しい状態のハイペースで登山を進めた（無理な登山）．山小屋に到着し，風景を楽しみながらビールを飲み，心地よいなか昼寝をしたが，起きてみると頭痛と嘔気があり，山岳診療所を受診した．酸素投与を行うと10数分後には頭痛が改善した．

このような**強行スケジュール，脱水，疲労，自分のペースに合わない登山，飲酒，到着後すぐの睡眠などは高山病に結びつきやすい．**

〔表1〕高山病の教育・指導

- 高山病の既往があれば，2,500 m以上の登山プランの場合にはアセタゾラミドの内服を考慮
- 登山プランは無理のないペースで，余裕のあるスケジュールにする
- 到着後すぐに眠らずにしっかり体を休める
- 水分摂取を十分にし，脱水を促進するアルコールを水分の代わりにしない

注意点・ピットフォール

- 予防に勝る治療はない（表1）．救急受診は，次回の登山のために正しい知識を教育する貴重な機会である．

文献
1) Hackett PH & Roach RC：High altitude illness：Physiology, risk factors, and general prevention. UpToDate, 2015
2) Hackett PH & Roach RC：「Wilderness Medicine 5th ed」（Paul S. Auerbach eds），pp2-36, Mosby, 2007

Coffee Break　　ドクターヘリ・航空機と高山病

　ドクターヘリで患者を乗せているときに飛ぶ対地高度は1,500 m（5,000 ft）程度であり気圧は850 hPa（0.8 ata）程度まで低下する．山岳地帯の飛行であれば海抜0 mからの高度（真高度）は対地高度よりも高くなり，気圧は低くなるため，健常であったとしても低酸素血症の可能性が出てくる．地上でも低酸素血症があるときには要注意であり，航空搬送を行うために酸素投与や気管挿管が必要になる可能性もある．

　ちなみに，旅客機は約10,000 m（32,800 ft）の高度を飛行するが機内には与圧がなされており高度2,400 m（7,800 ft）つまり標高2,400 mの登山と同程度で気圧は約765 hPa（0.75 atm）と考えられる．労作が少ないので高山病の発症は稀だが，地上で低酸素血症の患者は上空では生命維持困難になることもある．ヘリ搬送や災害時の広域搬送などの航空搬送を正しく評価できる能力も大切である．

〔山下智幸〕

第2章 主たる病態のマネジメント §9 環境・その他

9-06 横紋筋融解症

九鬼隆家

Point
- 輸液管理を中心とした腎障害の予防を行う
- 必ず原因検索につなげること

Introduction
- 骨格筋の破壊による筋肉内成分の流出が主な病態である．ミオグロビンによる腎障害，各種電解質異常が起こりうる．
- 種々の疾患で倒れていたことによる筋挫滅，主にスタチンによる薬剤性，種々の感染症，甲状腺機能低下症によるものはよく遭遇する．
- 症状は無症状〜筋肉痛を呈する．あまりに重度であると呼吸筋を含めた筋力低下をきたすこともある．ピンク〜コーラ色の尿がみられ，尿潜血陽性で沈渣赤血球陰性，血中尿中ミオグロビン，CKの上昇などによって診断される．

鑑別診断
- まずは心筋梗塞でないことを確認する．
- 鑑別疾患はすべて筋肉障害なのであるが，おおざっぱに分類すると表1のようになる．
- 横紋筋融解症は派手だが管理のメインターゲットが異なる病態に注意する．
- 尿鮮血陽性かつ尿沈渣赤血球陰性となる点が強調されることが多いが，尿沈渣までとられる状況でCKの検査がされていない場面はあまり多くない．
- CK > 6,000 IU/L以上で腎障害の可能性が出てくる．典型的には数万以上で腎機能障害がみられるのが普通なので10,000 IU/L程度では慌てないこと．
- 発見が遅れて輸液されなかった時間が長い場合やCKが非常に高値の場合には古典的な重症の急性尿細管壊死（ATN）となり，典型的なMuddy brown尿（壊死して脱落した尿細管上皮により茶色く濁った少量の尿）を呈して腎機能は廃絶し透析を要するが，多くは2〜4週間程度で回復傾向となる．完全に回復する場合が多いが，軽度のCKDが残る場合もある．維持透析となる例は稀である．

ERでのマネジメント
- 生理食塩水や外液の輸液を行いmild hyper-

〔表1〕横紋筋融解症の原因

直接の筋肉障害	薬剤性	その他の薬物	感染症	電解質異常	代謝性疾患
●悪性症候群 ●熱中症 ●長時間の圧迫 ●クラッシュ症候群 ●コンパートメント症候群 ●Hypovolemia ●過剰な運動 ●痙攣	●スタチン ●フィブラート ●ダプトマイシン ●漢方	●アルコール離脱 ●コカイン ●ヘロイン ●アンフェタミン類 ●脱法ハーブなど	●敗血症全般 ●皮膚軟部組織感染 ●インフルエンザ ●急性HIV感染症 ●レジオネラ ●レプトスピラ ●EBV ●CMV	●低K血症 ●低Ca血症 ●低iP血症	●甲状腺機能低下症 ●DKA/HHS ●糖尿病 ●脂肪代謝異常

- volemiaに保って尿量を維持する（輸液量は200〜1,000 mL/時くらいになることが多い）．
- 尿量は3 mL/kg/時または100〜300 mL/時が目安である．最初から尿量確保のためのループ利尿薬は使用しない（有害だというわけではないので，腎不全があり輸液負荷が多すぎてHypervoleamiaになってしまう場合は使用してもよい）．
- 筋破壊によりCaがキレートされるので低Ca血症が起きることがあるが，症候性（テタニー，不整脈など）でない限り補正の必要はない．
- エビデンスはないがマンニトールを推奨する文献もある．
- 尿pH＜6.5では尿のアルカリ化のため補液に炭酸水素ナトリウム（メイロン®）を混注する．
  - 例 5％ブドウ糖液500 mL＋8.4％メイロン®80 mLなど．これでNa 138 mEq/Lとなる
- 理論上は血液透析でミオグロビンは除去できるが腎予後改善のエビデンスはなく，腎機能自体による必要性がなければ行わない（適応基準は通常の緊急透析適応と同様であり，純粋に横紋筋融解症によるAKIのみならcritical care settingのAKIのように早めに透析を開始する必要もない）．
- 輸液負荷はCK＜5,000 IU/L，尿潜血反応陰性化を目標に継続する．

Disposition

- CK＜5,000 IU/Lで薬剤性や過剰な運動などの原因が明らかで，経口摂取に問題がない場合は1，2日以内のフォローで外来管理することが可能である．飲水を促す．

注意点・ピットフォール

- 失神などと同様に，必ず原因を特定すべきである．
- 悪性症候群，クラッシュ症候群，コンパートメント症候群，アルコール離脱症候群，敗血症によるものは短期間に致命的な経過をたどる可能性があり見逃せない．

文献

1) Bosch X, et al : N Engl J Med, 361 : 62-72, 2009

第2章 主たる病態のマネジメント　§9 環境・その他

9-07　アナフィラキシー

村田研吾

Point

- □ 発症後直ちにアドレナリン投与
- □ マスト細胞活性化の所見（Ⅰ型アレルギーっぽさ）を探す
- □ 症状はABCDE
- □ HEENT（頭眼耳鼻咽喉）の所見を見逃さない

Introduction

- アナフィラキシーは，刺激によりマスト細胞からケミカルメディエーターが放出されて生じる全身性の重篤な過敏反応である．**食物，昆虫毒，ラテックス，薬剤**などをアレルゲンとした**IgE依存性**の免疫学的な機序による場合が多い．免疫学的機序でも**IgEを介さない**場合や，**非免疫学的な機序**（運動，寒冷，高温，日光，アルコール）でも生じるものもある．造影剤，NSAIDs，生物製剤などの薬剤は複数の機序を有する．
- 全年齢で生じ，死亡例の75％が窒息・呼吸不全，25％が循環不全を直接の死因とする．
- 食物アレルギーには特定の食物の食後4時間以内に運動すると生じる**食事依存性運動誘発アナフィラキシー**という特殊型がある．**小麦，甲殻類**をアレルゲンとすることが多い．

鑑別診断

- 症状は全身に生じる．（A）中枢気道，（B）呼吸，（C）循環，（D）消化器，（E）皮膚・粘膜に分けると覚えやすい（表1）．
- 病歴，身体所見から，「マスト細胞の活性化（＝Ⅰ型アレルギーっぽいこと）」＋「命の危険がある病態」であることが支持されればアナフィラキシーと診断できる（図1）．
- 他疾患の除外が必要な場合を除き，救急の場で検査を行う必要はない．
- ERを受診するシナリオには次の❶〜❸がある．
- ❶**既知のアレルゲン曝露を主訴にする場合**（図2）：
  マスト細胞活性化が示唆されるのでA〜Dのいずれか1つで診断できる．
  例「そばアレルギー患者がそばを食べた」
- ❷**皮膚・粘膜症状を主訴にする場合**（図2）：
  マスト細胞活性化が示唆されるのでA〜Dのいずれか1つで診断できる．
  例「急に蕁麻疹が出てきた」

〔表1〕アナフィラキシーの症状と鑑別診断

部位	症状・所見	代表的な鑑別診断
A：Airway（中枢気道）	嗄声，喉頭絞扼感，嚥下困難，窒息，ストライダー　鼻漏，鼻汁，鼻閉	気道異物，急性喉頭蓋炎，扁桃周囲膿瘍
B：Breathing（呼吸・下気道）	咳嗽，呼吸困難，喘鳴	喘息発作，肺塞栓，心筋梗塞
C：Circulation（循環）	血圧低下，失神，失禁	各種ショック（第1章-01「ショック」参照）
D：Diarrhea（消化器）	腹痛，嘔気，嘔吐，下痢	上腸間膜動脈塞栓，アニサキス症，急性腸炎，ヒスタミン中毒，カルチノイド症候群
E：Eruption（皮膚・粘膜）	膨疹，掻痒，チリチリした感じ，流涙，口唇・舌・口蓋垂腫脹	蕁麻疹

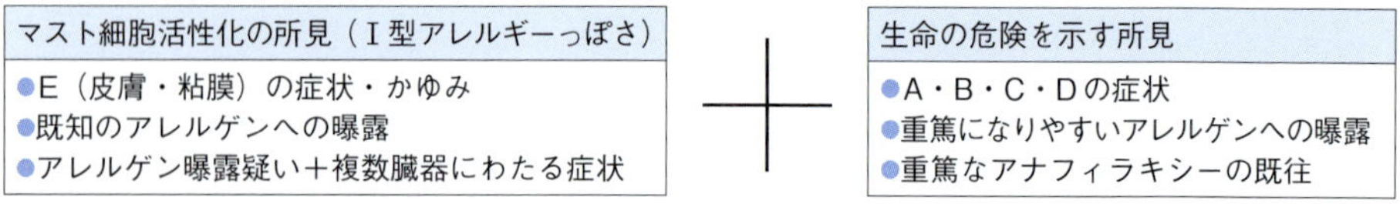

```
マスト細胞活性化の所見（Ⅰ型アレルギーっぽさ）      生命の危険を示す所見
● E（皮膚・粘膜）の症状・かゆみ              ● A・B・C・Dの症状
● 既知のアレルゲンへの曝露          ＋      ● 重篤になりやすいアレルゲンへの曝露
● アレルゲン曝露疑い＋複数臓器にわたる症状        ● 重篤なアナフィラキシーの既往
```

〔図1〕アナフィラキシーの診断

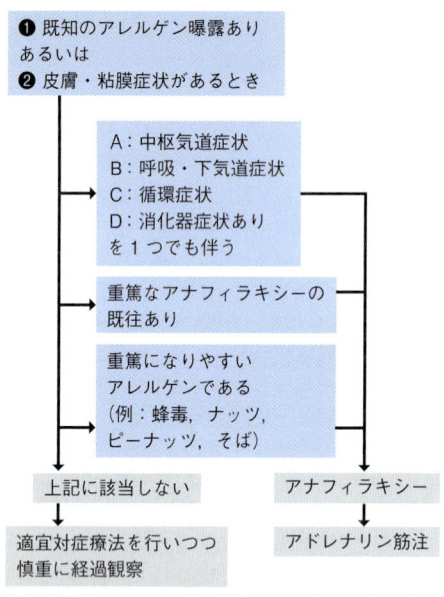

〔図2〕既知のアレルゲン曝露または皮膚粘膜症状を主訴とするときのフローチャート

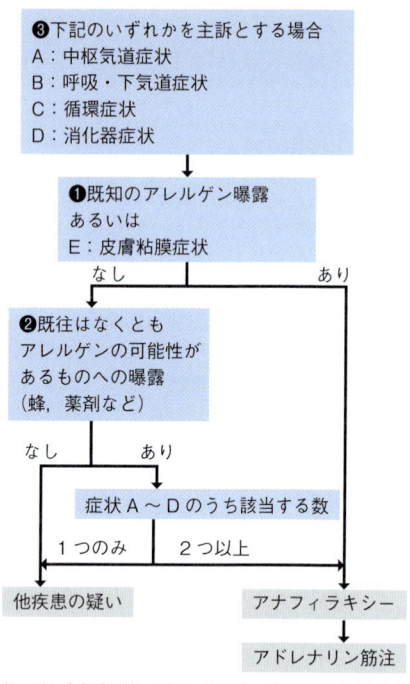

〔図3〕中枢気道・呼吸・循環・消化器の症状を主訴とするときのフローチャート

❸ A〜Dの症状を主訴にする場合（図3）：鑑別疾患は多く，他疾患も含めて鑑別を進めていく（第1章-01「ショック」，第1章-12「呼吸困難」，第1章-19「腹痛」参照）．**マスト細胞活性化を示す所見（Ⅰ型アレルギーっぽさ）を見つけることがカギである．**
　例 「急に目の前が暗くなって倒れた」「急に息苦しくなった」
・既知のアレルゲンや皮膚・粘膜の所見をみつけられれば❶❷と全く同じで診断は容易である．
・ただし，皮膚・粘膜所見は**膨疹に限らない**．皮疹を伴わず，**髪の逆立つ感じ，外耳道**など局所的な掻痒，チリチリした感じのみのことや，流涙，口唇・舌・口蓋垂の腫脹のみのことがある．
● これらの症状がない場合には診断は難しい．直前の食事，服薬，ハチ刺されなどの疑わしい病歴があればアナフィラキシーの可能性は上がるが，例えば食事直後の呼吸困難は誤嚥による窒息でも生じる．診断には**A〜Dの複数の症候**があることで全身性の反応である証拠をつかむ必要がある．**鼻症状が診断のカギ**となることがある．

ERでのマネジメント

- アナフィラキシーと診断したら直ちにアドレナリンを筋注する.

a. バイタルサインの評価
- ABCDE（気道，呼吸，循環，消化器症状，皮膚粘膜）を評価する．

b. 人を集める
- 舌，咽喉頭の腫脹のため挿管困難のことがある．気道確保困難としての準備も必要である．

c. アドレナリン筋注
- 上記と同時進行で急いで投与！
  - 例 アドレナリン（ボスミン®）0.3～0.5 mgを大腿外側あるいは臀部に筋注．反応を見ながら10～20分ごとに反復

d. 臥床させて酸素，モニター，点滴．必要ならCPR
- 薬剤を静脈投与中に発症した場合は，それがアナフィラキシーの原因かもしれない．直ちに中止する．
  - 例 生理食塩水1L急速輸液．血圧に応じ追加

e. 補助的な薬物療法
- 抗ヒスタミン薬（H₁受容体拮抗薬）：救命効果はないが，掻痒と膨疹を軽減する．
  - 例 クロルフェニラミン（ポララミン®注）5～10 mg静注，あるいはジフェンヒドラミン（レスミン®注）30～50 mg静注
- H₂受容体拮抗薬：H₁受容体拮抗薬の効果を増強するために併用する．
  - 例 ファモチジン（ガスター®）20 mgあるいはラニチジン（ザンタック®）50 mgを生理食塩水20～100 mLに溶解し5分以上かけて静注または点滴静注
- 糖質コルチコイド：急性期効果はない．遅発型・遅延型反応の予防効果を期待して投与する．
  - 例 メチルプレドニゾロン（ソル・メドロール®）60～125 mgを生理食塩水50～100 mLに溶解し30分以上かけて点滴静注
- アスピリン喘息などコハク酸エステル過敏症の場合には12～20 mgのデキサメタゾン，ベタメタゾンを投与する．

f. 難治例への対応
- 症状が遷延する場合には原因を探しつつアドレナリンを持続静注する．
  - 例 アドレナリン1 mgを合計10 mLに溶解し，2～6 mL/時で開始．血圧が改善するまで増量．血圧，心拍が上昇しすぎることがあり，モニターが必須である
- アドレナリン不応性の低血圧の原因の1つにβ遮断薬内服がある．グルカゴンが有効である．
  - 例 グルカゴン1～2 mg静注．反応をみて5～10分ごとに反復．以後1 mg/時で持続し適宜増減

Disposition

- 最初の反応が沈静化した後，8時間以内に再燃する二相性の反応が最大20％にみられるため，原則として8時間～1泊入院とする．退院後はアレルゲン検索や指導のために，専門家につなぐ．
- アレルゲンが特定されるまで疑わしいものは**回避**するように指導する．後に特定しやすいように**食べたものをすべて本人・家族に書き出しておいてもらう**．
- アドレナリン自己注射キット（エピペン®）の処方を検討する．

注意点・ピットフォール

- アナフィラキシー症状が数時間～数日にわたり遷延する遷延性アナフィラキシーがある．半減期の長い薬剤や納豆に多い．
- 患者はラテックスアレルギーかもしれない．医療者はラテックスを用いていない手袋を装着することが望ましい．

文献
1)「Step Beyond Resident 3 外傷・外科診療のツボ編」（林 寛之/著），羊土社，2006
2)「アナフィラキシーガイドライン2014」，日本アレルギー学会，2014

9-08 血管性浮腫

村田研吾

Point

- ☐ 中枢気道狭窄は致死的
- ☐ 反復する腹痛の鑑別診断の1つ
- ☐ マスト細胞活性化の所見（Ⅰ型アレルギーっぽさ）の有無で治療が変わる

Introduction

搔痒のない皮下・粘膜下の限局性浮腫が顔面、口唇、陰部、四肢末端や、気道・消化管（舌・口蓋垂・咽喉頭・腸管壁）に生じる。機序により2つに分けられる（表1）。

鑑別診断

1）症状と所見

- 皮膚：非対称性で圧痕を残さない。搔痒はマスト細胞媒介性の蕁麻疹の合併を示唆する。
- 口腔・咽喉頭粘膜：本章§9-07「アナフィラキシー」参照。口唇に生じたものをQuinke浮腫と呼ぶ。
- 消化管：急性に疝痛様の腹痛として発症。吐き気・嘔吐、下痢を伴うことがある。

2）検査

- ブラジキニン媒介性が疑われれば、血液製剤投与前に血算、白血球分画を含めた一般採血に加え、**補体（C4）、C1q、C1インヒビター活性**を採取しておきたい（**血清、血漿**のスピッツを1本ずつ追加しておく）。

ERでのマネジメント

マネジメントや補助的な治療薬はアナフィラキシーと同様である（本章§9-07参照）。

a. ABC症状がある場合
- アドレナリン筋注を行う。

b. マスト細胞媒介性
- アナフィラキシーと同様。

c. ブラジキニン媒介性
- C1インヒビター欠損患者：C1-インアクチベーターを用いる。なければ新鮮凍結血漿で代用する。
  - 例 ヒトC1-インアクチベーター（ベリナート®P）
    1,000単位、5分以上かけて静注あるいは点滴静注
  - 例 新鮮凍結血漿-LR「日赤」480 mL、点滴静注
- ACE阻害薬服用患者：ACE阻害薬は中止する。重症例にはC1インヒビターやFFPも有効である（保険適応外）。

※文献は本章§9-07を参照

〔表1〕血管性浮腫の診断と治療

	マスト細胞媒介性	ブラジキニン媒介性
一般的な原因	アレルギー （食物、虫刺されなど）	ACE阻害薬 C1インヒビター欠損（遺伝性、後天性）
発症経過	数時間以内	約1日
マスト細胞活性化所見 （Ⅰ型アレルギーっぽさ）	あり （本章§9-07図1参照）	なし
検査所見	IgE↑、RAST陽性	C4↓、C1q↓、C1インヒビター活性↓ （C1インヒビター欠損による場合）
治療	アドレナリン	C1インアクチベーター製剤、新鮮凍結血漿

第3章

各科の救急疾患

- §1　皮膚科　　　　　312
- §2　眼科　　　　　　322
- §3　耳鼻咽喉科　　　329
- §4　歯科口腔外科　　339
- §5　産科・婦人科　　343
- §6　泌尿器科　　　　358

第3章 各科の救急疾患 ■§1皮膚科

1-01　ERでみる発疹

加藤雪彦

Point

- □ 境界のあるものを"紅斑"とよぶ（一面に赤いのは"発赤"）
- □ 紅斑は圧迫で色が消退するが，紫斑は押しても消えない
- □ 多発する紫斑や皮下出血では，重篤な内科疾患を想起する

Introduction

● 目の前の皮膚病変を正確に記載し，その皮膚の下に潜む生体の変化を予測するのが皮膚科学である．発疹は下記の3種類に分類される．
①原発疹（健常皮膚に一次的に出現するもの）
②続発疹（他の発疹から二次的に生じるもの）
③特定の皮膚病変の呼称
● ER では，最低限下記の用語をおさえておきたい．

◇発疹の種類（表1）
● 色：紅斑，色素斑，紫斑，白斑，血管拡張

〔表1〕各種皮疹の性状

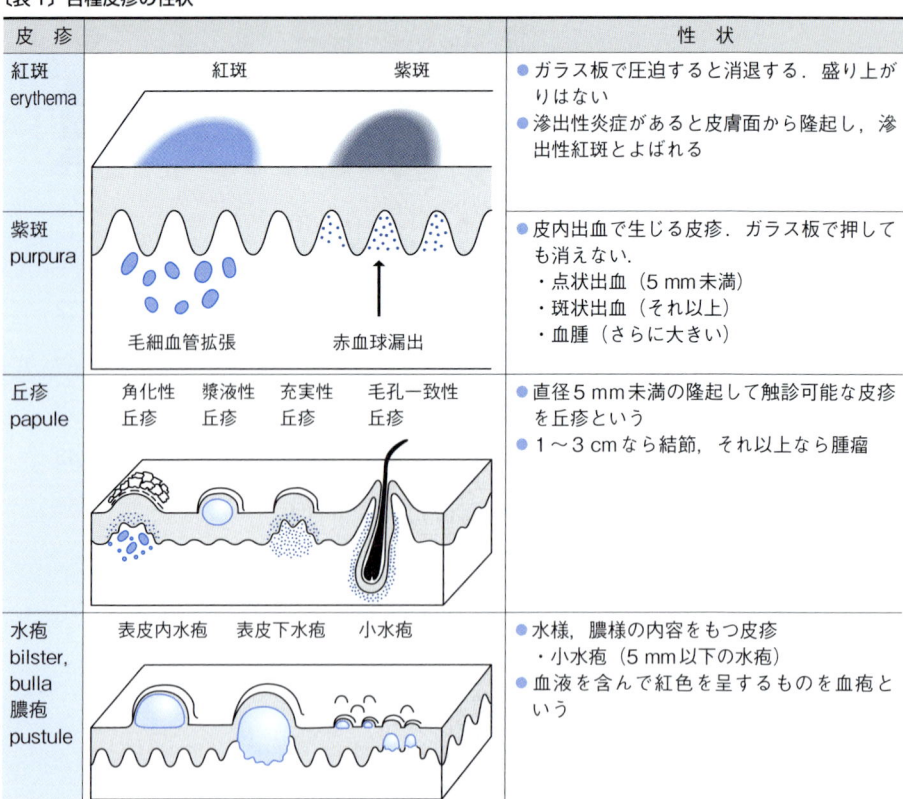

皮　疹		性　状
紅斑 erythema	紅斑　　　　紫斑	● ガラス板で圧迫すると消退する．盛り上がりはない ● 滲出性炎症があると皮膚面から隆起し，滲出性紅斑とよばれる
紫斑 purpura	毛細血管拡張　　赤血球漏出	● 皮内出血で生じる皮疹．ガラス板で押しても消えない． ・点状出血（5 mm未満） ・斑状出血（それ以上） ・血腫（さらに大きい）
丘疹 papule	角化性　漿液性　充実性　毛孔一致性 丘疹　　丘疹　　丘疹　　丘疹	● 直径5 mm未満の隆起して触診可能な皮疹を丘疹という ● 1〜3 cmなら結節，それ以上なら腫瘤
水疱 bilster, bulla 膿疱 pustule	表皮内水疱　表皮下水疱　小水疱	● 水様，膿様の内容をもつ皮疹 ・小水疱（5 mm以下の水疱） ● 血液を含んで紅色を呈するものを血疱という

（文献1より転載）

- 隆起：丘疹（5 mmまで），結節（3 cmまで），腫瘤
- 内容：水疱，膿疱，囊腫，膿瘍
- 一過性：膨疹（痕跡なく消失）
- 皮膚に付着：鱗屑，痂皮
- 皮膚の欠損：亀裂，びらん，潰瘍，瘢痕
- 局面としての状態：萎縮，苔癬，苔癬化

病歴に記載すべきこと

- 「いつから」「どこに（拡大，移動なども含めて）」「かゆみなどの自覚症状を伴って，あるいは伴わない」発疹が出現し，前医での治療（内服，外用，わかるなら薬剤名），その治療に反応したか（しないか）
  - 例 2週間前から体幹から四肢に拡大する，自覚症状のない皮疹が出現．近医で内服薬（今は不明）処方されたが，拡大したため来院した．
- 蕁麻疹，アトピー性皮膚炎，アナフィラキシー など，アレルギーの関与の可能性のある場合は，アレルギー素因の既往を記載すべきである．
- ERで注意すべき皮疹とその代表的疾患を表（表2）に示す．特に注意すべきものに下線を付した．
- 決して頻度が高いものではないが，壊死性筋膜炎，TSS，TSLS，SSSS，髄膜炎菌感染症，および重症薬疹は，見逃したくない（本章§1-02，03も参照）．
- **皮疹は，ときに重篤な全身疾患のサインであり得る．**
- 心内膜炎に伴う小出血斑（図1）や，ツツガ

〔表2〕ERで注意すべき皮疹と代表的疾患

皮疹	感染症	感染症以外
紅斑	パルボウイルス感染，伝染性紅斑（りんご病），丹毒，蜂窩織炎，<u>ブドウ球菌性熱傷様皮膚症候群（SSSS）</u>，<u>トキシックショック症候群（TSS）</u>	結節性紅斑，<u>多形性滲出紅斑</u>，中毒疹，<u>薬疹</u>
紫斑	グラム陰性桿菌敗血症，<u>感染性心内膜炎</u>，<u>髄膜炎菌感染症</u>，<u>播種性淋菌感染症</u>，梅毒，ツツガムシ病，マラリア	<u>アナフィラクトイド紫斑</u>，血小板減少性紫斑，アレルギー性血管炎，老人性紫斑，DIC
丘疹	**麻疹，風疹，伝染性単核細胞症**（CMV，EBV），**HIV初感染**，デング熱，猩紅熱，二次性梅毒，<u>ツツガムシ病</u>，TSS	各種中毒疹，<u>薬疹</u>
水疱，膿疱，血疱	水痘，帯状疱疹，単純ヘルペス，手足口病，伝染性膿痂疹（とびひ），播種性淋菌感染症，<u>壊死性筋膜炎</u>，<u>TSS</u>	天疱瘡，類天疱瘡，カポジ水痘様発疹症，膿疱性乾癬，掌蹠膿疱症

—：特に注意すべきもの．

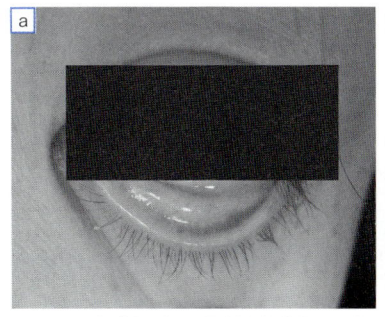

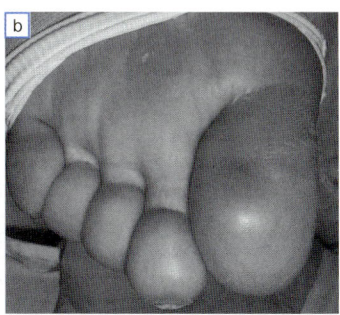

〔図1〕心内膜炎に伴う眼瞼結膜（a）・足指の点状出血（b）
[Color Atlas 1, p.16参照]

ムシ病の刺し口（図2）は，疑って探さなければみつけることはできない．病歴の聴取が重要である．

注意点・ピットフォール

- すべての疾患にアレルギー素因を詳しく聴取する必要はない．現症にアレルギー歴を記載すべき疾患は蕁麻疹，アトピー性皮膚炎，アナフィラキシーなどのアレルギーの関与の可能性のあるものであり，これらはアレルギー素因（AF）の既往を問診すべきである．すなわち，アレルギー性結膜炎（AC），アレルギー性鼻炎（AR），アトピー性皮膚炎（AD），蕁麻疹（Urt），食物アレルギー（Food），薬物アレルギー（Drug），アナフィラキシー（Afx）である．

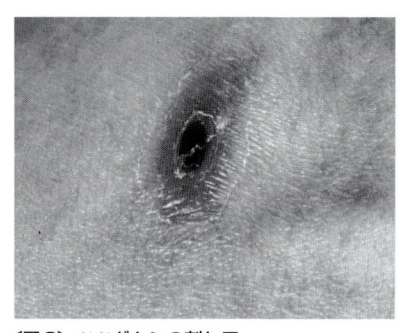

〔図2〕ツツガムシの刺し口
中央に痂皮を付着している．
（文献2より転載）
[Color Atlas 2, p.16参照]

文献

1) 『あたらしい皮膚科学 第2版』（清水　宏/著），中山書店，2011
2) 出光俊郎：ツツガムシ病．『内科で出会う　見ためで探す皮膚疾患アトラス』（出光俊郎/編），pp176-177，羊土社，2012

1-02　ERでみる皮膚感染症とその周辺

加藤雪彦

> **Point**
> □ 壊死性筋膜炎，TSS，TSLS，SSSS，髄膜炎菌感染症，ツツガムシ病を念頭に置く

Introduction

- ERで遭遇する皮膚細菌感染症はときに重篤な全身感染症である可能性があるため，見逃さないように注意が必要である．

初期対応の要点（表1）

1）細菌感染症

a. トキシックショック症候群（TSS）
- ブドウ球菌の外毒素によって，発熱，びまん性の発赤や斑状紅斑をきたす疾患である．
- 下痢，嘔吐，筋肉痛，CK上昇，肝障害，血小板減少，意識障害などを伴う．
- ショックの治療，ブドウ球菌感染に対する治療を行う（第2章§7-05参照）．

b. トキシックショック様症候群（TSLS）
- A群β溶連菌の外毒素によって起こる重篤な症候群である．
- 皮膚病変としては，紅皮症，膿痂疹，出血斑，血疱が多いが，皮疹がないこともある．
- しばしば壊死性筋膜炎に伴う．
- **治療**：積極的なデブリドマン，ショックの治療，大量のペニシリンG，クリンダマイシン投与等を行う

c. ブドウ球菌性熱傷様皮膚症候群（SSSS）（図1）
- 鼻咽腔，ときに皮膚などで増殖した黄色ブドウ球菌が産生する表皮剥脱毒素が，血流を介して全身皮膚に達して発症する．
- 口囲，鼻入口部，眼囲の発赤，水疱，痂皮から始まり，全身皮膚が熱傷様に剥離する（しかし浅い）．

d. 髄膜炎菌感染症
- 皮膚病変としては広汎な点状出血や斑状出血を生じる．日本では少ないが，海外では頻度が高い．渡航歴に注意が必要である（第2章§7-02参照）．

〔表1〕皮膚感染症とその特徴

	伝染性膿痂疹	丹毒	SSSS（ブドウ球菌性熱傷様皮膚症候群）	TSS（トキシックショック症候群）	TSLS（トキシックショック様症候群）	髄膜炎菌感染症
起炎菌	黄色ブドウ球菌（水疱主体）化膿性連鎖球菌（痂皮主体）	化膿連鎖球菌	黄色ブドウ球菌	黄色ブドウ球菌	化膿連鎖球菌（A群β-溶血性レンサ球菌）	髄膜炎菌
発疹	辺縁に拡大，遠隔に「とび火」	浮腫性紅斑が「油を流したように」広がる	口囲，鼻入口部，眼囲の発赤，水疱，痂皮から始まる．全身皮膚が熱傷様に剥離（でも浅い）	斑状紅斑，びまん性発赤	紅皮症，膿痂疹，出血斑（皮疹ないことも多い）	出血斑，出血性膿疱が播種性に広範に生じる
治療抗菌薬	ペニシリン系，セフェム系	ペニシリン系，セフェム系		診断基準あり	大量ペニシリン系，クリンダマイシン，γグロブリン	
その他			30〜50％の致死率	壊死性筋膜炎は診断に必須ではない	ICUで全身管理が必要で，致死率30〜70％，健常者にも起こり，しばしば壊死性筋膜炎を併発	

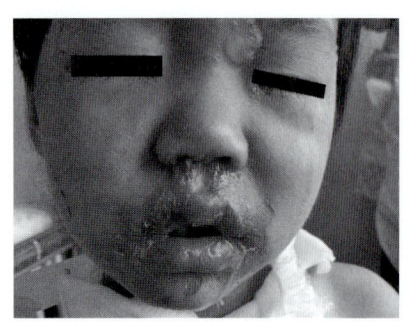

〔図1〕ブドウ球菌性熱傷様皮膚症候群
眼囲，鼻腔，口囲にびらん，左眉間には弛緩性水疱．
（文献1より転載）
[Color Atlas 3, p.16参照]

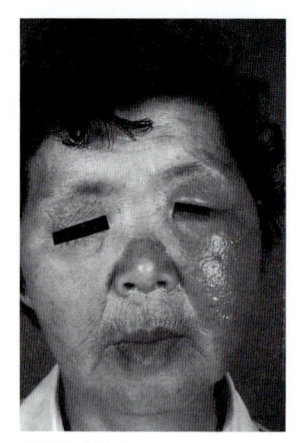

〔図2〕丹毒
左頬部に境界明瞭な紅斑があり，表面に一部水疱がみられる．
（文献2より転載）
[Color Atlas 4, p.16参照]

e. 播種性淋菌感染症
- 発熱，移動性の関節痛を伴う．皮疹は四肢末端の関節周囲に多い．

f. 毛包炎
- 毛包炎は，毛孔に一致した紅斑や膿疱である．毛囊にブドウ球菌などが感染して起こる．痛みを伴うことが多い．いわゆる"にきび"も一種の毛包炎である．
- 毛包炎が，進行すると癤（せつ）や癰（よう）となる．1つの毛囊だと癤，複数の毛囊が感染すると癰とよばれる．ときに排膿を伴う．
- 治療：大きくて膿をもっていれば切開排膿する．セファレキシンなどを処方する．

g. 丹毒（図2）
- 主に化膿レンサ球菌 *Streptococcus pyogenes*（A群β溶連菌）による皮膚感染症である
- 比較的突然発症し，辺縁が少し盛りあがり有痛性の浮腫性紅斑が，「油を流したように」広がる．顔面や下腿などに多い（顔面片側が赤く腫れるなど）．
- 発熱，白血球増多やCRP上昇も伴う．
- 治療：アモキシシリンやセフェム系抗菌薬の経口投与を行う．

2) 虫による皮膚疾患

a. ツツガムシ病
- ツツガムシの幼虫に刺されて感染する．潜伏期は5〜14日．皮膚には特徴的なダニの刺し口（本章§1-01, 図2）がみられ，その後数日で発熱し，体幹部を中心に発疹が出現する．
- 患者の多くは倦怠感，頭痛を訴え，所属リンパ節の腫脹を伴い，CRP上昇，肝酵素の上昇がみられる．
- 治療：テトラサイクリン投与であるが，治療が遅れると致死率が高い．

b. 疥癬（図3）
- 就寝後に強くなる激しい痒みがあり，掻破痕が多数ある場合には，疥癬の可能性を考える．
- 疥癬はヒゼンダニが皮膚の角質層に寄生し，ヒト-ヒト感染する疾患である．ダニの数が非常に多い角化型疥癬（ノルウェー疥癬）と，少ない普通の疥癬（通常疥癬）がある．痒みはむしろ普通疥癬の方が強い．
- 潜伏期は3〜4週間．好発部位は，手関節屈側，指間，足，下腹部，腋窩部，背部などである．
- 散在する紅斑性小丘疹（腹部，胸部，腋窩，大腿内側に好発）や，小豆大，赤褐色の結節（主に男性の外陰部に好発）が多い．疥癬トンネル（小隆起性茶色調，曲がりくねった線状疹：図4）があれば特徴的とされる．
- 診断はヒゼンダニの検出であり，治療には内服と外用薬があるが，いずれにしても後日専門家に依頼する．

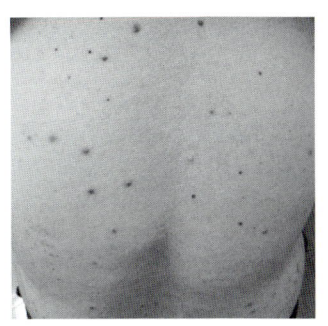

〔図3〕背部の疥癬
(文献3より転載)
[Color Atlas 5, p.16参照]

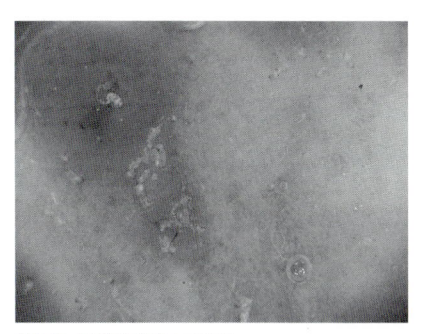

〔図4〕手掌の疥癬トンネル
(文献3より転載)
[Color Atlas 6, p.17参照]

- ただし角化型疥癬は，感染力がきわめて強いため，隔離のうえ，感染予防対策を講じながら診療する必要がある．

c. 毒蛾皮膚炎

- チャドクガ（5月〜9月ツバキ科の木につく）などの毒蛾の幼虫のもつ毒針毛がヒトの皮膚に刺さって起こる皮膚炎である．木をくぐっただけでも起こることがある．
- 症状：紅色丘疹ないし蕁麻疹様皮疹が，集簇性に多発する．非常に痒い．
- 治療：シャワーなどで毒針毛を擦らずに洗い流す．1日数回行った後に，抗ヒスタミン薬内服とステロイド外用薬を使う．かゆみに対しては冷却も有効である．

3) ウイルス性感染症

a. 単純ヘルペス

- HSV-1は，主として口唇や眼，HSV-2は主として生殖器に感染する．
- 初感染：潜伏期2〜10日．ただし90％は不顕性に終わる．発症する場合，口腔や陰部，手指などに痛みを伴う小水疱の集簇が現れる．発熱やリンパ節腫脹を伴うこともある．
- 口唇ヘルペス（herpeslabialis）：大部分がHSV-1の再活性化による．約半数では，1〜2日前から違和感などの前駆症状に引き続いて，痛みを伴う水疱を形成する．
- 性器ヘルペス：STDとして，若年成人に好発する．HSV-2が多いが，HSV-1によるものも増加している．男性ではペニス，女性では陰唇や会陰部に好発し，痛みを伴う小水疱や小潰瘍を生ずる．鼠径リンパ節の有痛性腫大を伴うこともある．
- 治療：
  例 バラシクロビル（バルトレックス®）500mg錠 1回1錠，1日2回内服　初診時は7〜10日間，再発時は5日間．
  例 再発例で軽症の場合：アシクロビル（ゾビラックス®）軟膏5％1回1g．患部に1日数回塗布も有効である．

b. Kaposi水痘様発疹症

- HSV-1（ときにHSV-2）の初感染ないし再活性化による．アトピー性皮膚炎や湿疹をもつ乳幼児に多いが，成人にもみられる．
- 紅暈を伴う水疱が多発する．中心に臍窩をもつことが特徴．ステロイド外用薬塗布を行うと増悪するので注意が必要である．

4) 真菌感染症

a. 白癬菌症（図5）

- 糸状菌（白癬菌）が皮膚に寄生して生じる．
- 足白癬（水虫），陰部白癬（いんきんたむし）など，さまざまな俗称がある．
- 鱗屑や水疱蓋などを掻き取り，スライドグラスに載せてKOH液を滴下し，カバーグラスを被せ，観察すると菌糸が確認できる．ERでも比較的容易に行えるので積極的に行うとよい（図6）．
- 治療：抗真菌薬の外用や内服を行う．

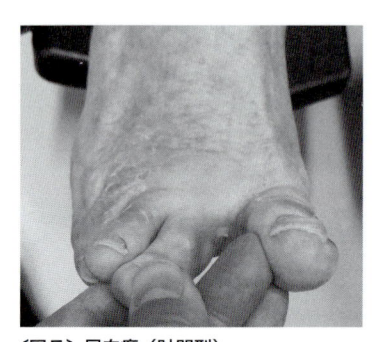

〔図5〕足白癬（趾間型）
（文献3より転載）
[Color Atlas 7, p.17参照]

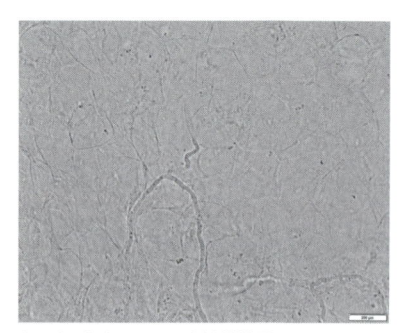

〔図6〕白癬のKOH直接鏡検所見
（文献3より転載）
[Color Atlas 8, p.17参照]

皮膚科医からのアドバイスQ&A

Q.「ウイルス性発疹症（麻疹，風疹，水痘）疑い患者の取扱いはどうすればいいの？」
ERで結果が出るわけではないのに，学校や会社に診断書を書けっていわれても…

A. まずは，なるべく正確な診断を得るため，全身リンパ節腫脹の有無，発熱，Koplik斑の有無，紅斑が癒合するかしないか，色素沈着を残して消褪するか，白血球・血小板減少があるか，肝障害があるかを確認する．血液検査の抗体価（ペア血清検査の1回目）は測定するが，正確な診断はERではできないことを伝え，皮膚科に診断を委ねてよい．発疹と熱があれば，念のため学校や仕事は休んで皮膚科受診を勧める．

注意点・ピットフォール

- 疥癬の虫体検出率は高くない．就寝後の劇痒を訴える患者は疥癬を想起し，皮膚科を受診させるのがよい．
- 後に正確な診断が困難になるため，正確な真菌検査なしに抗真菌薬を投与しない．

文献

1) 梅本尚可：Stevens-Johnson症候群と中毒性表皮壊死症．「内科で出会う 見ためで探す皮膚疾患アトラス」（出光俊郎/編），pp199-202，羊土社，2012
2) 出光俊郎：丹毒．「内科で出会う 見ためで探す皮膚疾患アトラス」（出光俊郎/編），pp50-52，羊土社，2012
3) 石川純也，佐藤友隆：皮膚科的問題「頼れる主治医になるための高齢者診療のコツを各科専門医が教えます」（木村琢磨，松村真司/編），pp58-73，羊土社，2015

第3章 各科の救急疾患 §1 皮膚科

1-03 薬疹

加藤雪彦

Point

- 薬疹はありとあらゆる発疹を呈し得る
- 粘膜疹は重症薬疹の重要な所見なので，留意する
- 安易なステロイド投与は，後日の専門医の診断の妨げになる

Introduction

- 体外からの物質，生物によって惹起される皮膚・粘膜の発疹を中毒疹と称し，原因が薬剤の場合を薬疹という．皮膚科医がカルテに記載する中毒疹のほとんどは，いわゆる違法薬物・向精神病薬や金属の中毒ではなく，ウイルス性発疹症か通常の薬剤による薬疹と思ってよい．
- 最も頻度の高い薬疹は，播種性紅斑丘疹型薬疹（15％）だが，ERで重要なのは，重症薬疹とそれに移行しうる発疹を早期にみつけて，皮膚科専門医へ紹介することである（第1章-29「発熱と皮疹」も参照）．

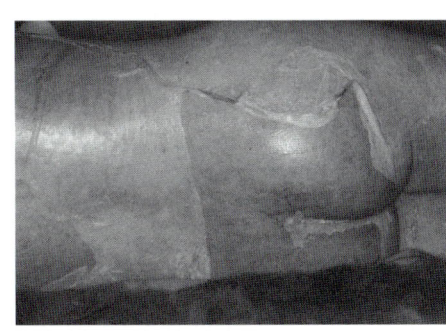

〔図1〕NSAIDsによるTEN
体表面積の95％以上の表皮剝離を認めた．
[Color Atlas 9, p.17参照]

初期対応の要点

1）重要な重症薬疹

a. Stevens-Johnson症候群（SJS）/中毒性表皮壊死融解症（TEN）（図1）

- 重症薬疹である．皮膚の10％未満をSJS，20％以上が侵された最重症型をTENとよび，TENの致死率は30％に達する．
- 粘膜疹，紅斑，顔面浮腫，口唇びらん，舌の腫脹，紫斑，蕁麻疹様の皮疹，発熱，関節痛，排尿痛などの症状がみられる．
- 粘膜疹は90％以上にみられ，きわめて重要な所見である．結膜，口腔，肛門も広げて確認する．
- 体幹の皮疹は目立たないこともある．
- **治療**：原因薬剤の中止．熱傷に準じた補液など，全身管理が非常に重要となる．
- 早期のステロイド大量には異論もあるが，行われることが多い．

b. 紅皮症型薬疹

- 全身の皮膚が発赤する皮膚反応である．落屑を伴うことが多い．

c. 薬剤性過敏症症候群（DIHS）

- 薬物アレルギー（および，それに引き続くHHV-6の再活性化）により，発熱，発疹，肝障害，好酸球増多などをきたす症候群である．
- フェニトイン（アレビアチン®），カルバマゼピン（テグレトール®），フェノバルビタールアロプリノールなどを使用し，4～6週で発症する．
- 発熱とともに，全身の紅斑が出現し，顔面，特に口唇や口囲に腫脹を伴う．リンパ節腫脹や異型リンパ球出現を伴うことも多い．

2）見逃してはいけない発疹

a. 多形滲出性紅斑（EEM）（図2）

- 弓道の的のような環状紅斑が多発する．薬剤や感染（単純ヘルペス，マイコプラズマなど）に関連して起こることが多い．

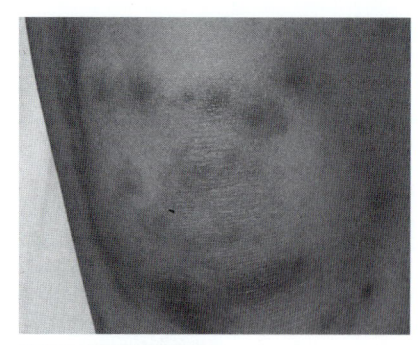

〔図2〕多形滲出性紅斑
[Color Atlas 10, p.17参照]

b. 粘膜疹（眼瞼結膜，眼球結膜，口腔粘膜，外陰部，肛門部に発赤，熱感，疼痛）
- 多型紅斑と粘膜疹が併存したらSJS（致死率5％）の可能性が高く，TEN（致死率30％）やDIHS（致死率10％）の初期病変である可能性がある．

Disposition

- SJS/TENの場合，表皮剥離が体表面積の10％以上なら，常勤皮膚科医に連絡してよい（たぶん）．皮膚科常勤医のいない病院では，早めに転院を検討する．
- 皮膚科常勤医がおらず，表皮剥離面積が10％未満で，高熱以外のバイタルサインが安定していたら，ステロイド投与せず直近の皮膚科で受診させる．病理組織検査は重症度と予後を示唆する大事な指標になるため，ステロイド投与前に行うのが望ましい．
- 初診時，いわゆる軽症の播種性紅斑丘疹型に見えても，薬剤性過敏症症候群（DIHS）や紅皮症型薬疹に移行する例もあるので，皮疹出現時に内服していた薬剤，サプリメントなどの内服中止と翌日以降の皮膚科受診を指示する．

1-04 蕁麻疹・そのほか

加藤雪彦

Point

□ アナフィラキシーを見逃さず,適切に治療する
□ ステロイド内服薬やステロイド外用薬を安易に投薬しない

Introduction

- 蕁麻疹は,一過性,限局性の紅斑と浮腫が出没する.24時間以内に色素沈着を残さずに消褪し,かゆみを伴うことが多い.肥満細胞から遊離されるヒスタミンなどの血管作動性物質による浮腫と血管拡張がその病態である.

初期対応の要点

1) 症状

- 一過性,限局性の紅斑と浮腫が出没する.24時間以内に色素沈着を残さずに消褪し,痒みを伴うことが多い.
- 原因は不明なことが多い.
- アナフィラキシーを合併する蕁麻疹もある.気道・呼吸・循環状態の確認を忘れてはいけない.

2) 治療

- 治療の基本は,抗ヒスタミン薬である.たとえ,数回の内服で皮疹が消褪しても,自己判断で内服を中断せず継続しながら,皮膚科に受診するように指導する.
- ただし,運転やはしごを登るなどの危険な行為をしないことを指示し,その旨をカルテに記載すること.
  例①オロパタジン(アレロック®)5mg錠1回1錠,1日2回内服
  ②フェキソフェナジン(アレグラ®)60mg錠1回1錠,1日2回内服
  ③痒みが強くて待てない場合:ヒドロキシジン(アタラックス®-P)25mg/mL1A,皮下注または筋注(運転不可)

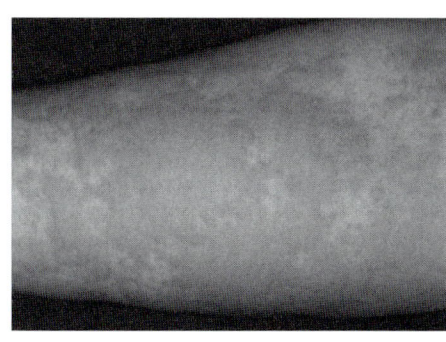

〔図1〕蕁麻疹
膨疹を認める.
[Color Atlas 11, p.17参照]

- 蕁麻疹にステロイド内服薬やステロイド外用剤を処方しない.なぜならば,前者はアナフィラキシー症状がなければ不要であり,また後者は真皮にまで届かないからである.
- 必要に応じて止痒外用薬を用いる.
  例 ジフェンヒドラミンクリーム(レスタミンコーワクリーム)
- 物理的に冷却するのは有効である.飲酒,長時間の入浴などは痒みを助長するので避ける.
- ベルトや手指の圧迫で膨疹の出現する機械性蕁麻疹,皮膚局所が温熱/寒冷に暴露されると出現する温熱/寒冷蕁麻疹,天然ゴムなどの接触によって出現する接触蕁麻疹,蕁麻疹型薬疹など,さまざまな臨床像をとる.原因の検索や治療,生活指導は難しいので,皮膚科専門医に委ねたい.

◇クインケ浮腫(血管神経性浮腫)

- 眼瞼や口唇などが突然限局的に腫脹する.ACE阻害薬服用による場合もあるが,原因不明の場合も多い.治療は蕁麻疹に準ずるが,原則として翌日皮膚科受診とする.

第3章 各科の救急疾患 ■ §2眼科

2-01 ERの眼科

大野明子

Point

- □ 見えるか？見えないなら，光を感じるか？を確認する
- □ 症状は片眼か両眼か？を確認する

Introduction

- 眼に関する訴えでERを受診する患者は「このまま失明するのではないか」という不安を感じている．また，外傷では，しばしば眼の損傷を合併する．実際に緊急性の高い病態とそうでない病態を識別し，適切なフォローにつなげることが重要である（表1）．
- 眼科は専門性が高く，独特の検査機器も多いため，苦手意識をもつ医師が多いが，ERでペンライトを用いて丁寧に瞳孔反応と眼表面および眼球運動を観察し，ポイントを押さえて自覚症状を聴取することによって，ある程度の診断や対応は可能である．

診察のポイント（表2）

①症状は「片眼」なのか，「両眼」なのか

- 左右は言い間違ったり思い違いすることも多く，指さしたり片眼ずつ手で覆ったりしながら確認する．症状があるのが，片眼か両眼かは意外と患者本人も判別せずに来院することがあり，じっくり聞きだすようにする．急な症状の場合，両眼なら中枢系疾患や全身疾患の波及を，片眼なら眼科疾患をまず考える．
- 複視の訴えも片眼性か両眼性かをまず聞く．片眼を遮閉しても消失しない複視の訴えは眼科疾患が原因である．片眼では消失する複視の訴えは眼球運動にかかわる脳神経や眼筋の異常を考える．

②「見えない」のは「まったく見えない・光が感じられない」のか「ぼんやり見える」のか

- たとえ部分的であっても「光が見えない」というのは，眼科疾患として重篤なサインであり，網膜動脈閉塞症や網膜剥離が考えられる．

〔表1〕ERの眼科疾患の緊急度（眼科コンサルタントまでの時間）

数時間を争う（すぐに眼科紹介）	眼球穿孔，眼内異物
数時間を争う（ERで，初期対応を行う）	アルカリなどによる化学熱傷，急性閉塞隅角緑内障，網膜中心動脈閉塞症
1日程度	（裂孔原性）網膜剥離，角膜潰瘍，角膜炎，後頭葉の虚血（TIA含む），眼窩蜂窩織炎
1～2日以内	網膜剥離を伴わない硝子体出血，眼底出血，側頭動脈炎

〔表2〕眼症状の聴取のポイント

①片眼か両眼か
片眼の症状はほとんどの場合は眼疾患である．両眼の症状は，中枢性疾患，全身疾患の眼への波及をまず考える．
複視の訴えには必須の質問である．

②見えない程度は，光を感じるか否か
部分的にでも光を感じない部分があれば，網膜剥離や網膜動脈閉塞症，虚血性視神経炎など緊急性の高い疾患の可能性がある．

③症状は徐々に悪化しているか，変動しているか
片眼性でまったく光が感じられなくなる症状でも，一過性であれば，頸動脈や心臓からの塞栓などが考えられる（一過性黒内障）．

「見えなくなった」とパニックを起こしている患者でも「光も感じないのか」と聞くことで，より詳細な症状を聞き出せることがある．
- 視力には屈折と調節が大きく影響するので，眼鏡の有無や見る距離によって変わってくる．視力低下を聞くときは，こうしたことを踏ま

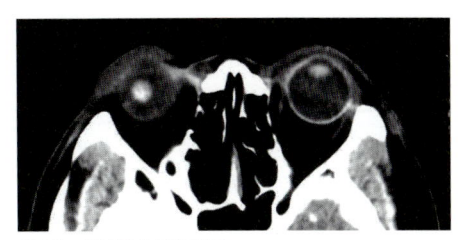

〔図1〕外傷性水晶体落下
右眼打撲の症例．右眼水晶体が硝子体内に落下している．

〔表3〕相対的瞳孔求心路障害（RAPD）の検出方法：swinging light test

> ❶患者に遠方固視を指示する．
> ❷ペンライトの光を，左右の眼に交互に入れながら瞳孔を観察する．
> ❸2秒ずつリズムよく照らし，瞳孔の動きに左右差があり，片眼が光を入れた後にむしろ散瞳してきたらRAPD陽性である．
> ⇒散瞳してきた眼に網膜や神経の疾患がある．
> ･･････････････････････････････････････
> ・やや薄暗い部屋で行うと判断しやすい
> ・検査中に患者がペンライトを見ると近見反射を起こすので注意

えて，通常と見え方が異なるのか質問する必要がある．

③ 症状は悪化しているのか，変動しているのか．
- 眼症状の進行は患者の自覚所見と一致していることが多い．症状が悪化し続けている場合は緊急性が高く，変動していれば少し様子をみる余地があると考えられる．

鑑別診断

- 片眼性で，光覚のない部分があり，進行性である場合に眼科疾患としては最も重症度が高い．具体的には裂孔原性網膜剥離，網膜動脈閉塞症，視神経症などで，これらの疾患は通常眼痛を生じない．
- 初期の症状が微細で，進行すれば失明しうる疾患に，裂孔原性網膜剥離がある．顔面外傷で眼瞼が著しく腫脹していると，網膜剥離の初期症状である飛蚊症などは自覚しにくく，また眼底検査も困難である．眼球に強い衝撃があったと推測される場合は，自覚症状の変化に留意するように伝え，眼科受診を指示しておく．
- 眼痛が強い場合は，角膜疾患，虹彩炎など前眼部の炎症，眼圧上昇（緑内障）などが疑われる．
- 頭部CTやMRIは，眼球内の所見もある程度みることができ，硝子体出血や水晶体落下（図1），眼球破裂などがわかる．ただし，MRIは磁性の眼内異物が疑われる場合は撮影しない．

1) 網膜中心動脈閉塞症
- 数時間以内に網膜に不可逆変化が生じる予後不良の疾患である．
- 50～60歳代の男性に多く，通常片眼性で，無痛性である．発症時間を明確に答えられるほど急激で，しかも重篤な中心視力低下をきたす．
- とりあえず眼球マッサージ（閉眼させ，患者の両手のひらで眼球を圧迫し，さっと圧迫を解除する）を行いながら（胸骨圧迫と同じ1分100回），緊急眼科依頼する．ただし，専門的にも確立した治療法はない．

2) 視神経損傷
- 眉毛の特に耳側を強打した際に生じやすい．そのような顔面外傷時は患者の意識が不鮮明であったり，顔面が腫脹していたりして，眼部の診察は困難であったり自覚症状を聴取しにくい場合が多い．
- 相対的瞳孔求心路障害の所見をとれると，視神経損傷を診断できる（表3）．

3) 眼球穿孔
- 交通外傷，眼鏡の割れた顔面外傷などで起こる．
- 創自体は見てもわからないことが多い．眼瞼の上から眼球を指であくまでも愛護的にそっと押してみる．やわらかければ穿孔していると考える．創が小さいと自己閉鎖し，圧は保たれる．
- 眼内異物が疑われたら，5 mmスライスでCTを撮ってみるとわかることもある．異物が不

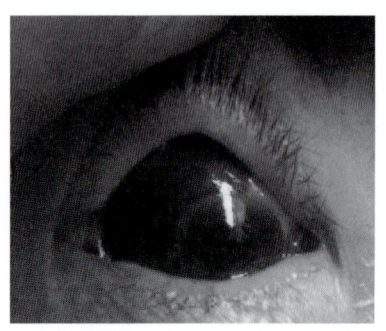

〔図2〕球結膜下出血（指で上眼瞼を挙上）
透明な結膜の下に血液がひろがっている．視機能に異常はない．
[Color Atlas 12, p.18参照]

明でも眼内気泡があれば穿孔していると考える．

4）赤い眼
- "赤い眼"は眼科所見の代表で，白目部分（強膜部分）の充血と出血の2つがある．
- 充血は血管が拡張した状態で，感染や炎症の存在を示している．アデノウイルスによる結膜炎は伝染性が強いので，注意が必要である．（本章§2-04「眼感染症」参照）
- 強膜部分の出血（＝球結膜下出血：図2）は，外傷が原因でなければ，緊急性はない．ただし，一見派手で患者の不安も強いので，

十分な説明が重要である．特に，2～3日は赤みが広がる可能性を説明する．

Disposition
- ERでの眼科診察の限界を患者や家族に伝え，重症度や緊急度に応じて眼科受診を手配する．
- 眼症状がある場合，「外傷を伴わない球結膜下出血」以外では，翌日眼科受診を勧めるのが安全である．
- 全身状態が悪く眼科診療よりも優先させる医療行為がある場合も，眼疾患の可能性も説明しておく．

注意点・ピットフォール
- 重症の眼疾患は眼痛を生じないものが多いので注意する．

文献
1) Bhatia K & Sharma R：Eye Emergencies.Emergency Medicine: Clinical Essentials 2nd ed. (Adams JG, et al eds), pp209-225,Saunders, 2012

Coffee Break　　　　**眼の化学損傷**

　角膜損傷のなかで最も早い対応が必要なのは化学損傷である．特にアルカリ性物質（セメント，消石灰，パーマ液，染毛剤，トイレ用洗剤など）は重症化しやすい．洗眼までの時間と洗眼量が予後を決めるので，ERに連絡があった時点で，シャワーなどを用いて可能な限り眼部を洗い流してから来院するように指示する．
　ERでは，検尿用検査紙のpHのところで切り，角を丸めて，下眼瞼でpHを測る．アルカリ性であれば，pHが7.5以下になるまで洗浄する必要がある．最低1時間，最低2Lの水道水や生理食塩水を用いた洗浄を要するといわれている．
　局所麻酔点眼薬〔オキシブプロカイン（ベノキシール®点眼液）〕を点眼すると患者の苦痛を軽減してよく洗浄できる．　　　　　　　　　　　　　　　　　　　　　　　　　　（大野明子）

第3章 各科の救急疾患 §2眼科

2-02 角膜損傷

大野明子

Point

☐ 角膜損傷で特に注意が必要なのは，穿孔性外傷，アルカリ性化学損傷，鉄片，植物など
☐ 局所麻酔剤の点眼で疼痛が消失するのが緑内障発作との違いである

Introduction

- 角膜は非常に痛覚が発達しているため迷入した睫毛，洗顔用スクラブ剤の顆粒といったものでも角膜を傷つけると強く不快な痛みを生じる．
- コンタクトレンズが原因のことも多く，装用経験のあるスタッフに対応を依頼するとよいケースもある．

初期対応

- **角膜穿孔をきたしているかどうかが重要**である．角膜穿孔に至っていない角膜損傷であれば，眼軟膏〔オフロキサシン（タリビッド®）眼軟膏〕で角膜上皮を覆い眼帯をして，翌日に眼科受診すればよい．角膜穿孔の有無は発症状況から推測し，また「熱い涙（実際は前房水）が出た」という訴えがないか聴取する．
- ERを受診する角膜損傷はコンタクトレンズが原因のことが最も多いが，「コンタクトレンズが目の奥に入ってしまったらどうしよう」という都市伝説を背景にした不安からの受診も少なくない．コンタクトレンズ角膜症は疼痛や不快感は強いが，コンタクトレンズもしくはその一部が眼表面に一晩付着していても著しい眼損傷を起こすことはない．
- 紫外線眼炎は，紫外線による角膜障害で，人工的な電源曝露による電気性眼炎と太陽光線による雪眼炎がある．電気性眼炎は溶接アーク，水銀灯，殺菌灯などで起こり，雪眼炎は名の通り，晴れた日の雪での紫外線の反射光などで起こる．いずれも紫外線被曝から30分～24時間程度の潜伏期をおいて発症するため，夜間に急激な眼痛を主訴にERを受診することが多い．角膜全面の上皮びらんを生じることが多いため疼痛が著しいが，眼軟膏で眼表面を覆うと1日程度で改善する．

Disposition

- 角膜穿孔が疑われる場合は眼科受診を手配する．
- 穿孔を伴わない場合，翌日以降の眼科受診を指示する．角膜上皮は治癒するのが早く，ER受診翌日には疼痛が軽減することもある．しかし，特に鉄片異物は錆が出てくる前に除去できるとよいので，自覚症状が軽快傾向にあっても早い時期の眼科受診を強く勧める．
- 植物性の異物は真菌感染などを生じやすいので，異物が除去できたようでも早めに眼科受診を勧める．

注意点・ピットフォール

- 角膜穿孔を見逃さない．

第3章 各科の救急疾患　§2眼科

2-03　緑内障

大野明子

Point

☐ 緑内障急性発作（急性原発性閉塞隅角緑内障の同意語として用いられる）は，失明することもあり，見落としてはならない眼科救急疾患である

Introduction

- 国内ですでに診断されている緑内障の約80％は開放隅角緑内障（正常眼圧緑内障を含む）であり，ERで対応が必要となるような緊急性はない．
- 閉塞隅角緑内障であってもすでに虹彩切開術が予防的に施行されていたり，白内障手術が済んでいる眼内レンズ挿入眼では原則として急性閉塞隅角緑内障は起こらない．
- ERで重要な緑内障は，急性閉塞隅角緑内障であり，急な眼圧上昇をきたすものである．眼圧上昇が継続すれば視神経が圧迫され失明に至る．

診断

- 患者は眼痛や視力低下を訴えないこともあり，頭痛，腹痛，嘔吐を主訴に受診した患者を「目の疾患ではないか」と疑うことができるかどうかが最も重要である．
- 「私は，前から目だけは良かったのよ」というのはしばしば急性閉塞隅角緑内障の患者が口にするセリフであり，①中高年の，②近視ではない，③女性に多いという3つの特徴を有している．
- 診断には以下の所見を確認する（図1，2）．
  ①瞳孔は中程度散瞳しており，対光反応が弱くなっている．
  ②発作眼は急な眼圧上昇によって角膜浮腫を生じるので，ペンライトを角膜表面に当てると角膜表面のキラッとした反射がない．
  ③角膜と虹彩の距離が近くなっていて，耳側からペンライトで照らすと虹彩全体が照らされない．
  ④閉瞼させて，眼瞼の上からそっと眼球の硬さを触れると発作眼のほうが硬く感じられる．

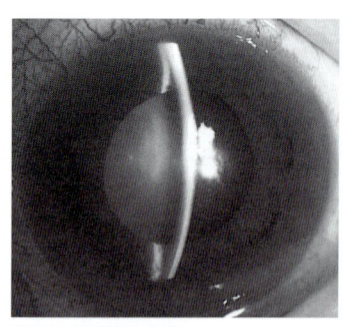

〔図1〕緑内障発作眼
中程度に散瞳し角膜浮腫を生じている．白内障が軽度みられ，今回の発作に関与している点に注目．
[Color Atlas 13, p.18参照]

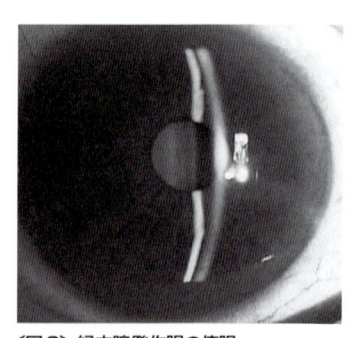

〔図2〕緑内障発作眼の僚眼
発作眼同様に前房が浅いため2本のスリット光の隙間が狭い．発作は生じていないが予防的処置が必要である．
[Color Atlas 14, p.18参照]

初期対応

- 急性閉塞隅角緑内障であるという診断がついたら，まず薬物療法で早急に眼圧を下降させる．腎機能に問題がないか確認のうえ，マンニトールもしくはグリセオール®点滴，アセタゾラミド（ダイアモックス®）の内服（例 1回250mg 1日3回）を開始する．1%もしくは2%のピロカルピン（サンピロ®）点眼液の点眼（片眼の発作でも1回は僚眼に点眼しておくと予防になる）を開始する．

Disposition

- 急性緑内障発作に対応できる眼科への搬送を手配する．まずはレーザー治療可能な施設でよいが，角膜浮腫が薬物療法で改善しない段階まで進んでいるとレーザーで治療できず，観血的治療が必要になる．
- 加齢とともに水晶体に白内障が生じ膨化してくることが急性緑内障発作の原因であることが多く，僚眼への予防目的に白内障手術が選択される場合もある．

注意点・ピットフォール

- 片眼の発症が多いが，両眼ほぼ同時に発作を起こすこともある．

文献

1) Jovina LS See, et al：Angle-Closure Glaucoma. Ophthalmology 3ed ed.（Manoff M, et al eds）, pp1060-1069, Mosby, 2008

2-04 眼感染症

大野明子

Point
- □ 眼表面の感染症は感染予防が重要である
- □ 眼科手術後や全身状態が悪い患者では眼内炎を疑う

Introduction
- 眼感染症には，表面（結膜・角膜）と深部（眼内）がある．
- 結膜炎は眼脂と充血を生じ不快だが，失明に至るという点で緊急性が高いのは一見他覚的所見の少ない眼内炎のほうである．角膜感染症は疼痛が強く，失明しうる疾患である．
- 眼内炎には細菌性，真菌性，ウイルス性などのものがあり，いずれも眼科での精査加療を要する．

初期対応

1）流行性角結膜炎
- **感染予防の観点からはアデノウイルスによる流行性角結膜炎には特に注意が必要**である．「目の中に砂でも入ったかのよう」という強い異物感，多量の眼脂，強い充血，耳前リンパ節の腫脹・圧痛があれば流行性角結膜炎が強く疑われる．
- 涙液中にウイルスが含まれるので，眼感染症が疑われる全例において診察の際は使い捨ての手袋を装着し，診察後すぐに外し適切に処理するようにする．涙液が付着した可能性のある場所は消毒用アルコールでしっかり清拭する．アデノウイルス抗原検出キットが普及しているが，偽陰性に注意が必要である．

2）アレルギー性結膜炎
- アレルギー性結膜炎は白い粘稠な眼脂が特徴的で，痒みを伴う．ERを受診するケースは，主に小児が強いアレルギー性結膜炎を生じて目を擦った場合である．結膜が強い浮腫を生じ，膨れて閉瞼できないほどになることがあり，「目が閉じない，なにかブヨっとしたものが出ている」と来院する．原因物質が顔や頭髪に付着している可能性があり，入浴や洗顔を勧め，目を擦らないように指示すると翌日にはかなり改善する．

Disposition
- 熱発の患者が視力低下を訴え，特に両眼性で進行性である場合，熱発に対する精査と加療に併せてすみやかに眼科診察を手配する．
- 結膜炎が疑われる場合は，抗菌薬点眼液を処方〔例 レボフロキサシン（0.5％クラビット®）点眼液1日4回患眼〕し，家族内での感染防止のためのアドバイスをし，翌日以降眼科受診を指示する．
- ウイルス性結膜炎に抗菌薬点眼液の直接の効果はないが，混合感染を考えまた診断的治療目的にも処方するとよい．
- 特にコンタクトレンズ装用者に眼感染を思わせる所見があれば装用を中止させる．

注意点・ピットフォール
- 白内障や硝子体手術後の眼内炎の発症は執刀医が最も恐れる合併症である．**白内障など眼科手術後の眼痛・視力低下を主訴にER受診する患者がいた場合，手術施設に可能な限り連絡し対応を依頼**する．術後眼内炎の可能性の連絡を受けて，早急な対応に対し感謝しない眼科医はいないであろう．

第3章 各科の救急疾患 §3 耳鼻咽喉科

3-01 突発性難聴

中屋宗雄

Point
- 早期に耳鼻科受診を指示する
- めまいの患者のなかに突発性難聴がいることを念頭に置いておく

Introduction

突然生じる一側性の感音難聴で，原因が不明のものである．難聴は，誘因もなく，痛みなどの症状も随伴せず突然生じる．重症例ではめまい症状を伴うことがあり，めまい症状のために，本人が難聴のあることに気づいていないことがあり注意が必要である．

初期対応

1) 診断のポイント
- 耳鏡にて鼓膜を観察し，中耳疾患（急性中耳炎や真珠腫性中耳炎など）によるものでないことを確認する．音叉を用いることで感音性難聴を推測することができる．

2) 対応のポイント
- ステロイドの早期投与が難聴の予後に影響するため，早期のステロイド投与が必要になる．そのため，プレドニゾロン（プレドニン® 1日30 mg）を処方する．難聴の程度によって投与法や投与量が変わるため早期に耳鼻咽喉科受診を指示する．
- めまいを伴う難聴の場合，めまいを伴う突発性難聴やMénière病の発作のことがあるが，Ménière病の場合は以前にも同様の症状の既往があることが多い．いずれの場合にもステロイドの投与が有効であるので，プレドニン®（1日30 mg）を処方する．
- また，鼻かみや気圧の変動などの内耳の圧外傷により同様の症状が生じることがあるので注意が必要であるが，その際はめまい症状を伴っていることがほとんどである．圧外傷の場合には安静を要するため入院が必要である．

Disposition

- 早期の耳鼻咽喉科受診を指示し，ステロイド内服を処方して帰宅させる．
- めまい症状が強い場合には，重症の突発性難聴でステロイドの点滴加療が必要となることが多いため，耳鼻咽喉科にコンサルトし入院させる．

注意点・ピットフォール

- 軽度の突発性難聴の場合は自然軽快することもあるが，難聴の程度は他覚的に検査を行い評価しないとわからないことが多い．
- 難聴の予後はステロイドの早期投与に影響されるため，早期の耳鼻咽喉科受診が必要である．
- また，重症の突発性難聴の場合には高度の回転性めまいを伴っていることがあり，高度の難聴が生じているにもかかわらず，めまい症状のために患者が難聴を自覚していないことがあり注意が必要である．

3-02 鼻出血

中屋宗雄

Point

- □ 血液および凝血塊は飲み込まず，吐き出してもらうようにする
- □ 出血点がわからず止血しているような場合には，鼻腔には何も入れずに，鼻孔に綿球のみ入れる

Introduction

- 大多数の鼻出血は鼻粘膜の血管（主に小動脈・静脈）の破綻によるもので，通常1カ所（片側）から出ることがほとんどである．両側性に起こる稀な疾患としてOsler病（遺伝性出血性末梢血管拡張症）があるが，反復して鼻出血を起こす既往がある．**破綻する血管の7割はキーゼルバッハ部位**（図1）（鼻中隔の前方部分）であり，それ以外は鼻腔後方からの血管によるものである．

初期対応

1) 適切な体位

- 患者に適切な姿勢をとらせることで，鼻出血の咽頭流入を防ぎ患者の状態を落ち着かせることが重要である．それだけで，一時的な止血が得られることが多い．
- 患者を半坐位とし，両側から鼻翼をつまんでもらう（図2）．ガーグルベースを患者に持たせ，顔面を下方に向けさせて，鼻出血による血液および凝血塊を飲み込まず吐き出すように指示する．
- 両側からの出血を訴える場合でも，最初に出血がはじまった側からの出血によるものであり，鼻腔後方から反対側に出血が回ってきたことによることがほとんどである．
- 動脈性の出血であっても小動脈によるもののため，持続的に出血が続くことはほとんどなく，断続的に出血する．そのため，患者の状態が落ち着けば血圧が安定し，それだけで一時的な止血状態となるため，**適切な体位をとり，血液および凝血塊を飲み込まないことが重要**である．

2) 基本的な処置

- 鼻中隔前方からのキーゼルバッハ部位からの出血の場合は，鼻鏡で出血部位を確認することが可能である．4％リドカイン（キシロカイン®）と5,000倍アドレナリン（ボスミ

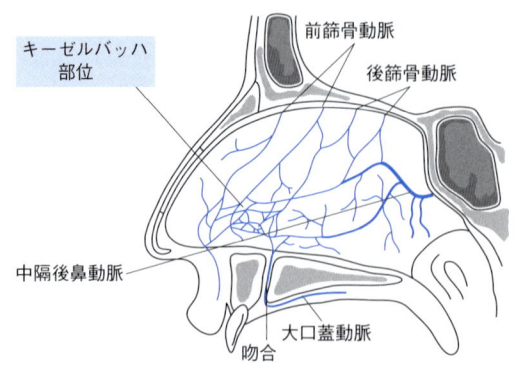

〔図1〕鼻の血管分布とキーゼルバッハ部位

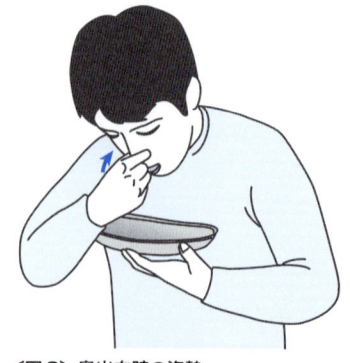

〔図2〕鼻出血時の姿勢

ン®）を同量混和させた込めガーゼを出血部位に当て15分程度おいておくと自然に止血する．電気メス，バイポーラー，高周波凝固装置などの装置があれば，出血部位の血管を焼灼することで完全に止血できる．
- 電気機器で出血部位を焼灼できない（焼灼しない）場合は，ゲンタマイシン（ゲンタシン®）やオキシテトラサイクロン・ポリミキシンB（テラマイシン®）などの抗菌薬付きの軟膏ガーゼで圧迫し，翌日に耳鼻咽喉科受診を指示する．
- ボスミン®ガーゼを長時間鼻腔内に留置することは感染を起こすため，鼻腔内に長時間留置する際は，必ず抗菌薬付きの軟膏ガーゼを使用する．
- 軟膏ガーゼの代わりに，鼻腔パッキング用のメロセル®（図3）も使用しやすい．出血点がわからないが止血しているような場合は，鼻腔に何も入れずに，鼻孔に綿球を当てるだけとし，出血時の対応を指導するだけでよい．

3）鼻腔後方からの出血の場合
- 顔面を下方に向けさせても，鼻腔からの出血がのどに回るような場合は，鼻腔後方からの出血の可能性が高い．止血困難の場合には，反対側の鼻腔から尿道バルーンを挿入し，5 mL蒸留水を注入し上咽頭（鼻腔後方）をパッキングして，咽頭への出血流入を止める．

Disposition
- 止血していれば帰宅可能である．出血している血管を確実に焼灼してあれば再出血の危険性はないが，止血していても再出血することがあることを説明する．
- 血圧の上がるような飲酒や運動は控えるよう

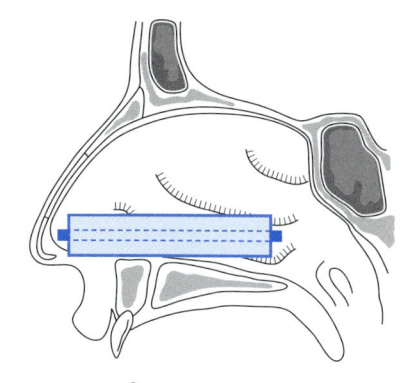

〔図3〕メロセル®

説明し，翌日以降の耳鼻咽喉科受診を指示する．
- 尿道バルーンを挿入するようなケースや，出血量が多く止血困難の場合には，比較的太めの動脈性の出血のことがあるので，ルートを確保し，経過観察のために入院させ，耳鼻咽喉科へのコンサルテーションを行う．

注意点・ピットフォール
- **鼻腔にガーゼを無理に押し込むことで，鼻腔粘膜を傷つけ，出血がひどくなることがあり注意が必要**である．軟膏ガーゼを挿入するのは，圧迫止血のためであり，出血部位にガーゼが当たらないとガーゼを入れておく意味はない．そのため，出血点が分からず止血しているような場合には，鼻腔には何も入れずに，鼻孔に綿球のみ入れるのがよい．鼻孔に綿球を入れるだけでも，鼻腔内の乾燥を予防し気流を遮断することで一定の止血効果がある．

第3章 各科の救急疾患 §3 耳鼻咽喉科

3-03 上気道炎・咽頭炎・扁桃炎

田頭保彰

Point

- □ 抗菌薬と外科的処置が必要な疾患の除外に神経を注ぐ
- □ 多くの患者では抗菌薬が不要であり,患者に理解させる
- □ 性感染症(STD)が含まれていることを忘れない

Introduction

- 発熱を主訴に来院する最も頻度の高い疾患である.Red flags(表1,開口障害,嗄声やくぐもった声,頸の腫れ,気管の偏位,流涎)の症状がないこと確認すると同時に実は頸部痛ではないのかを明確にする.
- いわゆる"感冒"であるかを確認し,感冒でない場合はcentor criteria(表2)を使用し溶連菌性咽頭炎として対応するかを見分けることが重要である.

初期対応

1) 病歴

- Red flagsを確認する.陽性症状がある場合は,気道緊急のこともあるため呼吸状態に注意したい.また,STDは咽頭炎で来院することがあるため性交渉歴はきちんと確認したい.逆にred flagsがない場合で,鼻汁・咳嗽・咽頭痛が急性に同じ程度ある状況であれば,「感冒」(ウイルス性上気道炎)に落とし込むことができる.

2) 身体所見

- 咽頭は舌圧子を使って,発赤・白苔の有無,口蓋垂の偏位,潰瘍の有無を観察する.顔面から頸部の触診を行い,リンパ節腫脹の有無,唾液腺の圧痛,側頭筋の圧痛,前頸部の圧痛,甲状腺の腫大・圧痛がないか診察する.最後に頸部の圧痛や回旋時痛がないかを診察する.

a. Red flagsの症状があり,顔面・頸部の腫脹がある場合

- Ludwig's anginaなどの深頸部感染症が考え

〔表1〕咽頭痛のred flags

- 開口障害
- 嗄声やHot potato voice(くぐもった声)
- 流涎
- 前頸部圧痛
- 頸部腫脹
- 気管の偏位

〔表2〕centor criteria

	スコア
38度の発熱	+1
前頸部のリンパ節圧痛・腫脹	+1
咳嗽がある	−1
扁桃の腫脹もしくは白苔	+1
年齢	3〜14歳→+1,≧45歳→−1

3点→溶連菌迅速検査で判断,4点以上ならエンピリックセラピー開始

られ,気道緊急や縦隔炎への波及が憂慮される緊急疾患である.ライン確保と迅速な画像評価を行いながらすみやかに耳鼻科へのコンサルトが必要である.

b. Red flagsの症状があり,咽頭・甲状腺の所見がない場合

- 急性喉頭蓋炎は憂慮されるため,喉頭の軟部撮影もしくは喉頭ファイバーを検討したい.それでも所見がない場合は,稀ではあるがLemierré症候群も考慮したい.

c. Red flagsの症状があり,咽頭の腫脹や口蓋垂の左右差がある場合

- 扁桃周囲膿瘍が疑われるため,耳鼻科にコンサルトが必要である.

d. Red flagsの症状がなく，咽頭発赤などがある場合

- Modified Centor criteria（表2）を計算する．
  - ➡ 2点以下：溶連菌迅速検査は施行せず，5へ進む．
  - ➡ 3点：迅速検査を行い，抗菌薬の処方の判断を行う．
  - ➡ 4点：検査は施行せずに溶連菌性咽頭炎と診断する．
- 迅速検査も完璧な検査ではないため，適応を評価して検査することが重要である．スコア1点で検査をして判断に迷っている光景を目にするが，抗菌薬は過剰処方されていることが世界的にいわれており，検査に振り回されないようにしたい．
- 咽頭培養については議論があるところであるが，免疫不全者で重症の場合は検査を検討する．

e. Red flagsがなく，溶連菌性咽頭炎の可能性も低い場合

- 多くはウイルスによる咽頭炎であり，対症療法が基本となる．すぐには症状がゼロにならないことをきちんと伝え，発熱・咽頭痛が改善しても咳嗽は長く続くことを説明する．翌日に他の病院を再受診するというのは日本ではよく目にする光景である．
- 注意が必要なのがSTD（sexual transmitted disease）である．Sexual activityに年齢による境はないため，高齢だからHIVはないという考えにはならない．既往に帯状疱疹，梅毒，B型肝炎など他のSTDがあれば疑う姿勢をもつ．
- 咽頭の白苔や頸部リンパ節腫脹があり，溶連菌迅速検査陰性の場合には伝染性単核球症が鑑別にあがる．血液検査で異型リンパ球や血球減少・肝機能障害の有無を確認したい．
- 咽頭炎をきたすウイルスはインフルエンザからHIVまで多岐にわたり，細菌もA群β溶連菌以外にもG群溶連菌，マイコプラズマ，梅毒がある．基本的には**緊急性**，**予後や他者への影響（感染性）**があるものに対してきちんとした対応をすることが望まれる．

Disposition

- 気道緊急や縦隔炎が憂慮される急性喉頭蓋炎，扁桃周囲膿瘍，Ludwig's angina，Retropharyngeal space infectionは迅速なコンサルトが必要である．
- 溶連菌咽頭炎の治療の目的は，リウマチ熱の予防，有症状期間の短縮である．
  > 例　アモキシシリン1回500 mg 8時間ごと10日間
  > ペニシリンアレルギーの場合：クリンダマイシン1回300 mg 8時間ごと10日間
- 溶連菌性咽頭炎として抗菌薬を処方する場合，皮疹の出現がないか患者に注意してもらうように説明し，出現あれば中止して来院してもらうように伝える．
- 感冒として帰宅させる場合は，抗菌薬は不要である疾患であることをきちんと説明する．
- STDが憂慮される場合は検査がその日にできないこともあるため，一般外来につなげることが望ましい．

注意点・ピットフォール

- CTなどで画像を撮影するときには必ず付きそうこと！　坐位では症状がなくても臥位になると症状が出現し，気道閉塞を起こすことがある！CTは「死のトンネル」になることがある．
- 抗菌薬の適応をきちんと見極め，不必要な処方は行わない！
- STDは探しにいく姿勢が重要である！

文献

1) Bisno AL：N Engl J Med, 344：205-211, 2001
2) Wessels MR：N Engl J Med, 364：648-655, 2011
3) Shulman ST, et al：Clin Infect Dis, 55：e86-102, 2012
4) Chow AW, et al：Evaluation of acute pharyngitis in adults. UpToDate, 2015

3-04　急性喉頭蓋炎

中屋宗雄

Point

- □ 気道閉塞が急激に悪化する可能性がある
- □ 気道確保が必要な場合には，人員を集めて行う

Introduction

- 喉頭蓋の細菌感染によって喉頭蓋が腫脹し上気道狭窄をきたす疾患である．
- 病状が急速に悪化し上気道閉塞をきたす可能性があり，重症例では気道確保（気管切開や挿管）を要する場合がある（小児については第5章-09を参照）．

初期対応

1）診断のポイント

- まず，急性喉頭蓋炎を診断することが重要である．咽頭所見の異常がないのに含み声をきたす場合や，咽頭痛および嚥下時痛が高度であるにかかわらず咽頭所見に異常がない症例は急性喉頭蓋炎を疑う．
- 喉頭ファイバー（図1）にて喉頭蓋を直接観察できれば喉頭蓋炎の診断は容易である．喉頭ファイバーで喉頭の観察が難しい場合は，頸部側面のX線により喉頭蓋の腫脹が推測される（図2）．

2）対応のポイント

- 頸部において喘鳴（気道狭窄音）が聴取される症例は重症例であり，まず気道の確保が必要になるため，耳鼻咽喉科へのコンサルテーションが必要である．耳鼻科医不在の場合は救命医や麻酔科医に連絡し，人員を集めて気道の確保を最優先とする．
- 気道狭窄音を聴取しない急性喉頭蓋炎でも，時間経過とともに症状が急激に悪化する可能性があることを念頭におく必要がある．気道狭窄音のない急性喉頭蓋炎はステロイドの点滴〔ヒドロコルチゾン（ソル・コーテフ®）300 mg＋生理食塩水100 mL）と抗菌薬の点滴投与（ユナシン®1回3 g，1日3回）を行い入院させ経過観察を行うことが望ましい．

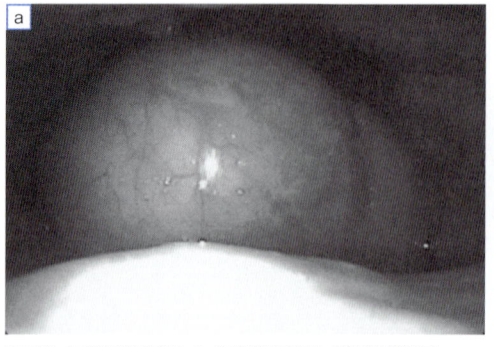

〔図1〕気管切開を要した急性喉頭蓋炎（喉頭蓋膿瘍）
a：治療前，b：治療後
[Color Atlas 15, p.18参照]

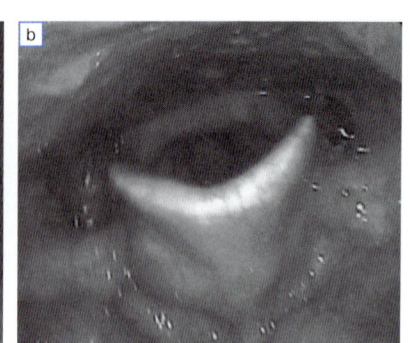

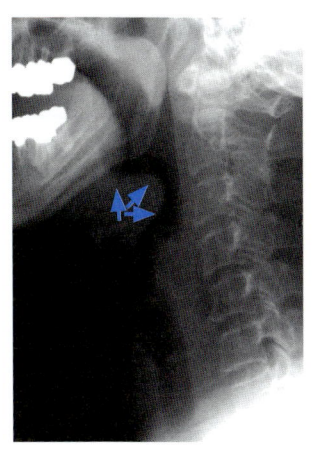

〔図2〕頸部側面X線写真
腫大した喉頭蓋（→）．

Disposition

- 急性喉頭蓋炎は急激に病状悪化することがあるため，基本的に入院させて耳鼻咽喉科にコンサルテーションを行う．症状が軽微でやむを得ず帰宅させる場合でも，病状の急激な悪化の可能性については十分説明しておく．
- 患者の体型や状態によって気道確保が難しい症例の場合は特に注意が必要であり，気道確保がうまくできずに不幸な転帰をたどることがあるため，熟練した医師の確保につとめる．

注意点・ピットフォール

- 急性喉頭蓋炎が疑われる場合には，**上級医と相談**すべきである．
- 気道確保が必要と判断したら，迷わず耳鼻科医，救命医，麻酔科医などに連絡し人員を確保し気道確保（状況に応じて確実に気道確保ができる場所において気管切開・挿管など）を行う．

3-05 深頸部感染症

中屋宗雄

Point

- Killer sore throat として，急性喉頭蓋炎のほかに，重症扁桃周囲膿瘍，咽後膿瘍，顎下膿瘍（Ludwig's angina）あるいは Lemierré 症候群などが知られている
- 気道の安全確認と確保を最優先する
- 造影CT（頸部～胸部）にて病変の拡がりを確認する

Introduction

- 口腔や咽頭の細菌感染が頸部周囲に波及し，膿瘍形成をきたす病態を深頸部感染症と総称する．発熱・咽頭痛など，いわゆる"かぜ"症状でERに来院するが，重症化がありうるので注意が必要である．
- 気道閉塞を起こしうるいわゆる"killer sore throat"として，急性喉頭蓋炎（本章§3-04）のほかに，重症扁桃周囲膿瘍，咽後膿瘍，顎下膿瘍（Ludwig's angina），あるいはLemierré症候群などが知られている．
- 原因としては，急性扁桃炎や歯性感染症の波及が多い．

診断

- 発熱と咽頭痛に加えて，頸部や下顎の腫脹，あるいは片側扁桃の著明腫大があれば，深頸部感染症を疑う．白血球著増やCRPの著明高値（20 mg/dL以上）の場合には要注意である．
- 膿瘍を形成している場合には，外科的ドレナージが必要であり，対応が遅れると縦隔などへ炎症の波及をきたす．
- 特にガス産生菌によるガス壊疽は，病変の広範な除去（デブリドマン）が必要となるため，特に注意が必要である．
- 診断のためには，積極的に造影CTを行い（縦隔を含む頸部領域），膿瘍形成の有無，ガス産生の有無，病変の拡がりを確認する．
- 糖尿病の合併が多いため，血糖やHbA1cの確認も必要である．

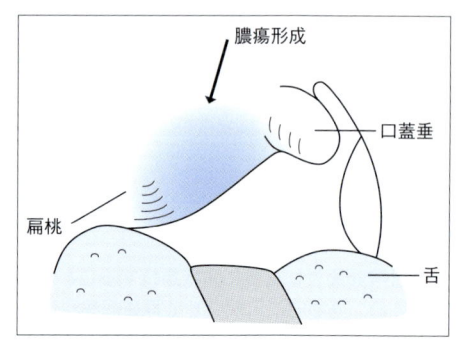

〔図1〕扁桃周囲膿瘍

1）扁桃周囲膿瘍（図1）

- 扁桃被膜と咽頭筋の間に膿瘍を形成したもので，20～40歳に多い．膿瘍は扁桃の上外側に生じることが多く，大部分は片側性である．
- 起炎菌は，連鎖球菌，ブドウ球菌等が多い．
- βラクタマーゼ配合ペニシリン（ユナシン®等）やクリンダマイシンなどを投与する．
- 耳鼻科では，局所麻酔下に穿刺吸引が行われる．経験があれば，実施してもよい．その際，18G針のカバーの先端を1 cmほど切断して，ストッパーにすることもある．穿刺後は，入院観察が望ましい．

2）咽後膿瘍（図2）

- 咽頭後壁と頸椎前面との間にある咽頭後間隙に膿瘍を形成する状態をいう．幼児に多いが成人にもみられる．
- 発熱と咽頭痛に加え，開口障害，嚥下障害，硬い頸部の腫脹などがある場合に疑う．

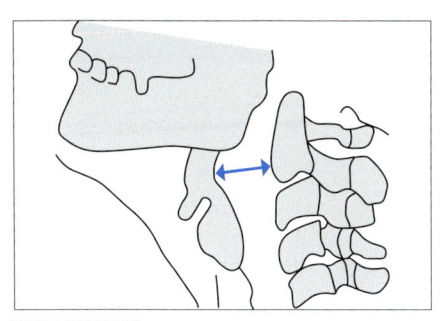

〔図2〕咽後膿瘍
椎体前面軟部組織が腫脹する.

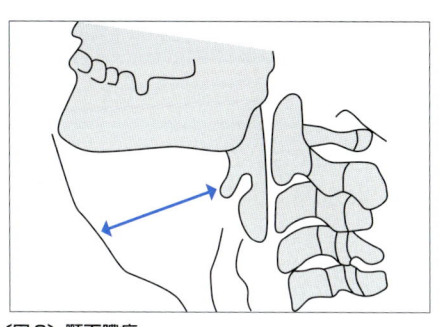

〔図3〕顎下膿瘍
口腔底の軟部組織が腫脹する.

- 起炎菌は，連鎖球菌，ブドウ球菌，嫌気性菌などが多い．
- 下行性縦隔炎や敗血症に至り，急速に全身状態が悪化することがある．
- 頸部側面X線も有用だが，確定診断はやはり造影CTである．

3) 顎下膿瘍（Ludwig's angina）（図3）
- 口腔底蜂巣炎が咽頭部の広い範囲に及んだ状態である．
- 歯槽骨炎，顎下腺唾石，外傷の感染などが原因となる．
- 口底部が著しく腫脹し，疼痛や発熱，強い開口障害を伴い，ときに気道狭窄をきたす．

初期対応
- 含み声がある場合や頸部において喘鳴（気道狭窄音）が聴取される場合には，気道の評価と確保が必要である．

Disposition
- CTにて膿瘍形成やガス産生が認められる場合は，すみやかに耳鼻咽喉科にコンサルテーションを行う．

注意点・ピットフォール
- 上気道閉塞が急速に進行することがあるので，くれぐれも注意が必要である．

Coffee Break　　Lemierré症候群

口腔咽頭の感染が，頸動脈鞘，特に頸静脈に炎症が波及し，血栓性静脈炎や敗血症，肺塞栓症を起こすものをLemierré症候群という．比較的若年者に多く，近年報告が増加している．咽頭痛や開口障害，特に下顎角から内頸静脈に沿った腫脹や圧痛を認めた際には積極的に疑い，造影CTで診断する．起炎菌は，*Fusobacterium*などの嫌気性菌が多い． （樫山鉄矢）

3-06 顔面神経麻痺

中屋宗雄

Point
- 中枢性でないことを確認する
- 早めに耳鼻咽喉科にコンサルテーションする

Introduction
- 顔面神経麻痺の多くは，末梢性顔面神経麻痺であり，なかでも原因不明のBell麻痺が7割以上を占めている．
- 水痘・帯状疱疹ウイルスによる末梢性顔面神経麻痺であるRamsay-Hunt症候群の場合には，顔面神経麻痺に加え，耳介の水疱・内耳障害（難聴やめまい）をきたすが，すべての症状が出ない不全型のこともある（図1）．
- 脳梗塞や脳腫瘍などによっても顔面神経麻痺をきたすことがあるが，顔面神経麻痺単独であることは比較的稀である．
- 末梢性顔面神経麻痺の場合，早期にステロイドを投与することが，麻痺の予後に影響するため，早めに耳鼻咽喉科へのコンサルテーションが必要である．

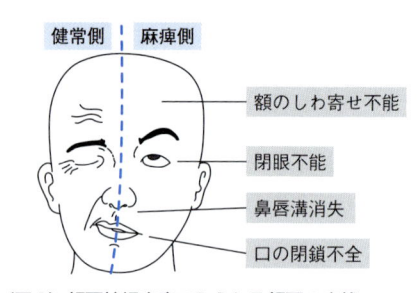

〔図1〕顔面神経麻痺でみられる顔面の症状

初期対応

1）診断のポイント
- **顔面神経麻痺以外の神経麻痺の有無を確認し，中枢性でないことを確認**する．中枢性を疑うような所見があれば頭部CTを行うべきである．耳鏡にて鼓膜を観察し，中耳疾患（急性中耳炎や真珠腫性中耳炎など）によるものでないことを確認する．また，頸部触診により耳下腺の腫瘍がないことを確認する．

2）対応のポイント
- 末梢性顔面神経麻痺と診断したら，ステロイド〔プレドニゾロン（プレドニン®）1日30 mg〕を処方して早期に耳鼻咽喉科受診を指示する．閉眼できない症例ではヒアルロン酸ナトリウム（ヒアレイン®）点眼液とオフロキサシン（タリビッド®）眼軟膏も処方する．
- 耳痛を訴える症例では帯状疱疹ウイルスによるものの可能性が高いため，バラシクロビル（バルトレックス®1回1,000 mg，1日3回朝昼夕食後）を追加で処方する．

Disposition
- Bell麻痺の場合，早期の耳鼻咽喉科受診を指示し，ステロイド内服処方して帰宅させる．
- Ramsay-Hunt症候群でめまい症状が強い場合には，ステロイドおよび抗ウイルス薬の点滴加療が必要となることがほとんどであり，耳鼻咽喉科にコンサルテーションし入院させる．

注意点・ピットフォール
- 末梢性顔面神経麻痺は，麻痺が軽度であれば自然に経過する症例もあるが，徐々に麻痺が進行し重症化していく．症例も多いそのため，診察時の段階での予後判定はわからないため，**基本的に早期にステロイドを投与することが重要である**．ステロイドの投与方法（内服もしくは点滴）・投与量は麻痺の程度によって変わってくるため，早期に耳鼻咽喉科を受診してもらい耳鼻科医の判断にゆだねるべきである．

4-01 歯痛・歯性感染症・口腔内出血

第3章 各科の救急疾患 ■ §4 歯科口腔外科

小林大輔

Point

- □ 歯性感染症はときとして蜂巣炎，縦隔炎，壊死性筋膜炎などきわめて重篤な感染症に発展することがある
- □ 口腔内出血では出血の原因となった処置内容の確認をする
- □ 抜歯後出血は縫合処置が必要になることが多い
- □ 歯肉などからの自然出血では全身的要因としての出血性素因も疑う

歯痛・歯性感染症

- 歯性感染症の多くは炎症の波及が歯槽部に限局するが，ときとして蜂巣炎，縦隔炎，壊死性筋膜炎などきわめて重篤な感染症に発展することがある．
- 歯性感染症の起炎菌は口腔レンサ球菌と嫌気性菌であるため，膿瘍は切開排膿し，排膿路の確保をすると同時に嫌気環境を改善することが最優先される．

1) 初期対応

- 頸部や頬部の腫脹，開口障害を確認する．
- 嚥下障害，口底の挙上，呼吸困難の有無（気道閉塞の可能性）を確認する．
- 造影CTを撮影し膿瘍の存在を確認する（図1）．
- 炎症が歯槽部に限局している場合は経口的に抗菌薬（サワシリン®，フロモックス®，セフゾン®など），消炎鎮痛薬（ロキソニン®など）を処方し帰宅させる．

2) Disposition

- 根管治療や抜歯の必要性があることが多いため翌日以降の歯科受診を指示する．
- 一方で重篤と判断した場合は即入院させ，気道確保，ドレナージを考慮する．

3) 注意点・ピットフォール

- 糖尿病など基礎疾患を有するかどうかを確認する．

口腔内出血

- 救急外来を訪れる口腔内出血の場合，抜歯後出血が一番多いと思われる．一方で全身的要因としての出血性素因も疑い詳細な問診や血液検査を行う必要がある．

1) 初期対応

- 乾いたガーゼもしくは5,000倍アドレナリン（ボスミン®）に浸したガーゼを20〜30分咬ませ圧迫止血を試みる．
- 止血困難な場合は口腔外科に連絡を行う．抜歯後出血の場合，通常，歯科用キシロカイン®カートリッジを局所に注射後に抜歯窩にサージセル®などを填入し4-0ナイロン糸で緊密に縫合する．
- 大量出血の場合はバイタルサインの確認，出血性ショックの評価，静脈路確保を行う．止血困難症例では入院も考慮する．

2) 注意点・ピットフォール

- 出血性素因が背景にある場合があり，確認しておく（抗血栓薬の服用・肝機能障害・人工透析・血小板減少など）．

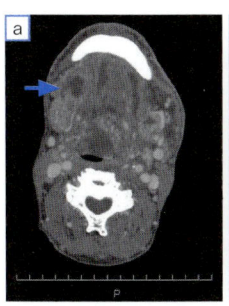

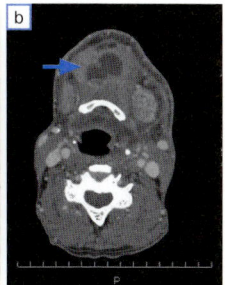

〔図1〕智歯周囲炎から継発した深頸部膿瘍のCT画像
a：顎下隙に膿瘍形成している（→）．
b：舌骨のレベルまで膿瘍が波及している（→）．

4-02 顎関節脱臼

小林大輔

Point

- □ 発生経緯と発生からの時間経過を確認する
- □ 下顎角部を把持し，両手の拇指で下顎大臼歯部を下方に強く押し下げる

Introduction

- 顎関節脱臼とは，下顎頭が顎関節の可動範囲を越えて過剰に移動し復元できなくなった状態のことである（図1）．脱臼してからの経過が短いほど整復しやすく，脱臼後1週以内ならば多くの場合は徒手的に整復することが可能である．
- 1週間以上脱臼の状態が持続すると整復が困難となるが，脳血管障害，認知症などで寝たきりの高齢者で経口摂取をしていない状態の場合，時間が経過してから発見されるケースも少なくない．

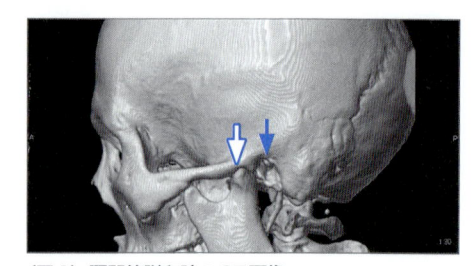

〔図1〕顎関節脱臼時のCT画像
下顎頭が顎関節の可動範囲を越えて過剰に移動し復元できなくなった状態である．⇨：関節窩より逸脱した下顎頭，➡：関節窩．

初期対応

- 閉口不能状態であることを確認し，触診により耳珠前方の陥凹を確認する．
- 発生経緯と発生からの時間経過を確認する．
- 関節前方脱臼に対する徒手的整復法には，患者の前方から整復を行うHippocrates法（図2）と，患者の後方から整復を行うBorchers法とがある．

1) Hippocrates法

❶ 患者にはできるだけリラックスさせ筋の抵抗を少なくさせる．

❷ 両手の拇指を下顎大臼歯咬合面上に置き，残りの四指を下顎下縁に添える．次いで，患者に閉口を促しながら両手の拇指で下顎大臼歯部を下方に強く押し下げる．
この動きだけで整復可能なことが多いが整復できない場合は下顎全体を後下方へ誘導する動きも併せて行う．

❸ 整復した瞬間に指を咬まれることがあるので

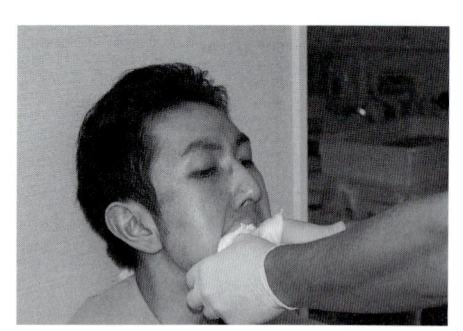

〔図2〕Hippocrates法
患者の前方から整復を行う方法．

術者の指を保護するために拇指にガーゼを巻きつけて行うことが望ましい．

2) その他の方法

❶ 術者は手袋をして口を開けた患者の前方に立ち，左右の示指を患者の口腔に入れ，指先を左右の（片側性の時は患側のみ）大臼歯後方の歯のないところにおく．

❷ 患者に口を閉めるように指示し，同時に下顎を軽く後下方に押す．

引き続き行う処置・Disposition

- 脱臼してからの経過が短いほど整復しやすく，脱臼後1週以内ならば，多くの場合は徒手的に整復することが可能である．
- 整復後は少なくとも24時間は大きく口を開けるのを禁じ，場合によっては弾性包帯，チンキャップなどを用いて開口制限を行う．
- 一方で陳旧性顎関節脱臼の場合では整復困難なことが多く，整復の際に鎮静や全身麻酔を必要とすることもある．整復困難の際には口腔外科へ紹介を必要とする．
- 整復できたかどうかは閉口可能となり歯列全体がしっかり咬合しているかによって確認する．その際義歯がある場合は義歯を装着して咬合できているかを確認する．

文献

1) 米津博文：歯科学報，109 (2)：218-219, 2009

4-03　下顎骨骨折・歯牙脱臼

小林大輔

Point

- □ 咬合不全，開口障害，顎運動障害の有無を確認する
- □ パノラマX線もしくはCT（3D構築）撮影が診断に有用である
- □ 関節突起部の骨折を見逃さない
- □ 歯が脱落した場合1〜2時間以内に歯を再植することが望ましい

下顎骨骨折

- 下顎骨骨折の好発部位は下顎骨の骨体部と下顎角部である．また，関節突起部は高率に介達骨折を起こす．下顎管の損傷に伴い下唇の知覚鈍麻が起こることがある．

1）初期対応
- 画像検査としてパノラマX線およびCT（3D構築）が有効である．
- 下顎骨折が判明した場合は口腔外科に連絡をする．治療は，原則として整復・固定を行いその後顎間固定を行う．

2）Disposition
- 上顎骨，鼻骨，頬骨，眼窩底など周辺骨の骨折がある場合は口腔外科，形成外科，耳鼻科各専門医にコンサルトする．
- 口腔外科受診できない場合は弾性包帯やチンキャップを装着させ患部の安静を指示するとともに翌日に口腔外科を受診させる．

3）注意点・ピットフォール
- 関節突起部の骨折を見逃さない．
- 周囲の顔面骨の骨折を見逃さない．

歯牙脱臼

- 歯の脱臼には歯が歯槽窩から完全に逸脱した完全脱臼と，歯の位置異常や動揺があるが歯槽内に歯が存在する不完全脱臼がある．

◇初期対応
- 脱落した歯は1〜2時間以内に再植することが望ましい．
- なるべく早く歯科を受診させる．その際に歯を乾燥させないように口の中に含んだり，生理食塩水や牛乳の中に入れて保存する．
- 歯の外傷と併せて口唇の裂傷がある場合は創内に歯の破折片や砂が残存することがある．縫合処置前に精査を行い，疑わしい場合はデンタルX線を撮影する．
- また屋外での受傷では破傷風トキソイドの投与を考慮する．

第3章 各科の救急疾患 ■ §5 産科・婦人科

5-01 産科救急・母体救命

山下有加, 関沢明彦

Point

- □ 周産期医療の特殊性：母体と胎児（出生後は新生児）の2人（多胎ならそれ以上）の命が関わり，緊急度も高いことが多い
- □ 救急科，産婦人科，新生児科，麻酔科，助産師，看護師，とかかわるスタッフが多い→人手を集めることが何よりも重要．連絡箇所が多く医療機関ごとに連絡系統の確立，周知が重要である！
- □ 緊急帝王切開は数ある手術のなかでも最も緊急性が高い手術の1つ．1～2分の違いでも結果が違うケースがあり超緊急帝王切開術（GradeA帝切）では1分1秒を争う！

Introduction

- 産婦人科医でない限り，妊婦を診ることが好きな医師はいないだろう．それは胎児と母体の2人を対象にしており，通常の患者と異なる生理学的特殊性があることから，心理的な負荷がかかるからである．しかし男女ともに人生のなかで自分の子供をもつ，出産という出来事は一番身近なことなのではないだろうか．
- 日本の妊産婦死亡率は10万分娩あたり3～5人（0.003～0.005%）と世界的にも低いが，失われている命があることも現実である．周産期医療はとにかくマンパワーが重要である．妊婦への蘇生処置が通常の成人とどう異なるのか，産婦人科医以外の医師が遭遇するかもしれない産科救急疾患に関して記した．

初期対応の要点

- まず妊婦の特殊性を理解する．
  ①気道確保困難であり，常に充満胃と考えなければならない
  ②低酸素血症により急激な酸素飽和度の低下が起こりうる．
  ③大量出血ではDICを併発しやすくFFPの投与が重要である
- 表1に予想される危機と対処方法を示す．

1) 妊婦の救急要請が入ったら…

- 主訴，バイタルサイン，既往歴，妊娠週数・経妊経産回数・胎動の有無・性器出血の有無を確認する．
- かかりつけの医療機関はあるか（未受診ではないか？）は最低限聴取する．

2) 人的資源

- 救急科医師1～2名，救急科看護師1名，産婦人科医師2～3名，産婦人科看護師・助産師1名，新生児科医師1～2名は必要（蘇生対象の児がいる場合）である．
- 夜間は人をとにかく集める．

3) 人の役割分担

- **救急科医師**：全身状態を把握，役割を明確にする．
- **産婦人科医師**：内診，経腹エコーで原因検索を行うとともに，必要な場合双手圧迫，バルーンタンポナーデ，PMCD（perimortem cesarian delivery）などの外科的処置を行う．

[表1] 予想される危機と対処方法

危機	対処方法
胃食道逆流，誤嚥（Mendelson's 症候群）	気管挿管
気道確保困難（difficult airway）	6～7 mm気管チューブを使用
酸素飽和度の急激な低下	十分な酸素化
非代償時の急激な血圧低下	十分な輸液，RBC，FFP
妊娠子宮による大動脈・下大静脈の圧迫	子宮左方転位（LUD：left uterine displacement）

〔表2〕妊婦のABCDEFアプローチ

		妊婦の特性と評価（Assessment）	処置（Action）
A	Airway	充満胃のため嘔吐リスク	挿管は迅速気管挿管（RSI）で行う
B	Breathing	胎児の酸素化も考慮	O_2＞10 L/分リザーバマスク
C	Circulation	仰臥位低血圧症候群に注意． 血圧高値⇒妊娠高血圧症候群疑い	左へ子宮を圧排する．心肺停止でなければ左側臥位でもよい
D	Dysfunction of CNS	鑑別に子癇発作を考慮	マグネシウム製剤を準備
E	Exposure & Environmental control	内診． 出血，破水，BISHOPスコア（分娩の進行）を評価	産婦人科医コール． 室温を上げる（30℃目安）
F	Fetus & Family	陣痛間隔，胎動の確認． エコー検査（経腹式/経腟）． 出生時刻は必ず確認!!	早期にMFICUへの入室． 呼ぶべき家族やキーパーソンを把握し早期に連絡・説明

子宮の左方転位の質を評価する．
- **新生児科医師**：児の対応，初療を行う．
- 胸骨圧迫・子宮の左方転位・記録係は適宜変わりながら専任の人員を任命する．
- 輸血の調整は専任の人員が調整することが理想的である．
- 手の空いた者が家族対応，情報収集にあたる．

4）初療室準備
- モニター（心電図・SpO_2モニター），酸素，経腹エコー（経腟エコーがなければこれのみでも可），救急カート（成人）．
- 補液（外液），その場の分娩となる可能性もある場合は**分娩セット**，**ラジアントウォーマー**（なければ**胎児を拭くタオル**），**吸引器**，臍帯を切断するための剪刀を用意する．
- 加温ができる部屋であれば30度前後に加温するのが望ましい．

初期診療の基本

1）Primary：ABCDEFアプローチ（表2）
- 腹痛 ➡ 妊娠初期：切迫流産．中期以降：切迫早産，常位胎盤早期剥離（早剥）を考える．
- 未受診妊婦 ➡ 最終月経，最後に医療機関を受診していればそのときの所見，家族からの情報を得る．

2）Secondary：**病歴聴取と詳細な身体診察**
- 確認すべき情報を表3に示す．

3）鑑別診断
- ABCDEFGH（表4）で鑑別する．

疾患別対応

1）分娩後大量出血
- 4T（表5）を鑑別する．
- **弛緩出血** ➡ まずは双手圧迫法，保冷剤による冷却，子宮収縮薬（オキシトシン，$PGF_2\alpha$，メチルエルゴメトリンなど）．$PGF_2\alpha$は喘息には禁忌！また子宮筋への局注も禁忌である．
- **頸管裂傷，腟壁裂傷，会陰裂傷** ➡ 縫合処置
- **子宮内反症**：胎盤娩出時の臍帯牽引などによる人為的原因が80％ ➡ 子宮筋弛緩後，整復（整復後大量出血や再度内反を起こすことも多いので要注意）．

  ※参考：出産後しばらくして子宮内胎盤遺残，子宮内の動静脈奇形（AVM），仮性動脈瘤による大出血を起こすこともある．AVMや仮性動脈瘤の場合，血管内治療の適応となることがある．まずは造影CTなどで診断を試みる．

2）母体心停止（図1）
- **子宮左方転位**：基本的には仰臥位で行うのが望ましい（図2）．患者の体を傾けることにより胸骨圧迫の質が低下するため子宮左方転位の手技が用いられることが多い（図3）．
- PMCD：perimortem cesarian delivery（死戦期帝王切開，母体胎児救命帝王切開）

〔表3〕確認すべき情報

Q0.	SAMPLE S：症状/徴候（胎動の有無，出血の有無，破水の有無，腹痛の有無，発熱の有無） A：アレルギー歴 M：使用中薬剤 P：既往歴（特に：喘息，高血圧，糖尿病，入院歴，手術歴，麻酔歴） L：最終飲食（何をいつどれくらい？：迅速気管挿管のリスク判定） E：発症直前の状況（外傷歴など）
Q1.	かかりつけ医は？ 母子手帳は？ なし⇒まずは最終月経を聞きおおよその週数を把握する．
Q2.	最終月経は？　　　　　　　　　　年　　　月　　　日
Q3.	何週何日？　　　　　　　　w　　　d 分娩予定日は？　　　　　　　　年　　　月　　　日 （何で決めた予定日か？ 最終月経？ あるいはエコー所見で決めているか？ も確認）
Q4.	胎児の推定体重は？　　　　　　　　g
Q5.	何経産？（分娩歴）　経腟分娩　　回/急速遂娩　　回/帝王切開　　回 何経妊？（妊娠歴）　自然流産　　回/人工妊娠中絶　　回

※基本的には週数で把握する！！

妊娠月	妊娠週数	備考
1カ月	0 1 2 3	0w0dは最終月経開始日 月経周期28日の人なら2w0d頃が排卵日
2カ月	4 5 6 7	4wにはhCG陽性，5wには胎嚢確認可 6w以降心拍が確認できる
3カ月	8 9 10 11	8w0dから胎児（それ以前は胎芽）
4カ月	12 13 14 15	
5カ月	16 17 18 19	いわゆる安定期といわれている
6カ月	20 21 22 23	20w以降左方転位考慮 21w6dまでは流産 22w0d以降は早産（胎児は救命の対象）
7カ月	24 25 26 27	
8カ月	28 29 30 31	
9カ月	32 33 34 35	
10カ月	36 37 38 39	37w0d〜41w6dは正期産
11カ月	40 41 42 43	42w0d以降は過期産

- 妊娠20週以降，臍高以上の子宮底であれば考慮してよい．
- 母体循環改善のため帝王切開にて児を娩出する．
- PMCDの決断は4分で！（図4）

3）墜落分娩（表6）
- モニター（心電図，SpO_2，非観血的動脈血圧自動測定）を装着する．
- AB：酸素投与 $O_2 > 10$ L/分リザーバマスク．
- C：18Gの針で細胞外液ルートを1つ以上確保．
- 体位：開脚位とする．

a. 分娩の流れ
① **分娩第1期**：有痛性の周期的子宮収縮（陣痛）が10分間隔or1時間に6回以上．
② **分娩第2期**：子宮口全開大から児の娩出まで．
  - **破水**：卵膜（脱落膜，絨毛膜，羊膜）の破綻により羊水が流出する．
  - **排臨**：陣痛に伴い児頭が腟口から露出するが間歇期には露出しない．
  - **発露**：常に児頭が腟口から露出する．

〔表4〕産科的重症疾患の鑑別：ABCDEFGH

A	Anesthetic complications	麻酔合併症	高位麻酔，気道確保困難，誤嚥，呼吸抑制，低血圧，局所麻酔中毒
B	Bleeding	出血	凝固異常，弛緩出血，癒着胎盤，常位胎盤早期剥離，前置胎盤，子宮破裂，外傷，外科的処置に伴うもの，医療処置に伴う出血，輸血に対する反応
C	Cardiovascular causes	心血管系	心筋症，心筋梗塞，大動脈解離，不整脈
D	Drugs	薬剤	アナフィラキシー，違法薬剤，薬剤誤投与，マグネシウム，オピオイド，インスリン，オキシトシン過量投与
E	Embolic	塞栓症	肺塞栓症，羊水塞栓症，空気塞栓症
F	Fever	発熱	感染，敗血症
G	General nonobstetric causes of cardiac arrest	一般的な心停止の原因	H's and T's H's：Hypoxia, Hypovolemia, Hyper/Hypokalemia, Hypo/Hyperthermia, Hydrogen ions (Acidosis), Hypoglycemia T's：Tension pneumothorax, Tamponade, Toxins, Thromboembolism, Thrombosis(Myocardial infarction), Trauma
H	Hypertension	妊娠高血圧症候群	子癇前症，子癇，HELLP症候群，頭蓋内出血

大動脈・大静脈の圧迫を解除

胸骨圧迫
- 胸骨の下半分　よりやや頭側
- 5 cm以上，100/分以上
- 30：2（胸骨圧迫：人工呼吸）

除細動
- Biphasic 120〜200 J
- 2分ごとにくり返す

薬剤　──静脈路/骨髄路：横隔膜より上の静脈
- アドレナリン1 mg 3〜5分ごと

5分以内の母体胎児救命帝王切開分娩

〔図1〕妊婦の蘇生
（文献1をもとに作成）

〔表5〕分娩後大量出血の4T

		発生率
Tone	弛緩出血	70％
Trauma	頸管裂傷・子宮破裂・血腫・子宮内反	20％
Tissue	卵膜遺残・癒着胎盤	10％
Thrombin	凝固異常	1％

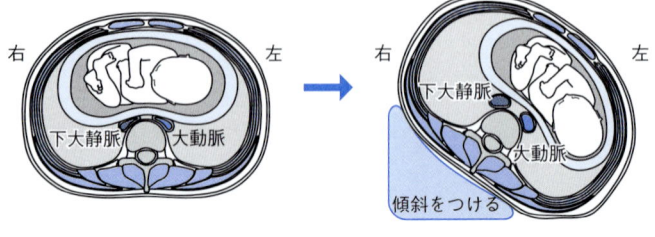

〔図2〕仰臥位低血圧症候群
仰臥位では下大動脈が圧迫され，静脈還流が減少する．
（文献2をもとに作成）

〔図3〕子宮左方転位
(文献1をもとに作成)

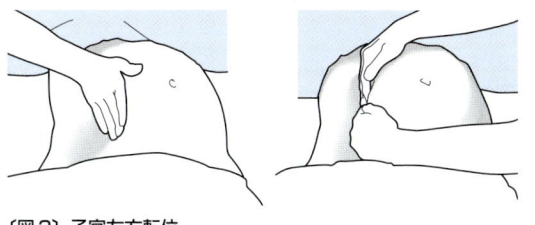

脳細胞は心停止から6分でダメージを受け神経学的予後を悪化させる

↓

5分以内の心拍再開を目指す
5-minute window

↓

4分以内に蘇生に成功しない
⇒PMCD !!

〔図4〕PMCDの4分ルール[3]

〔表6〕墜落分娩で必要な人と物

ひと	●救急科看護師2人以上,救急科医師1人以上 ●産婦人科医師,新生児科医師,助産師1人以上（MFICU）
もの	●分娩の準備：滅菌ガウン,滅菌手袋などの感染防御 ●ストップウォッチ（児娩出とにスタート,APGARスコアを忘れない） ●吸引器（児の吸引にも用いるので細いカテーテルを準備） ●新生児用気道管理セット（マスク換気,挿管を可能にする） ●防水布,大きい膿盆,タオル,ガーゼ（児の体表面は早期に拭き取る） ●きれいなビニール袋（クベースの代わり,保温が非常に重要） ●臍帯クリップ（なければペアン），滅菌ハサミ（臍帯切断に用いる）

③**分娩第3期**：児娩出から胎児付属物（胎盤・臍帯・卵膜）娩出まで．

b. **内診**
- 分娩の進行度や回旋異常を確認できる．
- 子宮口開大度・頸管展退度・児頭の位置・頸部の硬度・子宮口の位置などを確認する．
- 詳細は産婦人科医師が判断する．

c. **胎児心拍数陣痛図（CTG）**
- 子宮収縮と胎児心拍数を経時的に記録し,総合的に胎児の状態を評価する．
- 胎児心拍数（FHR）の①基線の高さ（拍/分），②基線細変動の有無，③一過性変動の有無と波形が重要である．
- 詳細は産婦人科医師が判断する．

d. **エコー（TAUS / TVUS）**
- 推定週数,推定体重,胎位（頭位/骨盤位/ほか），胎向,呼吸様運動,胎動,筋緊張,羊水量などを確認する．
- 胎児機能不全などを判断できる．
- 詳細は産婦人科医師が判断する．

e. **胎児娩出（新生児となる）**
❶胎児娩出時刻（出生時刻）を必ず確認する．
❷臍帯切断：臍から10 cmのところで2カ所クランプし（臍帯クリップorペアン），間を切断．このとき,児は母体と同じ高さを保つ（胎盤との血液移行を適度に保つ）．臍帯カテーテル挿入が可能なように長めに切る．
❸児への処置（f. 参照）．
❹胎児付属物（胎盤など）の娩出：**胎盤娩出時刻**を確認する．
❺胎盤の遺残がないように注意する（産婦人科医師）．
❻分娩後出血の確認を行う．

f. **新生児の処置**（図5）
❶週数を確認する．
❷児頭娩出時から顔を拭いておく．
❸羊水混濁は胎児が低酸素にさらされていた可能性を示唆する．
❹**出生時刻を確認**，ストップウォッチをスタート（1分後，5分後に知らせる）．
❺児が娩出された時点で臍帯をクランプし,引き続き切断（10 cmは臍帯を残す）する．
❻暖かい場所に移動させる．手っ取り早いのは水分を拭き取った後お母さんの胸の上にのせ,布をかける（カンガルーケア，早期母子接触）．
❼口腔,鼻腔の順に吸引し,気道確保をする．

出生直後のチェックポイント
- 早産児
- 弱い呼吸・啼泣
- 筋緊張低下

すべて認めない → ルーチンケア（母親のそばで）
- 保温
- 気道開通
- 皮膚乾燥
- さらなる評価

いずれかを認める

蘇生の初期処置
保温，体位保持，気道開通（胎便除去を含む）
皮膚乾燥と刺激

〔30秒〕

呼吸と心拍を確認（SpO₂モニターの装着を検討）

- 自発呼吸なし あるいは 心拍100/分未満 → 人工呼吸※1，SpO₂モニター
- 自発呼吸あり かつ 心拍100/分以上 → 努力呼吸とチアノーゼの確認

心拍数確認
- 60〜100/分未満 → 人工呼吸へ戻る（換気が適切か確認，気管挿管を検討）
- 100/分以上 → 心拍数確認へ
- 60/分未満 → 人工呼吸と胸骨圧迫（1:3）※2

〔60秒〕

心拍数確認
- 60/分以上 → 人工呼吸へ戻る
- 60/分未満 → 人工呼吸と胸骨圧迫に加えて以下の実施を検討する
  - アドレナリン
  - 生理食塩水（出血が疑われる場合）
  - 原因検索
  - 心拍60/分以上に回復したら人工呼吸へ戻る※1

努力呼吸とチアノーゼの確認
- なし → 蘇生後のケア
- 努力呼吸と中心性チアノーゼあり → SpO₂モニター，CPAPまたは酸素投与を検討
- 努力呼吸と中心性チアノーゼあり（再確認後）→ 人工呼吸を開始する
- なし → 蘇生後のケア
- 努力呼吸のみ続く場合は原因検索とCPAPを検討
- 中心性チアノーゼのみ続く場合はチアノーゼ性心疾患を鑑別する

目標 SpO₂

経過時間	SpO₂
1分	60%
3分	70%
5分	80%
10分	90%

95%は超えないように

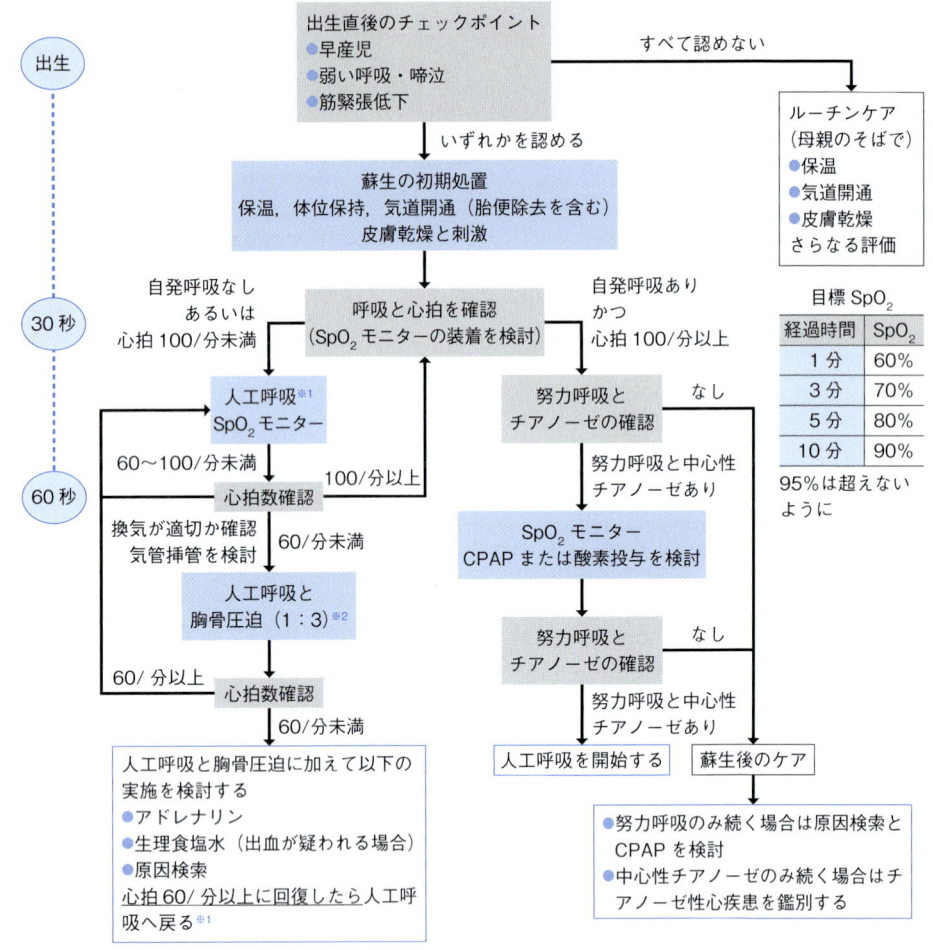

〔図5〕新生児の蘇生法アルゴリズム
※1 人工呼吸：新生児仮死では90%以上はバッグ・マスク換気だけで改善するので急いで挿管しなくてよい．
※2 人工呼吸と胸骨圧迫：1分間では人工呼吸30回と胸骨圧迫90回となる．
〔新生児蘇生法ガイドライン2010（日本周産期・新生児医学会，新生児蘇生法普及事業）〕

❽身体を拭き取り乾燥させる（体温低下は絶対に防ぐ），背部を擦り呼吸を促す．
〈ここまで30秒〉
❾呼吸，脈拍数（6秒間臍帯を触れるか心音を聴診し10倍する），皮膚の色を確認する．
❿呼吸が不十分or脈拍<100/分 ➡ 陽圧換気を行う．
〈ここまで60秒〉
⓫APGARスコア（表7）：1分後，5分後のスコアは記憶しておく．
⓬早期に新生児科医師に引き継ぐ．

鑑別疾患別のまとめ

1) 出血
- わが国における妊産婦死亡の原因として最重

〔表7〕APGARスコア

点　数	0	1	2
A	Appearance	皮　膚	全身チアノーゼ	四肢チアノーゼ	ピンク
P	Pulse	脈拍数	>100／分	<100／分	なし
G	Grimace	反　射	反応しない	顔をしかめる	泣く
A	Activity	筋緊張	脱力	いくらか四肢屈曲	活発に動く
R	Respiration	呼　吸	なし	弱い啼泣，不規則	強い啼泣

要である．
● 50年以上妊産婦死亡の主要原因である．

a. 産科出血の特徴
● 分娩による多量出血の頻度は一般手術より高い．
● 出血量が10,000 mLを超えるような場合もある．
● 経腟分娩より帝王切開でリスクが高い．
● 比較的少ない出血でもDIC（播種性血管内凝固）を起こす．

b. 出血の原因
● 妊娠中の出血
　・妊娠初期：流産，異所性妊娠
　・中期以降：前置胎盤警告出血，切迫早産，常位胎盤早期剥離
● 分娩前〜分娩中の出血
　①常位胎盤早期剥離
　②前置胎盤
　③羊水塞栓症
● 分娩後出血
　①弛緩出血 ➡ 器質的な原因（子宮筋腫），子宮筋伸展（多胎・羊水過多・巨大児・胎盤遺残），母体疲労（遷延分娩），高齢
　②出産時産道裂傷・血腫
　③子宮内反症

2）羊水塞栓症
● 非常に致死率の高い予後不良周産期疾患である（致死率60〜80％．以前は最終診断が剖検であった）．
● 臨床的羊水塞栓症が注目されている．

a. 診断
● 典型的な症状：分娩中〜後から間もない突然の呼吸苦，血圧低下，性器出血．
● 臨床的羊水塞栓症：下記を満たすときに診断する．
　①妊娠中または分娩後12時間以内に発症
　②以下に対して治療を要した（1つ以上）
　　1）心停止　2）原因不明の大量出血（1,500 mL以上）　3）DIC　4）呼吸不全
　③他疾患で説明できない
● 羊水成分が母体血中に流入し引き起こされる．
● 肺毛細血管閉塞による肺高血圧症と呼吸障害が起こる：アナフィラキシーショックから高サイトカイン血症 ➡ ARDS→多臓器不全という転帰をたどると考えられている．

3）常位胎盤早期剥離
● 産婦人科医が最も恐れる疾患の1つである．
● 胎児と母体両方にとって一刻を争う胎児救急の対象である．

a. リスクファクター
● 多産・喫煙・**高血圧合併妊娠・妊娠高血圧症候群**・早産期の前期破水・物理的外力・急激な子宮内圧減少（たとえば破水）・**常位胎盤早期剥離既往**．

b. 診断のポイント
● 症状，エコーが診断において重要である．
● 強い腹痛と性器出血，板状硬子宮がみられる．
● 軽症から中等症のもので子宮収縮のみのこともある．

c. 治療方針
● 胎児が生存 ➡ 基本的には娩出．
ただし胎児機能不全がなく胎児救命が不可能な週数であれば胎児救命可能なところまで待機することもある．
● 胎児が死亡 ➡ 高度なDICとなることがある．
➡ 輸血やDIC治療準備，腹式子宮全摘術も視野に入れた手術室への連絡，分娩様式の基本は経腟分娩であるが母体の状態を加味して検討する．

4）前置胎盤
● 胎盤の一部または大部分が子宮下部に付着し内子宮口に及ぶもの．つまり胎盤が胎児の出

口（子宮口）を覆っている状態である．
- 子宮収縮などにより大出血のリスクがあり，いわば爆弾である．
- 通常は出血の可能性が増えるので妊娠36〜37週に帝王切開にて分娩する．

a. リスクファクター
- 帝王切開などの子宮手術の既往が非常に重要である．

b. 診断のポイント
- 経腟エコーが重要である．
- 膀胱を空にした状態で痛みも子宮収縮もない警告出血から始まることもある．
  ※癒着胎盤の場合，IABO（intra-aortic balloon occluder）を挿入したり尿管ステントを入れてから帝王切開を行うこともある．この場合10,000 mL以上出血することもあり非常にリスクが高い分娩となる．

5) 妊娠高血圧症候群
- 常位胎盤早期剥離のリスクファクターである．
- 胎盤血流不全 ➡ 胎児に血液を回そうと母体の血圧を上げて代償する．
- 血管内皮障害 ➡ 血液中の水が血管外へ漏出→むくみ・血管内脱水→血管攣縮による多彩な症状を呈する（HELLP症候群，視野障害，子癇，急性腎不全）．
- 高血圧合併妊娠 ➡ 妊娠高血圧腎症の合併，胎児発育不全などに留意する．
- 軽症妊娠高血圧（PIH）
  ・血圧：140 mmHg≦収縮期血圧＜160 mmHg or 90 mmHg≦拡張期血圧＜110 mmHg．
    ➡ 自宅血圧測定にて外来経過観察も可能である．
  ・蛋白尿：300 mg≦24時間尿定量＜2 g＝軽症．
- 重症PIH，妊娠高血圧腎症，高血圧合併妊娠の重症化 ➡ 即日管理入院

◇重症化した場合の管理
- 入院管理とする．
- 血圧が高く，全身の浮腫が著明．進行すると体に水がたまる傾向となり乏尿，肺水腫による呼吸障害も出現する．
- 目標血圧（下げすぎないことがポイント）．
  ・150/100 mmHg程度（治療開始直後）．
  ・140〜150/90〜100 mmHgに維持．
- 妊娠34週以降，週数に限らず持続する臓器障害（＋）➡ 積極的分娩
- 妊娠25〜34週 ➡ 可能であれば待機治療
- 分娩後72時間くらいまで増悪することもある．
- 根本治療は妊娠の終了である

6) 肺塞栓症
- 妊婦のVEの発症率5〜12/10,000人（非妊娠女性の7〜10倍）．
- DVTの発生率（VE予備軍）は15〜36/10,000人．
- 骨盤内DVT単独の発生率は11％（一般のDVT発生率は1％）．

◇診断
- 臨床症状としては頻呼吸・頻脈が高頻度である．
- 血液ガスにて低酸素血症・呼吸性アルカローシスを呈することが多い（$PaO_2 > 80$ mmHgでも否定はできない）．
- 画像検索は造影CTを最初に行うことが望ましい（肺血流シンチグラフィと比較し短時間で，胎児被曝が少ない）．

文献
1) Vanden Hoek TL, et al：Circulation, 122：S829-S861, 2010
2) Lee SW, et al：Br J Anaesth, 109：950-956, 2012
3) Jeejeebhoy FM, et al：Resuscitation, 82：801-809, 2011
4) Berg RA, et al：Circulation, 122：S685-S705, 2010
5) Neumar RW, et al：Circulation, 122：S729-S767, 2010
6) 「母体安全への提言 2013 vol.4」妊産婦死亡症例検討評価委員会, 日本産婦人科医会, 2013
7) Clark SL：Obstet Gynecol, 123：337-348, 2014
8) Magee LA, et al：J Obstet Gynaecol Can, 36：416-441, 2014
9) Bourjeily G, et al：Lancet, 375：500-512, 2010

5-02 異所性妊娠破裂

馬場慎司

Point

- ☐ 閉経前の女性，下腹部痛，腹部エコーで腹水，妊娠反応陽性，子宮内に胎嚢を認めなければ，異所性妊娠破裂を疑う
- ☐ 女性の下腹部痛→妊娠関連なのかそうでないのか？　まず確認する
- ☐ Morrison窩，脾周囲までおよぶ腹水を認めたら，異所性妊娠破裂，卵巣出血，子宮破裂を念頭におく

Introduction

- 異所性妊娠の破裂は，出血性ショック→心停止に至る可能性があることを忘れてはならない．そのため，迅速な診断・治療が不可欠である．破裂前に診断をつけることが望ましいが，専門家以外では難しい．
- 産婦人科疾患でのショックの多くは，循環血漿量減少性ショックである．その代表例が異所性妊娠，卵巣出血である．稀なものには子宮破裂がある．下腹痛やショック状態の女性をみたら妊娠反応検査を検討する．

初期対応・鑑別診断

① 女性の下腹部痛をみたら，バイタルサイン，腹部エコーにおいて腹水，IVC径で血管内脱水を示唆する所見を確認する．これらがあれば，異所性妊娠破裂，卵巣出血，子宮破裂を疑う．
② 妊娠反応陽性であれば，異所性妊娠破裂を疑う．
③ 発熱などの感染所見があれば虫垂炎など外科的処置が必要となるような疾患の除外を行いつつ，チョコレート嚢腫破裂や後述する骨盤腹膜炎の可能性も考える．
④ 感染徴候が明らかでなく，突発痛であれば，卵巣腫瘍茎捻転の可能性を考える．

- 閉経前の女性であれば，妊娠の可能性は否定できないので妊娠反応検査を躊躇してはならない．
- 妊娠反応陰性なら異所性妊娠破裂は否定できるが，妊娠反応陽性の場合には，妊娠以外に子宮内妊娠の卵巣出血合併，あるいは子宮破裂も鑑別にあがる．

Disposition

- すみやかに産婦人科にコンサルトするとともに循環血漿量減少性ショックに準じた治療を行う．
- ショックに至っていなくても至るものと思って対応するべきである．専門医到着までの間，血中hCGのチェックに加え，手術の準備としての感染症や凝固関連の採血，心電図，輸血の準備などができるのが望ましい．
- 専門医到着まで時間がかかり，血圧が維持できないときには一時的な出血コントロール目的にIABOを挿入して対応することも考慮される．
- なお，産婦人科医へのコンサルトにあたっては最終月経開始日を妊娠0週0日として，現在の妊娠週数を推測し，コンサルトの際に妊娠週数が伝えられるとよい．
- 並行して，虫垂炎などの妊娠関連以外の痛みの原因となりえる疾患を否定することが望ましい．

注意点・ピットフォール

- Douglas窩の少量の腹水は生理的腹水であることがある．
- 50歳代の女性でも閉経前であれば，妊娠の可能性はあることを忘れてはならない．

5-03 婦人科救急

馬場慎司

Point

- ☐ 卵巣腫瘍の茎捻転も卵巣出血も突然発症が多い
- ☐ 異所性妊娠破裂は否定したいので妊娠反応を確認する
- ☐ エコーで腹水を認めたら，卵巣出血の可能性を考える
- ☐ 卵巣腫瘍を認めたら茎捻転を考える

Introduction

- 卵巣腫瘍茎捻転も卵巣出血も緊急手術の対象となることがある．
- 卵巣茎捻転では，突発痛で，激痛であることが多く，一般的には炎症所見は乏しい．
- 卵巣出血は，黄体期や性交後に起きることが多い．正常妊娠でも妊娠黄体性卵巣出血が起きることがあるが[1]，異所性妊娠破裂は否定したいので，"女性・腹痛・腹水"をみたら妊娠反応検査は外せない．出血量が多く，持続的な場合には容易にショックに至ることもあり循環血漿量減少性ショックに準じた対応が必要である．

初期対応

1) 卵巣腫瘍茎捻転

- 女性の下腹部痛で，腹部エコーにて卵巣腫瘍が疑われれば，茎捻転の可能性を考えるが，子宮内膜症の破裂などでも同様に激痛を伴うことがある．
- 初期対応としては，緊急手術に必要な検査を，専門医到着までの間に準備しておくことが大切である．

2) 卵巣出血

- 卵巣出血に関しても，緊急手術になる可能性がある点や，循環血漿量減少性ショックに至る可能性があるということを考慮して，緊急手術に必要な検査と，大量輸液や輸血の準備は産婦人科コンサルトと並行して行うことが望ましい．

Disposition

- 産婦人科へのコンサルトが必須である．ただし，コンサルト前に，妊娠反応検査（陽性なら血中hCGの測定）や，一般採血，腹部X線などの評価，腹部エコーでの腹水の有無の確認を行いたい．また卵巣腫瘍の診断はつけられないまでも膀胱を卵巣腫瘍と間違えることなく，骨盤内腫瘍などを疑わせる所見はないか確認し，最低限の初療は行うことが望ましい．

注意点・ピットフォール

- 虫垂炎などの他の外科的疾患の鑑別は忘れない．

文献

1) CQ219出血性黄体嚢胞・卵巣出血の診断は？「産婦人科診療ガイドライン婦人科外来編2014」(日本産婦人科学会，日本婦人科医会／編)，pp89-90，2014

5-04 骨盤内炎症性疾患

馬場慎司

Point

- ☐ 発熱，WBC，CRPの上昇を認め，子宮や付属器の圧痛所見膿性帯下があれば，骨盤内炎症性疾患を疑う
- ☐ ただし，骨盤内炎症性疾患はあくまでも除外疾患であり，虫垂炎などの外科的な処置が必要となる可能性がある疾患の除外を行う

Introduction

- 骨盤内炎症性疾患（PID）とは子宮頸管より上部の生殖器に発症する上行感染で，子宮内膜炎，付属器炎，卵管膿瘍，骨盤腹膜炎が含まれる．子宮や付属器の圧痛以外に，発熱や，WBC，CRPの上昇を認めれば疑う[1]．

初期対応

- 一般的な感染症のワークアップを怠らず，**外科的な緊急疾患（虫垂炎など）の除外が重要**である．菌血症を疑わせるような所見があれば，血液培養を含めた各種培養の提出も必要である．また特に女性は，膀胱炎が起きやすいので当然ながら尿の培養や尿所見の確認も必要である．
- 妊娠の有無の確認，発熱やWBC/CRPの上昇はあるのか，疼痛のある部位に膿瘍形成を疑わせるような所見はないか，これらのことはコンサルト前に確認しておくことが望ましい．

Disposition

- 外来治療が原則ではあるが，外科的な緊急疾患を除外できない症例，妊婦，経口抗菌薬が無効な症例，経口抗菌薬投与が不能な症例，悪心・嘔吐や高熱を伴う症例，卵管卵巣膿瘍を伴う症例，これらのいずれかを認めた場合には入院治療も考慮される[2]．
- 外来治療では，セフェム系やペニシリン系（βラクタマーゼ阻害薬配合剤を含む），ニューキノロン系の内服薬を投与する[2]．

  例 セフェム系：セフジトレンピボキシル（メイアクトMS®）1回100 mg，1日3回 5～7日間
  ペニシリン系：スルタミシリン（ユナシン®）1回375 mg，1日3回 5～7日間
  ニューキノロン系：レボフロキサシン（クラビット®）1回500 mg 1日1回 5～7日間

注意点・ピットフォール

- 妊娠の可能性，特に異所性妊娠破裂の可能性を忘れてはいけない "女性・腹痛・発熱" ですぐに産婦人科コンサルトではなく，感染症診療の原則に従い，他の炎症性疾患の鑑別を十分行うことが大切である．

文献

1) CQ109 骨盤内炎症性疾患（PID）の診断は？「産婦人科診療ガイドライン婦人科外来編2014」（日本産婦人科学会，日本婦人科医会／編），pp23-24, 2014
2) CQ110 骨盤内炎症性疾患（PID）の治療は？「産婦人科診療ガイドライン婦人科外来編2014」（日本産婦人科学会，日本婦人科医会／編），pp25-27, 2014

5-05 妊産褥婦への薬物投与

山下有加, 関沢明彦

Point

- □ 患者の不安に対し適切な情報提供と説明を行う
- □ 問診は児の月齢, 1日の授乳回数, 授乳量も参考にし, 安易な授乳中止は控える
- □ 最新の情報源を知っておく

Introduction

妊娠中の女性を診ることは腰がひけるという医師は多い. また患者自身も薬のリスクを考え, 投薬を希望しないことも多い. しかし投薬禁忌の薬は実際には少なく, 投薬が必要と判断した場合は避ける必要はない. きちんと説明することで患者も安心して治療を受けることができる.

授乳婦に関して強調しておきたいことは簡単に母乳の中止を指示しないことである. 授乳婦にとっては特に完全母乳の場合, 母乳を中断すること自体が乳腺炎のリスクとなり, 母乳分泌量の低下に直結する重大な問題となる. それは児にとってはデメリットなのである. 母乳中断を指示することは医学的にも不必要であることも多く, 実際いきなりの母乳中断は簡単なことではない. 授乳することへの理解をすべての医師にお願いしたい.

妊婦

- 薬剤の曝露がなくても自然流産率は約15％, 先天異常の自然発生率は3～5％である.
  - コツ 流産や奇形が薬剤によると思い込んでしまうことも多いため, 投薬が必要な場合は自然発生率も含めて情報提供する.
- 妊娠週数 ➡ 最終月経開始日を妊娠0週0日として計算する. 予定日がわかっていればそこから逆算する方法でもよい.
  - ・妊娠4週未満まで ➡ ごく限られた医薬品以外胎児奇形出現率は増加しない
    (催奇形性の可能性あり：角化症治療薬エトレチナート, C型肝炎治療薬リバビリンなど).
  - ・妊娠4週以降8週未満 ➡ 器官形成期・胎児への催奇形性が最も問題となる時期.
    しかし明らかな催奇形性が証明されている医薬品は比較的少ない.
    (催奇形性があるといわれる医薬品：ワルファリン, メトトレキサート, 抗てんかん薬など).
  - ・妊娠8週以降13週未満 ➡ 小奇形（形態異常など）を起こしうる医薬品が少数ある. 大器官の形成は終わっているが口蓋, 性器などの形成が続いている時期である.
  - ・妊娠13週以降 ➡ 奇形ではなく胎児の機能障害を引き起こす医薬品がわずかにある.
- 必ずしも添付文書で「禁忌薬剤でない＝大丈夫」ではない. また,「禁忌である＝催奇形性, 胎児毒性が高い」ではない.
- 添付文書において, 男性に投与した場合の避妊について記載をしているものもある. しかし精液から女性に曝露する薬剤量はごく微量であり, その薬剤により胎児奇形を起こすリスクは非常に少ない.
- 有益性投与のなかで抗甲状腺薬チアマゾール, パロキセチン, 抗てんかん薬, 精神神経薬, NSAIDs, アテノロール, アミオダロン, ジソピラミド, 抗悪性腫瘍薬は当該科と相談のうえ慎重な判断が必要である.

授乳中

- 医薬品の母乳への移行は基本的には微量である（母親に投与された薬剤の約1％未満）.
- 赤ちゃんが飲む量, 月齢などによってさらに赤ちゃんの摂取量も変わる. 以下は個別に聴取すべきである.

①母乳をどのくらいあげているか？（完全母乳か否か，1日の授乳回数）
②赤ちゃんの出生体重と現在の体重，月齢

a. 投与禁止薬剤にはどういったものがある？
①**授乳婦への投与禁止薬剤**：抗がん剤，放射性ヨード（ガドリニウム造影剤）
②**慎重投与**：抗てんかん薬，抗うつ薬，リチウム，抗不安薬
- 文献1では安全に使用できる薬剤99薬剤，また授乳中に適さないものとしてヨウ化ナトリウム，コカイン，アミオダロンがあげられている．実際処方する際には文献に示した情報源を参考にするのがよい．

b. 造影剤に関して
- ヨード造影剤は妊娠中使用しても問題ないが，ガドリニウム造影剤は禁忌である．添付文書では24時間の授乳中止が勧められている．
  - コツ 施設により方針が異なる場合もあるため中止を指示する場合は搾乳をすることを説明する．母乳分泌を保つことを考えれば1日8回以上（3時間ごと）の搾乳が大切である．
  （実際にはヨード造影剤は半減期が1時間と短く，生体内利用をほとんどされないため授乳への影響は少ないと考えられる．ガドリニウム造影剤は母乳移行が少なく，また生体内利用率が少なく安全に使用できると考えられる）．

c. 乳腺炎
- 比較的授乳婦に多いcommon diseaseといえる．
  - 38.5℃以上の発熱，インフルエンザ様の症状を呈することがある
  - 乳房の炎症所見，痛みが主な徴候である
  - 授乳間隔が長時間あいたり，離乳・卒乳の時期に起こりやすい
  - くり返す場合は児の咽頭培養，乳汁の培養も検討する
  - 投薬以上に有効に乳汁を児に飲みとってもらうことが大切である
  - 通常片側で起こり，両側の場合は溶連菌感染なども考慮する

- **治療例**
  - 初回の場合：対症療法〔アセトアミノフェン（カロナール®）＋指導のみ〕
  - 反復する場合または24時間以内に搾乳・授乳しても改善しない場合：母乳培養を考慮する．黄色ブドウ球菌・レンサ球菌が起因菌であることがほとんどである．

  例 内服：アモキシシリン（サワシリン®）1回250 mg，1日3回 10〜14日間
  点滴：セファゾリン1.5 g＋5％ブドウ糖液または生理食塩水，6〜8時間ごと
  クリンダマイシン600 mg＋5％ブドウ糖液または生理食塩水，8時間ごと

- **指導の具体例**
授乳の前に少しマッサージしたり温めてもよい，患側の乳房から授乳を開始し，乳房緊満感がとれるまで行う．健側は片方で満足しているようであれば搾乳で対応してよい．授乳と授乳の間は冷やす．

注意点・ピットフォール

- 妊産褥婦＝薬を出せないではない．患者のQOLを考え診療する．
- 抗がん剤などの一部の薬剤を除けばほとんどの薬剤は服用しても授乳に差し支えないと考えられる．
- 授乳中の安易な授乳中止の指示は重大な問題だと認識する．

◇児の薬剤摂取量を最小にする方法
- 母乳移行の少ない薬，半減期の少ない薬，生体内利用率の少ない薬を選択する（細かい内容を調べるのは難しいので文献に示した資料，表1などを参考にする）．
- 服薬直前に授乳する，児が長時間寝てしまう前に服薬するのがよい．

〔表1〕救急で頻用される薬剤と妊娠中,授乳中の対応

薬 剤	妊娠中	授乳中
解熱鎮痛薬	アセトアミノフェンが望ましい NSAIDs:妊娠後期(妊娠28週以降)は投与しない.湿布薬もNSAIDs含有のものは後期は避ける方がよい	アセトアミノフェン(L1例:カロナール®),イブプロフェン(L1例:ブルフェン®),ジクロフェナク(L2例:ボルタレン®)が望ましい
抗ヒスタミン薬	古くから使われている薬で疫学研究も多数あり,催奇形性の報告はほとんどない.特にクロルフェニラミン(ポララミン®)を推奨する文献がある	ロラタジン(クラリチン®),セチリジン(ジルテック®),フェキソフェナジン(アレグラ®)は母乳移行が少なく安全に使用可
抗菌薬	ペニシリン系,セフェム系は安全	ペニシリン系,セフェム系,マクロライド系は安全
抗ウイルス薬	アシクロビル,バラシクロビルは比較的安全.抗インフルエンザ薬のなかではデータ量はオセルタミビル(タミフル®)が多く使いやすいが,ザナミビル(リレンザ®)やラニナミビル(イナビル®)も胎盤移行という点で胎児への影響は少ないと考えられる	アシクロビル,バラシクロビル,抗インフルエンザ薬も母乳を介した影響は少ないと考えられる
副腎皮質ステロイド	ステロイドを妊娠初期に使用した場合,口唇口蓋裂の発生率が3倍程度高くなることがいわれている	パルス療法などの症例以外は通常通り授乳可能
気管支拡張薬	β2刺激薬は治療のためには非妊娠時同様に使用できる	β2刺激薬は問題ないがテオフィリンは児への影響を考慮する必要あり
吸入ステロイド	基本的には喘息の管理では第一選択の薬.ブデソニド(パルミコート®)がデータが多く使いやすい	授乳期間も使用可能
鎮咳薬	デキストロメトルファン(メジコン®)はデータも豊富で安全といえる	授乳ではコデインなどは児の傾眠傾向を引き起こす可能性あり.非麻薬性の鎮咳薬は問題ないと考えられる(メジコンなど®)
胃薬系	メトクロプラミド(プリンペラン®),H2遮断薬〔シメチジン(タガメット®),ラニチジン(ザンタック®),ファモチジン(ガスター®)〕,PPI(特にオメプラゾール)は比較的安全	特に問題なく使用できる.H2遮断薬ではファモチジン(ガスター®)やラニチジン(ザンタック®)はデータの蓄積量が多く安全
抗コリン薬	アトロピン,ブチルスコポラミン(ブスコパン®)は比較的安全だが,母体や胎児頻脈の影響はブスコパン®の方が少ない	長期使用は母乳分泌を減少させると報告があり,最小限にとどめるべき
整腸薬・下剤・止痢薬	下剤の第一選択は塩類下剤(酸化マグネシウム),効果がなければ大腸刺激下剤を考慮〔ピコスルファート(ラキソベロン®),センノシドなど〕	基本的に安全に使用できるが止痢薬のロペラミド(ロペミン®)で授乳への移行が報告されている
点眼薬・点鼻薬・口腔用薬剤	基本的には使用可能.点眼の場合,点眼後に涙嚢部を圧迫することを指導するとよい(鼻を介した全身への吸収を減らす)	妊娠中と同様に基本的に使用可能
外用薬・皮膚科使用薬	角化症治療薬のレチノイドは禁忌	レチノイドは安全性が不明であることから授乳中は慎重に対応すべき

〈次頁に続く〉

L1~3は文献1)における授乳におけるリスク分類[L1:もっとも安全 L2:比較的安全 L3:安全性は中等度]

〔表1〕救急で頻用される薬剤と妊娠中,授乳中の対応(続き)

薬　剤	妊娠中	授乳中
ワクチン	インフルエンザワクチンや破傷風トキソイドなどは安全に投与できる.生ワクチンは投与しない	基本的にすべてのワクチンを打つことができる
睡眠薬	現時点では催奇形性が明らかにある薬はないため妊娠初期では人工妊娠中絶の根拠とはならない.また,妊娠後期においても必要と判断すれば継続してもよいと考えられる	授乳による児の傾眠傾向などの報告はあるが,児の飲みとる量などにより個別に判断する必要があり,必ず断乳しなければならないわけではない
嗜好品	タバコ:禁煙を指導 アルコール:基本的には安全量は不明であり,禁酒が無難である カフェイン:1日300mg以下なら安全との報告がある(コーヒー300mLで120mg,同量で玉露は800mg,紅茶は25mg,ウーロン茶は10mg,玄米茶・番茶は5mg)	タバコ:受動喫煙や児への影響から禁煙指導は大切 アルコール:母乳に移行するため,アルコール摂取後は2時間は授乳を避ける カフェイン:新生児の半減期は3日前後と長いためコーヒー3杯程度にとどめる

抗精神病薬,抗不安薬,睡眠薬に関しては精神科,産婦人科,小児科とも協議のうえ個別で判断する必要がある.

文献(有用な情報源)

1) Medications and Mother's Milk (Hale TW eds), Hale Publishing, 2014
   〈授乳中の薬剤リスクがもっとも安全なL1から禁忌のL5までの5段階で分類されている〉
2) 「薬物治療コンサルテーション 妊娠と授乳」(伊藤真也,他/編),南山堂,2010
3) Drugs in Pregnancy and Lactation 9th ed. (Briggs GG,et al) Lippincott Williams and Wilkins, 2011
4) American Academy of Pediatrics, Committee on Drugs:Pediatrics, 108:776-789, 2001
5) 妊娠と薬情報センター(HTTP://www.ncchd.go.jp/kusuri/index.html)
6) Lactmed (http://toxnet.nlm.nih.gov/newtoxnet/lactmed.htm)
7) 「産婦人科診療ガイドライン産科編2014」,(日本産科婦人科学会,日本婦人科医会/編),pp52-78 2014
8) Ito S & Koren G:Br J Clin Pharmacol, 38:99-102, 1994
9) Ito S, et al:N Engl J Med, 343:118-126, 2000
10) Kearns GL, et al:N Engl J Med, 349:1157-1167, 2003

6-01　尿路結石症

樫山鉄矢

Point
- □ 安易に尿路結石と診断せず，大動脈疾患をはじめとする他の重大疾患を除外する
- □ 一般に予後は良いが，痛みは非常に強いので，鎮痛に留意する

Introduction
- 約3対1で男性に多く，男性では20〜50歳代，女性では35歳と55歳で二峰性分布を示す．男性では，生涯に約10人に1人が経験するとされており，非常に頻度の高い疾患である．
- しばしば七転八倒するほどの痛みをきたすので，心筋梗塞やくも膜下出血と並んで，"痛みの王様"とよばれる．痛みが強いため，救急受診も多い．生命の危機は少ないが，痛みへの適切な対処と鑑別診断が重要である．
- 頻度が高いため，**致死的疾患が尿管結石と誤診される例も多い．特に腹部大動脈瘤の（切迫）破裂が重要である**．また，**腎梗塞や腎血管を巻き込んだ大動脈解離は，血尿をきたす**ことがあるので注意しなければならない．
- 多くの結石は腎盂で発生し，尿管に流出するときに激しい痛みを生じる．痛みの原因は，尿流が妨げられ，腎盂に圧がかかることと，尿管が擦れることによると考えられている．
- 80％がシュウ酸カルシウム結石であり，感染性結石，尿酸結石が続く．
- ほぼ80％が1カ月以内に自然排石されるが，感染や腎障害をきたすこともあるので，泌尿器科フォローが必要である．

臨床症状・所見
- 夜間から明け方に突然の背部や側腹部痛で発症することが多い．
- 結石が上部尿管にあるときは側腹部痛をきたすが，下部に落ちると痛みは陰部に放散する．ペニスの痛みを主訴に来院することもある．
- 一般に訴えの割に所見に乏しいことが多く，腹膜刺激症状は認めないが，圧痛を訴えることも多い．また，筋性防御や反跳痛をきたすこともある．悪心や嘔吐を伴うことも多い．
- 体の動きが痛みを誘発する腹膜炎の患者と異なり，尿管結石の痛みは，楽になる体位がないため，文字通り七転八倒することになる．

診断
- 血尿の頻度は多いが，感度は70〜80％，特異度は30〜50％であり，血尿があったから尿管結石と即断してはいけない．
- エコーでは，しばしば腎盂の拡張や水尿管を認める．高エコーな腎盂の中に，手のひらを広げたような黒い領域が映れば水腎症である．エコーで結石自体を描出できることもある．
- **尿路結石自体の診断に最も優れているのは，単純CTである**．ただし，救急においては大動脈解離や急性腹症の鑑別が重要であり，それらの診断のためには造影CTが有利である．
- 重要な鑑別診断は，腹部大動脈瘤（AAA），解離性大動脈瘤，腎動脈梗塞，および異所性妊娠破裂である．

ERでのマネジメント
- 迅速な鎮痛が重要である．痛みの原因は腎盂への圧力や尿管への物理的刺激であり，尿管収縮の関与は少ないので，抗コリン薬（ブチルスコポラミンなど）は効かない．
- 麻薬や準麻薬より，プロスタグランジン阻害作用を有するNSAIDsの効果が高いことが知られている．
  例 ジクロフェナク坐薬（ボルタレン®サポ），体重50 kg以上でリスクがなければ1回50 mg，挿肛
- 圧痛点の局所麻酔（**例** プロカイン注1％1 mL圧

痛点皮下に注射）も有効である．また，CVA付近の圧痛点への指圧（10秒押さえてパッと離すのをくり返す）が有効との報告もある．
- 悪心，嘔吐に対しては，メトクロプラミド（プリンペラン®）を投与する．
- 帰宅の際には，疼痛再発時のために，ボルタレン®サポ（1回50 mg頓用）などを処方する．
- 脱水をきたしていることが多いので，輸液は積極的に行う．ただしそれによって結石を押し流すことは期待できない．

Disposition

- 一般に入院適応は少ないが，痛みが改善しない場合や，感染や腎不全を呈している場合は入院が必要である（表1）．

ER後の診療

- 敗血症をきたしている場合には，腎瘻や尿管ステントによるドレナージが行われる．
- 自然排石が期待できない大きな結石（直径5〜10 mm以上）に対しては，積極的な結石除去が勧められている．結石が上部尿管にあれば体外衝撃波結石破砕術（ESWL）療法，下部尿管にあれば，経尿道的結石破砕術（TUL）が行われることが多い．

〔表1〕尿路結石の入院適応

絶対的入院適応	● 改善しない痛みや嘔吐 ● 敗血症 ● 腎不全 ● 尿漏出
相対的入院適応	● 発熱 ● 自然排石が期待できない大きな結石 ● 移植腎の結石 ● 帰宅の場合には，泌尿器科のフォローを確保する

文献

1) 「尿路結石症診療ガイドライン 2013年版」（日本泌尿器科学会，日本泌尿器内視鏡学会，日本尿路結石症学会/編），金原出版，2013

第3章 各科の救急疾患 ■§6 泌尿器科

6-02 急性陰嚢痛

長瀬　泰, 樫山鉄矢

Point

- 急性陰嚢痛（acute scrotum）の原因には，精巣（睾丸）捻転，精巣上体炎（副睾丸炎），精巣垂や精巣上体垂の捻転，精巣炎などがある
- 急性陰嚢痛は，そうでないとわかるまで精巣・精索捻転として取り扱い，積極的に泌尿器科に相談する

Introduction

- 急性に陰嚢痛をきたす病態を，急性陰嚢症（acute scrotum）とよぶ．

精巣・精索捻転

- 精巣が精索を軸として捻れ，血行障害が起きて精巣が壊死する疾患である（図1）．
- 思春期前後の青少年と乳児期に多く，就寝中に発症することが多い．

1）症状診断
- 下腹部から陰嚢にかけての激しい疼痛で始まり，次第に陰嚢が発赤腫大する．
- ときに，悪心・嘔吐を伴う．下腹部痛のみで発症し，急性腹症と誤ることがあるので注意が必要である．
- ドプラエコーで，精巣への血流低下が認められれば診断できる．

2）治療
- 手術で捻転を解除する．6〜12時間以内に捻転を解除すれば精巣は温存可能だが，長時間になると壊死するため，精巣を摘出することになる．

3）Disposition
- 捻転が疑われる場合のみならず，捻転が否定しきれなければ，迷わずに泌尿器科医に依頼する．
- 症状が比較的軽度の場合には，精巣垂，精巣上体垂の捻転の可能性があるが，この診断は泌尿器科医に任せる．

精巣上体炎

- 尿路感染の原因菌である，クラミジア，淋菌などが精管を伝わって，精巣上体まで及んだときに発症する．結核性のものもある．
- 小児でも起こり得るが，原因不明のことが多い．アレルギー性紫斑病や先天性疾患が原因となることもある．

1）症状・診断
- 陰嚢の痛みで発症することが多く，精巣捻転との鑑別が重要である（表1）．精巣上体炎では発熱を伴うことが多いが，精巣捻転では熱は出ない．
- 陰嚢内の触診で精巣上体の腫脹と圧痛を認めれば，診断は比較的容易である．
- 陰嚢を挙上すると疼痛は軽減する（プレーン徴候陰性）ことも参考になる．
- 炎症が高度になると膿瘍を形成することもある．

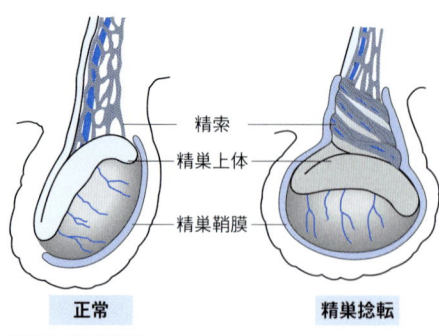

〔図1〕精巣捻転
（文献1をもとに作成）

[表1] 精巣・精索捻転と精巣上体炎の鑑別

	睾丸・精索捻転	精巣上体炎
年齢	幼児と思春期	平均25歳,小児では稀
既往	40％に過去に既往あり	
発症	突然	ゆっくり
尿路感染症状	少ない	75％で先行
発熱	少ない	95％以上で38℃以上
局所所見	患側精巣挙上,精索に圧痛,腫脹	精巣上体に腫脹
膿尿,血尿	少ない	多い

2) 治療

- 例 セフトリアキソン(ロセフィン®)1gを点滴静注
- 例 レボフロキサシン(クラビット®)1回500 mg,1日1回

精巣炎

- 精巣の炎症で,ほとんどはムンプスウイルスによる急性耳下腺炎の合併症として発症する.
- 高熱,耳下腺腫脹に加えて,精巣の痛みと腫脹をきたす.ただし,耳下腺腫脹が目立たないこともある.
- 消炎鎮痛薬,温湿布または冷湿布などの対症療法を行う.
- 稀ではあるが,不妊の原因となりうることを説明しておく.

睾丸関連痛

- 精巣の疼痛をきたす疾患で緊急を要するものには,ヘルニア嵌頓,虫垂炎,フルニエ壊疽,腹部大動脈瘤破裂,外傷などがある.緊急を要さないものとしては,精索静脈瘤,陰嚢水腫,慢性前立腺炎などがある.
- 鼠径ヘルニア:内鼠径輪から,陰嚢付近に腸管が脱出する疾患である.嵌頓して血行障害をきたすと緊急手術を要する.鼠径ヘルニアでは睾丸は正常であり,局所の痛みは乏しく,エコーでは腸管や腸管内容物が認められる.
- フルニエ壊疽:通常糖尿病患者に発症する外陰部から会陰部の重症軟部組織感染症で,デブリドマンと抗菌薬療法を必要とする緊急疾患である.陰嚢に生じると,泌尿器科疾患と紛らわしいが,注意深く診察すれば鑑別は難しくない.
- 精巣,精巣上体に異常がなく,疼痛のみの場合には関連痛を考え,緊急性の有無を判断することが重要である.

注意点・ピットフォール

- 鼠径ヘルニアを睾丸腫脹と誤らない.
- フルニエ壊疽で,デブリドマンが遅れてはならない.

文献

1) Robert C Eyre, Evaluation of the acute scrotum in adults, Uptodate, 2015

6-03 尿路感染症

九鬼隆家

> **Point**
> ☐ 尿路症状，身体所見，尿所見から総合的に判断し，安易な診断を慎む
> ☐ 尿路閉塞がある場合はすみやかな解除が原則である

Introduction

- 頻度は非常に多いが，その分非典型例にも数多く遭遇する．客観的で決定的な指標に欠けるため，しっかりと他の感染症を除外して診断することが大事である．無症候性細菌尿と無症候性膿尿を合併した発熱性疾患はすべて尿路感染症にみえてしまうことに注意する．
- **単純性** ➡ 若年女性の解剖学的異常のないもの．
- **複雑性** ➡ その他すべて．カテーテル関連，男性，尿路閉塞の合併など．
- **無症候性細菌尿**：高齢者，カテーテル留置中，尿路異常のある患者，糖尿病で多い．妊婦，泌尿器科的処置前でのみ治療対象となる．
- **無症候性膿尿**：カテーテル留置中，尿路周囲の炎症で多い．間質性腎炎，糸球体腎炎，間質性膀胱炎，クラミジア尿道炎，尿路結核でもみられる．
- 男性の高熱・膿尿などで尿路感染が疑われるのに，排尿困難がある，または肋骨脊柱角（CVA）叩打痛が陰性であるなどの場合には前立腺炎を疑い直腸診を行う．

初期対応の要点

1）症状
- **下部尿路症状**：頻尿，排尿時痛，下腹部痛，肉眼的尿混濁，肉眼的血尿，尿悪臭．
  男性で排尿困難が強い場合には前立腺炎を考える．女性の下部尿路症状では婦人科疾患も鑑別する．自己診断も正確性が高い．
- **上部尿路症状**：高熱，悪心・嘔吐，腰痛（CVA叩打痛）．
  下部尿路症状を伴わない場合も多い．高齢者では意識障害が前面に出ることも多い．

2）検査
a. 尿定性
- 白血球エラスターゼ反応 ➡ 高比重，尿糖で偽陰性化．
- 亜硝酸塩 ➡ アスコルビン酸，短い尿貯留時間，グラム陽性球菌が原因で偽陰性化．

b. 尿沈渣（白血球＞20/mcl）
- ＞5，＞10では感度特異度ともに低い．

c. グラム染色
- 遠心しない尿の検鏡で1/hpf以上の細菌が観察される場合は培養での10^5 CFU/mL以上に相当する．

d. 尿培養
- 古典的に＞10^5 CFU/mLを有意とするが，明らかな臨床症状がある場合，男性，カテーテル留置中の場合は10^2 CFU/mLでも有意とする．

e. 血液培養
- 2セットの採取が必須である．3〜4割の患者で菌血症を呈する．

f. 画像診断
- 尿路感染の診断には関与しない．診断がついた後に，尿路閉塞の有無を確かめる．初診時に全例CTを施行する必要はないが，**エコーでの評価は必ず行っておくこと**（エコーで評価しづらい場合にCTを考慮）．
- 尿路閉塞があった場合にはすみやかな解除が原則である．放置すれば激烈な経過をたどることも珍しくない（抗菌薬治療を開始していても敗血症性ショックとなり半日ほどで死に至る，など）．泌尿器科に尿管ステントや腎瘻の依頼をする．

3）起因菌
- 典型的には*E. coli*, *K. pneumoniae*, *Proteus mirabillis*といった好気性グラム陰性桿菌（GNR）が主でありその8〜9割を*E. coli*が

占める．抗菌薬投与歴やカテーテル留置が長期の場合には腸球菌，ブドウ球菌，緑膿菌やセラチアなどの院内感染系のGNR，カンジダなども起因菌となりえる．
- 若年女性の膀胱炎における*Staphylococcus saprophiticus*を除いて，尿路感染症が疑われた患者の尿からグラム陽性球菌（GPC）が検出された場合には血流感染症が背景にある可能性を考慮する．

4）ERでの初期対応
- 敗血症に対する管理を確実に行う．
- 尿路感染の診断をしっかりつける努力をすること．高齢者の発熱に慣れてくると「どうせまた肺炎か尿路感染でしょ」という感覚に陥り診断が雑になりやすい．
- 採るべき培養をしっかり採り，（病院の慣習にもよるが）治療を開始してよい．

5）治療
a. 膀胱炎
- 膀胱炎は外来治療が原則であり，通常再診の必要もない．抗菌薬による治療として下記などが推奨されている．

例 ①スルファメトキサゾール400 mg・トリメトプリム80 mg（バクタ®）配合錠1回2錠，1日2回内服3日間
②クラブラン酸125 mg・アモキシシリン500 mg（オーグメンチン®配合錠250RS 1錠＋サワシリン®カプセル250 1カプセル）1日3回内服7日間
③セファレキシン（ケフレックス®）1回500 mg，1日4回内服7日間あるいはセファクロル（ケフラール®）1回500 mg，1日4回内服7日間
④ホスホマイシン（ホスミシン®）1回3 g内服（単回投与）

性交後の膀胱炎を反復する若年女性にはバクタ®1錠を予防投与する場合もある
- 初診時の尿培養は一般的に推奨されているわけではないが，筆者は市中感染菌の頻度や耐性化の趨勢をみるためやグラム染色の答え合わせのために行ってもよいと考える．治療終了後1～2週間で尿培養の陰性化を確認することを勧める専門家もいる．

b. 急性腎盂腎炎
- 急性腎盂腎炎の場合は入院治療が原則である．

また血液培養陽性の場合も2週間の静注治療が原則であるので入院治療となる（セフトリアキソンかアミノグリコシドの点滴に毎日通う方法はあるが）．発熱や倦怠感が軽度で経口摂取も問題なく，医療機関へのアクセスが良い場合には例外的に外来治療も考慮するが，キノロンに対する感受性が低下している現在で同様の治療成績が得られる保証はない〔過去にシプロフロキサシン1回500 mg（1日2回内服7日間），レボフロキサシン1回750 mg（1日1回内服5日間）などが従来の治療と遜色ないとする研究結果[4)][5)]は一応ある〕．

例 ①セフトリアキソン（ロセフィン®）1回2 g 24時間ごと 点滴静注
②セフォタキシム（クラフォラン®）1回2 g 8時間ごと 点滴静注
③単純性の場合：ゲンタマイシン（ゲンタシン®）1回5～7 mg/kg 24時間ごと 点滴静注
④グラム染色で腸球菌が疑われる場合：アンピシリン（ビクシリン®）1回2 g 6時間ごと
⑤グラム染色でGNRが疑われ，院内感染菌を疑う場合：セフェピム（マキシピーム®）1回2 g 12時間ごと点滴静注
それぞれ治療期間は2週間

- 自信をもって尿路感染と診断できない場合もある．入院を依頼する際に確定診断できているのか，救急における暫定診断であるのかは伝えておいたほうがよい．

6）経過観察
- 腎盂腎炎の患者の2～3割は治療効果が良好でも解熱まで48～72時間を要するので，慌てる必要はない．解熱にそれ以上かかる場合は尿路閉塞や膿瘍化を疑いエコーやCTでの再評価，および他の疾患の可能性を疑うことが必要である．

文献
1) Fihn SD：N Engl J Med, 349：259-266, 2003
2) Hooton TM：N Engl J Med, 366：1028-1037, 2012
3) 「レジデントのための感染症診療マニュアル 第3版」（青木 眞/著），医学書院，2015
4) Talan DA, et al：JAMA, 283：1583-1590, 2000
5) Klausner HA, et al：Curr Med Res Opin, 23：2637-2645, 2007

第4章

整形外科的疾患・外傷

- §1 整形外科　　　　　　　　366
- §2 外傷・創傷・熱傷・ほか　389

第4章 整形外科的疾患・外傷 §1 整形外科
1-01 受傷機転でみた整形外科外傷

永井一郎

Point
- 疼痛を訴える部位を問診で確認し，X線撮影を行うことが必要である
- 高エネルギー外傷では複数力所の骨折を合併することが多い

Introduction

● 高齢者の転倒や，スポーツ外傷では，受傷機転から診断可能なことが多く，手際よく検査を進め不必要な検査をひかえ早期治療へ移行する必要がある．

鑑別診断

1) 高齢者が転倒して動けない場合（図1）
❶歩行中の転倒や，ベッドから転落して受傷することが多い．おむつ介助で，股関節を強制的に開いて受傷することもある．
❷腰背部を軽く押す，股関節を動かす，恥骨や坐骨部を押すなどして診察を行う．
疑わしい部分のX線を2方向撮影する．
❼脊椎椎体骨折：受傷後時間が経過していない場合，骨折の判断がつかないことがある．X線側面像で椎体前面の皮質骨の不連続性をみつければ診断がつく．下肢麻痺を合併することは稀であるが，膝蓋腱反射，アキレス腱反射，Babinski反射，足趾の動き，膀胱直腸障害の有無は確認しておく．疑わしい場合には，後日圧潰してくる可能性を伝える．自宅安静でよい．
❽大腿骨頸部骨折：頸部骨折と転子部骨折のことが多い．いずれも手術が必要なので，専門科へのコンサルトが必要である．人工骨頭置換術や骨接合術となる．
❾恥骨坐骨骨折：脊椎椎体骨折や大腿骨頸部骨折がない場合にこの外傷を疑う．股関節正面X線像で恥骨と坐骨の皮質骨の不連続性を確認する．恥骨・坐骨を同時に骨折していることが多い．自宅安静でよい．
❿手関節骨折：徒手整復で変形がしっかり矯正できれば，シーネ固定で後日専門科の受診をすすめる．

2) 転倒して肩が痛い場合（図2）
❶スポーツ外傷やオートバイなどの交通外傷で起こる．
❷触診で受傷部位を診断する．肩関節X線撮影の際，上腕骨の軸位は外転しなければ撮影できないので撮影しない．正面像とY像で診断する．上肢の循環（橈骨・尺骨動脈の触知）や麻痺の状態（グーチョキパーができるか）を確認しておくことが重要である．
❼上腕骨外科頸骨折：三角筋部に腫脹，疼痛がある．転位が少なければ三角巾で固定する．

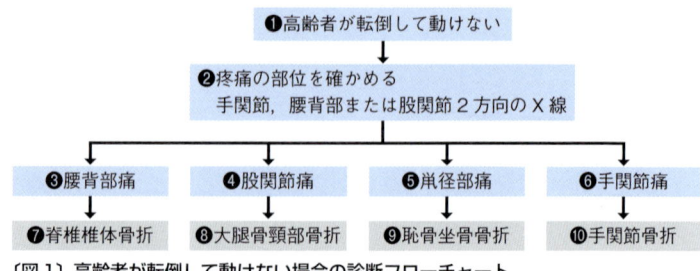

〔図1〕高齢者が転倒して動けない場合の診断フローチャート

1-01 受傷機転でみた整形外科外傷

```
❶転倒して肩が痛い
    ↓
❷疼痛の部位・変形を確かめる
  X線は正面像とY像
    ↓
┌──────┬──────┬──────┬──────┐
❸上腕骨近位  ❹肩甲部全体  ❺鎖骨部   ❻鎖骨遠位
    ↓       ↓       ↓       ↓
❼上腕骨外科頸骨折 ❽肩甲骨骨折+α ❾鎖骨骨折 ❿肩鎖関節脱臼
```
〔図2〕転倒して肩が痛い場合の診断フローチャート

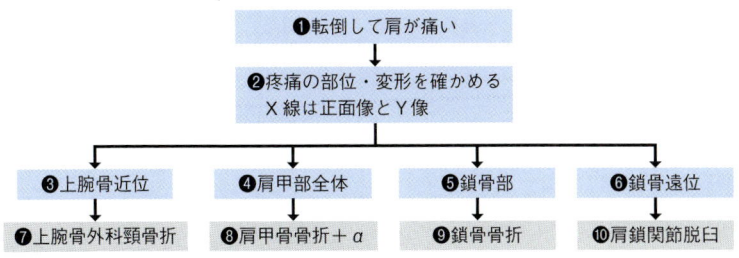

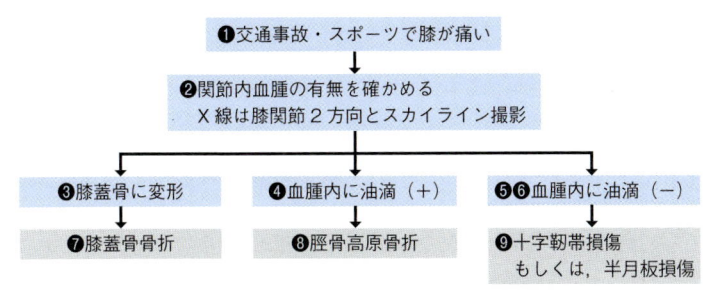

```
❶交通事故・スポーツで膝が痛い
    ↓
❷関節内血腫の有無を確かめる
  X線は膝関節2方向とスカイライン撮影
    ↓
┌──────┬──────┬──────┐
❸膝蓋骨に変形 ❹血腫内に油滴（＋） ❺❻血腫内に油滴（－）
    ↓       ↓              ↓
❼膝蓋骨骨折  ❽脛骨高原骨折   ❾十字靱帯損傷
                           もしくは,半月板損傷
```
〔図3〕交通事故・スポーツで膝が痛い場合の診断フローチャート

さらに前腕がぶらぶらしないように弾性包帯や,リブバンドなどで体幹と固定する.肩関節の脱臼を伴う場合には専門科に相談する.
❽**肩甲骨骨折+α**:肩甲骨・鎖骨・肋骨骨折を伴っていることが多い.CTが有効なことが多い.**血胸・気胸を合併することも多い**ので,専門科に相談する.
❾**鎖骨骨折**:外側1/3や遠位端の骨折が多い.鎖骨固定帯(クラビクルバンド)で固定する.
❿**肩鎖関節脱臼**:コンタクトスポーツなどで多い.X線上肩峰が突出しているので診断がつきやすい.三角巾での局所の安静とクーリングでよい.

3) 交通事故・スポーツで膝が痛い場合（図3）
❷関節内血腫の有無(膝蓋跳動)を確かめる.血腫は主に膝蓋上嚢に貯留する.ここを手で圧迫し,血腫を関節下方に集積した後に膝蓋骨を触れる.血腫がある場合には大腿骨と膝蓋骨の接触が失われ,膝蓋骨が浮いているように感じる(図4).
骨折が疑われれば関節穿刺を行う.よく消毒した後に膝蓋骨上外側より18G針で穿刺す

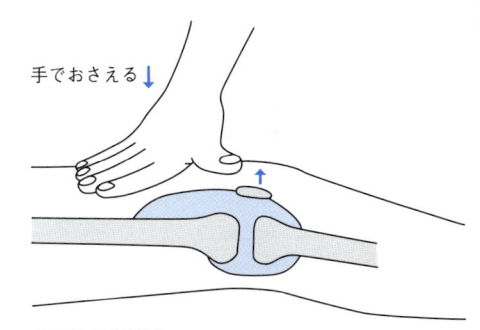

〔図4〕膝蓋跳動

る.骨折が明らかな場合には,感染のリスクが高くなるので穿刺は行わない.膝蓋骨に変形があれば骨折部が離開するので,膝関節を屈曲して行うスカイライン撮影は行わない.
❹～❻穿刺した血腫を採尿カップに移す.この際に油滴(通常の関節内にはなく,骨髄由来)が浮いていれば,関節内骨折があると判断する.
❼**膝蓋骨骨折**:シーネ固定でよいが,膝関節は屈曲0°で行う.

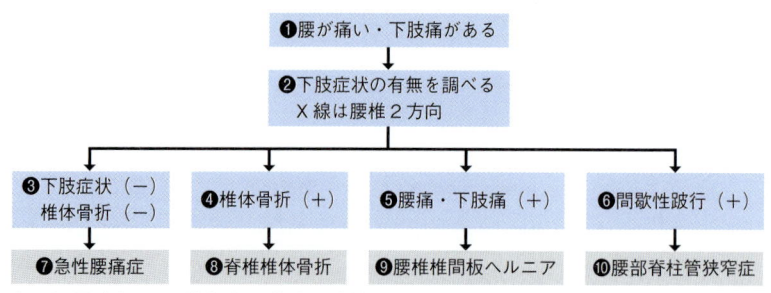

〔図5〕腰が痛い・下肢痛がある場合の診断フローチャート

```
❶腰が痛い・下肢痛がある
    ↓
❷下肢症状の有無を調べる
  X線は腰椎2方向
    ↓
┌─────────┬─────────┬─────────┬─────────┐
❸下肢症状（−）  ❹椎体骨折（＋）  ❺腰痛・下肢痛（＋）  ❻間歇性跛行（＋）
椎体骨折（−）
    ↓         ↓         ↓         ↓
❼急性腰痛症   ❽脊椎椎体骨折  ❾腰椎椎間板ヘルニア  ❿腰部脊柱管狭窄症
```

❽脛骨高原骨折：X線で脛骨近位端をよく観察する．CTの前額面像や矢状面像も有効である．専門科に相談する．

❾十字靱帯・半月板損傷：血腫内に油滴が存在しなければ，十字靱帯や，半月板からの出血のことが多い．前方引き出しテストなどのストレステストは，疼痛のため無効なことが多いので行わない．シーネ固定もしくは弾性包帯固定，クーリングをするのがよい．後日にMRIを撮影して診断すればよい．

4）腰が痛い・下肢痛がある（図5）

❶徐々に症状が出現したとか，以前からあったが放置していたなどが多く，急な発症で来院する例は少ない．

❷下肢症状・膀胱直腸障害の有無を調べる．知覚異常領域，膝蓋腱反射，アキレス腱反射，Babinski反射，足趾の動き，膀胱直腸障害の有無を調べる．間歇性跛行（歩行していると下肢痛で歩行ができなくなり，少しの休憩で再度歩けるようになる）が診断の手掛かりとなる．

❼急性腰痛症：神経症状・骨折がない場合の除外診断である．

❽脊椎椎体骨折：骨粗鬆症を伴う場合には安静でよい．大きな外傷による骨折では専門科にコンサルトする．
この2つ以外に多いのが脊椎がん転移による腰痛である．X線で病的椎体骨折を合併している．既往歴がないこともあるので，X線を読影するときには一側の椎弓根像の消失（pedicle sign）などに注意する．
MRIは骨粗鬆症による椎体骨折との鑑別診断に有用である．

❾腰椎椎間板ヘルニア：腰痛は運動痛で起こり，安静にすると軽減する．下肢痛は根性坐骨神経痛で，腰椎レベルで圧迫されている神経の支配領域に生じる．仰臥位で膝進展下肢挙上テスト（SLRテスト）が制限される．進行する麻痺，膀胱直腸障害，安静でも消失しない疼痛がある場合は専門家にコンサルトする．

❿腰部脊柱管狭窄症：加齢性変化に伴い，馬尾や神経根が圧迫され，下肢症状や膀胱直腸障害が生じる．間歇性跛行がみられることが多い．進行する麻痺，膀胱直腸障害，安静でも消失しない疼痛がある場合は専門家にコンサルトする．

注意点・ピットフォール

- 慢性動脈閉塞症でも間歇性跛行がみられるので，膝窩動脈，足背動脈，後脛骨動脈は必ず触知することが大切である．

文献

1) Garden RS：J Bone Joint Surg, 43-B：647-663, 1961
2) Evans EM：J Bone Joint Surg, 31-B：190-203, 1949

1-02　シーネ固定

大西惟貴

> **Point**
> - □ 四肢の外傷であれば，骨折であれ，捻挫であれ，痛みが強ければシーネ固定を行う
> - □ 良肢位での固定が原則（マレット指やアキレス腱断裂など，例外もある）
> - □ 腓骨神経麻痺などの合併症を起こさないよう注意する

適応と禁忌

- 四肢の外傷で痛みを訴える場合，骨折がはっきりしなくても安静のための外固定は有用であり，適応は非常に広い．
- 禁忌は特にない．あえて言うなら挫滅創や感染創，コンパートメント症候群の肢に巻くときには注意を要するくらいである．
- シーネ固定は四肢の片側のみに当てる外固定である．全周性の固定を行うギプス固定と比較するとシーネ固定は固定力には劣る，片側固定であり腫脹が進行しても圧が逃げるスペースがあるため，外傷の初期治療には最もよく用いられる．

手技・検査の実際

- 原則は2関節固定である．骨折した骨の上下2関節を固定する（**例**前腕骨骨折であれば肘関節と手関節）．
- ただし足関節の骨折では下腿近位より足部までの固定で十分である．膝を固定すると著しく動きにくくなる．

◇シーネ固定の実際（オルソグラス®を使用：図1）

❶シーネ幅の選択として，上肢は3号（7.5 cm幅），下肢は4号（10 cm幅）を基本とする．
❷必要な長さのシーネを包帯で測定する（図2）．
❸浮腫予防や褥瘡形成予防のため，綿包帯で下巻きを行う（図3）．ただし，固定性がやや落ちるため行わない施設も多い．
❹適切な長さをホイルパックごとカットする．カットした残りはホイルパックの中に数センチ折り返して完全に収め，付属のシールクリップで保護する（図1）．
❺シーネをホイルパックから取り出す．フェルトパッドの両端を引っ張り，内部のファイバーグラスが出ないようにする（図4）．
❻水で濡らし，タオルで絞る．タオルがなければ中身のファイバーグラスだけ取り出して濡らす方法もある．
❼固定肢を良肢位（マレット指では過伸展，アキレス腱断裂では尖足位など例外はある）とし，患部に当てて形を整え，遠位から近位に向けて弾性包帯を巻く（図5）．
❽固まるまで（約4分），しっかりと手でおさえて形を整える（図6）

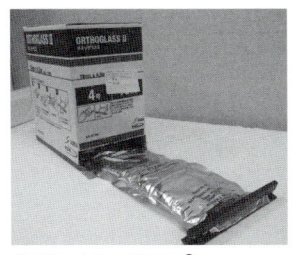

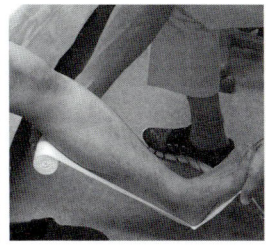

〔図1〕オルソグラス®　〔図2〕包帯で必要な長さを測定　〔図3〕綿包帯で下巻き

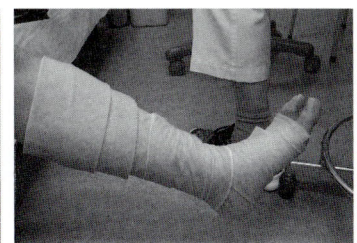

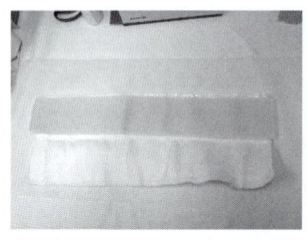

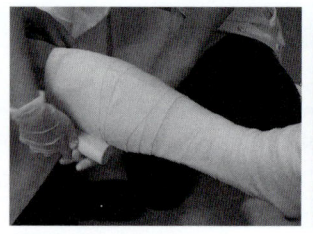

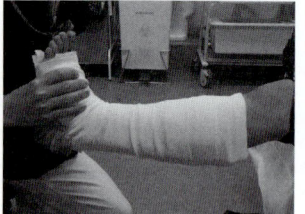

〔図4〕シーネをホイルパックから取り出す　〔図5〕弾性包帯を巻く　〔図6〕手でおさえて形を整える

合併症とその対応

1）皮膚潰瘍
- 下肢の外果や内果など，皮下に骨が触れやすい部分には皮膚潰瘍ができることがある．
- 皮膚潰瘍形成を避けるため，綿包帯をシーネの下に巻いたり包帯をゆるめに巻いたりする．

2）神経麻痺
- 腓骨頭圧迫による腓骨神経麻痺が最多である（重度になると母趾の伸展，足の背屈が不能となる）．
- 下腿にシーネを当てる際には腓骨頭を圧迫しないように注意する．

3）コンパートメント症候群
- 骨折がなくても組織圧の上昇でコンパートメント症候群は起こり得る．シーネがきついと組織内圧はより上昇してしまう．
- 骨折や軟部組織のダメージが大きい症例では十分に注意し，コンパートメント症候群の症状を注意深く観察する．
- ERでは意識レベルに問題がない患者が多く，その場合には疼痛の訴えなどが最初のサインである場合が多く見逃さない．
- 組織圧を減らすため，浮腫の予防である挙上・クーリングを徹底する．

注意点・ピットフォール

- ERでの固定は一時的な固定となることが多い．完全な良肢位にこだわるより，合併症を作らないことが大切である．**皮膚潰瘍やコンパートメント症候群の説明は十分に行い，異常時はすぐに再診するように伝えておく．**

文献

1) 「標準整形外科学 第12版」（松野丈夫，中村利孝／総編集）医学書院，2014
2) Boyd AS, et al：Am Fam Physician, 79：16-22, 2009
3) 「改訂第4版 外傷初期診療ガイドラインJATEC」（日本外傷学会，日本救急医学会／監），へるす出版，2012
4) McQueen MM, et al：J Bone Joint Surg Br, 82：200-203, 2000

1-03　頸椎・胸椎・腰椎

伊賀　徹

> **Point**
> ☐ 救急では，特定の治療を要する疾患の有無に注意を払うことが重要である

Introduction

- ここでは，非外傷性脊椎疾患と骨粗鬆症性圧迫骨折について述べる．
- 主な受診の理由は，脊椎周辺の疼痛や，上肢・下肢の疼痛・しびれ・筋力低下である．

診断

- 下記の順に鑑別する．

1) 脊椎疾患か？（脊椎以外の疾患との鑑別）

- **主訴が疼痛の場合**：大動脈疾患，悪性腫瘍，膵炎，尿路結石症ほか．脊椎疾患は，運動痛や叩打痛を伴い，安静時痛が軽い傾向にあるが，脊椎以外の疾患でも類似した症状を示すものがある．
- **主訴がしびれや筋力低下の場合**：脳血管障害をはじめとする神経疾患も考える．

2) 神経学的所見は？

- 進行性の四肢筋力低下や膀胱直腸障害の有無を確認する．
- 頸部の特定の姿勢によって上肢に，あるいは腰部の特定の姿勢によって下肢に痛みが放散する場合は，神経根由来の疼痛を疑う．
- 知覚障害や筋力低下の分布から，障害高位を診断する（図1，2）．

3) 特定の治療を要する疾患か？

- 表1のように考える．

画像診断

- 単純X線は，2方向の撮影を基本とする．
- 麻痺の原因検索などのため，しばしば救急領域でもCTやMRIが必要となる．

〔表1〕脊椎の疾患・外傷の治療方針

主に対症療法	変形性脊椎症，脊柱管狭窄症，椎間板ヘルニア，急性腰痛症
特定の治療を要する	骨粗鬆症性圧迫骨折，脊椎感染症，脊椎転移

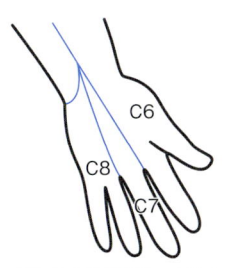

運動	髄節
肘屈曲	C5
手関節背屈	C6
手関節掌屈	C7
指屈曲	C8
指開排	T1

〔図1〕最低限知っておくべき神経支配（頸椎）

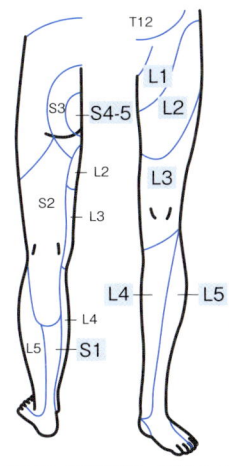

運動	髄節
股関節屈曲	L2
膝関節伸展	L3
足関節背屈	L4
足趾背屈	L5
足関節底屈	S1

〔図2〕最低限知っておくべき神経支配（胸・腰椎）

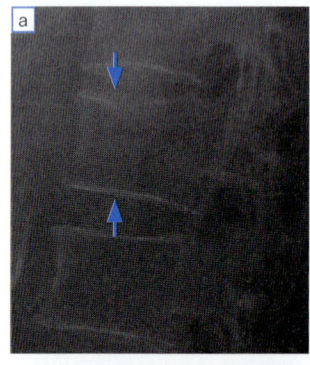

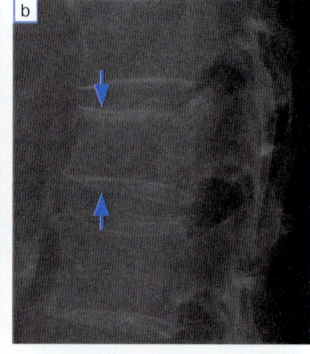

〔図3〕骨粗鬆症性圧迫骨折
a：初診時単純X線．椎体の減高をわずかに認める（→）．
b：2週間後．圧潰が進行している（→）．

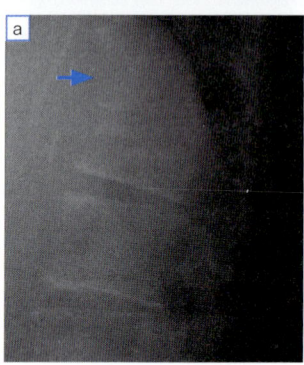

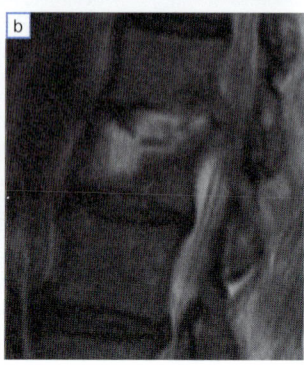

〔図4〕化膿性脊椎炎
a：単純X線．椎体の頭側半分が融解している（→）．
b：MRI T2強調画像．椎間板を中心に病巣を認める．

骨粗鬆症性圧迫骨折（胸・腰椎）(図3)

- 転倒などの外傷を伴わずに発生することがある．
- 初診時X線で異常を認めなくても，数日～数週間かけて椎体が徐々に圧潰するような潜在的骨折が存在する．
- 新鮮例か陳旧例かの判断は必ずしも容易でない．過去の画像があれば比較する．
- 骨粗鬆症の治療や，偽関節や遅発性馬尾損傷の合併に対する経過観察のため，整形外科を後日受診とする．

非外傷性脊椎障害

1）脊椎感染症（図4）

- 参考となる所見は，最近発生した脊椎周囲部痛，先行した他部位の感染症，発熱，免疫不全（糖尿病ほか）である．ただし，いずれかを欠く症例も多い．
- 原則として原因は菌血症である．血液検査で白血球やCRPの上昇を確認する．血液培養を提出する．
- 硬膜外膿瘍を形成した場合は麻痺が生じうる．
- 単純X線では初期には変化を認めないが，進行すると椎体のうち椎間板に隣接する部位の骨融解像や，椎間板腔の狭小化を認める．
- CTは付随する膿瘍の診断に，MRIは質的診断・硬膜外膿瘍の検索に用いられる．

2）脊椎転移（図5）

- 脊椎転移によって未診断のがんが判明することがある．
- 椎体の骨折や，がんの脊柱管浸潤による麻痺が生じうる．
- 単純X線では，初期には変化を認めないが，進行すると椎体・椎弓根（pedicle sign）・棘突起などの骨融解像を認める．

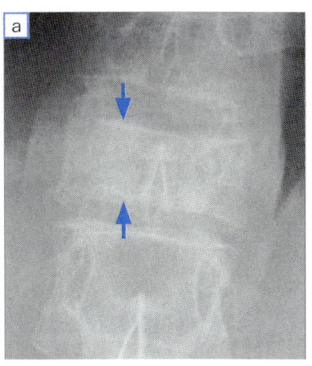

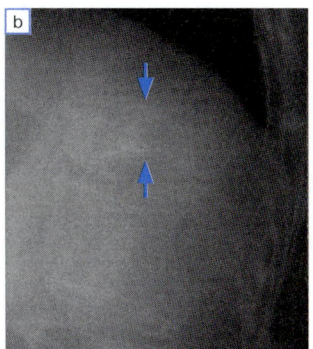

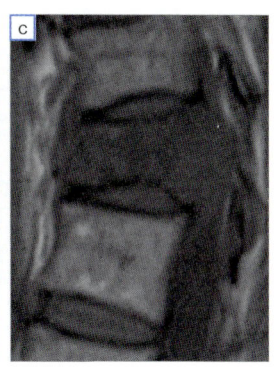

〔図5〕脊椎転移
a, b：単純X線正面像：椎体の減高, 椎弓根陰影の消失（pedicle sign）を認める（→）.
c：MRI T1強調画像：腫瘍は椎体全域におよび, 脊柱管内へ浸潤している. 椎間板には異常を認めない.

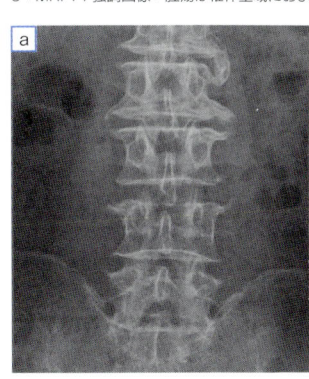

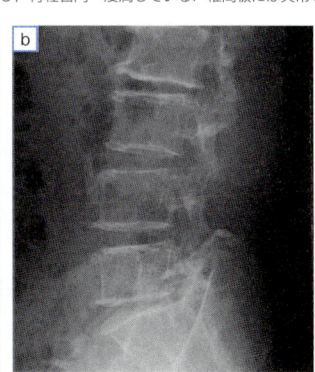

〔図6〕変形性腰椎症
椎体の骨棘形成や, 椎間板腔の狭小化を認める.

3）変形性脊椎症（図6）・脊柱管狭窄症・椎間板ヘルニア・急性腰痛症

- 椎間板腔の狭小化や骨棘形成などを認めることがあるが, これらが痛みの原因であるとは限らない.
- 一方, 症状があっても画像所見に異常を認めないことがある.
- 安静（疼痛誘発動作の回避）が最重要である.
- カラーまたは腰部固定帯と消炎鎮痛薬処方のうえ, 歩行可能であれば帰宅させ, 必要に応じて整形外科を後日受診とする.

Disposition

- 原疾患のいかんによらず, 進行性の四肢筋力低下や膀胱直腸障害を認める場合は, 緊急手術の適応について整形外科（施設によっては脳外科）にコンサルトする.

注意点・ピットフォール

- 疑わなければ診断はできない.
- 画像所見が正常であった場合の説明は「画像上は異常を指摘できません」とし, 疾患そのものを否定することは避ける.

文献

1) Driscoll PA, et al：BMJ, 307：1552-1557, 1993

1-04 肩・上腕

大西惟貴

Point

- ☐ 肩関節は上腕骨，鎖骨，肩甲骨で構成される
- ☐ 骨折の種類により画像の撮影方法は異なるため，身体所見を重視し，どの部位の損傷が疑わしいかを確認してオーダーする
- ☐ 肩周囲の痛みを訴える患者や外傷患者では，肩関節のX線を撮影するには正面像＋scapula-Y像の２方向で撮影する

鎖骨骨折

1）受傷機転
- コンタクトスポーツや肩から転落，転倒したなど，直達外力がほとんどである．

2）診察のポイント
- 腫脹，変形を容易に確認でき，身体所見のみで骨折は疑える．
- **鎖骨の近傍には腕神経叢や鎖骨下動静脈があるため，上肢の血流・神経所見をチェックする．**
- 気胸の合併も忘れずにチェックする．

3）画像撮影のポイント
- X線２方向（正面像，30°斜位像）の撮影で比較的診断は容易である．
- 骨折部位は中央1/3が80％，外側1/3が15％，内側1/3が5％である．

4）初期対応
- 中央1/3と内側1/3の骨折であればクラビクルバンド装着を考慮する．
- 外側1/3の骨折（図1）では三角巾固定のみとする（烏口鎖骨靭帯損傷を伴うこの骨折ではクラビクルバンドでの整復は不可能であり，手術となることが多い）．
- クラビクルバンドの装着時は患者の胸をしっかりと反らせて行う．

5）Disposition
- 神経や血管損傷，気胸などの合併がなければ帰宅，後日の整形外科受診を指示する．

肩鎖関節脱臼（図2）

1）受傷機転
- 肩を下にして転倒するなどの直達外力がほとんどである．

2）診察のポイント
- 肩鎖関節の疼痛，腫脹，圧痛を認める．

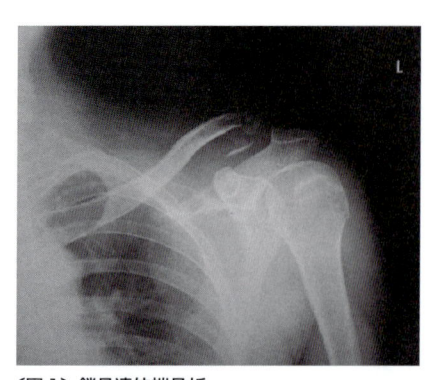

〔図1〕鎖骨遠位端骨折

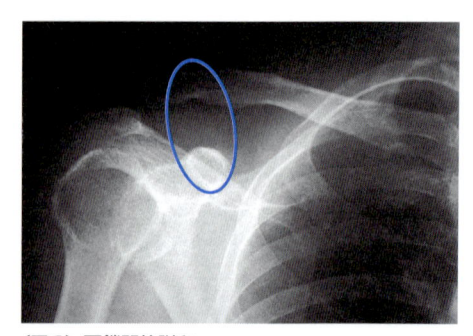

〔図2〕肩鎖関節脱臼
○：脱臼部位

- 脱臼の程度がひどければ鎖骨遠位端が突出し，不動感を感じる（pianokey sign）．

3) 画像撮影のポイント
- X線は肩鎖関節を中心に撮影する（図2）．
- 肩鎖関節の適合性を見るが，個人差もあり判断が難しいことも多い．健側と比較することを推奨する．
- 鎖骨遠位端骨折など，骨折の合併がないか確認する．

4) 初期対応
- 転位した鎖骨が皮膚損傷を起こしていないかは確認しておく．
- 急性期には疼痛緩和のため三角巾固定のみ行い，後日整形外科を受診してもらう．

肩関節脱臼

1) 受傷機転
- 転倒して手をつくなど，肩関節に外転外旋の力が同時に強く働くことによる．スポーツをする若年者に多い．

2) 診察のポイント
- 視診では関節部に変形を認め，触診では肩峰の下に上腕骨頭を触れない．視診と触診でほぼ診断できる．
- **腋窩神経麻痺の合併に注意**する．上腕外側の感覚の低下がないか確認しておく．

3) 画像撮影のポイント
- 前方脱臼（図3）が95％とほとんどを占める．
- X線で上腕骨頭は関節窩に対向せず転位している．
- 上腕骨や肩甲骨，鎖骨など，周囲の骨折がないか確認する．

4) 初期対応
- 新鮮例ではなるべく早期に徒手整復を行う．徒手整復：Milch法（図4），Stimson法（図5）
- 整復後は三角巾を装着し安静とする．
- 上腕は内旋位よりは外旋位の方が再脱臼が少ないという報告もあり[2]，過度な内旋固定は避ける．

5) Disposition
- 救急外来で整復後，後日整形外科外来を受診させる．
- 再脱臼率も高いため，整形外科受診まではなるべく安静を指示する．

上腕骨骨折（近位部,骨幹部,遠位部）

- 小児の上腕骨顆上骨折・外顆骨折は本章§1-05「肘・前腕」の項に掲載．

1) 受傷機転
- 転倒で手をついたり，直接打撲による受傷が多い．

2) 診察のポイント
- 腫脹・疼痛・皮下出血が強く骨折を疑うこと

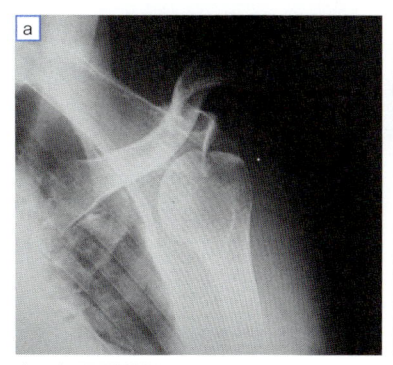

〔図3〕肩関節脱臼
a：正面像，b：側面像

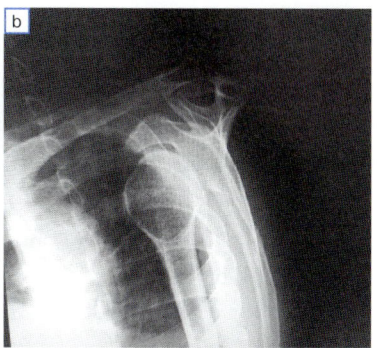

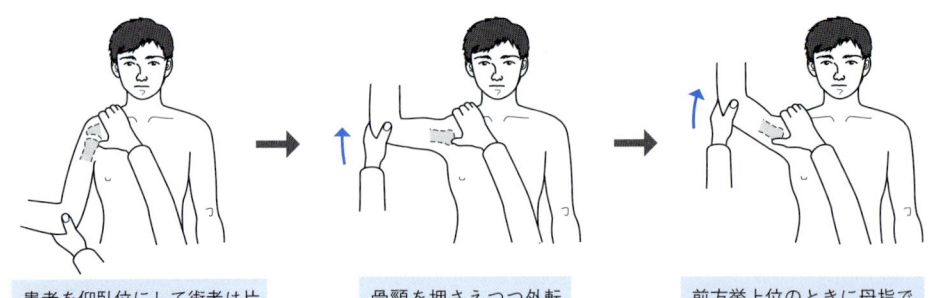

患者を仰臥位にして術者は片手の母指で骨頭を，その他の指で鎖骨をつかむ．他側の手で患肢を外転する．

骨頸を押さえつつ外転していく．

前方挙上位のときに母指で骨頭を上方に押して患肢を牽引すると整復される．

〔図4〕Milch法
(文献1より引用)

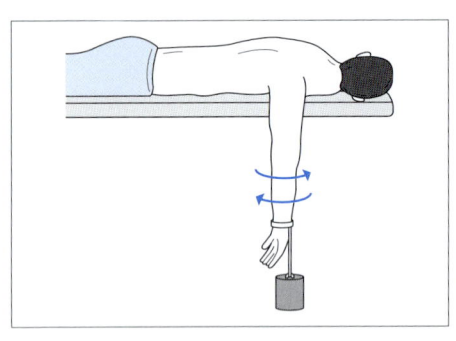

〔図5〕Stimson法
8 kgの重りを吊り下げ，力を抜き15分ほど放置する．整復できないときは内旋・外旋してもらう（→）．
(文献1より引用)

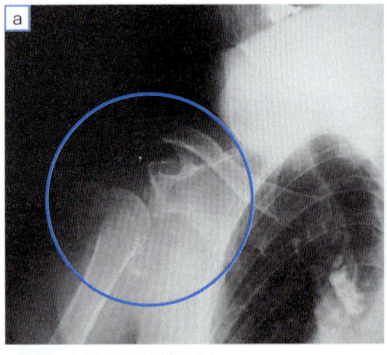

〔図6〕上腕骨近位端骨折
a：正面像，b：側面像

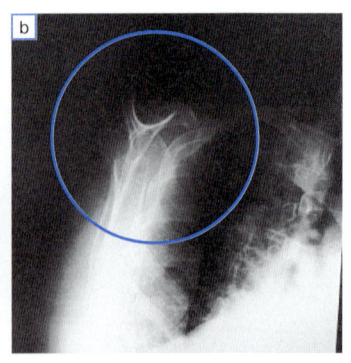

は難しくないが，**高齢者では訴えが少なく診察せずに見逃すこともあるので受傷機転から疑うことが重要である．**
- 上腕動脈損傷や神経損傷を伴うこともあり，血流と神経所見を確認する．特に**骨幹部骨折における橈骨神経麻痺の合併**は有名である．
- 閉鎖骨折での神経麻痺は自然回復が多く保存的治療を行うのが一般的だが，開放骨折での神経麻痺は神経断裂を伴うことが多く早期の神経縫合が必要となる．

3) 画像撮影のポイント
- 近位部骨折（図6）では肩関節2方向（正面像とscapula-Y像），骨幹部では上腕骨2方向，遠位部骨折では肘関節2方向と，骨折部を中心にした画像を撮影する．

4) 初期対応
- 近位部骨折ではシーネ固定は不可能であり，三角巾＋バストバンドで固定を行う．
- 骨幹部骨折は保存的治療で多くは良好な骨癒合が得られるとされる．可能であればハンギングキャストが整復＋固定に有効であるが，就寝時も坐位を保たないとならないことを十分に説明する．
- 遠位部骨折では上腕～前腕までのシーネ固定を行う．

5) Disposition
- 合併症がなければ後日の整形外科受診を指示する．
- 保存的治療の適応範囲が比較的広いため，安易に手術の説明をしない．

文献
1) 「カラー写真でみる！骨折・脱臼・捻挫 改訂版」（内田淳正，加藤 公／編），羊土社，2010
2) Itoi E, et al：J Bone Joint Surg Am, 81：385-390, 1999
3) Ekholm R, et al：J Orthop Trauma, 20：591-596, 2006
4) 「標準整形外科学 第12版」（松野丈夫，中村利孝／総編集）医学書院，2014
5) Rockwood and Green's Fractures in Adults 8th ed（Court-Brown CM, et al eds），Walters Kluwer，2014

1-05 肘・前腕

大西惟貴

Point

- [ ] 肘に直接外力が加わった場合だけではなく，手をついて転倒するなど介達力によっても肘周囲の損傷は起こり得る
- [ ] 「手をついて転倒」の受傷機転があれば，手関節周囲だけでなく肘周辺の診察も行う
- [ ] 重複損傷も多い部位であり，1つの外傷をみつけても他の損傷の合併を考慮してくまなく精査を続ける

肘関節脱臼

1）受傷機転
- 90％以上は後方脱臼であり，肘関節伸展位で手をついて受傷が典型的である．

2）診察のポイント
- 肘頭の後方突出，肘関節の軽度屈曲位という典型的な外観を認める．
- 稀ではあるが上腕動脈損傷や正中神経損傷の報告もあり，遠位の血流と感覚・運動の評価を行う必要がある．

3）画像撮影のポイント
- 脱臼の読影自体は難しくないが，尺骨鉤状突起骨折，上腕骨内上顆剥離骨折・外上顆剥離骨折，橈骨頭骨折，肘頭骨折など，合併する骨折も多いため画像読影は慎重に行う（図1）．

4）初期対応
- 疼痛が強く，無理な整復で医原的骨折をきたすこともあるため麻酔下（静脈麻酔や腋窩ブロックなど）での整復を行う（図2）．
- 整復の方法は肘を30°屈曲させ，上腕部を保持して前腕部を牽引し，整復後は上腕から手までの外固定を前腕回外位で行う．

5）Disposition
- 神経や血管に異常がなく整復位が保てれば帰宅させ後日の整形外科受診とする．

肘頭骨折

1）受傷機転
- 肘部の直接外力で受傷する．

2）診察のポイント
- 肘頭は上腕三頭筋の付着部であり，骨折により近位骨片は転位する．
- 肘関節背側の腫脹と疼痛を認め，触診上は肘頭に陥凹を認める．

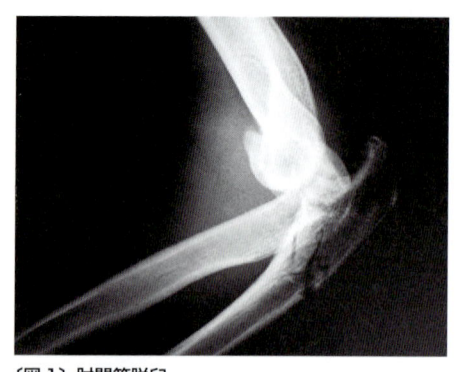

〔図1〕肘関節脱臼
橈骨頭骨折，肘頭骨折，鉤状突起骨折を合併．

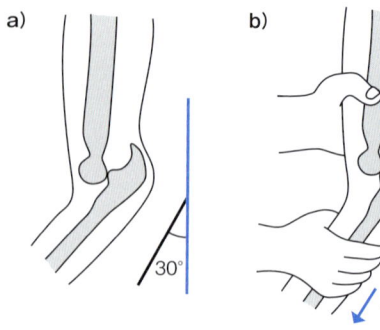

〔図2〕肘関節脱臼の整復
（文献1より引用）

3) 画像撮影のポイント
- X線の側面像で読影可能なことが多い．**小児では骨膜が厚く，転位が少ない場合見逃しやすいので注意が必要である．**

4) 初期対応
- 伸展位，または軽度屈曲位での上腕～前腕までのシーネ固定を行う（屈曲位では転位が大きくなるが，早期に整形受診可能であれば，日常生活を考慮し屈曲位とすることもある）．

5) Disposition
- 手術が必要となることが多く，早期に整形外科受診とする．

橈骨頭骨折

1) 受傷機転
- 肘関節伸展位で手をつき，橈骨頭に軸圧がかかることで発症する．

2) 診察のポイント
- 「転んで手をついた」受傷機転では常に疑い，橈骨頭の圧痛を確かめる．橈骨頭の圧痛や，前腕の回旋で痛みが出現したときは本外傷を強く疑う．

3) 画像撮影のポイント
- X線の肘関節側面像が有用である．
- 骨折は圧潰が多く転位が少ないため診断が困難なことも多く，診断にCTが必要になることも多い．

4) 初期対応
- 上腕から前腕までのシーネ固定を行い，後日整形外科受診させる．

前腕骨（橈骨，尺骨）の骨折・脱臼

1) 受傷機転
- 固いもので殴られたりする直達外力の場合は橈尺骨の単独骨折や同高位での両前腕骨骨折を認める．転倒などの介達外力ではらせん状骨折や脱臼を認めることが多い．

2) 診察のポイント
- 成人では明らかな変形と疼痛を認めることが多く，骨折の診断は難しくない．
- 合併症としては血管，神経損傷を起こすこともあり，循環と神経所見を確認する．
- 前腕のコンパートメント症候群は，下腿に次いで多い．経時的変化を見逃さない．

3) 画像撮影のポイント
- 小児では不全骨折で前腕骨の彎曲が増大するだけの場合もあり，健側との比較が重要である．
- **特殊な骨折型**：いずれも手術治療が必要になることが多い．
  - Galeazzi脱臼骨折：橈骨遠位骨折＋遠位橈尺関節脱臼
  - Monteggia脱臼骨折：尺骨近位骨折＋橈骨頭脱臼
  - Essex-Lopresti骨折：橈骨頭骨折＋遠位橈尺関節脱臼

4) 初期対応
- 橈骨・尺骨ともに骨折している場合，整復は困難であり，無理をすると神経損傷を引き起こすこともある．軟部組織の保護のためシーネ固定を行う．

5) Disposition
- 多くの場合手術が必要となり，早期に整形外科受診とする．
- 救急外来から帰宅させるときはコンパートメント症候群について十分に説明しておく．

小児の肘周辺骨折

A. 上腕骨顆上骨折

1) 受傷機転
- 肘関節伸展位で手をつき，肘関節の過伸展強制により受傷する．

2) 診察のポイント
- 小児で最も頻度が高い骨折であり，整復不良例では内反変形の原因ともなり得る．
- 上腕動脈や正中・橈骨神経麻痺を合併していることもあり，血流と神経の評価が必要である．

3) 画像撮影のポイント
- 肘関節2方向のX線で確認．小児例が多いため，骨陰影だけでなく軟部陰影にも注目する．anterior humeral line（図3）やfat pad sign（図4, 5）が読影の助けになる．

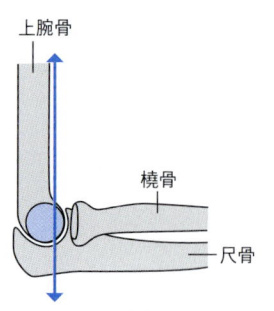

〔図3〕anterior humeral line
正常の場合，X線側面像で上腕骨前縁の（←→）線は，上腕骨小頭の前1/3を通る．

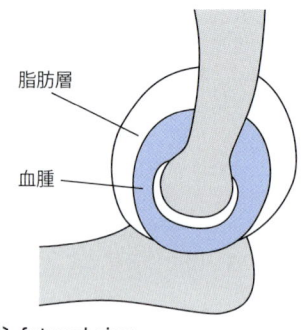

〔図4〕fat pad sign
骨折がみられるとX線側面像において顆部の前・後方の血腫による軟部陰影の拡大がみられる．

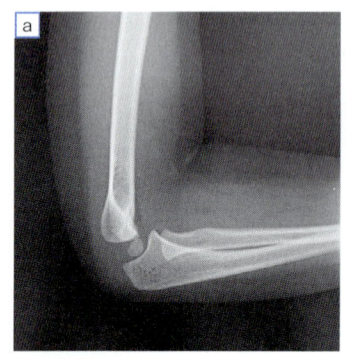

〔図5〕fat pad sign
a：健側，b：患側

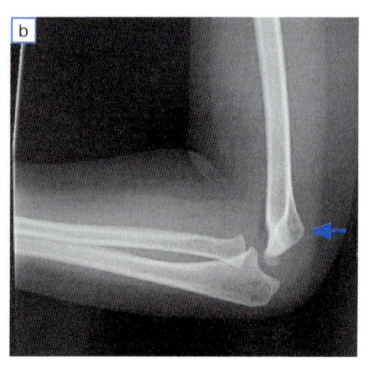

4）初期対応
- 拘縮のリスクがあり，緊急手術が必要となることもあるため，早期に整形外科コンサルトを行う．

B. 上腕骨外側顆骨折

1）受傷機転
- 転倒時に前腕回外位・肘伸展位で手をつき，内反ストレスにより生じる骨折である．

2）診察のポイント
- 肘外側に腫脹と疼痛が存在する．
- 顆上骨折と比較し神経血管系の合併損傷は少ないが，治療を間違えると変形や成長障害などの合併症をきたしうる．

3）画像撮影のポイント
- X線肘関節2方向で確認する．斜位像も有効である（図6）．はっきりしないが臨床的に疑われる場合，CTは正当化される．

4）初期対応
- 関節内骨折であり，手術が必要となる例が多い．肘関節90°で上腕～前腕までシーネ固定し，早期に整形外科コンサルトを行う．

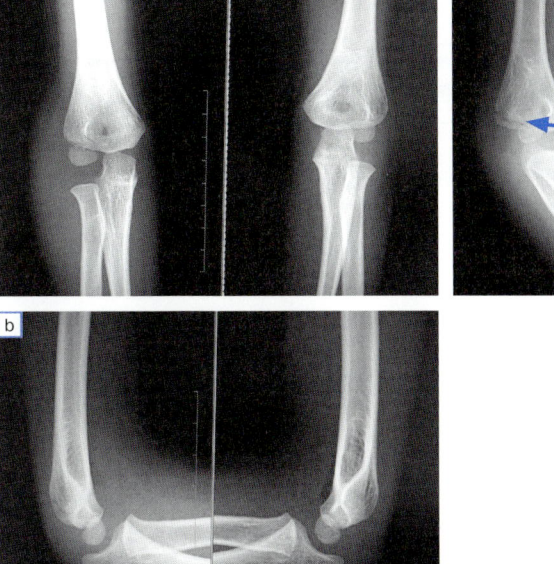

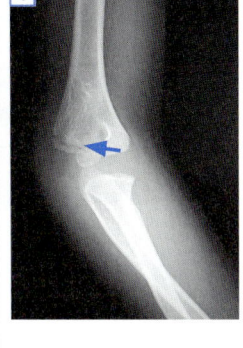

〔図6〕外側顆骨折
a：正面像，b：側面像，c：斜位像．
左：正常，右：患肢．斜位像で骨折線がはっきりする．

文献

1) 「救急整形外傷レジデントマニュアル」（堀　進悟／監，田島康介／著），医学書院，2013
2) Regan W & Morrey B：J Bone Joint Surg Am, 71：1348-1354, 1989
3) O'Driscoll SW et al：Biomechanics of the coronoid in complex elbow fracture-dislocations. American academy of orthopedics surgeons. American shoulder and elbow surgeons (14th meeting), 1998
4) Rommens PM, et al：Injury, 35：1149-1157, 2004
5) 「小児四肢骨折治療の実際　第2版」（井上　博／著），金原出版，2001
6) Rockwood and Green's Fractures in Adults 8th ed（Court-Brown CM, et al eds），Walters Kluwer, 2014
7) Rockwood and Wilkins' Fractures in Children 7th ed（Flynn J, et al eds），Walters Kluwer, 2014

1-06 手関節

第4章 整形外科的疾患・外傷 §1 整形外科

大西惟貴

Point

- □ いずれの骨折も「転倒して手をついた」との受傷機転が多い
- □ 外観での変形などを認めないこともあり、詳細な問診と圧痛部位の検索が必要となる
- □ 斜位像、側面像を追加すると判明する骨折もある

橈骨遠位端骨折

1) 診察のポイント
- 手関節周囲の骨折で最もよくみられる．
- 手関節部の腫脹・変形・疼痛を認める．
- 転位のある骨折では、腫脹と疼痛の軽減，正中神経麻痺の予防のため，可及的早期に整復が望ましい．

2) 画像撮影のポイント
- X線の側面像で読影可能なことが多い．小児では骨膜が厚く転位が少ない場合見逃されることもある．

3) 初期対応
- 屈曲位では転位が大きくなるため，伸展位，または軽度屈曲位での上腕～前腕までのシーネ固定（図1）を行う．

4) Disposition
- 手術が必要となることが多く，早期の整形外科受診が望まれる．

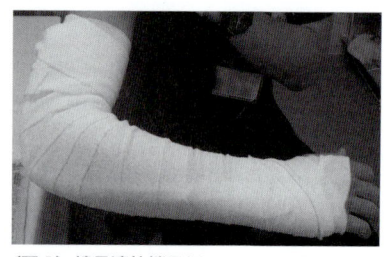

〔図1〕橈骨遠位端骨折のシーネ固定

舟状骨骨折

1) 診察のポイント
- 疼痛は少なく，X線でもわかりにくいため見逃しが非常に多い．しかし，見逃せば偽関節や壊死の頻度が多く，トラブルになりやすい骨折である．
- まずは疑うことが大切である．転倒して手をついた症例では全例嗅ぎタバコ窩の圧痛を確かめる！

2) 画像撮影のポイント
- 身体所見から少しでも疑えばX線で手関節尺屈位を撮影する（図2）．
- X線では骨折線はわかりにくく，CT（特に多断面再構成像）やMRIまで撮影しなければわからないことも多い．

3) 初期対応
- 嗅ぎタバコ窩に圧痛があれば骨折は否定できないため，前腕までのシーネ固定を行う．CM関節固定のため母指も固定できるとよりよい固定となる（図3）．

4) Disposition
- はっきりわからない場合，救急外来で確定診断する必要はない．疑った症例では後日必ず整形外科を受診させる．

三角骨骨折

1) 診察のポイント
- 単なる手首の捻挫として見逃されることが多い．
- 手関節の伸展を伴う機転で受傷するため，「転んで手をついた」症例では注意する．
- 小指球の圧痛があれば本症例を疑う．

2) 画像撮影のポイント
- X線では手の斜位像が三角骨がはっきり映り，診断に有用である．

3) 初期対応
- 小指球に圧痛があれば骨折は否定できないた

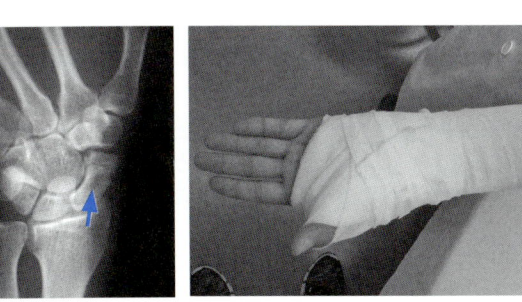

〔図2〕舟状骨骨折　　　〔図3〕舟状骨骨折のシーネ固定　　　〔図4〕月状骨脱臼（X線側面像）

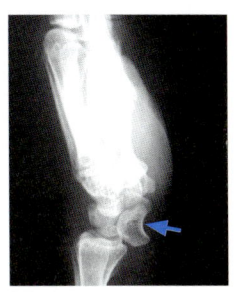

め，前腕までのシーネ固定を行う．
4) Disposition
- 後日でよいので整形外科を受診させる．

月状骨脱臼，月状骨周囲脱臼

1) 診察のポイント
- 手首の過伸展で起こる．
- 頻度は高くないが，緊急手術も含めて適切な整復が早期に行われなければ正中神経麻痺をきたすこともあり，知識として知っている必要がある．

2) 画像撮影のポイント
- 手関節側面像でわかりやすい（図4）．橈骨－月状骨－有頭骨のラインを見る．通常は一直線上に並ぶが，脱臼があれば骨同士の位置関係が破綻している．健側と比較するとわかりやすい．

3) 初期対応
- 早期の整復を要する．

4) Disposition
- 整復が不可能な場合は緊急手術の適応となることもある．整形外科コンサルトが必要である．

舟状骨－月状骨間関節脱臼

1) 診察のポイント
- 手関節付近の靱帯損傷で最多である．手関節捻挫とのみ診断されることも多い．

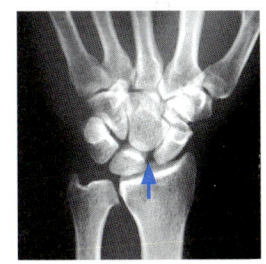

〔図5〕Terry Thomas sign

- 手関節周囲に痛みを訴える患者では常に念頭におく．

2) 画像撮影のポイント
- X線では手関節の正面像で舟状－月状骨間が3mm以上離開している（Terry Thomas sign：図5）．

3) 初期対応
- 前腕のシーネ固定を行う．

4) Disposition
- 専門医による治療が必要となる．陳旧例では治療が難しくなることが多く，手術になることもあるため診断がつけば後日必ず整形外科を受診させる．

文献
1) 「橈骨遠位端骨折診療ガイドライン 2012」（日本整形外科学会，日本手外科学会／監），南江堂，2012
2) 「標準整形外科学 第12版」（松野丈夫，中村利孝／総編集）医学書院，2014

第4章 整形外科的疾患・外傷 ■ §1 整形外科
1-07 手・手指

大西惟貴

Point
- □ 多発外傷患者では指の損傷が気づかれずに診断が遅れることがある
- □ 手の外傷は変形や圧痛がはっきりしており，診察すれば診断は比較的容易である．外傷患者では常に診察を心がける
- □ 手は巧緻作業も行うため患者のADLに大きく影響し，後遺症も残しやすい．ER受診後は早期の整形外科受診を指示する

中手骨骨折

1) 受傷機転
- 発生部位により，骨頭骨折，頸部骨折，骨幹部骨折に分類されるが，多くは手を挟んだ，ぶつけたなどの直達外力が多い．
- 頸部骨折は固いものを殴った場合にも起こる（Boxer's fracture）．
- 基部骨折は自転車やバイクのハンドルを握ったまま転倒した際に起こりやすい．

2) 診察のポイント
- 受傷機転と圧痛部位をよく確認する．
- 転位は許容され保存的治療となることが多いが，回旋転位（手指屈曲時に隣接指と重なる）は許容されない．
- Boxer's fractureでは相手の歯が当たり感染を起こすことがある．骨折部に創部がないか確認し，あれば開放骨折の有無を十分に確認する．

3) 画像撮影のポイント
- X線で手の正面，斜位像の2方向を撮影する（側面像では中手骨が重なってしまう）．

4) 初期対応
- MP関節90°，PIP・DIP関節は伸展位で固定する（intrinsic plus position：図1）．
- Boxer's fractureで創部を認めれば咬傷に準じた治療を行う．

5) Disposition
- 後日でよいので整形外科を受診させる．開放骨折があれば緊急でコンサルトする．

マレット指

1) 受傷機転
- スポーツ中の突き指や転倒で，指が過屈曲されて末節骨伸筋腱付着部の剥離骨折（＝骨性マレット），または伸筋腱断裂（腱性マレット）をきたす．

2) 診察のポイント
- 患指DIP関節の自動伸展ができない．
- 指先は槌のように変形する．

3) 画像撮影のポイント
- 身体所見だけでは骨性か腱性かの判断はつかない．必ずX線で指の正面，側面の2方向を撮影する．
- 骨性マレットでは関節面における骨片の割合を確認する（図2）．

4) 初期対応
- DIP関節過伸展位でアルフェンスシーネ固定を行う．マレット装具があれば装着する（図3）．

5) Disposition
- 転位すると後遺症が残存するため，手術となることもある．翌日でよいので必ず整形外科を受診し，フォローしてもらう．

指骨（末節骨，中節骨，基節骨）骨折

1) 受傷機転
- 指をぶつけたり，挟んだりして受傷する．

2) 診察のポイント
- 疼痛と腫脹や変形などから骨折の想定は容易である．
- 機械などに挟んで受傷した場合，開放骨折と

〔図1〕中手骨骨折の "intrinsic plus position"

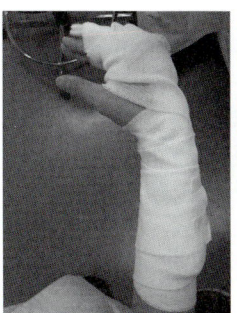

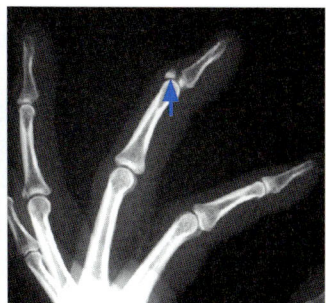

〔図2〕骨性マレット

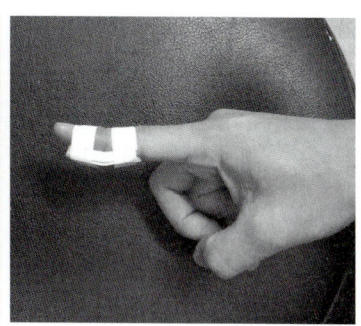

〔図3〕マレット装具による固定

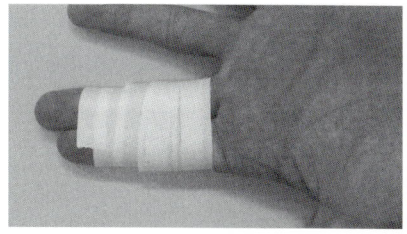

〔図4〕中節骨骨折におけるバディ固定

なっている場合もあるため十分に診察する．

3) 画像撮影のポイント
- 指の正面，側面の2方向を撮影する．

4) 初期対応
- 末節骨骨折，中節骨骨折ではMP関節までのアルフェンスシーネ固定を行う．
- 基節骨骨折では手関節までのアルフェンスシーネ固定とする．
- 隣接指に包帯で固定するバディ固定も有効である（図4）．

5) Disposition
- 開放骨折では緊急で整形コンサル，閉鎖骨折は後日の整形外科外来受診とする．

爪の外傷

1) 受傷機転
- 指をぶつけたり，挟んだりして受傷する．

2) 診察のポイント
- **末節骨骨折の合併の有無が重要である**．末節骨骨折を伴う爪の脱臼では開放骨折に準じた十分な洗浄と感染対策が必要となる．

3) 画像撮影のポイント
- 骨折の合併がないか確認のため，指のX線2方向撮影は必須である．

4) 初期対応
- 爪下血腫のみの場合，爪下内圧の上昇のため痛みが出る．18G針できりもみ穿刺するか，熱したペーパークリップを2秒ほど当てて穿孔する．麻酔は不要である．
- 爪が保護材代わりになるため，汚染が強くなければできる限り爪を戻して固定する．Schiller法が有用である．
- 汚染が強かったりどうしても戻せないときには抜爪し，圧迫止血後にウェットドレッシングとする．
- 爪母が残っていれば爪の再生は起こるが，爪変形が起こる旨を説明しておく．
（本章§2-18「爪のトラブル」も参照）

5) Disposition
- 創部のフォローアップが必要であり，ドレッシングして後日整形外科か形成外科を受診してもらう．

文献
1)「OS NOW Instruction No.23 手の外傷」（金谷文則/編），メジカルビュー社，2012
2)「上肢骨折治療基本手技」（吉田健治/編），Monthly Book Orthopaedics，23(11)，2010
3)「救急整形外傷レジデントマニュアル」（堀 進悟/監，田島康介/著），医学書院，2013

第4章 整形外科的疾患・外傷　§1 整形外科

1-08　下肢

永井一郎

Point

□ 下肢の骨折では治療がうまくいかないとADLの低下に直結する．高齢者では健康寿命の短縮となることが多いので早期に治療し，歩行訓練などのリハビリを開始する

Introduction

● 大腿骨骨幹部以下の骨折では循環障害や神経障害が合併することがあるので動脈触知や足趾の動きを確認する必要がある．

診察・検査と初期対応のポイント

1）大腿骨近位部骨折（頸部骨折・転子部骨折）（図1）

● 高齢者が転倒して，股関節部痛を訴えた場合にはまずこの外傷を疑う．歩行できない場合が多く，ほとんどがストレッチャーで来院する．股関節が外旋している（臥位で股関節・膝関節を屈曲進展中間位とすると足部だけが地面と平行な状態）．股関節周囲に圧痛や運動痛がある．疼痛のため下肢が挙上できない．
● 股関節2方向X線撮影で骨折の診断がつく．骨頭が頸部に陥入しているときは，骨折線がはっきりしないこともあるので，皮質骨の不連続性をよく確認する．受傷後数日以内に手術が行えれば，拘禁状態を招きやすい下肢の牽引は必要ない．手術は，骨接合術もしくは人工骨頭置換術が適応となる．

2）股関節脱臼骨折

● 高所からの転落（自殺企図）や交通事故などで起こりやすい．転落では中心性脱臼骨折が多く，交通事故では股関節は屈曲位で受傷するので，後方脱臼が多い．
● 静脈麻酔下で整復する．良好な整復位を維持できない場合は大腿骨顆部で鋼線牽引を行う．臼蓋の骨折を伴うことが多く，観血的整復内固定が必要となる．股関節後面に坐骨神経が走行しているので，坐骨神経麻痺を合併することも少なくない．

3）人工関節（人工骨頭）脱臼

● 変形性股関節症や大腿骨頸部骨折の術後のインプラントが脱臼する．多くはインナーヘッドやバイポーラーカップが後上方に脱臼する．手術の際の，短外旋筋群を切離し股関

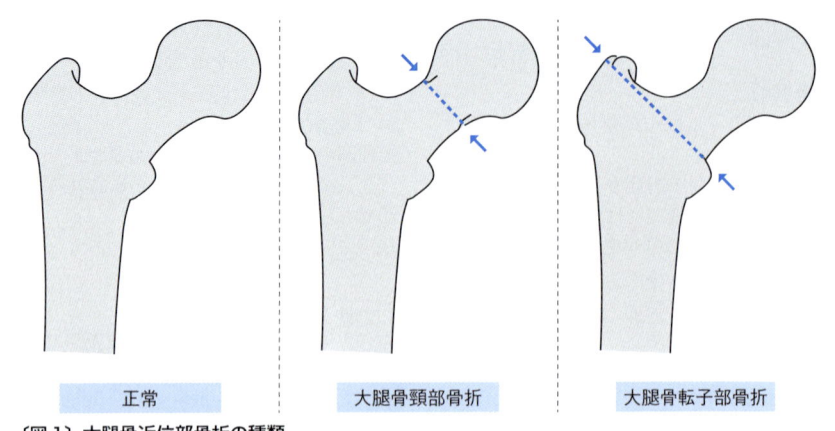

〔図1〕大腿骨近位部骨折の種類
皮質骨の不連続性を確認する（→）．

正常　　　大腿骨頸部骨折　　　大腿骨転子部骨折

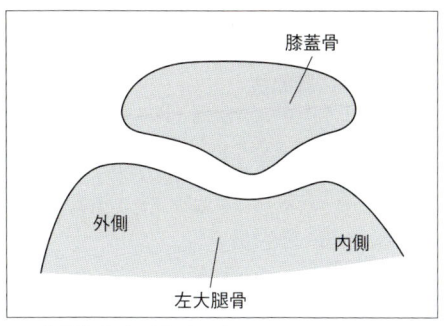

〔図2〕スカイラインビュー

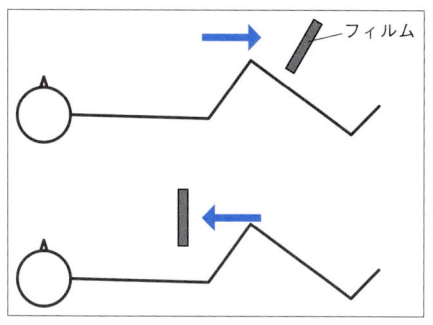

〔図3〕スカイラインビューの撮影方法
どちらかの方法で撮影する．

節に達する後方アプローチに由来する．
- 疼痛は激しく，身動きできなくなることが多い．患側の股関節は屈曲，内転，内旋位をとり，外見上に患肢の短縮を認める．通常は静脈麻酔下で徒手整復できる．専門科と一緒に整復を行う．

4）大腿骨骨幹部骨折
- 高エネルギー外傷で起こることが多い．大腿部の変形や腫脹と，激しい疼痛を訴える．
- 大腿骨顆部で鋼線牽引する方が，骨片を直接牽引できて整復力が高いが，後日髄内釘を挿入する場合には，感染の危険性が高くなる．これを避けたい場合には脛骨の近位部で牽引するが，膝関節内の靱帯に負担がかかりやすい．経過中に貧血と脂肪塞栓に注意する．プレートもしくは髄内釘で観血的整復内固定する．

5）膝関節の外傷
- 交通事故や，スポーツ外傷で多い．膝関節痛と腫脹，運動痛で来院する．関節内の血腫の有無を触診で診断し，重症度を判断する．骨折や靱帯損傷では関節内血腫になることが多い．
- 膝関節のストレス検査は疼痛のため正確に診断できないので必要がない．

a. 画像診断
- 膝関節2方向＋スカイラインビュー（図2, 3）のX線撮影をする．触診で膝蓋骨骨折が明らかに診断できればスカイラインビューは必要ない．大腿骨顆部，膝蓋骨や腓骨頭の骨折はX線で診断できるが，前・後十字靱帯（X線には描出されない）や脛骨高原骨折はX線では見逃されることが多い．

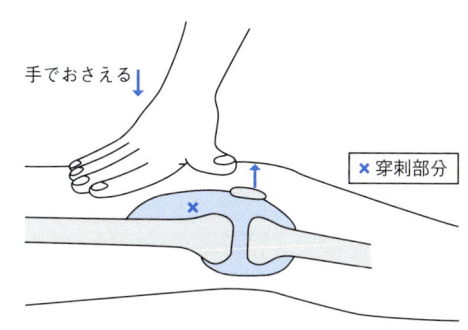

〔図4〕膝関節の関節穿刺

b. 初期対応
- 血腫があれば，関節穿刺をする（図4）．関節穿刺は感染しないように，アルコールやポビドンヨードで丁寧に消毒して行う．穿刺した関節内血腫に油滴が存在すれば，骨折を強く疑い，CTを撮影する．
- いずれの外傷でも，疼痛が強ければ，膝関節を軽度屈曲し，大腿から足部までのシーネまたはギプス固定とする．両松葉杖で免荷歩行とする．

6）下腿骨折
- オートバイや自転車の転倒で多い．脛骨骨幹部が単独で骨折していることは少なく，腓骨の骨折を伴いやすい．腓骨頭や足関節外果の圧痛を確認する．X線撮影では，膝関節正面像や足関節正面像が有効である．

7）足関節骨折
- 段差を踏み外したり，足関節をひねったりし

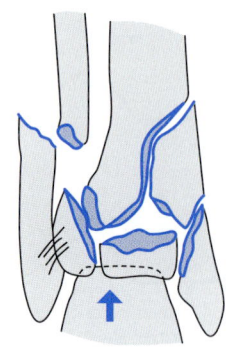

〔図5〕ピロン骨折

て受傷する．骨折の場合，内果や外果に圧痛を生じる（捻挫では前距腓靱帯や，三角靱帯に圧痛が生じる）．
● 腫脹を防ぐために足部を遠位方向に牽引して変形が少なくなるように整復する．尖足にならないように注意し，シーネまたはギプス固定をする．腫脹は骨折部周囲に水疱を形成することが少なくないので，下肢をしっかりと挙上し，クーリングを行う．変形が強い場合には専門科にコンサルトする．

8）ピロン骨折（図5）
● 脛骨天蓋骨折は，転落事故などで起こりやすい．垂直な力が足底にかかり，距骨が脛骨関節面にめり込む形で受傷する．粉砕骨折になることが多く，軟部組織の損傷も強い．専門科にコンサルトする．

9）アキレス腱断裂
● スタートダッシュや着地，踏ん張ったときに起こりやすい．ブチッと音がしたという訴えが多い．ERでは尖足位の膝下シーネ固定でよい．ギプス療法・手術療法のどちらでも治るが，一長一短である．

10）踵骨骨折
● 転落で足から着地した場合に起こる．脊椎や骨盤の骨折を合併することも少なくない．X線は2方向で診断する．X線像でBöhler角（正常値25°～40°）や内外側の皮質骨の状態で診断がつく．踵部に牽引を加えながら内外反をくり返す徒手整復を行う．

11）第5中足骨基部骨折
● 足部を内返し（つまずいて前のめりになるように）して受傷する．足部中央の外側部に圧痛を生じる．転位がなければ保存療法でよい．

文献
1) Rüedi TP & Allgöwer M：Clin Orthop Relat Res, 138：105-110, 1979
2) Hohl M ： Fractures of the tibial plateau. Rockwood and Green's Fractures in Adults 3th ed (Rockwood CA Jr, et al eds),vol.2, pp1729-1731, J.B.Lippincott & Co, 1991

2-01 多発外傷・高エネルギー外傷

清水敬樹

Point

- □ 高エネルギー外傷の定義（表1）を認識する
- □ 多発外傷の定義を認識する
- □ 状態悪化の可能性を念頭におきながらprimary survey，secondary surveyと診療を進めていく

Introduction

- 高エネルギー外傷の定義：表1に示す．
- 多発外傷の定義：身体を，頭部・頸部・胸部・腹部・骨盤・四肢などと区分した場合に，複数の身体区分に重度の損傷が及んだ状態をいう．
- 重症度を定量化する指標として，各身体部位の解剖学的損傷の程度で評価するAIS（abbreviated injury score）があり，一般的に，AIS3以上が複数区分にある場合を"多発外傷"とよぶ[1]．また，多発外傷の際の解剖学的重症度としてISS（injury severity score）がある（図1）．部位ごとの確定診断や治療に固執せず，全身的緊急度を重視し，生命に関わる損傷に対する処置を最優先とする．

診察・検査

- 軽傷の多発外傷であれば重症よりもむしろ必要な画像検査の決定の判断が難しい．エコーや単純X線撮影，主訴，視診，触診などから総合的な判断をしながら必要な検査を決定する．
- 多発外傷の場合には各科コンサルトを行うが，最終診断が確定するまではER医が必ず主導権を握りつつ，また責任ももちつつ診察する．
- 出血に伴うHb低下の可能性や肝機能，腎機能，凝固系，CK値，Lac値，などを含めた迅速な採血が必要になる．

初期対応

- 厳密に言えば高エネルギー外傷という受傷機転のみで本来は救命救急センターへの搬送が望ましく，ERには収容されるべきものではない．しかし，救急搬送システムは地域の体制により異なるので救急隊の診察で生理学的異常を認めない場合にはERへの搬送もあり得る．
- 結果的にアンダートリアージになる場合もあるので救命救急センターが併設の施設はいつでもセンターに移動可能な準備をしておく．併設されていない場合には高度医療機関への上り搬送の手配が可能な体制にしておく．
- 外傷初期診療に準じてABCDEアプローチでのprimary surveyを施行する．

〔表1〕高エネルギー外傷の定義

① 車外放出	⑦ 自動車の横転
② 同乗者の死亡	⑧ バイクと傷病者の距離：大
③ 自動車に轢かれた	⑨ 自動車と自転車・歩行者の衝突
④ 自動車に跳ね飛ばされた	⑩ 機械器具に巻き込まれた
⑤ 自動車が高度に損傷している	⑪ 体幹部が挟まれた
⑥ 救出に20分以上を要した	⑫ 高所からの墜落

	AIS-90 上位3つのスコアの二乗
①頭部	( )　( )　( )
②顔面	( )　( )　( )
③胸部	( )　( )　( )
④腹部	( )　( )　( )
⑤四肢・骨盤	( )　( )　( )
⑥体表	( )　( )　( )
	ISS=【　　】

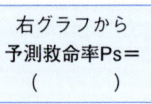

右グラフから
予測救命率Ps＝
( )

(注意：AISスコア6の損傷が一部位でもあればISS＝75とする)

AIS-90

スコア(点)	重症度	
1	Minor	軽症
2	Moderate	中等症
3	Serious	重症
4	Severe	厳しい
5	Critical	臨界状態
6	Maximum	Currently untreatable：治療対象にならないくらい致命的

〔図1〕解剖学的重症度指標
abbreviated injury scale（AIS）と injury severity score（ISS）の概略．
AIS-90：簡易式外傷スコア
(文献2より引用)

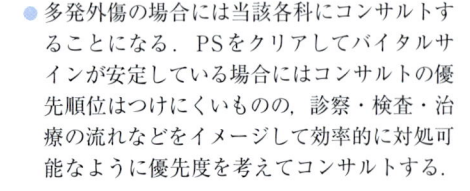

- 多発外傷の場合には当該各科にコンサルトすることになる．PSをクリアしてバイタルサインが安定している場合にはコンサルトの優先順位はつけにくいものの，診察・検査・治療の流れなどをイメージして効率的に対処可能なように優先度を考えてコンサルトする．

Disposition

- 各施設で診療体制が異なるので一概には言えないが外傷管理可能な救急科が存在するのであれば救急科が主治医となり入院も考慮する．損傷部位が複数各科の外来フォローアップのみで可能であれば，外来受診日をできるだけ重なるように考慮してスケジュールを組む努力をする．
- 結果的に単科で管理可能な場合には当該科管理に委ねる．
- 重症度が高い場合には擦過傷などがおざなりになる場合も散見されるが，患者本人とも相談しつつ必要であれば擦過傷の外来フォローアップも計画する．
- 診察の結果帰宅となる場合でも外傷は24時間は予断を許さない旨の説明は十分にしておく．遅発性の予期せぬ脾損傷や肝損傷の報告は散見され，また骨折の見逃しもある一定の頻度では生じ得る．
- 救急隊への教育面として，最終診断後にERへ搬送したことへの妥当性の是非を評価してフィードバックする．つまりER搬送で適切であったか，アンダートリアージで救命救急センターへの搬送が望ましかったかなど，同様のケースでは次回以降どのようにしてほしいかを伝える．
- 外傷では警察に提出する診断書を早急に要求される場合もあるが，多発外傷や高エネ

ギー外傷の場合には診断確定に時間を要する場合や損傷の見逃しも少なからず存在し得る．そのため当日の診断書作成は可能な限り避けることが望ましい．あくまでも警察側の書類作成などの都合による提出の要求なのである．

注意点・ピットフォール

- 外傷診療の基本を遵守して派手な部位に目を奪われることなくABCDEアプローチを徹底してsecondary surveyに繋げる．
- AIS，ISS，RTSなどのスコアリングは重症度の把握の観点から必須であり，普段からスコアリングをつける習慣をもつ．
- ISSは頭部外傷を認める場合には高値になりやすいこと，重度の四肢外傷では過小評価されやすいことを知っておく．

- 各部の損傷は相互に関連しながら重篤化するので臓器別・領域別に特化した診療科の分担的な治療では救命が困難である．ERではそこまでの重症患者は少ないものの初療医，救急医が統括して全身を評価することが必要になる．
- 特に複数科にコンサルトして各科の医師が次々に診察を始めると，状況によっては同じような問診などがくり返されて患者に余計なストレスが加わる場面もある．ER医やER看護師はいわゆる「空気を読みながら」各科の診療をサポートするように心がける．

文献

1) 日本救急医学会ホームページ（http://www.jaam.jp/index.htm）
2) 海塚安郎：多発外傷．「キーワードでわかる臨床栄養 改訂版」（大熊利忠，金谷節子/編），p253，羊土社，2011

2-02 頭部外傷

森川健太郎

Point

- □ 単なる頭皮の外傷か，頭蓋内損傷を伴う外傷かを判断する必要がある
- □ 受傷機転によっては脊椎・脊髄外傷を検索する必要がある
- □ 頭部外傷の受傷機転として，他の内因性疾患が背景に隠れていないか検索する

診察・検査

- 頭部外傷の重症度に応じた対応を行う．
- 会話が可能であれば，意識消失・健忘症状の有無を確認する．意識レベルとともに神経学的所見も評価する．頸髄損傷を伴っている可能性を常に念頭におく．
- 本人からだけではなく，目撃者からの受傷時の情報なども重要である．
- 頭皮に外傷がある場合には，創部を評価する．頭部だけに外傷があっても，局所所見にとらわれず全身観察を行い，見落としのないようにする．転倒の際にとっさに手をついたりした場合には，手関節骨折をきたすようなことがある．また，受傷の背景に，低血糖・不整脈・低血圧などの内因性疾患が隠れていないか評価する．
- GCS14点以下では積極的に画像評価を行う．自施設でCTなど頭蓋内評価が行えない場合には，入院させて経過をみるか，撮影できる施設へ転送する．頭部単純X線が撮影できるようであれば，積極的に撮影し，頭蓋骨骨折を見逃さないようにする．
- 頭部外傷の場合には必ず頭部単純X線では3方向を撮影すること．正面，側面に加えて，後頭部の打撲の頻度も高いことから後頭骨の骨折を読影しやすいtowne（厳密にはreverse towneであるが）を必ず撮影すること（図1a）．

初期対応

- 気道・呼吸・循環状態の安定化を図る．
- 傷の評価を行いつつ，意識レベル・瞳孔所見・神経学的脱落所見を確認し，頭部外傷の重症度を評価する．
- GCS8点以下の重症頭部外傷であれば，気道確保を行い，脳神経外科へコンサルトを行い，気道・呼吸・循環を安定化させた後に頭部CT撮影し頭蓋内を評価する（図1b，c）．
- 頭部CTの際には，脳の評価に併せて，骨や副鼻腔，乳突蜂巣の評価も行う．**前頭蓋底骨折でのパンダの眼徴候・髄液鼻漏，側頭骨骨折の際のバトルサイン・鼓室内出血・外耳道出血を見逃さない**よう詳細な観察を行う．
- 従命動作が入らない場合には，頸椎の評価も併せて行う．
- 頭皮からの外傷は，血管が豊富なこともあり，出血が多くなりがちである．出血が多い場合には，出血量の評価を行う．縫合に際して，出血のコントロールが付きにくければ，浅側頭動脈もしくは後頭動脈を圧迫するとコントロール可能な場合がある．処置翌日にはER外来受診を指示し，傷の評価を行う．
- 高齢者や，抗凝固・抗血小板療法を行っている患者，アルコール多飲の患者などは，後日慢性硬膜下血腫形成の可能性についても説明が必要である．できれば，書面で説明書きを本人・家族に渡しておくことが望ましい．

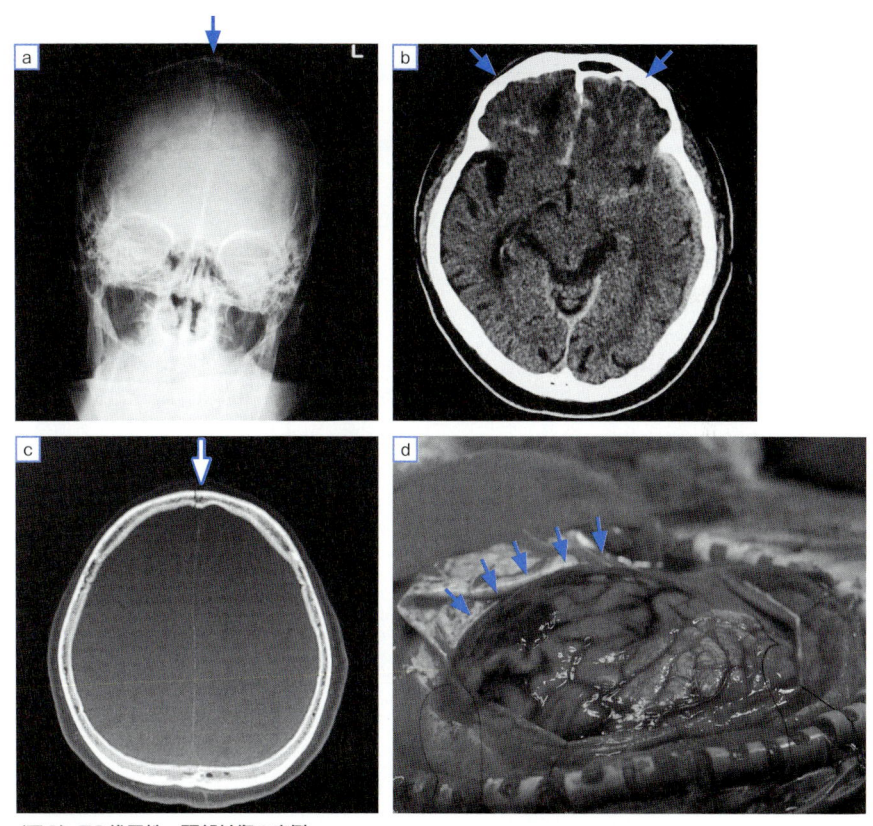

〔図1〕70代男性，頭部外傷の症例
a：頭部単純X線．円蓋部に骨折を認める（→）．
b：頭部CT（brain image）．両側外傷性くも膜下出血，左急性硬膜下血腫，両側前頭葉脳挫傷を認める．左から右への正中偏倚は5 mm認められるが，脳底槽はまだ保たれている．
c：頭部CT（bone image）．前頭骨骨折を認める（⇨）．
d：術中所見．左減圧開頭血腫除去術，急性硬膜下血腫除去後の所見．左側頭葉に血腫が残存し，脳表にはくも膜下出血がみられる（→）．
［dはColor Atlas 16, p.18参照］

注意点・ピットフォール

- 頭部外傷は，初診時に意識が保たれていたとしても，経過中に意識レベルが低下する可能性がある．ERから帰宅させる際には必ず「後で悪化する可能性があること，また，悪化した場合の対応について」説明をしておく必要がある．説明の際には，本人だけではなく付き添い人にも同時に説明を行うことが重要である．付き添う人がいない場合には，必ず書面を本人に渡しておき，カルテに手渡したことを記載する．

文献

1)「重症頭部外傷治療・管理のガイドライン（第3版）」（重症頭部外傷治療・管理のガイドライン作成委員会／編），医学書院，2013

第4章 整形外科的疾患・外傷　§2外傷・創傷・熱傷・ほか

2-03　顎顔面外傷

樫山鉄矢

Point

- ☐ 気道と頸髄の評価を忘れない
- ☐ 眼球と視神経の損傷および頭蓋底骨折を見逃さない
- ☐ 顔面神経と涙道の損傷に注意する
- ☐ 虐待の可能性も考える

Introduction

● 顔面外傷の原因は，交通事故，転倒，そして暴力が原因の多くを占める．顔面には，眼などの重要器官も密集している．ポイントをおさえて，一定の手順で診療することが重要である．

● 顔面外傷では，出血や腫脹による気道のリスクが高い．より早期に，積極的な気道確保を検討すべきである．挿管困難例も多い．緊急時には輪状甲状間穿刺ないし切開を躊躇してはならない（図1）．

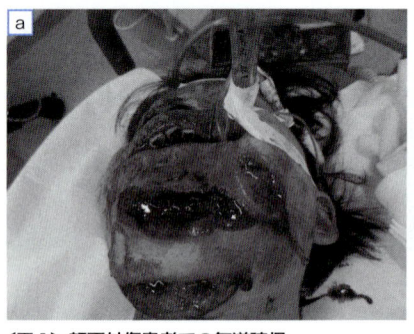

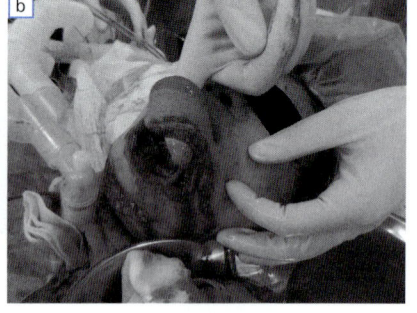

〔図1〕顔面外傷患者での気道確保
[Color Atlas 17, p.19参照]

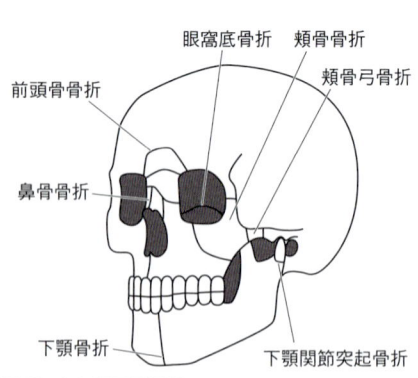

〔図2〕主な顔面骨骨折
(文献1より引用)

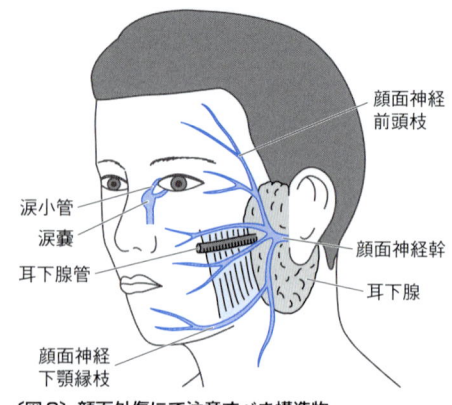

〔図3〕顔面外傷にて注意すべき構造物
(文献2をもとに作成)

- 主な顔面骨骨折（図2）と顔面外傷で注意すべき構造物（図3）を示した．

初期対応（表1，図2，3）

- 顔面外傷の鑑別診断を表1に示した．

1）診察の手順

❶ 気道の評価と確保，外出血の圧迫止血，頸椎保護と評価を行う．
❷ 視力と対光反射，眼球運動，複視の有無をチェックする．
❸ 眼窩，鼻骨，頬骨，顎を触診する．
❹ 「咬合障害がないか？」「歯牙の動揺がないか？」を診る（数本単位の動揺は，顎骨損傷を疑う）．
❺ 眉毛，眼瞼，口角を動かさせ，顔面神経をチェックする．

2）顔面全体

- 変形や腫脹，内出血の部位，耳漏，鼻漏等をチェックする．
- 創の位置と深さを記録する．写真に撮るかスケッチすること．特に頬部の深い損傷（耳下腺管や顔面神経損傷），眼の下の深い傷（顔面神経損傷），内眼角の深い傷（涙小管断裂）に注意が必要である（図3）．
- 知覚，運動をチェックする．目を強く閉じる（顔面神経頬骨枝），口を尖らせる（頬枝），口角を下に引く（顔面神経下顎縁枝，頸枝）が重要である．

3）眼

- まず視力を評価する．「見えているか？」「対光反射はどうか？」「変形や出血はないか？」．視力に問題が生じていたら，その場で眼科医コンサルトが望ましい．
- 周囲が腫れてしまうと眼の診察は難しい．できるだけ早めに診る．何とか開眼させて視力をチェックしなければならない．眼瞼専用の鉤もあるが，小さい筋鉤や曲げたゼムクリップでも代用できる（図4）．
- 検者の手指等を上下左右に動かし，眼球運動の左右差を見ながら，動きと複視をチェックする．眼窩底骨折では，上方視で複視をきたすことが多い．外眼筋が嵌頓していれば，その際強い痛みを訴える．

4）鼻

- 正面および上部から鼻の形をチェックする．愛護的に触診し，変形，動揺，摩擦音をチェックする．
- 「鼻中隔血腫はないか？」．中隔血腫は軟骨の破壊と鼻の変形をきたすので，早期に切開・ドレナージを行う．

5）口

- 「十分に（3 cm以上）開口できるか？」．
- 口腔内損傷，舌損傷，歯牙損傷をチェックする．歯牙が数本単位で動揺する場合は，顎骨折を疑う．
- 木製の舌圧子を咬んでもらい，咬合の異常と痛みの有無を検査する．咬合異常は，下顎骨折，上顎骨折，頬骨骨折で起こる．いずれも治療が必要で，数日以内に専門科に依頼する．
- 「舌を噛み切って死ぬ」ことはないわけではない．舌損傷によって舌が大きく腫脹し，気

〔表1〕顔面外傷の鑑別診断

緊急性の高い損傷	頻度が高く，治療が必要な損傷
●気道緊急	●顔面挫創
●視神経管損傷	●鼻骨骨折
●頭蓋底骨折	●下顎骨折
●眼球損傷	●眼窩底骨折
●眼窩底骨折（ヘルニアを伴うもの）	●顔面骨折
●涙小管断裂	●頬骨弓骨折
●顔面神経損傷	●歯牙損傷
●耳下腺管断裂	

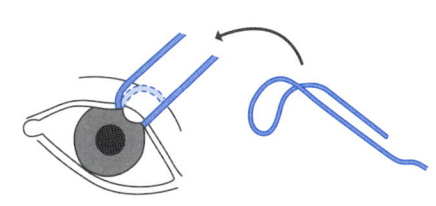

〔図4〕ゼムクリップを利用した開瞼法

道を閉塞することがある．重症の舌損傷では，早めに気管挿管を検討するべきである．

画像診断

- 古典的には，Waters撮影（顔面一般），Towne撮影（頬骨弓，顎関節）が有名だが，実際はCTがわかりやすい．骨傷が疑われ，撮影が可能なのであれば，積極的にCTを撮影することをおすすめしたい．さらに前額断，矢状断，3D画像が得られれば有利である．

各種の顔面外傷

1）眼窩底骨折

- 古典的なblow-out fractureは，眼球への直達外力によって，眼窩底が折れて，眼窩内容が上顎洞に落ち込む外傷である．
- 単純な骨折であれば緊急性は高くないが，**外眼筋が嵌頓している場合には，緊急手術の適応**である．特に上方視にて複視と眼痛を訴える場合には，嵌頓を考えなくてはならない．耳鼻科において経副鼻腔的に内視鏡手術が行われることが多い．できる限り早めに相談する．

2）頭蓋底骨折

- 髄液鼻漏，耳漏，耳介後部の皮下出血（Battle's sign：図5 a）などの徴候が知られている．眼窩の内出血（racoon's eyes：図5 b）も有名だが，眼周囲の外傷でしばしば起こり，特異度はきわめて低い．
- 必ずしも緊急処置は必要ないが，経過観察入院が必要である．
- 感染予防のための抗菌薬投与に効果は認められていない．

3）鼻骨骨折

- 形と動揺で疑い，必要ならCTで確認する．転位が大きい場合や鼻道の狭窄があれば，整復の適応となる．通常は腫脹が引くのを待ち，1〜2週間以内に局所麻酔下で整復する．

4）下顎骨折

- 鼻骨骨折に次いで頻度が多い．特に関節突起骨折は，単純X線での診断が難しく，CTが

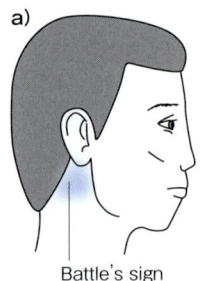

〔図5〕頭蓋底骨折の徴候

ゴールドスタンダードとなっている．
- 咬合障害を残すので，放置してはいけない．数日以内に口腔外科に診療を依頼する．

5）顔面神経損傷

- 顔面神経は，耳下腺を貫通し，眉外側・眼・口唇などに向かって放射線状に皮膚の深層を走行する（図3）．耳下腺付近や走行線上の深い創では，顔面神経損傷を考えなくてはならない．
- 臨床診断は，表情筋の運動によって行う．眼窩外縁よりも耳側の損傷では可及的早期に修復が必要である．

6）涙小管断裂

- 内眼角の深い創で合併することがある（図3）．涙小管が損傷されると，涙液の流れが障害され，流涙，結膜炎などをきたす．早期に顕微鏡下に管の再建を行う必要があるので，疑われたら専門科に相談するべきである．

7）耳下腺損傷，耳下腺管断裂

- 唾液漏をきたすことがある．できる限り専門家に相談する．

8）耳介損傷

- 全層に切れている場合には，軟骨を合わせて表裏から縫合する．耳介の軟骨膜下に血腫を作り，軟骨の感染や膿瘍形成，虚血壊死を引き起こして，耳介の変形をきたすことがある．血塊を除去し，ガーゼをつめるなどして圧迫し，再凝血を予防する．

9）顔面創傷

- 顔面の創は出血しやすいので，局所麻酔はアドレナリン（E）入りが有利である．

- 創面，創内に土砂などが残ると，あとに着色が残ってしまう（外傷性刺青：traumatic tattoo）．柔らかいブラシなどで十分に洗い流すべきである．
- デブリドマンは，必要最小限とする．
- 縫合は，細め（5-0，6-0）の針付きナイロン糸を用いる．真皮縫合が必要であれば，糸が見えないように，やや深めにかける．真皮には透明の糸がよい．表面は小さめ（1～3 mm）のバイトで合わせる．絞めすぎてはいけない．
- 眼瞼，眉毛部分，口唇，および髪の生え際などは，わずかにずれるだけで，美容上の問題となる．ランドマークを合わせて縫合することが重要である．

Disposition

- 緊急性のある顔面外傷は，当日専門医へコンサルトする．
- 美容的な問題が考えられる場合も，なるべく早めに専門医に依頼する．

注意点・ピットフォール

- 眼球や視神経の損傷を見逃さない．
- 嵌頓した眼窩底骨折を見逃さない．
- 下顎骨関節突起骨折を見逃さない．
- 外傷性刺青を作らないよう十分洗浄する．

文献

1) 「当直医パニックマニュアル」（福岡大学医学部同窓会／編），海馬書房，2010
2) 牧野惟男：形成外科からみた顔面外傷の初期治療．外科診療，24：879-886，1982
3) Ryanne J Mayersak, et al：Facial trauma in adults. UpToDate, 2014
4) Textbook of Pediatric Emergency Medicine (Fleisher G & Ludwig S), Lippincott Williams & Wilkins, 2010

第4章 整形外科的疾患・外傷　■§2 外傷・創傷・熱傷・ほか

2-04　胸部外傷

清水敬樹

Point

- □ 「ERに搬送される軽傷外傷疑い」，とのふれこみでも重症外傷の場合は多々あるのでJATECに準じたABCDEアプローチを遵守する
- □ ショックに陥った場合には人手を集め初期輸液を施行しながらショックの鑑別の検索を行う
- □ 呼吸に関係する臓器でもあり気道確保のタイミングを逸しない

診察・検査

- 救急隊が「胸部外傷である」との申し送りをしてきてもそれを鵜呑みにはせずにABCDEアプローチで評価する．
- JATECでの第一印象は重要視する．
- ショックの鑑別での閉塞性ショック，具体的には心タンポナーデや緊張性気胸は適切な対応ですみやかに解除可能であり，見逃しや対応の遅れがあってはならない．
- ポータブルの胸部X線や骨盤X線はすみやかに撮影する．
- FASTもすみやかに施行，評価して必ず結果をプリントアウトする．
- 近年は気胸へのエコーも普及しており習得しておく．
- 多発肋骨骨折を認める場合には可能な限り3D-CTを撮影して再構築すると患者や家族にも伝わりやすい．
- 外傷性胸部大動脈損傷ではthin sliceでのCT撮影や3D-CTが重要になる．

初期対応

- primary survey（PS）を確実に行い，secondary survey（SS）に移行する前には必ず責任医に対してPSをクリアした旨を伝える．ER診療では医師が1名しかいない場合が多く，看護師にもPS，SSの概念を認識させる教育を日頃から行っておく．
- 救命対応患者における外傷診療とは異なりERの患者では画像診断などの際も優先度などの問題で待ち時間が生じることも多々ある．意識がクリアな患者が大部分であることからその時間に詳細な問診をとるなど時間を有効に活用する．
- 画像診断を素早く読影して，重症度や緊急度の高さの評価を行う．
- 外傷性胸部大動脈損傷や，外傷性肺囊胞など重症であれば自施設のICUへの入室やそれがない場合には高次施設への転院搬送を急ぐ．
- 胸腔ドレナージでも合併症は生じ得るので施行前に患者本人と家族には十分なICを施行する．
- 胸腔ドレナージでの不十分な局所麻酔で患者に苦痛を与えている場面が散見されるが鎮痛は十分に行う．
- PSで見逃してはいけない致死的胸部外傷として「タフな開緊血を見るぞ」または「TAF3X」という表1のものがあげられる．
- SSで見逃してはいけない致死的胸部外傷として「PATBEDXX」という表2のものがあげられる．
- 図1に症例をあげる（路上に寝ていて乗用車にひかれた患者）．

Disposition

- 施設によって対応方法は異なるが胸部外傷の診断が確定した場合には，外傷診療に熟練した救急医または呼吸器外科医などへのコンサルトになる．近年は多発肋骨骨折による血胸へのTAEも日常的にも普及しており，場合によっては放射線科のアンギオグラファーへの

〔表1〕TAF開緊血

T	T	cardiac Tamponade	心タンポナーデ
A	A	Airway obstruction	気道閉塞
F	F	Flail chest	フレイルチェスト
開	X	open pneumothoraX	開放性気胸
緊	X	tension pneumothoraX	緊張性気胸
血	X	massive hemothoraX	大量血胸

〔表2〕PATBEDXX

P	Pulmonary contusion	肺挫傷
A	Aortic rupture（injury）	大動脈損傷
T	Tracheobronchial tree injuries	気管・気管支損傷
B	Blunt cardiac injury	鈍的心損傷
E	Esophageal injury	食道損傷
D	Diaphragmatic injury	横隔膜損傷
X	pneumothoraX	気胸
X	hemothoraX	血胸

〔図1〕胸部外傷
胸部にタイヤ痕を認め，多発肋骨骨折，肺挫傷，血気胸の診断となった．
[Color Atlas 19, p.19参照]

コンサルトが必要になる．軽度の肋骨骨折や胸部打撲のみでは安静後に帰宅となる．
- 小児では心臓振盪という概念も普及している．心室細動を呈したり，不整脈が生じる場合もあり小児の胸部打撲で現場で意識消失を認めたり，心電図変化を認める場合には循環器科へのコンサルトも必要になる．
- 帰宅させる場合には，鎮痛薬を適切に処方して，疼痛と付き合いながら過ごす必要性と，その一方で疼痛が持続するのであれば医療機関の再度の受診の可能性などもICして帰宅させる．

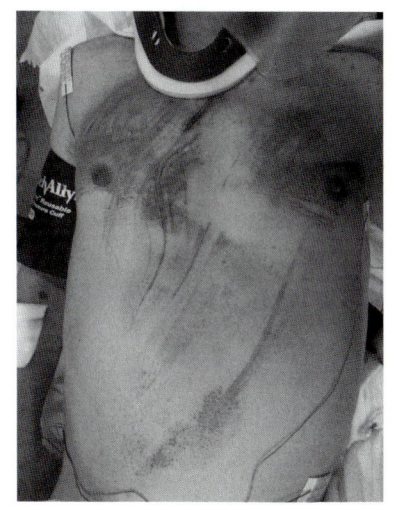

注意点・ピットフォール

- 受診時は胸部X線で問題なくても翌日に血気胸を認めることはあり得る．
- 肋軟骨骨折はX線では同定困難であり受傷機転と症状で肋軟骨骨折の診断としてICして構わない．
- 外傷における一般論でもあるが抗凝固薬服用中の患者では予期せぬ出血を認めることもあるのでより慎重な対応が必要である．

文献

1) Ghane MR, et al：J Emerg Trauma Shock, 8：5-10, 2015

2-05 腹部外傷

清水敬樹

Point

- [ ] JATECを遵守したABCDEアプローチを行う
- [ ] 画像診断や採血結果に加えて腹部所見を重要視する
- [ ] 診断が確定するまでは初期輸液を十分に行う
- [ ] FASTは時間をおいてくり返し施行する

診断と検査

- FASTは必ず施行する．
- 呼吸・循環が安定している場合にはアルゴリズムを遵守する（図1，表1，2）．
- 血液ガス所見も重要で代謝性アシドーシスや乳酸値の変化をチェックする．
- 本人の訴え，触診，視診，聴診所見を重要視する．
- **視診**：体表の擦過傷，挫創，打撲痕，腹部膨隆，シートベルト痕の有無．
- **触診**：自発痛，圧痛の有無・部位，腹膜刺激症状（筋性防御，Blumberg徴候）の有無，部位．
- **聴診**：腹部蠕動音の減弱・亢進のチェック．

初期対応

- **FAST陽性**の場合には人手集めなどのスイッチを入れてprimary surveyやsecondary surveyを急ぐ手配をする．また自施設の救命救急センターがある場合には入室依頼や救命救急センターがない場合には自施設の外科医と相談し，自施設で対応困難であれば高次施設への転院搬送の準備も開始する．
- 体表上の打撲痕，擦過傷などの観察も確実に行う．
- 腹部所見を適切にとり，消化管穿孔にも注意をはらう．

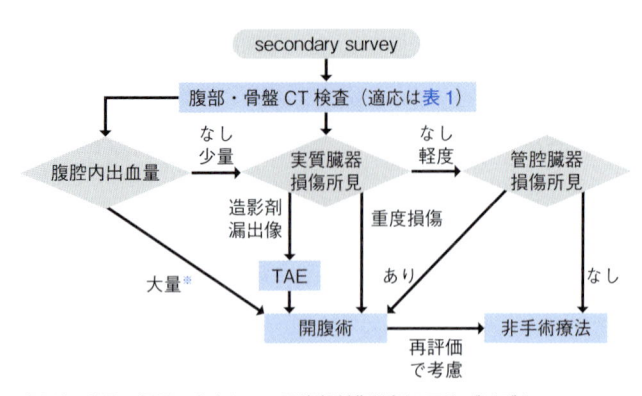

〔図1〕呼吸・循環の安定している腹部外傷評価のアルゴリズム
※大量とは，横隔膜下の左右とDouglas窩のいずれか2カ所以上に貯留．
（文献1より引用）

〔表1〕腹部外傷に対するCT検査の適応

（前提条件：呼吸・循環が安定していること）
1. FAST陽性（腹腔内液体貯留）
2. FAST所見が曖昧
3. 腹膜刺激症状など腹部所見の異常
4. 腹部所見が信頼できない状況（表2）
5. 腹部外傷を示唆する受傷機転
6. 腹部単純X線写真の異常所見
7. 接近する部位の外傷

（文献1より引用）

〔表2〕腹部所見が信頼できない状況

1. 意識障害（頭部外傷などによる）や脊髄損傷の合併
2. アルコール，薬物（睡眠薬・鎮痛薬など）の服用
3. 他部位の損傷による疼痛の存在
4. 高齢者，乳幼児，精神疾患など
5. 気管挿管後

（文献1より引用）

Disposition

- ERでは多発外傷よりも腹部単独外傷の場合が多く損傷臓器も基本的には単独損傷が多い．腹部外科医および放射線科のアンギオグラファーとの併診で対応可能と思われる．
- 開腹手術の適応・目的としては，①腹腔内出血の止血，②腹部損傷臓器の修復，③汎発性腹膜炎への洗浄・ドレナージ，④試験開腹などがあげられる．

注意点・ピットホール

- 軽微な受傷機転でも十二指腸損傷などが生じることは稀ではなく注意する．
- 初療時に消化管穿孔を認めなくても小腸損傷は時間経過とともに顕在化する場合があるのでその旨のICは重要である．
- 軽微な受傷機転でも脾損傷を認めることなどもあり，画像検査でのベッド移動を契機に増悪することもある．
- 腹部刺創の場合には，成傷器は手術開始まで抜去しないことが大原則である（図2）．

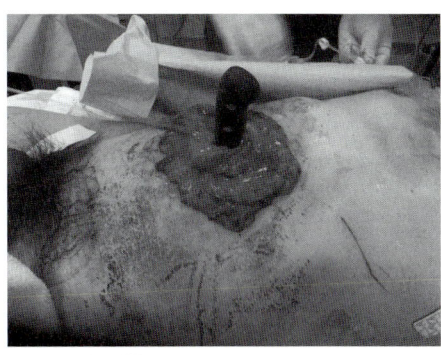

〔図2〕腹部刺創

- 脾損傷，肝損傷や腸管膜血腫などでも腹痛を認める．その際に腹部所見を正確にとらなければ併発した消化管穿孔を見逃すことになるので注意する．

文献

1) 「改訂第4版 外傷初期診療ガイドラインJATEC」（日本外傷学会，日本救急医学会/監，日本外傷学会外傷初期診療ガイドライン改訂第4版編集委員会/編），へるす出版，2012

2-06 脊椎・脊髄外傷

第4章 整形外科的疾患・外傷 §2外傷・創傷・熱傷・ほか

伊賀　徹, 大西惟貴

Point

☐ 骨折や脱臼の有無と, 神経学的所見を評価する

- 骨粗鬆症性圧迫骨折は, 本章§1-03「頸椎・胸椎・腰椎」を参照.

頸椎外傷

1) 受傷機転
- 頭部を激しく動かされることにより受傷する. 頭部顔面外傷に合併しやすい.

2) 診察・検査
- 骨折や脱臼は頸部痛を伴うことが多いが, 疼痛が軽くwalk-inで来院されることもある.
- 棘突起の圧痛は, 棘突起骨折や靭帯損傷を示唆する. これらは, 不安定性を伴う骨折や脱臼の一部としてみられることがある.
- 頸髄損傷には, 骨折や脱臼に伴うものと, 既存の脊柱管狭窄症に外力が加わって生じるものがある.
- 四肢の完全麻痺に至るものから, 不全麻痺のもの, 痛みやしびれなどの知覚障害のみのものがある.
- 脊髄浮腫により, 麻痺レベルが経時的に上行(悪化)することがある.
- C4髄節に至る完全麻痺例では呼吸が停止する. 肘屈曲(C5)ができない場合は要注意である.
- 血圧低下や高度徐脈を伴うことがある.

3) 画像診断
- 鑑別疾患を念頭に置いて読影する. 代表的な損傷を示す.
  ・C1：破裂骨折 (Jefferson骨折)(図1)
  ・C2：歯突起骨折, hangman骨折(図2)
  ・C3以下：椎体骨折(図3), 脱臼(図4, 5), 関節突起骨折, 棘突起骨折(図6)
  ・脊柱管狭窄を伴う非外傷性疾患〔変形性頸椎症, 後縦靭帯骨化症(図7)〕
- 咽頭後隙(retropharyngeal space)の拡大は, 骨折や脱臼の存在を示唆する. ただし, 拡大がないからといって否定することはできない.
- 単純X線開口位を撮影する場合, カラーを緩めないと頭部が後屈してしまうことがある.
- 下位頸椎はX線側面像では評価できないことがある. 検者が両上肢を牽引したり, swimmer's viewの撮影によって評価できることがあるが, 状況に応じてCTを撮影する.

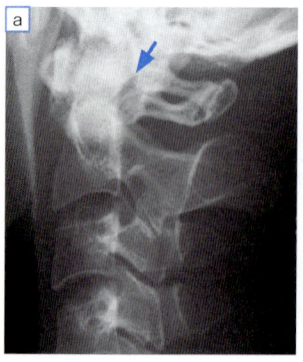

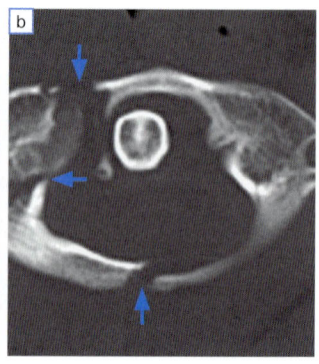

〔図1〕環椎(C1) 破裂骨折 (Jefferson骨折)
墜落, 頭部外傷, 骨折部(➡).
a：単純X線側面像, b：CT軸状断像

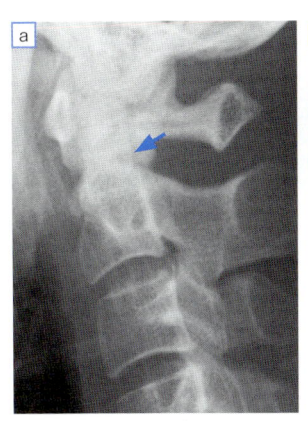

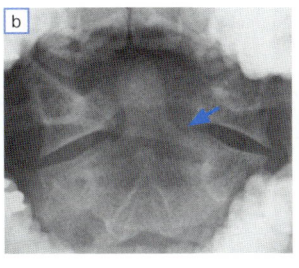

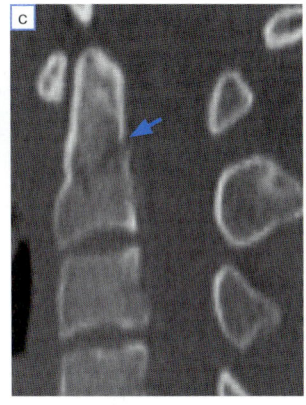

〔図2〕軸椎（C2）歯突起骨折
交通事故．骨折部（→）．a：単純X線側面像，b：単純X線開口位，c：CT矢状断像

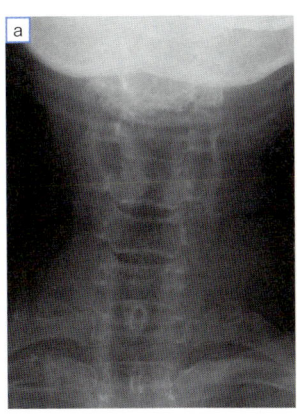

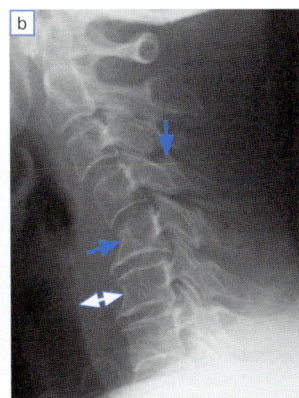

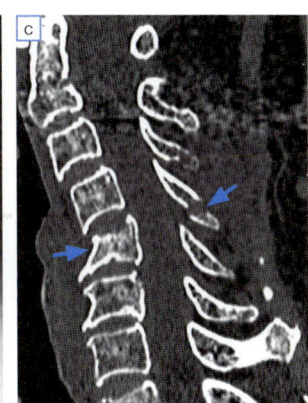

〔図3〕C5椎体骨折，C3/4棘突起骨折
交通事故．咽頭後隙（retropharyngeal space）が拡大している（◇）．a：単純X線正面像，b：単純X線側面像，c：CT矢状断像

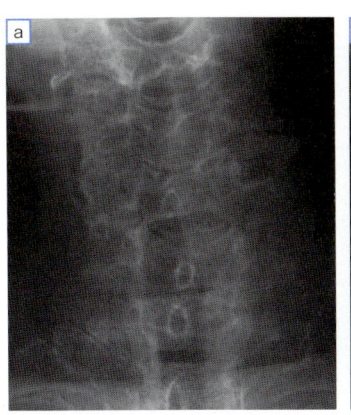

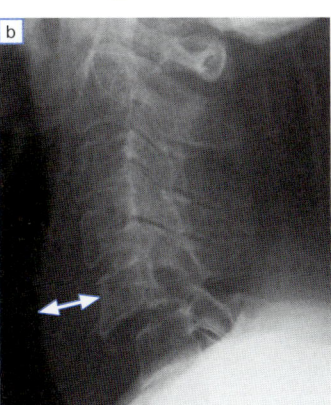

〔図4〕C5/6脱臼
交通事故．咽頭後隙（retropharyngeal space）が拡大している（◇）．
a：単純X線正面像，
b：単純X線側面像

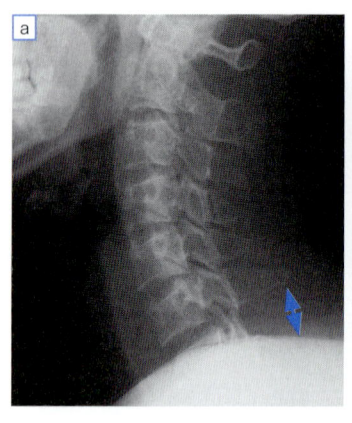

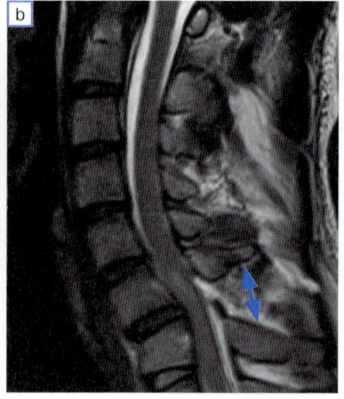

〔図5〕C6/7亜脱臼
棘突起間の距離が開大している（⇔）．
a：単純X線側面像，b：MRI T2強調画像

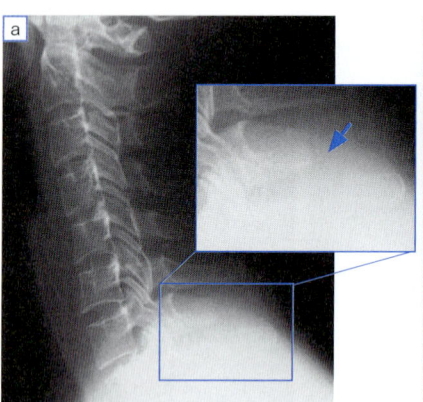

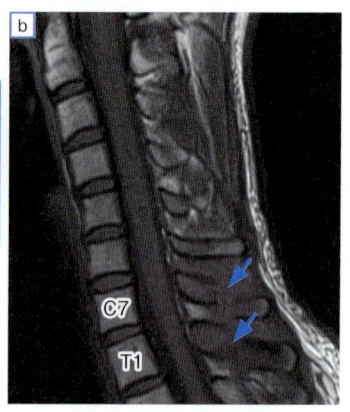

〔図6〕C7，T1棘突起骨折
単純X線ではC7まで観察可能である．骨折部（→）．
a：単純X線側面像，b：MRI T1強調画像

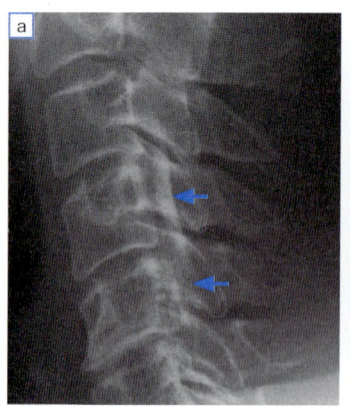

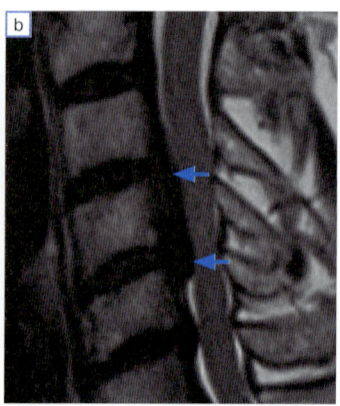

〔図7〕頸椎後縦靱帯骨化症
a：単純X線側面像．骨化した後縦靱帯を認める（→）．
b：MRI T2強調画像．骨化巣（黒色）によって脊髄（灰色）が著明に圧迫されている（→）．軽微な外傷によって頸髄損傷となりうる．

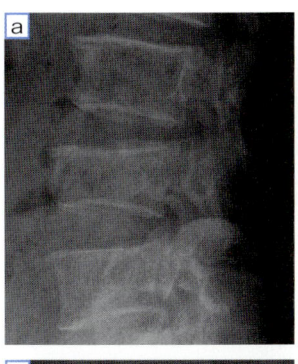

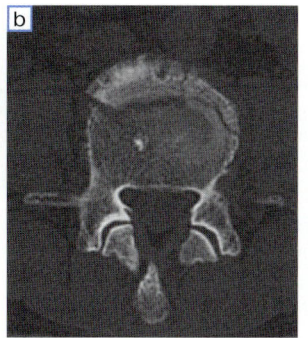

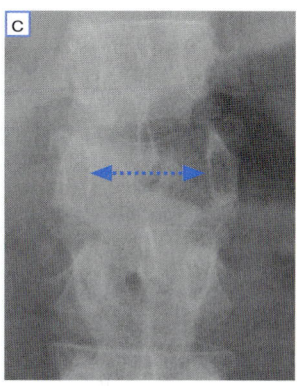

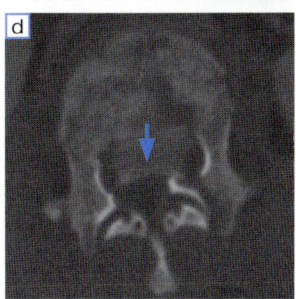

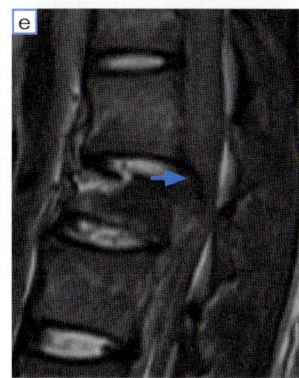

〔図8〕腰椎圧迫骨折と破裂骨折
a, b：圧迫骨折. 脊柱管は保たれている.
c〜e：破裂骨折. 単純X線正面像（c）にて，椎体の圧潰および椎弓根間距離の開大を認める（⇠⇢）. CT（d），MRI（e）では骨片の脊柱管内突出を認める（→）.

4）初期対応
- 高エネルギー外傷では，評価が終了するまでは頸椎を動かさない．
- 評価の終了とは，①神経学的な異常を認めない，②画像診断で外傷性変化を認めない，③意識清明な患者が疼痛なく自力で頸部を動かせる（左右とも真横を向ける）ことを指す．
- カラーで固定する場合は適切なサイズのものを使用する．過伸展（頭部の後屈）による損傷例に大きすぎるカラーを装着すると，状態の悪化を招く．
- 外傷性頸部症候群では，神経学的所見や画像診断において異常を認めないが，頸部痛，頭痛，嘔気，めまいなどを訴える．疼痛に応じてカラーを処方するが，着用期間は2週間以内が望ましい．不安を与えないような配慮も必要である．

5）Disposition
- 骨折，脱臼，頸髄損傷が疑われる場合は，ただちに専門医にコンサルトする．

胸・腰椎外傷

1）受傷機転
- 体幹への軸圧や，急激な屈曲・ねじれによって生じる．腰部を直接ぶつけた場合は，棘突起や横突起の骨折が生じうる．

2）診察・検査
- 高エネルギー外傷では，常に胸・腰椎外傷の存在を疑う．
- 疼痛は高度であることが多いが，軽度の症例も存在する．
- 下肢筋力は，まずは足関節の背屈（L4）・底屈（S1）を評価するのが簡便である．

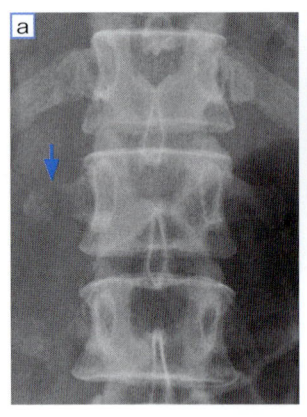

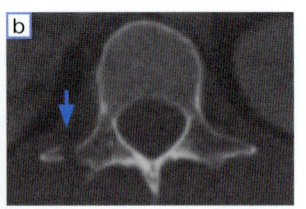

〔図9〕腰椎横突起骨折
骨折部（➡）．
a：単純X線正面像，b：CT

- 骨折や脱臼を伴わない胸腰髄損傷は稀である．

3）画像診断
- 椎体の骨折を認めた場合，脊柱管への骨片の突出がある（破裂骨折）か，ない（圧迫骨折）かを鑑別する．前者は不安定性が強いうえ，脊髄・馬尾損傷のリスクがある．
- 単純X線正面像で椎弓根間距離の開大を認めれば破裂骨折である．脊柱管はCTやMRIで詳細を評価する（図8）．
- 横突起骨折をL5に認める場合，不安定型骨盤骨折の存在を疑う（図9）．

4）初期対応
- 体幹を曲げたり捻ったりしない．
- 骨折，脱臼，胸・腰髄損傷が疑われる場合は，ただちに専門医にコンサルトする．

5）注意点・ピットフォール
- 疑わなければ診断はできない．脊柱不安定性があるのに痛みをあまり訴えない事例など，見逃さないように努める．

文献
1) Kirshblum SC, et al：J Spinal Cord Med, 34：535-546, 2011

2-07 骨盤骨折

伊賀 徹

Point
- 致死的出血を伴いうる
- 高齢者の転倒による転位の少ない骨折では，大腿骨近位部骨折との鑑別が必要である

疾患名

- 骨盤輪の構造が破綻した**骨盤輪骨折**と，股関節臼蓋の損傷を伴う**寛骨臼骨折**に分けられる．
- JATECでは骨盤の読影手順を図1のように教えている．

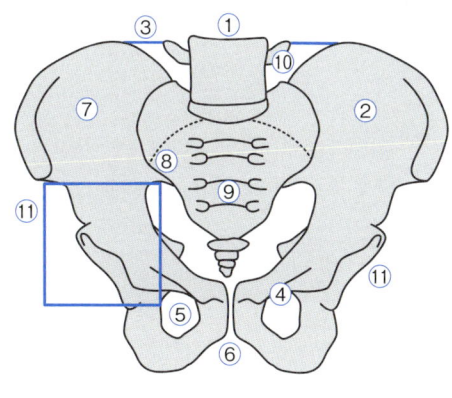

受傷機転

- 交通事故，墜落などの高エネルギーによるものと，高齢者の転倒など低エネルギーによるものとがある．
- 骨盤輪骨折は，受傷外力の方向により，側方圧迫型（図2），前後圧迫型（図3），垂直剪

〔図1〕骨盤正面X線写真の読影
1. 骨盤全体像
   1) 腰椎の正中性：第5腰椎の棘突起と椎弓根の左右対称性（①）
   2) 寛骨の左右対称性：腸骨稜の高さ（頭側転位），腸骨翼の大きさ（回旋転位）（②，③）
2. 骨盤前方成分
   1) 恥骨，坐骨骨折の有無（④）
   2) 閉鎖孔の左右差：恥骨，坐骨骨折や寛骨回旋転位の関節所見（⑤）
   3) 恥骨結合の幅：＞2.5 cmの離開は後方靱帯損傷を示唆（⑥）
3. 骨盤後方成分
   1) 腸骨骨折の有無（⑦）
   2) 仙腸関節の幅，高さ：明らかな左右差，≧4 mm開大は異常（⑧）
   3) 仙骨骨折の有無：左右仙骨孔の比較（⑨）
   4) 第5腰椎横突起骨折の有無：腸腰靱帯断裂と同じ意味をもち，完全不安定型を示唆する（⑩）
4. 寛骨臼
   ・股関節周辺の骨折の有無（⑪）

（文献1より引用）

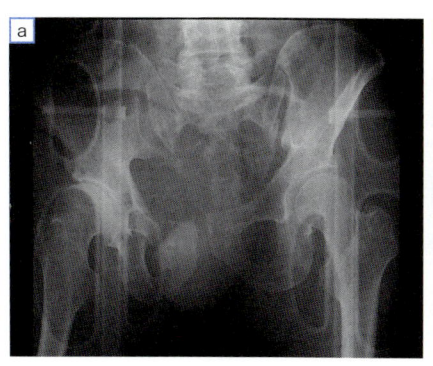

〔図2〕骨盤輪骨折（側方圧迫型）
交通事故．骨折部（→）．
a：単純X線正面像，b：CT

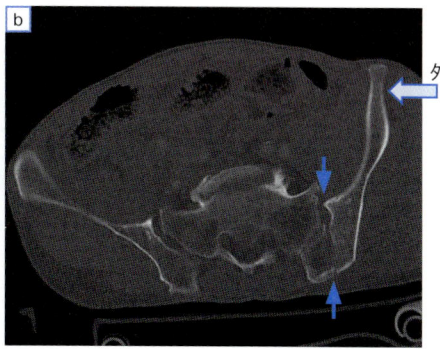

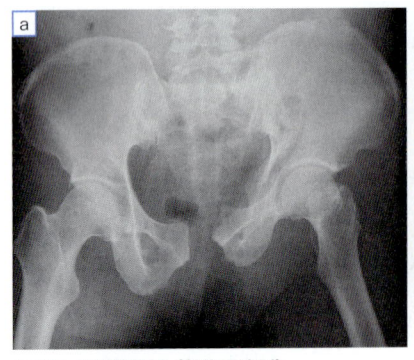

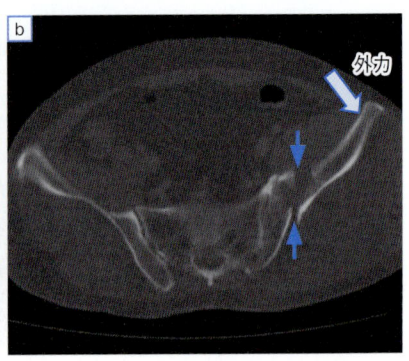

〔図3〕骨盤輪骨折（前後圧迫型）
墜落．止血に骨盤ベルトやシーツラッピングが有用である．骨折部（→）．
a：単純X線正面像，b：CT

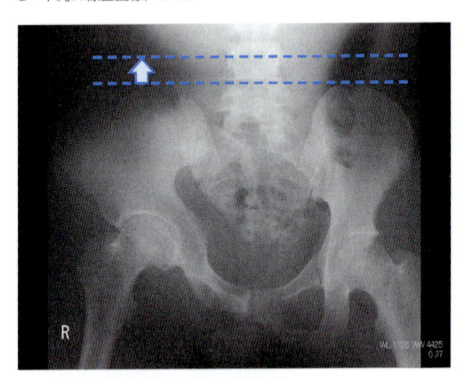

〔図4〕骨盤輪骨折（垂直剪断型）
墜落．最も不安定性が強い．

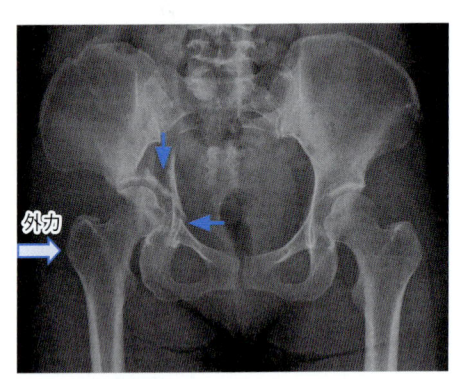

〔図5〕寛骨臼骨折
墜落．股関節臼蓋が破壊されている（→）．

断型（図4）に分けられる．
● 寛骨臼骨折（図5）は，大腿骨頭による寛骨臼の破壊である．

診察

1）高エネルギー外傷
● 常に骨盤骨折の存在を念頭に置く．**骨盤部痛を訴える場合や，周囲に打撲痕・挫創を認める場合は，特に注意する．**
● 骨折に転位があると，下肢は異常肢位（外旋位ないし内旋位）をとることがある．
● 直ちにX線を撮影する．
● **恥坐骨部に転位を伴う骨折があり，かつ会陰部から出血している場合は，重篤な開放性骨**盤骨折の恐れがある．

2）低エネルギー外傷
● 恥骨，坐骨の圧痛の有無を正確に確認する．大腿骨頭や大転子により強い圧痛を認めたり，股関節運動痛を認める場合は，大腿骨近位部（頸部，転子部）骨折も疑う．

画像診断

● 単純X線正面像のみでは骨折を診断できないことがある．必要に応じて，inlet/outlet view，斜位像，CTを撮影する．
● CTは造影し，造影剤の血管外漏出や血腫の大きさも評価する．
● 高齢者の転倒では，必要に応じて股関節2方

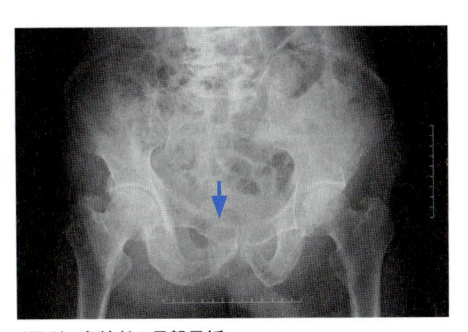

〔図6〕高齢者の骨盤骨折
転倒し歩行不能となった。恥骨骨折（→）を認める。
単純X線正面像。

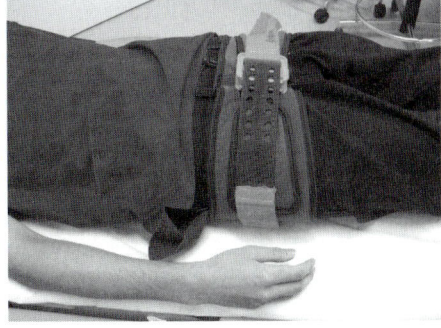

〔図7〕骨盤ベルト（pelvic binder）
大転子部に装着し，十分に締め付ける．

向（正面，軸位）を撮影する（図6）．

初期対応

- 出血性ショックに対応する．
- 骨盤ベルト（図7）やシーツラッピングは，主に前後圧迫型の骨折に効果がある．
- 止血のために動脈塞栓術（TAE）や手術（創外固定，後腹膜パッキング）を行うことがある．

Disposition

- 骨盤骨折を疑ったらただちに専門医にコンサルトする．

ピットフォール

- 出血を助長するので骨盤動揺性の徒手検査は推奨しない．

文献

1) 「外傷初期診療ガイドラインJATEC改訂第4版」（日本外傷学会，日本救急医学会／監，日本外傷学会外傷初期診療ガイドライン改訂第4版編集委員会／編），p 111，へるす出版，2012
2) Cullinane DC, et al：J Trauma, 71：1850-1868, 2011

2-08 創傷処理

Point

- □ 神経，血管，腱など構造物の損傷についての評価を疎かにしない
- □ 異物は絶対に見逃さない
- □ 専門家に依頼すべき創傷についての理解が重要である
- □ 感染対策（破傷風の予防）も忘れずに行う

診察・検査

- 受傷機転を正確に把握する．5W1Hに基づいて評価すればもれが少ない．
  - When（いつ）：正確な受傷時間の把握は非常に大切である．6～8時間以上後では感染リスクが増大するため，汚染創では一期的縫合を控えたほうがいいこともある．
  - Where（どこで）：屋外の受傷では感染や破傷風のリスクがより高まる．
  - Who（誰が）：糖尿病の有無など患者自身の情報のほか，虐待やDVなど事件性があるものも多く確認が必要である．
  - What（何を）：成傷器により傷の深さや汚染度，異物の有無など注意点が異なるため，はっきりさせておく．
  - Why（なぜ）/ How（どのように）：失神での転倒など，背景に重篤な疾患が隠れていることもある．
- 鈍的外傷はもちろん，鋭的外傷であっても骨折は起こり得る．X線はほぼ必須と考える．
- 運動と神経の評価は麻酔をかける前に行う．

- 創傷の分類を表1に示す．

初期対応

- 受傷部位，創の長さ，深さの確認と記録を行う．可能であれば写真に残しておく．
- 異物が残存すると感染リスクが非常に高くなる．肉眼での確認はもちろん，画像で積極的に検索する ➡ ガラスはX線に写るが，木片は写らない．迷ったらCT撮影を！
- 出血が多い場合，清潔なガーゼで圧迫止血が基本．損傷血管が確認できれば，バイポーラでの凝固止血や糸での縫合止血も有効である．

◇創傷処置
- **一期的縫合を控えるべき創**：感染創，受傷後6時間以上経過した創部，咬傷（人，動物），異物埋入創など．
- **専門家に依頼すべき創**：血管，神経，腱損傷を合併した創，関節包に達する創，耳下腺損傷，涙小管損傷，若年女性の顔面など美容上の問題が大きい場合，手のno man's landなど．
- 破傷風の予防は第2章§7-03「破傷風」を参照．

〔表1〕創傷の分類

	創傷の種類	特　徴
切創	鋭利なもので切れたいわゆる"切り傷"	周囲軟部組織損傷の程度は軽いことが多い
挫創	鈍器による損傷で皮下組織の挫滅を伴う	創部と比較し周囲軟部組織損傷の程度が重篤なことも多く詳細な評価が必要
擦過創	アスファルトなどで擦り付け表皮が剥離した創部	皮膚損傷は浅く縫合は必要ないことが多い
裂創	皮膚が過度に伸展されて生じる皮膚の破綻	深部まで創が到達していることもあり，深さは要確認
刺創	鋭的な成傷器による損傷	傷口が小さくても創部が深い
咬創	人や動物に咬まれたことによる創	感染のリスク高く，一期的縫合は控える

〔表2〕創傷被覆材

ポリウレタンフォーム (商品名：ハイドロサイト)	3層構造のスポンジ様素材．外層は疎水性，内層は創傷に固着しないフィルム，中間層は給水能力に富み，浸出液が多い創傷でも使用できる
ハイドロコロイド (商品名：デュオアクティブ®)	浸出液を吸収しゲル化し，治療に最適な湿潤環境を維持するが，浸出液が多すぎると吸収できない．薄いものは半透明であり目立ちにくい
アルギン酸塩 (商品名：ソーブサン)	強力な止血作用があり出血が予想される受傷直後には有効

1）創縫合の実際

❶ 局所麻酔薬を用いて創部に麻酔をかけた後，十分に内部まで洗浄する．洗浄は水道水でも生理食塩水でもよいが，流水で大量に洗うことが必要である．
❷ 内部はガーゼや綿球，綿棒などでしっかりと細かい異物を除去する．
❸ 除去できない汚染組織や挫滅組織は鋭的にデブリドマンを行う
❹ 感染予防にモノフィラメントを用いる．皮膚は3-0や4-0ナイロン糸，顔面は5-0や6-0ナイロン糸，頭皮は3-0ナイロン糸を用いる．

2）縫合の実際

● **単結節縫合**：標準的な縫合法．内反しやすいので縫合後に必ずチェックする．

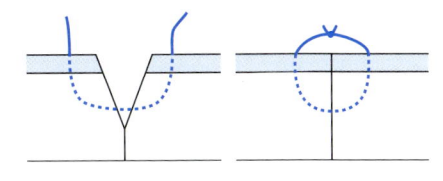

● **皮下縫合（真皮縫合）**：層が深い場合に有効である．上層の表皮は単結節縫合やステリストリップ™を用いて寄せる．

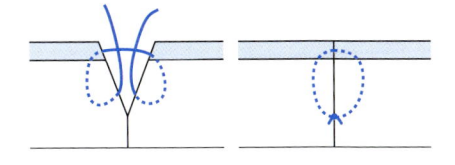

● **垂直マットレス縫合**：緊張がかかる創や深い創に有効である．

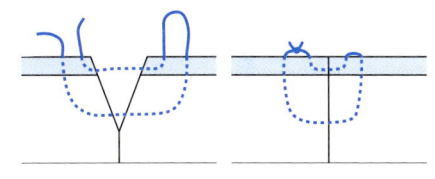

● 縫合後は創傷被覆材（表2）を用いてドレッシングする．
● 汚染創で縫合する場合，ペンローズドレーンの挿入を考慮する．
● 抜糸は1〜2週間後に行う．顔面は4〜5日とやや早期に行う．

注意点・ピットフォール

● 創の感染を起こすこともあり，帰宅させる場合でも必ず1〜2日以内に病院受診とする．
● 皮膚の剥離創の皮膚は創の保湿のためになるべく戻しておく．むやみにはがしたりしてはいけない．

文献

1)「創傷・熱傷ガイドライン」（日本皮膚科学会 創傷・熱傷ガイドライン策定委員会／編），金原出版，2012
2)「ERの創傷：エビデンスと経験に基づくプラクティス」（北原 浩／編），シービーアール，2012

2-09 熱傷

森川健太郎

Point

- [ ] 熱傷面積，深達度，皮膚以外の熱傷合併の有無，合併外傷の有無により重症度評価を行い，治療方針を決定する
- [ ] 自施設で対応が困難であれば，熱傷センターへの転送を考慮する
- [ ] 一酸化炭素中毒，気道熱傷，化学性肺炎などの併発に注意する

診察・検査

- 臨床で多く遭遇するのは皮膚の熱傷であるが，火災などでは加熱された空気を吸うことにより気道粘膜が傷害される気道熱傷を合併することもある．気道粘膜はこの熱による傷害のほかに，火災に伴って発生する有毒ガスによって傷害される化学熱傷も生じ得る．肺まで到達すれば，化学性肺炎となる．爆発を伴った受傷機転の場合には，鼓膜損傷を生じて難聴を呈していることがある．

1) 重傷度評価

- 熱傷の重症度評価は，体表面に生じている熱傷面の部位・深さ・面積，気道熱傷の有無，合併外傷の有無で決定される（表1，図1）．

2) 気道熱傷

- 気道熱傷の合併を確認するためには，まずは，口腔・鼻腔内を観察する．**口腔・鼻腔内の発赤や煤の付着は気道熱傷を疑う**．喀痰に煤が混じることも疑う要因となるが，単に現場滞在が長くなっただけかもしれず気道熱傷の根拠とはならない．**頸部聴診でのstridorは，声門・喉頭蓋での狭窄がすでに進行していることが疑われるため，気道緊急への準備が必要になる．**

3) 眼周囲

- 眼部は反射的に閉眼するため角膜は瞬間的な熱傷には防御的に働くが，火災の中を避難するなど加熱環境に直接晒された場合には角膜損傷などをきたしている可能性がある．

4) 一酸化炭素中毒

- 火災により発生した一酸化炭素を吸い込んでいる場合には，意識障害を呈することもある．また，不燃性/難燃性素材が加熱され，発生したシアンガスなどの有毒ガスを吸入することによって気道熱傷・化学性肺炎が起こる．これらは水溶性のガスであり，気道粘膜より吸収されやすい．これにより気道・肺は熱による物理的障害のほかに，化学的障害を受けることとなる．これらの場合，一般の緊急項目の採血に加え，動脈血液ガス，一酸化炭素ヘモグロビン（COHb）の評価を行う．

[表1] 熱傷の重症度分類

重症度	熱傷の臨床所見	対応
重症熱傷	1) Ⅱ度熱傷で30％TBSA以上 2) Ⅲ度熱傷で10％TBSA以上 3) 顔面，手，足の熱傷 4) 気道熱傷疑い 5) 軟部組織の損傷や骨折を伴うもの	総合病院あるいは熱傷専門病院に転送し，入院加療を必要とする
中等度熱傷	1) Ⅱ度熱傷で15％TBSA以上，30％TBSA未満 2) Ⅲ度熱傷で顔面，手，足を除く部位で10％TBSA未満	一般病院に転送し，入院加療を必要とする
軽症熱傷	1) Ⅱ度熱傷で15％TBSA未満 2) Ⅲ度熱傷で2％未満	外来で治療可能

TBSA：total body surface area

5）外傷の併発
- 火災より避難している場合には，外傷を併発している可能性があり，JATECに準じて診療を行う．また，興奮しているため，そもそも熱傷を受傷していることに気が付かないこともあり，丁寧な診察が必要である．

初期対応

- まずは，気道・呼吸・循環・意識の評価を行いつつ，酸素投与，輸液などを投与し全身状態の安定化に努める．次いで，局所の評価を行う．熱傷創は，熱傷の及んだ深さによりⅠ度，Ⅱ度，Ⅲ度と3区分に分けられる（表2）．
- 創部が汚染されている場合には，洗浄し汚染物を除去する．予防的に破傷風トキソイドを投与する．
- 熱傷面は冷却するが，間接的に行い，過冷却による低体温や凍傷を生じないよう注意が必要である．熱傷面は痛覚が過敏になっているので，鎮痛薬を使用し疼痛管理を行う．

1）表皮の処置
- Ⅱ度熱傷は，創部清浄化の後に軟膏塗布を行い，局所を保護する．軟膏としては，ワセリン軟膏基材を主として，熱傷の広さ，深さにより抗菌薬，ステロイドなどを追加する．
- Ⅰ度熱傷も，症状を見つつⅡ度熱傷と同様に処置を行い，被覆する．
- Ⅲ度熱傷は同様に清浄化処置を行い，スルファジアジン銀クリーム（ゲーベン®クリーム）を塗布し，創面を保護する．近年各種創傷被覆材が開発されており，使用も考慮する．院内採用品を確認しておくとよい．急性期の水疱は，破疱しなくともよい．

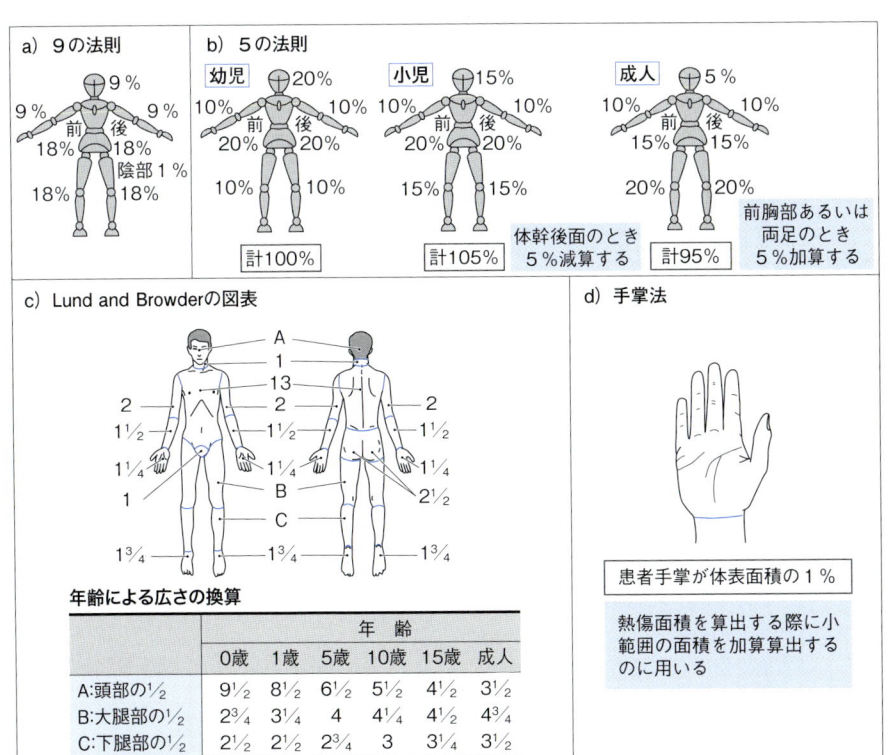

〔図1〕熱傷面積の算定法
（文献1より引用）

a) 9の法則
- 9%
- 9%　前　9%
- 18% 後 18%　陰部 1%
- 18% 　18%

b) 5の法則

幼児 計100%
- 20%
- 10% 前 10%
- 20% 後 20%
- 10%　10%

小児 計105%
- 15%
- 10% 前 10%
- 20% 後 20%
- 15%　15%
体幹後面のとき5％減算する

成人 計95%
- 5%
- 10% 前 10%
- 15% 後 15%
- 20%　20%
前胸部あるいは両足のとき5％加算する

c) Lund and Browderの図表

A: 1, 13
2　　2
1½　1½　1½
1¼　1¼　1¼
B
C　　2½
1　　1
1¾　1¾　1¾

年齢による広さの換算

	年齢					
	0歳	1歳	5歳	10歳	15歳	成人
A:頭部の½	9½	8½	6½	5½	4½	3½
B:大腿部の½	2¾	3¼	4	4¼	4½	4¾
C:下腿部の½	2½	2½	2¾	3	3¼	3½

d) 手掌法

患者手掌が体表面積の1％

熱傷面積を算出する際に小範囲の面積を加算算出するのに用いる

〔表2〕熱傷深度とそれぞれの臨床的特徴

熱傷深度		局所所見	治癒
Ⅰ度熱傷（EB）		受傷部皮膚の発赤のみ	瘢痕を残さず治癒する
Ⅱ度熱傷	浅達性Ⅱ度熱傷（SDB）	水疱が形成されるもので，水疱底の真皮が赤色を呈している	通常1～2週間で表皮化し治癒する．一般に肥厚性瘢痕を残さない
	深達性Ⅱ度熱傷（DDB）	水泡が形成されるもので，水疱底の真皮が白色で貧血状を呈している	およそ3～4週間を要して表皮化し治癒するが，肥厚性瘢痕ならびに瘢痕ケロイドを残す可能性が大きい
Ⅲ度熱傷		皮膚全層の壊死で白色レザー様または褐色レザー様となったりする．完全に皮膚が炭化した熱傷も含む	受傷部位の辺縁からのみ表皮化するため治癒に1～3カ月以上を要し，植皮術を施行しないと肥厚性瘢痕，瘢痕拘縮をきたす．大きなものは自然治癒しない

2）気道熱傷の処理

- 気道熱傷が疑われる際には，気管支鏡下の観察が必要である．声門部狭窄を認めた場合には人手を集めて気道確保を優先する．三次救命救急センターが併設している場合には救命救急センターへ移動し，併設されていなければERの処置室で施行して自施設のICUに収容するか，高次施設への転送も考慮する．
- 声門を越えた先に煤が付着している場合にも，経過中に気道浮腫を起こす可能性があるため，気管挿管を考慮する．実施前に予め気管支鏡に挿管チューブをセットしておくとよい．実施前に傷病者本人へ説明しておくことは必須であるが，覚醒の状態にもよる．必要であれば，鎮静下に観察・処置を行う．

入院後の診療

- 基本的には，Ⅱ度熱傷10～15％TBSA以上の場合が入院の適応となる．全身管理としては呼吸，循環，疼痛管理が主となる．成人で15％TBSA以上・小児で10％TBSA以上の熱傷では，すみやかに初期輸液療法を開始する．基本的に初期輸液としてはBaxter法に準じて晶質液が用いられるが，大量輸液による合併症を避ける目的で輸液量を制限したい場合には膠質液を併用してもよい．
- 熱傷局面の状態は刻々と変化していくため，連日創部観察を行う．深達度の評価，感染の有無，浸出液の状態を評価する．Ⅲ度熱傷では減張切開が必要になることもある．広範囲熱傷では，受傷後2週間以内の植皮・創閉鎖が行われる．

注意点・ピットフォール

- 重症熱傷や顔面，手足関節部にかかるような熱傷は，熱傷センターへの転送を行う．日頃より，連携体制を構築しておく．
- 火災より避難する際には熱傷以外にも外傷を生じている可能性があり，見落としのないように身体診察を行う．
- 創部は翌日には水疱がとても大きくなったり，熱傷部分が，より重症化することがあることを説明し，にインフォームドコンセントを得ておく．

文献

1）「熱傷用語集 改訂版」（日本熱傷用語委員会／編），日本熱傷学会，1996
2）「熱傷診療ガイドライン」（日本熱傷学会学術委員会／編），日本熱傷学会，2009

第4章 整形外科的疾患・外傷　§2 外傷・創傷・熱傷・ほか

2-10 酸・アルカリ誤飲／化学熱傷

森川健太郎

Point

- ☐ 酸・アルカリ熱傷が多い
- ☐ 該当物質が持参可能な場合には，容器も持ってきてもらう．その際には，破損をきたさないように密閉を指示し，二次曝露による損傷をきたさないよう取扱いに注意が必要である
- ☐ 眼，口腔，食道など粘膜面の損傷は，専門科への相談を行う

診察・検査

- 化学熱傷は，皮膚・粘膜面への化学物質による損傷である．多くは，化学薬品を使用する工場・実験室などでの事故や，家庭用品の誤飲，誤使用であり，受傷機転，被害を及ぼす物質が明らかなため，それぞれに対する評価を行う．
- 問診の際には，**自覚症状のほかに，曝露物質，曝露された局面の範囲，曝露時間**などを聴取する．揮発性成分を有する物質の場合には，吸収されて中毒症状を呈することがある．自殺企図で服用した際には，病歴を隠匿されることもあるため，精神科疾患の背景をもつ場合には，精神科医と連携することも重要である．同じように認知症者では，家族からの聴取が重要となる．
- 火災の際などにも有毒ガスが発生し，それを吸入することによって気道・肺胞粘膜が傷害され，肺水腫や気道の浮腫をきたすことがある．これらも化学熱傷に分類される．本章§2-09「熱傷」を参照．

初期対応

- 気道・呼吸・循環・意識・体温が保たれているか確認する．障害されていれば，それぞれに対応する．

1）物質の除去

- 該当物質を付着した局面から物理的に除去することが初期治療の目的である．水道水，生理食塩水で洗浄する．外気温によっては，体温程度に温めて洗浄する．口腔内は誤嚥しないよう患者に注意した後うがいで洗浄させる．酸では1～2時間，アルカリでは5～10時間の洗浄を行う．ガソリンや灯油など有機溶媒が皮膚に付いている場合には石鹸を用いて洗浄する．

2）洗浄

- 眼の損傷の場合には，水・生理食塩水で洗浄する．冷たい場合には刺激となるため室温程度に加温する．眼球表面だけではなく，眼瞼を開いて裏側も洗浄する．
- 洗浄の際には，**洗浄液に洗い流された有害物質が含まれている可能性があるため，診療者自身もスタンダードプレコーションを行う**．塩素系漂白剤などは，環境中の塩素濃度も高まるため，室内の換気が必要である．

3）皮膚の処置

- 皮膚が損傷されている場合には，熱傷局面と同様に評価を行い，処置する．まずは，ワセリンなどの軟膏を，トレックス®ガーゼなど剥がす際に創面につきにくい保護材に塗布し，その上をガーゼで被覆する．ゲンタマイシン（ゲンタシン®）軟膏・ステロイドは使用してもよいが，必須ではない．
- 疼痛があれば，鎮痛薬を投与する．

入院後の診療

- 入院の適応は，重傷熱傷と同様に損傷の広い場合，腐食性食道炎・気道熱傷など内臓器損傷を合併している，もしくは可能性が推測される場合である．

- 気道・呼吸・循環・意識・体温の安定化は必須である．連日の創部の評価が必要となる．損傷面からの浸出液が多ければ，補液を行う．アルカリ熱傷の場合には，深達度が初診時より深くなる可能性を念頭において経過観察を行う．
- 食道の評価は，自覚症状からは困難であり，CTや内視鏡で評価を行う．腐食性食道炎は内視鏡により縦隔炎をきたす可能性があり，内視鏡検査に抵抗のある消化器科医は多い．病状を観察しつつ綿密な連携が必要である．

注意点・ピットフォール

- 受傷機転・該当薬物が明らかであることが通常であるが，事故などに巻き込まれた場合など患者が第三者として該当現場にいた場合には情報が不足する場合がある．警察・消防などへ問い合わせ，詳細な情報提供を求めることも重要である．検体の提出を求められた場合には，然るべき手続きを経た後に行う．
- 塩素系漂白剤や有機溶媒など揮発性を有する物質の場合には，医療者も被曝することがあり，室内の換気を保つことに加えて**診療者自身の身を守ることも重要**である．廃棄物も院内の取り扱いに則り，確実に廃棄する．
- ERから帰宅させる際に，再診予約を取っておくことが重要である．自施設へ再診が困難な場合には，紹介状を作成する．カメラで撮影した局所の所見も付けるとなお良い．
- 瘢痕・醜状が残る可能性について本人・家族への説明のなかで言及しておく．

2-11 凍傷

森川健太郎

Point

- [ ] 熱傷と同様に，皮膚障害の深達度は初診時から数日間は変化する（図1）
- [ ] 局所の障害が，単純に環境要因だけなのか，末梢循環不全をきたす疾患を背景にもつのか鑑別が必要である
- [ ] 局所感染を伴っている場合には，積極的にデブリドマンを行う

診察・検査

- 凍傷は，寒冷環境に長時間さらされたことにより組織が障害を受けて生じる．都市部でも，認知症患者の徘徊や路上生活者などが，長時間にわたって冬季の寒冷環境に直接，足部が晒され偶発性低体温と相まって凍傷を生じERへ搬送されることがある．
- 局所は，血管収縮による蒼白化を呈するほかに，静脈うっ滞により暗紫色に腫れ上がることもある．重症になるにつれて，皮膚の発赤・腫脹から始まり，浮腫・水疱形成・局所の潰瘍形成，壊死と進行する．
- 採血では，感染の有無を確認する．
- 鑑別としては，明らかな低温環境への曝露歴のほかに，喫煙常習者や糖尿病，動脈硬化症など末梢循環不全をきたしうる素因を背景にもつ場合には，**局所の障害が以前より進行し**ていた可能性を考える．このような患者では，凍傷時には局所がより重篤化しやすい．
- 凍傷による組織障害と分類を図1，表1に示す．

初期対応

- **全身状態**：局所の対応を行いつつ，全身状態の安定化を図る．低体温を併発していることが多く，加温輸液などで復温を図る．深部体温が低い場合には，復温に伴い不整脈が出現することがあり，心電図モニターが必要である．
- **局所処置**：体温程度の復温を行い，血流の再開を確認しつつ40〜42℃程度の加温を行う．創部が汚染されている場合には，洗浄する．疼痛には，鎮痛薬を併用する．洗浄後，創部に白色ワセリン（プロペト®）軟膏をトレッ

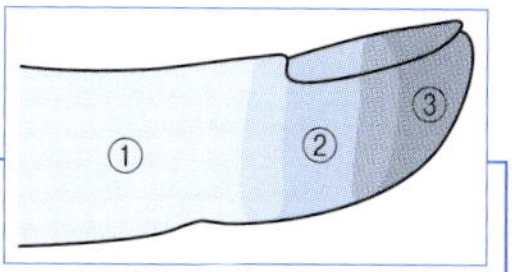

[図1] 凍傷による皮膚障害

- ①健常組織　色調，外観は正常
- ②組織血流障害（Ⅰ〜Ⅱ度）　外観は虚血，充血を示す．血流再開により，正常に回復し得る
- ③組織細胞障害（Ⅲ〜Ⅳ度）　外観は，虚血，充血を示す．血流再開しても回復しない．感染をきたした場合には，培地となる．デブリドマンの適応となる

初期には，これら境界は定まっておらず，まだらに混在している

- 血流再開を行い，虚血が進行しないようにすることが初期治療の目的
- 皮膚バリアが破綻している場合には，局所処置を行い創面を保護する

[表1] 凍傷の分類

分類	深度	傷害部位	症　状	局所治療
浅在性凍傷	Ⅰ度	表皮のみ	加温後灼熱感，発赤，腫脹	保存的治療
	Ⅱ度	真皮まで	加温後充血，浮腫，水疱形成	保存的治療
深在性凍傷	Ⅲ度	皮下組織まで	壊死・潰瘍	外科的デブリドマン，皮膚移植，骨移植
	Ⅳ度	骨・軟骨組織まで	骨・軟骨の壊死	

(文献1，p.537より引用)

クス®ガーゼに塗布し，凍傷局面をガーゼで保護する．傷害の程度によっては，連日の創傷処置が必要となる．
- **感染対策**：局面に土壌がついていたりした場合には，破傷風トキソイドを投与する．創部感染徴候が明らかな場合には，抗菌薬投与を行う．

入院後の診療

1) 全身管理
- 気道・呼吸・循環・体温の安定化を図る．肺炎を併発していたり，意識障害を呈していたりする場合には，確実な気道確保が必要となる．

2) 局所の加温
- ERで復温処置を行っても，深部体温が低いままであると再度局所の血流不全をきたす．入院後も局所の血流が低下しないよう加温を継続するが熱傷をきたさないよう注意する．

3) 局所処置
- Ⅰ度凍傷は，皮膚のバリアが保たれており局所被覆の必要性はない．Ⅱ度凍傷以上は，連日の局所処置を行う．傷害の程度は，血流再開に伴い連日変化する．また，感染徴候も局所処置の際に観察する．深在性凍傷には，Ⅲ度熱傷と同様にスルファジアジン銀クリーム（ゲーベン®クリーム）を塗布し，連日温浴療法を行う．壊死境界が明確になった壊死創は，外科的に除去し，皮膚移植を行う．感染を併発した場合には，健常局面部分から切断を行う．
- 末梢循環改善を目的として，プロスタグランジンE_1，ヘパリンを投与することもある．高圧酸素療法もⅡ度凍傷以上の局面には有効である．

4) リハビリテーション
- 凍傷の多くは，四肢末梢にできることが多く，日常生活動作に障害となる．早期より理学療法・作業療法を行い，廃用委縮の予防に努める．

凍傷を防ぐために

- そもそも，凍傷は予防可能な疾患であり，防寒対策への教育が重要である．血流不全をきたしうる基礎疾患をもつ場合には，基礎疾患の治療も必要となる．路上生活者などは，ソーシャルワーカーや行政組織との連携も必要となる．

文献
1) 「救急診療指針 改訂第4版」(日本救急医学会/監，日本救急医学会専門医認定委員会/編)，へるす出版，2011

2-12 電撃傷

清水敬樹

Point

- [ ] 死因の大部分は心室細動であり，現場からERまで確実な心電図モニタリングが必要である
- [ ] 受傷部の外見の確認は必須であり，皮膚損傷と重症度は比例しない
- [ ] コンパートメント症候群になる危険も高く，クラッシュ症候群にも注意する
- [ ] 受傷状況，電流の種類など本人およびバイスタンダーからの正確な問診が必要である

診察・検査

- 筋逸脱酵素のチェック，フォローアップを行う．
- 心電図の精査および持続的なモニタリングを行う．
- 状態に応じて深部組織，胸腹部臓器の評価目的のCT，MRI撮影を行う．
  ➡ **理論上，皮膚損傷が軽度であれば深部が重篤な場合がある**ことに注意する．

初期対応

- 創部は熱傷として扱い，治療も熱傷に準じる．CK値やMb値などに応じてクラッシュ症候群を念頭におき輸液を積極的に施行する．
- 局所は損傷の程度に応じて洗浄，各種軟膏，基剤を塗布してガーゼで被覆する．
- 特に手指からの流入の場合には，離脱電流以上の電流が流れることがあり，筋の強直と電源への固着が生じる．つまり手を放すことができず握り続けてしまうことで曝露時間も長くなり深部に加えて皮膚損傷もより重篤化する．
- 四肢に損傷を認める場合にはコンパートメント症候群が生じる危険もあり経時的に注意深く観察する．
- 四肢に損傷を伴う場合には深部の評価などを含めて整形外科にコンサルトする．
- 不整脈を認める場合には循環器内科にコンサルトする．

Disposition

- 24時間は不整脈の発生に注意して心電図モニタリングが必要である．
- 心室細動が生じて電気的除細動では解除できない場合にはPCPSを導入する．
- 入院後は敗血症，急性腎不全，予期せぬ大量出血が生じ得るので不整脈の監視や意識レベルの確認と併せて全身的な管理が必要になり，ICUでの管理が望ましい．
- 軽傷例も多く，24時間の経過観察で問題なければ退院可能である．

注意点・ピットフォール

- 皮膚抵抗が大きい場合には大きな電気エネルギーが皮膚で放散される．そのため電流の流出入部で広範囲の皮膚に熱傷が生じるが，深部損傷は少ない．その一方で皮膚抵抗が小さければ皮膚の熱傷は軽度あるいは生じないが，深部や内部臓器に巨大な電気エネルギーが放散されるので重症である場合がある．
- そのため体表上の皮膚損傷などが軽度でも安易に軽傷とは判断せずに筋逸脱酵素の値に注意して必要があればCT，MRI撮影での評価を加える．また，四肢のコンパートメント症候群の発生や突然の血管損傷からの大量出血なども生じ得るので注意する．

文献

1) Bailey B, et al：Emerg Med J, 24：348-352, 2007

第4章 整形外科的疾患・外傷　§2外傷・創傷・熱傷・ほか

2-13　毒蛇咬傷

三好雄二

Point

- マムシ・ハブによる咬傷でも20％は無毒の咬傷である．毒蛇咬傷かどうかは，咬傷部の疼痛・腫脹・持続性出血で判断する
- 毒蛇咬傷後は，咬傷部位の安静と早急な医療機関への受診を促す
- 抗毒素はマムシとハブ毒は一般流通しており，ヤマカガシは日本蛇族学術研究所で製造している

Introduction

- 毒蛇咬傷の多くは農山村地域で発生している．厳密なEBMに基づいた知見は少なく，エキスパートオピニオンに基づいて対応することとなる．
- ヘビ亜目には約3,000種類いるが，約25％程度が毒蛇である．日本国内では，3種類の毒蛇がいる．マムシ・ハブ・ヤマカガシである．マムシは南西諸島を除く日本全土に生息し，逆にハブは南西諸島のみに生息している．ヤマカガシは北海道と沖縄以外に生息している．マムシ咬傷が年間約3,000件，年間の死亡者数が10名強と最も多いことからまずマムシを中心に解説する．ヤマカガシとハブ咬傷への対応の基本は，マムシ咬傷と同じである．

マムシ咬傷

- マムシは体長40～80cm程度で，斑紋状の模様がある．4～5月に冬眠から目覚め，10～11月に冬眠に入る．マムシ咬傷は，5～10月までの期間に発生し，ヒトの水田や畑での活動が増える7月頃が最多である．
- 咬まれると疼痛が強く，分単位で腫脹してくる．マムシ咬傷の主症状は，疼痛と腫脹であり，腫脹のピークは，89％が受傷後72時間以内であった．腫脹の重症度にはGrade分類を使用する（表1）．初診時，Grade Ⅰ・Ⅱの症例が83.9％であるが，ピーク時には77.4％がGrade Ⅳ・Ⅴに進展していた．重症度によるが平均入院日数は6日間であった[1]．局所

〔表1〕マムシ咬傷重症度分類

Grade Ⅰ	咬まれた局所のみの発赤・腫脹
Grade Ⅱ	手関節または足関節までの発赤・腫脹
Grade Ⅲ	肘関節または膝関節までの発赤・腫脹
Grade Ⅳ	一肢全体におよぶ発赤・腫脹
Grade Ⅴ	それ以上，または全身症状を伴うもの

（文献2より引用）

症状以外に，血小板減少・DICによる出血傾向，急性腎不全，横紋筋融解症，循環血漿量減少性ショックなどを合併することがあり，治療が遅れると死亡の原因となる．

1）病院前対応

- 抗毒素療法と全身の支持療法が可能な医療機関へのすみやかな受診を指示する．
- 受傷部の乱切，口腔での吸引は，組織損傷の悪化と感染のリスクが上がるだけなので勧めない．
- 毒吸引機の使用は受傷5分以内に限る．
- 受傷部より近位側の緊縛は指示しない（リンパ・静脈流のみ抑えるのに20 mmHg程度で縛るのがよいが，力いっぱい縛って，動脈血まで止めてしまうことの方が多い）．
- 受傷部位の安静を指示する．

2）病院内での対応

- 受傷部の疼痛・腫脹が強ければ毒蛇咬傷と考える．牙痕のみであれば8時間の経過観察を行う．
- バイタルサイン・パルスオキシメトリー・心電図モニターを準備する．
- 受傷部以外の四肢の2カ所で血管確保．生理食塩水 20～40 mL/kgのボーラス投与を行う．

- 受傷部以外からの採血（血算・PT-INR・APTT・Fib・FDP・Na/K/Cl/BUN/Glu・AST/ALT/ALP/T-bil・LDH/CK）と採尿（尿定性・尿沈渣）を行う．6時間後に再検する．
- 15〜30分ごとに腫脹部位のマーキングと周囲径を計測する．
- 加害蛇の種類を同定する．牙痕が2個きれいに残っていればマムシの可能性が高い．（ヤマカガシの場合は1〜4個の牙痕がつくことがある．外来種をペットとして飼育している場合もある）．
- Grade分類（表1）で重症度を判定する．
- GradeⅢ以上，腫脹の進展が早い，全身症状がある場合には乾燥まむしウマ抗毒素を使用する．

3）抗毒素投与

- ウマ抗毒素は最も効果的であるが，アナフィラキシーショック3.2％，血清病11.7％と高い頻度で発生する[2]．
- 添付の注射用水20 mLで完全に溶解すると6,000単位となる．これを生理食塩水250 mLに溶解して1時間で点滴静注する．点滴時には必ず医師がベッドサイドで経過観察を行い，アナフィラキシーへの対応準備をする．
  ※投与時の副反応を軽減する目的で投与直前にアドレナリン0.1％を0.01 mL/kg，最大0.3 mLの筋注を推奨する専門家もいる[3]．クロルフェニラミン（ポララミン®）とファモチジン（ガスター®）の静注および点滴ステロイドの前投与を行う専門家もいるが，あえて行うのであればアドレナリンだろう．
  ※抗毒素投与前の血清過敏症試験は偽陰性・偽陽性ともにあり，信頼性に欠ける．法律的見地から行う．
- 症状の軽快がない場合には，2〜3時間後に3,000〜6,000単位の追加投与を行う．

4）その他の治療

- セファランチン®の効果は不明であるが副作用もまずないので10 mgを生理食塩水20 mLに溶解して静注する．
- 疼痛管理にはアセトアミノフェン，オピオイドを使用する．
- 予防的な抗菌薬投与は，乱切・口腔吸引などのために創部が汚染された場合のみにセフトリアキソンを使用する（咬傷後の感染率は3％以下と少ないので，基本的には予防投与は勧められない）．
- コンパートメント症候群が疑われる場合はコンパートメント内圧を測定して30 mmHg以上が1時間以上持続する場合は筋膜切開を行う．
- 破傷風予防を適切に行う（第2章§7-03「破傷風」を参照）．
- 受傷翌日からは創部処置の継続と理学療法を開始する．
- マムシ咬傷による死亡率は0.1％以下だが，筋骨格系後遺症が残ることが多い．

ハブ咬傷

- ハブ咬傷は年間100件前後発生しており，2000年以降死亡者はいない．
- マムシ咬傷と比較して組織壊死が強く，出血傾向が少ない咬傷部位の筋拘縮や機能障害がより問題となる．

ヤマカガシ咬傷

- ヤマカガシは無毒蛇と信じられてきたが，奥歯にDuvernoy腺毒をもっている．Duvernoy腺毒が注入されると典型的には一過性の頭痛が出現し，局所の腫脹と疼痛は少ないものの，数時間後から咬傷部・歯肉・口腔・皮下・鼻腔などからの持続性出血が出現する．
- マムシでは血小板減少だが，ヤマカガシではフィブリノーゲンの減少が顕著であり，検出感度以下になることもある．頭蓋内出血による死亡例もあり，局所反応が乏しいというだけで甘く判断すると致命的となる可能性がある．ヤマカガシの抗毒素は日本蛇族学術研究所で独自に製造している．

文献

1) 松立吉弘，浦野芳夫：徳島赤十字病院医学雑誌，15：13-17，2010
2) 正田哲雄，他：日本小児アレルギー学会誌，22：357-362，2008
3) Premawardhena AP, et al：BMJ, 318：1041-1043, 1999

2-14　虫刺症

綿貫　聡

Point

- □ ハチ刺傷においては，アナフィラキシー症状の有無を問診し，二相性反応にも留意する
- □ アブ，ブユ，ダニ，蚊，クモ，ムカデなど，多くの刺咬においては，局所処置が中心となる
- □ 虫刺咬によって媒介される感染症として，ツツガムシ病，日本紅斑熱，デング熱，ライム病，あるいはマラリアなどが重要である

Introduction

- 虫刺症のなかでもハチ，ムカデ等による刺咬は，刺咬の瞬間に激しい疼痛を伴い，原因がその場で判明することが多い．また，アナフィラキシーをきたす可能性があるため注意が必要である．
- ムカデによる刺咬については，近年，温水（45℃程度）に浸けることで疼痛緩和が図れるとの報告がある[1)2)]．
- 蚊，アブ，ブユなどによる刺咬については，局所の刺入部位の掻痒感に対する対応が中心となり，外用ステロイド塗布のみにて治療が可能である．
- ただし，刺咬が明らかであっても広範囲の軟部組織の熱感・腫脹を伴う場合には，軟部組織感染を引き起こしているものと評価し，蜂窩織炎に準じての治療が必要である．

ハチ咬傷

- 蜂毒に対するⅠ型アレルギー反応としてのアナフィラキシーを疑う症状・所見がないか確認する．
- アナフィラキシーは，通常10分以内，遅くとも30分以内に発現する．ただし，いったん改善してから数時間後に増悪する二相性反応に注意しなければならない．
- 蜂毒アレルギーを有する患者が刺された場合には重症化のリスクが高い．また，アナフィラキシーを含めた全身症状を呈した患者においては，蜂毒アレルギーの評価をアレルギー専門医へ依頼することが望ましい．

1) 診察・検査のポイント

- 前述のとおり，ハチ咬傷の場合，刺入時に強い疼痛を伴うために診断は容易である．局所診察として刺入痕，針，反応部位を確認する．
- バイタルサイン，全身症状の評価，アナフィラキシーを疑う症状（呼吸困難，血圧低下，消化器症状，粘膜症状など）がないか確認する.
- 過去の刺咬歴，またその際の反応の程度は蜂毒アレルギーの有無を予想するにあたり参考になる情報であり，必ず聴取する．

2) 初期対応

- アナフィラキシーを疑った場合，早期にアドレナリン0.3 mL筋肉注射を施行すべきである（詳細は第2章§9-07「アナフィラキシー」参照）．
- 針があれば局所反応の予防のため取り除く．メスなどでこそげ落とすことが勧められるが，エビデンスはない．
- 局所反応部位には外用ステロイドを塗布する．

3) Disposition

- アナフィラキシーを起こした場合には，二相性反応のモニタリングのために経過観察入院が望ましい．帰宅時にはアドレナリン注射（エピペン®）の処方を検討する．また，蜂毒アレルギーの程度の評価を含めて，アレルギー専門医への診察依頼が望ましい．

4) 注意点・ピットフォール

- 10％程度の事例でlarge local reactionとよばれる強い局所反応が起こることがある．受

傷後1～2日で最大となり，4～5日続くといわれる．この場合にはステロイドの全身投与を行う可能性があり，皮膚科紹介が望ましい．
- 蜂毒アレルギーの検査としてはスクラッチテスト，皮内テスト，RAST法などがあるが，いずれの検査解釈についても検査限界があり，基本的にはアレルギー専門医への紹介が望まれる．ただし，その先に行われる減感作療法については現在のところ日本では保険適用外となっている．

ツツガムシ病・日本紅斑熱

- ツツガムシ，マダニに刺されることで発症する発熱と体幹部の紅斑を主症状とする感染症である．
- ツツガムシ病（*Orienteria tsutsugamushi*）は全国に分布しているフトゲツツガムシ，タテツツガムシなどのダニの幼虫に屋外で吸着されることにより感染する．
- 日本紅斑熱（*Rickettsia japonica*）は西日本を中心として分布したマダニに噛まれることで感染する．

1) 診察・検査のポイント
- 症状としては，悪寒戦慄を伴う38～40℃程度の発熱と紅斑，頭痛，筋肉痛などを主症状として発生し，血小板減少，肝機能上昇などを呈することが多い．
- 紅斑は，ツツガムシ病では手足に少なく体幹に多く，日本紅斑熱では手足に多いとされる．
- また，ツツガムシの幼虫やマダニでは刺された自覚がないことも多い．山野などでの屋外活動がなかったかどうかを注意して病歴聴取することが大切とされているが，都市部の河川敷や新興住宅地などでの報告例も認められている．
- 頭皮，眼瞼・耳介周囲，会陰部，臀部などを含めて全身の観察を行い，痂皮（1cm程度の黒色壊死が固着した浸潤性紅斑，同部位が刺し口）の検索が診断の要点となる（第3章§1-01「ERでみる発疹」参照）．

2) 初期対応
- 上記疾患を疑った場合には，血清と痂皮を診断用に保存する．
- 外来加療も可能であるが，原則としては「悪寒戦慄を伴った発熱と皮疹」を主訴に来院しているはずであるので，全身状態を評価し，必要に応じて入院を考慮する．

3) Disposition
- 皮疹の評価はときに難しく，紅斑は色調が淡い場合もある．また刺し口も見慣れていない医療職には評価が難しい．皮膚科への紹介を検討する．
- また，非典型的な臨床経過をたどる場合もあり，感染症科への紹介を状況により検討する．
- テトラサイクリン系抗菌薬での治療を開始する．

4) 注意点・ピットフォール
- 診断としては間接蛍光抗体法または間接免疫ペルオキシダーゼ法による血清抗体の確認が一般的である．標準3血清型（Kato，Karp，Gilliam型）の抗原を用いる間接蛍光抗体法には保険適用がある．
- これら以外の型のツツガムシ病や，急性期血液あるいは痂皮（刺し口）そのものを検査材料としたDNA診断（PCR法）については，保健所または各都道府県ごとの衛生研究所経由での依頼となる．

文献
1) Balit CR, et al : J Toxicol Clin Toxicol, 42 : 41-48, 2004
2) Chaou CH, et al : Clin Toxicol (Phila) , 47 : 659-662, 2009
3) つつが虫病・日本紅斑熱　2006～2009 : IASR, 31 (5) : 120-122, 2010（感染症情報センター：http://idsc.nih.go.jp/iasr/31/363/tpc363-j.html）

2-15 ヒト・犬・猫咬傷

綿貫 聡

Point

- 深達度の評価とともに，十分な洗浄とデブリドマンが必要である．穿通創は切開を入れて洗浄するのが原則である
- 特に感染リスクが高いヒト・猫咬傷では，創部の一次縫合は避け，開放創とする．βラクタマーゼ産生グラム陰性桿菌を狙ってアモキシシリン・クラブラン酸の処方を行う
- 24～48時間後程度で外来フォローアップを行う

診察・検査のポイント

- 今回受診した咬傷についての病歴聴取を行う．受傷から来院までの時間，噛まれた動物の種類，咬傷部位（主たる訴え以外の部位がないか）について確認する．
- 身体所見では創部の深さについて確認する．穿通創については切開を入れて評価を行い，洗浄するのが原則である．**特に関節面近くでは注意が必要である**．

初期対応

- ヒト・猫咬傷では特に感染リスクが高いとされ，**原則一次縫合は行わず開放創とする**．
- 感染の原因となるのは口腔内の好気性菌・嫌気性菌，受傷者皮膚に存在する菌である．
- 十分な洗浄とデブリドマンが必要となる．
- 受傷機転から異物や骨折が疑われる場合には単純X線撮影が必要である．
- βラクタマーゼ産生のグラム陰性桿菌を考慮し，抗菌薬はアモキシシリン・クラブラン酸（オーグメンチン®）を選択する．

例 アモキシシリン（サワシリン®）250mgカプセル 1日1カプセル，1日3回 毎食後内服
例 オーグメンチン® 配合錠250RS 1回1錠，1日3回 毎食後内服

- 通常の外傷と同様に，破傷風トキソイド筋注を行う（破傷風対策については第2章§7-03「破傷風」を参照のこと）．
- 24～48時間後を目安として創部フォローアップを行う．

注意点・ピットフォール

- 海外での動物咬傷の場合には狂犬病のリスクについても考慮する．
- ヒト咬傷において，握りこぶしを相手の歯で受傷した場合には化膿性関節炎になりやすい（Clenched-Fist Injuries）[1]．創部も目立たず，本人の自覚症状が乏しい場合も多いが，全例整形外科コンサルトとすることが望ましい．

文献

1) Perron AD, et al：Am J Emerg Med，20：114-117, 2002

第4章 整形外科的疾患 §2 外傷・創傷・熱傷・ほか

2-16 痔・肛門周囲

舘野佑樹

Point

- □ 肛門周囲膿瘍はときにフルニエ症候群に進展することがあり，切開排膿を含め適切な初期対応が必要である
- □ 脱肛（嵌頓痔核を含む）は強い疼痛を伴うことがあり，早急に環納することが好ましい
- □ 裂肛は便秘や下痢などの便通異常が原因で起こる肛門周囲の裂創で，多くは保存的治療で治癒する

診察・検査（図1）

- 痔疾患の種類を図1に示した．
- **肛門周囲膿瘍**：痔瘻と関連があり，今までにも同様の症状で来院している場合もある．発熱，肛門部の腫脹・熱感・発赤を主訴に来院する．筋間に沿って膿瘍が深部に，もしくは皮下に沿って広く進展している場合もあるため，疼痛範囲が広い場合や炎症反応が高値の場合，糖尿病などの基礎疾患がある場合は，CTで膿瘍範囲を把握することも有用である．
- **脱肛**：痔核の脱出によって起きる．痔核の発症には便秘で長時間いきむ習慣や，長時間座る仕事などが背景にある場合が多い．肛門部の疼痛で来院し，疼痛に一致して発赤した腫瘤を肛門外に認める．視診と触診のみで診断は可能である．
- **裂肛**：視診で容易に診断がつくが，疼痛が強い場合が多く，潤滑剤を使用するなど愛護的な肛門診察を心がける．

初期対応

1）肛門周囲膿瘍

- ドレナージが治療の基本である．膿点がある場合，波動を触知する場合は，局所麻酔下にその部位を切開排膿（18G針でも排膿できる）する．

2）フルニエ症候群（図2）

- 肛門・会陰周囲の皮下感染から急速に周囲に進展する劇症壊死性感染症である．コント

痔核	肛門に強い負担がかかることによって，肛門クッションが腫れた状態．歯状線より上にできる内痔核と，歯状線より下にできる外痔核がある
痔瘻	肛門陰窩から細菌が入り込み，中で膿がたまり（肛門周囲膿瘍），その膿が出た後に皮膚から肛門内部に通じる管が残った状態
裂肛	硬い便の排泄や下痢によって，肛門がきれた状態

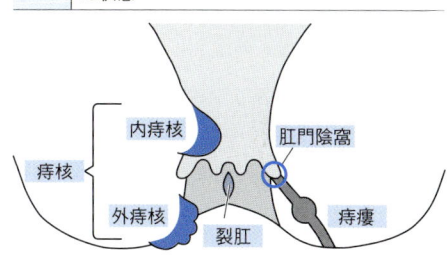

〔図1〕痔疾患の種類
（文献1より引用）

ロール不良の糖尿病，免疫不全状態など全身的な誘発因子をもつことが多い．
- 患部の皮膚は広範囲に発赤・腫脹を認め，黒色の壊死部を認めることがある．触診では皮下気腫による握雪感を触知することがある．これらの初期症状や診察所見を見逃さず，ただちに専門科（外科・整形外科など）に紹介することが必要である．
- 十分な全身管理，抗菌薬投与のもとに早急な外科的治療（筋膜切開，広範囲のデブリドマン，ドレナージ）を行わないと死亡率の高い疾患である．

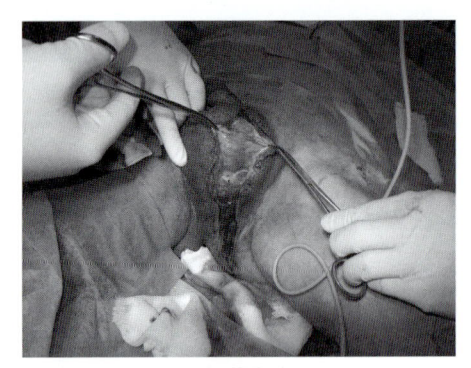

〔図2〕フルニエ症候群の術中所見
[Color Atlas 18, p.19参照]

3) 脱肛
- ERで環納する．嵌頓痔核も初期対応の基本は手術ではなく保存的治療である．
- リドカイン（キシロカイン®）ゼリーを十分に塗布し，ゆっくり肛門内に押し込むようにすれば環納できる．腫脹が強い場合は再脱出のリスクが高いので強力ポステリザン®軟膏を挿肛して腫脹を軽減させる．

入院後の診療
- 膿瘍範囲の広い肛門周囲膿瘍（フルニエ症候群を含む）は，入院のうえで緊急切開ドレナージを施行する．難治性の肛門周囲膿瘍の場合は，待機的に人工肛門造設を行う場合もある．

注意点・ピットフォール
- フルニエ症候群は敗血症から死に至ることもある．**糖尿病など易感染性のある場合の肛門周囲膿瘍は慎重な経過観察が必要**である．
- 難治性肛門周囲膿瘍は，難治性痔瘻を合併していたり，ときには肛門管がんや直腸がんを背景にもつ場合がある．ERを頻回に受診している症例では，外科外来を紹介することも考える．

文献
1) 佐原力三郎：痔疾患の診断と治療，マルホ株式会社
2) Fournier JA：Sem Med, 3：345-347, 1883
3) Jonas M & Scholefield JH：Gastroenterol Clin North Am, 30：167-181, 2001
4) GASS OC & ADAMS J：Am J Surg, 79：40-43, 1950

2-17 トゲ

第4章 整形外科的疾患・外傷　§2外傷・創傷・熱傷・ほか

伊原崇晃

Point

- 有機物であるトゲは感染しやすいため可及的に除去する．ただし，除去には多くの時間と手間がかかることが多い
- 後に局所の感染が起こると異物が浮き，皮下の膿とともに除去しやすくなることも多い．深追いをせず，フォローアップの計画を立てたうえで後日再評価することも考慮する

診察・検査

- 十分な明かりのもとで異物の性状，向き，サイズを確認する．
- 十分な病歴聴取から異物の種類が確認できることが多い．

初期対応

1. 圧迫しない．圧迫することでより埋込まれたり，もろいトゲが崩れたりする．
2. 創部を軽く洗浄し，評価しやすくする．
3. 十分に明るい環境で異物鑷子を用いて異物の長軸方向へ引き抜く．
4. 除去後は洗浄し，ゲンタマイシン（ゲンタシン®）軟膏を塗布，感染徴候がないか後日評価する．

◇コツ

- 鑷子で把持することにより崩れそうな異物では他の方法を考慮する．
- テープや接着剤を用いてトゲを長軸方向に引き抜く方法もある．
- 鑷子＋接着剤を併用した方法は成功率が高く，テープを用いる方法は3日後の炎症が強かったという報告もある．
- 皮下に平行に入った異物では，十分な局所麻酔後に皮膚切開を異物直上に入れ，取り出すことも考慮する（図1）．
- 皮膚に垂直に刺さり，埋まっているトゲに対しては5円玉などを押し当てて浮かせた状態で異物鑷子を用いて除去する．
- しっかりしたトゲでは18Gの針をトゲに軽く刺し，ひっかけるようにして除去する．

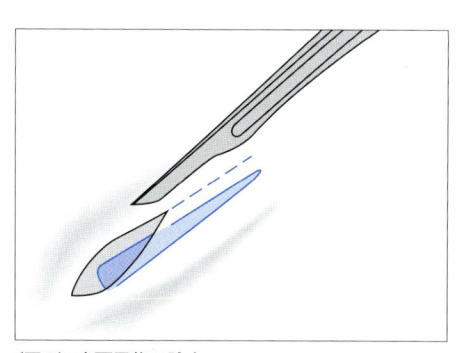

〔図1〕皮下異物の除去
皮下に平行に埋没している異物は直上に切開を入れる．

注意点・ピットフォール

- 除去できれば抗菌薬は原則不要，感染徴候があれば再度受診を指示する．
- 同部位にくり返す皮下感染では異物の存在を常に考慮する．
- 美容上の問題もあり，当日に皮膚切開を行うかは慎重に判断する．

文献

1) 「おさえておきたい すぐに使える 子どもの救急手技マニュアル」（井上信明／編），診断と治療社，2014
2) 「これ一冊で 小外科，完全攻略 持っててよかった！」（許 勝栄／編著），日本医事新報社，2014
3) Avarello JT & Cantor RM：Emerg Med Clin North Am, 25：803-836, 2007

2-18 爪のトラブル

伊原崇晃

> **Point**
> □ 爪床に裂創がある場合には縫合が必要であるため，下記の爪脱臼の有無，爪床の確認が必要かどうかを考慮する

爪下血腫

- 爪下血腫は圧の亢進により痛みが強いため，ドレナージが必要になることが多い．

1）診察・検査
- 足趾の爪下血腫は見逃されることが多いため，しっかりと脱衣して確認する．マニキュアも除去して評価する．

2）初期対応
疼痛が強く，受傷から48時間以内の場合には爪下血腫のドレナージ（図1）を考慮する．
❶太めのペーパークリップをL字型に曲げ，持ち手部分にはガーゼなどを巻き熱くならないようにする．
❷アルコールランプなどで温めて先端が赤くなるまで熱する．
❸爪下血腫直上の爪甲に押し当て2秒ほど焼く．先端が冷たくなれば，再度熱して同様の処置をくり返す．
❹爪甲に穴をあけ，血腫をドレナージする．

3）注意点・ピットフォール
- 十分にクリップの先端を温めておく．爪に押し当てた際，煙が出る温度は最低限必要である．
- 18Gの針で爪に穴を開ける方法もあるが，爪床を傷つける可能性があるため注意する．
- 広範囲な爪下血腫に対して抜爪をして爪床損傷の確認，処置が必要であるかどうかは見解が一致していない．

爪脱臼

- 爪の解剖（図2）を理解しておく．

1）診察・検査のポイント
- 爪の脱臼は容易に見逃す．爪根部をしっかり確認する．

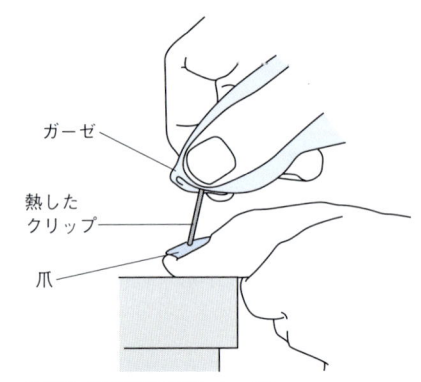

〔図1〕爪下血腫のドレナージ

- 骨折の存在や靱帯損傷，関節脱臼の有無を評価しておく．

2）初期対応
❶局所麻酔薬を用いて指ブロックを行う．
❷創部をよく洗浄し，爪床の確認をする．裂創があれば吸収糸で縫合する．
❸爪根・爪母を傷つけないように脱臼した爪甲を愛護的に元の位置に戻し，爪甲を縫合して固定する（図3）．
❹爪が失われている，変形している，汚染されている場合には滅菌したアルミ箔を爪の形に切り取り，爪の代わりに固定してもよい．

爪周囲炎

1）初期対応
❶膿瘍形成していなければ，抗菌薬〔例セファレキシン（ケフレックス®）50 mg/kg/日など〕を7～10日間処方する．
❷18Gの針を患側の爪根部に押し入れて膿瘍部分へ引き排膿する（図4）．局所麻酔は不要であることが多い．

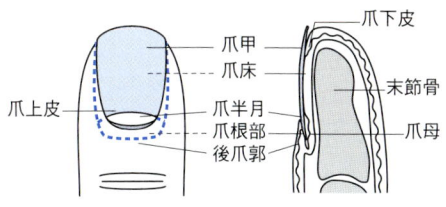

〔図2〕爪の解剖

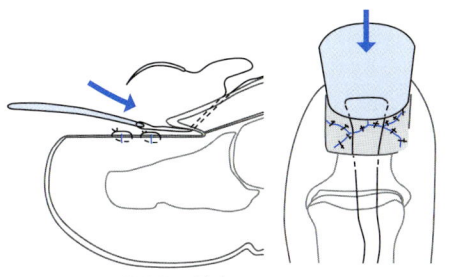

〔図3〕爪脱臼整復後の縫合
爪床の裂創を縫合後，爪に糸をかけて元の位置に戻して縫合，固定する．

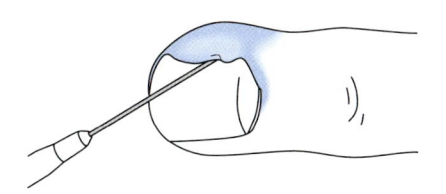

〔図4〕爪周囲炎のドレナージ
爪根部から側爪郭へと平行に18Gの針を滑らせるイメージで排膿する．

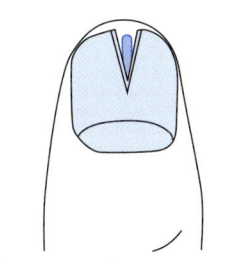

〔図5〕爪下異物の爪切除
異物を把持できるように楔形に爪を切る．

❸ 排膿後は十分に洗浄する．
❹ 排膿後は抗菌薬〔例 セファレキシン（ケフレックス®）50 mg/kg/日など〕を5日間処方する．

2）注意点・ピットフォール
- 同部位でくり返す場合にはトゲなどの有機物でできた異物の存在も考慮する．
- 指腹部に圧痛がみられる場合，瘭疽を考慮する．

爪下異物
- 放置することで末節骨の骨髄炎になるリスクがあるため原則除去する．

1）初期対応
❶ 鑷子で直接把持できれば，そのまま長軸方向へ引き抜く．
❷ 鑷子が届かなければ局所麻酔薬を用いて指ブロック後に爪を楔形に切除し，除去を行う（図5）．

2）注意点・ピットフォール
- 除去できれば抗菌薬は原則不要，感染徴候があれば再度受診を指示する．
- 金属などの無機物で感染のリスクが低いと判断されたものは爪が伸びることで除去が容易になるため経過観察も考慮する．ただし，感染した場合には除去が必要になる．

文献
1)「おさえておきたい すぐに使える 子どもの救急手技マニュアル」（井上信明／編），診断と治療社，2014
2)「これ一冊で 小外科，完全攻略 持っててよかった！」（許 勝栄／編著），日本医事新報社，2014
3) Avarello JT & Cantor RM：Emerg Med Clin North Am, 25：803-836, 2007

第5章

小児

第5章　小児

01　小児救急の特徴

井上信明

Point

- □ 「軽症患者をさばく」のではなく，すべての患者が「重症ではない」ことを確認する発想が，重症患者の見逃しを最小限にする
- □ 養育者の意見は貴重な情報源である．「いつもと様子が異なる」という訴えには真摯に対応すべきである
- □ 夜間救急受診する養育者の多くが，苦しむこどもをなんとか助けたい一心で受診していることを肝に銘じておくべきである

Introduction

時間外に軽症患者が押し寄せるのが小児救急の実情だが，圧倒的多数の軽症患者にごく少数の重症患者が紛れていることが小児救急の特徴である．1人のこどもの命からつながる未来を想うとき，防ぐことができるこどもの死（preventable child death）を防ぐために，わたしたちはこのごく少数の重症なこどもを確実にみつけ出す必要がある．

ERで必要とされる知識

こどもは急変しやすいというが，入院しているこどものバイタルサインと見た目をスコア化（pediatric early warning score：PEWS[1]：表1）した調査では，急変したといわれる患児の約85％に，急変事象発生前24時間以内にPEWSの悪化を予め認めていた[2]．つまりこどもの急変はバイタルサインと見た目の悪化である程度予測可能であり，すべての患者のバイタルサインと見た目を確認することが重症患者の見逃しを防ぐために重要であるといえる．これらは通常院内トリアージの際に緊急度判定に用いられる項目でもある．

病歴聴取および身体診察でも，重症疾患を除外するよう留意する．例えば咳嗽では気道異物や心不全の可能性を考え，異物を誤嚥した可能

〔表1〕pediatric early warning score（PEWS）

	0	1	2	3
行動	遊んでいる/適切な行動	睡眠中	不機嫌	ぐったり/意識レベル低下 痛み刺激への反応低下
循環	皮膚は血色良好または毛細血管再充満時間1～2秒	皮膚色は蒼または毛細血管再充満時間3秒	皮膚色は灰色（チアノーゼ）または毛細血管再充満時間4秒．正常上限より20/分以上の頻脈	皮膚色は灰色（チアノーゼ）であり網状チアノーゼを認める．または毛細血管再充満時間5秒以上．正常上限より30/分以上の頻脈または徐脈
呼吸	正常範囲 陥没呼吸なし	正常上限10/分以上の頻呼吸であり呼吸補助筋を使用．FiO_2 30％以上または酸素流量4L/分以上	正常上限20/分以上の頻呼吸であり陥没呼吸を認める．FiO_2 40％以上または酸素流量6L/分以上	正常下限5/分以下の徐呼吸であり胸骨の陥没呼吸や呻吟を認める．FiO_2 50％以上または酸素流量8L/分以上

（文献1より引用）

性，突然発症の咳嗽の有無，呼吸音の左右差やギャロップリズム，末梢循環不全の徴候の有無など確認する．

養育者の「普段と様子が異なる」という訴えや，医療者の「なんとなくおかしい」という直感は，いずれも重症感染症を発見するために高い陽性尤度比を有しており，慎重に対応すべきキーワードである[3]．日常生活を維持するために必要なこと（飲水，睡眠，歩行など）ができない場合も慎重に対応する．

帰宅時に安易に「大丈夫」と言わない．帰宅可能な状態と判断されたのは診察時のことであり，状態が急速に変化しうるこどもの半日後を保証するものではない．最悪を想定し，帰院するポイントをしっかりと説明する．

受診の背景も考えてみよう

こどもが救急室を時間外に受診する最大の理由は，発熱，咳嗽，嘔吐・下痢などの急病であり，早く治療をしてこどもを楽にしてやりたいという養育者のこどもへの愛情，また翌日まで待つことができないという不安が受診行動につながっている[4]．なかには休日・夜間しか受診できない養育者もいるが，実際に「通常時間に受診ができない」養育者は15％程度しかいない．しかもその理由の76.3％が「仕事」であり，そのうち約8割が職場の理解や協力がない，あっても休めないと答えていた[4]．

朝から調子が悪かったのに早めに受診をしなかった（あるいは昼間に受診できなかった）理由，長期にわたる症状があるにもかかわらずあえて夜間に受診をした理由は，問診の際に聴取しておくべきである．真の受診理由を批判的にならずに聞き出すことで，受診者のニーズに適切に応えることが可能になり，ひいてはわたしたちの身を守ることにつながる．

文献

1) Monaghan A：Paediatr Nurs, 17：32-35, 2005
2) Akre M, et al：Pediatrics, 125：e763-e769, 2010
3) Van den Bruel A, et al：Lancet, 375：834-845, 2010
4) 平成17年度厚生労働省科学研究費補助金「小児救急医療における患者・家族ニーズへの対応策に関する研究」（主任研究者 衛藤義勝），医療技術評価総合研究事業 総括研究報告書，2006

第5章　小児

02　小児のトリアージ

光銭大裕

Point

- □ 「誰を優先的に治療するか」を探すのがトリアージである
- □ 第一印象，直感（gut feeling）は大切である
- □ 小児のバイタルサインの取り方にはコツがある

Introduction

トリアージとは緊急度の高い患者を見極めること，つまり，多数来院する患者のなかから，すぐ診るべき患者，介入を急ぐ患者を探すのが目的である．長い時間をかけず，短時間で施行しなければならず，少なからずコツがいる．院内トリアージ加算が診療報酬に反映され，日本でも急速に広まっているがすべての病院で導入されてはいない．

JTAS，PEWS（pediatric early warning score：小児早期警戒スコア，本章-01参照）などがあり，共通しているのが第一印象とバイタルサインである．正式に導入されていない病院でも，医療者がトリアージの考え方を理解し，第一印象，バイタルサインの評価を応用するだけでも，看護師は早く医師に診せるべき患者を探すことができ，医師は早く介入すべき患者をみつけることが可能なのではないであろうか．

初期対応

1）第一印象による全身状態評価

PATとよばれる小児アセスメントトライアングル（pediatric assessment triangle：PAT）を用いて緊急度の判断をする．A：Appearance，B：Breathing，C：Circulation to skinの3つの要素からなる．患者に触れる前に行われる簡単なABCD（気道/呼吸/循環/神経）の評価である．

A：Appearance：見た目
- 様子観察すべきポイントは表1を参照．語呂合わせとしてTICLS，PALSと覚える．
- 医療者の直感の特異度は高く，おかしいと思ったときはオーバートリアージを許容して悪い方に考えるべきである．

B：Breathing：呼吸
- 呼吸は聴診器を使わずに"みて，聴いて"で把握する．

〔表1〕小児患者の観察ポイント（TICLS，PALS）

	TICLS			PALS	
T	Tone（筋緊張）	●動いているか？ ●ぐったりしていないか？	P	Play（遊び）	●遊んでいるか？ ●周囲に興味を示すか？
I	Interactive（周囲への反応）	●周囲に気を配っているか？ ●おもちゃで遊ぶか？	A	Activity（活動）	●手足の動きは？ ●ぐったりしていないか？
C	Consolability（精神的安定）	●あやすことで落ちつきを取り戻すか？	L	Look（視線）	●目線は合うか？ ●こちらへ視線を向けるか？
L	Look/gaze（視線／追視）	●視線が合うか？ ●ぼんやりしていないか？	S	Speech/Smile（会話／笑顔）	●声は変じゃないか？ ●笑顔はあるか？ ●あやすと笑うか？
S	Speech/cry（会話／啼泣）	●こもった，かすれた声をしていないか？ ●強く泣いているか？			

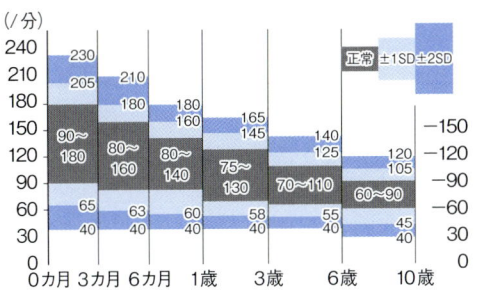

〔図1〕小児年齢別の心拍数
(文献3より引用)

- みて：
  ・大まかな呼吸数
  ・呼吸様式：鼻翼呼吸，口唇色，陥没呼吸
  ・Sniffing position
  ・Tripod position
- 聴いて：喘鳴（吸気，呼気），呻吟

C：Circulation：循環
- 皮膚の色をみる．
- CRT（capillary refilling time）：手掌や足底に皮膚を5秒間押して皮膚の色が戻るまでの時間を確認する．

2）バイタルサインの把握

小児のバイタルサインは啼泣，疼痛などでも大きく変動する．**バイタルサイン測定時が啼泣していたかどうかの情報は大切**である．啼泣時であれば時間を開けるなどしてくり返し測定することもある．図1の年齢ごとのバイタルサインの変化（HR，呼吸数）で2SDを超えているときは要注意である．

歩いて入って来る患児に関してはバイタルサイン測定で困難をきわめることは少ないと思われる．親が患児を抱っこした状態で入室する場合はなるべくそのままの状態でバイタルサイン測定を行う．この状態でもAppearance（見た目）の把握は可能であり，Breathing（呼吸"みて，聴いて"）もある程度把握可能である．

親子が向かい合わせ抱っこの場合は横から胸部・腹部をみて呼吸数を把握し，陥没呼吸をみて，喘鳴，呻吟も聴こえる．そのまま背部から聴診も可能である．指にSPO$_2$モニターを装着し，心拍も一緒にみて最後に親にも協力してもらい体温を測定する．なるべく抱っこの状態での把握につとめる．少し落ち着いたら，表に向いてもらい呼吸を"みて，聴いて"で回数，呼吸様式をチェックする．おもちゃを使用しながらバイタルサインを測定するのもよい方法と思われる．

3）異常があった場合

蘇生行為は必要ないが，バイタルサインが2SDを超えている状況などはよく遭遇する．例えば，啼泣で脈拍が2SDを超えている，発熱があり第一印象は悪くなさそうだが，2SDを超える頻脈があるなどである．その際は啼泣であれば，親の協力で安静に保つようにしたり，発熱であれば，アセトアミノフェン（15〜20 mg/kg）を使用しながらバイタルサインを持続的にチェックするなどが大切である．そのような介入をしてもバイタルサインが落ち着かない場合はさらなる介入を行っていく．

さいごに

混雑する急患室，そして疲労困憊な夜勤帯，初療室で重症に対処しながらの診察室での診療…このような状況ではついつい楽な方に考えがちであるが，そんなときこそ，自分の直感を信じ，忠実に第一印象，バイタルサインを把握し，早く診るべき，早く介入すべき小児患者をみつけたい．

文献

1) 「HAPPY！こどものみかた」（笠井正志，児玉和彦/編著），pp.23-29，日本医事新報社，2014
2) 野村 理：こどものトリアージとバイタルサインのポイント．JIM，24：302-306，2014
3) 茂木恒俊：小児 小児救急はトリアージが命！〜みて・きいて・かんじて〜．「レジデントノート増刊 救急初期診療パーフェクト」（今 明秀/編），pp.215-220，羊土社，2010
4) 林 幸子：小児患者のトリアージ．レジデントノート，12：2759-2767，2011

第5章 小児

03　小児の救急蘇生：小児の心停止について

光銭大裕

Point
- ☐ 大切なのは絶え間ない胸骨
- ☐ 圧迫蘇生しながら原因検索をする
- ☐ 蘇生中も家族への説明，対応をする

Introduction

- 小児の心肺停止症例の頻度は成人と比べ多くないが，ひとたび発生すると，家族，医療者ともに衝撃が大きい．小児の非外傷性の心停止は成人とは違い，呼吸不全やショックが進行した最終的な結果であることが多いといわれている．
- 徐脈，循環不全が認められ，無脈性心停止となる前に胸骨圧迫を開始した場合，生存率が最も高いといわれ，**心停止の早期認知**，介入は大事である．
- 小児の心停止アルゴリズムを図1に示す．本項ではこの図を見ながら読み進めてほしい．

初期対応

1) 心停止の認知について
- 心肺蘇生の手順がAHAガイドライン2010から，ABCからCABになったが，換気が大事ではないということではない．
- 蘇生者が脈はないと判断するのに必要な時間の平均は30秒という報告もあり，脈をチェックするのであれば，**1秒1秒意識して10秒で脈の触れが不確かであれば直ちに胸骨圧迫を始める**．必要であるのに胸骨圧迫開始しないことよりも，微弱な脈拍を評価できずに胸骨圧迫を開始するほうが害は少ない．

2) 心肺停止時の換気
- マスクの**適切なサイズ選択**が大事である．鼻／口を覆い，目にかからないサイズが適切なサイズである（図2）．
- マスクの持ちかたはECクランプ法（図3）である．Eの3本の指で頸部を圧迫して気道閉塞させない．
- 自己膨張式バッグで換気する場合のコツとして，図4のようにバッグを下に軽く押しつけてマスクを密閉する．換気できているかは胸郭挙上をみたり，胸骨圧迫をしている者が胸に手を当てながら胸郭挙上を確認する．
- 換気ができないときは体位を整えたり，エアウェイを使用したりすることもある．
- 換気ができれば挿管は急がない．挿管で胸骨圧迫中断時間が長くならないように気をつける．

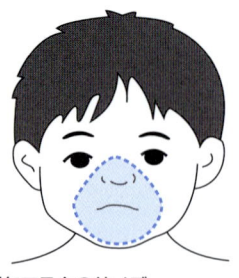

〔図2〕適切なマスクのサイズ
口と鼻を覆い，目にかからない．
（文献2より引用）

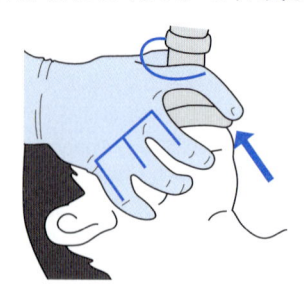

〔図3〕ECクランプ法
頸部正中を圧迫しない．
（文献2より引用）

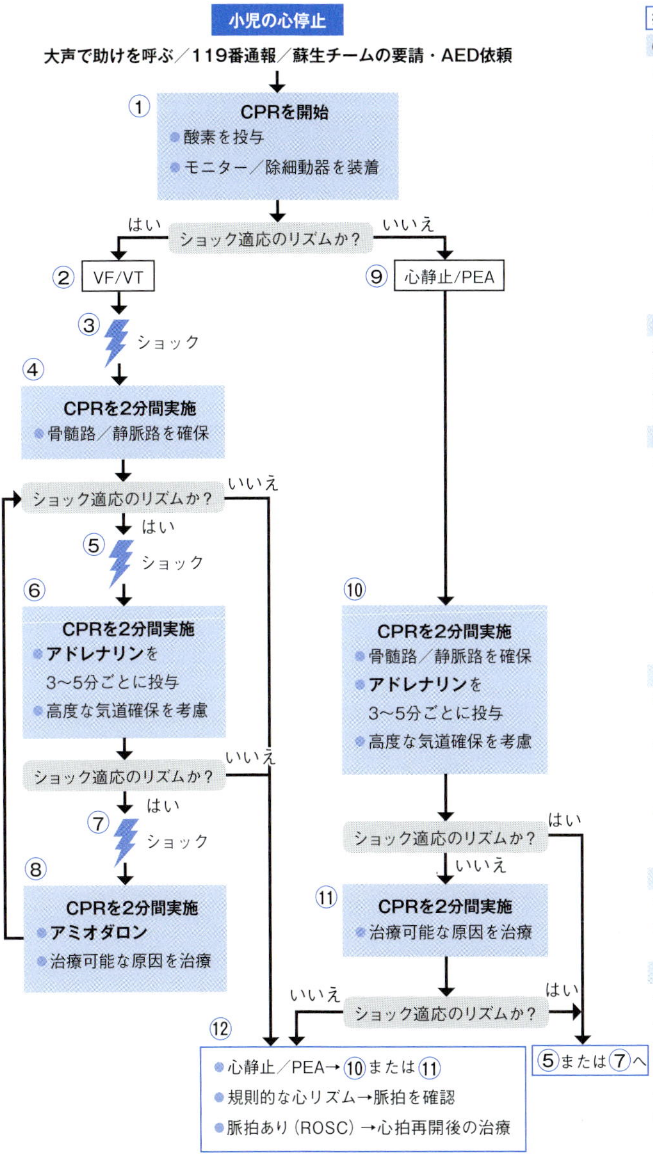

03 小児の救急蘇生：小児の心停止について

〔図1〕小児の心停止アルゴリズム

小児の心停止

大声で助けを呼ぶ／119番通報／蘇生チームの要請・AED依頼

↓

① **CPRを開始**
- 酸素を投与
- モニター／除細動器を装着

↓

ショック適応のリズムか？

- はい → ② VF/VT
- いいえ → ⑨ 心静止/PEA

② VF/VT
↓
③ ⚡ ショック
↓
④ **CPRを2分間実施**
- 骨髄路／静脈路を確保

↓
ショック適応のリズムか？
- はい → ⑤ ⚡ ショック
- いいえ

↓
⑥ **CPRを2分間実施**
- アドレナリンを3〜5分ごとに投与
- 高度な気道確保を考慮

↓
ショック適応のリズムか？
- はい → ⑦ ⚡ ショック
- いいえ

↓
⑧ **CPRを2分間実施**
- アミオダロン
- 治療可能な原因を治療

↓
ショック適応のリズムか？
- いいえ → ⑫
- はい → ⑤または⑦へ

⑨ 心静止/PEA
↓
⑩ **CPRを2分間実施**
- 骨髄路／静脈路を確保
- アドレナリンを3〜5分ごとに投与
- 高度な気道確保を考慮

↓
ショック適応のリズムか？
- いいえ → ⑪ **CPRを2分間実施** 治療可能な原因を治療
- はい → ⑤または⑦へ

↓
ショック適応のリズムか？
- いいえ → ⑫
- はい → ⑤または⑦へ

⑫
- 心静止／PEA→⑩または⑪
- 規則的な心リズム→脈拍を確認
- 脈拍あり（ROSC）→心拍再開後の治療

投与量／詳細

CPRの質
- 強く（胸の前後径の少なくとも1/3）、速く（少なくとも100回）押し、胸郭を完全に元に戻す．
- 胸骨圧迫の中断を最小限にする．
- 過換気を避ける．
- 2分ごとに圧迫担当を交代する．
- 高度な気道確保器具がない場合は、15回の胸骨圧迫に対して2回の人工呼吸を行う．高度な気道確保器具がある場合は、胸骨圧迫を続けながら1分間に8〜10回の人工呼吸を行う．

除細動のショックエネルギー量
初回のショック2 J/kg、2回目のショック4 J/kg、3回目以降のショック4 J/kg以上、最大エネルギー量10 J/kg（または成人投与量）．

薬物療法
- アドレナリン骨髄内投与／静注：0.01 mg/kg（10,000倍希釈液0.1 mL/kg）．3〜5分ごとに反復投与．骨髄路／静脈路を確保できない場合は、0.1 mg/kg（1,000倍希釈液0.1 mL/kg）を気管内投与してもよい．
- アミオダロンを骨髄内投与／静注：心停止中に5 mg/kgをボーラス投与．治癒不応性 VF および無脈性 VT には最大2回反復投与できる．

高度な気道確保
- 気管挿管または声門上の高度な気道確保．
- 波形表示呼気 CO_2 モニターまたはカプノメトリによる気管チューブの位置の確認およびモニタリング．
- 高度な気道確保器具を装着したら、6〜8秒ごとに1回（1分あたり8〜10回）人工呼吸を行う．

自己心拍再開（ROSC）
- 脈拍と血圧．
- 動脈内モニタリングによる自発的な動脈圧波．

治療可能な原因
- 循環血液量減少（Hypovolemia）
- 低酸素血症（Hypoxia）
- 水素イオン（Hydrogen ion）（アシドーシス）
- 低血糖（Hypoglycemia）
- 低／高カリウム血症（Hypo-/ hyperkalemia）
- 低体温（Hypothermia）
- 緊張性気胸（Tension pneumothorax）
- 心タンポナーデ（Tamponade, cardiac）
- 毒物（Toxins）
- 血栓症、肺動脈（Thrombosis, pulmonary）
- 血栓症、冠動脈（Thrombosis, coronary）

(文献1, p155より引用)

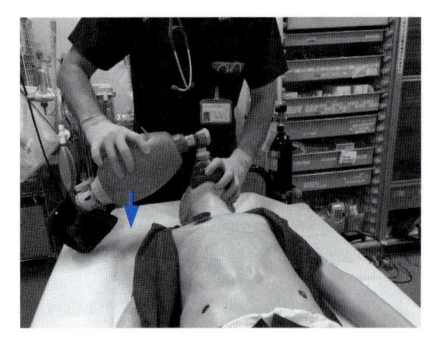

〔図4〕自己膨張式バックでの換気
右手のバックを少しだけ下に押しさらにマスクフィットをさせる.

〔表1〕成人,小児,乳児に対するBLSの主要な要素のまとめ

要素	推奨事項		
	成人	小児	乳児
認識	意識がない(全年齢対象)		
	呼吸がないか,呼吸が正常ではない(死戦期呼吸のみ)	呼吸がない,または死戦期呼吸のみ	
	10秒以内に脈拍を触知できない(全年齢対象,HCPのみ)		
CPR手順	C-A-B		
圧迫のテンポ	少なくとも100回/分		
圧迫の深さ	少なくとも5cm(2インチ)	少なくとも前後径の1/3 約5cm(2インチ)	少なくとも前後径の1/3 約4cm(1.5インチ)
胸壁の戻り	胸骨圧迫の後,胸壁を元に戻す HCPは2分ごとに圧迫担当を交代		
圧迫の中断	胸骨圧迫の中断を最小限にする 中断は10秒未満に制限するように試みる		
気道確保	頭部後屈ーあご先挙上法(HCPが外傷と疑う場合は下顎挙上法)		
胸骨圧迫と人工呼吸の割合(高度な気道確保器具を装着するまで)	30:2 (救助者が1人または2人)	30:2 (救助者が1人) 15:2 (HCPの救助者が2人)	
換気:救助者が訓練を受けていないか,訓練を受けていても熟練していない場合	胸骨圧迫のみ		
高度な気道確保器具による換気(HCP)	6〜8秒ごとに1回(8〜10回/分)の人工呼吸 胸骨圧迫と非同期 1回約1秒の人工呼吸 胸の上がりを目視		
除細動	AEDが届いたら,すぐに装着し使用する.ショック前後の胸骨圧迫の中断を最小限に抑え,ショック後毎回ただちに胸骨圧迫からCPRを再開する		

(文献1,p149より引用)

〔表2〕心肺停止の原因検索（ABCDEFGHIJ）

A	Acidosis	アシドーシス
B	Bleeding	出血
C	Cardiac tamponade	心タンポナーデ
D	Drug	薬物
E	Embolism	塞栓
F	Freezing	低体温症
G	Gas	低O_2, 高CO_2, CO中毒
H	Hyper/Hypo Kalemia, glucose	高／低カリウム血症, 低血糖
I	Infarction	心筋梗塞
J	Jammed air	緊張性気胸

覚え方は "ABCDEFGHIJ" や図1の "6H&5T" がある.

- 意識して過換気にしないようにする.

3）胸骨圧迫
- 胸骨圧迫は大事である. **挿管, ルート確保で胸骨圧迫を雑にしない**.
- 乳児では胸郭包み込み両母指圧迫法が2本指法よりも高い灌流圧が得られるとされている.
- BLSの要点については表1を参照のこと.

4）除細動
- 除細動をかけるぎりぎりまで胸骨圧迫を続ける.
- 除細動後はすぐ胸骨圧迫を再開する.

5）心肺停止時のルート確保
- 末梢ライン確保はほぼ不可能であり, 骨髄針が第一選択である.
- 電動ドリル式骨髄針（EZ-IO®）は短時間で施行可能であり, 成功率も高く, 有用性が高い（第9章-02「輸液路確保」参照）.

6）蘇生しながら原因検索をすべき
- アドレナリンだけ入れて満足しないこと.
- 原因は図1や表2を参照のこと.

7）蘇生中でも家族対応する
- 全力で蘇生行為を行うが, すべての患者を救えないのが現実である. 蘇生行為にある程度の時間集中することはやむを得ないかもしれないが, **蘇生早期から家族への説明, 対応を行うことはとても重要である**.

注意点・ピットフォール

- 心肺蘇生の基本はBLSである. 挿管, ライン確保で胸骨圧迫がおろそかになってはいけない.

文献
1) 「PALSプロバイダーマニュアル AHAガイドライン準拠」（American Heart Association）, シナジー, 2013
2) 「おさえておきたい すぐ使える 子どもの救急手技マニュアル」（井上信明／編）, 診断と治療社, 2014
3) 北岡照一郎, 阪井裕一：小児救急における終末期医療―患児を救命できなかったとき. 小児科臨床, 64：587-594, 2011
4) Tibballs J & Weeranatna C：Resuscitation, 81：671-675, 2010
5) Tibballs J & Russell P：Resuscitation, 80：61-64, 2009

第5章 小児
04 小児の鎮静・鎮痛

井上信明

Point

- 救急室における鎮静は，患者側の準備が不十分であることが多い．したがって安全確保のためには医療者側が周到に準備する必要がある
- 鎮静は，使用薬剤の禁忌や合併症への対応などの知識と気道確保の技術を有する人員が担当する
- 鎮静中は継続して監視し，バイタルサインなど記録する．監視と記録は，患児が帰宅するまで継続する

Introduction

- こどもが感じている疼痛や不安を適切に評価し対応することは，小児医療の重要な要素である[1]．しかし救急室において行われる処置のための鎮静や鎮痛は予定外の出来事であり，患児は絶飲食など事前の準備ができていないために特別な配慮が必要となる．**安全に鎮静を行うためには，周到な準備と系統的なアプローチが必要である．**

ERで必要とされる知識

1) 鎮痛:痛みを軽減させる局所麻酔の工夫[2]

- 細い針を使用する，注射速度を遅くする，麻酔液を体温と同じ温度にする，1％キシロカインを8.4％の重炭酸ナトリウムで中和させる（1％キシロカイン:8.4％炭酸水素ナトリウム＝9〜10:1）などにより，局所麻酔薬を注射する際の痛みを軽減させることができる．
- また処置中に動画や絵本を見せる，養育者に処置中患児のそばにいてもらうことなどにより患児の気をそらすことができ，処置を完遂できることがある．場合によってはアセトアミノフェン（10〜15 mg/kg）の内服やモルヒネの静注（0.1 mg/kg）も検討する．

2) 鎮静:安全を担保する[3][4]

①物品や環境の準備

- 小児のサイズに合わせた各種蘇生物品を用意する．表1に準備しておくべき物品の例を挙

〔表1〕鎮静を行う際に準備しておくべき物品の例

［基本物品］
- 吸引チューブ／吸引源
- 酸素マスク／酸素源
- 適切なサイズの蘇生バッグとマスク

［気道確保物品］
- 適切なサイズの経鼻／経口エアウェイ
- 適切なサイズの気管チューブ
- 喉頭鏡と適切なブレード
- 適切なサイズのラリンジアルマスク

［生体情報モニター］
- 心電図モニター
- 酸素飽和度モニター
- 適切なサイズの血圧計カフ
- 経鼻／経口式呼気終末CO_2モニター

［救急カート／除細動器］

（文献4をもとに作成）

げる．また鎮静のリスクについては養育者に十分説明を行い同意を得る．

②鎮静薬・蘇生に関する知識と技術

- 薬剤に対する知識と気道確保の技術は重要である．使用頻度の高い薬剤について，特に禁忌事項や合併症対策について学んでおく．また最低限用手的気道確保ができるよう訓練しておく．

③患児の鎮静前評価

- 米国麻酔学会全身状態分類（ASA分類:表2）のクラスⅢ以上や気道確保困難が想定される患児は，麻酔科医による鎮静を考える．また使用予定の薬剤の禁忌事項の確認を含むAMPLE聴取，年齢と体重，最新のバイタ

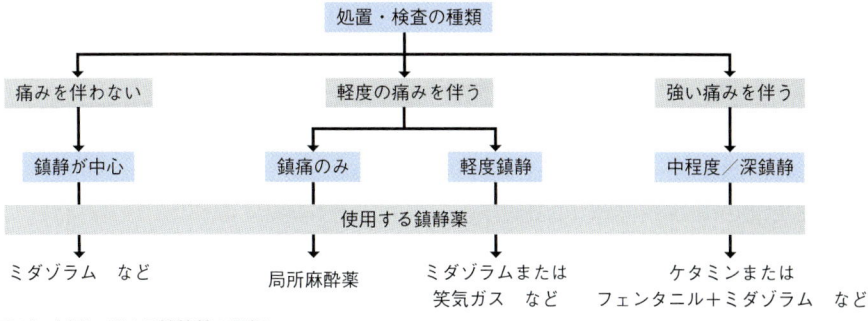

```
                    処置・検査の種類
        ┌──────────────┼──────────────┐
    痛みを伴わない    軽度の痛みを伴う    強い痛みを伴う
        │           ┌──┴──┐           │
    鎮静が中心     鎮痛のみ 軽度鎮静   中程度／深鎮静
        └──────── 使用する鎮静薬 ────────┘
    ミダゾラム など  局所麻酔薬  ミダゾラムまたは    ケタミンまたは
                              笑気ガス など   フェンタニル＋ミダゾラム など
```

〔図1〕小児における鎮静薬の選択

〔表2〕米国麻酔学会全身状態分類

クラス I	手術となる原因以外の全身疾患がない
クラス II	軽～中等度の全身疾患をもつ
クラス III	重度の全身疾患をもつ
クラス IV	生命の危険があるほどの重篤な全身疾患をもつ
クラス V	瀕死の状態で手術なしに生存不能

サインを得る．

④**鎮静計画**
- **鎮静薬の選択**：鎮静薬の特性を考えながら，鎮痛あるいは鎮静だけ必要なのか，その両方が必要なのかにより使用薬剤を選択する（図1）．
  例 鎮痛のみ：局所麻酔薬，鎮静のみ：ミダゾラム（ドルミカム®）0.1 mg/kg 静注，鎮静および鎮痛：ケタミン1 mg/kg 静注 など．
- **人員配置**：処置医のほかに気道確保が確実にでき，使用する薬剤に対する知識をもつ医師と，患児の状態を監視し記録する記録係が必要である．
- **生体情報モニター**：心電図，血圧，酸素飽和度の生体情報モニターは最低限準備する．非気管挿管下の呼気終末CO_2も可能であればモニターする．

⑤**記録**
- 鎮静薬の投与前から経時的にバイタルサインを記録する．処置中は状態が落ち着いていても5分おきに記録しておくほうが望ましい．

注意点・ピットフォール

- 処置終了後も監視を続ける．帰宅前には気道や循環に問題なく，飲水ができ，発達のレベルに応じて坐位の保持や自力歩行ができることを確認する．帰宅時には，責任をもって患児を観察できる養育者に観察の注意点を伝え，問題があればすぐに救急室に連絡をするよう連絡先も伝えておく．

文献

1) Walco GA, et al：N Engl J Med, 331：541-544, 1994
2) Quaba O, et al：Emerg Med J, 22：188-189, 2005
3) Chamberlain CA, et al：BMC Public Health, 13：112, 2013
4) Coté CJ & Wilson S：Pediatrics, 118：2587-2602, 2006

第5章 小児
05 発熱

井上信明

Point
- 生後3カ月未満の発熱（特に新生児）は，他の年齢の発熱と対応が異なる
- 見た目の重篤感があれば，重症感染症などの可能性を考え，早期介入を心がける
- 病歴聴取の際に母子手帳を有効利用し，予防接種歴を確認する

想定すべき鑑別疾患

- **緊急性の高いもの**
  細菌性髄膜炎，脳炎，喉頭蓋炎，咽後膿瘍，壊死性筋膜炎，骨髄炎，化膿性関節炎，川崎病，熱中症など．
- **頻度の高いもの**
  ウイルス性感染症，尿路感染症，肺炎など．

初期対応[1]

- 病歴や身体所見より熱源が特定できる場合は，それにあわせた対応を行う．3歳以上の発熱児は，見た目の重篤感がなく，理由が説明できない頻脈，頻呼吸がなければ，翌日以降の小児科受診でよい．

◇明らかな熱源のない発熱児（〜36カ月）の対応（図1, 2）

- まず敗血症性ショックが疑われる場合は，直ちに酸素投与，輸液路確保，血液培養など採取後，生理食塩水あるいはリンゲル液20 mL/kgを急速投与し抗菌薬（最低限CTX 75 mg/kg静注）を投与する[2]．いわゆるSurviving Sepsis Campaignのガイドラインである．

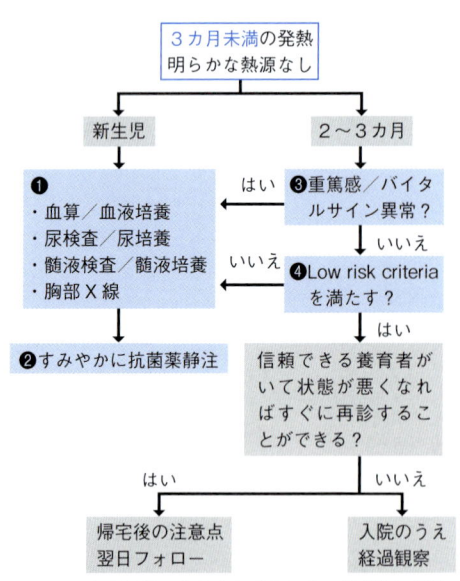

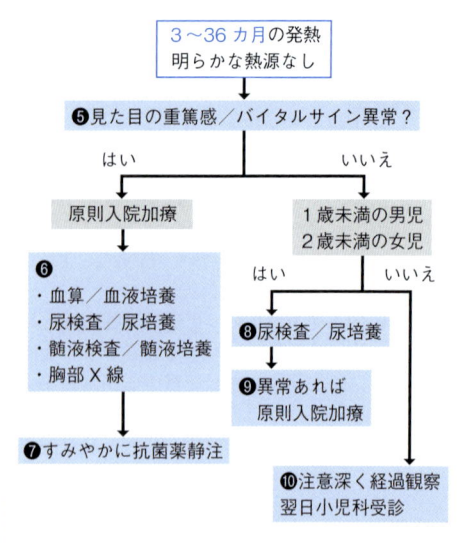

〔図1〕3カ月未満の明らかな熱源のない発熱児の対応
（文献1をもとに作成）

〔図2〕3〜36カ月の明らかな熱源のない発熱児の対応
（文献1をもとに作成）

◇対応手順の解説

❶ 検査：呼吸器症状を認めるときは胸部X線を追加する．
❷ 抗菌薬投与：アンピシリン50〜75 mg/kg，セフォタキシム50〜75 mg/kg静注．
❸ 全身状態：理由が説明できない頻脈，頻呼吸（＋2SDを越える），または徐脈は，全身性炎症反応症候群：SIRSを示唆する．
❹ リスク判断：ロチェスター基準[3]がよい．次をすべて満たすときLow risk criteriaを満たすと考える．
　① 全身状態がよい
　② 既往歴（早期産/周産期の抗菌薬使用/原因不明の黄疸/過去の抗菌薬使用/入院歴/基礎疾患）なし
　③ 皮膚・筋骨格系・耳に感染徴候なし
　④ 白血球数5,000〜15,000/μL，尿中白血球<10/HPF，総桿状核球数≦1,500μL（胸部X線，髄液検査は必須ではない）．
❺ 全身状態：❸と同様．
❻ 検査：❶と同様．髄液検査は髄膜炎症状があり，疑われるとき．
❼ 抗菌薬投与：セフォタキシム50〜75 mg/kg静注．
❽ 検査：基本的に導尿で検体を採取する．尿検査で異常がなくても培養は提出する．
❾ 入院加療：セフォタキシム50〜75 mg/kg静注（幼児期以降で活気あれば外来治療も考慮できる）．
❿ 経過観察：熱が数日以上続く場合，予防接種（Hib，肺炎球菌ワクチン）未接種の場合は血液検査（血算，血液培養）の閾値を下げる．

Disposition

● 新生児は全例入院が必要．3カ月未満については条件付きで帰宅可能である．そのほかは経口摂取の程度や全身状態を加味して評価する．

ER後の診療

● 細菌性感染が否定できない状態であれば，基本的に抗菌薬を静注する．ほか，川崎病に対する免疫グロブリンなど疾患特異的に治療法がある．

注意点・ピットフォール

● 特に乳児では，ミルクの飲みが悪い，活気が低下している，機嫌が悪いなどの非特異的症状が，髄膜炎を含む重症感染症時の初期症状であることがある．
● 病歴聴取の際，通常のSAMPLEに加え，BIG〔B：birth history（出生歴），I：immunization（予防注射歴），G：growth and development（成長・発達）〕を聴取するとよい．母子手帳からこれらの情報が得られるので有効に活用する．
● 免疫抑制薬使用中や脾臓摘出後など，免疫系のリスクが高い患児が発熱した場合は，年齢にかかわらず積極的に検査を行い，早期介入するように心掛ける．

文献

1) 「ケースシナリオに学ぶ小児救急のストラテジー」（日本小児救急医学会教育・研修委員会/編），pp42-46，へるす出版，2009
2) Dellinger RP, et al：Intensive Care Med, 39：165-228, 2013
3) Jaskiewicz JA, et al：Pediatrics, 94：390-396, 1994

第5章 小児

06 嘔吐・腹痛

井上信明

Point

- □ "嘔吐＝胃腸炎"，"腹痛＝おなかの問題"ではない．診察の際にはバイタルサインを含め全身を評価すること
- □ 外傷，外科的介入を必要とするもの，産婦人科・泌尿器科系疾患，そして腹部外の疾患を考える
- □ くり返し診察することが重要である．年少児の診察には遊びの要素を取り入れたり，気をそらしたりしながら診察するとよい

想定すべき鑑別疾患

- 緊急性の高いもの
- 外傷（身体的虐待を含む），腸重積，ヘルニア嵌頓，虫垂炎，心筋炎，中毒，異所性妊娠，腹腔内膿瘍，卵巣茎捻転，精巣捻転，糖尿病性ケトアシドーシスなど．
- 特に新生児・乳児では壊死性腸炎，中腸軸捻転，肥厚性幽門狭窄症など．
- 頻度の高いもの
  便秘，胃腸炎，胃食道逆流症，機能性腹痛，乳糖不耐症など．

初期対応

◇腹痛を訴える患児への対応（図1）
- まずぐったりしている状態の悪い患児であれば，バイタルサインを含む気道，呼吸，循環，神経の評価を行い，必要な介入を行う．

◇対応手順の解説
❶外傷：小児（特に幼児期以下）の腹部外傷の手術適応は成人と異なる．基本的にバイタルサインに異常がなく，腹膜刺激症状を伴わないときは保存的に診ることができることが多い．なお，すべての外傷は虐待の可能性も考えて病歴を聴取する．
❷消化管閉塞：胆汁性嘔吐の有無は重要な病歴である．例外はあるが，中腸軸捻転は乳児期早期，腸重積は乳幼児期，Hirshsprung病は新生児期に発生することが一般的である．
❸腹膜刺激症状：腹筋の発達していない年少児では腹膜刺激症状がわからないこともある．

幼児期後半では顔の表情やジャンプができるかで判断できることがある．
❹妊娠の可能性：救急では，生理が始まっていれば妊娠の可能性はあると考えて対応すべきである．「妊娠の可能性があるか？」と聞くより，「性交渉はあるか？」など直接わかる表現で聞かないと曖昧な返事になる．質問時は養育者のいないところで聞く配慮は必要である．
❺腹腔外疾患：致死的なものが含まれるが，バイタルサインや腹部外の診察も確実に行うことで除外できる．バイタルサイン異常（特に循環の異常）を認める場合は早期に介入する．
❻触診：啼泣のため触診が難しいときは，養育者の膝の上でリラックスさせて診察するとよい．
❼圧痛の確認：❻と同様である．また「痛い？」と聞くと「痛い」と答える幼児期の患児では，世間話など気をそらしながら丹念に触診し，顔の表情などで判断する．
❽圧痛のある腹痛：こどもでも基礎疾患により胆石・胆嚢炎，膵炎や尿管結石になることはある．
❾慢性の腹痛：機能性腹痛は通常5歳以上にみられる．心理的ストレスが誘因となることが多く，日常生活に支障をきたす腹痛である．

Disposition

- 基本的に痛みが改善しない場合は，確実に原因を特定できていなければ無理に帰宅させるべきではない．画像検査を用いても診断のつかない腹痛患者において最も有用な検査が"繰り返し診察すること"であるので，場合によっては入院して経過を観察する．

06 嘔吐・腹痛

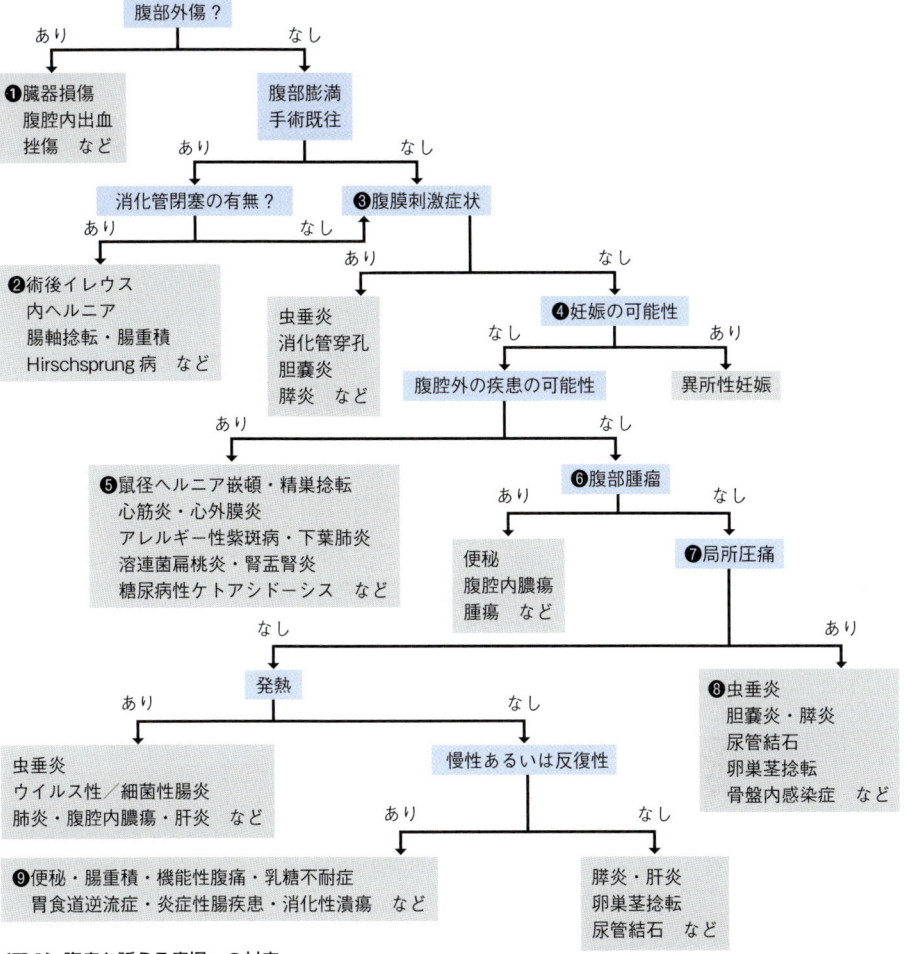

```
                    腹部外傷？
           あり ─────┴───── なし
            │                │
    ❶臓器損傷          腹部膨満
     腹腔内出血        手術既往
     挫傷 など      あり ─┴─ なし
                    │        │
           消化管閉塞の有無？  ❸腹膜刺激症状
          あり ─┴─ なし        │
           │      │    あり ─┴─ なし
    ❷術後イレウス   │     │        │
     内ヘルニア    │   虫垂炎      ❹妊娠の可能性
     腸軸捻転・腸重積 │  消化管穿孔  なし ─┴─ あり
     Hirschsprung病 │ 胆嚢炎       │       │
      など         │  膵炎 など  腹腔外の疾患の可能性  異所性妊娠
                  │           あり ─┴─ なし
                  │            │        │
    ❺鼠径ヘルニア嵌頓・精巣捻転   │      ❻腹部腫瘤
     心筋炎・心外膜炎           │     あり ─┴─ なし
     アレルギー性紫斑病・下葉肺炎  │      │        │
     溶連菌扁桃炎・腎盂腎炎      │    便秘      ❼局所圧痛
     糖尿病性ケトアシドーシス など │  腹腔内膿瘍   なし ─┴─ あり
                              │   腫瘍 など              │
         なし ─── 発熱                              ❽虫垂炎
          あり ─┴─ なし                              胆嚢炎・膵炎
           │     │                                 尿管結石
          虫垂炎  慢性あるいは反復性                   卵巣茎捻転
     ウイルス性／細菌性腸炎  あり ─┴─ なし            骨盤内感染症 など
     肺炎・腹腔内膿瘍・肝炎 など │        │
                              │      膵炎・肝炎
    ❾便秘・腸重積・機能性腹痛・乳糖不耐症  卵巣茎捻転
     胃食道逆流症・炎症性腸疾患・消化性潰瘍 など  尿管結石 など
```

〔図1〕腹痛を訴える患児への対応
(文献1より引用)

- 外科，産婦人科，泌尿器科系疾患の手術適応は，各専門科にその判断を依頼すべきである．腸重積は高圧浣腸による整復を行う．

注意点・ピットフォール

- 腹痛の原因が特定できなくても，致死的なもの，外科的介入を必要とするものは徹底的に除外するようにアプローチする．
- 患児の年齢や痛みに対する感受性よっては，所見がとりにくいことがある．判断に迷うようなときは，その場で即決せず，30分や1時間と時間を決め，くり返し診察することで所見が明らかになることがある．待ち時間のあいだを医療者の観察下におくことで，さまざまな情報が得られることもあり，"時間"を有効利用する．

文献

1) Neuman MI : Textbook of Pediatric Emergency Medicine. 6th ed (Fleisher GR, Ludwig S, eds), 421-428 Lippincott Williams & Wilkins, 2010

第5章 小児

07 小児の痙攣重積

光銭大裕

Point

- □ 痙攣の初療は「ABCDEアプローチ」と「痙攣を止めること」である
- □ 見ための痙攣がない痙攣持続を見抜く
- □ 原因検索を忘れない

Introduction

- 小児の救急搬送で痙攣は多い．当院へ搬送されるホットライン症例の約50％が痙攣である．痙攣は持続時間が長いほど，治療に反応しにくい．早期の対応が患者の予後にかかわる．この項では痙攣の初期対応について解説する．

〔表1〕痙攣持続中のABCDアプローチ

A：気道	評価	口腔内でゴロゴロ音がしていないか． 空気が出入りしているか．
	対処	吸引，下顎挙上，経口もしくは経鼻エアウェイの使用を考慮する．
B：呼吸	評価	みて，きいて，さわって 呼吸をしっかりしているかみる（呼吸回数，呼吸様式）． 痙攣後や見ための痙攣がないときも換気が不十分であることがある． 呼吸様式の観察では呼吸の深さにも気を配るのが大事である． 聴診して分泌物で溺れていないか． 触診してゴロゴロと胸壁に響いていないか．
	対処	酸素投与，バックバルブマスク換気開始． 気管挿管，人口呼吸器管理．
C：循環	評価	SHOCKかどうか？ 　S：Skin（皮膚） 　H：Heart Rate（心拍数） 　O：Outer bleeding：外傷であれば外出血の有無 　C：CRT（capillary refilling time） 　K：血圧
	対処	血管確保，細胞外液のボーラス投与． ラインが確保できない場合は骨髄針も選択肢にあがる．
D：神経	評価	3つのL 　Levelチェック 　Light Reflex（眼球）：偏位，対光反射 　Laterality（左右差）：麻痺，四肢関節の固さ 血糖測定
E：体温	評価	体表面の観察と体温測定．
	対処	高体温で頻脈が持続していれば，アセトアミノフェン15 mg/kg程度を使用し，脈がどうなるかを観察する．

初期対応

1) 痙攣の初療は「ABCDEアプローチ」と「痙攣を止めること」

◇痙攣が持続している場合

- O：酸素，M：モニター，I：IVラインを用意しながらABCDEアプローチ（表1）を行い，どのような痙攣かをしっかりみる（眼球変位，上下肢に肢位の左右差）．
- 当科では痙攣持続であればルートを確保している間に，ミダゾラム点鼻を選択している．ミダゾラムは静注以外に筋注も選択可能である．ミダゾラムの点鼻，口腔粘膜投与，筋注はジアゼパム静注と比べても効果は同等と報告されており，ルート確保困難時には血管を探すのに時間を費やさず，静脈外投与を選択すること．
- ABCDEアプローチは一般の救急患者と方法は何ら変わらない．痙攣持続中のABCDEアプローチを表1に記載する．当院で使用している抗痙攣薬を表2に記載する．

2) 見た目の痙攣がない痙攣持続を見抜く

- 痙攣が見た目でみられない場合，本当に痙攣が治まっているか考える．①頻脈が続いている，②視線が合わない，③瞳孔散大している，④四肢の関節が固い，があれば痙攣持続の判断でミダゾラムを投与する．啼泣がある場合も痙攣が治まっているとは限らず，頻脈，視線が合うか，瞳孔，四肢の動きを総合して痙攣が持続しているかを判断する．**「迷ったら薬剤投与する」が大事**である．

3) 原因検索を忘れない

- 意識障害の原因検索と似ており，AIUEO-TIPS（表3）で評価する．
- 発熱があれば髄膜炎なども考え，血液培養を行い，抗菌薬を投与し，髄液検査も考慮する．そのほかすぐ治療介入できるものとして低血糖，電解質異常があり，血液ガス分析を施行（得られる情報は静脈血で十分）する．特に低血糖は忘れやすく，注意したい．発熱がない痙攣や，左右差が著しい痙攣，外傷症例は頭部CTなども考慮する．
- 熱性痙攣は発熱の原因ではない．痙攣で来院

〔表2〕小児で使用する抗痙攣薬

ミダゾラム（ドルミカム® 10 mg/2 mL）
静注：5倍希釈にして1 mg/mLとする．0.1 mg/kg 静注 点鼻/筋注：原液で使用．0.3 mg/kg（0.06 mL/kg）
ホスフェニトイン（ホストイン® 75 mg/mL）
22.5 mg/kgを点滴静注 ① ホストイン22.5 mg/kgを5倍希釈にする ② ①を①の全量（mL）×8/時の速度で点滴静注 例：10 kgの小児の場合 　　ホストイン® 22.5 mg/kg×10 kg＝225 mg投与する 　　ホストイン® 225 mg＝3 mLを5倍希釈する→生理食塩水12 mLで希釈し合計15 mL 　　投与速度は15mL×8＝120 mL/時で静注
フェノバルビタール（ノーベルバール® 1V＝250 mg）
15 mg/kgを10分以上かけて静注 1V＝250mgを生理食塩水10 mLで希釈して25 mg/mLにして使用する
チオペンタール（ラボナール® 1V＝300 mg）
2〜5 mg/kgをゆっくり静注 1V＝300 mgを生理食塩水12 mLで希釈して25 mg/mLにして使用する 呼吸，循環抑制が強く，使用する際は挿管，人工呼吸を考慮する． 喘息患者には使用できない．

〔表3〕AIUEO TIPS

A	Alcohol（アルコール）
I	Insulin（低血糖）
U	Uremia（尿毒症）
E	Electrolytes（電解質異常），Endocrine（内分泌疾患），Encephalopathy（脳症）
O	CO中毒，O_2（低酸素血症），CO_2（高二酸化炭素血症），Overdose〔薬物中毒，食事（銀杏）など〕
T	Trauma（頭部外傷，虐待含む）
I	Infection（感染症）：髄膜炎，脳炎など
P	Psychiatric（精神疾患）
S	Stroke（脳出血，脳梗塞，くも膜下出血） Shock（ショック状態）

した患者全員に髄液検査を含む敗血症のワークアップが必要ではないが，発熱を主訴とし て来院した患者と同じく，病歴や身体所見から発熱源を見つける努力はすべきである．また敗血症を疑わせる場合（見た目が悪い，頻脈，頻呼吸がある，覚醒が悪いなど）があれば当然敗血症のワークアップが必要である．

注意点・ピットフォール

- 原因検索も忘れずに行う．特にすぐに対処できる原因を見逃さないことが大切である．

文献

1) 「当直医のための小児救急ポケットマニュアル」（五十嵐 隆/監），中山書店，2014
2) 「別冊ERマガジン ER的小児救急—見抜く力,確かな根拠」（井上信明/企），シービーアール，2014
3) 「Step Beyond Resident 4」（林 寛之/著），羊土社，pp136-147，2008
4) 「症状でみる子どものプライマリ・ケア」（加藤英治/著），pp238-253，医学書院，2010

第5章 小児
08 気管支喘息

萩原佑亮

> **Point**
> ☐ 気管支喘息の診断はERでは重要でない
> ☐ 喘鳴に対する治療を優先し，気道異物など見逃してはならないものを除外する
> ☐ 保護者のアドヒアランスを考慮して入院治療を判断する

Introduction

● 気管支喘息の基本病態は，気道の慢性アレルギー性炎症で気道過敏性が亢進している状態であり，発作性に気道狭窄が起こることで呼吸困難が出現する．真の気管支喘息とウイルス感染による喘鳴は非常に鑑別が困難であるが，急性期の治療法には変わりがない．気管支喘息の診断がついていない乳幼児が喘鳴を伴うときに，喘息様気管支炎という病名が使われることもあるが，明確な定義がない曖昧な病名である．

鑑別疾患

1）症状と身体所見
● 喘鳴，呼吸困難，呼気延長，頻呼吸，努力性呼吸（陥没呼吸，肩呼吸など），会話困難など成人の気管支喘息と症状は同じである．
● 片側性の喘鳴は気道異物を疑うきっかけとなる．

2）検査所見
● 経皮的酸素飽和度（SpO_2）の測定：発作の程度や治療効果を客観的に評価するための指標となるが，SpO_2が保たれていても努力性呼吸が強ければ酸素投与が必要である．
● 動脈ガス分析：ルーチンには不要である．重症発作でPaO_2や$PaCO_2$の経時的な測定が必要なときのみでよい．
● 胸部X線：ルーチンには不要である．重症例や肺炎，異物，腫瘍など器質的病変を疑ったときのみでよい．

3）鑑別のポイント（表1）
● この喘鳴は本当に喘息発作か常に問うこと．特に，吸入$β_2$刺激薬に明らかな反応がない場合には注意を要する．

ERでのマネジメント

● 小児喘息の急性期治療は発作の重症度に応じて行う（表2）．

1）吸入$β_2$刺激薬
● サルブタモール（ベネトリン®），またはプロカテロール（メプチン®）の吸入を行う．
  例 サルブタモール0.3 mL＋生理食塩水2 mL．薬剤吸入量は吸気量に比例するため全年齢で同じでよい．
● 吸入後15～30分後に発作の再評価を行う．
● 反応が不十分な場合には，追加治療として20

〔表1〕喘鳴の鑑別

急性喘鳴	慢性・反復性喘鳴
● 急性細気管支炎 ● 下気道炎（気管支炎・肺炎） ● 食物アレルギーによるアナフィラキシー ● クループ症候群 ● 気道異物 ● 縦隔腫瘍などの腫瘍による気道圧迫	● 乳児喘息 ● 喉頭・気道軟化症 ● 慢性肺疾患 ● 血管輪などの先天性気道狭窄 ● 胃食道逆流症 ● 心不全 ● 先天性免疫不全（反復性呼吸器感染）

〔表2〕小児喘息の急性期治療（2〜15歳）

発作型	小発作	中発作	大発作	呼吸不全
初期治療	β_2刺激薬吸入	β_2刺激薬吸入反復 酸素投与	β_2刺激薬吸入反復 酸素投与 ステロイド投与	β_2刺激薬吸入反復 酸素投与 ステロイド投与
追加治療	β_2刺激薬吸入反復	ステロイド投与	イソプロテレノール持続吸入	イソプロテレノール持続吸入 気管挿管 人工呼吸管理 アシドーシス補正

（文献1をもとに作成）

〜30分間隔で反復吸引し，ERでは3回までを行う．

2）酸素投与
- SpO_2低下や努力性呼吸が強いときには躊躇せずに酸素投与を行う．

3）ステロイド全身投与
- 中発作で吸入β_2刺激薬による改善が不十分な場合や大発作以上のときに投与する．
  - **例経口**：デキサメタゾン（デカドロン®）1回0.3 mg/kg
  - **例静注**：プレドニゾロン（またはメチルプレドニゾロン）1回1〜2 mg/kgまたはヒドロコルチゾン（コートリル®）1回5 mg/kg
- 効果発現には数時間かかるため，必要時には早めの投与を考慮する．

4）気管挿管・人工呼吸器管理
- 呼吸不全の場合には躊躇せずに行う．
- 気管挿管時の薬剤（前投薬，導入薬，筋弛緩薬）の選択については慎重に考慮する．

Disposition

- 酸素需要や努力性呼吸が残存する場合には入院とする．
- 症状に加えて，保護者のアドヒアランスに不安がある場合など総合的に入院治療の判断を行う．
- 帰宅させる際には，再受診のタイミングについて具体的に説明する．

ER後の診療

- 気管支喘息のコントロールは日本小児アレルギー学会「小児気管支喘息治療・管理ガイドライン2012」（JPGL2012）[1]に準じて行われる．

注意点・ピットフォール

- 呼吸症状がある場合には治療を優先し，詳細な問診は後回しでよい．
- 喘息の既往があるからと喘鳴の原因を喘息と決めつけない．

文献

1) 「小児気管支喘息治療・管理ガイドライン2012」（日本小児アレルギー学会），協和企画，2011
2) Bush A & Fleming L：BMJ, 350：h996, 2015

第5章 小児
09 急性喉頭蓋炎

萩原佑亮

Point

- ERでは急性喉頭蓋炎の"診断"ではなく，急性喉頭蓋炎として対応する"決断"をすることが求められる
- 疑うのであれば，超緊急で対応を進める

Introduction

急性喉頭蓋炎は，喉頭蓋とその周囲の声門上構造物の炎症である．原因として *H. influenzae* type b（Hib）が多かったがHibワクチンが普及して罹患率は激減した．ほかには，ウイルス性，真菌性，異物誤飲，熱傷などが原因として考えられる．上気道閉塞をきたすと致死的であり，緊急度の高い疾患である．

鑑別疾患

1）症状と身体所見

- Tripod position：頸部を過伸展し，下顎を前方に突き出して両手を前にして前傾をとる姿勢となる．
- 突然の高熱と呼吸障害：吸気性喘鳴，頻呼吸，陥没呼吸，不安感がみられる．
- そのほか咽頭痛，嚥下障害，流涎，こもった・かすれた声，前頸部痛がみられる．

2）検査所見

- 頸部X線：ルーチンには不要である．**急性喉頭蓋炎を疑うのであれば，まず気道確保を優先すべきであり**，Thumb sign（側面像で喉頭蓋の親指状腫脹）を見るためにX線室へ向かうことはあってはならない．
- 気道確保された後に，採血などは落ち着いて行えばよい．

3）鑑別のポイント

- Hibワクチンを接種している場合，上記のような症状では深頸部感染症（扁桃周囲膿瘍，咽後膿瘍，Ludwig angina など）による上気道閉塞の可能性が高い．

ERでのマネジメント

- 診断や検査よりも気道の維持が最優先であり，上気道閉塞の緊急度評価を行う．
- 上気道閉塞が進行してからでは気道確保がより困難になるため，**気管挿管は早い段階で決断する**．
- 気道確保にあたっては，院内で最も気道確保のスキルに熟練したものが担当する．
- 患者を高度医療機関へ転送する際にも，決して医師が患者のそばを離れてはならない．急変した際に高度な気道確保が可能なのは医師しかいない．

Disposition

- 気管挿管・人工呼吸管理で入院とする．

ER後の診療

- 感染による炎症が治まるまでは気管挿管・人工呼吸管理を要する．

注意点・ピットフォール

- こどもが最も安心する環境を作り出し，愛護的な診察を行うこと．不必要に刺激してはならない．
- 急性喉頭蓋炎ばかりに気をとられ，その他の深頸部感染症を見逃してはならない．Hibワクチン普及によって，小児にとって急性喉頭蓋炎は非常に稀なものとなり，成人例の方が遭遇する確率は上がったといえる．

文献

1) Rotta AT & Wiryawan B：Respir Care, 48：248-258; discussion 258-260, 2003

第5章 小児
10 気道感染症

堀越裕歩

Point

- □ A群溶連菌咽頭炎でのみ，ペニシリン系の抗菌薬を処方する
- □ 3歳未満にA群溶連菌咽頭炎の検査は原則，行わない
- □ 乳幼児はウイルス性・細菌性，学童はウイルス性・マイコプラズマによるものが多い

上気道感染症

- 小児の上気道感染症は，ウイルス性が多く，発熱，鼻汁，咳，咽頭痛などを伴う．乳幼児では，集団保育などが罹患のリスクファクターである．
- 一般に抗菌薬は不要である．A群溶連菌咽頭炎でリウマチ熱の予防のために抗菌薬治療するが，3歳未満ではリウマチ熱はほぼ起こさない．感冒薬は2歳未満で利益は明らかではない．発熱に対しては解熱薬を処方し，対症療法を指導する．

1) 鑑別診断

❶症状および脱水の評価
発熱，咳，鼻汁，咽頭痛などの上気道症状の有無を聴取する．食欲および水分摂取，排尿の有無を聴取する．

❷3歳以上でA群溶連菌咽頭炎が疑われる場合は迅速検査
A群溶連菌咽頭炎は，リウマチ熱予防のため，上気道炎で唯一，抗菌薬の適応となる．3歳未満ではほとんどリウマチ熱を起こさないうえ，A群溶連菌咽頭炎の罹患も少ない．典型例は，学童以降で咽頭の発赤，発熱などを認め，咳や鼻汁などの症状に乏しい．学校などでの流行状況も参考にする．迅速検査で診断ができる．

2) ERでのマネジメント

- 脱水症があれば，経口補液ができるかどうかを判断し，できなければ経静脈補液を考慮する．特に乳児は脱水から具合が悪くなりやすい．
- 月齢3カ月未満の発熱は，上気道炎症状があっても細菌感染症のリスクが高いため，血液，尿，髄液の検査を考慮する．小児科にコンサルトのうえ，入院を考慮する．
- A群溶連菌咽頭炎の場合は，ペニシリン系の抗菌薬を使用する．A群溶連菌でペニシリン耐性はなく，セフェム系薬剤は広域なため適切ではない．
  例 アモキシシリン（サワシリン®）1回13 mg/kg，1日3回 10日間 内服
- 発熱があれば解熱薬を使用する．消耗を抑えて水分消費を減らし，経口補液や食事を促すことができることがメリットである．
  例 アセトアミノフェン内服・坐剤（カロナール®，アンヒバ®）1回10 mg/kg，4時間以上あけて頓用
- 2歳未満の上気道感染症に対して抗ヒスタミン薬などの感冒薬の使用は利益よりも副作用のデメリットが多いとされている．

3) Disposition

- 脱水がなければ，自宅で経過観察する．脱水症，呼吸状態の悪化，意識状態の変化などあればすぐに再診するよう指示する．また3カ月未満の場合は，入院を考慮する．

4) 注意点・ピットフォール

- 乳幼児は脱水で具合が悪くなるので，脱水症の評価を行う．

下気道感染症

- 小児の下気道感染症は，ウイルス性が多く，発熱，鼻汁，咳，咽頭痛，咳嗽などを伴う．乳児では，細気管支炎といって気管支拡張薬に反応の悪い喘息様の所見を呈する．原因ウイルスは，RSV，インフルエンザウイルス，ヒトメタニューモウイルスがある．慢性咳嗽の家族歴では，百日咳，結核を鑑別する．細

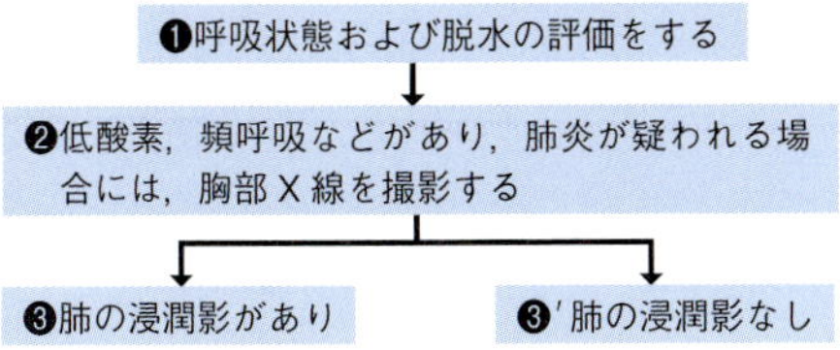

〔図1〕下気道感染症の画像診断フローチャート

❶呼吸状態および脱水の評価をする
❷低酸素,頻呼吸などがあり,肺炎が疑われる場合には,胸部X線を撮影する
❸肺の浸潤影があり
❸′肺の浸潤影なし

菌性肺炎は乳幼児で多く,肺炎球菌,インフルエンザ菌などが多い.幼児〜学童でマイコプラズマ性肺炎がみられる.

1) 鑑別診断（図1）

❶呼吸・脱水の評価
- 陥没呼吸は,胸骨下,鎖骨上,胸鎖乳突筋,鼻翼呼吸の順に重症度があがる.
- 乳児は,呻吟といってあえぎ呼吸をしていると呼吸不全になる可能性が高い.乳児では,無呼吸もしばしばみられる.年齢に応じた呼吸数,酸素飽和度も確認する.
- 同時に呼吸窮迫がなくとも脱水があると治療対象なので脱水の評価もする.

❷酸素飽和度が95％未満で呼吸窮迫がある場合,安静時に乳児50回/分以上,幼児40回/分以上,学童以降30回/分以上の頻呼吸は明らかに異常である.

❸肺の浸潤影あり
小児は腫瘍性病変が少なく,肺炎,異物などを疑う.

❸′肺の浸潤影なし
気管支の狭窄などによる閉塞性呼出障害のことが多い.過膨脹所見がある.

2) ERでのマネジメント

- 脱水症があれば,経口補液ができるかどうかを判断し,できなければ経静脈補液を考慮する.特に乳児は脱水から具合が悪くなりやすい.
- 呼吸窮迫,酸素需要がある場合は,原則,小児科にコンサルトをし入院とする.6カ月未満の乳児,基礎疾患を抱える場合は,入院の閾値は低くなる.酸素投与が禁忌になることは一部の動脈管依存性の先天性心疾患を除きほとんどないので,マスク5〜10 L/分などで投与開始する.喘鳴があれば,気管支拡張薬の吸入も行う.
- 細菌性肺炎が疑われる場合：重症を除き合計5〜7日間以下のいずれかを投与する
  例 アモキシシリン(サワシリン®)1回30 mg/kg,1日3回 内服
  アンピシリン(ビクシリン®)1回50 mg/kg,1日3〜4回 静注
  セフォタキシム(クラフォラン®)1回50 mg/kg,1日3回 静注

3) Disposition

- 呼吸窮迫,低酸素がなければ,外来治療をし,あれば入院加療を行う.

4) 注意点・ピットフォール

- 特に乳児では,聴診で肺雑音を聴取しないことは珍しくない.酸素飽和度と呼吸数に加えて,陥没呼吸の有無は,呼吸窮迫の把握に有効である.

文献

1) Shulman ST, et al：Clin Infect Dis, 55：e86-102, 2012
2) Bradley JS, et al：Clin Infect Dis, 53：e25-e76, 2011

11 クループ症候群

萩原佑亮

Point
- 上気道閉塞をきたす可能性がある
- 診断よりも気道評価・介入を優先させる
- Hibワクチンの予防接種歴の聴取は急性喉頭蓋炎との鑑別に重要である

Introduction

- 急性の喉頭狭窄により吸気性喘鳴，犬吠様咳嗽，嗄声，発熱をきたす症候群である．好発年齢は6カ月から6歳で，1～2歳に最も多い．典型的には1～3日前からの上気道炎症状に続いて出現することが多く，原因ウイルスはパラインフルエンザ，RSウイルス，インフルエンザウイルス，アデノウイルスなどさまざまである．

鑑別疾患

1) 症状と身体所見
- 主に夜間に発症する犬吠様咳嗽で救急外来を受診することが多い．
- 自宅でみられた吸気性喘鳴や嗄声は，救急外来を訪れようとした際に夜の冷たい空気にあたって改善していることがしばしばみられる．
- 症状は48～72時間程度持続する．
- 発熱は伴うことが多いが，高熱ではない．
- Westleyスコアを用いて評価する（表1）．

2) 検査所見
- 経皮的酸素飽和度（SpO_2）の測定：発作の程度や治療効果を客観的に評価するための指標となるが，SpO_2が保たれていても努力性呼吸が強ければ酸素投与が必要である．
- 頸部X線：ルーチンには不要である．有名なpencil sign（正面像で声門下の狭小化）は診断や治療に寄与しない．また，**急性喉頭蓋炎を疑うのであれば，まず気道確保を優先すべき**であり，thumb sign（側面像で喉頭蓋の親指状腫脹）を見るためにX線室へ向かうことはあってはならない．

3) 鑑別のポイント
- Hibワクチンの接種歴を聴取することは必須である．ワクチン接種により急性喉頭蓋炎の事前確率は著しく下がる．

ERでのマネジメント

- Westleyスコア（表1）を参考にして重症度を決定し，治療を行う．
- Westleyスコアは研究評価用のスコアリング

[表1] Westleyスコア

スコア	0	1	2	3	4	5
陥没呼吸	なし	軽度	中等度	重度		
吸気性喘鳴	なし	興奮時	安静時			
チアノーゼ	なし				興奮時	安静時
意識レベル	正常					意識障害
呼吸音			正常	減弱	著明な減弱	

軽症：≦2，中等症：3～7，重症：≧8

の意味あいが強いので，臨床の重症度とは必ずしも一致しない．
- **デキサメタゾン（デカドロン®）内服**
  - 例 1回0.15〜0.6 mg/kg（極量10 mg）．
  - ➡ 軽症・中等症であれば，0.15 mg/kg，0.3 mg/kg，0.6 mg/kgで治療効果に差はない．
- **アドレナリン吸入**（中等症以上，もしくは犬吠様咳嗽で内服不可能な場合）
  - 例 0.3 mL＋生食3 mL．
- 治療効果は一時的（半減期45分）であり，吸入後にデカドロン®内服とする．
- **気管挿管**：上気道閉塞が切迫している場合に実施する．酸素投与，アドレナリン吸入を実施しながら，考えられる限りの安全な環境で気管挿管を行う．困難気道症例であるため，チューブサイズは通常より1〜1.5程度小さくする．

Disposition

- デキサメタゾンを内服して数時間経過しても以下の①〜⑤の症状がある場合には入院とする．
  ①安静時stridor
  ②努力呼吸
  ③酸素需要あり
  ④生後6カ月未満
  ⑤帰宅後の環境に不安がある

ER後の治療

- 小児科に入院後も呼吸状態を慎重に観察しながら，吸入とステロイド治療を継続する．

注意点・ピットフォール

- 啼泣は酸素需要を増加させ，気道抵抗も増大させるため，**こどもを泣かせない診療を心がける**．
- **安易な咽頭診察や仰臥位は避けること**．舌根部の刺激により喉頭浮腫が急速に進行したり，腫脹した喉頭蓋が仰臥位で上気道閉塞をきたしたりする可能性がある．

文献

1) Bjornson CL & Johnson DW：CMAJ, 185：1317-1323, 2013

第5章 小児
12 髄膜炎

堀越裕歩

Point
- 細菌性髄膜炎は感染症の緊急疾患で，すみやかに治療を開始する
- 乳児の症状，身体所見は非特異的であるため総合判断し，疑う場合は髄液検査を行う

Introduction

- ウイルス性は予後良好が多いが，**細菌性は無治療では致死的**である．夏にはエンテロウイルス属，パレコーウイルス属の流行がみられ，年長児のムンプスウイルスは高率に髄膜炎を合併する．細菌性は，3カ月未満のB群溶連菌，大腸菌，3カ月以降の肺炎球菌がみられる．近年，ワクチン株以外の肺炎球菌の感染がみられる．

❶月齢3カ月未満の症状および所見　❶'月齢3カ月以上の症状および所見

❷細菌性：多核球優位の髄液細胞数の上昇，髄液蛋白の上昇，髄液糖が血糖の2/3以下
ウイルス性：単球優位の髄液細胞数の上昇，髄液蛋白の上昇，髄液糖正常

❸Sick contact，感冒症状の有無

〔図1〕髄膜炎の鑑別診断フローチャート

鑑別診断（図1）

❶身体所見（3カ月未満）

発熱38℃以上，低体温，活気不良，不機嫌，哺乳不良，嘔吐，意識障害，大泉門膨隆，末梢循環不全，頻脈，多呼吸，痙攣などで疑うが非特異的である．原則，発熱がある場合は全例検査を行う．

月齢1カ月未満，感染巣が不明，ぐったりしている場合は，血液培養，カテーテル尿培養，髄液培養を行う．月齢1〜3カ月でも血液培養，カテーテル尿培養は必須，髄液検査も原則行う．

❶'身体所見（3カ月以上）

発熱38℃以上，低体温，活気不良，不機嫌，嘔吐，頭痛，意識障害，乳児は大泉門膨隆，幼児以降は項部硬直，末梢循環不全，頻脈，多呼吸，痙攣などで疑うが，好発年齢の乳児から幼児では非特異的なことが多い．疑う場合は，積極的に髄液検査を行う．

6カ月〜6歳は熱性痙攣の好発年齢で鑑別を要するが，痙攣の意識回復が悪い場合，重積する場合，群発する場合は，髄膜炎を除外する．

❷検査

初期は検査が典型像をとらないこともある．髄液グラム染色，髄液細菌迅速検査を行い，全身状態と臨床症状を加味して総合判断する．少しでも疑わしければ，細菌性髄膜炎として治療を開始する．

❸診断

家族内にウイルス性疾患があり，児に感冒症状があれば，細菌性髄膜炎の可能性は下がる．しかし否定しきれない場合は，治療を開始し，培養結果がでるまで48〜72時間待つ．家族内に単純性ヘルペスの既往を確認する．治療する場合は，HSVの髄液PCRを提出する．

ERでのマネジメント

a. 2カ月未満で細菌性髄膜炎を疑う場合（GBS，大腸菌，リステリアを疑う：2剤併用）

- アンピシリン（ビクシリン®）1回100 mg/kg，1日4回 静注および
- セフォタキシム（クラフォラン®）1回75

mg/kg，1日4回 静注

b. 2カ月未満でウイルス性髄膜炎も疑う場合（原則，細菌性とHSVの両方の治療を行う：3剤併用）
- アンピシリン（ビクシリン®）1回100 mg/kg，1日4回 静注 および
- セフォタキシム（クラフォラン®）1回75 mg/kg，1日4回 静注
- アシクロビル1回20 mg/kg，1日3回 静注

c. 2カ月以降で細菌性髄膜炎を疑う場合（肺炎球菌，GBS，Hibを疑う：2剤併用）
- セフォタキシム（クラフォラン®）1回75 mg/kg，1日4回（最大投与量3,000 mg/回）静注 および
- バンコマイシン（塩酸バンコマイシン）1回15 mg/kg，1日4回※ 静注
  ※4回投与前にトラフ値を測定して15～20 μg/mLを目標にして適宜調整

d. 3カ月以降でウイルス性髄膜炎のみを疑う場合
- 対症療法，もしくは上記の細菌性髄膜炎の治療を培養陰性まで行う．
- HSV脳炎は本章-13「急性脳症・脳炎」の項参照．

e. その他，補足事項
- 補液は，外液で脱水を補正して，その後は維持量で行う．極端な輸液制限はかえって神経学的予後を悪くする．初期の血清Na130 mEq/mL以下などでSIADHを疑う場合は輸液を制限する．
- 呼吸循環不全があれば，適切な支持療法を行う．
- Hib髄膜炎が疑わしい場合は，抗菌薬の投与前にステロイド投与（デキサメタゾン1回0.15 mg/kg，1日4回 2日間）を行う．しかしHibはワクチン接種をしていれば否定的である．Hib以外の細菌性髄膜炎でステロイドの有用性はあきらかではない．

Disposition

- 月齢3カ月未満で発熱38℃以上は，原則，全例小児科に入院させた方がよい．特に月齢1カ月未満の発熱は全身状態良好でも入院させる．
- 月齢1～3カ月で明らかな上気道炎症状があり，保護者が自宅で観察できる場合，小児科コンサルトのもと，帰宅させて翌日フォローという方法もある．3カ月以降でも髄膜炎を疑ったら，学童以降の軽症のウイルス性髄膜炎以外は，原則，入院させる．

ER後の診療

- 細菌性髄膜炎，HSV脳炎を除外するため，抗菌薬や抗ウイルス薬を継続し，培養およびPCRの結果を待つ．経過が否定的で，陰性であれば治療終了することが多い．細菌やHSVが検出されたときは，治療を完遂する．退院後は，発達障害や水頭症の合併がないか，外来でフォローする．

注意点・ピットフォール

- 乳児では，頂部硬直をはじめとする身体所見がはっきりしないことが多い．頻脈などのバイタルサイン異常が手掛かりになることがある．
- 総合判断で少しでも細菌性髄膜炎を疑ったら，髄液検査をしないとわからないことが多い．トラウマタップでうまく量が取れない場合でも，髄液培養だけでも行うとのちの治療継続の判断の参考になる．特に**月齢3カ月未満で発熱がある場合は，髄液検査まで積極的に考慮し**，原則，小児科に入院させる．

文献
1) Kim KS：Lancet Infect Dis, 10：32-42, 2010
2) Maconochie I, et al：Cochrane Database Syst Rev, 5：CD004786, 2008
3) Brouwer MC, et al：Cochrane Database Syst Rev, 6：CD004405, 2013
4) Shinjoh M, et al：J Infect Chemother, 20：477-483, 2014

第5章 小児

13 急性脳症・脳炎

堀越裕歩

Point
- ☐ 意識障害の遷延，痙攣重積などで疑う
- ☐ 全身管理と痙攣のコントロールが重要である

Introduction

- ①微生物が直接，脳に侵潤して障害する場合，②感染症がトリガーとなってサイトカインなどが二次性に脳障害をきたす場合，③中毒，代謝性，自己免疫などに起因する二次性の脳障害をきたす場合，がある．
- 症状はさまざまであるが，中枢神経症状が遷延する場合に疑う．感染症では，インフルエンザウイルス，HHV-6，エンテロウイルス属，HSV，細菌によるものが多い．治療は，原因に対しての治療，支持療法を行う．予後は，脳の障害の程度による．

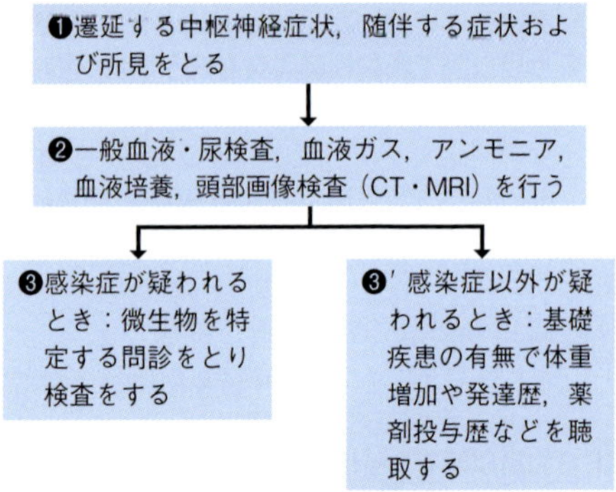

鑑別診断（図1）

❶身体所見
- 遷延する意識障害，急な性格変化，痙攣重積および群発，認知障害，異常興奮，運動障害などの中枢神経症状の有無をみる．
- 感染症を示唆する発熱，呼吸器症状，消化器症状，周囲の感染症流行状況，ワクチンの接種状況を確認する．
- 代謝障害に対する代償性の多呼吸，徐呼吸の有無をみる．
- 神経学的所見では瞳孔所見および反射，異常反射の出現などをみる．
- 痙攣重積が薬物でコントロールできない重症例では，呼吸不全，循環不全，肝不全，腎不全などの合併に気をつける．

❷検査
- 感染症を疑う場合はウイルス検査，頭蓋内圧亢進がなければ髄液検査も行う．
- 新生児〜乳児期では，先天性代謝疾患のことがあり，低血糖，高アンモニア血症，乳酸

❶遷延する中枢神経症状，随伴する症状および所見をとる
↓
❷一般血液・尿検査，血液ガス，アンモニア，血液培養，頭部画像検査（CT・MRI）を行う
↓
❸感染症が疑われるとき：微生物を特定する問診をとり検査をする　　❸'感染症以外が疑われるとき：基礎疾患の有無で体重増加や発達歴，薬剤投与歴などを聴取する

〔図1〕急性脳症・脳炎の鑑別診断フローチャート

性アシドーシスなどがみられることがある．
- 敗血症，髄膜炎を念頭に血液培養，髄液培養，髄液HSVウイルスPCRを行う．
- 状況が許せば，MRI，脳波で評価をする．あとから追加検査をすることもあり，残検体の保存をかけておく．

❸感染症が疑われるとき
- 先行症状，既往歴，ワクチン接種歴，流行性疾患の有無，食事歴，動物接触歴，海外渡航歴，自然曝露歴，居住歴，免疫不全を疑わせるくり返す感染の有無などを聴取する．
- 問診の内容しだいで血液培養，髄液培養，髄液または血清HSVのPCR，流行時で症状があればインフルエンザウイルス迅速・RSV迅速・アデノウイルス迅速・ロタウイルス迅速検査などを行う．
- ワクチン接種歴がなく北海道以外で蚊の季節であれば日本脳炎ウイルスペア抗体価，夏で流行期であればエンテロウイルスPCR（保険診療外），流行や感受性に応じてVZVやムンプスのペア抗体価，突発性発

疹に引き続く二相性脳症であればHHV-6ペア抗体価またはPCR（保険診療外）を行う．問診で得られた情報をもとに疑わしい微生物の検査を提出する．

❸ 感染症以外が疑われるとき
・検査の結果に基づいて，小児科にコンサルトをして鑑別を進めていく．

ERでのマネジメント

a. 細菌性髄膜炎を疑う場合（2剤併用）
・セフォタキシム（クラフォラン®）1回75 mg/kg，1日4回（最大投与量3,000 mg/回）静注 および
・バンコマイシン（塩酸バンコマイシン）1回15 mg/kg，1日4回※ 静注
   ※4回目投与前にトラフ値を測定して15〜20 μg/mLを目標にして適宜調整

b. HSV脳炎を疑う場合
・12歳未満：アシクロビル1回20 mg/kg，1日3回 静注
・12歳以上：アシクロビル1回10 mg/kg，1日3回 静注

c. インフルエンザ脳症を疑う場合
・メチルプレドニンパルス療法：メチルプレドニン（ソル・メドロール®）30 mg/kg/日，2時間かけて3日間 静注
・凝固が正常の場合，血栓予防でヘパリン100〜150 IU/kg/日を併用
・オセルタミビル（タミフル®）1回2 mg/kg，1日2回 経管投与

d. 先天性代謝異常症を疑う場合
● 小児科にコンサルトのうえ，ビタミン剤，カルニチンの投与を考慮する．

e. その他，補足事項
● 呼吸循環の支持療法，痙攣があれば抗痙攣薬でのコントロール，ひっ迫した脳圧亢進があれば脳圧モニタリングをして脳圧管理を行う．高アンモニア血症の持続，呼吸循環管理でアシドーシスが改善しなければ，持続濾過透析を行う．

Disposition

● 脳症・脳炎を疑った場合は，原則，入院させる．意識状態が悪い場合は，集中治療室に入院させる．管理できる設備がない場合は，搬送を検討する．

ER後の診療

● 原因の鑑別を進めていき，判明した場合は特異的治療を行う．原因がわからないことも稀ではない．アシクロビルの中止にあたっては，PCR，画像，脳波，髄液所見，HSVペア抗体価などを合わせてHSV脳炎の否定を総合的に判断する．

注意点・ピットフォール

● 脳症・脳炎のなかに意識状態が寛解増悪をくり返す場合があり，寛解時にベースラインまで戻らないことが多い．迷ったら意識状態の観察目的に入院させる．
● 突発性発疹やインフルエンザウイルスによる二相性脳症は，いったん寛解して数日後に増悪することがあるので注意する．

文献
1) 「インフルエンザ脳症ガイドライン 改訂版」（厚生労働省 インフルエンザ脳症研究班），2009
2) Tunkel AR, et al：Clin Infect Dis, 47：303-327, 2008
3) Dulac O, et al：Lancet Neurol, 13：727-739, 2014

第5章 小児

14 川崎病

萩原佑亮

Point
- [ ] 発熱や発疹を見たら，川崎病を鑑別に入れること
- [ ] "川崎病らしさ"を見逃さず，確実に小児科医へ紹介すること
- [ ] 成人発症例がないわけではない

Introduction
- 川崎病は冠動脈に好発する血管炎を起こす全身性の血管炎症候群である．主に5歳以下の乳幼児に多く，その数は年々増加している．ただし，成人例の症例報告もある．一過性のものを含めると川崎病では，10%程度の患者に何らかの心合併症を認めるため，早期に診断し治療を開始する必要がある．

鑑別疾患

1) 症状と身体所見
- 川崎病の診断基準は，5日以上の発熱に加えて以下の5症状のうち4症状以上がある場合である．
  ①眼球結膜充血，眼脂を伴わない結膜炎
  ②口腔と口唇の変化：口唇の発赤，イチゴ舌，口腔粘膜のびまん性発赤
  ③頸部リンパ節腫脹（直径1.5 cm以上）
  ④多形性発疹
  ⑤手足の腫脹と発赤（テカテカ・パンパン）
- 主要症状のうち4つ以下しか満たさない場合，心エコーで冠動脈病変を認めれば川崎病と診断して治療開始とする．

2) 検査所見
- 診断基準にはないが，BCG接種部位の発赤は特異度の高い所見である．
- 血液検査所見（CRP高値，Na低値など）は診断よりも治療方針の決定に寄与する．
- 治療のための様々なスコアリングがあるが，施設によって使用するスコアリングは異なる．

3) 鑑別のポイント
- 川崎病の診断は臨床症状のみで行われるため，鑑別診断は多岐にわたる．
- 細菌やウイルスが検出されても川崎病が否定しきれない場合には，継続して心エコーを行い冠動脈病変を評価する．

ERでのマネジメント
- ERでは"川崎病らしさ"のある症例を見逃さず，確実に小児科医へ紹介することである．

Disposition
- 発熱2～3日では診断がつかない場合も多く，小児科外来での慎重なフォローを行う．
- 診断がつけば入院し，薬物療法を開始する．

ER後の診療
- 免疫グロブリン大量療法（IVIG）：[処方]人免疫グロブリン2g/kg/日投与．
- アスピリン療法：[処方]アスピリン30～50 mg/kg/日内服 ⇒ 解熱後，1日5 mg/kg内服．
- IVIG療法の不応例（約20%）も存在する．

注意点・ピットフォール
- 化膿性頸部リンパ節炎と診断されたが抗菌薬が無効で，後に川崎病の診断になる症例がある．

文献
1) 日本小児循環器学会 川崎病急性期治療のガイドライン作成委員会：川崎病急性期治療のガイドライン（平成24年改訂版），日本小児循環器学会雑誌，28（suppl 3）：s2-28, 2012（http://jspccs.umin.ac.jp/site/index.php より閲覧可能）

第5章 小児

15 急性虫垂炎

萩原佑亮

Point
- 基本は病歴と身体所見であり，小児も成人も同じである
- 急性虫垂炎の診断に気をとられ，他の急性腹症や肺炎を見逃さない
- 各施設における外科の方針を把握しておくこと

Introduction

- 基本は成人の急性虫垂炎と大きく変わらない．病歴と身体所見が非常に重要である．好発年齢は，小児では学童期以降に多い．**乳幼児の虫垂炎（5歳以下は全症例の5％）は診断が難しく，穿孔するリスクも高いために注意が必要**である．症状発現から6〜12時間以内の短時間で穿孔することがある（成人の虫垂炎は第2章§4-01を参照）．

鑑別疾患

1) 症状と身体所見
- 典型的な症状は，微熱，腹痛，嘔吐である．
- 微熱，嘔吐を伴うことが多いが下痢は少ない．
- 炎症の起きた虫垂が，大腸に近接していれば下痢やテネスムス（しぶり腹）を認めたり，尿管や膀胱近くに位置していれば頻尿や排尿障害を認めたりする．
- 嘔吐が腹痛より先行することはないといわれているが，小児の場合には症状がはっきり訴えられないことがあるために注意を要する．
- 非典型的な症状を呈する症例も多い．
- Alvarado scoreやpediatric appendicitis score（表1）の項目は虫垂炎に典型的な所見であるため，そもそもERで迷うような非典型例には使いにくい．
- 診断に迷う場合は，経過視察入院や翌日の外来フォローなどで慎重に腹部所見を診察し続ける．

2) 検査所見
- **血液検査**：虫垂炎を疑う参考にはなるが，診断根拠にはならない．
- **腹部エコー**：腫大した虫垂を認めれば診断は確定できるが，正常虫垂を同定するのは難しいこともある．
- **腹部造影CT**：診断困難例や他の急性腹症との鑑別のために撮影することがある．適応を選ばないCTは余分な被曝を生むため避ける．

〔表1〕Alvarado score・pediatric appendicitis score

	Alvarado score	pediatric appendicitis score
右下腹部への移動した痛み	1	1
食欲低下	1	1
嘔気・嘔吐	1	1
右下腹部痛	2	2
反跳痛	1	−
発熱≧37.3℃	1	1
白血球数≧10,000/μL	2	1
白血球の左方偏位	1	1
咳やジャンプなどで右下腹部の痛み	−	2

3) 鑑別のポイント
- **腸間膜リンパ節炎**：臨床的には急性虫垂炎とほぼ同じであるが，腹部エコーで虫垂の腫脹は認めず，周囲のリンパ節のみが腫脹した像がみられる．
- ほかには，急性陰嚢症，尿路感染症，骨盤内感染症，憩室炎などが鑑別にあがる．

ERでのマネジメント

- 急性虫垂炎を疑って外科医へとつなげることが重要である．
- 腹痛に苦しむこどもに対して，早期の疼痛マネジメントを考慮する．
- 疼痛に対する麻薬の投与は診断の正確性を損なわないといわれているが，投与のタイミングについては自施設の外科医とよく相談して決定する．
- 十分な補液は腹痛を軽減する．

Disposition

- 急性虫垂炎と診断された際には，各施設の外科医の方針に従う（緊急手術，待機的手術，保存的加療）．
- 急性虫垂炎が否定できない場合，経過観察が重要である．入院して腹部所見を経時的に観察する，もしくは症状が軽度であれば慎重な外来フォローでもよい．
- 外来フォローの際には，保護者に急性虫垂炎の初期症状はわかりにくいことがあることを説明し，再受診のタイミングについて具体的に伝える．

ER後の診療

- 各施設の外科によって緊急手術の適応は異なる．
- 抗菌薬投与で炎症を抑えてからの待機的手術，または再発をくり返す場合にのみ手術とすることもあり，すべての急性虫垂炎が緊急手術となるわけではない．

注意点・ピットフォール

- ERでは「絶対に急性虫垂炎ではありません」と断言することは避けるべきである．
- 小児の腹痛の原因として，しばしば下葉の肺炎があることを忘れない．

文献
1) Ebell MH & Shinholser J：Ann Emerg Med, 64：365-372.e2, 2014

第5章 小児
16 腸重積

萩原佑亮

Point
- [ ] 乳幼児のすべての不機嫌，腹痛，嘔吐で腸重積を想起すること（簡単に胃腸炎と断言しない）
- [ ] 腹部エコーが診断の確定に有効である
- [ ] 腸重積に気をとられて中腸軸捻転や内ヘルニアなどを見逃さないこと

Introduction
- 腸管が腸管内に入り込み，腸管の虚血や通過障害をきたす疾患である．最も多いのは小腸回盲部が大腸側に入り込む小腸-大腸型であるが大腸-大腸型や小腸-小腸型もみられる．上気道炎などの先行感染がみられることも多く，炎症による小腸回盲部のリンパ節腫脹が先進部となって腸管の重積を起こすと考えられている．

鑑別疾患
1）症状と身体所見
- 典型的には間歇的腹痛であるが，腹痛を訴えない乳幼児では間歇的な啼泣や不機嫌によって気づかれることがある．
- いちごゼリー状の血便が有名であるが，早期にはみられないことが多い．
- 右上腹部（上腹部や左上腹部のこともある）に腹部腫瘤として先進部を触知することがある．

2）検査所見
- **腹部エコー**：target sign（重積した部位の輪切り像）やpseudo kidney sign（重積した部位の横断像）が認められたら確定診断である（第9章-11「腹部エコー」参照）．腸管壁の血流が保たれているか確認すること．

3）鑑別のポイント
- 典型的な所見がないこともあり，腸重積が否定しきれないときには注腸造影を実施する．

ERでのマネジメント
- ショックを呈することもあるため，気道・呼吸・循環の安定化が最も重要である．
- 輸液量は維持量よりもやや多めの補液（100 mL/kg/日以上）で十分な補液を行う．

Disposition
- 小児科，小児外科にコンサルテーションし，整復処置を実施して入院とする．

ER後の診療
- **高圧浣腸**：Rule of three〔整復圧は3フィート（1m），加圧は1回3分，加圧回数は3回まで〕．
- 再発することがあるため，整復後は経過観察入院とし，6〜12時間の絶飲食とする．
- 高圧浣腸で整復が不可能な場合には，手術となることもある．

注意点・ピットフォール
- 腸重積に気をとられて中腸軸捻転や内ヘルニアなどを見逃さないこと．
- 年長児ではメッケル憩室やポリープなどの器質的疾患が原因となることがある．

文献
1) 「エビデンスに基づいた小児腸重積症の診療ガイドライン」（日本小児救急医学会/監），へるす出版，2012

第5章 小児

17 誤飲・誤嚥

萩原佑亮

Point

- □ 乳幼児の喘鳴をみたら気管支喘息よりも異物をまず疑うこと
- □ 徹底的な病歴聴取と身体所見によって診断する
- □ 摘出の際には，気道確保が重要になる

Introduction

- 乳児は生後5カ月を過ぎると正常な発達として手にしたものを何でも口に入れるようになるため，誤嚥・誤飲のリスクが高まる．また，4歳未満の乳幼児は臼歯がまだ萌出していないため，食物を細かく噛み砕くことができず，ある程度の大きさのまま嚥下をしてしまって喉に食物を詰まらせることがある（第1章-15「気道・消化管異物」も参照）．

鑑別疾患

1) 症状と身体所見
- 誤嚥：咳，呼吸困難感，喘鳴，チアノーゼなどがみられる．
- 誤飲：咽頭違和感，嘔吐，流涎などがみられる．
- 症状がなくても誤嚥のエピソードがはっきりしている場合には，気管支鏡検査が必要になることがある．

2) 検査所見
- 画像検査はあくまでも診断の補助であり，病歴と身体所見が重要である．
- X線非透過性の物質であれば，X線で位置を確認することができる．
- **胸部X線（呼気・吸気）**：気管支異物の場合，異物がチェックバルブとなり，呼気時には患側肺の残気量が多くなるので縦隔は健側へ移動し，吸気時には健側肺の膨らみが強くなるので縦隔は患側へ移動する（Holzknecht徴候）．

3) 鑑別のポイント
- 乳幼児の喘鳴をみたら気管支喘息よりも異物をまず疑うこと．片側のみの喘鳴は異物を疑う．

ERでのマネジメント

- まずは気道・呼吸の安定化を図る．
- 気道異物，食道異物は緊急摘出術の適応であり，処置のために気道確保が必要になる．
- タバコ誤飲の場合にルーチンに胃洗浄は不要である．タバコ自体に催吐作用があるため，致死量を摂取することはまずない（ただし，タバコの浸出液ではかなりの量のニコチンが溶出している可能性があり注意）．基本はERでの数時間の経過観察で十分である．
- ボタン電池であっても胃内まで落ちていて無症状であれば経過観察可能である．一カ所に留まると問題になるため，24時間以内に再診とし，X線で移動を確認する．
- ただし，20 mm以上のリチウム電池は，胃内に留まる可能性が高いため緊急摘出手術の適応となる．

Disposition

- 気道異物や食道異物の摘出後は，経過観察のため入院とする．

ER後の診療

- 基本は成人と同じであるが，摘出術は気管挿管による確実な気道確保が必要なため手術室

で実施される．
- 食道粘膜傷害などが認められた場合には，食道狭窄をきたすこともあるためフォローが必要となる．

注意点・ピットフォール

- 難治性の気管支喘息として治療され，後日に気道異物が判明することがある．

文献

1) Rotta AT & Wiryawan B：Respir Care, 48：248-258；discussion 258-260, 2003

第5章 小児

18 小児感染対策（学校保健安全法を含む）

堀越裕歩

Point
- 出席停止の基準と期間を把握し，診断したら登校および登園のタイミングを指導する
- 報告疾患については，ただちに報告する疾患と7日以内に報告する疾患がある

Introduction

- 学校保健安全法にて，集団生活における感染症を予防するために出席停止のできる疾患と期間が決められている．感染症法では，公衆衛生学的に隔離を要する疾患，届出が必要な疾患が決められている．届出疾患では，すべて報告義務があるものと，定点となっている病院で報告するものがある．主に小児でかかわることが多いものについて概説する．

主な疾患の学校保健安全法の出席停止の解除基準

- インフルエンザ：発症した後5日を経過し，かつ，解熱後2日，または医師が感染のおそれがないと認める．
- 百日咳：特有な咳の消失，または適正な抗菌薬治療（マクロライド系など）が5日間終了するまで，または医師が感染のおそれがないと認める．
- 麻疹：解熱後3日，または医師が感染のおそれがないと認める．
- ムンプス：耳下腺，顎下腺，舌下腺の腫脹が発現して5日間，または医師が感染のおそれがないと認める．
- 風疹：紅斑性の発疹が消失するまでで色素沈着は含まない，または医師が感染のおそれがないと認める．
- 水痘：すべての皮疹が痂皮化するまで，または医師が感染のおそれがないと認める．
- 咽頭結膜熱：主要症状が消退して2日，または医師が感染のおそれがないと認める．
- 結核：医師が感染のおそれがないと認める．
- 髄膜炎菌性髄膜炎：医師が感染のおそれがないと認める．
- 流行性角結膜炎：医師が感染のおそれがないと認める．
- 急性出血性結膜炎：医師が感染のおそれがないと認める．

感染症法の届出疾患（小児科でみる主な疾患）

◇全ての医師が届出を行う疾患
① ただちに報告：結核，細菌性赤痢，腸管出血性大腸菌感染症，腸チフス，麻疹，侵襲性髄膜炎菌感染症
② 7日以内に報告：侵襲性インフルエンザ菌感染症，侵襲性肺炎球菌感染症，劇症型溶血性連鎖球菌症，急性脳炎，風疹，先天性風疹症候群，水痘（入院例）
※これ以外にも頻度の低い報告疾患があり，詳しくは厚生労働省のホームページ[1]を参照．

注意点・ピットフォール

- 麻疹は24時間以内に全数報告となっており，流行型の把握も重要なことから，確定診断は行政でPCR，ウイルス分離などが行われる．疑ったら①咽頭ぬぐい液（ウイルスの迅速検査などで用いるもの），②血液（EDTA血），③尿の3点を採取保存して，保健所に連絡する．

文献

1) 「感染症法に基づく医師の届出のお願い」，厚生労働省（http://www.mhlw.go.jp/bunya/kenkou/kekkaku-kansenshou11/01.html）

第5章 小児
19 小児の外傷

伊原崇晃

Point
- 小児の外傷に特徴的なことを知ることが必要である

Introduction
- 外傷の初期対応はJATECに則り，予防できる外傷死を防ぐことである．これは小児でも成人と変わらない．ただし，小児特有の問題が存在するため，注意が必要である．

初期対応

1) 小児の外傷では解剖学的な違いに注意する
- 身体が小さいことから多部位の損傷が起こりやすい．
- 体表面積が大きいことから低体温に陥りやすい．
- 小児は後頭部が大きく，仰臥位では頭部の前屈により上気道が圧迫されやすい．
- 筋骨格や皮下組織が弱く，肝臓・脾臓が身体の前面にあるため実質臓器損傷を起こしやすい．
- 腎臓の固定性が低く，減速性の外傷で受傷しやすい．
- 骨端線が閉じていないため，Salter型の骨折では治癒過程において四肢の長さに異常が出ることがある．
- 小児は頭部が相対的に大きく，脳が有髄化しきっていないこと，頭蓋骨が薄いことなどから頭部外傷が重症化しやすい．

2) PS (primary survey) に則した注意点

A (Airway)
- 口蓋扁桃やアデノイドが大きいため出血や閉塞を起こしやすい．
- 気管開口部と喉頭の角度が鋭角であり，頸椎固定時には挿管が困難な場合がある．
- 輪状甲状間膜が狭く穿刺が困難である．また術後の声門下狭窄の可能性があるため，**輪状甲状間膜切開は10歳以下で原則禁忌**である．

B (Breathing)
- 呼吸音の左右差は成人と比較してわかりにくいことが多い．
- 初期の補助換気ではバックバルブマスク換気は有効な手段である．ただし，過剰な送気は胃の拡張を引き起こす．小児では胃の拡張により，容易に呼吸が障害される．
- 胸部を守る骨・筋肉が柔らかいため，肋骨骨折が起こりにくい．そのため，肋骨骨折を伴わない肺損傷の存在を常に考慮する．

C (Circulation)
- 細胞外液40 mL/kgのボーラス投与後に循環が安定せず，追加の輸液負荷が必要な場合には10 mL/kgの濃厚赤血球輸血を考慮する．
- 血胸では10〜15 mL/kgを超える出血，もしくは2〜4 mL/kg/時の継続する出血で大量血胸と考え開胸を考慮する．

D (Dysfunction of CNS)
- 乳児では意識レベルの確認は表1のように行う．

E (Exposure)
- 多部位にわたる外傷を起こしやすく訴えもわかりにくいため，脱衣して全身を確認する．その際には成人よりも低体温を引き起こしやすく，積極的に加温する．

F (Family)
- PSにF (Family) を考慮する．家族の心理的ショックは強く，手技の選択を迅速にするためにも早期の介入を必要とすることが多い．また本人に詳細な病歴を確認することが困難であり，受傷機転の確認や虐待の可能性の考慮も含めて両親の話は重要である．

SS (secondary survey)

1) 頭部外傷
- 頭蓋内圧が亢進している徴候は成人と共通し

[表1] 乳児の意識レベル確認方法（GCS）

開眼（E）	乳児
4	自発開眼
3	呼びかけで開眼
2	痛み刺激のみで開眼
1	反応なし

最良言語反応（V）	乳児
5	片言/のどをならす
4	怒って啼泣
3	痛み刺激で啼泣
2	痛み刺激でうめく
1	反応なし

最良運動反応（M）	乳児
6	自発的に動く
5	触ると逃避する
4	痛み刺激で逃避
3	痛みで異常屈曲位
2	痛みで異常伸展位
1	反応なし

て意識障害，持続する嘔吐などがあるが，小児では詳細な所見をとることが困難なこともあり，以下のような所見にも注意する．
- ・乳児：大泉門の膨隆，頭蓋骨縫合の離開，両親に抱きかかえられている方が臥位でいるよりも不機嫌（paradoxical irritability），眩しそうにして眼を完全に開眼させない．
- ・幼児：頭痛，項部硬直，光過敏，中枢神経症状，乳頭浮腫，Cushing現象，除皮質姿勢・除脳姿勢．
- 軽傷頭部外傷後の頭部CTの適応に関してはNICEガイドライン[2]やPECARN[3]による頭部CT適応アルゴリズム（図1）がある．
- 頭部外傷直後に起こる痙攣で持続時間が短かく，直後に意識が清明になるものはimpact seizureとよばれ，脳実質損傷と強い相関はなく，痙攣の治療は不要であることが多い．**受傷から20分以上経過して起こる痙攣は頭蓋内損傷が存在する可能性を高め，のちに痙攣をくり返す可能性がある．**
- 急性硬膜下血腫は2歳未満に多い．慢性硬膜下血腫では必ず揺さぶられっ子症候群（shaken baby syndrome）を考慮する．その際には必ず眼底出血の有無を確認する．眼底出血は他の外傷や初期のCPRでは起こりにくいため，眼底出血の存在は虐待を強く示唆する．

2）頸部外傷
- 8歳未満ではC3以下の骨折は30％しか認めず，SCIWORA（spinal cord injury without radiographic abnormality）は30〜40％と高率に起こりやすい．
- 幼児から学童ではC2とC3の偽脱臼が40％に認められるため，Swischuk's line（図2）を確認する．
- 環椎−歯突起間の正常は10歳未満であれば4〜5mm以下である．

3）腹部外傷
- 自転車による腹部外傷は受傷直後には症状がない場合があり，24時間ほど経過して症状が出現することもある．
- **腹部外傷における頻呼吸はショック，強い疼痛，横隔膜の運動障害などを示唆する危険な徴候の1つである．**
- 鈍的体幹損傷を認めた小児患者を対象とした腹部CTの適応に関してはPECARN[3]から小児腹腔内臓器損傷に対する予測基準が発表されている．現時点では高い感度と陰性的中率を示している．
- PECARN小児腹腔内臓器損傷に対する予測基準（①腹部外傷痕，②GCS＜14，③腹部圧痛，④胸部外傷痕，⑤腹痛，⑥呼吸音減弱，⑦嘔吐）で①〜⑦の7つが陰性であれば緊急的介入が必要な腹腔内臓器損傷の低リスク群である．

注意点・ピットフォール

- **受傷機転がはっきりしない場合，常に虐待を考慮する．**受診時の外傷が軽微であっても虐待であった場合にはその日に致死的なイベントが起こらないという保証はない．

2歳以上

- GCS≦14
- 意識の変容
  興奮，傾眠
  同じ質問のくり返し
  会話の反応が鈍い
- 頭蓋底骨折の徴候

→ 1つでもYES　14.0%が該当　ciTBI[※1]のリスク4.3% → **CTを推奨**

すべてNO ↓

- 意識消失
- 嘔吐の既往
- 激しい頭痛
- 高エネルギー外傷

→ 1つでもYES　27.7%が該当　ciTBIのリスク0.9% →
- 医師の裁量
- 以下の単独所見を複数認める
  意識消失
  頭痛
  嘔吐
- 経過観察中の症状・所見の悪化
- 保護者の希望

すべてNO　58.3%が該当　ciTBIのリスク<0.06%
CTは推奨されない

2歳未満

- GCS≦14
- 意識の変容
  興奮，傾眠
  同じ質問のくり返し
  会話の反応が鈍い
- 頭蓋底骨折の触知

→ 1つでもYES　13.9%が該当　ciTBIのリスク4.4% → **CTを推奨**

すべてNO ↓

- 前頭部以外の皮下出血
- 5秒以上の意識消失
- 高エネルギー外傷[※2]
- 保護者からみて「いつもと違う」

→ 1つでもYES　32.6%が該当　ciTBIのリスク0.9% →
- 医師の裁量
- 以下の単独所見を複数認める
  意識消失
  頭痛
  嘔吐
- 3カ月以上の乳児の血腫
- 生後3カ月未満
- 経過観察中の症状・所見の悪化
- 保護者の希望

すべてNO　53.5%が該当　ciTBIのリスク<0.02%
CTは推奨されない

〔図1〕PECARNによる頭部CT適応アルゴリズム
※1 ciTBI：臨床的に重要な外傷性脳損傷（表2）
※2 高エネルギー外傷：乗用車の交通外傷（車外放出，同乗者が死亡，転覆），乗用車と歩行者，自転車の交通外傷，90cm以上の高さから転落（2歳未満），1.5m以上の高さから転落（2歳以上），高速の物体による頭部への衝撃．
（文献1をもとに作成）

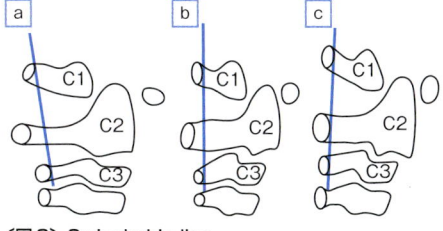

〔図2〕Swischuk's line
C1棘突起皮質からC3棘突起皮質に向けて引いた線．C2の前方脱臼を疑う際に使用する．
a：椎体の脱臼を認めない（Swischuk's lineの適応外）．
b：C2の前方脱臼を疑う．Swischuk's lineを引くとC2の棘突起皮質より前方2mm以上を通っているため，何らかの病変の存在を疑う．
c：一見C2の前方脱臼を疑う．Swischuk's lineを引くとC2の棘突起皮質より前方2mm以内を通っているため（イラストでは直線上），偽脱臼を疑う．

〔表2〕ciTBI（臨床的に重要な外傷性脳損傷）の定義

- 外傷性脳損傷による死亡
- 外傷性脳損傷に対する外科的治療介入
- 24時間以内の気管挿管
- 2日以上の入院
- CT上の外傷性脳損傷所見
- 頭蓋内出血あるいは脳挫傷
- 脳浮腫
- 外傷性脳梗塞
- びまん性軸索損傷
- 剪断性損傷
- S状静脈洞血栓症
- 中心線偏倚
- 脳ヘルニア
- 頭蓋骨縫合離開
- 気脳症
- 頭蓋骨陥没骨折

- 小児は一般的に痛みに強く，泣き喚くほどではない痛みを軽傷の徴候だと考えない．特に**腹部の実質臓器損傷を否定できない状況での腹部圧痛**は慎重に対応する．
- 小児の外傷で最も重要なことは事故の予防である．軽微な外傷で来院し帰宅する際も，家族に家庭内の事故予防について啓蒙するべきである．家庭内の事故予防についてはインターネットで多くの情報があるため，確認を促す．

文献

1) Kuppermann N, et al：Lancet, 374：1160-1170, 2009
2) CG176 Head Injury：NICE clinical guideline, Jan 2014（http://www.nice.org.uk/Guidance）
3) Holmes JF, et al：Ann Emerg Med, 62：107-116. e2, 2013
4) 「おさえておきたい すぐに使える 子どもの救急手技マニュアル」（井上信明/編），診断と治療社，2014
5) 「これ一冊で 小外科，完全攻略 持っててよかった！」（許 勝栄/編著），日本医事新報社，2014
6) Avarello JT & Cantor RM：Emerg Med Clin North Am, 25：803-836, 2007

第5章 小児
20 肘内障

伊原崇晃

Point
- [ ] 病歴・身体所見から臨床的に診断する
- [ ] 骨折を否定できない場合には無理な整復を試みない

Introduction
- 橈骨輪状靱帯の亜脱臼であり，肘関節を伸展した状態で前腕回内，牽引で生じる．

受傷機転
- 肘内障に典型的な受傷機転は「歩いていて腕を引っ張った」であるが，この典型的な病歴は半数程度しか認められない．
- そのほか，体幹の下に上肢を敷いた状態での寝返りなどでも生じる．

診察・検査
- 肘関節を軽度屈曲，前腕を軽度回内し，健側で保持しながら来院することが多い．
- 転倒して手をついた，強打したなどの骨折を疑う病歴，腫脹・局所の圧痛などの骨折を疑う身体所見ではX線を施行して骨折を除外する．

整復
- 回内法と回外屈曲法がある（図1）．
① **回内法**（図1）：片手で患側の肘関節を保持する．その際に施術者の母指を橈骨頭に置く．もう一方の手で手関節を保持して患側の肘関節を屈曲した状態から回内させる．橈骨頭に置いた母指でクリックを確認する．
② **回外屈曲法**（図2）：片手で患側の肘関節を保持する．その際に施術者の母指を橈骨頭に

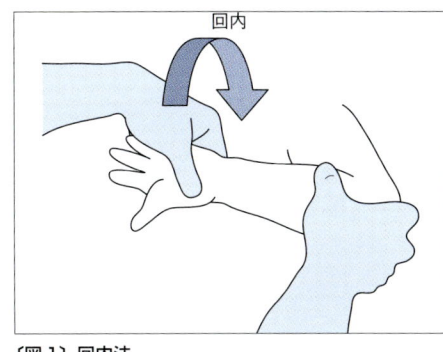

〔図1〕回内法
施術者の母指を橈骨頭に置いて回内させる．

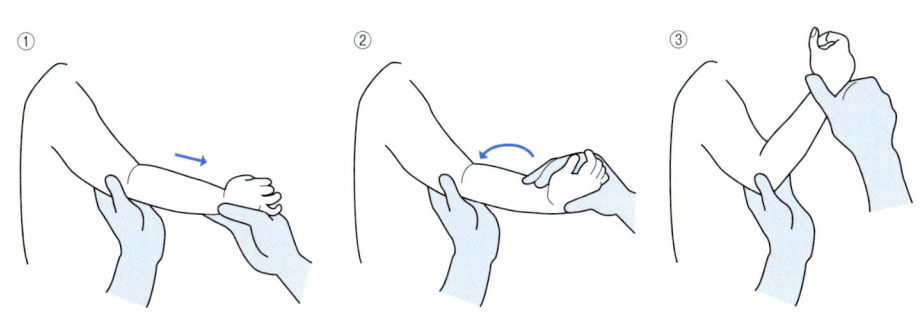

〔図2〕回外屈曲法
①施術者の母指を橈骨頭に置く．②手関節を保持して回外させ，③軽度牽引しながら肘関節を屈曲させる．

置く．もう一方の手で肘関節を伸展させた状態にする．手関節を保持して回外させ，軽度牽引しながら肘関節を屈曲させる．橈骨頭に置いた母指でクリックを確認する．

- 回内法の方が回外屈曲法よりも疼痛が少なく，整復成功率が高いという報告がある．
- クリックが確認できない場合は再度試みる，もしくは他の方法を考慮する．
- 元のように動かせるようになるまで，整復から15分ほど経過観察が必要なことがある．
- 肘のエコーで関節間隙の開大，滑膜ヒダの巨大化，回外筋が輪状靱帯とともに腕橈関節に引き込まれているJサインなどを認めることがある．ただし，基本的には病歴・身体所見から臨床的に診断するべきである．

注意点・ピットフォール

- 患肢を整復後も動かさない場合には固定も考慮する．

文献

1) 「おさえておきたい すぐに使える 子どもの救急手技マニュアル」（井上信明／編），診断と治療社，2014
2) 「これ一冊で 小外科，完全攻略 持っててよかった！」（許 勝栄／編著），日本医事新報社，2014
3) Avarello JT & Cantor RM：Emerg Med Clin North Am, 25：803-836, 2007

第6章

ER診療の基本

第6章 ER診療の基本

01 ER型救急医療について

本多英喜

Point

- □ ERシステムは従来の救急医療体制を補完し，救急患者の受け入れ体制の改善に役立つ
- □ ER型救急医療を機能させるために，病院全体で救急医療を担う意識をもつことが重要である
- □ 救急医療の用語として "ER：emergency room" と "ED：emergency department" を知る

Introduction

本項では，救急診療の経験を参考に，「ER型救急医療」についてまとめる．

"ER：emergency room" の定義

1) "ER：emergency room" と "ED：emergency department"

"ER" という用語は米国の救急医療を参考に「北米型ER」といった形でも紹介され，一般市民にも「ER」イコール「救急」というイメージも浸透してきている．

欧米では "ED：emergency department" が救急部門を指す用語として用いられる．米国救急医学雑誌（Annals of Emergency Medicine）に示されている "advertising policy" のなかで，「救急診療として用いる用語は "ER" よりも "ED" のほうが適切である」としており，その使用を推奨している．

- ●ER：救急外来，救急室，急患室，初期治療室（初療室）➡ 場所・設備を示す．
- ●ED：救急部（救急科），救急診療部，緊急治療部 ➡ 部門を意味する（図1）．

2)「北米型ER」とは

これまで使われてきた「ER型救急医療」という言葉には，「北米型の救急医療」のニュアンスが含まれている．実際，「北米型ER」を謳う施設も多くなった．米国やカナダで行われる救急外来診療を「北米型ER」とよび，軽症から重症まであらゆるレベルの救急患者を，年齢，性別，診療科を関係なく受け入れる救急医療シ

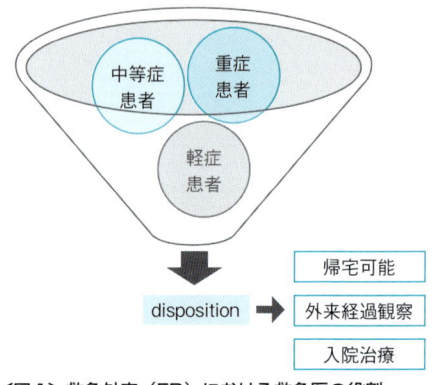

〔図1〕救急外来（ED）における救急医の役割

ステムを意味する．経過観察目的のベッドを配置するだけで，入院用の病床はない．そこで働く救急医は，緊急入院の必要性や帰宅の判断（disposition）を下し，各専門診療科医師にコンサルテーションを行い，入院となった患者を各診療科に依頼する．

3) 日本の「ER型救急医療」とは？

わが国では医療圏ごとに一次から三次まで救急医療機関が分類されていても，二次救急医療機関の救急外来には軽症から重症までさまざまなレベルの患者が受診したり，あるいは救急搬送される．救急患者を病院前の段階ですべてを完璧に振り分けることは不可能であり，その地域で初期対応を行う二次救急医療機関は，苦労しながら断ることなく患者を受け入れている．

つまり，その地域の救急医療機関が頑張って救急患者を受け入れれば，その救急医療体制は

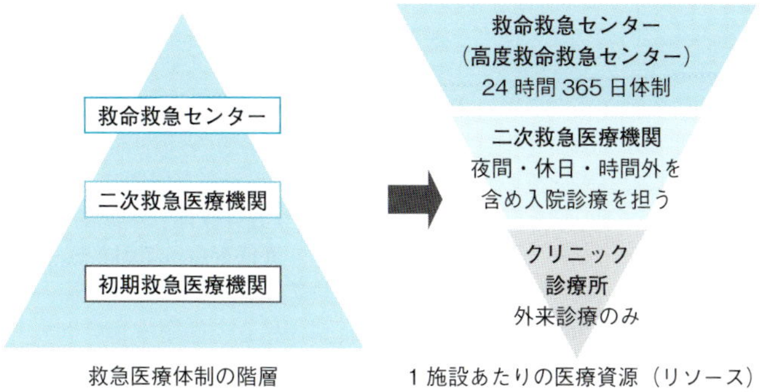

01 ER型救急医療について

〔図2〕ER型救急が担うすべての初期対応能力

「ER型救急医療」に近くなり，医療機関がその救急外来部門を"ER"と標榜するようになることは自然な流れともいえる．しかし，わが国では統一感をもって運用されているのではなく，また，厚生労働省も公式的な見解を示していない．現時点で，本邦の「ER型救急医療」に関する情報について知ることが可能なものは，日本救急医学会HPからアクセス可能な，「ER検討委員会」の公式HP（http://www.jaam.jp/er/）のみである[1]．

わが国の救急医療体制

1) わが国の救急医療政策の流れ

わが国では，1977年（昭和52年）策定された「救急医療対策事業実施要綱」に基づき，救急医療体制の整備を目指して，救急救命センターを頂点としたピラミッド型の救急医療機関の序列が形づくられた（図2）[2]．その内容に関して総括的に救急医療機関の施設条件を示しているが，人員あるいは救急外来の施設や設備に関する具体的な要件は示されていない（表1）．

2) 日本型の「ERシステム（仮称）」を考える

2012年に救命救急センターの現況調査が公表された．今後担うべき重点目標（①〜④）として，重症患者や災害医療に関する項目は継続されている（表2）．しかし，救急患者が集中して受け入れ先確保が困難な場合，そのバックアップは救命センターだけでは対応できないことは容易に予想される．そのため，より現状に則し

〔表1〕厚生労働省が示す救急医療機関の施設・設備用件（一部抜粋）

【二次救急医療機関】
- 24時間体制で救急患者に必要な検査，治療ができること
- 救急隊による傷病者の搬入に適した構造設備を有すること

【三次救急医療機関】
- 重篤な救急患者を常に必ず受け入れることができること
- 24時間体制で重篤な患者に対して高度な治療が可能なこと

〔表2〕救命救急センターに求められる機能

① 重症・重篤患者に係る診療機能
② 地域の救急搬送・救急医療体制への支援機能
③ 救急医療に関する教育機能
④ 災害医療への対応機能

（文献3より引用）

た体制の構築が急務である．

法律や制度が異なる北米の救急医療をそのままわが国に取り入れることはできないが，学ぶべき部分は非常に多い．地域の救急搬送の問題や院内の救急体制に関する課題の解決のために，「どんな患者でも受け入れて診療する部門」が必要である．地域の救急搬送・救急医療体制の改善に寄与できる可能性として筆者は「ERシステム」を提案したい．具体的には既存の救命救急

センターの施設用件をそのまま用いながら、「ERシステム」で救急外来部門の機能の向上を図ることが現実的と考える。

スタッフの教育や診療技能の向上を目指してソフト面を重点的に整備する方針を掲げることも必要であり、医師の救急外来診療の対応能力を養成することは必須である。したがって、ERシステムを機能させる救急医を育成する教育・トレーニングも必要である。救急外来での同時に複数の患者を扱うような場面では、災害医療への対応能力も養うことが可能である。

ERシステムで働く医師の役割

ピラミッド型の医療体制では、救急隊が病院到着前の段階で救急患者をふるい分けて搬送することを前提としているが、必ずしも適切なレベルの救急医療機関へ搬送されるとは限らない。ERには、軽症から入院が必要な中等症以上の患者、ときには心肺停止患者や重症外傷患者が搬送され、あるいはwalk inの患者もいる。その結果、救急外来の混雑（overcrowding）や、救急車の受け入れ困難な状況（diversion）も発生する。

そのような状況への対処として、軽症から重症までの救急患者が混在する救急外来を担当する医師（ER医）は、救急患者の「緊急度」と「重症度」に応じて、適切な初期対応を行い専門医へ引き継ぐ役割が求められる。

ED/ERの満たすべき要件

わが国の救急医療の現状を考えれば、限られた医療資源、人員の不足という課題が常にあげられ、「人」と「物（設備）」をどうするのかという議論に偏ってしまう。これらの課題が完全に解消されることはないが、各医療機関での工夫を盛り込んだ「ERシステム」によって改善される見込みはあると考え、以下に課題（目標）を呈示する。

救急外来（ED/ER）の場所だけを整備しても管理人不在の状況で救急診療はできない。最終的には誰かが責任をもってリーダー役を務める必要があるが、救急部門担当者ひとりで担うことは不可能であり、病院全スタッフがかかわる意識をもたせることが重要である。病院全体の理解と地域全体の協力が必要であることはいうまでもない。

◇ERシステムを構築する際に必要な検討項目
① 「振り分け機能」 ➡ 振り分けるだけではなく、責任をもって引き継ぐ能力が必要
- 救急医療に精通した医師、看護師の配置。
- 検体検査や画像検査が24時間いつでも実施できる体制。
- 適切な環境下での経過観察ベッド（スタッフの目が届く範囲内、長時間滞在はNG）。

② 「初期対応」 ➡ 「初期診断」と「初期治療」を実施する
- 専任よりも常駐できる専従の受け入れスタッフ（医師・看護師）の配置が望ましい。
- 対応困難時の応援体制（医師のオンコール体制も含む）。
- 救急患者の受け入れブースの確保（できれば複数患者に対応可能）。
- 救急隊ホットライン（スムーズな受け入れ、易アクセス）。
- 各診療科専門医のバックアップ体制。
- 研修医への研修・教育体制を整備。

③ 「入院診療」へのスムーズな引継
- 初期治療から専門治療への連携。
- 総合診療科、総合内科による支援体制。
- 緊急手術における救急外来との連携。
- 集中治療部門との連携。
- 救急部での一時的な入院引き受け能力（手術や処置中ですぐに対応できない場合）。

④ 「病院前救護」および「災害対応」
- 救急外来はプレホスピタル（病院前救護）や災害時における救急医療機関の最前線である。平常時でも救急救命士の生涯教育の場でもあり、できる限り協力を行うことが望ましい。

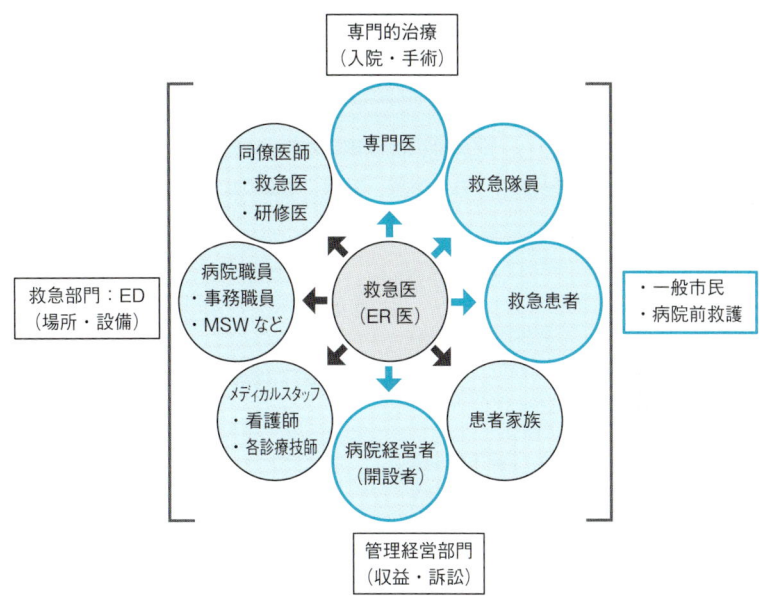

[図3] 救急医が向き合うべき相手[1]
8方位の全方位外交を行うバランス感覚も必要．

ERシステムを機能させるために必要なこと

1) 地域医療としての救急医療

　救急医療体制は地域の状況に応じたものでなくてはならない．地域によって大学病院と市中病院で機能分担する場合や，ひとつの医療機関で救急外来診療から集中治療領域までカバーする場合もある．救急医療に関する地域のニーズは，「どんな患者でも重症度を問わず，いつでも受け入れること」である．「いつでもどこでも」のコンビニエンス感覚での受診に対する批判もあるが，救急医療の基本は「まず，診てからdispositionを判断する姿勢」である．

2) みんなで考える救急医療体制

　医療に高い理念を求めて使われる「いつも」，「必ず」，「～すべき」という言葉は，医師や救急部門スタッフにとって精神的プレッシャー以外の何物でもない．しかし，大変であるが故に院内職員全員で分担すべきであり，救急診療は病院全体で受けるという気持ちが大切である．

救急外来で医師や看護師が独りぼっちで患者と対応して孤独感を感じないように，周囲のスタッフへの気配りも必要である．その場にいる全員が救急医療に参加しているという意識づけが大切である．

　また，救急診療に従事する医師は，救急患者だけに向き合うのではなく，あらゆる方面に配慮が必要であると同時に，救急診療に協力を得られる仲間がいるということである．全方位外交で，支援が必要な場合にはすみやかに要請することが救急外来の混乱状態を減らすこととなる（図3）．

文献

1) 日本救急医学会 ER検討委員会ホームページ (http://www.jaam.jp/er/index.html)
2) 「救命救急センターの要件」，救急医療対策事業実施要綱（昭和52.7.6医発第692号厚生省医務局長通知）
3) 「平成24年救命救急センターの現況：厚生労働科学研究　救急医療体制の推進に関する研究」，厚生労働省

第6章 ER診療の基本

02　ER診療の原則

樫山鉄矢

> **Point**
> - □ 一見軽症の多くの患者から，緊急性の高い患者をみつけ出すのが第一の命題である
> - □ 重症患者では，正確な診断よりも，気道，呼吸，循環の評価と安定化を優先する

ER診療の手順

- 通常の診療は，①問診，②身体所見，③検査，④診断，⑤治療の順で行われるが，ERの診療は，①治療，②身体所見，③検査，④問診，⑤診断，の順にもなり得る．
- ER診療における**第一の命題は，「蘇生が必要か？」**であり，**第二の命題は，「想定される最も危険な疾患（病態）は何か？」**ということである．
- 入院させるか，帰宅させるか，あるいはERで経過観察するか，などの方向性の判断を，ディスポジション（Disposition），ないしアドバンスド・トリアージ（advanced triage）という．ERの最も重要かつ困難な仕事である．
- Dispositionは，時間の制約，限られた入院ベッド，検査や治療リソースなど数々の制約に引きずられる．しかし，安易な判断には大きなリスクが伴う．コンサルテーションすべきか，検査すべきか，入院させるべきか，迷った場合には行った方がよい．オーバートリアージを恐れてはいけない．
- ER診療の手順を図1に示した．

蘇生：resuscitation

- まず第一印象を把握する．ACLSのプロトコールから，「見て，聞いて，感じて」のフレーズがなくなってしまったのは寂しいが，JATEC™では，患者の口元に耳を近づけ，視線を胸に向けて動きを見つつ，患者の手を握って冷汗や湿潤を診て第一印象を把握するポーズが教えられている（図2）．
- 気道や呼吸，循環，中枢神経に切迫した危険がある場合には，診断にこだわらず，生理学的な異常に着目し，一定の手順で処置を行う．これをresuscitation（蘇生）という．
- 蘇生の手順は，ABCDアプローチと教えられている．原則としてこの順に対応する．
  A（気道）：気道が閉塞していれば，何らかの手段で開通させる．必要なら輪状甲状切開もためらわない（そのための準備と技術も必要である）．

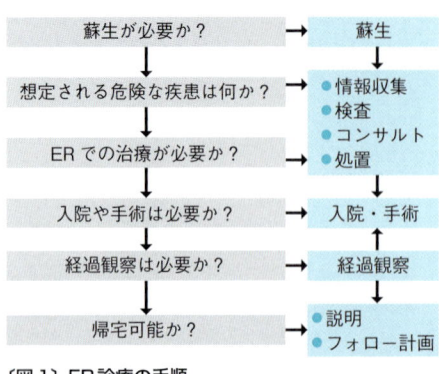

〔図1〕ER診療の手順

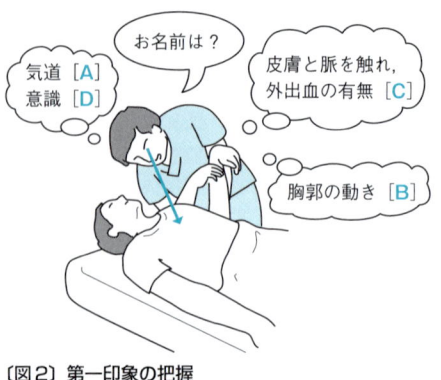

〔図2〕第一印象の把握

B（呼吸）：酸素化が悪ければ酸素投与し，換気が悪ければ，換気を補助する．
C（循環）：外出血していれば圧迫止血する，ショックであれば急速輸液する．もし緊張性気胸であれば，そのサインを見逃さず，迅速にドレナージする．
- 当たり前のことだが，これらを実際に迅速に行うためには，オフザジョブ，オンザジョブの訓練と経験が必要である．
- なお，突然の心停止の場合には，むしろ胸骨圧迫を優先する"CAB"アプローチが推奨されるようになった．突然の心肺停止の原因は"C"にあることが多く，また心室細動による心停止であれば，助けられる可能性も高いからである．
- ただし，一見して気道，呼吸，循環，神経に明らかに問題がないが，実は生命の危機にある患者の取り扱いが，ERにおける最も難しく，最も重要なテーマである．

コンサルテーション

- コンサルテーションは，他科の専門医に患者のケアに参加してもらうプロセスである．必要であれば，夜中や休日であっても，躊躇せずに相談する勇気と技術が必要である．
- **コンサルテーションの際には，意見がほしいのか，診察してほしいのか，あるいは入院させてほしいのか，趣旨をはっきり伝える**．診てほしいのに意見のみで終わってしまったり，入院させてほしいのに診察のみで終わってしまっては，その後が難しい．はじめにきちんと依頼することがお互いのためである．
- コンサルトされる側の気持ちにも配慮する．ERに来てくれたら，できる限り自ら患者のところに案内し，紹介する．混雑などでそれができない場合でも，可能な限り誠意を示したい．
- いきなり，「診に来てほしい」「入院させてほしい」と頼むより，事前に，このような患者がいると連絡しておくことで，その後の相談が円滑になることも多い．特に入院依頼の場合は事前連絡が重要である．一方で，特に夜中の無駄な電話もいただけない．「相手の身にもなって」コンサルトを行いたい（逆に相手の理解のない発言に対しては，ぐっとこらえるのが大人というものである）．
- 通りがかりの専門医に意見を求めることは多いが，**コンサルテーションは，できる限り公式に行い，きちんと記録に残すべきである**．通りがかりの意見を「○○科の○○医師に相談したところ…」などと記載されては，相手も困ってしまう．結局は，それが患者や自分自身，そしてコンサルタントを守ることになるのである．

チームワーク

- ERの診療が，救急隊員，メディカルスタッフ，他科の医師など，多職種のチームワークによって成り立つことはいうまでもない．
- なかでも特に重要なのが，看護師とのチームワークである．ERで看護師に助けられることは非常に多い．看護師とのチームワークのために努力を惜しんではならない．
- 患者の移動や処置の際に協力すべきことは言うまでもなく，看護師の身になって行動することが大切である．採血，点滴など，指示するのに要する時間はわずかであっても，実施には多大な時間と労力を要することもある．理解のない指示や発言は，厳に慎まなければならない．
- 看護師のやる気を促すことにも意を用いたい．情報を共有し，意見を求め，尊重していることを知ってもらえれば，チームメイトとして，より大きな助けになってくれるであろう．

記録

- ひとたび裁判になれば，記録していないことは行っていないと判断される．**行ったこと，考えたこと，その評価をきちんと記録しなければならない**．
- 陰性所見は省略されてしまうことが多いが，訴訟の多い米国では，しつこいほど陰性所見が記載されているという．「項部硬直を認め

ない」などの陰性所見は，場合によっては陽性所見よりも重要である．意識して記録を心がけたい．
- 狭心症を疑った，くも膜下出血を疑った，などの記録も怠ってはならないが，一方で単なる鑑別診断の羅列は，かえってリスクを高めることもある．「くも膜下出血を疑ったのに，なぜCTをとらなかったのか？」ということになってはいけない．記載するならば，きちんとした評価を行い，その結果を記載するべきである．

接遇

- よく「医療はサービス業か」ということが議論される．もし医療がサービス業であれば，より多くの金を払う人にはより良い医療を提供し，払えない人には提供しないということになってしまう．この意味で，特に救急医療はサービス業ではあり得ないが，決してサービスを軽視してよいということではない．良いサービスは，患者の満足だけでなく，医療スタッフの満足感にもつながるものである．
- また，**患者が医療の質を判断することは難しくても，自分が尊重されたかどうかは容易に判断できる**．医療者が自分のことを良くケアしていると考える患者は，医療の質に関わらず訴訟を起こすことが少ないという．
- 信頼関係が確立している一般の外来と違って，ERを受診する患者や家族は，「この医師は信頼できるのか」と大きな不安を感じている．不利な条件を認識して，できる限り患者の信頼を得ることが，その後の診療を有利に導き，リスクを減らすことになるのである．たとえ真夜中であっても，どうせ診なければならないのなら，気持ちよく診るのが得，と割り切った方がよい．
- 「馬子にも衣装」とはよく言ったもので，身だしなみが信頼感に与える効果は大きい．ファッションは自分のために行うものだが，身だしなみは仕事のために行うものと認識するべきである．
- まずは挨拶して，自己紹介する．たとえ「な

んで夜中にこんな症状で？」などと思っても，決して顔に出してはいけない．笑顔の効果は絶大である．たとえ真夜中でも，笑顔は仕事の一部と考えたい．
- はじめから，イエスかノーか，のような質問は避けた方がよい．「今日はどうされました？」など，オープンエンドの質問をして，1分程度傾聴すれば，話を聞いてもらったという気持ちになるという．必要であれば，それから徐々に自分のペースにもっていく．説教から始めるような診察は，NGであることは言うまでもない．
- 電子カルテであれば，画面を見るのは仕方がないが，患者とともに画面を見る姿勢が好ましい．聴診したり，神経所見をとったり，身体診察を行いながらのコミュニケーションも有効である．
- 状況の許す限り丁寧に，そして頻繁に説明する．検査の結果を待っている間にも，こまめな説明を行うことで，トラブルのリスクを減らすことができる．

暴言・暴力対策

- 近年，病院での暴言や暴力が増えており，特に救急部門ではリスクが高い．攻撃的な患者に対しても，あくまでも真摯かつ治療的に対応すべきことは当然だが，同時に医療者の安全を確保することも至上命題である．対策として，下記のような事項に留意したい．
  ・ 過去に暴力的な履歴があれば，あらかじめ共有しておく．
  ・ 出入り口が2つある診察室が望ましいが，1つなら医療者が出口を背にする．
  ・ 診察室に危険なものを置かない．
  ・ なるべく複数で対応する．
  ・ 決して感情的にならず，穏やかな声で話す．
  ・ 危険な患者（暴力団関係者や地元の有力者なども含む）には優先的に対応する．このような対応は不公平と考えられがちだが，結局は時間短縮につながり，他の患者のためにもなるのである．
  ・ 近年は，ERに警察官OBなどを雇用する施

設も増えている．プロの存在は，実際の抑止効果だけでなく，スタッフの大きな安心感につながる．可能ならば検討いただきたい．

ハイリスクな状況

- 特にリスクの高い状況として，下記のようなものが知られている．意識して対応するべきである．

1) シフトの変わり目

- シフトの変わり目には，医師も看護師も疲れてくるだけでなく，何とか早く帰したい，あるいは手放したい，などと思ってしまうのが人情である．一方でシフトをまたいだ患者については，責任の所在も曖昧になってしまう．また申し送りを受けた者は，その内容に縛られてしまう．**シフトの変わり目は，ERの最も危険な時間帯であるということを強く意識すべきである．**

2) 先入観・レッテル

- 先入観やレッテルは，ERの最も危険なバイアスである．気管支喘息の患者，酔っ払い，などという"触れ込み"に惑わされることは，大きなリスクにつながる．
- 院内でも，いったん「尿管結石の患者」などのレッテルが貼られると，見直しは難しい．「いつもの患者のいつもの訴え」「いつもなんでもないのにERを受診する患者」などのレッテルも要注意である．**レッテルは貼らない，貼られているレッテルははがす．**

〔表1〕ERで特に危険なピットフォール

- 胸痛のない急性心筋梗塞
- ST上昇を伴うくも膜下出血
- "便秘"の腸閉塞や消化管穿孔
- "妊娠の可能性はない"異所性妊娠の破裂
- "かぜ症状"の急性心筋炎
- "精神症状"の敗血症，代謝異常，脳炎や硬膜下血腫
- CTで異常が見つからない，くも膜下出血の"警告頭痛"
- "咽頭痛"で来院し，咽頭所見の乏しい急性喉頭蓋炎
- "酔っ払い"の脳出血，脳梗塞，硬膜下血腫
- 腰痛，背部痛，あるいは"血尿"をきたす急性大動脈解離
- 酸素飽和度が正常で，X線に異常がない肺塞栓症

3) 診断のピットフォール

- ピットフォールは，多種多様かつ千差万別であるからこそピットフォールなのであり，すべてをケアするのは不可能である．ただERには，先人の尊い経験によって語り継がれている，いくつもの有名なピットフォールがある．これらを知っているのと知らないのでは大違いである．表1にその一部をあげておく．

文献

1) 「研修医当直御法度第5版」（寺澤秀一，他／著），三輪書店，2012
2) 「救急外来でのキケンな一言」（岩田充永／著），羊土社，2008
3) 「日々是よろずER診療」（泊慶明／著），三輪書店，2008
4) 「医療事故の舞台裏」（長野展久／著），医学書院，2015
5) 「ERエラーブック」（岩田充永／監訳），MEDSI，2012
6) Wears RL：Introduction. The Approach to the Patient in the Emergency Department. ：Harwaood Nuss' Clinical Practice of Emergency Medicine 6th edition, pp 1-4 Wolters Kluwer, 2015

第6章 ER診療の基本

03 ERにおける鑑別診断

小野正博, 樫山鉄矢

Point

- □ 想定される最も危険な疾患（病態）は何か？を念頭に置く
- □ 緊急性の軸と頻度の軸の2つの軸で鑑別を考える

Introduction

- ER医は，ジェネラリストであることが求められるが，行うべき診療は，総合診療とやや異なっている．ER医が必ずしも"ドクターG"である必要はない．
- ERでの診療は，時間も空間も資源も限られた状況で，緊急ないし重篤な患者を拾い上げ，適切な診療につなげることが主目的である．**いたずらに最終診断を求めてはいけない．**
- 鑑別診断は常に，「想定される最も危険な疾患（病態）は何か？」という問いから始める．例えば，中年男性の激しい腰痛と血尿であれば，尿管結石である可能性が高いだろうが，否定できるまでは，大動脈解離と考えなければならない．心窩部痛であれば，胃痛の可能性が高いだろうが，否定できるまでは急性冠症候群と考えなければならない，などである．
- 頻度の高い疾患に縛られてもいけないし，珍しい疾患を探すのもERの責務ではない．

情報収集

- 時間に大きな制約のある救急では，ある程度的を絞った問診を行うべきである．
- 病歴聴取の例として，SAMPLE（+R）ヒストリーがある．最重要な病歴であり，救急部門における共通言語として活用されている（表1）．
- 痛みの問診は，OPQRSTと教えられている．この順で記載すると漏れが少なく，また鑑別診断に有用である（表2）．
- 痛みの病歴においては，突然発症か，急性発症か，亜急性か，慢性か，等の時間経過がきわめて重要である．

〔表1〕SAMPLE＋Rヒストリー

S	Symptoms	症状
A	Allergies	アレルギーの有無
M	Medications	今通院しているか，飲んでいる薬は？
P	Past medical history	既往歴．今までの病気・手術
L	Last meal	最後の食事
E	Event	出来事．何が起きたのか
R	Risk factor	危険因子

〔表2〕痛みのOPQRST

O	Onset	発症様式
P	Palliative/Provocative	増悪寛解因子
Q	Quality/Quantity	症状の性質・ひどさ
R	Region/Radiation	場所，放散の有無
S	Associated symptom	随伴症状
T	Time course	時間経過

- 突発する痛みは，まず，"破れる""ねじれる""裂ける"病態を考えなければならない．
- 頭痛であれば，発症後1分以内にピークに達する場合には，くも膜下出血や頚動脈解離に絞られる．数時間から数日の経過で増悪したのであれば，髄膜炎を考えなければならない[1]．
- 突発性の腹痛であれば，腸管穿孔や大動脈破裂，あるいは捻転を考えなければならない．周期性の痛みは内臓痛を考えるが，持続性の痛みは体性痛を考え，外科的腹痛を鑑別する必要がある．

臨床診断の考え方

- 臨床診断には，直感的診断，アルゴリズム法，仮説演繹法などがある．
- **直感的診断**は，多くはパターン認識による診断であり，例えば，「バットで後頭部を殴られたような，人生最悪の頭痛」に対して，"くも膜下出血"と診断するような診断を指す．
- "snap diagnosis（スナップ診断）"は，直感的診断の典型的な診断法である．直感的診断は，何よりも早いという特性があり，うまくいけば救急に向いている．しかし，例えば「中年男性の突然の腰部激痛と血尿」に対して，"尿管結石症"と決めつけるような診断は，ときに"急性大動脈解離"の地雷を踏むことになる．
- **アルゴリズム法**は，多分岐法ともよばれ，ある所見の有無によって段階的に診断を絞り込む方法である．場合によっては有用だが，実際にアルゴリズムを用いる場面は多くない．アルゴリズムを持ち出すのは，通常の方法で診断が難しい場合が多いと思われ，そのような場合には，アルゴリズムが適用しにくいという問題もある．
- **仮説演繹法**（図1）とは，臨床的な問題に対して，いくつかの診断仮説をあげ，検証していく方法である．事前情報や医療面接を通じて，一定の問題を拾い上げ，それらを説明しうる鑑別診断のリスト（診断仮説）を作りあげ，これに対して情報収集と検証を行って診断に至る．多くの場合，臨床家の診断は，この方法をとっている．重大な疾患を見逃さないためにも，特に初学者には有用な方法と言える．
- 直感的と仮説演繹法は全く異なるものではない．パターン認識による直感的診断であっても，検証が行われれば，仮説が少ない仮説演繹法であるとも言える．実際，エキスパートの鑑別診断のリスト（診断仮説）は，4つ程度のことが多いという．
- 診断仮説リストの作成は，**適切な臨床問題設定に基づいて行うことが重要である**．野口は，これを「カードを引く」と表現している[2]．

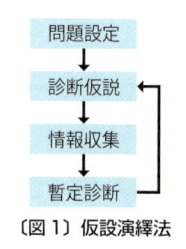

〔図1〕仮説演繹法

問題設定 → 診断仮説 → 情報収集 → 暫定診断

例えば，"下痢"のカードを引いても，鑑別が多すぎて，実際の役には立たない．しかし「アフリカからの帰国者の急性下痢症」のカードであれば，鑑別はぐっと絞られてくる．臨床状況に応じて適切な問題設定を行い，これに応じたリストを作成することが重要である．
- 救急において，鑑別診断は，緊急性の軸と頻度の軸の2つの軸に分けて進める．救急では，**特に緊急性（重大性）の軸**が圧倒的に重要である．
- なお，ERでの鑑別診断は羅列的なものではなく，"Worst First（最悪と最頻）"なものでなければならず，鑑別手順とともに想起できなければ実際の役には立たない．

所見や検査の確からしさ

- 鑑別すべき疾患があがったら，確認すべき病歴や所見，行うべき検査を判断して，手順を決める．疾患を否定するためには感度の高い検査，診断するためには特異度の高い検査が有用である．
- 疾患のある確率が非常に低ければ，検査も治療も行わない．偽陽性の可能性の方が高いからである．
- 疾患を有する確率が非常に高ければ，検査は行わずに治療を行う．偽陰性によって惑わされる可能性の方が問題となるからである．
- 例えば，肺塞栓症において，D-ダイマーの感度は高いが特異度は低い．検査前確率が高くない場合に，D-ダイマーが陰性であれば否定できる．逆に検査前確率が高い場合に陽性であっても，何ら意味をもたないのである．
- 感度，特異度に関するバイアスにも注意した

い．有病率が10万人に1人の疾患Aがあったとする．疾患Aに対するある検査Bの感度が99％，特異度も99％であるとした場合，もし検診でこの検査Bを行って，ある人が陽性であった場合，その人は99％の確率で疾患Aであると考えられがちである．しかし実際にはそうではない．

- これを理解するには表3（2×2表とよぶ）をご覧いただきたい．**感度**は「疾患を有する者のなかで，検査が陽性に出る確率」であり，$a/(a+c)$ で表される．**特異度**は「疾患を有しない者のなかで，検査が陰性に出る確率」であり，$d/(b+d)$ で表される．これらは表を縦に見ることによって計算でき，検査の特性を表している．**感度，特異度は有病率に影響されない**．有病率とは，「対象の属する集団のうちで実際に疾患をもつ者の割合」であり，$(a+c)/(a+b+c+d)$ で計算できる．
- 一方，われわれが日常臨床で知りたいのは，ある検査が陽性のとき，この患者さんが本当にその疾患に罹患している確率はどのくらいかということであり，これを**陽性適中率**とよび，$a/(a+b)$ で求められる．表を横に見るのである．
- 逆に検査が陰性であるとき，本当にその疾患に罹患していない確率を**陰性適中率**とよび，$d/(c+d)$ で求められる．これらは有病率がわからないと計算できない．**国や施設が異なると有病率も異なるので，陽性（陰性）適中率も異なることに注意が必要である．**
- 先ほどの例で実際にこの表を埋めて，陽性適中率を計算してみよう．計算しやすいように1,000万人に検査したとすると，疾患ありの合計 $(a+c)$ はその10万分の1であるから100，疾患なしの合計 $(b+d)$ は1,000万－100＝9,999,900である．これより感度，特異度がそ

れぞれ99％であるから，$a=99$，$c=1$，$b=99,999$，$d=9,899,901$ である．以上より，この場合の陽性適中率は $99/(99+99,999)≒0.00099＝0.099％$ であって，非常に低いことがわかる．

- 以上の知識に加え，日常診療では尤度比についても知っておきたい．
- **陽性尤度比〔LR＋＝感度／偽陽性率＝感度／（1－特異度）〕**：疾患をもつ人が，もたない人に比べて検査結果が何倍くらい陽性になりやすいかをオッズ比で示す．通常1以上．
- **陰性尤度比（LR－＝偽陰性率／特異度＝（1－感度）／特異度）**：疾患をもたない人は，もつ人に比べて検査結果が何倍くらい陰性になりやすいかをオッズで示す．通常1以下．
- 多くの診断的検査の陽性尤度比は2～5，陰性尤度比は0.5～0.2であり，検査前確率が中程度の場合のみ有用である．

VINDICATE＋GP

- 鑑別診断があがらないとき，この順で鑑別を考えると漏れが少ない．心血管系から鑑別する手順は救急に適しているが，使用にあたっては，**順位が下の中毒や外傷を早めに鑑別すべきことに留意いただきたい**（表4）．

〔表4〕VINDICATE＋GP

V	Vascular	血管性
I	Infection/Inflammatory	感染／炎症
N	Neoplasm	新生物
D	Degenerative	変性
I	Iatrogenic	医原性
C	Congenital	先天性
A	Allergy/Autoimmune	アレルギー／自己免疫
T	Trauma/Toxin	外傷／中毒
E	Endocrine/Metabolic	内分泌／代謝
G	Gastrointestinal / uroGenital	胃腸／泌尿生殖器
P	Psychiatric/Psychogenic	精神／心因性

〔表3〕2×2表

	疾患あり	疾患なし
検査陽性	a：真陽性	b：偽陽性
検査陰性	c：偽陰性	d：真陰性

clinical prediction rule (CPR)

- 有名なものにApgar scoreがある．最近の追試においても，この指数が高いほど，生存の確率が高くなることが示されている．
- 救急分野では，一過性脳虚血発作（TIA）のABCD^2 score（第2章§1-04），失神のCHESS score（第1章-03），咽頭炎のCentor criteria（第3章§3-03），虫垂炎のAlvarado score（第2章§4-01），オタワ足関節ルールなどが知られている．
- 訴訟等のリスクが高い救急において，オーソライズされたCPRがあれば，それに従って診療することがリスクヘッジになる．しかしながら，評価が確立したCPRは必ずしも多くないのが現状であり，今後の進歩に期待したいところである．

文献

1)「神経内科ケーススタディ」（黒田康夫／著），新興医学出版社，2000
2)「誰も教えてくれなかった診断学」（野口善令，福原俊一／著），医学書院，2008
3)「臨床推論」（大西弘高／編），南山堂，2012

第6章 ER診療の基本
04 院内トリアージ

樫山鉄矢

> **Point**
> ☐ 一見軽症そうに見えて，実は緊急性の高い患者を見逃さない
> ☐ トリアージはくり返す

Introduction

- ERには，1分1秒を争う緊急性の高い患者が来院する一方，緊急性を要しない軽症患者も多数来院する．生命や機能に危険が迫っている患者を選別（トリアージ）し，迅速かつ適切に対応することが，ERの責務である．
- ERでのトリアージは，災害時の"院外"トリアージに対して，"院内"トリアージとよばれている．看護師が担当する施設が多い．

各種のトリアージ

- 1990年代にはERの混雑が大きな問題となり，欧米では種々のシステムが考案され，検証された．代表的なシステムに，米国のEmergency Severity Index（**ESI**），オーストラリアのAustralian Triage Scale，カナダのCanadian Triage Acuity System（**CTAS**），英国のManchester Triage System（**MTS**），などがある．
- 米国のESIは，すぐに救命処置が必要な事例やハイリスクな状況をトリアージし，次いで必要と思われる検査や処置等のリソース数とバイタルサインを加味して層別化を行うシステムであり，担当者の訓練と経験を要するが，有用性は高いとされている（図1）．
- 日本でもER型救急の導入に伴い，院内トリアージが行われるようになり，2012年度には，診療報酬も設定された．カナダのシステム（CTAS）を翻訳改変した「緊急度判定支援システム」（Japan Triage Acuity System：**JTAS**）が用いられることが多い．
- CTAS/JTASは，各種の症候を"めまい""動悸"など165の症状に分類し，バイタル

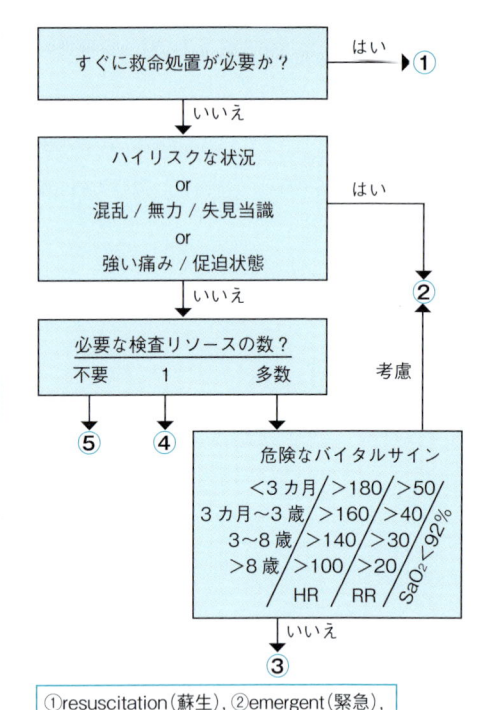

```
すぐに救命処置が必要か？ ──はい──▶ ①
       │いいえ
       ▼
ハイリスクな状況
  or
混乱/無力/失見当識 ──はい──┐
  or                         │
強い痛み/促迫状態             │
       │いいえ               ▼
       ▼                    ②
必要な検査リソースの数？    考慮
 不要  1   多数
  │   │    │
  ⑤   ④    ▼
          危険なバイタルサイン
          <3カ月／>180／>50
          3カ月〜3歳／>160／>40
          3〜8歳／>140／>30  SaO₂<92%
          >8歳／>100／>20
           HR   RR
              │いいえ
              ▼
              ③
```

①resuscitation（蘇生），②emergent（緊急），③urgent（優先），④less urgent（低優先），⑤nonurgent（非優先）．

〔図1〕ESIアルゴリズム[1]

サインおよび看護師の印象を併せて，レベル1（蘇生）からレベル5（非緊急）まで5段階の緊急度判定を行うシステムである．現時点（2015年8月）では，iOS用のアプリ（26,800円）が市販されているが，アンドロイドには対応していない．ちなみに，オリジナルのCTASの最新版（2013年版）アプリは，iOS版とアンドロイド版の両方があり，価格も手頃だが，当然ながら英語である．

〔表1〕CTAS/JTASのレベル分類の概要

レベル	状態	例
1（青）蘇生	生命または四肢を失う恐れのある状態であり，直ちに積極的な治療が必要な状態	心停止，痙攣持続，呼吸停止，重症外傷，高度呼吸不全，高度意識障害（GCS3〜8）
2（赤）緊急	潜在的に生命または四肢の機能を失う恐れがあるため，迅速な治療が必要な状態	胸痛（心原性），高血圧緊急症，低体温，高体温，敗血症疑い，突然発症あるいは人生最悪の頭痛，奇妙な行動，抑うつ/自殺行為，化学物質の眼への曝露，中等度呼吸不全，重篤な腹痛，意識障害（GCS9〜13）
3（黄）緊急	重篤化し救急処置が必要になる潜在的な可能性がある状態．強い不快な症状を伴う場合があり，仕事を行ううえで支障がある．または日常生活にも支障がある状態	症状を伴わない重症高血圧，痙攣（止まっている），下痢（血性下痢続く），活動期分娩，自殺行為，息切れ（軽度），腹痛（中等度），頭痛（中等度），頭部外傷（意識消失あり），四肢外傷（変形あり）
4（緑）低緊急	潜在的に悪化を生じる可能性があり，1〜2時間以内の治療開始や再評価が望ましい状態	上肢外傷，尿路感染，軽度の腹痛，不正性器出血，創傷（要縫合），熱傷（軽度）
5（白）非緊急	緊急性のないもの	上気道炎，処方希望，縫合要しない創傷，局所腫脹，発赤

CTAS/JTASによるトリアージの手順

❶ 第一印象の重症感（必要に応じてバイタルサインと併せて）によってレベル1〜5を判定する（表1）．
❷ 主訴による分類（17カテゴリー，165の症状）による判定を行う．
❸ 一次補足因子による評価を行う．
　第一段階：①呼吸状態，②循環動態，③意識レベル，④体温
　第二段階：①痛みの強さ，②出血性素因，③受傷機転
❹ 二次補足因子（血糖値，脱水，高血圧，妊娠関連，精神的問題など）による評価を加える．
❺ 看護師の判断を加え，患者の全体の印象からリスクが高いと判断した場合にはレベルを上げる．

アドバンスド・トリアージ

「帰宅させていいのか入院が必要なのか」「どの専門医をいつ呼ぶのか」「帰宅させるなら，明日専門外来の受診の必要があるのか」など，医師によるディスポジションの判断を"アドバンスド・トリアージ"という．これはまさに本書の中心となるテーマである．

文献

1) Emergency Severity Index（ESI）：A Triage Tool for Emergency Department Care version 4, Implementation Handbook 2012 Edition.（http://www.ahrq.gov/professionals/systems/hospital/esi/esi1.html）
2) Canadian Triage and Acuity Scale（CTAS）（http://caep.ca/resources/ctas）
3) 「緊急度判定支援システム JTAS2012 ガイドブック」（日本救急医学会，日本救急看護学会，日本小児救急医学会，日本臨床救急医学会/監），へるす出版，2012

05 重症患者の初期対応

山下智幸

Point
- まず評価すべきなのは，生命危機を回避するための介入が必要かどうかである
- ABCDEFP（7項目）アプローチで対応するともれが少ない

Introduction

- ERを受診するすべての患者に対して，**生命危機の有無を最初に評価する必要がある**．生命危機があるときには「医療面接→身体診察→検査→診断→治療」という一般診療の流れは禁忌である．

まず達成すべきこと：安定化（Stabilization）

- 酸素と栄養を細胞に届けて代謝を確保することが目標となる．ABC安定化による"低酸素症の回避"が初療における最も重要な要素である．
  - ※**低酸素症**（hypoxia）：細胞が酸素を利用できず細胞の代謝が不良な状態をいう．低酸素血症とは異なる．呼吸不全，循環不全，貧血，ミトコンドリア異常（シアン化物中毒，硫化水素中毒）などで発生する．
- 重症患者の場合は①生命予後が最優先だが，安定化できれば引き続いて，②機能予後，③整容予後にも注意を向ける．

評価から行動へ：A to A method

- 診療の過程は，評価Assessment→分類Categorization→決断Decision→行動Actionで行っていく．介入後再び評価に戻り修正をくり返す（図1，表1）．

First Impression：第一印象

- 短時間でごく簡単にABCDEFPの異常の有無を判断し，緊急度・重症度をスタッフに伝える．大まかな方針として，蘇生（Resuscitation），緊急（Emergency），通常（Normal），あるいは災害（Disaster）のどの緊急度レベルで対応するか決定する．
- 声をかけ反応を見て，同時に顔色，胸郭の挙がり具合，呼吸パターンを確認する．
- 脈の強さと速さ，皮膚の湿潤度と体表温を確認する．

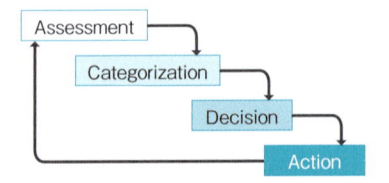

〔図1〕Assessment to Action method

〔表1〕A to A method

Assessment	評価	基本的にLook，Listen，Feelで行い，バイタルサインを参考にする
Categorization	分類	緊急度，病態などの各項目特有事項に分類する
Decision	決断	治療戦略と戦術を決定する．効果がなかったときのバックアッププランも事前に考えておく
Action	行動	決断に従い，治療戦術を実行する

Primary Assessment to Action

- 患者を安定化するためにABCDEFPアプローチ（表2）を活用する．この7項目のアプローチ（Rainbow Approach）は患者を救命するためのいわば"虹の架け橋"である．
- 目の前にいる患者から"目を離してよい"タイミングは，この7項目がすべて問題ないときだけである．1項目でも問題がある場合，安定化するか他の医療スタッフの看視が確保できるまで患者を1人にしてはならない．
- 安定化するために"自分が身体を動かす"ことが必要であり，考えるより先に動くことが重要である．原因がわからなくても，ABCを管理することができるようにしなくてはならない．

A：Airway（気道）
①評価
- Look：気道閉塞していると胸郭は腹側に挙上しない．胸郭が両側に広がり，前後方向に拡張しないときは気道閉塞である．口腔内所見，奇異呼吸，気管牽引を見る．
- Listen：頸部で呼吸音を聴診する．異常音（Stridor, Gurgling, Snoring），嗄声，無音に注意する．
- Feel：呼気の風を感じる．マスク装着時は曇りでも判断できる．曇らなければ要注意である．
- バイタルサイン：$EtCO_2$，SpO_2，RR.

②分類
- 緊急度
  ・完全閉塞：超緊急事態．直ちに解除しないと5分程度で心停止する．
  ・部分閉塞：完全閉塞へ移行させない．

- 閉塞部位
  ・軟口蓋：用手的気道確保，経鼻エアウェイを用いる．
  ・舌根：用手的気道確保，経鼻エアウェイ，経口エアウェイ，声門上器具を用いる．
  ・喉頭：気管挿管，輪状甲状靱帯穿刺切開，気管切開を行う．
  ・気管：気管挿管，輪状甲状靱帯切開，気管切開後に気管支ファイバースコピーを要する．

- 閉塞原因
  ・正常生体組織：意識障害による気道を保つ筋肉等の弛緩（BCDEの異常）には用手的気道確保が有用である．
  ・異常生体組織：浮腫，血腫，気腫，腫瘍，変形などには確実な気道確保を要する．アドレナリン吸入，ステロイド投与なども検討する．
  ・固形異物：マギール鉗子により除去する．
  ・液体異物：吸引により除去する．

③決断
- 必要ならまず人を呼ぶ．
- 吸引，マギール鉗子による除去．
- 用手的気道確保（triple airway maneuver）．
- 経鼻エアウェイ・経口エアウェイ．
- 声門上器具（ラリンジアルマスクなど）．
- 気管挿管（覚醒下，浸潤麻酔下，鎮静下，RSI）．
- 輪状甲状靱帯穿刺・切開．
- 気管切開．

④行動
- 決断したことを実行する．各論は省略する．

［表2］ABCDEFPアプローチ：Rainbow Approach

A	Airway	気道
B	Breathing	呼吸
C	Circulation	循環
D	Disability	中枢神経障害
E2	Exposure & Environmental control	全身評価と体温管理
F3	Female & Fetus & Family	子宮と胎児と家族管理
P2	Psychiatric & Pain control	精神と疼痛管理

B：Breathing（呼吸）
①評価
- Look：胸腹部運動（深さ，速さ），胸郭運動の左右差，気管偏位，外傷，呼吸補助筋の使用，気管牽引，陥没呼吸，鼻翼呼吸，チアノーゼを見る．
- Listen：両側呼吸音，複雑音（Wheeze, Rhonchi, Coarse crackles, Fine crackles）を聴く．1呼吸で会話可能な長さを確認する．
- Feel：胸部触診，皮下気腫，フレイルチェストを確認する．
- バイタルサイン：RR, SpO_2, $EtCO_2$ をみる．

②分類
- 緊急度
  - 低酸素血症あり：緊急．早期に対応しないと重大な影響が及ぶ可能性がある．
  - 低酸素血症なし：低酸素血症へ移行させない．
- 病態
  - 酸素化障害（Ⅰ型呼吸不全）：酸素投与，必要なら補助換気を行う．
  - 換気障害（Ⅱ型呼吸不全）：補助換気が必ず必要である．
  - 呼吸努力の異常：補助換気が必要である．

③決断
- 酸素投与．
- 補助換気．
- 非侵襲的人工呼吸管理〔NIV（CPAP, NPPV）〕．
- 侵襲的人工呼吸管理（気管挿管，気管切開）．
- ECMO（VV-ECMO, VA-ECMO, AV-ECMO）．
- 胸腔穿刺・ドレナージ．

④行動
- 決断したことを実行する．各論は省略する．初療室で施行可能な検査があればオーダーする（血液ガス検査，エコー，胸部X線撮影など）．

C：Circulation（循環）
①評価
- Look：出血（量，スピード），CRT，皮膚（色：蒼白・紅潮・まだら様皮膚），尿量．
- Listen：心音（弁逆流あるいは弁狭窄）．
- Feel：脈拍（強さ，速さ，橈骨・大腿・総頸），皮膚〔湿度(湿潤・乾燥)，温度(冷・温)〕．
- バイタルサイン：HR, PR, BP, SpO_2（プレチスモグラフ），$EtCO_2$（肺循環）．

②分類
- 緊急度
  - 低血圧性：低血圧が出現するレベルは心停止が切迫していると心得る．
  - 代償性：低血圧に移行させない（頻脈のうちに対処する）．
- 病態
  - 循環血液量減少性ショック：輸液・輸血．
  - 血液分布異常性ショック：輸液，アドレナリン，ノルアドレナリン．
  - 心原性ショック：輸液，ノルアドレナリン，ドブタミン，IABP, VA-ECMO．
  - 心筋性：昇圧薬，ECMO, IABP, 根本治療．
  - 機械性：昇圧薬，ECMO, IABP, 根本治療．
  - 不整脈性：除細動，ペーシング，抗不整脈薬．
  - 閉塞性ショック：心囊穿刺，胸腔ドレーン挿入，VA-ECMO．

③決断
- 輸液・輸血．
- 除細動・カルディオバージョン・ペーシング．
- 薬剤（アドレナリン・ノルアドレナリン・ドブタミン）．
- 循環補助（ECMO, IABP）．
- ダメージコントロール手術．
- ダメージコントロールIVR．
- 大動脈遮断（REBOA）．
- その他（胸腔ドレナージ，心囊穿刺）．

④行動
- 決断したことを実行する．各論は省略する．初療室で施行可能な検査があればオーダーする（血液ガス検査，Hb，乳酸値，エコー，胸部X線撮影など）．

D：Disability（中枢神経障害）
①評価
- Look：眼位，瞳孔径，対光反射，麻痺，痙攣（強直性？　間代性？），嘔吐，頸部（甲状腺）．

- Feel：麻痺，感覚障害，異常知覚，項部硬直．
- バイタルサイン：GCS，JCS，Cushing現象，血糖値，薬物検出キット．

② 分類
- 緊急度
  - 切迫状態：瞳孔不同，新規の麻痺，GCS＜8，進行する意識障害．
- 病態
  - ABC異常：本来はすでに安定化されているはずだが，再確認する．
  - 中枢神経障害：早期診断のために早期にCTを計画する．
  - 代謝・薬物：必ず鑑別に含める．

③ 決断
- ABC安定化．
- ビタミンB_1投与．
- ブドウ糖投与．
- 拮抗薬投与（ナロキソン，フルマゼニル）．
- 頭蓋内精査．

④ 行動
- 決断したことを実行する．各論は省略する．初療室で施行可能な検査があればオーダーする（pH，電解質など）．

E：Exposure & Environmental control（全身評価・体温管理）

① 評価
- Look：外傷，出血，紫斑，紅皮症，粘膜びらん，るい痩，注射痕．
- Feel：体温（冷・温）．
- Smell：アルコール，ケトン臭，血便臭．
- バイタルサイン：BT（深部体温，体表温）．

② 分類
- 緊急度
  - 切迫状態：BT＞40℃，BT＜35℃．
- 病態
  - 高体温．
  - 低体温．

③ 決断
- 保温・加温．
- 冷却．

④ 行動
- 決断したことを実行する．各論は省略する．初療室で施行可能な検査があればオーダーし

（血液培養，血液ガスなど），早期投与が必要な抗菌薬投与を検討する．

F：Female & Fetus & Family（妊娠女性・胎児・家族管理）

- 妊娠女性（Female）の評価，胎児（Fetus）の評価，家族対応からなる．

◇Female & Fetus
- 母体救命も胎児救命もどちらも大事であるが，母体優先の原則を忘れない．**早期から専門科をコール**し，分娩優先か，母体精査などを優先するか，十分に検討する必要がある．しかし，絶対に決断を遅らせてはならない．

◇Family
- 小児患者や妊産褥婦患者の場合，早期からの家族対応は特に重要である．十数秒程度の短時間であっても，「これから何を行うか」「重症病態が考えられしばらく患者から離れられないので説明はある程度落ち着いてからにする」旨を伝えるだけで，不要な不信感を起こさないで済む．
- 家族に子どもが含まれる場合も子どもに対するケアの観点からも早期介入は重要である．

P：Psychiatric & Pain control（精神・疼痛管理）

◇Psychiatric control（精神状態のコントロール）
- 身体疾患がなくても，精神症状により自傷あるいは他害のおそれがある場合は決して目を離してはならない．
- 身体疾患がなく精神症状の診療拒否があれば強制的な診察・治療はできないので，必要に応じて精神科救急の制度にのせる必要がある．

◇Pain control（疼痛管理）
- 疼痛管理はないがしろにされがちだが，苦痛の除去はERで行うべき基本的医療行為の1つである．
- ときに疼痛により病状が致命的に悪化したり（くも膜下出血，大動脈解離，腹部大動脈瘤切迫破裂），信頼を極度に失いトラブルになったりすることもある．（小児患者など）必要なら麻薬の使用もためらってはならない．

① 評価
- Psychiatric：意味不明な言動，幻覚・妄想

状態，自傷他害行為の事実．
- Pain：疼痛の有無，苦悶表情，バイタルサインの変化．

②分類
- 緊急度
  - Psychiatric：自傷他害のおそれ（切迫しているか，いないか）．
  - Pain：Face Scale あるいは10段階で評価する．

③決断
- 鎮静：身体疾患があり，本人の生命・身体の保護のためにやむを得ないときのみ同意なく鎮静することが許される．患者が診療を拒否する場合，まずは説得を試みるが，いきすぎた医療介入で人権侵害とならないように注意が必要である．
- 鎮痛：NSAIDs，麻薬拮抗性鎮痛薬（ペンタゾシン，ブプレノルフィン），麻薬性鎮痛薬（フェンタニル，モルヒネ）などを使い分けるが，鎮痛薬中毒の患者に注意しなければならない．
- 110番通報
- 精神科救急の制度にのせる手段（精神保健及び精神障害者福祉に関する法律）．

④行動
- 決断したことを実行する．各論は省略する．鎮痛・鎮静後のバイタルサインの評価やABC管理は確実に行う．

Secondary Assessment to Action

Primary Assessment to Action で患者の安定化は済んでいるはずである．鑑別診断を考え，病因診断をしながら，根本治療につなげていく．全身状態が安定していれば安心して"頭脳労働"することができる．

1) Assessment
①病歴聴取：SAMPLE Question
- 重要なポイントに絞って病歴聴取することが多忙なER診療では必要になるが，SAMPLE で聴取するともれなく確認できる（本章-03「ERにおける鑑別診断」を参照）．

②全身診察：Head to Toe, Front to Back
- 病歴聴取が詳細にできなくても，患者の身体から直接情報を得ることができるのが身体診察である．頭からつま先，引き続いて前面から後面の身体診察を行うことで隈なく診察が可能となる．

③検査
- 確定診断に必要な検査を施行する．

2) Action
診断に基づき，早期に専門科コンサルトを行いつつ治療戦略を立てる．治療に必要な医療機器（人工呼吸器，腎代替療法，循環補助装置など）や場所（手術室，血管造影室，内視鏡室など）を確保しつつ，入院先を決定することが必要である．

文献
1) 「Acute Medical Emergencies：The Practical Approach」(Advanced Life Support Group), Wiley, 2010
2) AMLS「Advanced Medical Life Support」(Naemt), Jones & Bartlett Publishers, 2014
3) 「Rosen's Emergency Medicine-Concepts and Clinical Practice 8th ed」(John Marx MD, et al), Saunders, 2013

第6章 ER診療の基本

06 帰宅時の説明のポイント

田頭保彰

Point

- ☐ 再受診するときの"時期""症状""タイミング"を明確に端的に伝える
- ☐ 時間経過で診断が明確になることや状態が変化することを伝える
- ☐ 本人に伝えるだけでは不十分な場合,"家族""友人""地域"を巻き込むことが大切である

Introduction

- ERでは多くの患者が帰宅という方針になる.なかには帰宅後に症状が出現し重篤になることや症状次第では再受診が必要なこと,施行した結果次第では入院が必要になることがある.また,ときには上医へ相談することで結果が悪い場合でも家族に受け入れてもらえることがある.
- 一方,上気道炎などでは自然経過の症状で「薬が効かない」と言ってさまざまな病院をドクターショッピングしてしまうこともあり,簡単な"教育"も必要になることがある.

説明・対応のポイント

1) 大原則

- 本人・家族に現時点での"診断"と"今後予想されること"を伝える.逆に**診断がついていない場合には,正直にその旨を伝える**.帰宅後自宅で経過をみてよいか,病院を再度受診した方がよいかを見極めるポイントを説明する."高齢者"の場合は忘れてしまうこともあるので,手書きの用紙か文書を印刷して"メモ"で渡すとよい.受診のタイミングも3パターン(翌朝を待たない,日中,数日以内)ぐらい提示するとわかりやすい.
- 気になる症例の場合には,翌日以降にこちらから電話をして状態を確認することも考慮する.多くの患者は電話に好意的であり感謝される.診療業務の間で忙しくても,こちらもその電話1本で安心できるのである.この点は論文でも報告されている[1].

2) 発熱患者

- 感冒であれば,症状の改善には数日かかることを伝える.薬を飲めばすぐに症状がゼロになると思っている人は多く,連日のように病院受診し,病院を転々として薬が処方され続け,その結果,薬剤による副作用が出現して一般外来を受診することをよく経験する.このような患者には,"教育"は大事な治療介入である.
- **高齢者の感冒・上気道炎は少ない!** 高齢者を感冒で帰すときにはよっぽどの根拠が必要である.多くは問診と身体所見の不足に起因している.
- **"悪寒・戦慄"や"食欲低下"などの症状が出現したら再受診するよう伝えることが重要**である.発熱で憂慮されるのは感染症であり,時間とともに症状が明確になる感染性心内膜炎や結核では治療の遅れは予後の悪化につながる.
- 血液培養検査を提出して帰宅させる場合には陽性になった場合にこちらから連絡をすることを伝え,必ず本人以外の連絡先も確認する.

3) 外傷患者

- 頭部外傷は遅れて出血が明瞭になることがある.特に日本は高齢者が多く,**抗血小板薬・抗凝固薬**を内服していればさらにハイリスクである.外来で数時間の経過観察を考慮してもよいが,ハイリスク患者を帰宅させるときには付き添いが付くことが望ましい.また,少なくとも24時間は注意深い観察が望まれるが,それが難しい場合もときにある.そのときには,家族や地域住民,ヘルパーなどに

も協力を要請する．それも難しい場合には遠い親戚に状況を伝え，電話で本人の生存を確認してもらうということまで考慮する（東京都の多摩地区は高齢者独居でそのような事例をときに経験する）．
- 骨折の診断は難しい．1回のX線検査だけでは否定できないことはよくあるので，その旨をきちんと説明し，骨折に準じた自宅で可能な処置を指示し，症状が持続する場合には再診を指示する．
- **不安であれば，専門家へのコンサルテーションは躊躇しない．**
- 難しい画像はやはり難しい．疲れているときには，簡単な所見も見逃すことはよくある．また，頭部外傷，捻挫・打撲等については，患者への説明の書類を病院として作成しておくとER初療医も安心である（当院では電子カルテからいつでも印刷ができるようにしている）．

4）一般外来への受診につなげる
- 地域によっては，ERがコンビニ外来のように使用されることがある．本来であれば緊急性がない患者は，一般外来への受診が望まれるが，仕事等でしかたなく受診している場合が多い．もちろん，許容されないこともあるが，ERで注意しても患者には響かないため，一般外来で評価・通院しないことで将来起こる"デメリット"を伝え，一般外来受診への動機づけを行う．ERでそこまでする必要性はないかもしれないが，それにより無駄な受診が減れば，社会全体の医療費削減につながるかもしれない．

注意点・ピットフォール

- トラブル事例の多くは，患者・家族とのコミュニケーション不足である．ERは忙しい

頭を打ったあとの注意

平成○年△月×日

本日、頭を打ったことで来院されましたが、現時点では入院する必要はありません。

しかし、受傷後24時間程度は、特に注意して観察し、以下のような症状が現れたらすぐにご連絡ください。

(1) 頭痛がだんだん強くなるとき
(2) 吐き気や嘔吐が何回も起こるとき
(3) ぼんやりしている時、あるいはほっておくとすぐに眠ってしまい、起こしてもなかなか起きないとき
(4) 視力（物を見る力）が弱くなったり、物が2重に見えたりするとき
(5) 手足が動きにくくなったり、しびれたりする時
(6) けいれん（ひきつけ）が起こるとき
(7) いつもと違った行動をとるとき

頭を打ったときには、脳にいろいろな変化が生じます。特に急性期に頭蓋内出血（頭の中の出血）が生じると生命に危険がおよぶ心配があります。頭蓋内出血は、大多数が、受傷後6時間以内に出現しますので、24時間程度の観察が必要です。
頭を打った後、元気だった人が、急に死亡することがあるのは、このような頭蓋内出血のためです。
受傷直後のCTスキャンで異常がなくても、まれにその後頭蓋内出血が生じることもあります。

○○総合医療センター　ER

〔図1〕帰宅指示書の例

が，それを怠ることで自分に返ってくるのである．説明用紙を活用して時間短縮するのも1つの手段である（図1）．また，患者には正直で真摯な姿勢で対応することが重要である．
- 気になる患者には，翌日以降に電話連絡をして病状などを確認する．1本の電話が患者や自分自身を救うことがある．
- 高齢者の発熱では感冒は少ない．本当に他の可能性がないか慎重に検討する．

文献
1) Patel PB & Vinson DR：Ann Emerg Med, 61：631-637, 2013
2) 「研修医当直御法度 百例帖 第2版」（寺沢秀一／著），三輪書店，2013

第6章 ER診療の基本
07 交通事故の診断書

伊賀 徹

> **Point**
> ☐ 客観的事実を簡潔に記載する

Introduction

- 救急領域に関係があるのは，警察へ提出する診断書と，自賠責の診断書である．

警察へ提出する診断書

- 発行により事故は人身事故として扱われる．相手がいる場合は，その量刑の判断に関与する（表1）．
- 特定の書式はない．病院の汎用診断書で作成する．
- 記載すべき内容は，診断名・初診日・全治見込み期間である．

自賠責診断書

- 人身事故の診療には自賠責保険が適用される．
- 所定の書式が存在する（図1）．
- "治ゆ"の概念には，症状固定も含まれる．

注意点・ピットフォール

- 記載した医師自身がトラブルに巻き込まれないよう，事実に基づいて作成する．

[表1] 交通事故の付加点数
違反行為に付する付加点数（交通事故の場合）

交通事故の種別	交通事故が専ら当該違反行為をした者の不注意によって発生したものである場合における点数	左の欄に指定する場合以外の場合における点数
人の死亡に係る事故	20点	13点
傷害事故のうち，当該傷害事故に係る負傷者の負傷の治療に要する期間が3カ月以上および後遺障害が存するもの	13点	9点
傷害事故のうち，当該傷害事故に係る負傷者の負傷の治療に要する期間が30日以上3カ月未満であるもの	9点	6点
傷害事故のうち，当該傷害事故に係る負傷者の負傷の治療に要する期間が15日以上30日未満であるもの	6点	4点
傷害事故のうち，当該傷害事故に係る負傷者の負傷の治療に要する期間が15日未満であるものまたは建造物の損壊に係る交通事故	3点	2点

〔警視庁ホームページ（http://www.keishicho.metro.tokyo.jp/menkyo/menkyo/gyousei/gyousei21.htm）より引用〕

〔図1〕自賠責診断書

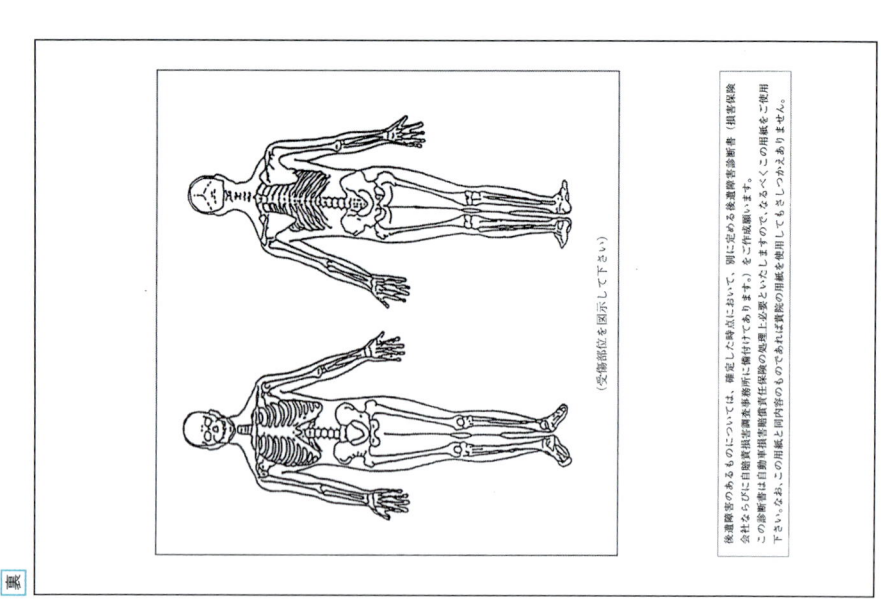

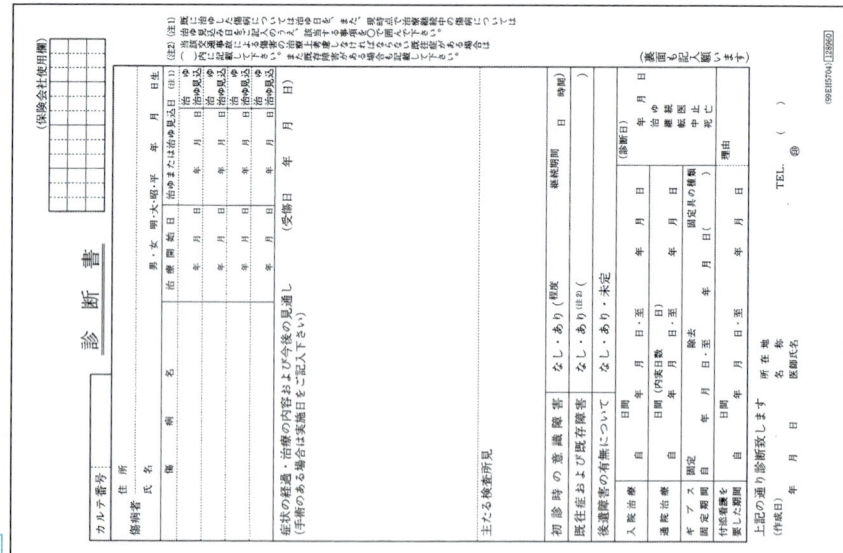

第7章

救急診療の周辺

第7章 救急診療の周辺

01 救急医療周辺のシステム

本多英喜

> **Point**
> - 救急医はその地域の病院前救護体制を熟知しておく必要がある
> - 救急医は救急救命士や救急隊員の教育・研修においても指導的役割を果たすべきである

病院前救護（プレホスピタルケア）体制

- 病院前救護では，傷病者を救急現場から傷病者の状態を悪化させることなく救急医療機関まで迅速に搬送することが目標となる．病院前救護で実施される救急活動や救急救命士（以下救命士）が実施する医行為に対して，医学的な質を担保するための活動を「メディカルコントロール（以下MC）」とよぶ．

メディカルコントロール（MC）体制

- 主に二次医療圏単位で，地域MC協議会が消防機関と医療機関（基幹病院，地域医師会）で構成され，救急隊の教育研修体制の確立と救急搬送業務の改善を目指す．
- 心肺停止患者や重症患者に実施される医行為は「特定行為」とよばれ，地域MC協議会で定めたプロトコールに則り，MC医師（地域MC協議会で認められた指導医師）の指示によって実施される．MC基幹病院の医師は指導的立場として，救急処置中の救命士に直接指示を出し，活動報告をもとに事後検証作業でフィードバックを行うべき責務がある．

1) **オンラインメディカルコントロール（直接的MC）**
- オンラインメディカルコントロールとは，MC医師が救命士の現場活動に対してリアルタイムに助言および指示を与えることであり，救急現場に臨場した医師により救命士へ直接指示を与えることもある．

2) **オフラインメディカルコントロール（間接的MC）**
- 直接的MCと対比して，救急隊員の教育，現場活動のプロトコール（手順書）の策定，救命士の行った処置・活動に対する事後検証作業をいう．地域MC協議会で実施される事後検証作業のなかで，救急医が医学的な根拠に基づく評価と助言を行うことは重要な役目である．

3) **MC指示医師**
- MC指示医師は地域MC協議会に登録され，救命士の特定行為に対して実施指示を行う．救急医はMC指示医師となる場合が多く，MC基幹病院で実施される救命士病院実習や救急隊員講習会に積極的にかかわり，救命士の生涯教育活動にも協力することが望まれる．

◇ **MC指示医師の条件**
- 救急医療に従事し，関係機関との調整等の業務に必要な知識と経験を有する医師．
- 5年以上の救急臨床歴，救急科専門医やそれと同等の資格を有する医師．
- 2年以上地域MCに関与，経験を積んだ医師．
- 厚生労働省が行う病院前救護体制における指導医等研修（上級者研修）の受講が望ましい．
- BLS，ACLS，JPTEC，JATECなどの講習会や救急隊教育においての指導歴．

特定行為（救急救命士が実施する医行為）

- 救急救命士制度は1991年（平成3年）4月に救急救命士法で制度化された国家資格である．救命士が実施する医行為に相当する救命処置は，MC指示医師による指示で実施される．その特定行為で行う救命処置は，地域MC協議会が定めた活動プロトコールに則り実施され，かつ適切な事後検証がなされるこ

とで医学的な質を担保する必要がある．

1) 心臓機能停止または呼吸機能停止状態の傷病者への処置
① 乳酸リンゲル液を用いた静脈路確保および輸液
- 乳酸リンゲル液のみが法律で規定され，主に上肢前腕に静脈留置針を穿刺可能．

② 器具を用いた気道確保
- 食道閉鎖式エアウェイまたラリンジアルマスクの使用．
- 認定救命士による気管挿管（2004年法改正で追加）．

③ 薬剤投与
- 認定救命士によるアドレナリン（エピネフリン）投与（2006年法改正で追加）．

2) 2014年救急救命士法施行規則の改正
① 乳酸リンゲル液を用いた静脈路確保および輸液投与（2014年より実施）
- 大量出血等の循環血液量減少やショック状態，あるいはクラッシュ症候群が疑われる傷病者に実施する．

② ブドウ糖溶液の投与（2014年より実施）
- 血糖値測定の実施が可能となり，低血糖による意識障害が強く疑われる際に実施する．

3) 包括的指示（2003年の法改正で追加）
- 包括的指示とは地域MC協議会で制定され，現場の救命士の判断で実施される特定行為を指す．心室細動に対して，救命士の判断で半自動対外式除細動器で行う除細動が代表的である．

ドクターカー

- 病院前救護体制のなかで医師が救急現場に赴き，救命処置を行うことで救命の可能性が広がる．また，現場に派遣された医師がリーダーシップを発揮して救急隊員と救命活動を行うことは，重症傷病者への対応だけでなく多数傷病者が発生する災害現場でも役立つ．
- 救急現場に医師を派遣する方法として，救急車によるピックアップ方式や，病院設備のドクターカー等がある．ドクターカーとして使用する車両は高規格救急車だけでなく，医師と医療資機材のみを運ぶラピッドレスポンスカーというタイプもある．

ドクターヘリ

- ドクターヘリとは，病院の敷地内などに配備され，必要な機器や医薬品を搭載し，当該病院の医師や看護師が搭乗して，傷病者の近くに着陸し，直ちに必要な処置を開始しつつ，傷病者を医療施設に搬送するシステムを指す．
- ドクターヘリの導入が進んでいるドイツでは，約80機が配備されており，要請から15分以内に国内どこにでも到着できるという．導入後，交通事故の死亡者が激減したと報告されている．
- ドクターヘリは全国的に配備が進んでおり，その地域の状況に応じて運用されて重症傷病者の救命率アップに寄与している．NPO法人救急ヘリ病院ネットワークによれば，2015年4月現在，全国37道府県に45機のドクターヘリが配備されているが，全体で少なくとも60カ所，将来的には80カ所への配備が必要であるという．

文献
1) 『救急診療指針 改訂第4版』（日本救急医学会/監，日本救急医学会専門医認定委員会/編），へるす出版，2011

第7章 救急診療の周辺

02 救急関連法規

樫山鉄矢

Point

- ☐ 救急では法的判断が必要となる場面が多く，一定の理解が必要である
- ☐ 感染症や虐待などは，遅滞なく届け出て，関連機関と連携しなければならない

Introduction

- 救急診療においては，法的知識や判断が必要となる場面が少なくない．法の構造は複雑であり，また解釈について議論のある条文も多く，理解は必ずしも容易ではない．本項では，救急診療を行ううえで特に重要と思われる事項について要点を説明したい．

応召義務

- 「診療に従事する医師は，診察治療の求めがあった場合には，正当な事由がなければ，これを拒んではならない」と定められている（医師法第19条）．
- この規定に罰則規定はなく，医業の独占に対して負うべき，いわば職業倫理的義務と考えられる．しかし，診療を拒否したことが「医師としての品位を損するような行為」（医師法第7条2項）にあたると判断されれば，医業停止などの行政処分の対象となり得るし，診療を拒否したことによって損害を与えた場合には，損害賠償責任を問われる可能性がある．
- 「正当な事由」についての具体的な記載はないが，下記①～④のような通達がある．
① 医業報酬が不払であっても直ちにこれを理由として診療を拒むことはできない．
② 診療時間を制限している場合であっても，これを理由として緊急を要する患者の診療を拒むことは許されない．
③ 医師が自己の標榜する診療科名以外の診療科に属する疾病について診療を求められた場合に診療を拒むことは，患者がこれを了承する場合は一応正当の理由と認め得るが，了承しないで依然診療を求めるときは，応急の措置その他できるだけの範囲のことをしなければならない（昭和24年厚生省医務局長通知）．
④ 「正当な事由」のある場合とは，医師の不在又は病気等により事実上診療が不可能な場合に限られるのであって，患者の再三の求めにもかかわらず，単に軽度の疲労の程度をもってこれを拒絶することは，第十九条の義務違反を構成する（昭和30年厚生省医務局医務課長回答）．
- 脳外科医と整形外科医の不在を理由に，胸部外傷患者の受け入れを断った救命救急センターの事例において，応召義務違反が問われた事例がある．特に「最期の砦」たるべき救命センターや基幹病院においては，応召義務を重く考える必要がある．
- 妨害や迷惑行為をくり返す患者に対する診療拒否が可能か否かは難しい．少なくとも詳細な記録を行い，本人への告知等の手続きを踏んだうえで行わなければならない．

守秘義務

- 「医師，薬剤師，医薬品販売業者，助産師，弁護士，弁護人，公証人又はこれらの職にあった者が，正当な理由がないのに，その業務上取り扱ったことについて知り得た人の秘密を漏らしたときは，6カ月以下の懲役又は10万円以下の罰金に処する」（刑法第134条）．
- また医療現場における個人情報の扱いについては，厚生労働省の「医療・介護関係事業者における個人情報の適切な取扱いのためのガイドライン」に詳しく示されている．
- 警察等の捜査機関からの問い合わせに対して，情報提供すべきか否か判断に迷うことが

ある．捜査には協力すべきであるが，一方で守秘義務違反となる可能性もある．迷う場合には文書による照会を求めた方がよい．
- 「捜査関係事項照会書」は，「捜査については，公務所又は公私の団体に照会して必要な事項の報告を求めることができる」（刑事訴訟法）に基づいており，強制力はないが，回答しても守秘義務違反にはあたらない．患者の衣服，血液，尿などの供出を求められた場合も同様である．
- 「弁護士は，受任している事件について，所属弁護士会に対し，公務所又は公私の団体に照会して必要な事項の報告を求めることを申し出ることができる」（弁護士法）．
- 弁護士会経由で照会を受けることがあるが，回答義務はなく，当事者から守秘義務違反を問われる場合もあるので，慎重に対応しなければならない．

診断書の交付

- 「診察若しくは検案をし，又は出産に立ち会った医師は，診断書若しくは検案書又は出生証明書若しくは死産証書の交付の求があった場合には，正当の事由がなければ，これを拒んではならない」（医師法第19条）．
- ERでは，交通事故の診断書は発行しないなどとしている施設があるが，求められれば何らかの形で交付する義務があると考えるべきである．
- 特に交通事故の場合，医師の診断書がなければ，警察は「人身事故」として処理が開始できない．できる限り迅速に協力すべきである．（第6章-07「交通事故の診断書」を参照）

例 交通事故の警察用診断書の例
診断：頸椎捻挫
本人申告によれば，○月○日受傷．同日初診．
全治14日の見込みである．
上の通り診断します．

※（参考）道路交通法で定める交通事故の行政処分の付加点数は下記の通り．
- 治療期間15日未満の軽症事故の場合：重過失3点，軽過失2点
- 治療期間15日以上30日未満の軽症事故の場合：重過失6点，軽過失4点
- 治療期間が30日を越える場合：重過失9点，軽過失6点（このように，30日を超えると扱いが重くなることを知っておきたい）

自殺企図者の診療

- 自殺企図者等の場合，死にたいという意思に反して医療を行っても違法にはならない．自殺行為そのものが公序良俗（民法第90条）に反する行為だからである．
- 保険医療においては，被保険者が故意に事故を発生させたときは，保険給付ができないことになっている（健康保険法第116条）．しかし，故意の事故によるものか否かを判断することは困難なことが多く，自傷行為が必ずしもこの規定に該当するとはいえない．
- 当然ながら，自殺行為が明らかであることをわかっていながら，疾病等による診断書を作成することは違法である．

救急救命士法

- 「救急救命士は，診療の補助として救急救命処置を行うことを業とすることができる」，「救急救命士は，医師の具体的な指示を受けなければ，厚生労働省令で定める救急救命処置を行ってはならない」（救急救命士法）．
- 現場での活動は，メディカルコントロール体制下に，医師の"包括指示"に基づいて行われている．要件は，①プロトコールに従って活動すること，②必要時電話等による指示を受けること，③医師による事後検証を受けること，などである．
- 救急救命士が行うことのできる"特定行為"として，下記のような処置がある．対象はあくまでも心肺停止状態の傷病者である．
  ①静脈路確保，乳酸リンゲル液を用いた静脈路確保のための輸液
  ②器具を用いた気道確保：WBチューブまたはラリンジアルマスクを用いた気道確保，および（認定取得者による）気管挿管

③（認定取得者による）アドレナリン投与
④半自動除細動器による除細動
- 最近，新たな処置として，高度意識障害における血糖測定，ショック状態における静脈路確保と輸液，などが加えられた．

中毒者の届け出

- 「医師は，診察の結果受診者が麻薬中毒であると診断したときは，すみやかに，その者の氏名，住所，年齢，性別その他厚生労働省令で定める事項をその者の居住地の都道府県知事に届け出なければならない」（麻薬及び向精神薬取締法）．届け出先は，警察ではなく保健所である．
- 覚醒剤については届け出の義務は規定されていない．刑事訴訟法に，「官吏又は公吏は，その職務を行うことにより犯罪があると思料するときは，告発をしなければならない」と定められているので，公務員であればこれに基づいて届け出る義務があるとも言える．守秘義務との兼ね合いが難しく，安易な判断は避けた方がよい．

児童虐待

- 児童虐待の防止対策の1つである早期発見・早期対応に関しては，医師からの通告が重要な役割を担っている．児童虐待が疑われた場合には，保護者の意向にかかわらず，福祉事務所または児童相談所に通告する．
- この通告義務はきわめて重要で，守秘義務を理由にためらうことがあってはならない．通告したが，結果的に児童虐待がなかったと確認されたとしても，責任を問われることはない．

高齢者虐待

- 高齢者への虐待を発見した場合には，市町村（地域包括支援センター）に通告する義務がある（高齢者虐待の防止，高齢者の養護者に対する支援等に関する法律）．

- 情報が事実であるかどうかは別として，疑わしい事例は病院のソーシャルワーカーや虐待対策チームと協議のうえ，積極的に通報を検討すべきである．なお，通報が守秘義務等に抵触することはない．
- 包括支援センターの担当者が危険と判断した場合は，一時的な分離や措置入所の処置がとられる．身体疾患の増悪がある場合には一時入院も考慮する．

配偶者暴力（DV）

- domestic violence（DV）は，配偶者や内縁関係，あるいは元夫婦や恋人などの間に起こる暴力全般を指す用語である．日本語の"家庭内暴力"にあたる英語は，family violenceであり，domestic violence（DV）にはあたらない．
- 通告先は，警察や配偶者暴力相談支援センターである．ただし通告に際しては，被害者本人の意思が尊重されなければならない（配偶者からの暴力の防止及び被害者の保護等に関する法律第6条）．
- 医師や医療従事者は，被害者を発見しやすい立場にあることから，被害者の発見および通報において積極的な役割が期待されている．

感染症

- 感染症は，危険性が高い順に一類〜五類に分類されている（表1）．一類〜四類感染症は全例届け出，五類感染症は，一部が届け出の対象である（感染症の予防及び感染症の患者に対する医療に関する法律）．
〔届け出表（東京都の例）：http://idsc.tokyo-eiken.go.jp/survey/kobetsu/（東京都感染症情報センター）〕

食中毒

- 「食品，添加物，器具若しくは容器包装に起因して中毒した患者若しくはその疑いのある者を診断し，又はその死体を検案した医師は，直

〔表1〕一～五類感染症

一類	ただちに届け出．原則入院	ペスト，エボラ出血熱，クリミア・コンゴ出血熱，マールブルグ病，ラッサ熱，痘瘡，南米出血熱
二類	ただちに届け出．状況に応じて入院，消毒等の措置	ジフテリア，急性灰白髄炎（ポリオ），SARS，結核，鳥インフルエンザ（H5N1, H7N9），中東呼吸器症候群（MERS）
三類	ただちに届け出．特定業務への就業制限	腸チフス，パラチフス，コレラ，細菌性赤痢，腸管出血性大腸菌感染症（O-157等）
四類	ただちに届出，消毒等の措置	E型肝炎，ウエストナイル熱（脳炎を含む），A型肝炎，エキノコックス症，黄熱，オウム病，回帰熱，Q熱，狂犬病，コクシジオイデス症，サル痘，腎症候性出血熱，炭疽菌感染症，つつが虫病，デング熱，鳥インフルエンザ（H5N1, H7N9以外），ニパウイルス感染症，日本紅斑熱，日本脳炎，ハンタウイルス肺症候群，Bウイルス病，ブルセラ症，発しんチフス，ボツリヌス症，マラリア，野兎病，ライム病，リッサウイルス感染症，レジオネラ症，レプトスピラ症，オムスク出血熱，キャサヌル森林病，西部ウマ脳炎，ダニ媒介脳炎，東部ウマ脳炎，鼻疽，ベネズエラウマ脳炎，ヘンドラウイルス感染症，リフトバレー熱，類鼻疽，ロッキー山紅斑熱，重症熱性血小板減少症候群（SFTS），チクングニア熱
五類感染症	ただちに届出	侵襲性髄膜炎菌感染症，麻疹
	できるだけ早く届出	風疹
	一部（右）は，7日以内に届け出	アメーバ赤痢，（E型およびA型肝炎を除く）ウイルス性肝炎，カルバペネム耐性腸内細菌科細菌感染症，急性脳炎，クリプトスポリジウム症，クロイツフェルト・ヤコブ病，劇症型溶血性レンサ球菌感染症，後天性免疫不全症候群，ジアルジア症，侵襲性インフルエンザ菌感染症，侵襲性肺炎球菌感染症，水痘（入院例に限る），先天性風疹症候群，梅毒，播種性クリプトコックス症，破傷風，バンコマイシン耐性黄色ブドウ球菌感染症，バンコマイシン耐性腸球菌感染症，薬剤耐性アシネトバクター感染症

厚生労働省ホームページで最新情報を得ること（http://www.whlw.go.jp）

ちに最寄りの保健所長にその旨を届け出なければならない」と定められている（食品衛生法第58条）．休日夜間の届け出先は，地域の規定に従う．単なる胃腸炎を"食中毒"と説明してはならない．

第7章 救急診療の周辺
03　死亡診断書・検案書・異状死

樫山鉄矢

> **Point**
> □ 検案，検視，異状死等の用語について理解しておく
> □ 判断に迷ったら，迷わず上席や責任者と相談する

死亡診断書と死体検案書（図1）

- 死亡診断書は，診療継続中の患者が，診療にかかる傷病によって死亡した場合に発行する．
- 死亡に立ち会っていなくても，最終診療後24時間以内に死亡した場合には，発行することができる．また最終診療後24時間以上経過した場合でも，改めて死体を診察し，診療していた傷病で死亡したと判断されれば，死亡診断書を発行することができる．
- 下記の場合には，検案を行ったうえ，死亡診断書ではなく死体検案書を交付する．
  ①診療継続中の患者以外の者が死亡した場合
  ②診療継続中の患者が診療にかかる傷病と関連しない原因により死亡した場合
- 死体検案とは，死体を外表から観察し，死因等を判断することである．

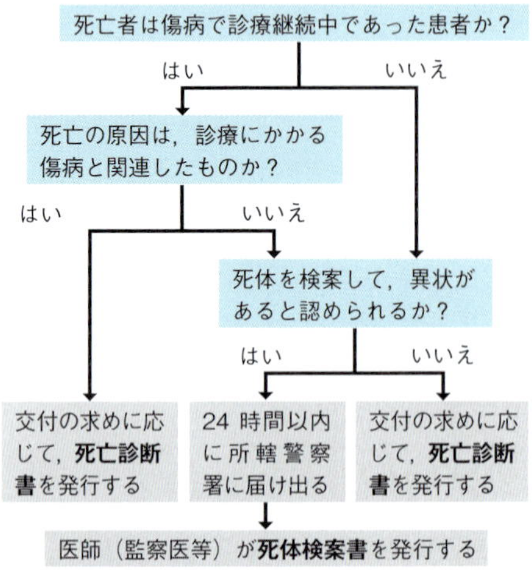

- 異状死については後に述べるが，患者を収容後短時間で死亡しても，明らかな内因死であれば異状死ではない．したがって，警察へ届出ずに死亡診断書ないし検案書を交付しても法的問題はない．
- CPAOA（来院時心肺停止）の場合であっても，死因の明らかな内因死であり，処置を行った後に死亡した場合には，診療継続中の患者に準じて，死亡診断書を作成することもある．
- 当然ながら，外因による死亡またはその疑いのある場合には，異状死として所轄警察署に届け出なければならない．

異状死

- 「医師は，死体又は妊娠4月以上の死産児を検案して異状があると認めたときは，24時間以内に所轄警察署に届け出なければならない」（医師法第21条）．
- 外因死の場合には外因が発生した所轄の警察に，それ以外の異状死の場合には，死亡した場所の所轄の警察に届け出る．病院の所轄警察ではない．
- 何をもって"異状"というのかは明らかにされていない．日本法医学会は1994年に「異状死ガイドライン」を公表し，「基本的には，病気になり診療を受けつつ，診断されているその病気で死亡することが"ふつうの死"であり，これ以外は異状死と考えられる」として，以下のような場合は異状死にあたるとした．
  ①外因による死亡（診療の有無，診療の期間を問わない）
  ②外因による傷害の続発症，あるいは後遺障

〔図1〕死亡診断書と死体検案書
（文献1より引用）

```
死亡者は傷病で診療継続中であった患者か？
├─はい→ 死亡の原因は，診療にかかる傷病と関連したものか？
│         ├─はい→ 交付の求めに応じて，死亡診断書を発行する
│         └─いいえ→ 死体を検案して，異状があると認められるか？
│                     ├─はい→ 24時間以内に所轄警察署に届け出る
│                     └─いいえ→ 交付の求めに応じて，死亡診断書を発行する
└─いいえ→ 医師（監察医等）が死体検案書を発行する
```

害による死亡
③上記①または②の疑いがあるもの
④診療行為に関連した予期しない死亡,およびその疑いがあるもの
⑤死因が明らかでない死亡

- このうち,「診療行為に関連した予期しない死亡」については,各方面に議論を巻き起こした.
- 紆余曲折の結果,平成27年10月より医療法が改正され,新しい医療事故調査制度が開始されることとなった.
- この制度においては,診療行為と関連する予期せぬ死亡が発生した場合,医療機関の管理者は,第三者機関である「医療事故調査・支援センター」に報告すべきことが定められた.医療機関はセンターへの報告後,事故調査委員会を組織して院内調査を行い,その結果をセンターおよび遺族に報告することとなっている.
- 新制度の施行によって,今後の現場の対応がどのように変わるべきかは未知数であり,今後の通知や動向を慎重に見守る必要がある.
- 異状死の判断と死亡診断書・死体検案書の区別とは,直接の関係がない.交通事故で入院後1カ月で死亡した場合には,外因死であるから異状死体として届け出なければならないが,検視の結果,発行を求められた場合には,検案書ではなく死亡診断書を書くことになる.

検視

- 検察官,またはその代理人によって行われる死体の状況捜査のことを検視という(「検死」という法律用語はない).
- 多くの場合,検察官に代わって司法警察員が代行する(代行検視).検視を担当する警察官のことを「検視官」とよぶ.
- 検視によって犯罪死体と判断されれば,司法解剖が行われることになる.
- 死亡の原因が犯罪でないことが明らかな場合には,医師の立ち会いのもとで,警察官による"死体見分"が行われ,医師から検案書が発行されることとなる.
- 監察医制度を有する東京23区などでは,監察医が検案を行う.この場合,犯罪性がなくても死因解明のために必要と判断されれば,"行政解剖"が行われる.行政解剖には,必ずしも遺族の同意は必要ない.

文献

1) 「死亡診断書(死体検案書)記入マニュアル」,厚生労働省(http://www.mhlw.go.jp)

第7章 救急診療の周辺

04 警察・消防その他関係機関との連携

森川健太郎

Point

- □ 病院周辺の環境に強く影響される
  例）繁華街の近くでは事件が多く，高速通行車両が多い地域では事故が多いなど
- □ 医師は患者の守秘義務（刑法134条）を負うため，行政・司法からの情報の開示要請に関しては，必ず決められた手続きを経たうえで行わなければならない
- □ 病院前医療の主な担い手であり，救急隊の活動内容は知っておく必要がある
- □ 日頃働いている医療機関と消防とのメディカルコントロール体制を知っておく

警察および司法関係

1）Introduction

警察の主な役割は治安の維持にあり，それぞれ目的に応じて細分化された部署で活動を行っている（表1）．ERでは，地域警察（いわゆる"制服"）とのかかわりを基本として交通事故の際には交通部，傷害事件の際には刑事部（いわゆる"私服"），薬物中毒の際には生活安全部，麻薬中毒においては組織犯罪対策部と，各所とかかわり合いをもつこととなる．警察内部の情報共有は必ずしも良好とはいえず，担当課が変わると事件・事故の際に同じ説明を何回とくり返す必要がある．

2）ERで警察から依頼されること

① 留置前診察
② 事件・事故の際の傷病者の情報提供
③ 捜査関係事項照会書に基づく，情報提供

- 患者の同意がなく守秘義務を守る必要のある際には，情報提供に必ずしも応じる必要はない．
- 患者本人の同意なく検体などの提出を求められた場合には，裁判所より発行された捜索差押令状が必要となる．病院としても検体を提出する際に，令状に対応した書類を作成しておくとよい．

3）病院から警察へ依頼すること

① 異状死体の届け出
② 麻薬および向精神病薬取締法に基づく薬物中毒患者の通報

- 届け出義務がある．

〔表1〕警察組織（警視庁の例）

[地域部]	交番勤務，地域巡回
[交通部]	交通捜査
[刑事部]	強行犯・知能犯・盗犯の事件捜査，鑑識
[生活安全部]	子ども・女性の安全対策，サイバー犯罪対策，主に防犯対策
[組織犯罪対策部]	暴力団や外国人犯罪組織の取り締まり，銃器薬物対策
[警備部]	災害時の救助活動，要人警護（SP），テロ・ゲリラの防止対策

- 所持を確認した際にも通報が必要となる．

③ 覚せい剤取締法に基づく薬物中毒患者の通報

- 一般的には届け出義務はないが，診療者自身が公務員であれば届け出義務（覚せい剤取締法ではなく，刑事訴訟法239条2項による）が発生する．

④ 院内における医療者への暴行や，危害を加える意図をもった暴言行為

- 診療の結果に関しては医療側が責を有するため，暴言・暴力行為の背景に治療が必要な意識障害や精神・神経疾患が隠れていないか確認が必要である．

4）注意点・ピットフォール

- 対応するときには，必ず警察手帳などで相手の身元を確認する．
- 電話での問い合わせの場合には，折り返しの電話で対応するなど相手を確認できない状態で患者の情報を公開しないように注意する．
- 対応に困ったときには後日対応する旨の返答

〔表2〕救急隊が出動してから，病院に到着するまで

> [119番通報]
> ❶消防本部で119番通報を受信（警察から119番通報がくることもある）
> ❷本部員による情報聴取
> ・心肺停止の場合には，bystander CPRなどを口頭指導
> ・通報内容によっては，110番要請を消防から行う
> ❸直近の救急隊を派遣
> ❹多重傷病者事案や，搬出困難などの場合には，消防隊・救助隊を派遣（PA連携）
> ❺地域によっては，ドクターカー，ドクターヘリを出動要請
> ❻出場途上にある救急隊から通報者へ連絡し再度状況を聴取
> ❼傷病者に接触
> ❽初期評価ならびに判断
> ❾活動基準に則り，処置が必要であれば開始（傷病者の状態によって処置が必要な基準，実施内容が決められている）
> ❿特定行為が必要であれば，救急隊指導医へ連絡，指示を受ける
> ⓫移動前のパッケージングを済ませストレッチャーへ収容
> ⓬車内へ搬送，改めて全身詳細観察
> ⓭重症度に応じ，医療機関を選定
> ⓮搬送先医療機関へ収容依頼，家族へ説明
> ⓯搬送先決定次第，搬送開始
> ⓰搬送中も傷病者観察を継続，処置が継続して必要であれば行う
> ⓱病院着，傷病者引き渡し，医療スタッフへ申し送り

を警察に回答し，自身の職掌を把握する上司に対応を依頼し病院としての回答を行うのも1つの方法である．

消防・救急関連

1）救急患者の流れ

119番要請から病院搬入までのフローを示す（表2）．救急医療領域にも専門各科を交えた対応を求められるようになっているため，救急覚知から搬送までの時間は長くなっている．

2）救急隊による傷病者の評価ならびに重症度判断

各都道府県消防本部でそれぞれ傷病者の基本評価項目，ならびに重症度判断の基準を定めている．東京消防庁の重症観察カードを示す（図1）．赤枠項目（━）は1項目でも所見が認められれば，三次選定判断となり救命救急センターへ搬送適応となるなど，病院外での制限ある環境下でもすみやかに重症度判断が行えるようになっている．

二次救急病院以下の選定先には，疾病・外傷における重症度による緊急性に加えて，心疾患や脳卒中，産科，小児科などの専門性，精神科関連などの特殊性を加味して判断される．複数科をそろえる総合病院のERは，各科領域にまたがる症状の患者受け入れを期待されている．

3）メディカルコントロール

救急隊は，患者・傷病者の評価から処置，病院選定，患者搬送まで病院外での医療を担うこととなる．救急隊の活動には医学的基準が設けられており，救急活動の質を担保している．

日常的なon-line medical controlとしては救急隊指導医による直接的な指示・助言のほかに，救急活動に医学的な問題があった場合には，搬送記録表に内容を記載し消防署にフィードバックすることとなっている．Off-line medical controlとしては，メディカルコントロール協議会がある．救急隊を交えた各種研修や勉強会なども広い意味でメディカルコントロールに含まれる．

文献

1) 「救急診療指針 改訂第4版」（日本救急医学会／監，日本救急医学会専門医認定委員会／編），へるす出版，2011

(表) (裁)

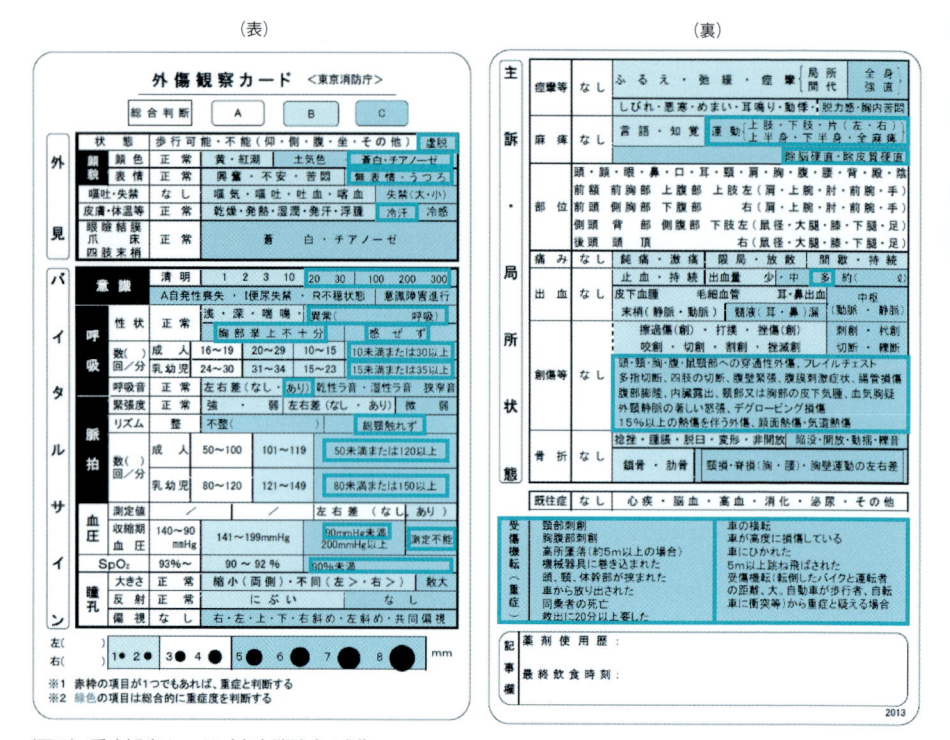

〔図1〕重症観察カード（東京消防庁の例）

Coffee Break　　#7119事業（東京消防庁）

　増加傾向にある救急搬送数ならびに延長する搬送時間の背景として，軽症患者の症例が一定数あることから，救急車を適切に使用する目的で開始された．日常的に救急外来では，患者から受診するべきかの問い合わせがされている．会話の内容から受診のタイミングや応急処置などを指示している．東京都では119番要請の前に，手軽に電話で現在の病状を患者および家族が相談できる体制がつくられている．電話は主に看護師・医師が対応しており，内容から救急車での搬送が望ましいと判断された場合には，すぐに救急車を向かわせ，待機的でよいと判断されれば別の手段で医療機関受診を勧めるなどの対応を行っている．東京のほか，横浜，名古屋，大阪などの大都市でも同様の救急相談システムが稼働している．

（森川 健太郎）

第7章 救急診療の周辺

05 個人情報保護

山下智幸

Point
- 医療者は秘密の保護，個人情報の保護をしなければならない
- 過剰な反応はせず，必要時には適切に情報提供する必要がある

Introduction
- 医療情報は究極の個人情報であり個人の秘密であるため，保護することが求められる．
- 警察の捜査協力や災害時に情報提供することは義務ではないが，病院の担当部署（事務等）とも連携し，必要なときには適切に情報提供することも求められる．

個人情報の考え方と関連法令
- 個人情報とは，生存する個人に関する情報で，特定の個人を識別することができるものであり（個人情報保護法2条1項），患者だけでなく職員の情報も個人情報となる．
- 個人情報の利用目的を明確にすることが求められ（個人情報保護法15, 16条），本人に同意を得ずに目的外利用することは許されない．
- 医療の現場では死者の個人に関する情報も保護する対象とされる（世界医師会WMA医の倫理マニュアル）．
- 医師，薬剤師，助産師には守秘義務があり，秘密を漏えいすると秘密漏示罪に問われる（刑法134条1項）．しかし，**正当な理由**がある場合は違法性が阻却される．
  ※**秘密とは**：本人に関する事実で，①一般に知られておらず（非公知性），②本人が秘匿する意思（秘匿の意思）があり，③秘匿することで利益（秘匿の利益）が認められるものをいう
- 個人情報は本人の同意なく第三者に提供してはならないが**例外**があり，秘密も**正当な理由**があれば第三者に情報提供してもよい．

◇例外（個人情報保護法23条，刑法134条1項）とその例
①法令に基づく場合
- 医師の届出・通告義務，努力義務．
- 官吏・公吏（公務員）の告発義務：公立病院の職員は通報する義務がある．

〔表1〕届出が必要な状況

状況	関連法規	時期	届出先
一〜四類感染症 新感染症	感染症予防法	直ちに	最寄りの保健所長を経て知事
食中毒	食品衛生法	直ちに	最寄りの保健所長
麻薬中毒	麻薬及び向精神薬取締法	すみやかに	知事
児童虐待	児童虐待防止法	すみやかに	児童相談所
異状死体 異状死産児	医師法	24時間以内	所轄警察署
配偶者からの暴力	DV防止法	指定なし	配偶者暴力相談支援センター 警察官

法律業界では，時間即時性を表す表現が複数存在するが，即時性の強いものから順に並べると，①直ちに，②速やかに（すみやかに），③遅延なく，となる．「速やかに」は条文により漢字表記とひらがな表記があるが，大きく意味は変わらないと考えられる[1]．

ER実践ハンドブック 509

- ➡ 犯罪があると思料するとき（刑事訴訟法）捜査機関に通報．
- **通報・告発する権利（義務ではない）**：覚醒剤中毒の患者を通報することは守秘義務違反とならないとされた判例がある（最一小判平17.7.19刑集59巻6号600頁）．犯罪を告発することは一市民としての権利であり，通報しても守秘義務違反は問われない．
- ➡ 犯罪があると思料するとき（刑事訴訟法）捜査機関に通報

②人の生命，身体または財産の保護のために必要がある場合
- 【例】・適切な医療を提供するために医療者間で情報共有する．
  - ・患者が他害の計画について語った．
  - ・HIV患者が感染防止策をせずにパートナーと性交渉を続けようとする．
  - ・災害時に要援護者に関する情報を提供する[2]．

③公衆衛生の向上または児童の健全な育成の推進のために特に必要がある場合

④国の機関もしくは地方公共団体またはその委託を受けた者が法令の定める事務を遂行することに対して協力する必要がある場合

注意点・ピットフォール

● 救急現場では捜査機関から情報提供を求められることも多い．医師には**押収拒絶権**（刑事訴訟法105条）や**証言拒絶権**（刑事訴訟法149条，民事訴訟法197条1項2号）があるが，「個人情報だから」という文言で捜査機関に情報提供しないことが正しいとは限らない．**公共の福祉**（憲法12,13条）と他者の人権のことも考慮して対応することが望ましい．仮に，危機が切迫した犯罪の疑いがあり被疑者が確保されていない状況があったとき，被疑者特定に至る重要な情報を「守秘義務，個人情報保護」を理由に警察に伝えないことが，一国民として正しいかは吟味する必要がある．守秘義務でいう「正当な理由」，個人情報保護でいう「人の生命・身体・財産の保護や公衆衛生の向上」などを適切に理解しておくことが大切である．

文献

1) 「条文の読み方」（法制執務用語研究会/著）有斐閣，2012
2) 日本弁護士連合会：災害時における要援護者の個人情報提供・共有に関するガイドライン，2012（http://www.nichibenren.or.jp/activity/human/kourei_shogai/guideline.html）

第7章 救急診療の周辺
06 医療安全

山下智幸

> **Point**
> □ 救急部門の安全を確保し続けることが求められる
> □ 病院全体の安全を確保するためにも，救急部門の役割を理解する

Introduction

- 救急の専門家は診療の特性上，危機管理・リスク管理に慣れている必要がある．
- 病院全体の安全確保のために，院内の急変をバックアップする仕組みが必要であるが，緊急事態の患者を診療することの多い救急部門がそれを担うことになる．
- rapid response systemは医療安全の活動のなかの1つである．

安全は存在しない

- 医療活動には常にリスクを伴いその**リスクを適切にマネジメントする**（リスクマネジメント：risk management）ことが"安全な医療"につながる．
- 事故を起こさないようにしつつ，事故が発生しても被害を最小限にとどめることが求められる．

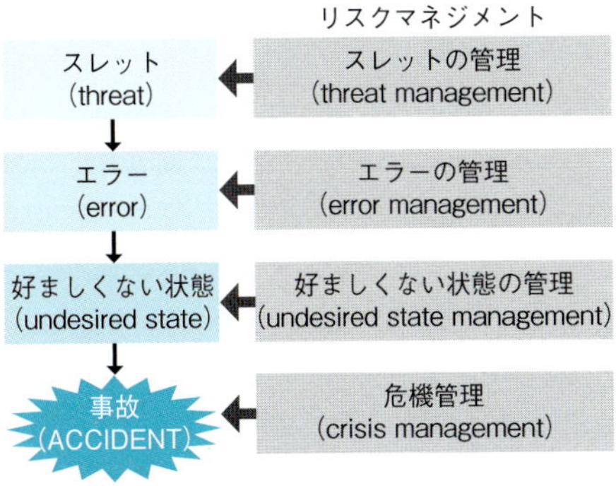

救急部の特性

- 救急の現場はhigh-stakes environment（直訳するとイチかバチかの環境）といわれ，常に**エラー（error）**[※1]を誘発する要素（**スレットthreat**[※2]）と隣り合わせである．
- エラーにより，**好ましくない状態**[※3]となれば，結果的に患者に害が及ぶ可能性が高くなる（図1）．
  - ※1 エラー（error）：人間の行動による自然な副産物
  - ※2 スレット（threat）：自分では影響を及ぼしえないエラーの誘発要因（表1）
  - ※3 好ましくない状態（undesired state）：エラー等により安全性が低下している状態

救急対応の特徴

- 急変対応や救急診療では，さまざまな因子

〔図1〕threat error managementの段階的介入

〔表1〕救急部のスレット（threat）

スレット	例
中断作業が多い	複数の患者対応
多重タスクが多い	気道呼吸管理と循環管理を要する
時間的圧力の存在	緊急度の高い疾患
情報の質が低い	家族からの伝聞情報
情報の量が多い	救急外来トリアージ結果
制御対象がさまざま	対応する患者はそれぞれ異なる疾患
異常状態が常態化	病気・外傷はそもそも異常
作業自体が多い	診察・記録・処方・処置など
危険の存在	感染症・化学物質汚染・放射性物質汚染など
疲労	当直明け勤務
ストレス	非協力的な患者

〔表2〕救急診療に影響する因子（control parameter）

直前の介入行為の結果	治療介入がうまくいかないことが続くと徐々に場当たり的な行動になる.
主観的利用可能時間 (subjectively available time)	時間に余裕があれば適切に計画し行動できるが，個々で時間の感じ方は異なる.
同時目標数 (number of simultaneous goals)	目標が多すぎると追い込まれ，行動計画を立てられなくなる.
計画の利用可能性 (availability of plans)	無茶な治療方針は実行できなくなる．治療を単純化することも求められる.
事象の地平 (event horizon)	予測範囲の程度が長期間に及ぶと，行動計画が適切に組み立てられなくなる.

〔表3〕m-SHELLモデル

中央のL	Liveware	個人要素（性格，体調，疲労，心理状況，知識・技術，経験）
H	Hardware	施設，設備，機器，器械，薬剤，材料，電子カルテなど
S	Software	規則，ルール，手順，マニュアルなど
下部のL	Liveware	接する自分以外の人（患者，家族，医療スタッフ，その他）
E	Environment	物理環境（照明・騒音・空調など），社会環境（文化，慣習，雰囲気など）
m	Management	上記SHELLをマネジメントする

（疾患の緊急度や医療者の能力など）により各医療者の行動が変化してしまう（表2）．最悪の事態を予測し，不安全要素は除去し，余裕をもった対応をすることが大切である．

ヒューマンファクター（Human factor）

- ヒューマンファクター（human factor）は医療システムのリスクを減じるために重要な"人的要因"のことである．
- ヒューマンファクターはエラーの原因にもなるが，同時にエラーを防ぐための重要な要素でもある．スレットの多くは，個人と他者（患者や他職種）または環境などが互いに関わり合い影響しあう場面で生まれるため，ヒューマンファクターの要素も多い．関わり合う項目を整理し，それらを管理することの重要性を表現しているのがm-SHELLモデルである（表3，図2）．

安全対策

- 航空業界で使用される安全技法（TEM：threat

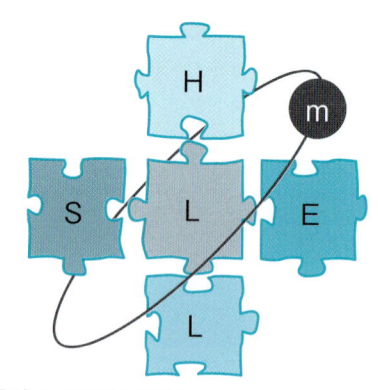

〔図2〕m-SHELLモデル

error management）に沿って説明する．
- スレットは①潜在的スレット（latent threat），②顕在的スレット（overt threat）に分けられる（図3）．
- 潜在的スレットは気づきにくく，国民性（例：ディスカッションが少ない），職場の文化（例：阿吽の呼吸で成り立つ指示，看護師が医師に意見を述べにくい）などが相当する．
- 顕在的スレットは明らかにエラーを誘発する

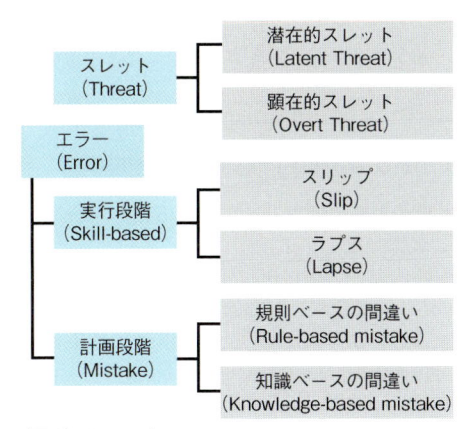

〔図3〕threat と error

〔表4〕I'm Safe Checklist

I	illness	□体調不良はないか
		[よくない例] 腹痛・下痢では救急業務に支障が出る
M	medication	□薬剤は使用していないか
		[よくない例] 抗アレルギー薬で眠くなる
S	stress	□ストレスにさらされていないか
		[よくない例] 夫婦喧嘩のことが気になっている
A	alcohol	□アルコールの影響はないか
		[よくない例] 8時間以内に飲酒していた
F	fatigue	□疲労は蓄積していないか
		[よくない例] 36時間の連続勤務である
E	eating	□生理的欲求は満たされているか
		[よくない例] 空腹・眠気がある

因子であり，忙しい診療，自分自身の疲労，明け方の診療などが例としてあげられる．

- エラーは**間違った行動をした（作為）**ことによる commission error（例：胸腔ドレーンを入れたつもりが皮下に入っていた）と**正しい行動をしなかった（不作為）**ことによる omission error（例：胸腔ドレーンを入れず緊張性気胸になった）がある．エラーは**実行段階の誤り**（skill-based error）と**計画段階の間違い**（mistake）に分けられる．
- 実行段階の誤りは，観察できるものを**スリップ**（slip）（例：シリンジポンプでフェンタニルをフラッシュしようとしたがノルアドレナリンをフラッシュした），観察できないものを**ラプス**（laps）（例：緊急で輸血オーダーをしようとしていたのに，話しかけられているうちに忘れた）という．
- 計画段階の間違いは，**規則**が破られて発生するエラー（rule-based mistake）（例：熱中症と思って早期に体温は低下させたが，実は敗血症であったために血液培養と抗菌薬投与が大幅に遅れた）と，**知識**が誤っていて発生するエラー（knowledge-based mistake）（例：新鮮凍結血漿の異型輸血はAB型でなければならないのに知識がなく，赤血球濃厚液の異型輸血と同じと思いO型FFPを投与した）がある．
- 意図的な逸脱は**違反**（violation）とよび，ベテランが起こしやすい（例：血液型判定は別々に採血すべきなのに同一血液を分注したため，血液型が誤って判定された）．
- パフォーマンスがいつも通り発揮できるように自分自身の状態を評価して体調を整えておくことも，プロフェッショナルとして求められる．自分自身がThreatとなることもあるので，"I'm Safe"でチェックしリスクを評価しておくとよい（表4）．

インシデント・アクシデント報告（IA report）

- スレットが存在するため，エラーは一定の頻度で必ず発生する．エラーにより誘発された好ましくない状態からアクシデントやインシデントが発生する．
- **アクシデント**（accident）：患者や医療者が治療を要する被害を受ける事象（いわば人身事故）のことであり，**医療事故**そのものである．

〔図4〕Heinrichの法則

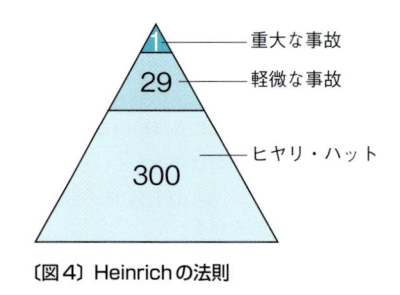

- インシデント（incident）：条件がそろえばアクシデントになり得た事象のことで，ヒヤリ・ハットも含まれる．

Heinrichの法則

- 1件の重大な事故の背景には，29件の軽微な事故があり，300件のヒヤリ・ハットがあるとされる（図4）．
- アクシデントやインシデントを少なくするために，インシデント・アクシデント報告を分析し対策を講じることが欠かせない．しかし，**個人の責任を追及するようなことは厳禁**である．M&Mカンファレンス（mortality & morbidity）も個人を責める形では効果が望めない．多くの病院で医療安全に関する部門があるが，常に連携をしておくことが重要である．

RRS（rapid response system）

- 院内急変では**コードブルー**（code blue）を要請する．
- 院内急変の前に出現する徴候を早期に発見し，重症化する前に介入するために組織されるものがRRSである．院内の避け得る死（preventable death）や避け得る障害（preventable disability）をなくすために必要性が強調されつつある．対応するチームはMET[※4]やRRT[※5]とよばれる．

[※4] MET（medical emergency team）：集中治療医等を中心とした医師が主導するチーム．24時間365日体制であることが望ましい

[※5] RRT（rapid response team）：看護師や技師・療法士等を中心としたチーム（米国）．オーストラリアではMETと同義である

文献

1) Goldhill DR, et al：Anaesthesia, 60：547-553, 2005

07 精神科救急

第7章 救急診療の周辺

安来大輔

> **Point**
> □ 一般（身体）救急と別に精神科救急システムが存在する．その制度・運用は都道府県ごとに異なるため，あらかじめその自治体における整備状況について情報収集しておくことが必要である

Introduction

- 精神科救急の存在・内容はまだ多くの医師，医療関係者に周知されていない．これは，総合病院精神科が少ないわが国の精神医療体制，精神科救急が一般救急から大きく遅れて開始された経緯などにより，身体救急と精神科救急が分離していることに起因していると思われる．現場において両救急システムの連携がより深まることを希望してここに精神科救急に関する実際的知識をまとめた．

精神科救急の概要

1）精神科救急の各レベルと対象
- 表1と「注意点・ピットフォール」を参照．

2）一次～三次の枠外にある精神科救急制度
- **電話相談窓口**：電話相談で対処が済むケースは，実受診者数より多い．2012年度時点で29/47自治体に設置されており，情報センター内に設置されていることも多い．
- **身体合併症救急**：全国的に制度整備が遅れており，国，自治体，病院レベルの取り組みが求められている．

3）運用システム
- 都道府県ごとに整備され，医療資源や地理的条件などによってその内容は異なる．精神保健センター，保健所，精神保健課などに確認されたい．ここでは複数の自治体で共通する制度骨格を示す（図1）．

一般（身体）救急―精神科救急の境界と連携

- 「精神科救急か一般（身体）救急か」の問題についてwalk-in患者，精神-身体合併例，自殺未遂者の場合に分けて述べる．

1）救急外来へwalk-inした精神疾患患者
a. 軽症精神疾患で自発的に来院する患者
- 不安，衝動性，薬剤依存，生活不規則などによる受診が多い．精神科一次救急に集約させることは現実的に困難である．また，主治医以外の精神科医が診療してもその場限りの治療では大した治療効果を与えられず，かえって治療枠遵守性・不安耐性の低下などの副作用が大きい．やはり主治医への受診指示と救急対応の限界性の説明を与えることが第一である．

[表1] 精神科救急の一次・二次・三次レベル

	精神科一次救急	精神科二次救急	精神科三次救急（精神科緊急医療）
治療形態	外来	任意入院	医療保護入院	（緊急）措置入院
受診意志	あり（ときに過剰）	あり	なし	なし
他害行動	なし	なし	なし～意図しない迷惑行為	事実またはそのおそれ（攻撃性，暴力性）
自傷行動	なし～自殺企図の乏しい自傷行為	なし	なし～あり	切迫した致死的自殺行動のおそれ

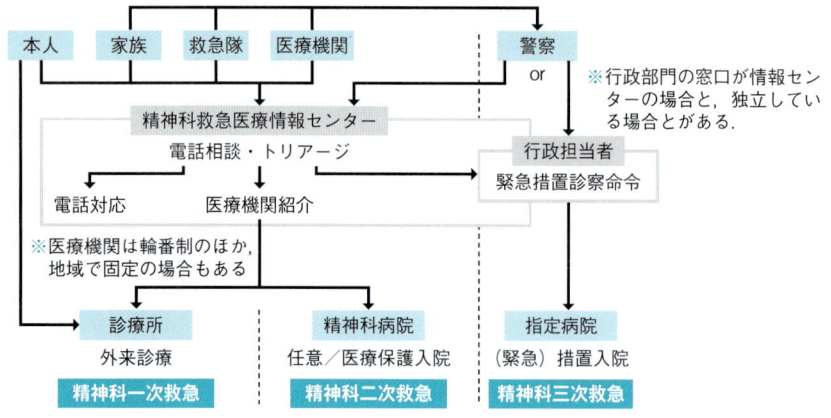

〔図1〕精神科救急システムの骨格
精神科救急医療情報センターは2012年度時点で40/47自治体が設置している.

b. 重症の精神疾患で非自発的/偶発的に来院したwalk-in患者
- 緊急性ありと考えられ，かつ中枢神経疾患が症状とその場で実施可能な検査から否定的であれば，精神科救急への紹介を行う．その場合，何次の精神科救急レベルか（**連絡先は情報センターか警察か，必要な同意者が同伴しているか**）を考慮した現実的な橋渡しが望まれる．

2) 精神疾患・身体疾患合併例
- 原則，身体面と精神面とで救急治療必要度が高い側の救急システムがまず扱う．ただ実際は，①直接来院，②救急隊のトリアージ困難，③受け入れ側の判断困難や不安，などから振り分けがうまくいかないことが多い．以下を判断の一助とされたい．

a. 慢性精神疾患の有病者に急性の身体疾患が生じた場合
- 多くの場合精神科薬を継続しさえすればよく，身体救急で受け入れ可能である．もし精神的対応に関して疑問が生じても，かかりつけ医・院内精神科医への待機的相談で足りることがほとんどである．

b. 慢性身体疾患の有病者に急性の精神症状が生じた場合
- a.の逆で，多くの場合精神科救急で受け入れ可能である．ただし，維持透析患者については別である．

c. 急性の精神症状による救急要請だが，軽度外傷または意識障害の疑いあり
- 身体科救急で先に診療を受け，身体的に入院の必要がなければ精神科救急へ転送とする．この道筋をあらかじめ救急隊や精神科救急情報センターなどと合意しておくとよい．

d. 身体的問題が重篤（継続的管理が必要）な場合
- 精神症状の軽重に関わらず，身体救急への搬送が必要である．精神・身体症状ともに重篤と想定される場合は精神病床をもつ総合病院救急部門への搬送が理想的である．

3) 自殺未遂者の処遇
- 医療従事者に徒労感や患者・精神医療への陰性感情が生じやすい．それゆえ判断が曇らぬように注意が必要である．以下の❶→❷→❸→❹の順にトリアージする．

❶意識障害または身体合併症がある ➡ 身体三次救急（救命センター）．

❷自殺企図の持続・切迫あり ➡ 精神科三次救急（警察通報）または精神科二次救急（情報センターまたは担当病院へ相談）．

❸精神状態の増悪が持続または自宅での支援体制なし ➡ 精神科二次救急（情報センターまたは担当病院）．

❹自宅での見守り/支援体制あり ➡ 待機的外来受診または精神科一次救急へ紹介．

〔表2〕精神保健福祉法による各入院形態

入院形態	説　明	同意者
任意入院	患者本人の同意による自発的入院	本人
医療保護入院	入院治療が必要だが（精神保健指定医が判断）、本人の病識・判断力低下のため家族等の同意を得て行う非自発的入院	家族等 （配偶者、親権者、扶養義務者、後見人または保佐人．該当者がいない場合等は市町村長）
措置入院	知事の診察命令を受けた指定医2名が自傷他害のおそれありと判断した場合、行政命令として行う非自発的入院	なし（知事の命令） 注：措置/緊急措置とも実施状況は自治体によって差が大きい
緊急措置入院	措置診察の要件が整わないが緊急を要する場合に、診察命令を受けた指定医1名の判断で72時間以内に限って行われる	

注意点・ピットフォール

1)「自傷他害のおそれ」と措置入院
- 「自傷他害のおそれ」の措置要件の判定はクリアなものではない．実際上、他害性は重視されるが、自傷については切迫性・計画性・家族等がいるか、といった要因を考慮したうえで措置要件判断がなされる（表1参照）．
- 加えて、（緊急）措置入院となるための最も大きな制御因子は、「自傷他害のおそれ」の有無よりも、市民（通報）→警察（通報）→行政（命令）→措置診察というルートに入るか否かという点である．家族等が連れて来院させることができ、当面危険行動が抑制されているような事態では、たとえ軽度の自傷他害があっても多くの場合医療保護入院が選択される．

2) 精神科医療と治療同意
- 精神科医療では通常のインフォームド・コンセント（IC）原則（同意能力、適切な説明、理解、任意の意思決定）に加え、入院同意等において**精神保健福祉法の制御を受けている**ことに注意が必要である．

a. 外来受診の同意
- 基本は本人とのICを得て診療するが、以下①〜③の場合はそれが免除されると考え、家族等の同意を得て診療する．
①緊急事態（急性錯乱など）
②同意能力不在（精神症状による判断力低下：医療保護入院に準ずる状態）
③患者の健康または他者への危険が生じる場合（措置入院に準ずる状態）．

b. 入院治療の同意
- 精神病床への入院はすべて精神保健福祉法の下に行われる（表2）．

文献
1) 安来大輔、他：精神科、24(6)：696-702、2014
2) 武井　満：精神科救急、16：73、2013
3) 八田耕太郎：精神科治療学、16(7)：649-653、2001
4) 平田豊明：精神科救急、13：54、2010

第7章 救急診療の周辺

08 終末期医療

山下智幸

Point
- ☐ 救急部には適切に終末期医療を提供する使命がある
- ☐ 患者本人の意思を尊重することが重要であり，家族の意向で患者を治療するのではない

Introduction
- 救急部で遭遇する患者には，①慢性疾患の終末期状態である患者と②突然の疾病でありながら救命困難であるため終末期と解釈される患者がいるので，救急の現場であっても終末期医療を実践することが求められる．
- 本人の意思を尊重し，尊厳を守ることはER医師の重要な役割である．死亡確認に至った場合でも，医学的観点から適切に対応する必要があり，死因の特定，検視の依頼，Ai（死亡時画像診断）・病理解剖の提案なども大切である．
- 救急では救命が一義的な目標であるが，終末期医療が背反関係にあるのではない．

心停止・重症患者の対応

1）患者の意思，推定意思があるとき
- **患者の意思を尊重することが最も重要**である．
- 患者に意思決定能力があるかを見極める．
- 有効な事前指示（advance directives）があれば，尊重する．
- 患者の意思を確認できないときには，家族や同居者から「患者の推定意思」を確認することも考慮する．
- キーパーソンを適切に把握する．
- 家族に配慮することはあっても，**家族の意向だけで治療方針を決めてはならない**．
- 患者の意思に反する，あるいは医学的に適応のない延命措置は「患者の尊厳を損う」ことになる．
- 治療方針の判断は担当医師のみではなく，他職種を含む"医療チーム"として判断されるのが望ましい．
- 患者の意思の確認に時間をかけすぎて救命治療を遅らせてしまっては，患者に害を及ぼす可能性があるので注意する．
- 付添者が治療を望まない旨を伝えてきても，常に「家族などで一致した見解かどうか」は確認する．

2）患者の意思が不明のとき
- 本人の意思が不明で家族等とすぐに接触できないときも少なくない．
- 医の倫理の原則の通り，患者にとって最善をなす〔do some good＝仁恵（beneficence）〕かつ害をなさない〔do no harm＝無危害（non-maleficence）〕医学介入が欠かせない．
- ※医の倫理の4原則
    ①仁恵（beneficence），②無危害（non-maleficence），③自己決定（autonomy），④正義（justice）
- 患者の病態が時間的に切迫していて回復可能性が少しでもあるなら救命治療を躊躇してはならない．

救命困難であるときの診療
- 救命困難であるときには，診療のギアチェンジを行い終末期医療の提供と家族のグリーフケア（grief care）を適切に行う．
- 看護師と連携することも大切である．
- 小児の終末期であれば，両親や保護者，兄弟へのケアは欠かせない．
- 成人の終末期でも家族内に子どもがいれば，子どもに対するグリーフケアに加え，両親や保護者に対する子供の悲嘆反応の教育および対処方法を指導することも救急医の役割である．

苦痛除去

- 患者の苦痛を慢性疾患による疼痛・呼吸苦などと決めつけない．
- **必ず急性疾患を除外診断（rule out）する．**
- 急性疾患が診断され，苦痛の原因となっていれば，急性疾患の治療が重要である．
- 同時並行で苦痛に対する処置を行う．
- 医療用麻薬の使用をためらってはならないが，十分な説明と同意を得る．
  - 例 フェンタニル1回1μg/kg（効果がなければ5分ごとの反復投与を検討）．1〜2時間ごとに追加が必要なことが多い
  - 例 モルヒネ塩酸塩1回0.1 mg/kg（効果がなければ30分ごとの反復投与を検討，喘息では禁忌）．2〜4時間ごとに追加が必要なことが多い

グリーフケア

- 忙しいERであっても，人生における重大イベント（家族の死別など）を経験した家族に対しても医学的視点をもって接することが重要である．

1) 死別後の変化

- 早期には無感覚に陥り，現実を否認する（見かけ上は気丈にみえることがある）．
- 家族の死別を現実として受け入れ，感情の波が激しくなる．
- さらに時間経過すると抑うつ状態，怒り，罪悪感，不眠，動悸，息切れ，下痢や嘔吐などの消化器症状が出現することがある．

2) 死別後家族と周囲の人への対応

- 前述の"悲嘆反応"は誰しもが経験することで，「特殊な状況（死別など）における"正常な反応"」であることを教育することが，効果的なことがある．
- 長期化するときには精神科介入を要することがある．
- 死別後の家族を支援しようとする人々には，物理的なサポート（代わりに買い物する，掃除を手伝う，食器洗いや洗濯をする，子どもの面倒をみるなど）が心のケアにも有用であることを教育する．

子どもの悲嘆反応

- 医療者は子どもの悲嘆反応に敏感である必要がある．同時に，長期に子どもの世話をする保護者や教師などに対して，悲嘆反応についての教育をすることも重要である．
- 泣く，甘える，赤ちゃん返りする，怖い夢を見る，おびえる，出来事を思い出させる場所や人や活動を避ける，かんしゃくを起こすまたは怒る，頭痛・腹痛・嘔気などを訴える，集中力がなくなる，などの変化が出る．
- 上述の変化は「特殊な状況（死別など）における"正常な反応"」であることを保護者に教育する．
- 上述の変化があると保護者は気づきやすいが，上述の変化が急性期に表出されないときには，さらなる注意が必要である．
- 長期に症状が継続するときには精神科の介入を要する．

注意点・ピットフォール

- 家族が必ずしも患者の権利を守ってくれるとは限らない．
- 現実には，家族関係や遺産の問題，年金などの社会支援に関する背景があり，家族が患者本人の意思を代弁してくれないこともある．患者の権利を客観的な立場で評価し，医療チームで対処することが大切である．

文献

1) 「救急・集中治療における終末期医療に関するガイドライン（3学会からの提言）」（日本集中治療医学会，日本循環器学会，日本救急医学会），2014年4月29日案
2) 「WMA医の倫理マニュアル」（世界医師会，樋口範雄/訳），日本医事新報社，2007
3) 「心的トラウマの理解とケア第2版」（金 吉晴/編），じほう，2006

第8章

災害医療

第8章 災害医療

01 災害医療総論

森川健太郎

Point
- 地域における発災後の自施設の役割を知っておく
- 通常の救急医療から災害医療に切り替わるためには，管理責任者による明確な指示が必要である
- ERは傷病者受け入れの最前線となるため，自施設の指揮命令系統，傷病者の受け入れ・搬出経路を知っておく

Introduction

　天災は忘れたころにやってくると古くから言われるが，各自治体は平時より地域防災計画を策定しており，発災以降の被害想定ならびに対策を立てている．病院は，自身の役割を発災時以降も果たせるように所在地の自治体と密に連携をとっておく必要がある．また，ERも院内の災害時事業継続計画（BCP）における自らの役割を知っておき，発災後におけるERスタッフの役割・業務内容を予めアクションカードなどで示しておくとよい．

災害とは

　災害とは，局地における対応能力を超えた外部援助を要請する必要のある状況や出来事を指し，地震・台風・豪雪・火山の噴火などの自然災害のほか，火災・列車事故・放射線事故などの人為的災害，およびそれらの組み合わさった特殊災害などに分けられる．発災後に多数傷病者が発生する出来事が起きた場合には災害医療を展開することが必要となる．

災害医療の原則

1）最大多数への最大幸福の提供

　通常診療と災害医療との違いとは，通常診療では患者に対して豊富な医療資源を用いて治療に当たるのに対し，災害時にはライフラインや人的資源，物的資源など何らかの制約があるなかで傷病者の治療に当たる点である．患者一人に対して十分に医療資源を展開することはできないなかで，多数の傷病者を同時に治療する必要に迫られた環境においては，その場で判断可能な何らかの基準を設けて医療を展開する必要がある．言い換えれば，基準から外れた傷病者に対しては十分に医療を提供できない場合があるということであり，これが平時であれば患者一人ひとりに注力できる通常の診療体制から，災害医療体制に明確な切り替えが必要な理由である．

2）CSCA-TTT

　CSCA-TTTとは英国における大事故災害への体系的な対応（MIMMS）のなかでうたわれている"オールハザード"アプローチの原則であり，日本でも災害医療対応の基本としてとらえられ，各種災害医療教育コースのなかで広く教えられている．それぞれ①Command and Control，②Safety，③Communication，④Assessment，⑤Triage，⑥Treatment，⑦Transportを表している．

①Command and Control：指揮・統制

　ERの責任者を明示する．ERでは，救急医，関係各科，看護師，メディカルスタッフ，事務，警備と関係する各種職員が入り乱れるため，混乱を避けるべく指揮命令系統を明確にする．ERもまた，災害対策本部との位置関係を明らかにしておく．

②Safety：安全

　3つの"S"：Self（自分），Scene（現場），Survivors（生存者）が重要である．

自分を守るためには，ヘルメットや手袋など個人を守る装備の用意が必要である．停電に備え，ヘルメットにはランプが装着されていることが望ましい．現場や生存者の安全確認には，予め危険な状態を想定してチェックリストで点検個所をあげておくとよい．

例 発災後，火災が発生していないか，漏電している箇所はないか，ERのライフラインが使用可能かどうか，物品が落下し，危険な状態になっていないか，スタッフに怪我人がいないか，患者がベッドから落下していないかどうか．

自分自身の能力を超えて危険と思われる個所には踏み入らず，立ち入れる装備を装着した人員が入ることが重要である．安全確認が済み次第，災害対策本部へ報告する．

③ Communication：通信

関係各所との連絡をどのように行うかを明らかにする．電話，無線，メールなどさまざまな形態がある．ERと本部は離れた場所にあり，混雑の状況などは本部から見えないことも多い．十分に連絡が取れない場合には，伝令を出すことも考慮する．

災害時用の電話帳を予め作成しておくとよい．トランシーバーを使用する場合には，使用するチャンネル，電波の届く範囲などを事前に確認しておく．

④ Assessment：評価

現場の状況評価を行う．伝達すべき情報としては，"METHANE" が重要である．院内においても，(MET) HANEの項目は含めるようにする（本章-02「DMAT」も参照）．

- M：Major incident：大事故災害であること
- E：Exact location：正確な発災場所
- T：Type of incident：事故災害の種類
- H：Hazard：危険物の有無，種類
- A：Access/egress：進入・退出経路
- N：Number of casualties：傷病者数
- E：Emergency services：応援救急隊など

⑤ Triage：トリアージ

傷病者を選別し，治療の優先順位付けを行う．一次トリアージとしては，START法が用いられており，二次トリアージはバイタルサインから評価する方法や，解剖学的損傷から評価する方法が用いられている．優先順位は，治療後や治療待機中にも刻一刻と変わるため，あらゆる段階でくり返し行う．ERでの患者は受診前にJTAS（Japanese triage and acuity scale）に準拠した方法でトリアージされていることもあるため，トリアージ方法が混在することとなる．トリアージの目的は，傷病者の状態を把握し治療の優先順位付けをすることであることを忘れないようにする（本章-02「DMAT」も参照）．

当院のトリアージタグを図1に示す（次頁参照）．

⑥ Treatment：治療

先に述べたように救急医療から災害医療への切り替えが必要となる．展開の例を図2に示す．通常診療は，問診→身体所見→各種検査→診断→治療の流れで進むが，災害時には全身状態を気道・呼吸・循環・意識・体温の面から評価し，生命への危機の切迫している順に治療を行う．評価と治療とが同時進行的に行われる．治療方針は，❶生命への危機，❷機能維持，❸容姿の順に優先順位付けされる．外傷では根本治療をどこで行うのかが鍵となる．医師は全身状態安定化の処置そのものに着目しがちであるが，搬送力確保も重要である．

⑦ Transport：搬送

院内においては，誰がどのように運ぶのかが鍵となる．地震では，エレベーターが停止して，階をまたぐ移動が困難となる．いったん再開しても地震の際には余震で再度停止することを想定して移動する．担架は傷病者の移動には適切とはいえず，院内では車いすやストレッチャーの使用が望ましい．バイタルサインが不安定な傷病者は移動中のモニタリングが必要であり，酸素ボンベを使用している場合には残量への留意が必要となる．

"CSCA" は，ERのみならず，トリアージエリア，搬送班，各診療班内で必要な要素であり，さらには，災害対策本部内，病院内，地域のなかにおける災害医療体制など，あらゆる枠組み内でも必要不可欠な要素である．

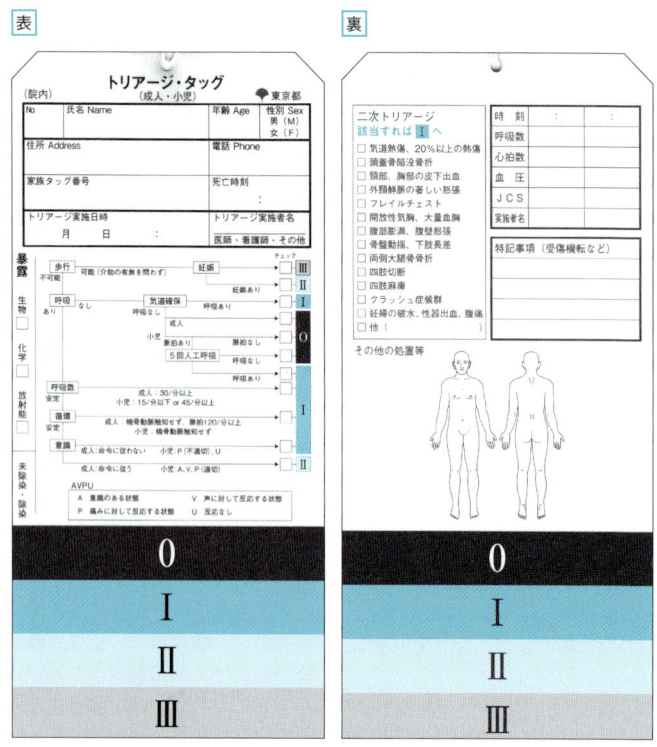

〔図1〕多摩総合医療センターオリジナルトリアージタグ
実際のタグの色　■：0・黒，■：Ⅰ・赤，□：Ⅱ・黄，□：Ⅲ・緑

ERでの災害対応の実際

1）Surge capacityの確保

通常の救急診療は，救急部門内で軽症患者から重症患者までを重症度に分けて診療を行っている．災害時にも重症度に分けて診療を行う必要があり，多数傷病者に対応するためには傷病者の重症度別に応じた診療スペースの拡大が必要である．Surge capacityとは，この多数傷病者を受け入れるための拡大された場所を指し，ER部門をどの重症に割り当てるかは各施設の方針による（図2）．

2）Surge capabilityの確保

診療スペースの拡大をした後には，診療スタッフ，診療資機材などが必要となる．これらをそろえて初めて多数傷病者対応が可能となる．"ひと"・"もの"をどのように確保するのか，平時から検討しておく必要がある．拡張スペースを見込んで通路や待合などに予め吸引・酸素などの配管アウトレット・電源を設けている施設もある（図3）．また，拡大した診療スペースと災害対策本部とをどのように連絡するのか"情報"のつなぎ方も予め設定をしておく必要がある．

3）受け入れ手順（例）

❶医療者自身の安全を確保．
❷患者，家族の安全を確保．
❸施設の破損状況を調査．
❹火災があれば初期消火を行う．
❺院内災害対策本部設立，災害医療体制への移行が指示される．
❻院内指揮命令系統確認．

01 災害医療総論

a）外来・ER を使用

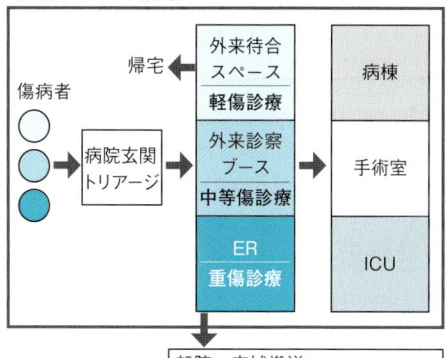

b）ER 内のみを使用

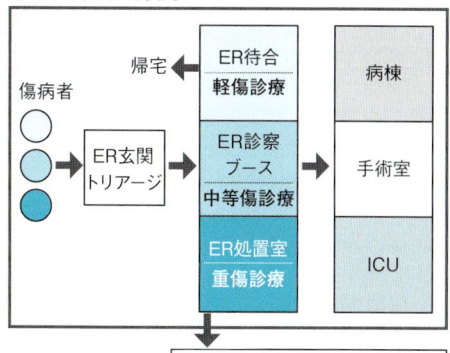

〔図2〕ER での災害時診療展開例

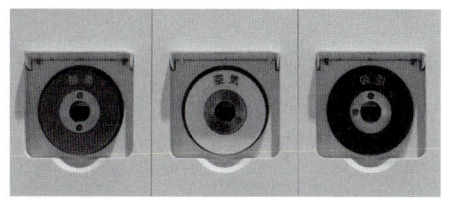

〔図3〕通路に設けられた各種配管アウトレット
写真には写っていないが，非常用電源に直結するコンセントも配管の下にある．

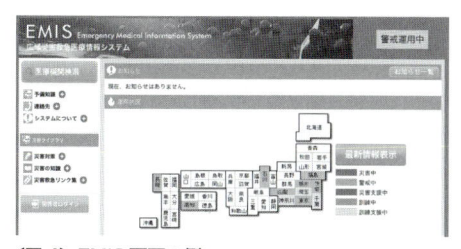

〔図4〕EMIS 画面の例
(https://www.wds.emis.go.jp)

❼ "人員"，"設備"，"物品" に被害があれば災害対策本部へ報告．
❽ ER にいる既存患者に対し，reverse triage を実施．
　※ Reverse triage：ER にいる患者を医療需要に応じた必要度ごとに分類し，それぞれ入院・転送・帰宅を指示し，ER を空ける．
❾ トリアージ班～軽症・中等症・重症診療班までを展開し surge capacity を確保．
❿ 緊急登院者を各班に配置し，surge capability を確保．
⓫ 傷病者対応を行う前に ER で再度 CSCA-TTT を確認．
⓬ 傷病者受け入れ・搬出の In-Out 経路が確保され次第，傷病者受け入れを開始．
⓭ 病院支援に到着した DMAT（解説は本章-02「DMAT」参照）が ER に配属された場合には，ER 責任者の指揮下で活動を行う．他の支援団体に関しても同様である．
⓮ 広域搬送を行う場合には，搬出待機用に ER を使用するかどうか検討が必要（搬入と搬出の動線が交わり，混乱する可能性がある）．

災害時の ER を取り巻く環境

1）広域災害救急医療情報システム（EMIS：図4）

災害時に被災した医療機関の稼動状況など，災害医療にかかわる情報を被災した自治体の枠組みを越えて共有し，被災地域での迅速かつ適切な医療・救護に関連する各種情報を集約・提供することを目的として作られた情報システムである．

災害超急性期に医療機関の破損状況，患者診

療状況などの情報を入力することにより，医療資源情報を都道府県災害対策本部・医療機関・消防等の関係機関やDMATが共有することが可能となる．急性期以降には，患者受け入れ情報やDMAT指定医療機関から派遣されるDMATの活動状況などを共有することも可能である．災害拠点病院は日本DMATチームを有することとされており，該当各医療機関では，どのように病院情報をEMISに入力するのか事前に訓練が必要である．

2) 事業継続計画（BCP）

発災後，医療需要は急速に高まる．災害拠点病院では，多数の傷病者受け入れを期待される．自施設が多数傷病者を受け入れるのに際し，病院機能をどのように展開していくのかを平時より検討し，策定されたものがBCPである．ER部門だけではなく，事務や栄養・検査・薬剤などメディカルスタッフ・ロジスティクス部門を含め，病院にかかわる全部門の動きを一覧化することにより，発災後の傷病者対応を計画することが可能となる．

通常の院内防災マニュアルは，緊急対応計画（ERP）に含まれている内容であり，発災後の急性期から亜急性期，慢性期に至るまで病院としての役割を検討し，全部門が発災後の時期に応じた役割を果たすことが求められる．通常の二次救急医療機関においても，救急告示医療機関でなくとも，病院としての機能が残っていれば傷病者対応が必要になる．平時より，発災後の医療対応を想定して計画を立てておくことが必要となる．

注意点・ピットフォール

- 災害は前回と同様の形態をとるとは限らないが，被害の増大のしかたは同じ形態をとる．すなわち，被害が甚大になる要因の1つに人為的要素がある．防災体制の最も弱い点を衝いてくるため，**平時より災害時対応を想定した訓練を行い，弱点を補強しておく必要がある．**
- 年次防災訓練では，次回こそ本番との意気込みをもって訓練を行いたい．

文献

1)「改訂第2版 DMAT標準テキスト」（日本集団災害医学会/監，日本集団災害医学会 DMATテキスト改訂版編集委員会/編），へるす出版，2011

第8章 災害医療
02 DMAT

山下智幸

> **Point**
> - 指揮命令系統を明確にして多機関で連携する
> - 災害対応では安全管理を常に意識し続ける
> - 最大多数の傷病者を救命するためにトリアージを行う

Introduction

- DMATは災害派遣医療チーム（disaster medical assistance team）のことである。
- 災害時における防ぎ得る死（preventable death）や防ぎ得る障害（preventable disability）を避けるために，現場から医療介入をしていくことを目的としている。
- DMATとして活動するのであれば，行うべきは現場のマネジメントである。
- まずやるべきことは医療ができる環境づくりであり，その後引き続いてTTT医療活動（medical support）を行う（後述）。
- 災害の場では助けを求めている人にすぐに対応することは必ずしも良いことではない。

日本におけるDMAT

1）日本DMAT

- 広域災害に対応するために，厚生労働省によって2005年に発足された。被災地から被災地外への広域医療搬送，SCU（広域搬送拠点臨時医療施設）の立ち上げと管理，被災地内の病院支援，被災地内搬送，現場活動などを行う。

2）都道府県ごとのDMAT

- 日本DMATを兼ねていることもあるが，平時においても局地災害に対応するチームである。救助に時間を要するときや複数傷病者の発生した事故などに対応することが多い。人為災害，自然災害を問わずあらゆる現場で医療を提供するのが目的である。
- 東京DMATは日本DMATに先駆けて2004年に発足した日本初のDMATだが，東京消防庁の東京DMAT連携隊と必ず一緒に活動することになっており，消防組織との連携は密である。

医療活動ができる環境づくり

- 高い評価を受ける映画には必ず優秀な監督が必要なのと同様で，適切に全体をコーディネートすることが重要である。ポイントは"CSCA"である。概要は本章-01「災害医療総論」でも解説しているが，本項では災害現場でのDMATにおいて特に重要な点を解説する。

C：Command and Control（指揮命令系統の確立と連携や統制）

- 日常診療ではディスカッションも重要だが，時間的猶予のない災害では指揮をハッキリしておき一刻を争うときの判断が即座に決定されることが必要である。
- 医療チーム同士も指揮命令系統を明確にしておき，活動方針に基づく活動ができるようにする。
- 警察・消防・自衛隊・保健所・行政など，多機関連携を欠かさない。

S：Safety（安全管理）

- 病院の環境とは全く異なる災害現場は基本的に危険である。
- Self（自分の安全），Scene（現場の安全），Survivors（生存者の安全）の順に優先すべきである。
- 時間が変われば危険度も変わるので，危険因子は常に評価し続ける。
- 普段の医療行為であっても，危険なこともある（例 可燃性の危険物などがあれば酸素投与や電気

[表1] 共有すべき情報：METHANE

M	Major incident：災害であることの宣言	●災害スイッチを入れる行為． ●災害宣言しないと普段と同じ対応となってしまうかもしれない．
E	Exact location：正確な場所	●住所・目印・緯度経度などの方法を活用する． ●道路上であれば上り線・下り線の区別や線路などでは分断されることもあるので東西南北などで伝達する．
T	Type of incident：災害の種類	●初期情報の多くは間違っていることが多い． ●通報内容，先着隊現着時の情報，ある程度時間が経ってからの情報などにより，実態がわかるにつれて災害の種類が正確にわかるので，初期情報を鵜呑みにしない． ●CBRNE災害※情報はできるだけ早期に把握し伝達する．
H	Hazards：危険因子	●CBRNE災害は要注意である．
A	Access egress：現場までの経路	●一方向からが望ましい． ●退避経路なども気にしておく．
N	Number of casualties：被災者の人数	●傷病者数に加え重症度も伝えられるとより良い． ●要救助者の人数は別途評価が必要である． ●要除染者の人数，小児の人数，妊婦の人数，熱傷患者の人数など．日常的に数の少ない特殊症例も早期に把握することは大切である．
E	Emergency service：応援要請すべき機関	●関連機関には早期に応援要請しておく．

※CBRNE災害：Chemical（化学），Biological（生物），Radiological（放射性物質），Nuclear（核），Explosive（爆発物）による災害のこと（本章-03参照）．

ショックは禁止．針やメスなどの扱いにも注意する．航空機内での電気ショックは機長の許可後でなければ実施してはならない）．
● DMATの退避・避難の判断もきわめて重要（退く勇気も大切）で，医療者の負傷・死亡は絶対にあってはならない．
● 医療専門家としての危険情報提供も重要である（感染予防，放射線性障害，衛生学的介入など）．
● テロなどの人為災害の場合，医療者を狙った追加攻撃（Second bombなど）があることもあるので慎重に行動する．

C：Communication（情報管理）
● 情報を制する者が災害を制する．
● 災害情報を共有して初めて医療活動が決定できる．
● 今後の活動に必要な情報の目星をつけて計画的に収集し（data），明確化したうえで（information），比較検討し意思決定に役立つ情報（intelligence）とすることが求められる．

A：Assessment（災害評価）
● 共有すべき情報は"METHANE"と覚える（表1）．
● 災害に立ち向かう計画を立案するのには災害評価が欠かせない．
● 情報収集や現状把握に基づき，被害予測・要する医療資源や医療活動の予測をする．
● 活動方針を決定し戦略を練る．活動計画を立案し具体的な戦術を決定し実行する．
● その効果を再評価し，時間経過を意識したタイムリーな対応を行う．

医療活動

● 医療活動のポイントは"TTT"である．

T：Triage（トリアージ）
● 優先順位を決定すること．
● 何のために優先順位を決定しているかを念頭に置いておく（救出救助？　避難誘導？　現場治療？　病院搬送？　初期治療？　手術？　集中治療室？　広域搬送？）．
● 限られた医療資源（時間・空間・ひと・もの）を適切に分配し，医療を提供するために必要である．

02 DMAT

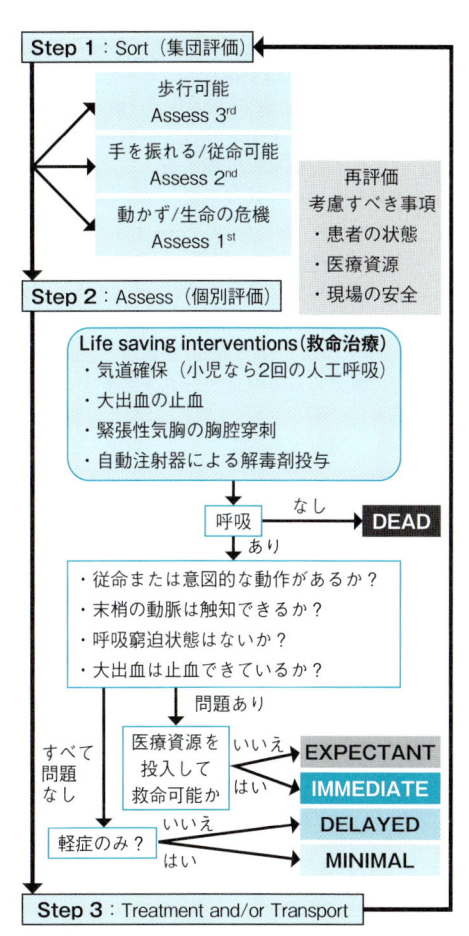

[図1] SALT triage

Step 1: Sort（集団評価）
- 歩行可能 Assess 3rd
- 手を振れる/従命可能 Assess 2nd
- 動かず/生命の危機 Assess 1st

再評価 考慮すべき事項
・患者の状態
・医療資源
・現場の安全

Step 2: Assess（個別評価）

Life saving interventions（救命治療）
・気道確保（小児なら2回の人工呼吸）
・大出血の止血
・緊張性気胸の胸腔穿刺
・自動注射器による解毒剤投与

呼吸 なし → DEAD
あり ↓

・従命または意図的な動作があるか？
・末梢の動脈は触知できるか？
・呼吸窮迫状態はないか？
・大出血は止血できているか？

問題あり↓
医療資源を投入して救命可能か
- いいえ → EXPECTANT
- はい → IMMEDIATE

すべて問題なし↓
軽症のみ？
- いいえ → DELAYED
- はい → MINIMAL

Step 3: Treatment and/or Transport

[表2] SALT triage

		集団評価 / 個別評価	
S	Sort	集団評価	動けない集団, 従命の入る集団, 歩ける集団に分け, この順に個別評価を行う
A	Assess	個別評価	LSIを行い, 区分〔Dead（黒）, Expectant（灰）, Immediate（赤）, Delayed（黄）, Minor（緑）〕に分ける
L	Life saving interventions：LSI	救命処置	気道確保, 小児のみ2回の人工呼吸, 大出血の止血, 胸腔穿刺, 自動注射器による解毒剤投与
T	Treatment and/or transport	治療・搬送	区分に基づき適切に治療・搬送を行う

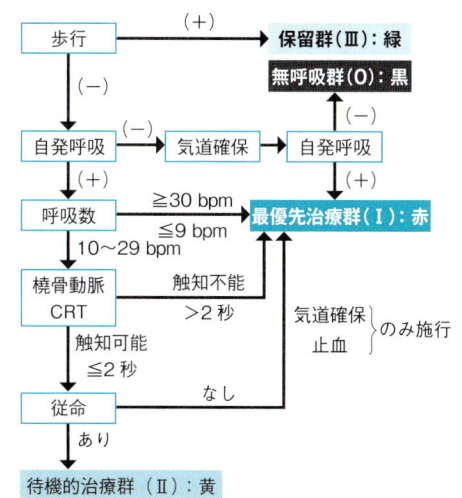

[図2] START plus法

歩行 (+) → 保留群（Ⅲ）：緑
(−)↓
自発呼吸 (−) → 気道確保 → 自発呼吸
(−) → 無呼吸群（O）：黒
(+) → 最優先治療群（Ⅰ）：赤
(+)↓
呼吸数
- ≧30 bpm → 最優先治療群（Ⅰ）：赤
- ≦9 bpm → 最優先治療群（Ⅰ）：赤
- 10〜29 bpm↓

橈骨動脈 CRT
- 触知不能 >2秒 → 気道確保, 止血のみ施行
- 触知可能 ≦2秒↓

従命
- なし → 最優先治療群（Ⅰ）：赤
- あり↓

待機的治療群（Ⅱ）：黄

Ⅱでもう一度歩行を確認し, 歩行可能であればⅢ（保留群）とする.

● トリアージを行うことで, The Best for the Most（最大多数に最良を！）が達成される.

a. 一次トリアージ
多数に対して迅速・簡便に緊急度を評価する.
- SALT triage（図1, 表2）：米国でエビデンスやexpert opinionにより開発され, 最も推奨されている方法.
- START法（図2）：simple triage and rapid treatmentの略. 最も知られている方法である. 待機治療群（Ⅱ）と判断された後に, 介助歩行があれば保留群（Ⅲ）とする方法をSTART plus法という.

b. 二次トリアージ
- 投入可能な医療資源があるとき, 一次トリアージの後に行う. 区分内の順列づけ（赤タッグのなかで誰を優先するかの判断）に有用である.
- 災害時要援護者（vulnerable people）：危険の察知がしにくい, 情報の入手が困難, 適切

〔表3〕災害時要援護者：CEHCTP

C	Children	乳幼児
E	Elderly people	高齢者
H	Handicapped	障がい者
C	Chronically ills	基礎疾患（心疾患，呼吸器疾患，糖尿病，肝硬変，透析，出血性疾患など）
T	Tourist	旅行者（地理に慣れない，言語の壁）
P	Pregnancy	妊婦（22週以降．破水・性器出血・腹痛・胎児死の危険あり）

な行動ができない，要する資源が特殊，などの点で災害時に不利になる．CEHCTPで覚える（表3）．

T：Treatment（安定化）
- 病院にたどり着けるようにABC（気道・呼吸・循環）を確実に管理する．
- 重症患者の初療とほぼ同じだが，日常医療と異なる点を意識しておく．
  ①医療資源は限られているので，BestではなくBetterでよい．
  ②省略可能な部分は省略する．
  ③過剰な医療介入は有害で，救助や搬送の困難性が増す．

T：Transportation（搬送）
- 搬送の優先順位を決定する．
- 搬送手段を適切に選択する（救急車？ バス？ ヘリコプター？ 船？ など）．
- 搬送に耐えられるパッケージングをする．
- 空間的分散搬送（近くの病院ばかりに搬送しない），時間的分散搬送（同一施設に搬送せざるを得ないときはできるだけ時間間隔をあける）が望ましい．
- 緑（保留群）の患者が徒歩で近隣医療施設に押しかけないようにする策も重要である．
- 広域搬送も念頭に入れておく．

文献
1) 「DMAT標準テキスト」（日本集団災害医学会／監），へるす出版，2011
2) 「MIMMS 大事故災害への医療対応―現場活動における実践的アプローチ」（MIMMS日本委員会／訳），永井書店，2013
3) 「ホスピタルMIMMS 大事故災害への医療対応―病院における実践的アプローチ」（MIMMS日本委員会／訳），永井書店，2009
4) Advanced Disaster Life Support course manual ver.3.0（John HA & Richard BS, eds），American Medical Association, 2012
Fundamental Disaster Management Third Edition, Society of Critical Care Medicine, 2009
5) 「緊急時総合調整システムIncident Command System（ICS）基本ガイドブック」（永田高志，他／訳），日本医師会，2014

Coffee Break　　爆弾テロの脅威

　ボストンマラソン爆弾テロはアメリカ合衆国のマサチューセッツ州ボストンで現地時間2013年4月15日14時45分頃に発生した．1回目の爆発で負傷した傷病者のために医療者が駆け付け始め，直後に2回目の爆発が起きている．幸い医療者の負傷はなかったとされる．
　日本も国際社会の一員であり，2020年東京オリンピック・パラリンピックを標的にするテロリストがいるかもしれない．事前の緊急医療計画を知っていたら，それを狙う可能性もある．DMAT隊員は"安全な現場など存在しない"ことを十分に肝に銘じておくべきである．　　　　　（山下智幸）

第8章 災害医療

03 NBC災害

森川健太郎

> **Point**
> - NBC災害では，化学物質や微生物など被害を及ぼす危険物が見ためで直接確認できない．常に最新の情報を得ること，また汚染度に合わせたゾーニングが重要である
> - 汚染物質の性状・程度に応じて，医療者は身を守るための適切なPPE（個人防護装備）装着を行う．処置後の脱衣に際しても，再汚染を防ぐための注意が必要である

NBC災害とは

Nuclear agent, Biological agent, Chemical agentによる災害を総称したものである．これに放射性物質（Radiological）と爆発（Explosive）による災害を加え，CBRNE災害とよぶこともある．平時の救急外来でこれらの災害に遭遇することはないに等しく，テロや大規模事故に併発して起こることがほとんどである．

とはいえ，院内では放射線は日常的に扱われており，火災では建築素材の難燃化に伴いシアン化ガスを吸引し化学熱傷性肺炎を患う患者を扱うなどN災害・C災害は全く無縁というわけではない．また，B災害に関しては類似の状況を冬のインフルエンザ，ノロウィルスなど季節による感染症の爆発的流行でたびたび経験している．デング熱など国内では今までみられなかった感染症が新たに散発してみられるようになっており，救急外来でどのように患者を扱うのか，病院としての対応策を決めておく必要がある．

わが国でのN災害の代表例としては東日本大震災での福島第一原発損壊などがあり，C災害はサリン事件などが代表的である．NBC災害によって引き起こされる生体へ影響を及ぼす物質・病原体と症候については成書を参考にされたい．

NBC災害の特徴

- 被害を及ぼすNBCそのものが目で見て確認できないことにある．ER受診者が症状を有さない場合には汚染されているかどうか判断がつかない．NBC災害によって被害を受けた傷病者は移動するため，発災の中心から離れた場所の医療機関を受診する可能性がある．的確な情報を得るためには救急・消防・警察のみならず，場合によっては自衛隊などとも連携を密に行う必要がある．

ゾーニング

- NBC災害の危険をもたらす物の汚染度に応じて，"Hot zone"，"Warm zone"，"Cold zone"と分ける．

a. Hot zone

- 危険に直接さらされる環境である．害を及ぼす物の性質に対応した個人防護装備（PPE）を装着して傷病者に接することが要求される．危険物の処理を行う区域となる．傷病者の治療は心肺蘇生などの緊急処置以外行わず，除染エリアへ移動させる．

b. Warm zone

- 危険に直接影響しない箇所から除染区域までを指す．除染には水を使用した湿式除染と水を使用しない乾式除染とがある．除染を行う環境や害を及ぼす物の性質によって，効率の良い除染方法を選択する．治療は心肺蘇生処置などの緊急処置以外は行わない．

c. Cold zone

- 除染された後はCold zoneとなる．傷病者の処置を行う場所である．体内に入った汚染物が，咳・嘔吐・便・血液などで出てしまった場合には，その場所がHot zoneとなってしまう．傷病者に接する医療従事者のスタンダードプリコーションは必須であり，害を及ぼす物資の危険性が高い場合には，危険性に応じたPPEを装着する．患者を危険性に応

じた環境に収容することはもちろんである．廃棄物もそれぞれの危険性に応じて分別して処理する．

傷病者受け入れの準備

- 院内への傷病者受け入れに際しては，CSCA体制を確立しておく必要がある．傷病者がNBCの何らかの物質・感染源を保有していた場合，防護対策を有さずに接触した場合には，医療者側も汚染されてしまう．
- あらかじめの対応策としては，①院内災害対策本部の設置から始まり，②導線の決定，③受け入れ準備（傷病者受け入れに際しては，施設にもよるが，施設そのものの壁や床などをあらかじめビニールなどで覆う"養生"を必要とする場合がある），④除染もしくは隔離の要否判断，⑤除染もしくは隔離，⑥トリアージ，⑦評価，⑧診療，⑨検査・治療，と体制を整える必要がある．

PPE（個人防護装備）

- 被害を及ぼす物質・感染源から個人の身を守るために装着する．日常的に装着しているマスク・手袋・ガウンなどが相当する．空気感染や揮発性物質を扱う際には，対応する感染源・物質の性質に応じてマスクから閉鎖式呼吸回路を使用する．個人防御の対応度によって分類され，よく用いられるTyvek®はlevel Dと防御の能力は弱い（図1）．Levelが上がるにつれ（D→C→B→A）て防御力は強くなるものの，活動は制限され医療処置は行いにくくなる．
- 放射線被曝予防には日常的には鉛入りのプロテクターを使用しているが，災害現場では全身を放射線照射から完全に防ぐことは困難であるため，個人線量計を装着し被曝する線量を抑えるよう短時間で活動する．
- 危険物を扱った後の防護衣は汚染されている．装着に際しては，危険物が体内に入らないよう目張りしておく必要があり（図2），脱衣に際しては危険物が体内に入らないよう上

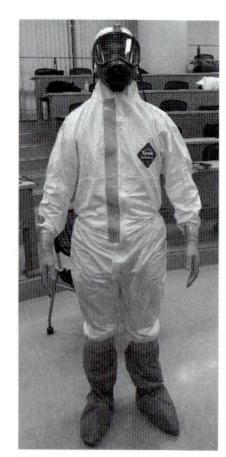

〔図1〕Tyvek® Leval D防護衣の着衣例
着衣での医療行為は困難である．
[Color Atlas 20, p.19参照]

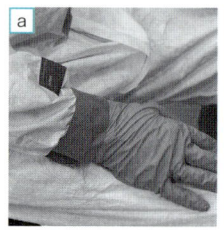

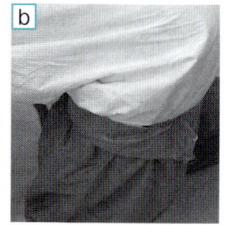

〔図2〕防護服の目張り
a：袖口と手袋の隙間をガムテープでしっかり目張りする．
b：足袋とズボン部分とも上肢と同様にしっかり目張りする．
[Color Atlas 21, p.19参照]

手に脱ぐことが求められる．すなわち，脱衣時には先に述べたHot zone ➡ Warm zone ➡ Cold zoneと区域をしっかりと区切ることが必要となる．インターネットで"donning PPE"・"doffing PPE"で検索すると着衣・脱衣の例を動画で見ることができる．

文献

1) 「改訂第2版 DMAT標準テキスト」（日本集団災害医学会／監，日本集団災害医学会DMAT改訂版編集委員会／編），へるす出版, 2015
〈災害医学にかかわる者には必携の書〉
2) Basic Disaster Life Support Course Manual ver 3.0 (National Disaster Life Support Foundation), 2012
〈アメリカの標準的な災害医療コース．オウム真理教による一連のサリン事件にも触れられている〉

第8章 災害医療
04 クラッシュ症候群

清水敬樹

> **Point**
> - □ 第一印象で重篤感がないことに惑わされてはならない
> - □ 診断がついたら初期輸液を直ちに開始する
> - □ クラッシュ症候群が疑われる患者が災害時に被災地にいる場合には，広域搬送を検討する

病態

- クラッシュ症候群は，挫滅症候群ともよばれる．四肢や体幹などの筋肉が長時間圧迫されると筋肉細胞に障害や壊死が生じ，筋肉内のカリウムやミオグロビンが大量に産生される．その後，救出による圧迫解除でそれらが血流で全身に運ばれ，臓器に致命的な損害を及ぼす．高カリウム血症からの心室細動による心停止や，ミオグロビンが腎尿細管を壊死させてのAKIや多臓器不全から死亡に至る場合もある（図1）．

初期対応

- まずは**急速輸液**が初期の重要な治療になる．そのうえで膀胱カテーテルを留置して尿量測定を行う．
- 診断は知識があれば容易に可能であり，四肢や臀部を長時間挟圧されたという状況があること，挟圧された四肢の知覚麻痺，運動麻痺を認めること，赤褐色のミオグロビン尿を示唆する色調の尿を認めた場合に疑われる．
- 一般的にはクラッシュ症候群の重症度は筋肉量，加圧の程度，解除までの時間，血圧，局所の浮腫の程度，運動，知覚障害などの麻痺の程度などに左右される[1]．特に交通外傷では筋肉量の多い大腿が圧挫される場合が多く重症度が高いことが多いことが知られている．
- 災害発生時に自施設の地域が被災地となった場合には地域の透析可能な施設間で連携をとり，どの施設では透析が可能であるか，また

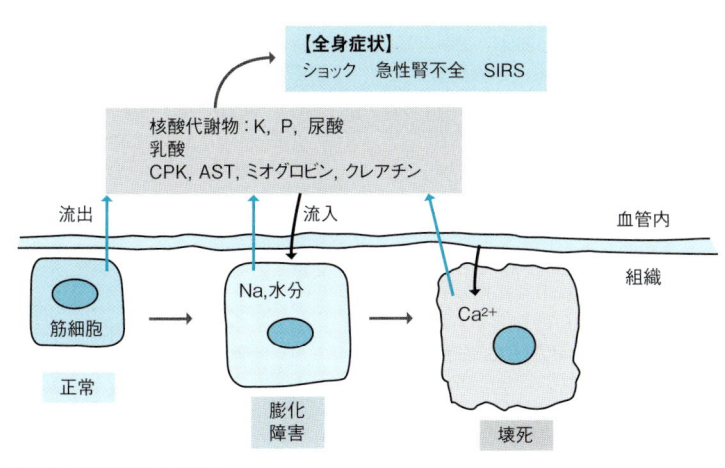

〔図1〕横紋筋融解の過程

- はどの程度の人数まで対応可能であるかを確認する．しかし，それはあくまでも緊急透析であり，いずれにしても維持透析患者やクラッシュ症候群と診断された場合には被災地外への広域搬送の手配を急ぐ必要がある．
- 日本透析医会災害時情報ネットワーク（http://www.saigai-touseki.net/）があり，震度5強以上の地震と，国または地方公共団体により災害救助法が適用されるような，広範囲にわたる構造物の損壊・焼失・浸水・流失，交通網の遮断などの被害が発生した場合に活動を開始する．
- 横紋筋融解症については第2章§9-06も参照のこと．

災害現場での対応

- 挟圧中に患者にアプローチ可能な状況であればライン確保して輸液投与，または炭酸水素ナトリウム投与，挟圧部位が四肢であればその近位の駆血，AED装着などを行い，救出・圧迫解除直後の心停止を予防する．
- 現場では，厳密にいえば，圧迫解除が先になされてその後救出に至るわけで圧迫解除と救出には時間差が生じ，救出前に再灌流が生じていることに注意する．
- Confined space medicine（CSM：瓦礫の下の医療）は出入りや内部での活動が物理的に著しく制限された空間，非日常的・極限的な環境での医療救護活動である．個人防護，酸素濃度と有毒ガス・有毒物質への対応，血液・体液に対する標準的予防策，進入路と退路の確保などの安全確保が最優先される．その活動のなかでクラッシュ症候群を疑う患者が多数収容される．
- 近年の災害救護・医療やDMATの普及を踏まえると，現場で患者・救出者に危険が生じうる場合には現場での救命的切断術も躊躇すべきではなく，施行例の報告も散見される．現実的には2011年のニュージーランド地震での，日本人専門学校生の瓦礫の下における救命的切断例が記憶に新しい．

Disposition

- 災害時で被災地にいる場合には初期輸液で広域搬送適応の判断が生じる．
    ① 利尿を認めなければそのまま輸液負荷を継続しつつ8時間以内に広域搬送を行うために直ちに準備にとりかかる必要がある．
    ② 利尿を認めれば輸液負荷を緩めて24時間以内に広域搬送を行うために待機する．
- いずれにしても被災地外へ搬送して緊急の血液浄化が可能な施設で対応できれば十分に救命し得る病態である．急性血液浄化の管理をしつつ，局所管理は整形外科専門医の関与が望ましい．

注意点・ピットフォール

- 少なくとも災害現場や受診時の意識レベルを含めたバイタルサインは安定しており，一見すると重篤感がない．問診や四肢を含めた正確な観察をしてクラッシュ症候群を疑わなければ手遅れになる．「疑うこと」が重要になる．
- 現実的に現場で2〜3Lという十分量の輸液を行うことはきわめて難しい．加圧バッグを使用した輸液負荷を行う必要がある．そうしてはじめて上述のような2〜3Lの輸液負荷が可能になる．ライン確保だけに満足するのではなく輸液を十分に行おうとする救助者側の「強い意志」も要求される．

文献

1) 横田順一郎：挫滅症候群の初期治療．「別冊医学のあゆみ　救急外傷−初期治療の実際」（相川直樹／編），医歯薬出版株式会社，pp30-34，1996

第9章

手技・検査

第9章 手技・検査
01 気道の確保

樫山鉄矢

Point
- ☐ 気道確保の方法には，用手的気道確保，エアウェイ，硬性喉頭鏡による気管挿管，ビデオ喉頭鏡による挿管，ファイバー挿管，ラリンジアルマスク，輪状甲状膜穿刺・切開など，多くの方法やデバイスがあり，それぞれに長所や短所がある
- ☐ 気道確保困難に対応するための，体制と物品の整備が重要である

Introduction

- 気道の確保は救急のABCのAであり，最優先事項である．しかし確実な気道確保は，エキスパートにとっても，必ずしも容易ではない．
- 最近は，従来の気管挿管に加えて，種々のデバイスが現場に導入されている．基本的な手技に習熟するとともに，複数のデバイスを選択できれば，それだけ有利となる．
- さらに，必要とあらば，迅速に外科的気道確保に踏み切らなければならない．物品の整備とトレーニングに加え，組織的なアルゴリズムの整備が必要である．

気道の評価

- 気道の評価は，見て（look），聴いて（listen），感じて（feel）行う．
  → 「見て」胸は挙がっているか？「聴いて」奇異呼吸ではないか？喘鳴はないか？「感じて」呼気流が感じられるか？
- 無呼吸であれば用手的気道確保を行い，マスク換気にて開存を確認する．
- 気道確保手技が必要となるのは，主として下記の2つの場合である．
  ①気道閉塞ないしその危険がある場合
  ②陽圧換気が必要な場合
- 気道閉塞の最多の原因は，**意識障害による舌根沈下**である．多くは用手気道確保や経鼻エアウェイで初期対応できるが，ときに器具を用いた気道確保が必要になる．
- 次に多い原因は，**血液や吐物による閉塞**である．吸引で対応できなければ，気管挿管が必要となる．この場合には，特に視野を得るための工夫が必要である．
- 炎症や外傷，異物などによる物理的な閉塞では，挿管が難しいことも多い．外科的気道確保も視野に入れて評価する必要がある．
- 普通に話ができれば気道は開存していると考えてよい．しかし嗄声であれば，後に閉塞する可能性を考えなければならない．

用手的気道確保

- 気道確保の最も基本的かつ重要な手技である．
- 手技の要点は triple airway maneuver（図1，開口，頭部後屈，下顎前方移動）である．
- ただし頸椎損傷の可能性があれば，頭部後屈は避けなければならない．

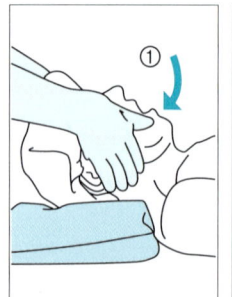

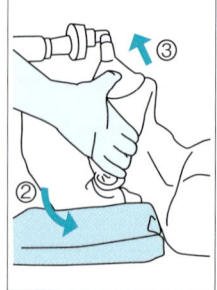

〔図1〕triple airway maneuver
①開口，②頭部後屈，③下顎前方移動

経鼻エアウェイ

- 舌根沈下に対する処置である．嘔吐や誤嚥から気道を保護することはできない．
- チューブのサイズは男性7 mm，女性6 mmを標準とする．
挿入は，後頭部に向けて行う．上方（頭側）に向けてはいけない．
- 長すぎる場合には，安全ピンをかけてストッパーとする．食道挿管とならないための処置である．

経口気管挿管（図2）

1）難易度評価
- 挿管困難には多くの要因があるが，特に頸部伸展困難，開口困難，肥満，小顎，出血，嘔吐や異物，上気道の炎症や腫脹（喉頭蓋炎など）が重要である．

2）準備
- 飛沫を浴びやすいので，**感染防御を再確認**する．
- 気管チューブは，**やや細めが安全**である．救急では，成人男性7.5 mm，女性7 mmを標準とする．
- いざというときに，喉頭鏡のライトが暗い，吸引できない，カフのシリンジやバイトブロックがない，などがないように準備確認を怠らない．
- 救急における**吸引**には，**太めの硬性吸引管を**準備しておく．軟性のチューブでは，吐物や血液への対応が難しい．吸引圧は高めに設定する．

3）体位
- 後頭部に5〜10 cm程度の枕を入れ，さらに頸部を伸展して，においを嗅ぐような姿勢（スニッフィングポジション：sniffing position）をとる．

4）手順
❶指交叉で，しっかり口を開ける．開口は下顎を上（天井側）に押し上げるつもりで行う．
❷喉頭鏡は親指をハンドルの長軸に向けて持つ．
❸舌を右から左に圧排しつつブレードを挿入する．
　重要 初心者は，喉頭鏡が深く入りすぎることが多い．
❹喉頭蓋が見えたら，ブレードをハンドルの長軸（親指）方向に押し上げる．
❺喉頭の視野は，Cormack分類（図3）が用いられる．Grade Ⅳでは，他の手段を検討するべきである．
❻視野を妨げないように，チューブは真っ直ぐではなく横から入れるつもりで挿入する．カフが声門を通過したところで，助手にスタイレットを抜いてもらう．

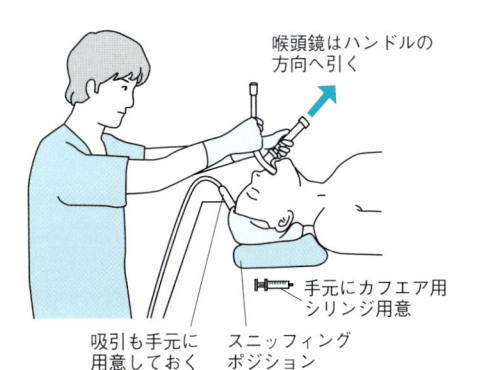

〔図2〕気管挿管

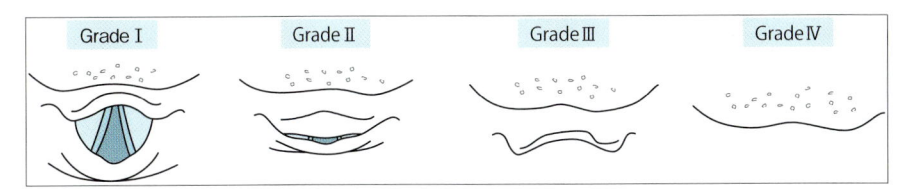

〔図3〕喉頭視野のCormack分類

❼門歯から 20 〜 22 cm 前後で簡易的に固定し，確認を行う．
　コツ　トーマス®チューブホルダー等を用いれば，固定が早く，挿入長の調節も容易である．

5）補助手技
- BURP 手技（backward upward rightward pressure）：助手が喉頭を，後方，上方，右方に押すと声門が見やすくなる．
- ELM 手技（external laryngeal manipulation）：術者は左手に喉頭鏡を持ち，右手で喉頭に手を当てて前後左右に動かし，最適な視野を探る．位置が決まれば，助手にその位置で圧迫を続けてもらい，右手にチューブを持ち替えて，気管挿管を行う（図4）．

6）挿管確認
- 挿管手順のなかでも，確認が最も重要である．
❶バッグバルブで換気し，左右の胸の均等な挙上とチューブ内の水蒸気による曇りを確認する．
❷下記の順で3点聴診を行う．①胃でゴボゴボ音がしないか？②左右の腋窩付近で左右の肺音が聞こえるか？③再度胃部の聴診．
　コツ　1カ所ごとに声を出して周りに伝えることが大切である（「胃泡音聞こえません」「右肺聞こえます」など）．
　重要　少しでも食道挿管が疑われるときは，躊躇せず抜管して最初に戻る．
❸二次確認には，カプノグラフを用いることが望ましい．呼気ごとに二酸化炭素の呼出が確認できれば，食道挿管の可能性は少ない．
❹続いて胸部X線による深さの確認を行う．

ビデオ喉頭鏡

- 種々の製品が導入されている．喉頭を直視する必要がないので，頸部伸展困難例や喉頭展開困難例で有利であり，意識下挿管も可能である．
- ビデオの先端が曇りやすく，分泌物や血液で視野が妨げられやすいことが弱点である．

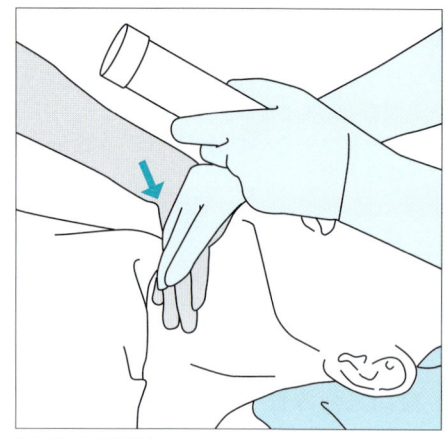

〔図4〕ELM 手技
喉頭を圧迫し，視野のよい位置が決まったら助手に圧迫を続けてもらう．

ガムエラスティックブジー

- 約50 cm の弾性のあるスタイレット様の挿管誘導器具である．

◇手順
❶スタイレットと異なり，挿管するチューブより先行させる．先端部分に角度がついており，誘導することができるので，半盲目的に，喉頭蓋をくぐらせて，気管内に挿入することが可能となる．
❷ブジーが気管内に入ったら，それをガイドとして，気管チューブを挿入する．声門は見えるがチューブがうまく進まないという場合にも，これを使うとうまくいくことが多い．ビデオ喉頭鏡と組み合わせて使うことも可能である．
❸気管に入ると気管軟骨のクリック感を感じる．また気管内に入っていれば，40 cm 程度で止まり，それ以上進まなくなる．

ファイバー挿管

- チューブに通した気管支鏡で声帯を視認しつつ気管まで進め，その後チューブを気管内に進める方法である．

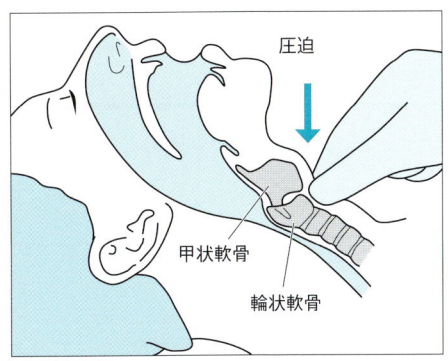

〔図5〕セリック手技

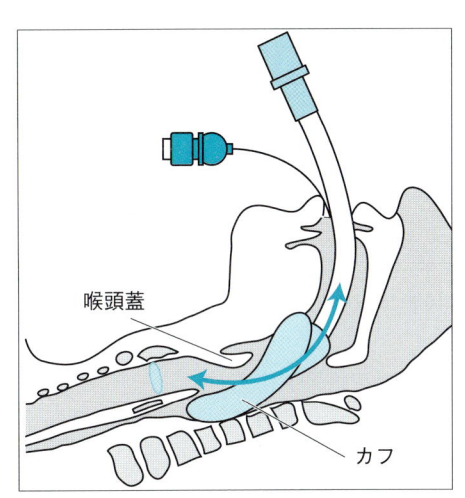

〔図6〕ラリンジアルマスクによる換気

経口でも経鼻的にも行うことができる．弱点は，スコープ先端が曇りやすく，視野の障害をきたしやすいことである．血液や分泌物が多い場合には難しい．

迅速挿管（RSI）

- RSI（rapid sequencial induction）はバッグ換気を最小限として急速に鎮静と筋弛緩を行い，輪状軟骨圧迫（セリック手技，図5）を併用して逆流を防止し，一気に挿管する方法である．欧米では，緊急気管挿管の第一選択に位置づけられている．
- 筋弛緩は挿管を容易にするが，**マスク換気できない場合には，決して行ってはならない**．
- 気管挿管困難が予測される例は避けるべきである．また酸素化不良例もリスクが高い．

経鼻挿管

- ファイバー挿管では多用される．また，開口できない場合や分泌物が多い場合に，盲目的に行われることもある．
- 先端の操作ができる便利な気管チューブもある（エンドロール®）．
- 経鼻挿管は，副鼻腔炎や肺炎（VAP）の発生が多く，長期留置には向かない．

ラリンジアルマスク（LMA）

- 下咽頭に挿入して喉頭を覆うマスクである（図6）．
- 気管挿管に比して侵襲が少ないことと，挿入が比較的容易であることが主たる利点である．
- 救急領域においては，プレホスピタルの気道確保手段として用いられる場面が多いが，病院における気管挿管困難例に対するレスキューとしても重要である．最近は，これを通して気管挿管できる製品もある．
- 食道と気管を完全に分離しないので，誤嚥のリスクが回避できない点や，吸引が難しいことが短所である．

外科的気道確保：輪状甲状膜穿刺・切開

1）適応
- 顔面外傷・大量出血などで気管挿管不可能の場合．
- 喉頭浮腫・喉頭痙攣などの上気道閉塞の場合．
- 開口困難例や気管挿管不成功例など，気道確保が必要だが他の手段がない場合．

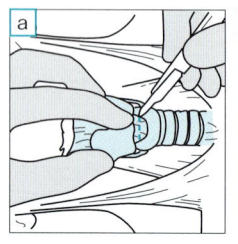

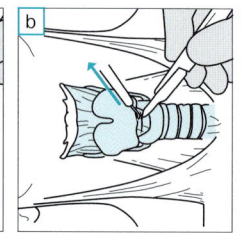

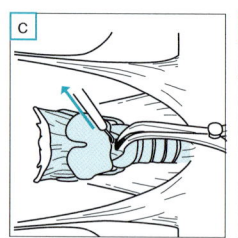

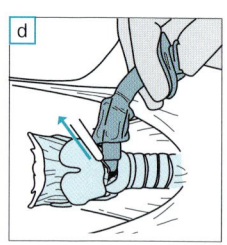

〔図7〕輪状甲状膜切開
（文献1をもとに作成）

2）輪状甲状膜穿刺

a．準備
- 太い静脈留置針，10 mL シリンジ，メス，吸引チューブ，酸素チューブ，（できれば）マニュアルベンチレーター

b．手順
❶（頸椎損傷なければ）頸部は伸展させ，術者は患者の右側に立つ．
❷甲状軟骨下縁と輪状軟骨との間の陥没部分が輪状甲状靱帯である．左手で甲状軟骨をしっかりと固定し，小切開を行い穿刺する．
❸ジェットベンチレーターがあれば，1秒送気（吸気），4秒脱気（呼気）で換気する（記憶法：14Gで1対4）．あるいは，三方活栓を付けた酸素チューブをつなぎ，10～15 L/分で酸素を投与，三方活栓を指で開閉することにより換気する．
● クイックトラック，メルカー緊急輪状甲状膜穿刺セット等のキット製品があれば，さらに迅速な実施が可能である．

3）輪状甲状膜切開

a．準備
内径5～6 mmのチューブ，メス，曲がりペアン，気管フック

b．手順
❶左手で甲状軟骨をしっかり固定し，右手示指で輪状甲状膜を確認する．
❷切開部皮膚を縦切開する（3～4 cm．横切開の方が早いが，縦走する血管損傷のリスクが高くなる）．
❸続いて輪状甲状膜を横切開する（図7a）．
❹気管フックで甲状軟骨を頭側に牽引し（図7b），鉗子で縦横に切開口を広げる（図7c）．
❺フックをかけたまま，チューブを挿入し（図7d），カフを膨らませて換気を確認したうえ，しっかり固定する．

気道困難管理カート

- 通常の気管挿管用資機材に加え，下記のような器具をカート等に整備することが勧められる．
①マギール鉗子，②ビデオ喉頭鏡，③喉頭ファイバースコープ，④チューブ誘導器具（ガムエラスティックブジーなど），⑤声門上器具（ラリンジアルマスクなど），⑥外科的気道確保器具，⑦呼気二酸化炭素検出器

注意点・ピットフォール

- 安易に筋弛緩して，換気挿管不能（cannot ventilate, cannot intubate：CVCI）に陥ってはならない．
- 食道挿管しても，胃泡音が聞こえないことも多い．聴診による挿管確認に頼ってはいけない．

文献

1) Chapter25 Cricothyroidotomy：「Emergency Medicine Procedures 2nd ed」（Reichman EF eds），McGraw-Hill Education, 2013
2) 「挿管困難対策手技マニュアル」（尾崎 眞／監，車 圭丸／編著），羊土社，2009
3) Apfelbaum JL, et al：Anesthesiology, 118：251-270, 2013

第9章 手技・検査

02 輸液路確保

濱口 純, 清水敬樹

> **Point**
> - 状況（年齢層，重症度等）にあわせた適切な輸液路確保法が必要とされる
> - 実践してみることが処置を身につける最速の道である
> - ERは意識レベルがクリアな患者，家族が大部分であり，本手技の成否が患者との信頼関係構築の成否にも関わる

手技の目的・目標

1) 目的
- 補液
- 薬剤投与路

2) 適応
- 脱水や横紋筋融解症，DKA等の積極的な大量補液が必要とされる病態．
- 循環作動薬や鎮痛薬等の薬剤投与が必要な病態．

手技の実際

- 輸液路には以下の種類がある．
  ① 末梢静脈路
  ② 中心静脈路
  ③ 骨髄路
- ERではさまざまな年齢層，重症度の患者が来院される．純粋に薬剤投与を目的としたルート確保，およびその後の入院につなげるための補液が必要など，さまざまな目的がある．

1) 末梢静脈路
最も単純かつ頻用する手技になる．

a. 静脈留置針（図1）
- 皮膚から15°の角度で刺入し，バックフローを確認して針を寝かせて1 mm進めた状態で外套を血管内に滑り込ませるように留置する（図2）．比較的簡単に静脈路確保が可能となるメリットはある．
- 一方で肘関節といった屈曲部の留置ではカテーテル折れによる滴下不良がしばしばみられ，肥満体や高度浮腫，経静脈的化学療法施行患者等では留置に難渋する，あるいはすぐに薬液が漏れてしまう等の合併症がしばしば見受けられる．
- また小児患者では，細胞内水分含有量が多いため，しばしば血管を視認することは困難であり，補助デバイスの使用も考慮する必要がある（図3）．
- ※近年はエコー性能が格段に向上した背景もあり，エコーガイド下で視認のうえ留置することも考慮する必要がある（図4）．

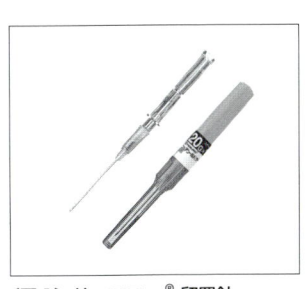

〔図1〕サーフロー® 留置針
（テルモ株式会社）

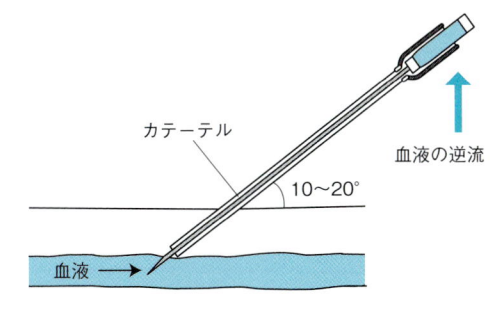

〔図2〕留置針の留置

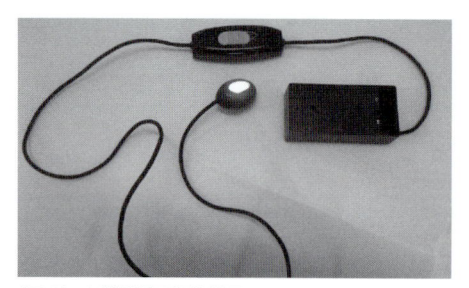

〔図3〕末梢静脈可視化装置

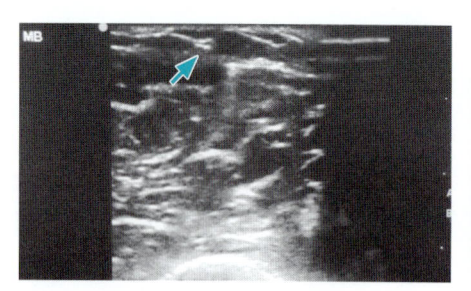

〔図4〕末梢皮静脈のエコーによる視認

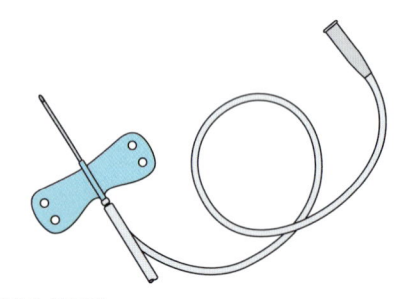

〔図5〕翼状針

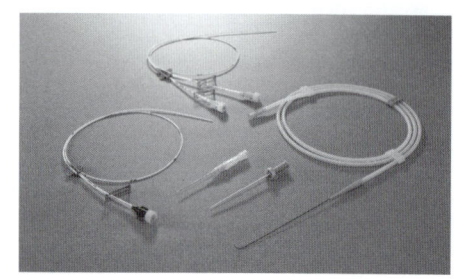

〔図6〕PICCカテーテル（Argyle™ PICC Kit）
（日本コヴィディエン株式会社）

b. 翼状針（図5）
- 静脈留置針と比して，事故抜去しやすい，患者の苦痛になるなどのデメリットがある．静脈留置針に優る点が少なく，最近はあまり頻用されていない．

c. PICCカテーテル（図6）
- 末梢より中心静脈まで経静脈的にロングカテーテルを留置する手技である（図7）．緊急で留置するデバイスではないため，ERではあまり頻用されない．中心静脈カテーテル同様，ガイドワイヤー挿入下でPICCカテーテル留置を行う．留置部位を決定するために透視下で行うのが一般的である．

2) 中心静脈路
- 中心静脈カテーテル留置の際に，カテーテルの種類，留置部位を検討する必要がある．輸液をメインに考えているのか，多数の薬剤使用を見越しているのか，など用途に応じて使用する．
- 留置する部位にも選択の余地があり両側内頸静脈，鎖骨下静脈，大腿静脈が一般的な穿刺部位となるが，感染症の観点から大腿静脈への留置は優先度が下がる．また鎖骨下静脈穿刺は合併症を考慮すると透視下での施行が推奨されており，**ERで施行するにはエコーガイド下で穿刺できる内頸静脈穿刺を第一選択とするとよい．**

3) 骨髄路
- 骨髄針には手動式（イリノイ骨髄針など），スプリング発射式（B.I.G：bone injection gun™），電動式（ARROW EZ-IO™など）がある．
- 近年，ガイドラインにも掲載されるようになり，骨髄路確保の有用性が海外文献で多数報告されている[1)2)]．わが国でも末梢輸液路確保の困難な患者，特に高度脱水や乳幼児などの緊急輸液路確保法として必須の手技の1つに位置づけられる．

a. 手動式
- ねじを刺入するように，骨皮質に垂直に刺入する．乳幼児では骨皮質が薄いため短時間で刺入可能であるが，成人の骨皮質は厚く硬い

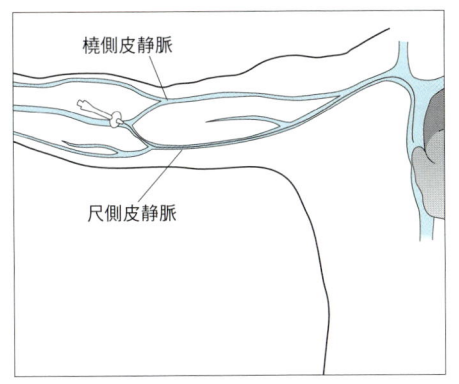

〔図7〕PICCカテーテルの留置

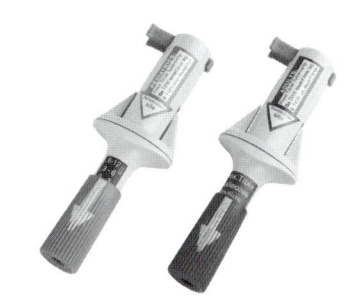

〔図8〕Bone Injection Gun（B.I.G）
左：小児用，右：成人用
（WaisMed社／日本光電工業株式会社）

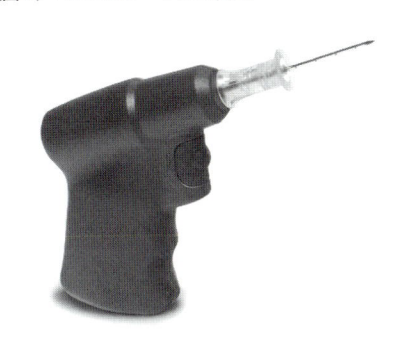

〔図9〕ARROW EZ-IO
パワードライバーとニードル．
（Vidacare社／テレフレックスメディカルジャパン株式会社）

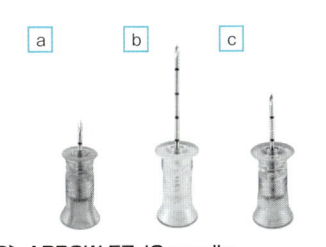

〔図10〕ARROW EZ-IO needle
a：1.5 cm，b：4.5 cm，c：2.5 cm針
（Vidacare社／テレフレックスメディカルジャパン株式会社）

ため，緊急性が高いときに施行するにはあまり得策とはいえない．

b. B.I.G™（図8）
- スプリング発射式，つまりボタンを押すと針が飛び出す針である．手動式同様，骨皮質に垂直に刺入するが，骨にはじかれたり，深さの調整ができなかったりという側面がある．

c. 電動式（図9〜11）
- 骨皮質に垂直に針を当てる．ボタンを押すことで針が高速回転するため，その状態のまま押し込むことで刺入される．骨皮質を貫通する感触がわかりやすく，またスプリング発射式と比して骨皮質にはじかれる確率はごくわずかである．針の長さは年齢・刺入部位を考慮して3種類（図10）から選ぶことが可能である．

注意点・ピットフォール

- 科学的な話とはいえないが点滴等の手技には相性がある．留置に難渋する場合には，意地を張らずに，他の人と交代する決断も重要である．周囲のスタッフも状況をみながら上手に手を変えるように誘導する必要がある．
- 早急に輸液路を確保すべきなのか，あるいは問診をゆっくりしてから対応すればよいのか，それは呼吸・循環が安定しているどうかで対応が変わる．状況に応じてギアチェンジすることはER医に必須の能力と考えられる．意識のよい患者が大部分であり，すみやかな静脈路確保の遂行は患者との信頼関係の構築にも必須な条件の1つといえる．

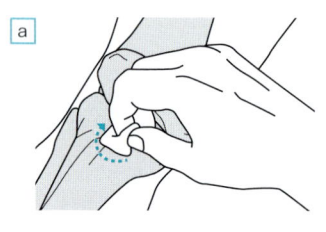

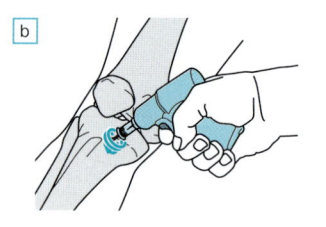

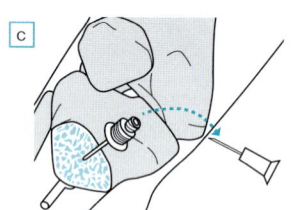

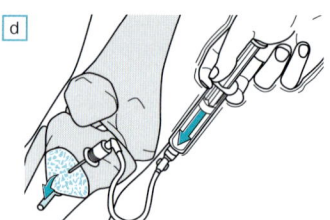

〔図11〕ARROW EZ-IO
の使用方法

a：脛骨近位の刺入点周辺を消毒.
b：骨に対して90°になるよう皮膚に針を圧着，刺入.
c：骨髄腔に達した感触があったら，穿刺を止め，パワードライバー，スタイレットを抜去.
d：専用のルートを生理食塩水で満たした状態でコネクト．スムーズにフラッシュできれば留置完了.
(Vidacare社／テレフレックスメディカルジャパン株式会社)

文献

1) Horton MA & Beamer C：Pediatr Emerg Care, 24：347-350, 2008
2) Frascone RJ, et al：Pediatr Emerg Care, 25：329-332, 2009

第9章 手技・検査
03 経皮ペーシング

永田健一郎

Point
- 緊急の徐脈や心停止時に行う処置であり，日ごろから自施設の機械の操作に慣れておく必要がある

適応
- 徐脈性不整脈（高度房室ブロック，完全房室ブロック，洞不全症候群 など）によるAdams-Stokes症候群．

手技の実際

❶ パッドとケーブルの接続を確認し，モード選択つまみを"ペーシングデマンド"にあわせる．
❷ ペーシングレートを60回/分にセットする．
❸ ペーシング強度を0 mAにあわせる．
❹ 粘着性パッドを装着（貼る位置は右胸上と左脇，または前胸部胸骨左と肩甲骨の間・脊柱の左，図1）．
  重要 モニターで心電図にアーチファクトが混入していないことを確認．アーチファクトが混入すると，心電図以外の信号をQRSと誤認識し，正しいペーシングを行えないことがある．
❺ 経皮ペーシングのスタート/ストップボタンを押して，スタートさせる．
❻ ペーシング強度を適切な値まで上げていく．
❼ 捕捉された電流値から，2 mA高い出力電流値に設定する．
  重要 ペーシング中は電撃を受けるため，パッドに触れない．

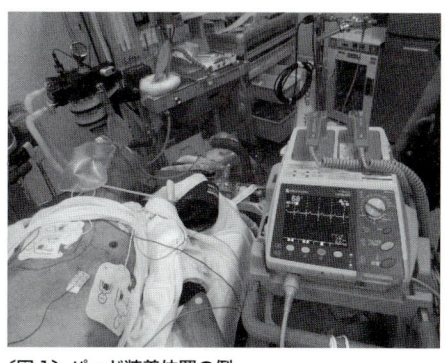

〔図1〕パッド装着位置の例
［Color Atlas 22，p.20参照］

合併症とその対応
- 低酸素症，心筋虚血，心疾患，電解質異常のある患者では頻脈性不整脈や心室細動を引き起こす場合があるため，慎重に経過をみながら使用する．

注意点・ピットフォール
- 意識がある場合は患者にとって苦痛となる処置となるため，適宜セデーションをかけながら行う．

文献
1) 「ACLSプロバイダーマニュアル AHAガイドライン2010準拠」（American Heart Association），シナジー，2012

第9章 手技・検査
04 除細動

永田健一郎

Point

- □ 致死性不整脈に対して行うカウンターショックを電気的除細動（defibrillation）といい，頻拍性不整脈に対して行うそれをカルディオバージョン（cardioversion）という
- □ 電気的除細動は心臓の無秩序状態に対しての操作であり，R波に同期することなく通電する．一方，カルディオバージョンはR波に同期して通電を行う

適応と禁忌

1）適応
- 電気的除細動（defibrillation）：心室細動，心室粗動．
- カルディオバージョン（cardioversion）：心房細動，心房粗動，発作性上室性頻拍，心室頻拍．

2）禁忌
- 左房内血栓の存在が否定できない状況（非抗凝固療法下，巨大左房，僧房弁疾患の存在，慢性心房細動）や，最近塞栓症を疑わせる経過があった場合はむやみに行わない．左房内血栓は左心耳内に形成されることが多く，経胸壁の心エコーではっきり観察できないことが多い．経胸壁心エコーで明らかに左房内に血栓が認められなくても，心耳内に存在する場合もあり，**経胸壁心エコーでの検出感度には限界がある**ことを知っておく．この場合，経食道心エコーでの心内血栓の検出感度は良好であるため，上記の状況下でも経食道心エコーで血栓が否定できていれば，安全に施行できる場合もある．

手技の実際

- 心室細動や無脈性心室頻拍の場合ではセデーション不要である．
- ❶ 処置を行うにあたっての合併症（麻酔薬によるアレルギー，塞栓症，皮膚のやけど）の説明を行う．
  - **重要** 心房粗細動の場合，脳梗塞のリスクについては十分説明しておく．頻度は低くても，抗凝固療法を行っていても，塞栓を起こすことはある．
- ❷ 施行前に12誘導心電図・点滴ルートを確保．
- ❸ 麻酔薬の用意．
  - **例** チオペンタール（ラボナール®）0.5 g/V ＋ 注射用水 20 mL として 3〜5 mL 静注
  - プロポフォール（ディプリバン®）200 mg/20 mL 原液で 3〜5 mL 静注
  - ミダゾラム（ドルミカム®）10 mg/2mL ＋ 生理食塩水で全量 10 mL として 2〜3 mL 静注
  - フルニトラゼパム（ロヒプノール®）2 mg/mL ＋ 生理食塩水で全量 10 mL として 3〜5 mL 静注
  - **コツ** われわれの施設では長短時間作用型のチオペンタールを使用することが多い．気管支喘息では禁忌となるため，その場合は他薬剤に変更する．ドルミカム，ロヒプノールはベンゾジアゼピン系薬であり，フルマゼニルでの拮抗が可能である．
  - **例** フルマゼニル（アネキセート®）0.5 mg/5 mL，2〜5 mL 静注
  - **重要** チオペンタールを使用する場合は喘息の有無を確認．
- ❹ バックバルブマスクで補助呼吸しながら，麻酔薬投与．意識を確認（呼びかけや睫毛反射で確認する）．
- ❺ 出力エネルギーを設定し，充電ボタンを押す．このときカルディオバージョンであれば必ずR波同期ができているか確認する（図1）．
  - **重要** 不整脈の分類ごとに出力エネルギーを（表1）を把握しておく．
- ❻ 胸骨右縁上方と心尖にパドルを密着させる（粘着性パッドも可）．
- ❼ 術者以外が患者から離れていることを確認し

[表1] 除細動器の出力エネルギー

	除細動[※1]	カルディオバージョン[※2]	
		上室性頻拍	多形性心室頻拍
単相性（monophasic）	360 J	50〜200 J	200 J
二相性（biphasic）	120〜200 J	50〜100 J	200 J

[※1] 非同期で1回の通電を行うが，除細動できなければくり返し通電する．
[※2] 単相性でも二相性でも，通常100 Jを用い，心電図上の心室波形主棘（QRS）に同期させて通電．無効の場合さらに出力を増加させてくり返す．心房粗動，発作性心室頻拍では50 Jの低出力でも有効のことが多いが多形性心室頻拍では，より高い出力（200 J）を用いて行う．

通電（補助呼吸も一時中断）．
コツ 実際に行う場合は可能なら人手を確保して行う．麻酔薬投与と呼吸管理をする係，実際に通電する係といったようにあらかじめ役割分担して行うと事故や不手際が起こりにくい．慣れないスタッフと行うときはあらかじめシミュレーションを行っておく．

❽施行後の12誘導心電図をとる．
❾麻酔から十分に覚め，呼吸が安定していることを確認．覚醒したら四肢がすべて動くかどうかを確認する（麻痺がないか）．

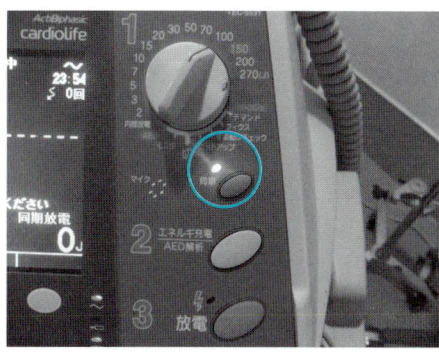

[図1] 同期下カルディオバージョン
同期ができていることを確認する．
[Color Atlas 23，p.20参照]

合併症とその対応

● 塞栓リスクの高い患者でのカウンターショックでは塞栓症の発生が重要な合併症となる．十分抗凝固療法が行われていない場合や血栓の存在が否定できない場合は無理をして行わない方が無難である．

注意点・ピットフォール

● 同期下に行うべき不整脈に非同期下でショックをかけると，R on TからVFに移行することがあるため，危険である．同期下，非同期下で行う不整脈を理解しておくこと．

文献

1) Knight BP：Basic principles and technique of cardioversion and defibrillation. UpToDate, 2015

第9章 手技・検査

05 緊急輸血

山下智幸

Point

- □ 赤血球液（RBC），新鮮凍結血漿（FFP），濃厚血小板（PC）を適切に用い，不要な輸血は避ける
- □ 緊急時の異型輸血の際にはRBCはO型，FFPとPCはAB型を用いる
- □ 妊娠可能年齢以下のRho（D）陰性の女性であればABO型よりもRho（D）陰性血を優先する

適応と禁忌

1）適応

a. 貧血（表1）

- 酸素運搬が不十分になるか否かが赤血球液（RBC）輸血の要否と関係するので，単一の血液検査だけでなく患者の病態を考慮して輸血の要否は判断する．
- 参考となる治療の目標値
  ・通常 Hb 10 g/dL 以上であれば輸血は不要である．
  ・術前：出血量を予測し，必要に応じてType & Screen（血液型不規則抗体スクリーニング法）を行う．
  ・慢性貧血：Hb＞6 g/dL
  ・活動性出血：Hb＞7 g/dL
  ・重症頭部外傷や心筋梗塞：Hb 10 g/dL

b. 血小板減少（表2）

- 血小板が減少し，止血困難かあるいは出血予防が必要なときに濃厚血小板（PC）輸血が必要となるが，単一の血液検査だけなく患者の病態を考慮して輸血の要否を判断する．
- 参考となる治療の目標値
  ・通常 Plt $5\times10^4/\mu$L 以上であれば輸血は不要である．
  ・大量輸血（循環血液量の1〜2倍以上）：Plt＞$5\times10^4/\mu$L
  ・心大血管手術：Plt＞$5\sim10\times10^4/\mu$L
  ・外科手術あり：Plt＞$5\times10^4/\mu$L
  ・外科手術なしだが止血困難：Plt＞$3\times10^4/\mu$L
  ・悪性腫瘍：Plt＞$1\times10^4/\mu$L

〔表1〕貧血で評価すべきこと

- 臨床症状（息切れ，動悸 など）の有無
- 活動性出血の有無
- 貧血の悪化速度（急性？ 慢性？）
- 日常の酸素消費量（ADLは？）
- 疾患の種類（頭部外傷，心筋虚血，重症呼吸不全）
- 乳酸アシドーシスの程度（酸素需要供給の不均衡）
- 混合静脈血または中心静脈血酸素飽和度の程度（酸素需要供給の不均衡）

〔表2〕血小板減少で評価すべきこと

- 臨床所見（出血班，出血傾向 など）の有無
- 危機的出血（多発外傷や産科出血 など）の有無
- 人工心肺を用いる心大血管手術の要否
- 外科手術の要否
- 疾患の種類（血小板減少症，血液疾患，TTP，HUS，HIT など）
- 抗血小板薬の使用の有無
  アスピリン，プラスグレル，クロピドグレル，シロスタゾール，チクロピジン，イコサペント酸エチル など

・慢性経過の血小板減少症で出血傾向なし：Plt $0.5\sim1\times10^4/\mu$L でも輸血不要，専門科にコンサルトする．
・血栓性血小板減少性紫斑病（TTP）：原則輸血しない．

- ・溶血性尿毒症症候群（HUS）：原則輸血しない．
- ・ヘパリン起因性血小板減少症（HIT）：PC輸血禁忌．

c. 凝固線溶異常（表3）

- 凝固因子の異常で止血困難かあるいは出血予防が必要なときに新鮮凍結血漿（FFP）輸血が必要となるが，単一の血液検査だけなく患者の病態を考慮して輸血の要否を判断する．
- **参考となる治療の目標値**
  - ・Fib＞100 mg/dL
  - ・APTT＜基準値上限2倍
  - ・PT-INR＜2.0
  - ・PT＞30％
  - ・活動性出血や大量輸血：Fib＞100 mg/dL．

d. 緊急時の輸血（表4）

- 出血性ショックなどで生命に危機が及んでいるときには，**血液型検査や交差適合試験（クロスマッチ）を行う余裕がないので省略する．**
- 血液型が判明しているときでも，交差適合試験（クロスマッチ）を行う余裕がなければ省略する．
- 輸血の在庫がないときも優先順位に従って製剤を選択する．
- 妊娠可能年齢女性でRho（D）"陰性"の場合，将来妊娠する可能性があれば**Rho（D）"陰性"の血液製剤を優先**して，ABOの異型輸血を行う．
- Rho（D）陰性患者にRho（D）陽性血液を輸血したときには，48時間以内に**不規則抗体検査**を行う．抗D抗体が検出されなければ，**抗D免疫グロブリン**の投与を検討する．
- 交差適合試験未実施の血液，異型血液，Rho（D）陰性患者にRho（D）陽性の血液を輸血した場合には事由や予想される合併症についてわかりやすく患者に説明し，診療録に記録のうえで同意を得る．

2）禁忌

- 輸血を拒否しているのが明らかな場合には，輸血は禁忌である．
- 血液製剤の確認をせずに投与してはならない（非適合血の輸血は絶対に避ける）．
- 輸血に伴う有害事象が重大であれば，投与中

〔表3〕凝固線溶異常で評価すべきこと

- 臨床所見（出血斑，出血傾向など）の有無
- 危機的出血（多発外傷や産科出血 など）の有無
- 疾患の種類（肝障害，先天性疾患，蛇毒，高リン脂質抗体症候群 など）
- DICとなる疾患（敗血症，多発外傷，産科疾患，悪性腫瘍など）の有無
- 外科手術の要否
- 抗凝固薬の使用の有無
  ワルファリン，ダビガトラン，リバーロキサバン，アピキサバン，ヘパリン など

〔表4〕緊急時の輸血製剤選択

血液型		血液製剤		
		第一選択	第二選択	第三選択
不明	RBC	O型	—	—
	FFP/PC	全型		
判明	O	RBC	O型	—	—
		FFP/PC	O型	AB型	—
	A	RBC	A型	O型	
		FFP/PC	A型	AB型	B型
	B	RBC	B型	O型	
		FFP/PC	B型	AB型	A型
	AB	RBC	AB型	A型またはB型	O型
		FFP/PC	AB型	A型またはB型	

の輸血バッグの製剤を中止することを考慮する．しかし，生命危機で輸血が必須であれば軽微な有害事象の場合は対症療法を行いながら輸血を継続することもある．

手技・検査の実際

1）投与ルート

- 単独ルートが好ましく，薬剤投与は避けるべ

- きである.
- 末梢静脈路（成人）では針は20 G（ピンク），18G（緑）が好ましい〔16G（灰）や14G（橙）なら輸血スピードはとても速くなるので，急速輸血には有利である〕.
- 5 Fr以上のシースや透析用カテーテルを用いることも考慮する.

2) 投与速度
- 輸血製剤の添付文書では投与開始から10分間は1 mL/分，その後5 mL/分程度が推奨されている（低出生体重児は1〜2 mL/kg/時）.
- しかし出血性ショックの患者には急速投与（ときには500 mL/分＝30 L/時）も必要になる.

3) 輸血フィルター
- 輸血製剤中のフィブリン塊，凝集塊は輸血フィルターで除去してから投与する.
  - **大凝集塊**（macroaggregates）：フィブリン，血小板，赤血球，顆粒球などが原因と考えられ，直径170μmより大きいもの.
  - **微小凝集塊**（microaggrgates）：上記と同様で，直径170μm以下のもの.
- 輸血フィルターのメッシュが200μm前後のもので大凝集塊は取り除ける.
- 微小凝集塊を取り除くにはメッシュが40μm程度のフィルター（例：輸血フィルターSQ40s）が必要で，大量輸血（1,000 mL/日以上の輸血，体重40 kg以下なら25 mL/kg以上の輸血）の際には保険適用がある．自己血返血やセルセーバ血返血などのときにも積極的に用いる．
- 高K血症の可能性があれば，カリウム吸着輸血フィルター（例カワスミカリウム吸着フィルター）を用いる.

4) 危機的出血の輸血
- 多発外傷や産科出血に伴う危機的出血に対しては，RBC：FFP：PCを1：1：1にする（エビデンスに基づいて完全な決着がついたわけではないが，妥当な投与比率と考えられる）．
- 止血も同時に行い，線溶亢進期（外傷3時間以内）には**トラネキサム酸**1 gを10分で投与後，1 gを8時間かけて投与することを検討する[1]．
- 輸血の**加温**を十分に行い，急速輸血装置の使用も検討する．
- 輸血のみに頼らず，**止血方法**を常に検討し damage control resuscitation〔permissive hypotension（低血圧の許容），hemostatic resuscitation（輸血による凝固障害の制御）〕を考慮する．
- **damage control surgery**（蘇生的手術→集中治療→計画的再手術）や**damage control interventional radiology**（経カテーテル動脈塞栓術→集中治療）も選択肢として考える．
- 重要臓器への血流維持，術野の視野確保，一時的な止血のためにREBOA（蘇生的大動脈血管内バルーン閉塞術）が提唱されつつあるが，出血部位より上流のZoneでIABOバルーンを拡張させ，血流遮断を行う（図1）[2]．
- 心停止が切迫していれば，IABO（大動脈遮断バルーン）の使用や開胸による大動脈遮断をためらってはならないが，引き続く緊急止血術は欠かせない．
- 医療機関ごとに救急科，麻酔科，胸腹部外科，心臓血管外科，整形外科，産婦人科などと事前に検討し，初療室でも緊急止血が実施できる環境を整えておく必要がある．

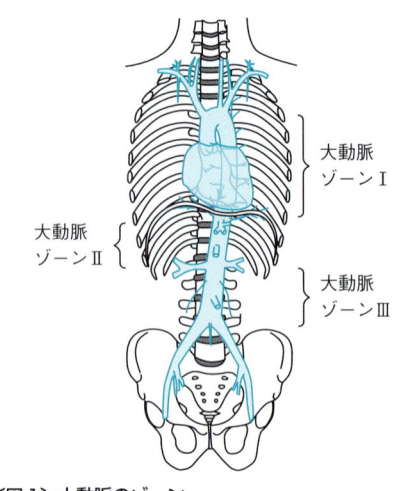

〔図1〕大動脈のゾーン

合併症とその対応

1) 低体温
- 輸血を急速・大量に行うときには必ず加温回路を用いる．低体温は凝固障害をきたし，さらなる出血を助長する．

2) 高K血症
- 通常の高K治療と同様である．カリウム吸着輸血フィルターを使用する．

3) 低Ca血症
- 大量輸血に伴い輸血製剤中のクエン酸の影響で低Ca血症となり，低血圧や凝固異常の原因になり得る．グルコン酸カルシウムを投与してiCa 1.0 mmol/Lを目標に補正する（計10単位を超える急速大量輸血の場合，おおむね，RBC 2単位あるいはFFP 2単位ごとに8.5％グルコン酸カルシウム製剤5 mLを要することが多い）．

4) アナフィラキシー反応
- 輸血が原因であるため輸血を中止する．アナフィラキシーショックの治療に準ずる．（第2章§9-07を参照）

5) 急性溶血性輸血反応（AHTR）
- 輸血後24時間以内に溶血による症状（ヘモグロビン尿，発熱など）や検査所見（Hb低下，LDH上昇）を認める．ほとんどの場合，ABO不適合輸血が原因である．
- まず，輸血を中止する．輸液と利尿を図りつつ全身管理を行う．

6) 循環過負荷（TACO）
- 輸血後2時間以内が多く，呼吸困難，頻脈，血圧上昇，頸静脈怒張，両側肺水腫などを認める．BNPも診断の一助となる．輸血による容量負荷が原因で，心不全治療を行う必要がある．

7) 輸血関連急性肺障害（TRALI，表5）
- 輸血開始6時間以内（2時間以内が多い）に呼吸困難，両側肺水腫，低酸素血症を認める．
- 心不全・ARDSとの鑑別も重要である．
- まず，院内の輸血部に連絡する．
- 呼吸循環管理を適切に行えば，96時間程度で改善すると考えられている．

〔表5〕輸血関連急性肺障害の診断基準

a) 急性肺障害
  1. 急性発症
  2. 低酸素血症：P/F比 300以下またはroom airでSpO_2 90％以下
  3. 胸部X線で両側浸潤影
  4. 心不全や輸液過多ではない

b) 輸血以前に肺障害がない

c) 輸血中あるいは輸血後6時間以内に発症

d) 輸血以外にARDS危険因子がない
  1. 胸部正面X線上両側肺野の浸潤影
  2. 左房圧上昇（循環過負荷）の証拠がない
  3. 輸血以前にALIがない
  4. 輸血中もしくは輸血後6時間以内に発症
  5. 時間的に関係のある輸血以外のALIの危険因子がない

- 救急で遭遇する可能性の低い，遅発性溶血性輸血反応と移植片対宿主病は省略する．

注意点・ピットフォール

1) 不要な輸血は絶対にしてはならない
- 臨床上輸血が不要な状態であるのに「念のため」「心配だから」というだけで輸血されていることがある．上級医の意見も重要であるが，医師として「この患者は真に輸血を必要としているのか」十分に吟味すべきである．
- 輸血によりがん再発，術後感染症，入院期間，医療費が増加することも指摘されている[3]．

2) 有限の貴重な医療資源
- 輸血の薬価は，下記のように**非常に高価**である．
  - RBC（照射赤血球液-LR「日赤」）2単位280 mL：17,726円
  - FFP（新鮮凍結血漿-LR「日赤」240）2単位240 mL：17,912円
  - PC（照射濃厚血小板-LR「日赤」）10単位200 mL：79,478円
- なによりも，多くの人の厚意で集まっている人の血液で，**有限**のきわめて貴重な医療資源であることを心得るべきである．

3) 輸血拒否とエホバの証人
- 宗教的輸血拒否も**人格権**のひとつであること

は過去の判例から明らかであるため，患者の意思に反して輸血することは避けるべきである（化学療法を拒否するがん患者に化学療法を行わないのと同様である）[4)5)]．

- **「宗教的輸血拒否に関するガイドライン」**※が宗教的輸血拒否に関する合同委員会から2008年に出されており，インターネット上で確認できる（図2）．

  ※国際連合の提唱した「子どもの権利条約」には日本も同意しているが，12条で児童の意見は年齢と成熟度に従って相応に考慮されるべきとされ，このガイドラインが示す15歳が適切か疑問視する声もある．

- 緊急かつ重篤であり患者本人の意思が確認できない場合には，医師や医療チームの判断で輸血や手術などの治療を行うこともあるが，これは"推定的同意"の法理から法律上も妥当とされる．

- しかし，輸血拒否に関する**明示の意思表示**がある場合は，患者の権利（人格権）を守るために輸血を避けた治療戦略を立てる必要がある．
- **エホバの証人**は「医療に関する継続的委任状」を携帯して意思表示していることも少なくないが，本人のものか否かを確実に確認することが求められる．
- 「ホスピタル・インフォメーション・サービス・Japan」※がエホバの証人の日本支部内にあり24時間体制で連絡が可能である（平日8時〜17時 046-233-0005，その他の時間帯 090-3089-2469）．

  ※ホスピタル・インフォメーション・サービスは世界各地の90あまりの支部に設置され，本部はアメリカ合衆国ニューヨークにある．エホバの証人の医療機関連絡委員会は世界で1,700ほどあり，いずれもエホバの証人により組織されている．

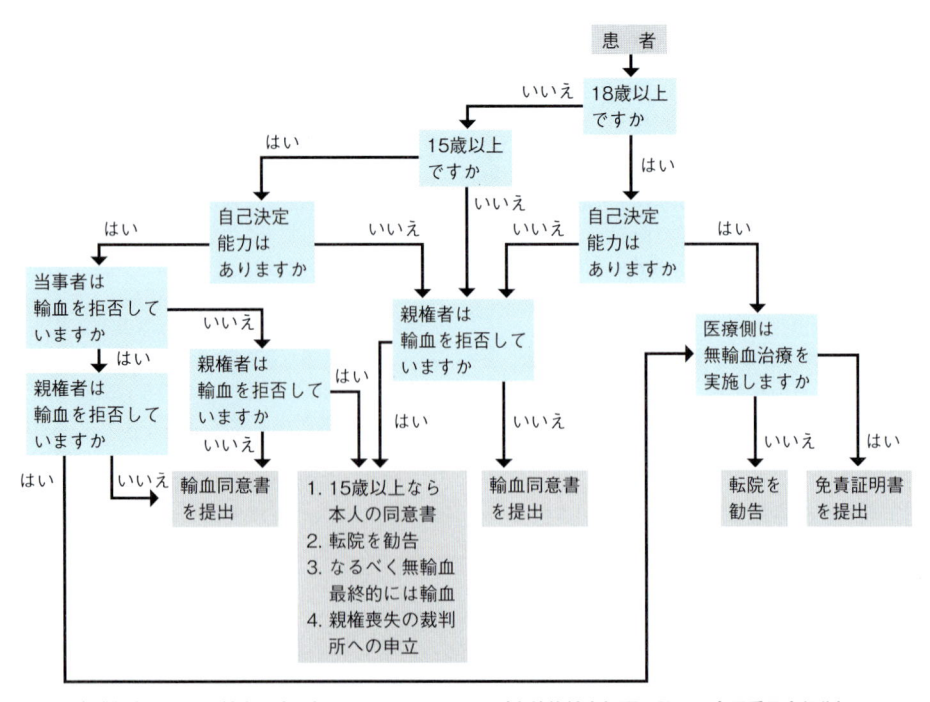

〔図2〕未成年者における輸血同意と拒否のフローチャート（宗教的輸血拒否に関する合同委員会報告）
麻酔科学会ホームページより閲覧できる（http://anesth.or.jp/guide/index.html）．

エホバの証人の公式ホームページ上では無輸血治療に関する動画資料も公開されている（http://www.jw.org/ja/）.

● 連絡をすれば国内54カ所に設置されているなかで最寄りの「エホバの証人の医療機関連絡委員会」と接触でき，必要に応じて支援が得られる．

文献
1) CRASH-2 Collaborators：Lancet, 376 23-32, 2010
2) Stannard A, et al. J Trauma; 71：1869-1872, 2011
3) Corwin HL. Do No Harm! Chest, 116：1149-1150, 1999
4) 平成10年（オ）第1081号，第1082号損害賠償請求事件．最高裁平成12年2月29日判決
5) 平成5年（ワ）第10624号損害賠償請求事件．東京高裁平成10年2月9日判決

第9章 手技・検査

06 関節穿刺・関節液検査

竹内悠介, 綿貫 聡

Point

- □ 原因不明な炎症性関節腫脹に遭遇した場合, 可能な限り関節穿刺での評価を試みる
- □ 化膿性関節炎はとにかくEmergency！ 直ちに整形外科にコンサルトをし, 関節液培養だけでなく血液培養も忘れずに採取する

適応と禁忌

1) 適応
- 原因不明の関節腫脹があるとき.
- 感染性関節炎 (特に化膿性関節炎), 結晶誘発性関節炎が臨床的に想起されるとき.

2) 禁忌
- 穿刺部位の皮膚・軟部組織感染症 (ただし関節炎なのか軟部感染なのか判然としないときは穿刺を積極的に検討する).
- 重篤な血小板減少, 凝固異常, 出血傾向があるとき.

手技, 検査の実際

❶ 基本姿勢は仰臥位とする (肩関節穿刺時は坐位).
❷ 穿刺部位をマーキングし, 同部位を十分消毒する.
❸ 滅菌手袋を装着し, 清潔野を作成する (※消毒・穿刺部位へ触らないノータッチ手技が可能であれば, 滅菌手袋・清潔野は必ずしも必要ではない).
❹ 局所麻酔を行う (※局所麻酔は必ずしも必要ではない).
❺ 20 mL注射器に18G針を取り付け, 関節穿刺を施行する.
　コツ　小関節では穿刺針を適宜23Gなどへ変更する. また, 関節内の液量が少ないときには注射器の大きさを小さくすると引きやすい. 小関節の穿刺や, 関節液量が少ないときの穿刺には関節エコーが有用である.
❻ 関節液が引けたら, 刺入部を用手圧迫し止血確認のうえ, 絆創膏などで保護し終了とする.

◇穿刺部位の例
- 膝関節：患者を仰臥位にし, 膝関節は伸展位にする. 針の刺入部位は, 膝蓋骨上方1/3の位置の外側または内側から1 cmが目安となる (図1). 膝窩に小さな枕を挟むと行いやすい.
- 肩関節：患者は坐位で手をひざに乗せた状態で穿刺する. 針を前方, 烏口突起のわずかに下方および外側から挿入し関節窩に向ける.
- 肘関節：腕尺関節には, 患者の肘関節を60°に屈曲し, 手関節を回内した状態で進入する. 針は関節の外側面の, 上腕骨外側上顆と尺骨の間に刺入する.

合併症とその対応

- 穿刺後の出血, 感染, 持続する疼痛などがあった場合には再評価が必要となる.

検査結果の評価

- 関節液評価の目安となる分類を表1に示す. **救急診療においては化膿性関節炎を見逃さないことが重要**である. また急性発症の関節炎としては結晶誘発性関節炎との鑑別も重要であり, その診断価値は高いといえる. 以下化膿性関節炎と結晶誘発性関節炎について主に記載する.

1) 化膿性関節炎
- 化膿性関節炎の診断に際して有用なのは関節液の細胞数, グラム染色と培養である. 関節液の細胞数については, 100,000/μLを超えるような場合, 陽性尤度比は28.0と高く化膿性関節炎の補助診断に有用である (表1). た

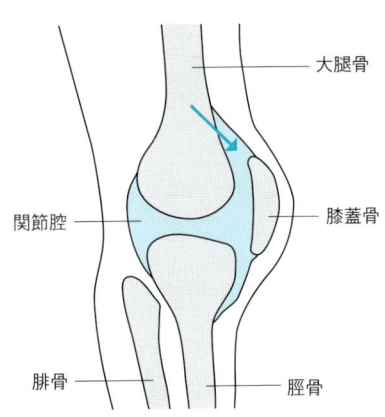

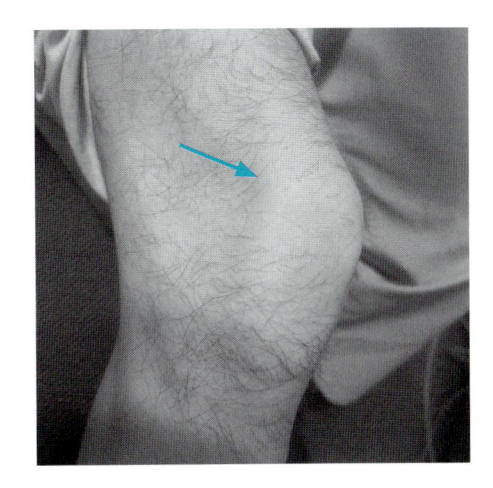

[図1] 膝関節での穿刺部

[表1] 化膿性関節炎における関節液評価

	感度（%）	特異度（%）	陽性尤度比	陰性尤度比
WBCs > 100,000/μL	29	99	28	0.71
WBCs > 50,000/μL	62	92	7.7	0.42
WBCs > 25,000/μL	77	73	2.9	0.32
多核球数 ≧ 90%	73	79	3.4	0.34

（文献1をもとに作成）

だし細胞数はあくまで炎症性関節炎の評価としての意味合いであり，起因菌同定にはつながらない．関節液の検体量が少なかった場合，優先されるべきは培養，グラム染色である．

2) 結晶誘発性関節炎

結晶誘発性関節炎は，細胞数やグラム染色を参考に化膿性関節炎を可能な限り除外したうえで確定診断のために偏光顕微鏡での結晶の存在証明を行う．痛風では尿酸ナトリウム結晶（白血球より大きな針状，Z軸に負の偏光），偽痛風ではピロリン酸カルシウム結晶（白血球より小さな不整形な菱形状，Z軸に正の偏光）が確認される．

注意点・ピットフォール

- 穿刺による腱損傷に注意が必要である．特に高齢者や関節リウマチの患者などでは腱走行の把握が必要である．
- 人工関節の穿刺，股関節穿刺，また自力で穿刺困難な場合は整形外科コンサルトが望ましい．
- 腫脹があるのに関節液を引けないときは，関節エコーでの液体貯留再確認とともに，アプローチ部位を変えてみるのも一手である．
- 化膿性関節炎における関節液のグラム染色の陽性率は必ずしも高率ではなく，安易に否定してはならず，**必ず培養結果を確認する**．また化膿性関節炎の多くは血流感染であり，抗菌薬投与前に関節液だけでなく，**血液培養を併せて提出することは非常に大切**である．

文献

1) Margaretten ME, et al : JAMA, 297 : 1478-1488, 2007
2) Kelly's Textbook of Rheumatology 9th ed. (Firestein GS, et al eds), Elsevier, 2013
3) American Academy of Family Physicians (http://www.aafp.org/home.html), arthrocentesisで検索

第9章 手技・検査
07 腰椎穿刺・髄液検査

林 健太郎

Point
- 被検者の体位が最も成否を分ける因子である
- 毎回同じ手順で行う

適応と禁忌

1) 適応
① 各種髄膜炎，脳炎
② 多発性硬化症，脱髄疾患
③ Guillain-Barré症候群，Fisher症候群
④ 初発の痙攣発作
⑤ 臨床症状だけでは診断がつかない神経疾患の鑑別

2) 禁忌
① 頭蓋内圧亢進状態
② 穿刺部に感染，脊髄の動静脈奇形がある場合

手技・検査の実際

1) 検査
● 正常髄液
- 外観：無色透明．70〜180 mmH$_2$O
- 髄液圧：側臥位で正常範囲．10 mLの採取で終圧は20〜40 mmH$_2$Oほど低下する（それ以上の低下は脊髄ブロックが疑われる）．
- 細胞数：5/μL以下（すべて単核球）．
- 総蛋白：15〜45 mg/dL．
- 糖：同時採血血糖の1/2〜2/3．

2) 手技（必ずマスクをして行う）
❶ 被検者に左側臥位をとらせ，両膝を両腕でおなかを抱え込み，へそを覗きこむように首を前屈させることで，腰椎棘突起の間を十分に開かせる．
   重要 この際背面全体がベッドに垂直に，脊柱は水平になるようにする．
   コツ 被検者が自分でうまく体位を取れないときは介助者が膝と首を押さえてできるだけ丸まってもらう．

❷ L4/5を穿刺点として選ぶ．うまくいかない場合はL3/4もしくはL5/S1で行う．2穿刺点をカバーするくらいの範囲で消毒し，清潔野を確保する．

❸ 皮下に麻酔を行い，再度位置を確認して背中に垂直に穿刺．麻酔はできるだけ細い針で，穿刺は21〜23Gが望ましい（筆者は21Gを使用している）（図1）．

❹ くも膜下腔に達したと思ったらスタイレットを抜き，髄液の流出を確認する（図2）．なければスタイレットを戻して2〜3 mm進めて再度確認する．
   コツ 針を90°回転させて針先の向きを変えると流出が得られることがある（針先の向きをかえる）．

❺ 検体の採取を行ったらスタイレットを戻して抜去する．安静は必ずしも必要ない．

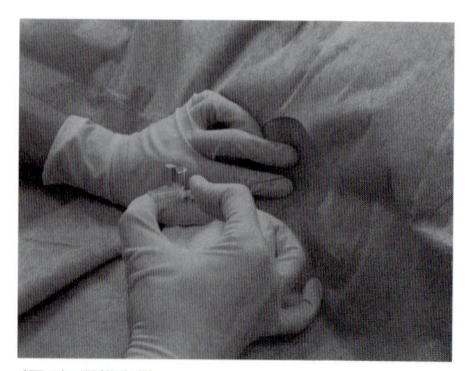

〔図1〕腰椎穿刺
背中に垂直に穿刺する．

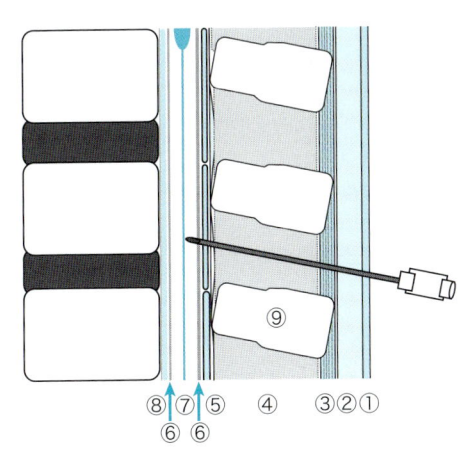

〔図2〕穿刺針刺部の解剖
硬膜下腔までの靱帯や組織の解剖は理解しておく必要がある．
①皮膚，②皮下組織，③棘上靱帯，④棘間靱帯，⑤黄色靱帯，⑥硬膜，⑦くも膜下腔，⑧後縦靱帯，⑨棘突起
（文献1より引用）

合併症とその対応

- **腰椎穿刺後頭痛**：穿刺後の起立性頭痛（臥位では無症状で起立して数秒から数分の間に出現する頭痛）．安静と水分補給で対応する．
- 不潔操作による髄膜炎．
- 局所の血腫．
- 針が矢状面から外れると神経根痛を呈する．

注意点・ピットフォール

- 治療前の**髄液検体は初回穿刺のみのこともある**ので抗体など特殊検査提出のためには保存検体を必ず確保しておくこと．
- うまくいかないときには粘りすぎず，すみやかに手を変えること．

文献

1) 弦切純也，太田祥一：腰椎穿刺と神経・脳波モニター．「救急ERノート 直伝！救急手技プラチナテクニック」（太田祥一/編），羊土社，2013
2) 「神経内科ハンドブック」（水野美邦/編），pp382-394，医学書院，2010
3) Straus SE, et al：JAMA, 296：2012-2022, 2006

第9章 手技・検査

08 胸腔穿刺・ドレナージ

樫山鉄矢

Point

- 胸腔穿刺やドレナージは，できる限りエコー下に行う
- 状況に応じて，針による穿刺，セルジンガー法によるドレナージ，太径チューブによるドレナージを使い分ける必要がある
- 横隔膜損傷に注意する．仰臥位では想像以上に横隔膜が高くなっていることがある

胸水穿刺（図1）

1) 適応
- 原因不明の胸水があれば，胸腔穿刺の適応と考えてよい．

2) 方法
❶ 状態が許せば，坐位でうつ伏すような体位をとってもらう（図1a）．
❷ 難しければ仰臥位でファーラー位とし，上肢を挙上した体位とする（図1b）．
❸ エコーで穿刺スペースを確認し，マーキングする．
❹ 23〜24G針を用いて局所麻酔する．肋骨の下縁に動静脈と神経が走行しているので，これを避け，肋骨上縁を滑らせるように針を刺入し，壁側胸膜まで麻酔する．
❺ 陰圧をかけながら針を進め，胸腔内に入ると胸水（気胸であれば空気）が吸引される．
❻ 胸腔内までの深さと方向を確認し麻酔を終了し，同じ位置から外套付き留置針等にて胸水を採取する．

標準的胸腔ドレナージ（図2, 3）

1) 適応
- 血胸，気胸，膿胸，肺炎随伴性胸水など．

2) 方法
❶ 仰臥位にて，第5肋間より頭側，かつ前－後腋窩線の間で行うことが多い．
❷ チューブは通常20Fr程度．外傷性血気胸では太めのチューブ（28F以上）を用いる．
❸ 試験穿刺と同様に麻酔した後，挿入する肋間の下側の肋骨上に，挿入するチューブ径に合わせて3〜4 cmの皮膚切開をおく（図2a）．
❹ 鉗子で皮下をしっかり剥離し（図2b），胸骨胸膜に達したら，胸膜を貫いて胸腔内まで鉗

a) 坐位の場合　　　b) 仰臥位（ファーラー位）

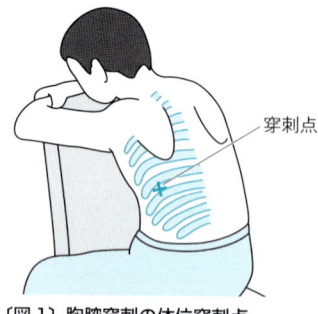

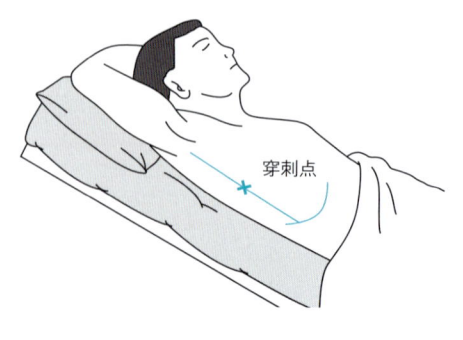

〔図1〕胸腔穿刺の体位穿刺点

子を進める(図2c).
❺胸腔内に指を挿入し,スペースを確認,確保する(図2d).
❻鉗子でチューブを把持し,胸腔内に誘導する.(図2ef,図3).

セルジンガー法によるドレナージ

- 小さな膿胸腔や自然気胸などのドレナージは,細いチューブで十分なことが多い.
- いわゆるセルジンガー手技に準じて,ガイドワイヤーを用いたチューブの挿入が安全である.心囊穿刺用などとして市販されているピッグテイルタイプのキットを用いる.

トロッカー(套管針)によるドレナージ

1)適応
- 大きな気胸や大量胸水などが適応である.
- 安全性の面からは必ずしもお勧めできないが,現実には最も広く行われている方法である.

2)方法
❶鉗子で皮下を剥離し,胸膜を貫いて胸腔内まで鉗子を進める.

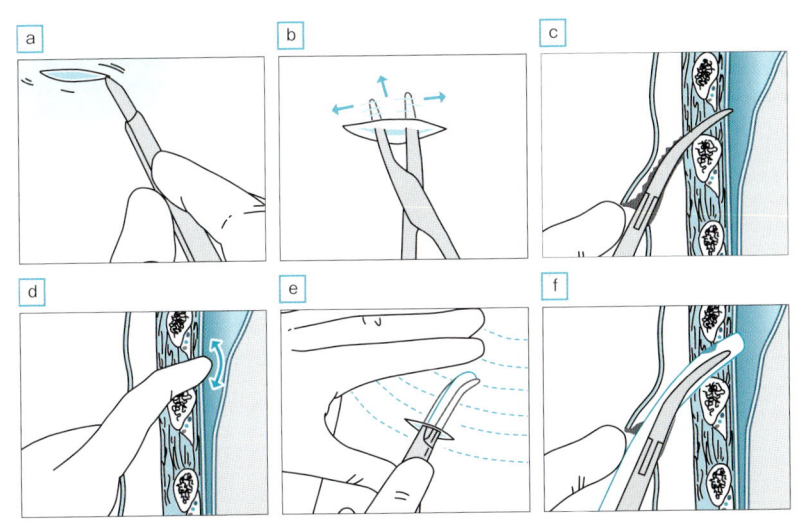

〔図2〕胸腔チューブ挿入の手順

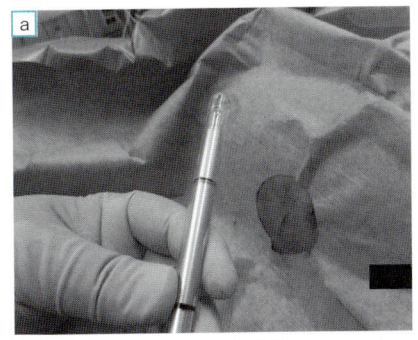

〔図3〕鉗子によるチューブの把持

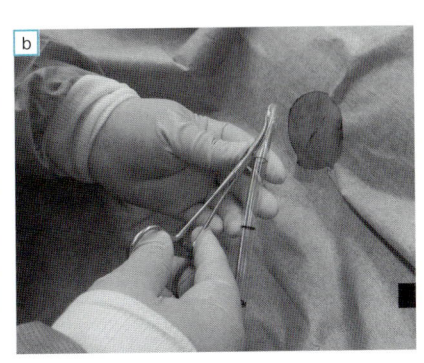

❷剥離した孔から内套入りのトロッカーを挿入する．肋骨に一度コツンとあててから，その上を通して胸膜上に誘導する．胸膜を破るときに少し力がいることもあるが，抵抗が強いときには無理をしない．
❸胸膜を貫いたら，さらに数cmトロッカーを進めた後，内套針を少しだけ引き抜き，内套針を芯にしたままチューブを入れたい方向に向けて進める．気胸の場合は肺尖部，胸水では背側などに向けることになる．

合併症

- **肺損傷**：頻度の多い合併症である．新たな気胸を生じ，ドレナージを要することがある．
- **出血**：通常，肋間動静脈は肋骨の下縁を走行している．**下縁を避けて穿刺**する．
- **横隔膜損傷**：仰臥位では，横隔膜位は想像よりも高いことが多い．横隔膜の血管や肝損傷を起こせば，大出血のリスクもある．**高めの穿刺が安全**である．
- **再膨張性肺水腫**：高度に虚脱した肺が，急速に再膨張した際に肺水腫が起こることがある．チアノーゼ，泡沫痰，湿性ラ音，X線で肺水腫様の像を呈する．利尿薬やステロイド投与が行われるが，確立した治療法はない．高度の虚脱が1～2日以上に及んだ場合には，急速に再膨張しないように細心の注意を払わなくてはならない．

文献

1) BTS Pleural Guideline Group：British Thoracic Society Pleural Disease Guideline 2010（https://www.brit-thoracic.org.uk/guidelines-and-quality-standards/pleural-disease-guideline/）

第9章 手技・検査
09 グラム染色

田頭保彰

> **Point**
> ☐ 採取できる検体はすべて採取しグラム染色を行う
> ☐ グラム染色には限界があることを知る
> ☐ グラム染色を控える状況を知る

適応と禁忌

- **適応**：感染症が想定される状況．問診・診察からフォーカスとなる臓器を定め，検体を採取する．必ず培養は提出し，残検体を使用し自分でグラム染色を行う．
  喀痰 ➡ 肺炎：採取は簡単であるが，膿性痰を染色する．
  尿 ➡ 尿路感染症：高齢者では症状が判然としないことが多く膿尿があれば染色する．
  髄液 ➡ 髄膜炎：遠心分離なしでは菌が見えないことがあるため解釈に注意する．
  関節液 ➡ 化膿性関節炎：ゴミと菌を間違えやすいため注意を要する．実は細菌以外にも結晶も観察することができる．
- **禁忌**：結核が疑われる患者の喀痰検体（染色中に空気感染するリスクがある）

手技・検査の実際（図1）

❶ **採取した検体を白金耳でスライドガラスに塗布する**（図1b）
  [コツ] 喀痰は放射状に薄く伸ばす．尿は逆にスライドガラスに○を描きその中に垂らす．
❷ **検体を固定する**：方法はガスバーナーでの乾燥固定法とメタノールによる液体固定法がある．施設によってこれらが置けない場合にはドライヤーが有用である．
❸ **染色する**（図1c）：グラム染色といっても使用する薬品はさまざまなので各施設の細菌検査室の方法に準じてほしい．不良な染色スライドを図2に示す．
  [コツ] 各染色液の染色時間は成書では30秒程度という記載が多いがERは多忙である．筆者は10秒程度でも十分に染色できると感じている．
  [重要] 一番神経を使うのは**アルコールによる脱色**である（図1d）．水洗のタイミングは，最初は検査技師に教えてもらいそれからは数をこなすことである！
❹ **乾燥させる**：自然乾燥では時間がかかるので，急いでいる場合は，ドライヤーでスライドガラスを斜めにして乾燥させれば速い！
  [重要]
  ・尿：解釈は比較的簡単であるが，染色は意外と難しいことがある．
  ・喀痰：染色は比較的簡単であるが，解釈が難しい．
  ・髄液：菌量が少ない場合遠心分離しないと見えないことがある．

合併症とその対応

- 日本は結核中蔓延国であり，高齢者・路上生活者・免疫不全者（透析患者）・上葉の肺炎患者・結核の家族歴がある患者では常に結核は鑑別に入れる．結核は疑わないと診断できない．

検査結果の評価

1）大原則
- 染色したスライドが評価してもよい検体であるかを確認する．
- 自分がグラム染色を評価できるのかを認識する．
- 解釈には知識と経験が必要であり，最初は検査技師や上級医との答え合わせは必須であ

ER実践ハンドブック

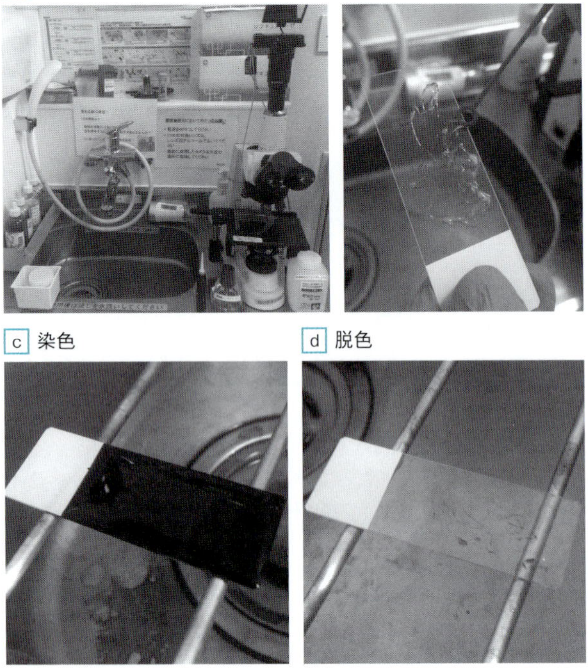

a 全体像
b 検体を塗布
c 染色
d 脱色

〔図1〕グラム染色の手順
a：全体像．当院ERではこのような場所で染色している．
b：検体を塗布．喀痰は薄くのばすことで上手く染色ができる．
c：染色．筆者は10秒程度で染色を素早く行っている．
d：脱色．一番重要な工程であり，薄い青色程度が目安である．
[Color Atlas 24, p.20参照]

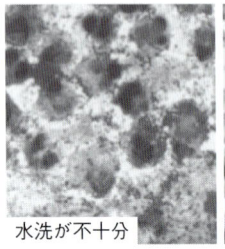

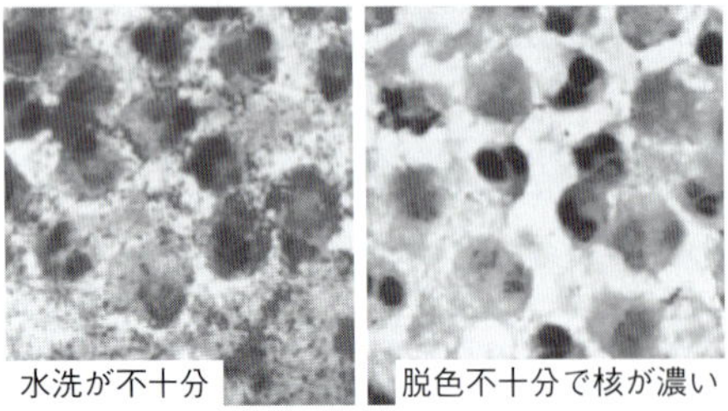

水洗が不十分　　脱色不十分で核が濃い

〔図2〕グラム染色の不良例
[Color Atlas 25, p.20参照]

る．経験が不十分で不適切な評価により治療方針が決まった場合はときに患者の予後に影響する．

2）判定方法

❶**顕微鏡の準備**：対物レンズ10倍と100倍を使用する．100倍のレンズは油浸レンズである．

❷**10倍で観察する**：染色が上手くされているか評価する．この時点では細菌の形までわからないので白血球をみつけることが重要である．何も見えない場合は，何もいないか流れてしまったことを意味する．喀痰に関しては，WBC数が1視野で＞25個，扁平上皮細胞の数が＜25個であれば良質な痰と判断する（Geckler分類4，5に相当）．

コツ 10倍で白血球が多い場所を探して，油浸を忘れずに対物レンズ100倍にして観察する．

❸**100倍で観察する**：臨床上，圧倒的に重要なのは"グラム陽性球菌（青紫色の丸）"と"グラム陰性桿菌（赤色の棒）"である．それ以上の細かな形態からの菌の同定は本書では割愛する．グラム染色のアトラスやアプリを参考にしてほしい[1)～3)]．

重要 すでに抗菌薬が投与されていると菌の形が変形したり，いたはずなのに菌がいないこともある（ある意味治療効果判定にな

る)．また，抗菌薬投与がなくても白血球だけのときもあるが，それは必ずしも感染症を否定できることにはならず，グラム染色では染まらない菌やウイルスがいることを示唆するかもしれない．また，関節液などは感度が低いため，グラム染色の限界を常に認識しておく．

❹**後片付け**：レンズをアルコールで拭き，流しなどもきれいにし，不要な検体は医療廃棄物のゴミ箱に適切に破棄する．

❺**治療の評価**：筆者の初期研修病院では必ず治療開始後のグラム染色も行う研修であったため，肺炎や尿路感染症では数時間後に再度検体を採取しグラム染色を行っていた．適切な抗菌薬が投与されていればほとんどのケースで菌の消失か変形を確認でき，安心して治療ができたことを覚えている．

注意点・ピットフォール

- グラム染色の方法自体は簡単であるが，コツを押さえないと誤った解釈に陥る！
- グラム染色は完璧ではないので，培養結果との答え合わせを必ず行う！
- 結核が疑われる患者の喀痰をERではグラム染色しない方がよい．自分や他の医療従事者に感染するリスクがゼロではないからである．

文献

1) 簡易グラム染色アトラス：グラム染色道場（http://gram-stain-id.cocolog-nifty.com/blog/files/gssg.pdf）
2) 「第2版　感染症診断に役立つグラム染色」（永田邦昭／著），シーニュ，2014
3) 「グラム染色アトラス」（iOSアプリ），一般財団法人太田総合病院

第9章 手技・検査

10　12誘導心電図

永田健一郎

Point

- 過去の心電図が参照できる場合は，必ず比較して評価を行う．とりわけ胸痛患者では必ず過去のものと比較を行い，軽微な変化を見逃さない

手技・検査の実際

❶ 図1（肢誘導），図2（前胸部誘導）に従って各誘導を付けていく．
　コツ　装着部の皮膚をアルコール綿で拭いたり，濡れたガーゼなどで拭っておくとよい．
　コツ　第4肋間は胸骨角が第2肋骨と並行の位置にあることから同定（第2肋間は第2肋骨の下の窪み）する．

❷ 1mV＝10mmの感度，紙送り速度25mm/秒の設定になっているか確認する．
　コツ　QRSの振幅が大きく，枠内に入りきらないときは感度を1/2の設定にする．頻脈でP波，QRS，T波の分離がしにくいときは，紙送り速度を50mm/秒にすると波形が見やすくなることがある．

❸ 患者に深い呼吸をしないように，体を動かさないように呼びかけ，開始ボタンを押す．

◇注意点

右手と左手の誘導付け間違えではⅠ誘導のP，QRS，Tがすべて陰性で，本来逆転波形のaV$_R$所見がaV$_L$にみられる．この場合には，四肢電極を確認する．

検査結果の評価

Step1：調律・P波（正常0.06～0.10秒心房波）

- 正常洞調律：Ⅱ誘導で同じ形の陽性のP波であり，かつ50～100/分で規則正しい．
- 異所性心房調律：Ⅱ誘導で陰性のP波が規則正しくみられる．

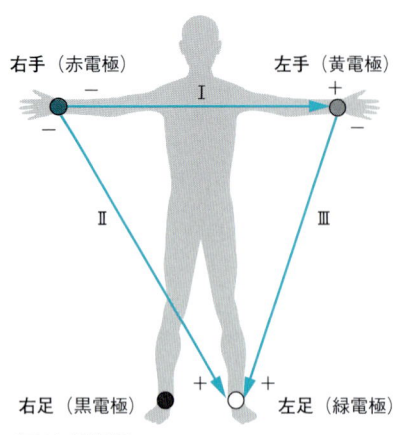

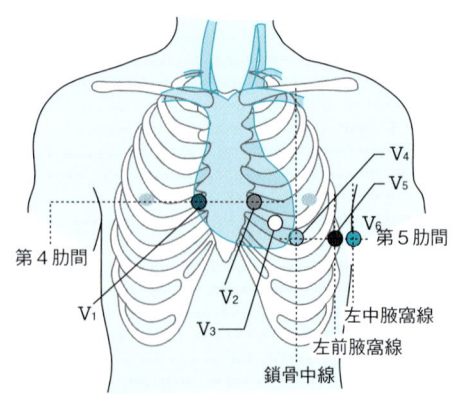

〔図1〕肢誘導

右手（赤電極）　左手（黄電極）
右足（黒電極）　左足（緑電極）

〔図2〕前胸部誘導

第4肋間
第5肋間
左中腋窩線
左前腋窩線
鎖骨中線

V$_1$	赤電極	胸骨右縁第4肋間
V$_2$	黄電極	胸骨左縁第4肋間
V$_3$	緑電極	V$_2$とV$_4$の間の中間
V$_4$	茶電極	鎖骨中線第5肋間
V$_5$	黒電極	前腋窩線，V$_4$の高さ
V$_6$	紫電極	中腋窩線，V$_4$の高さ

- 期外収縮：P波が1拍異なるタイミングで出現する．
- 粗動：250〜350/分の頻度で持続するもの．
- 細動：350/分以上の頻度で持続するもの．
- 心房静止：基線がフラットの状態（QRSは接合部調律）．

Step2：心拍数（正常60〜100/分）
- P-PあるいはR-Rの間隔の間にいくつ5 mmのマスが含まれるかカウント．300÷マス数＝心拍数．

Step3：PQ（正常0.12〜0.20秒）
- すべてで延長：Ⅰ度房室ブロック：RR整．
- 徐々に延長：Wenckebachブロック（Ⅱ度房室ブロック）RR徐々に延長．
- あるとき突然延長しQRSが落ちる：MobitzⅡ型ブロック．

Step4：QRS（正常0.06〜0.10秒）
- P波に追従しているか：
  - ➡ している：心房と心室間の刺激伝導が維持されている（程度によりⅠ〜Ⅱ度房室ブロックに分類）．
  - ➡ していない：心房と心室間の刺激伝導が途絶えている（房室解離・心室頻拍・完全房室ブロック）．
- 出現するタイミングは規則的か：
  - ➡ reguler→QRS幅がnarrow：正常調律（P波に追従）or 完全房室ブロック（P波と独立）．
  - ➡ reguler→QRS幅がwide（3 mm以上）：
  - ・左脚ブロック（V_1でrS＋増高陽性T, I/aV_L/V_5/V_6で分裂したR＋陰性T）
  - ・右脚ブロック（V_1で分裂しrsR'＋陰性T, I/aV_L/V_5/V_6でSが広い＋陽性T）
  - ・上記以外は心室内変行伝導とする
  - ・心室頻拍（P波と独立）
  - ➡ irreguler→QRS幅がnarrow：
  - ・上室性期外収縮（単発）or心房粗細動orⅠ〜Ⅱ度房室ブロック
  - ・非伝導性上室性期外収縮：あるときRRが突然延びる＋T波の後ろに他と異なる形状のP波
- ➡ reguler→QRS幅がwide（3 mm以上）：
  - ・心室性期外収縮（単発）or 変行伝導や脚ブロックを伴う心房粗細動 or 心室細動（P波と独立）
- 異常Q波がないか：aV_Rを除く連続する2誘導での幅1 mm以上かつ深さがRの1/4以上となっているか．
- R波はどうか：V_1〜V_6に向かって徐々に増高していく形をとっているか．
  - ※ poor R progressionとは：V_1〜V_3にかけてR波が低く不変（前壁の心筋障害を示唆する）となる．ただし左室肥大やCOPD, 肺性心でも正常変異としてみられる．
- 電位は正常か：SV1＋RV5 or RV6＜35 mm, RV5 or RV6＜26 mmとなっているか．
  - ➡ 高電位：左室肥大．
  - ➡ 低電位（肢誘導でR＜5 mm, 前胸部誘導でR＜10 mm）：四肢浮腫, 心嚢液貯留．

Step5：ST-T（T波正常0.10〜0.25秒）
- 胸痛を伴う状況下での連続する2誘導でのST上昇・新たに出現したST低下：急性冠症候群（ACS）の可能性．
- 見落としを防ぐには可能な限り過去にとられた心電図と比較する．ACSでは対側性変化を伴うことが多く，対側誘導のST低下にも着目する．
- 全誘導でのST上昇（対側性変化がない）＋aV_RでのPR上昇（特徴的所見）：心膜炎．
- Ⅱ, aV_L, aV_F, V_1ではT波は陰性でも正常．若年ではV_1〜V_3まで陰性Tであることもある．

Step6：QT（QTc＝QT/√RR 350〜440ミリ秒が正常）
- T波の終点がRR間隔の1/2を越えていれば延長を疑う．

文献
1) PruntKin JM：ECG tutorial：Basic principles of ECG analysis, Up To Date, 2015

第9章 手技・検査

11 腹部エコー

堀部昌靖

Point

- □ 自分なりのルーチンを決め，全体を見逃しなく円滑に検査をすることが重要である．正常な所見をたくさん見ることで異常に気が付くことができるようになる
- □ 腹部エコーによる診断は術者の力量によるので，所見があれば信用してよいが，所見がないからといって疾患を否定できるわけではない

適応と禁忌

- 一般的には肝臓・胆嚢・膵臓・脾臓・腎臓・脈管系（下行大動脈・下大静脈・腎動脈）骨盤内臓器（膀胱・前立腺）を対象とする．ときに子宮・卵巣も対象とするが，これらは経腟などの専用プローブで検査することが多い．
- 禁忌は特にない．

手技・検査の実際（図1）

実際の走査，腹部エコー所見とその解釈を以下に示す．

❶心窩部横走査

- 左肝内胆管の拡張 ➡ 閉塞性黄疸：通常肝内胆管は白い線のようにしか描出されないが，閉塞性黄疸の際は並行する門脈の径と同程度まで拡張する（parallel channel sign）．
  - コツ ドプラを用いると門脈は血流があるが，胆管は血流がないので鑑別に有用である．
- 主膵管の拡張（3 mm以上）（図2），膵周囲液貯留 ➡ 膵炎：脾静脈（黒い弓なりに見える）を目標とし，そのすぐ上が膵体部である．通常主膵管は白い線のようにしか描出されないが，膵疾患のある場合は拡張する（ドプラで血流なし）．
  - 重要 実際膵炎の際は腸管ガスによって膵臓が描出困難なことが多いので無理に描出することにこだわらない．
- 肝内デブリを伴う低エコーな腫瘤，不規則な内部エコー，壁は不整 ➡ 肝膿瘍：注意深く肝全体を観察しないと指摘は難しい．余裕が

あればドレナージが可能かどうか穿刺ルートも考える．
  - コツ まずはCTで指摘されている膿瘍を描出することから練習する．

❷心窩部縦走査

- 腹水，肝の辺縁 ➡ 肝硬変：腹水は肝表面に黒く描出される．肝表面の凹凸，辺縁鈍があれば肝硬変が示唆される．
- 上腸間膜動脈の血流（図3，正常像）➡ 上腸間膜動脈血栓症．
  - 重要 特に基礎疾患に心房細動がある場合は常に考慮する．
  - コツ 大動脈から腹腔動脈，上腸間膜動脈の順に分岐しており，それを指標に同定する．ドプラで血流を評価する．評価が難しい場合はCTが必要である．

❸右季肋弓下（肋骨に沿った斜め）走査

- 胆嚢壁の肥厚（三層構造），胆嚢腫大（長径9 cm以上，短径3.5 cm以上），デブリ，胆嚢結石 ➡ 急性胆嚢炎：プローブによる圧痛が特徴的である（超音波的Murphy's sign）．
  - コツ 結石，胆泥は体位変換によって移動したり，形が変わるので体位変換を試してみる．コレステロール石の場合は音響陰影を認めるが，ビリルビン石は不明瞭である．
  - 重要 胆嚢周囲の無エコー域は膿瘍や浸出液を示唆し，重症な急性胆嚢炎の所見である．

❹右季肋部縦走査

- 総胆管の拡張（図4，正常像）➡ 閉塞性黄疸：総胆管は門脈の上側を併走しショットガンサイン（shotgun sign）を呈する．
  - コツ 総胆管はドプラで血流がないが，門脈

11 腹部エコー

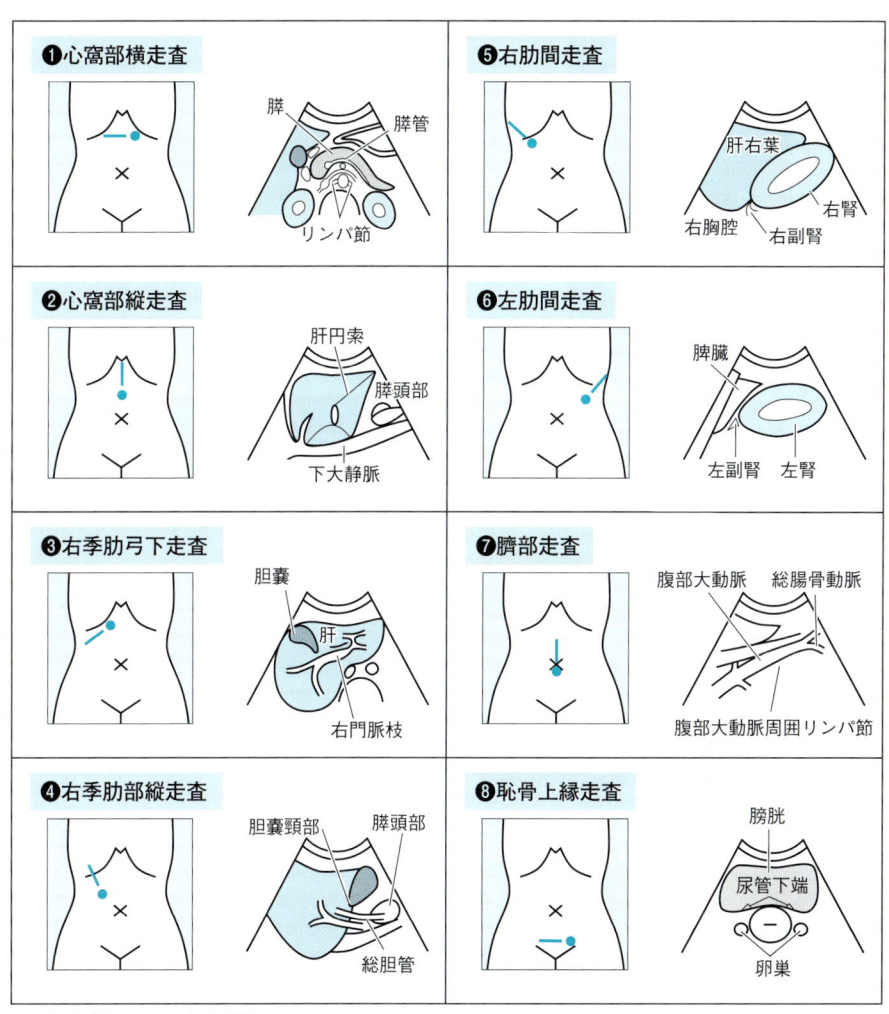

〔図1〕腹部エコーの走査手順

❶心窩部横走査 — 膵, 膵管, リンパ節

❷心窩部縦走査 — 肝円索, 膵頭部, 下大静脈

❸右季肋弓下走査 — 胆囊, 肝, 右門脈枝

❹右季肋部縦走査 — 胆囊頸部, 膵頭部, 総胆管

❺右肋間走査 — 肝右葉, 右胸腔, 右副腎, 右腎

❻左肋間走査 — 脾臓, 左副腎, 左腎

❼臍部走査 — 腹部大動脈, 総腸骨動脈, 腹部大動脈周囲リンパ節

❽恥骨上縁走査 — 膀胱, 尿管下端, 卵巣

(文献3をもとに作成)

は血流を認めるため鑑別に用いる.

重要 Seven-eleven rule：7 mm 以上は軽度拡張, 11 mm 以上は明らかな拡張で閉塞性黄疸を強く示唆する.

- 総胆管内の高エコー ➡ 総胆管結石：柔らかい泥状の石（ビリルビン結石）が多いため, 胆囊結石よりも低エコーで音響陰影も弱い.

❺右肋間走査

- 右肝内胆管の拡張 ➡ 閉塞性黄疸（図5）.
- 肝内デブリを伴う低エコーな腫瘤, 不規則な内部エコー, 壁は不整 ➡ 肝膿瘍.
- 胆囊壁の肥厚（三層構造）, 胆囊腫大（図6）（長径9 cm 以上, 短径3.5 cm 以上）, デブリ, 胆囊結石 ➡ 急性胆囊炎.
- 腎実質エコーの上昇, 腎萎縮をチェック ➡ 慢性腎不全.

第9章 手技・検査

ER実践ハンドブック　567

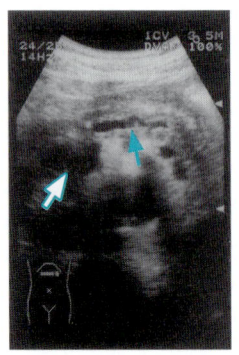

〔図2〕主膵管の拡張（膵癌）
膵頭部に腫瘤を認め（△）その尾側の膵管が拡張している（→）．
（文献4より転載）

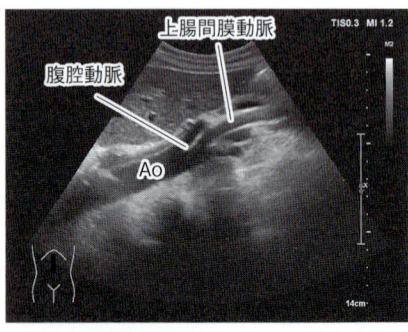

〔図3〕上腸管動脈（正常像）
（文献5より転載）

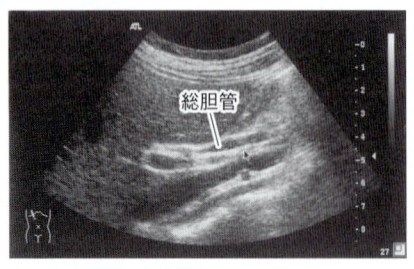

〔図4〕総胆管（正常像）
（文献6より転載）

重要 クレアチニンクリアランス（Ccr）50～100 mL/分で腎実質のエコーの上昇，50 mL/分以下では腎全体の萎縮・皮質の菲薄化が出現するといわれており，造影CTの適応を慎重に判断する．

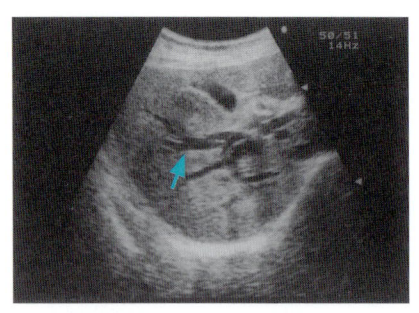

〔図5〕肝内胆管の拡張（肝内胆管癌）
肝内胆管の拡張を認める（→）．
（文献7より転載）

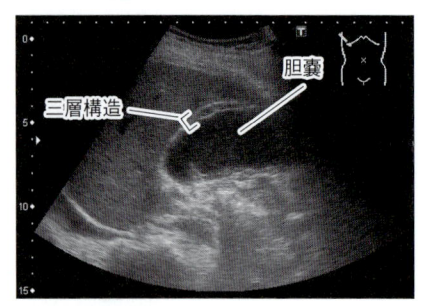

〔図6〕胆嚢壁の肥厚（胆嚢炎）
（文献8より転載）

コツ 腎臓が描出しにくいときは背部からプローブを当てると描出できることが多い．

- 右腎盂・腎杯の拡張（図7）➡ 右水腎症：肝臓のやや下に右腎臓が描出される．
- 右尿管内の高エコー音響陰影 ➡ 右尿路結石：腎実質内であれば腎石灰沈着症を考える．

❻左肋間走査
- 脾腫 ➡ 肝硬変：脾臓の尾側に左腎臓が描出される．
- 左腎盂・腎杯の拡張をチェック ➡ 左水腎症：脾臓のやや下に左腎臓が描出される．
- 左尿管内の高エコー音響陰影 ➡ 左尿路結石．
- 腎実質エコーの上昇，腎萎縮 ➡ 慢性腎不全．

❼臍部（縦，横）走査
- 腹部大動脈瘤径（5 cm以上）（図8），周囲の後腹膜に血腫 ➡ 腹部大動脈瘤破裂：腹部大動脈瘤は腎動脈分岐部以下に発生し，両側腸骨動脈に及ぶことが多い．破裂するのは径が5 cm以上のことが多く，血液は後腹膜に

11 腹部エコー

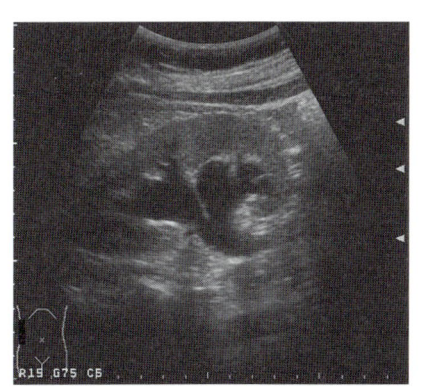

〔図7〕腎盂・腎杯の拡張（右水腎症）
（文献9より転載）

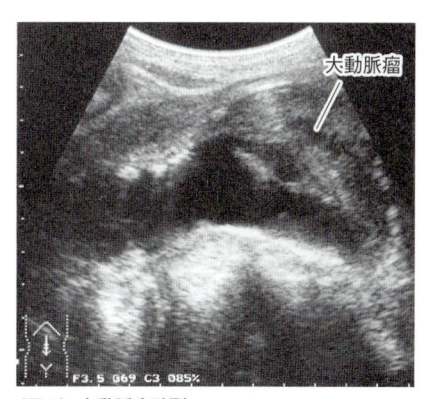

〔図8〕大動脈瘤破裂
（文献10より転載）

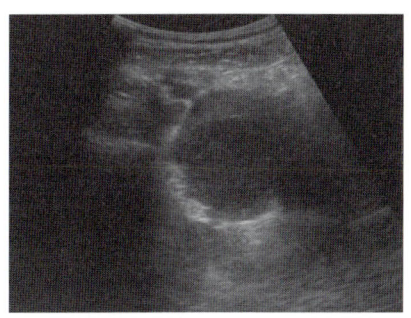

〔図9〕卵巣腫瘍（内膜症性嚢胞：チョコレート嚢胞）
（文献11より転載）

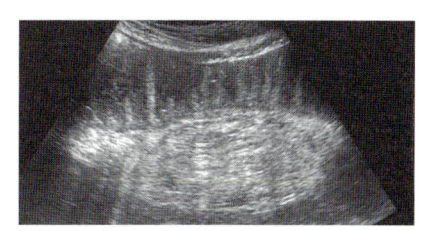

〔図10〕イレウス（key-board sign）
（文献12より転載）

溜まる．

❽ 恥骨上縁（縦，横）走査
- 圧痛部位に一致した卵巣嚢腫（図9）➡ 卵巣嚢腫軸捻転：5 cm以上の卵巣嚢腫のことが多い．
- 膀胱内の著明な尿貯留 ➡ 尿閉：前立腺肥大や抗コリン薬の使用の有無を確認する．腹痛を主訴に来院する高齢者の場合，尿閉が原因のこともあり，導尿により改善する．
- 子宮近傍の卵嚢（子宮内に卵嚢がないことを確認）➡ 異所性妊娠：妊娠反応が陽性で，Douglas窩に液体貯留があれば，異所性妊娠の破裂に伴う腹腔内出血を考える．

❾ その他部位
- 腸管の突出した壁肥厚像 ➡ 憩室炎：圧痛部位に一致して結腸外側に突出する低エコー

（中心は高エコー）を呈する．
- 盲端で壁肥厚を伴ったソーセージ状管状物 ➡ 虫垂炎：短径6 mm以上を腫大とし，膿瘍形成を認めることもある．

  コツ 盲腸から粘膜下層が連続性となっている盲端を指標に虫垂を同定する．

  重要 急性虫垂炎の腹部エコーでの描出率は70％であり，疑わしい場合はCTの撮影が望ましい．
- Key-board sign（小腸内腔が貯留した液体で拡張し，Kerckring皺壁が櫛状に見える）（図10）➡ 無ガス性イレウス：X線ではなく，超音波でもイレウスは診断可能である．腸内容物が腸内を行ったり来たりする動きもイレウスの重要な所見である（通常の腸蠕動は一方向にしか動かない）．
- Pseudokidney sign（肥厚した腸管壁，狭窄した内腔のガス像）➡ 胃がん，大腸がん：胃がんでは6 mm以上，大腸がんでは4 mm

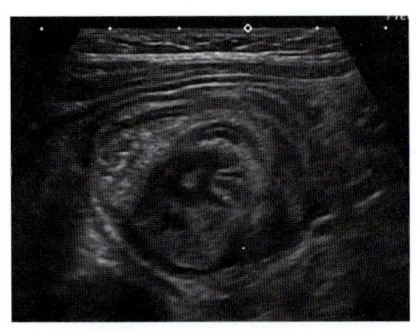

〔図11〕腸重積（multiple concentric ring sign）
（文献12より転載）

以上の粘膜の不整な肥厚を認め，層構造は消失する．腎に似た超音波像となり，消化管のがんには特徴的である．
- Free air ➡ 消化管穿孔：多重反射を伴う帯状の高エコーである．消化管の深い潰瘍や腹部外傷によって消化管が穿孔した際に生じる．肝臓と腹壁の間（肝表面）にエコー輝度が高い空気を描出されることが多いが，少量の場合は穿孔部付近にしかみられないこともある．体位変換によって移動することもfree airの特徴である．

- Multiple concentric ring sign（図11）➡
腸重積：腸壁が重なり，同心円状の構造がリング状に見える．腸管の一部が連続する腸管内に入り込んで発生する．小児の場合は原因不明のことが多い．

合併症とその対応

- 腹部エコーに伴う合併症は特にない．

注意点・ピットフォール

1）機械の設定
- 下記の操作で常に適正な輝度を保つように調整しながら行う．
  ・ゲインの調整（ツマミを回して全体の輝度を調整）
  ・STC（sensitivity time control）の調整（プローブから浅いところ，深いところの輝度の調整）

2）ゲルは十分に塗布・補充し，圧迫は強めに行う
- ゼリーを用いたり，強くプローブを患者に当てることで腸管ガスを排除でき，描出しやすくする．

文献

1) 松原馨：日本放射線技術学会雑誌，56（10）：1218-1230，2000
2) 「腹部エコー法マスターガイド 改訂第2版」（荒木康之，他／著），診断と治療社，2003
3) 「東京ER多摩総合マニュアル」（樫山鉄矢／編），中外医学社，2014
4) 笹沼英紀，岸本信三：膵癌．「基本をおさえる腹部エコー 改訂版」（谷口信行／編），pp142-144，羊土社，2014
5) 西山謹吾，他：レジデントノート増刊，17（5）：906-914，2015
6) 紺野 啓：胆嚢・胆管．「基本をおさえる腹部エコー 改訂版」（谷口信行／編），pp64-66，羊土社，2014
7) 笹沼英紀，岸本信三：結節性肝病変．「基本をおさえる腹部エコー 改訂版」（谷口信行／編），pp112-124，羊土社，2014
8) 長谷部拓夢：上腹部痛!?胆嚢くらいは自分でみたい！「あててみるだけ！劇的！救急エコー塾」（鈴木昭広／編），pp59-66，羊土社，2014
9) 柏木友太：レジデントノート増刊，17（5）：927-933，2015
10) 佐藤通洋：血管疾患．「写真とシェーマでみえる！腹部エコー」（住野泰清／編），197-198，羊土社，2007
11) 岸 真衣，他：レジデントノート増刊，17（5）：934-941，2015
12) 鈴木康秋：レジデントノート増刊，17（5）：942-951，2015

第9章 手技・検査

12 心エコー

永田健一郎

> **Point**
> □ 仰臥位では描出が難しい場合は必要に応じて左側臥位にして行う．左側臥位では心臓が胸壁に近づき，描出しやすくなる
> □ 救急の現場ではポイントを絞って，スピーディに評価することが重要である

適応と禁忌

- 息切れや下腿浮腫，胸背部痛など循環器疾患を疑わせるときに適応となる．

手技・検査の実際

❶ 検査を行う旨，非侵襲的ではあるが，プローブを当てる際に痛みがある場合があることを説明する．
❷ エコーの機械を立ち上げ，セクタープローブ（扇型走査）が選択されていることを確認する．
❸ 胸部の聴診をする（雑音や過剰心音の聴取）．
❹ 心電図を装着する．
❺ 左側臥位をとってもらう．
　コツ 肺気腫などで左側臥位でも観察できない場合は心窩部アプローチで観察できる場合がある．
❻ 胸骨左縁長軸断面（図1）→短軸→心尖部断面の順番で観察する．
　コツ 呼吸で観察が不良な場合は呼気で息止めを行う．

検査結果の評価

Step1：心臓周辺をみる

心嚢液の貯留，胸水の貯留，上行・下行大動脈，下大静脈，肺

- 心臓の周りにどの程度心嚢液が貯留しているか，また心室腔（右房/右室/左房/左室）が虚脱した所見がないか（虚脱→心タンポナーデの可能性）をみる（図2）．
- 大量の胸水が貯まっている場合は心臓の外側

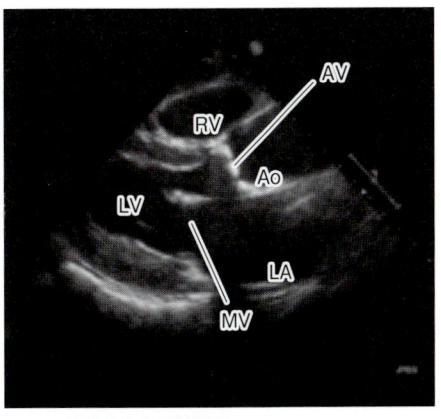

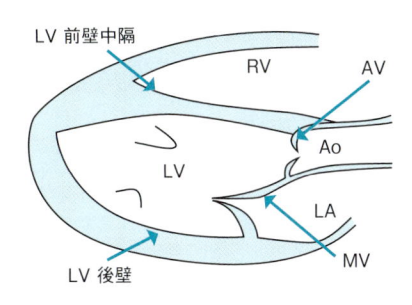

〔図1〕傍胸骨左室長軸断面
左房（LA），左室（LV），右室（RV）の形状や大きさ，大動脈弁（AV），僧帽弁（MV）の可動性や性状もこのビューで大まかに評価することができる．また心嚢液の貯留や上行大動脈内のフラップなども観察することができる．またasynergyについても，ある程度広範囲の前壁梗塞や下壁梗塞であれば異常な壁運動がこのビューでも観察できる．

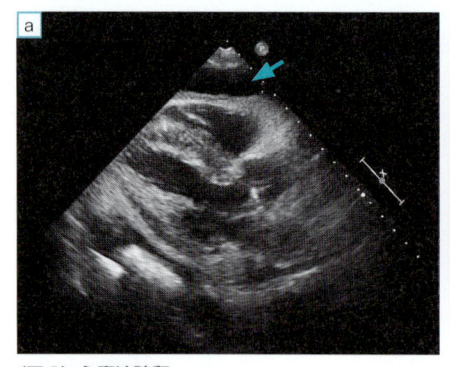

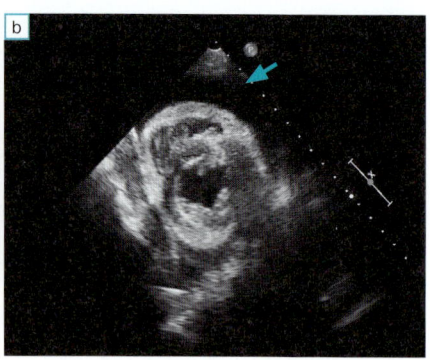

〔図2〕心嚢液貯留
a：傍胸骨長軸像，b：左室短軸像

〔表1〕下大静脈（IVC）径からみる推定右房圧

IVC径	Sniffingによる径の変化率	推定平均右房圧	中心静脈圧
≦ 21 mm	＞ 50 %	3 mmHg	正常から低下
	＜ 50 %	8 mmHg	正常
＞ 21 mm	＞ 50 %		
	＜ 50 %	15 mmHg	中心静脈圧上昇

（文献1をもとに作成）

に接する形でエコーフリースペースを認める．また肺内にコメットエコーを認める場合は肺のうっ血状態を疑う．
- 大動脈解離では上行大動脈や下行大動脈内にフラップが観察されることがある．
- 下大静脈の径や呼吸性変動の有無を確認する（表1）．20 mm以上に拡張し，呼吸性変動が消失している場合は右室負荷があると考える．

Step2：心臓の大まかな動きをみる
心臓の収縮，壁運動異常（asynergy）
- 救急の現場では正確なEF（左室駆出率）を測定する必要はない．よく動いているのか，動きが弱って見えるかの判断ができればよい．
- 局所壁運動異常は心電図変化とも照らし合わせて注目し観察する（前胸部誘導でSTが上昇していれば前壁の運動が低下しているはず…）．
- どのビューでどの壁を見ているのかは事前に理解しておく必要がある（図3）．収縮時に壁が厚みを増している（thickening）かどうか

にも注意して観察する．

Step3：心臓の形態をみる
左室壁の肥大や菲薄化，心筋の浮腫，右室の大きさ，弁の性状・動き
- 心筋症では心室壁の肥厚や菲薄化がみられる．形態的に肥大型心筋症や拡張型心筋症，その他心筋症の可能性はないかを注意して見る．心筋炎では心筋の輝度がやや低下し厚みをもったように観察される．
- 右室負荷をきたす疾患（肺塞栓症・心不全・肺高血圧症・シャント疾患etc…）では右心系が拡大する（図4）．「何となく普通より右心系が張っているな」といった印象をもてることが大事である．右室収縮末期圧の測定ができるとなおよい．救急の現場で正確に弁膜症の重症度を判断するには熟練を要する．まずはしっかり聴診を行い，それを裏づけるような弁の変性や運動異常がないかを形態的に評価する．しっかり描出できるようになればカラードプラや流速測定を行い，重症度評価

A) 四腔断面　B) 二腔断面　C) 長軸

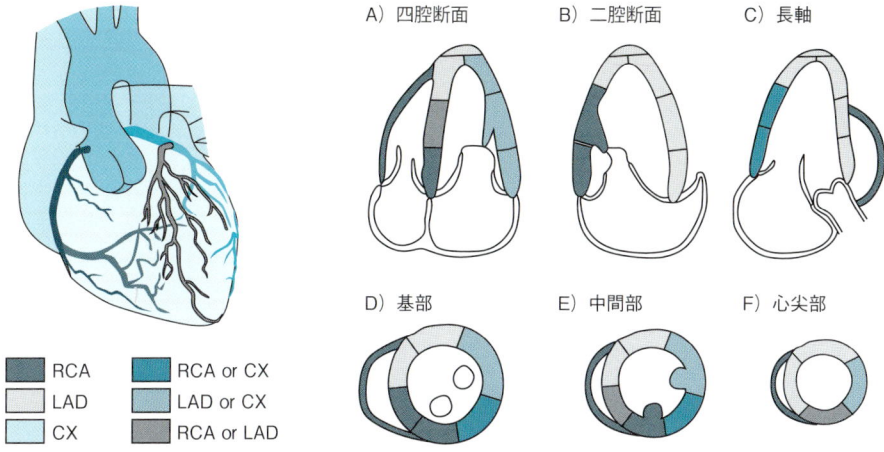

D) 基部　E) 中間部　F) 心尖部

■ RCA
■ LAD
■ CX
■ RCA or CX
■ LAD or CX
■ RCA or LAD

〔図3〕冠血流支配と心尖部からの壁運動の評価
(文献2より引用)

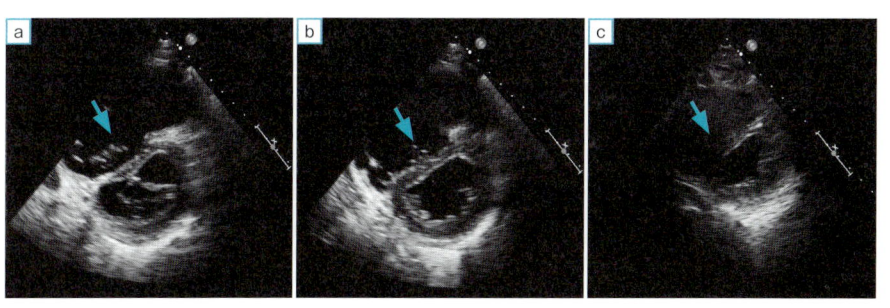

〔図4〕右室拡張，左室圧排所見
a：左室基部，b：左室中間部，c：左室心尖部

を行うが，救急の場では要求されない．

◇**右室収縮末期圧の測定（ベルヌーイの定理）**
- 右室収縮末期圧（RVSP）＝ 4 ×（三尖弁逆流血流波形のpeakV)^2＋下大静脈から予測する推定右房圧．
- これが 40 mmHg 以上であれば肺高血圧の存在を疑う．
- 傍胸骨長軸あるいは短軸，心尖部4腔像で三尖弁を描出し，カラードプラで逆流を確認したら，なるべく逆流と平行になるようにカーソルを置く．CW（連続波ドプラ）を用いて血流波形が得られたら，放物線の頂点の速度を測定する．

注意点・ピットフォール

- 救急の場では詳細な評価よりも診断や病態のきっかけになるような情報を得られれば十分であり，詳細な情報は入院後に評価する．

文献

1) Rudski LG, et al：J Am Soc Echocardiogr, 23：685-713；quiz 786-8, 2010
2) Lang RM, et al：J Am Soc Echocardiogr, 18：1440-1463, 2005
3) Lichtenstein DA & Mezière GA：Chest, 134：117-125, 2008

第10章

ERの頻用薬剤

第10章 ERの頻用薬剤

01 輸液製剤

九鬼隆家

Point
- [ ] Na濃度，K濃度，Glu濃度により分類し，特にNa濃度により体内分布を理解する
- [ ] 急性期のVolume resuscitationは思い切りよく行う

生理食塩水，5％ブドウ糖液

- 生理食塩水（NS：Normal saline）：Na 154 mEq/L, Cl 154 mEq/L
- 5％ブドウ糖液（D5W：dextrose 5％ water）：Glu 5％（25 g = 100 kcal/500 mL）

◇解説
- すべての基本はNSとD5Wであり，その比率を調整してあるだけであると考える ➡ 3号液はNa 35 mEq/LでNSの約1/4であるから，1日に3号液500 mL 4本点滴するなら，D5W 500 mL 3本とNS 500 mL 1本投与すれば大体同じことである．
- NSは細胞外液に分布する ➡ 1,000 mL中，250 mLが血管内，750 mLが間質液に．
- ブドウ糖はすみやかに代謝されるのでD5Wは自由水であり細胞内液にも外液にも均等に分布する ➡ 1,000 mL中，667 mLが細胞内液，250 mLが間質液に，83 mLが血管内に．
- 血管透過性が正常なら膠質液（アルブミンなど）は血管内に分布する．
- 救急やICUの場での蘇生輸液に膠質液を使うか晶質液（生理食塩水など）を使うかで効果の差はない．よってコストや血漿製剤リスクなどを考慮して晶質液を優先する ➡ SAFE study[1]以降も論争は続いている．敗血症の患者に限って有効性を見出した論文[2]もあるが，敗血症に限っても差がないとする論文[3]もある．決着が簡単につかないということは少なくとも大きな差はないということである．
- 代用血漿製剤（HESなど）は，海外の臨床研究に使用されたものと国内で市販されているものでは濃度に差はあるものの，腎機能障害を引き起こす懸念からほぼ使用されなくなっている[4) 5)]．

- 輸液の目的ははっきりさせるべきである．Volume負荷をかけるのかかけないのか，自由水負荷をかけるのかかけないのか．なんとなく維持液を投与していたら徐々にHypovolemiaが進んでいた，心不全の治療で利尿しているのに結構なNaが入った輸液が継続されていた，などをよく目にする．自分の診断や治療方針，その加減に自信がないのはわかるが，それなら自信をもって輸液量を決定できるようにさらに診断を突き詰める努力をすべきで，中途半端な輸液でごまかしていると，中途半端な効果が出て診断すらよくわからなくなってしまう恐れがある．
- Volume resuscitaionの場面では500～3,000 mLを全開で投与（fluid challenge）したり，重症敗血症や重症急性膵炎では10 L/日以上の補液がなされる場合もある．
- 大量投与時は加温しないと低体温の原因となり，敗血症かと思うほどの悪寒を訴えることもある．ブドウ糖の入っていないNSや細胞外液はレンジで温めることができる（1分で37℃，2分で43℃）．

細胞外液

- 細胞外液（乳酸リンゲル液，酢酸リンゲル液）：Na 130 mEq/L, K 4 mEq/L, Cl 109 mEq/L, Ca 3 mEq/L, Glu 0％

◇解説
- K 4 mEq/Lが気になる状態でなければNSとほぼ同等と考えてよい．Caが含まれているので配合変化に注意が必要な場面がある．大量輸液の際に希釈性の高Cl性アシドーシスを起こしにくいという利点がある．
- ○○Dや○○Gという製剤にはブドウ糖が含

〔表1〕各種輸液製剤

一般名	商品名	Na (mEq/L)	K (mEq/L)	Cl (mEq/L)	糖 (%)	カロリー (kcal/L)	浸透圧比
血漿		142	4	100	0	4	1
生理食塩液	各種	154	0	154	0	0	1
リンゲル液	ラクテック®, ソルラクト®, ハルトマン液, ポタコール®R, ヴィーン®F, ソルアセト®Fほか	130	4	109	0	0	1
糖加リンゲル液	ラクテック®D, ソルラクト®D, ラクテック®G, ヴィーン®Dほか	130	4	109	5	200	2
1号液	ソリタ®-T1号, ソルデム®1, ハルトマン-G1	90	0	70	2.5	100	1
3号液	ソリタ®-T3号, ソルデム®3A, ハルトマン-G3, ソルデム®3AG, フィジオゾール®3号ほか	35	20	35	2.7〜10	170〜400	1〜2
5%ブドウ糖液	各種	0	0	0	5	100	1
10%ブドウ糖液	各種	0	0	0	10	200	2

まれている（5%または2.5%）が，それ以外には基本的に含まれていない（フェニトインや鉄などは投与できる）．

開始液

- 開始液（1号液）：Na 90 mEq/L, Cl 70 mEq/L, Glu 2.6%（13 g＝52 kcal/500 mL）

◇解説
- 1/2生理食塩水に近いイメージで使用される．維持液よりはVolume負荷をかけることができKフリーで少量のブドウ糖が入っていることが意識されて用いられるイメージ．
- 高Na血症の患者ではHypovolemiaもHypoaquaremiaも伴っているので使いやすいかもしれない．低Na血症の患者でvolume loadingのみ行いたい場合も使えるかもしれない．

維持液

- 維持液（3号液）：Na 35 mEq/L, K 20 mEq/L, Cl 35 mEq/L, Glu 4.3%（21.5 g＝86 kcal/500 mL）

◇解説
- およそ3〜4本で電解質について健康成人の一日の経口摂取量を補えることから維持液といわれる．つまり入院中の患者で考えなしに維持液のみ使用していると，適切でない可能性が結構多い．
- 少量のブドウ糖，K 20 mEq/Lを含む．救急での初期投与にはあまり用いられない．低K血症のある心不全の患者などでD5W＋KCLよりも使用しやすい．

文献

1) Finfer S, et al：N Engl J Med, 350：2247-2256, 2004
2) Finfer S, et al：Intensive Care Med, 37：86-96, 2011
3) Caironi P, et al：N Engl J Med, 370：1412-1421, 2014
4) Brunkhorst FM, et al：N Engl J Med, 358：125-139, 2008
5) Perner A, et al：N Engl J Med, 367：124-134, 2012
6) Myburgh JA & Mythen MG：N Engl J Med, 369：1243-1251, 2013

第10章 ERの頻用薬剤
02 解熱・鎮痛薬

三好雄二

> **Point**
> - □ 患者の苦痛を積極的に治療すべきである
> - □ アセトアミノフェンは絶対的に安全な薬剤ではない
> - □ すべてのNSAIDs使用で胃腸と心血管系リスクを考慮する
> - □ 神経障害性疼痛・慢性疼痛に対する鎮痛補助薬の調整はERで検討するべきものではない

アセトアミノフェン

- **適応**：発熱・軽度〜中程度の急性疼痛
- **禁忌**：アスピリン喘息・肝硬変などの肝機能障害
- **処方例**
  - 例 アセトアミノフェン（カロナール®）1回200〜600 mg，1日3〜4回 毎食後・就寝前，1日最大4,000 mgまで

◇解説
- 抗菌薬は解熱薬ではない．必要ならアセトアミノフェンを使ってすみやかに症状を緩和すべきである．
- 高容量のアセトアミノフェンではアスピリン喘息を起こしうる（第2章§3-01「気管支喘息」参照）．
- アセトアミノフェンは"乳児"にも使えるとして安全性が強調されるが，150 mg/kg/日以上が中毒量である．体重40 kg程度の小柄な高齢者に4,000 mg/日（100 mg/kg/日）まで処方すると，2日分の誤内服で中毒量に達することになる．肝障害のリスクが高い患者には1,500 mg/日以下から始めるべきである（第2章§8-04「アセトアミノフェン中毒・アスピリン中毒」も参照）．

NSAIDs（非ステロイド性抗炎症薬）

- **適応**：中程度〜強度の急性疼痛
- **禁忌**：アスピリン喘息・心不全・腎不全・肝硬変・心血管系障害・消化性潰瘍
- **処方例**
  - 例 ナプロキセン（ナイキサン®）1回100〜200 mg，1日3回 毎食後
    ※心血管系リスクが少ない．
  - 例 セレコキシブ（セレコックス®）1回100 mg，1日2回 朝夕食後
    ※胃腸障害が少ない．
- NSAIDsの処方指針を表1に示す．

◇解説
- 日本で処方可能なNSAIDsは約33種類ある．一部の薬剤が常にほかより効果が高いということはない．各NSAIDsに対する反応は患者ごとに異なる．NSAIDsの選択は患者・医師の好み，合併症リスクなどを参考に行う．特に患者の好みは重要である．ロキソプロフェンは国内のみで販売されており，エビデンスの少ないNSAIDsであるが，患者に人気のNSAIDsである．
- 腱鞘炎・関節炎に対して抗炎症効果を望む場合には，数日間以上の定期使用が必要である．
- NSAIDs服用者の10〜20％が胃部不快感を経験する．25％までのNSAIDs定期使用者が胃十二指腸潰瘍を患い，2〜4％は出血・穿孔をきたす[1]．NSAIDs潰瘍のリスク（表2）を確認することが重要である．NSAIDs潰瘍の予防にはプロトンポンプ阻害薬（PPI）か，ミソプロストール（プロスタグランジン）あるいは，高用量（通常量の2倍）H_2遮断薬を使用する．プロスタグランジンは子宮収縮を促し，流産・早産を惹起するので妊娠可能な女性には使用すべきではない．高用量H_2遮断薬はPPI，プロスタグランジンに比べて潰瘍予防

〔表1〕NSAIDsのリスクと選択方法

	リスク分類	推奨される治療
低リスク	● 65歳未満 ● 長期または高用量の使用が必要ない ● ステロイド/アスピリン/抗凝固薬の併用なし	● 最短で最低容量の非選択的NSAIDs〔またはセレコキシブ（セレコックス®）〕
中リスク	● 65歳以上 ● 合併症のある胃十二指腸潰瘍の既往なし ● 心血管系疾患のリスクが低い ● 長期または高用量の使用が必要	● 非選択的NSAIDs〔またはセレコキシブ（セレコックス®）〕＋PPI/ミソプロストール（サイトテック®）/高用量H_2遮断薬
高リスク	● 虚弱高齢者 ● 高血圧/慢性腎不全/肝障害 ● 合併症のある胃十二指腸潰瘍の既往あり ● 65歳以上かつステロイド/アスピリン/抗凝固薬の併用あり ● 心血管系疾患の既往/二次予防目的でアスピリンまたはその他の抗血小板薬を使用 ● 心不全の既往	● アセトアミノフェン（肝機能障害のリスクが高い患者では1.5 g/日から開始） 【NSAIDsが必要な場合】 ● 短時間作用型NSAIDsを頓服薬として使用

（文献1をもとに作成）

〔表2〕NSAIDs潰瘍のリスク因子

リスク因子	相対危険度
合併症を伴った胃十二指腸潰瘍の既往	13.5
2種類以上のNSAIDs併用	8.9
高容量NSAIDs	7
抗凝固薬・抗血小板薬の併用	6.4
合併症のない胃十二指腸潰瘍の既往	6.1
年齢70〜80歳	5.6
ヘリコバクターピロリ感染	3.5
経口ステロイドの併用	2.2

（文献1をもとに作成）

効果が少ない．COX-2選択的阻害薬は胃腸障害の合併症が少ない．
- COX阻害によって腎血管収縮が惹起され腎血流量が低下するために腎不全患者では使用を避けた方がよい．スリンダク（クリノリル®）・セレコキシブによる腎障害リスクが特別低いことはない．
- アスピリン喘息に対してはセレコキシブを使用する．
- NSAIDsとニューキノロン抗菌薬の併用による痙攣，膠原病患者でのNSAIDs使用による無菌性髄膜炎が報告されている．薬剤性耳鳴りの原因にもなる．
- 妊婦に対しては，妊娠32週頃まで投与が可能である．添付文書上，インドメタシン（インテバン®）とジクロフェナク（ボルタレン®）が禁忌となっているので，その他のNSAIDsを使用する．妊娠末期に使用した場合，胎児動脈管の早期閉鎖，肺高血圧症，子宮収縮不全による遷延分娩の原因となる．低用量アスピリンは妊娠全期間で使用可能である．
- 薬価は，セレコックス®：100 mg錠 68.7円，200 mg錠 105.9円，ナイキサン®：100 mg錠 7.9円である（2015年時点）．
- 外用NSAIDsは全身性副作用がなく，局所効果を得るのに有用であるが，皮膚炎に注意が必要である．

文献

1) Firestein G：Kelley's Textbook of Rheumatology, 9th Edition, pp871-893, Elsevier, 2013

03 抗菌薬

第10章 ERの頻用薬剤

本田 仁

Point

- ☐ 抗菌薬の投与は，細菌性の感染症の診断がついているか，もしくはその可能性が高い場合に行われるべきである
- ☐ ウイルス性の上気道感染症や，胃腸炎に抗菌薬は使用しない
- ☐ 抗菌薬は基本的には治療完了まで処方するか，外来のフォローができるようであれば，外来までの期間の処方は必ず行う

経口抗菌薬

1) セファレキシン

- 商品名：ケフレックス® など
- 適応：第一世代セファロスポリン系経口抗菌薬．動物咬傷でない皮膚軟部組織感染症の第一選択薬である．ERでは帰宅させることが可能な蜂窩織炎などが主な適応となる．
- 禁忌：基本的にセファロスポリン全般は重篤な禁忌事項はないが，以前にセファレキシン投与でアレルギー様副作用が出た状況であれば使用は避ける．
- 処方例

  例 1回500 mg 内服，6時間おき

  徐放剤（セファレキシン「JG」）も入手可能．その際は1回1 g内服，12時間おきの投与となる．
- 解説
  ・MRSA感染症には効果はない．

2) アモキシシリン

- 商品名：サワシリン® など
- 適応：アミノベンジルペニシリン経口抗菌薬．*Streptococcus* spp と，腸内細菌の一部によって生じる感染症において適応がある．ERにおいては，①帰宅させることのできる市中肺炎で肺炎球菌の治療，②溶連菌感染症，③起炎菌が判明している状況での感受性のある腸内細菌による尿路感染症である（③のような状況は非常に限定的であり，尿路感染症のエンピリックセラピーには用いない）．
- 禁忌：以前にβラクタム系にてアレルギー様副作用が出た状況であれば使用は避ける．
- 処方例

  例 1回500 mg 内服，8時間おき．
- 解説
  ・溶連菌感染症には必ず10日間処方で帰宅すべきである．下痢をよく起こす．

3) スルファメトキサゾール・トリメトプリム（ST合剤）

- 商品名：バクタ® など
- 適応：スルファメトキサゾールとトリメトプリムの合剤．スペクトラムの非常に広い抗菌薬である．ERにおいての主な適応疾患は，①重症でない尿路感染症（膀胱炎，その他の単純性UTI），②市中獲得型MRSAの感染症（皮膚軟部組織感染症など）である．
- 禁忌：サルファアレルギーの患者．以前ST合剤投与で重症な皮疹，アナフィラキシーなどの既往のある患者．重度の腎不全（クレアチニンクリアランス 30 未満）．
- 処方例

  例 1回2～4錠，12時間おき．

  1回3～4錠，8時間おき（重症な感染症を治療する際）．
- 解説
  ・皮膚の感染症に使用する際にはStreptococciの耐性がみられることがあるため，アモキシシリンと併用することが考慮される．
  ・皮疹や腎機能障害，高カリウム血症など副作用がみられることが多い薬剤であるため，特に高齢者における使用の際には患者と連絡がとれる状況をつくること，フォローの外来など考慮すべきである．

4) クラブラン酸・アモキシシリン

- 商品名：**オーグメンチン**® など
- 適応：クラブラン酸（βラクタマーゼ阻害薬）とアモキシシリンとの合剤．非常に広域なスペクトラムを有し，市中感染症における第一選択となり得る場面が多く存在する．ERでの適応は，①帰宅可能な動物咬傷，ヒト咬傷，②帰宅可能な肺炎（肺炎球菌のカバーとして）：アモキシシリンと合わせて処方（合剤に含まれるアモキシシリンだけでは十分なアモキシシリンの用量を投与できないとき），③帰宅可能な腹腔内感染症（憩室炎など），④帰宅可能な糖尿病性足感染症である．
- 禁忌：βラクタムアレルギーの患者，以前アモキシシリンやその他のβラクタム系薬投与で重症な皮疹，アナフィラキシーなどの既往のある患者．
- 処方例
  例 （250 mg 錠）1回2錠，8時間おき．
- 解説
  ・下痢をよく起こす．
  ・βラクタマーゼ阻害薬との合剤のため，広域のスペクトラムを有す．
  ・混合感染症がみられる状況での使用がよい適応である．

5) シプロフロキサシン

- 商品名：**シプロキサン**® など
- 適応：フルオロキノロン系の抗菌薬．基本的にグラム陰性桿菌に活性のある抗菌薬である．ERでの適応は，①帰宅可能な複雑性尿路感染症（前立腺炎も含む），②メトロニダゾールと合わせて帰宅可能な腹腔内感染症である．
- 禁忌：①フルオロキノロンアレルギーの患者，②以前シプロフロキサシンやその他のフルオロキノロン系薬投与で重症な皮疹，アナフィラキシーなどの既往のある患者．
- 処方例
  例 1回400 mg内服，12時間おき．
- 解説
  ・尿路感染症に適応と書いているが，日本の厚生労働省JANISのデータでは日本で分離される大腸菌の30～40％がフルオロキノロン耐性である．乱用されている抗菌薬であり，筆者自身は外来のセッティングでほとんど使用しない．
  ・上記の耐性の問題があることから，使用前に必ず培養を採取すべきである．
  ・淋菌における耐性も世界的には問題あり，性行為感染症の際に使用は回避した方が無難である．
  ・QT延長のある患者には不整脈を誘発することがあり，注意が必要である．
  ・高齢者ではアキレス腱の断裂などを起こすことがあり，注意が必要である．

6) レボフロキサシン

- 商品名：**クラビット**® など
- 適応：フルオロキノロン系の抗菌薬．グラム陽性球菌およびグラム陰性桿菌に活性のある抗菌薬である．ERでの適応は，①帰宅可能な複雑性尿路感染症（前立腺炎も含む），②メトロニダゾールと合わせて帰宅可能な腹腔内感染症，③帰宅可能，かつβラクタムアレルギーのあるような患者の肺炎である．
- 禁忌：①フルオロキノロンアレルギーの患者，②以前レボフロキサシンやその他のフルオロキノロン系薬投与で重症な皮疹，アナフィラキシーなどの既往のある患者．
- 処方例
  例 1回500 mg内服，24時間おき．
- 解説
  ・尿路感染症に適応と書いているが，日本の厚生労働省JANISのデータでは日本で分離される大腸菌の30～40％がフルオロキノロン耐性である．乱用されている抗菌薬であり，筆者自身は外来でほとんど使用しない．
  ・上記の耐性の問題があることから，使用前に必ず培養を採取すべきである．
  ・QT延長のある患者には不整脈を誘発することがあり，注意が必要である．
  ・高齢者ではアキレス腱の断裂などを起こすことがあり，注意が必要である．
  ・肺炎にもよく乱用されているが，筆者は肺炎には滅多に使用しない．

7) アジスロマイシン（経口および静注）

- 商品名：ジスロマック® など
- 適応：アジスロマイシンはマクロライド系抗菌薬であり，広域なスペクトラムを有する．ERでの適応は，①帰宅可能な肺炎でマイコプラズマ，レジオネラ，クラミドフィラ肺炎を疑っているとき，②クラミジアによる性行為感染症である．
- 禁忌：①マクロライドアレルギーの患者，②以前アジスロマイシンやその他のマクロライド経抗菌薬投与で重症な皮疹，アナフィラキシーなどの既往のある患者．
- 処方例

  例 肺炎：1回500 mg内服，1日1回
  　クラミジアによるSTI：1回1～2 g内服，単回投与
- 解説
  ・肝機能障害には注意する．
  ・催不整脈作用があるため注意が必要である．
  ・経口での投与と静注での投与はほぼ同等の血中濃度の獲得が得られる．

静注抗菌薬

1) アンピシリン

- 商品名：ビクシリン® など
- 適応：アミノベンジルペニシリン静注抗菌薬である．*Streptococcus* sppと腸内細菌の一部によって生じる感染症において適応がある．ERにおいては，①入院時の肺炎球菌性市中肺炎の治療，②起炎菌が判明している状況での感受性のある腸内細菌による尿路感染症（このような状況は非常に限定的であり，尿路感染症のエンピリックセラピーには用いない），③高齢者や免疫抑制状況の患者における市中での髄膜炎（リステリアを標的）の際のエンピリックセラピーのひとつである．
- 禁忌：以前にβラクタム系薬にてアレルギー様副作用が出た状況であれば使用は避ける．
- 処方例

  例 1回2 g点滴静注，6時間おき．

2) アンピシリン・スルバクタム

- 商品名：ユナシン® など
- 適応：アンピシリンとスルバクタム（βラクタマーゼ阻害薬）との合剤．非常に広域なスペクトラムを有し，市中感染症における第一選択となる得る場面が多く存在する．ERでの適応は，①腹腔内感染症（憩室炎，胆道感染症も含むなど）［入院］，②MRSA，緑膿菌などの可能性が低い糖尿病性足感染症［入院］である．
- 禁忌：①βラクタムアレルギーの患者，②以前アンピシリンやその他のβラクタム系薬投与で重症な皮疹，アナフィラキシーなどの既往のある患者．
- 処方例

  例 1回3 g静注，6時間おき．
- 解説
  ・βラクタマーゼ阻害薬との合剤のため，広域のスペクトラムを有する．混合感染症がみられる状況での使用がよい適応である．

3) セフトリアキソン

- 商品名：ロセフィン® など
- 適応：市中感染症の際に頻用される薬剤であり，基本的には入院の際に用いるが，一部の帰宅可能な感染症においても用いられる．ERでの適応は，①市中肺炎（入院），②尿路感染症（入院），③淋菌感染症，骨盤内炎症性疾患（帰宅可能な状況，入院も含めて），④髄膜炎の初期治療，⑤静注のメトロニダゾール（フラジール®）と併用して腹腔内感染症の治療（入院）である．
- 禁忌：基本的にセファロスポリン全般は重篤な禁忌事項はないが，以前にセフトリアキソン投与でアレルギー様副作用が出た状況であれば使用は避ける．
- 処方例

  例 1回1～2 g点滴静注，1日1回
  　髄膜炎の初期治療：2 g/日点滴静注，12時間おき．
- 解説
  ・スペクトラムが広いことから乱用されやすい．

第10章 ERの頻用薬剤

04 抗凝固薬

永田健一郎，樫山鉄矢

> **Point**
> - ヘパリンの効果は活性化部分トロンボプラスチン時間（APTT），ワルファリンの効果はプロトロンビン時間（PT-INR）でモニターする
> - ヘパリンはプロタミンで，ワルファリンはビタミンK製剤で拮抗できるが，拮抗薬を安易に投与してはならない

未分画ヘパリン

- より効果の安定した低分子ヘパリンなどその他の新規薬剤に対して，未分画ヘパリンとよばれる．
- 半減期60～90分．網内系で代謝されるため，肝機能や腎機能の影響は受けない．
- 活性化部分トロンボプラスチン時間（APTT）で調節するのが基本であるが，特に迅速を要する場合には，ACTを用いる．
- **肺塞栓症に対する投与例**
  - 開始時に80単位/kg，あるいは5,000単位を静注し，18単位/kg/時，あるいは1,300単位/時を持続投与する．
  - 6時間後にAPTTの測定を行い，変更があればさらに6時間後にAPTTを測定する．APTTがコントロール値（投与前値）の1.5～2.5倍となるように調節する．連続2回のAPTTが治療域となれば，1日1回のAPTT測定に変更する．
- ヘパリン投与量のノモグラムの例を表1に示した．

◇出血への対応

- 未分画ヘパリンは，半減期が比較的短いため，ヘパリン投与中のほとんどの出血は，投与中止と圧迫止血等により対応できる．
- 重篤な出血の場合は，プロタミン（ノボ・硫酸プロタミン，プロタミン硫酸塩静注100 mg「モチダ」）で中和が可能である．ヘパリン静注後数分以内であれば，ヘパリン100単位あたりのプロタミン必要量は1 mgとされる．持続静注中の計算は難しいが，出血の状況やAPTT測定をくり返して効果を判定する．

〔表1〕未分画ヘパリン静注の用量調整ノモグラム例

APTT	ボーラス量	持続量
35秒以下	80単位/kg	4単位/kg/時 増量
36～45秒	40単位/kg	2単位/kg/時 増加
46～70秒	なし	そのまま
71～90秒	なし	4単位/kg/時 減量
91秒以上	1時間中止	4単位/kg/時 減量

（文献1をもとに作成）

- プロタミンの急速投与は血圧低下のリスクがあるため，生理食塩水50 mL程度に溶解して10分以上かけて点滴静注する．

◇ヘパリン起因血小板減少症（HIT）

- ヘパリンによる血小板凝集作用によって軽度の血小板減少が起こるType Iと，ヘパリン依存性自己抗体が出現して血小板減少が起こるType IIに分類される．臨床的に問題となるのはType IIである．
- 通常のヘパリン（未分画ヘパリン）は，低分子ヘパリンに比して本症の誘発が10倍多いとされている．
- ヘパリン投与中もしくは投与後の血小板数が，30～50％以上減少し，他に血小板減少をきたす原因がない場合に診断される．ヘパリン依存性抗体（HIT抗体）陽性であれば，確定診断となる．
- 4T'sスコアリングで疑いが強ければ，ヘパリンを中止して抗トロンビン薬（アルガトロバン）やダナパロイド（オルガラン）に変更する．詳細は成書参照のこと．

[表2] ワルファリンと相互作用のある薬剤

作用減弱	作用増強
●メナテトレノン（ビタミンK製剤） ●イグラチモド（抗リウマチ薬） ●フェノバルビタール，カルバマゼピン ●コレスチラミン ●プレドニゾロン ●アザチオプリン，メルカプトプリン ●リファンピシン ●納豆，クロレラ，青汁	●フェニトイン，バルプロ酸 ●NSAIDs，抗血小板薬 ●三環系抗うつ薬，パロキセチン，フルボキサミン ●モノアミン酸化酵素阻害薬 ●アミオダロン，プロパフェノン，キニジン ●フルバスタチン，フィブラート系薬 ●オメプラゾール，シメチジン，グルカゴン ●痛風治療薬，抗がん剤，抗菌薬全般 ●インターフェロン，アルコール

低分子ヘパリン・その他のヘパリン

- 抗Xa作用を有する部分を分画した薬剤である．未分画ヘパリンよりも出血の副作用や，HITの誘発が少なく，半減期が長いなどの利点があるが，値段が高く，まだ適応症が少ないため，救急での使用機会は少ない．

◇薬剤の種類
- 低分子ヘパリン：ダルテパリン（フラグミン®など），エノキサパリン（クレキサン®）
- ダナパロイド（オルガラン®）
- フォンダパリヌクス（アリクストラ®）

ワルファリンカリウム（ワーファリン）

- ビタミンK依存性の凝固因子を阻害することによって抗凝固作用を発揮する．
- 効果判定は，プロトロンビン時間（PT-INR）によって行う．
- 効果が発現し，安定するまでに数日を要するため，急性疾患に使用する場合には，はじめヘパリンと併用し，PT-INRが安定したらヘパリンを中止するという使い方が一般的である．
- ワルファリンと相互作用のある薬剤は非常に多いので注意が必要である．表2に示したので，適宜参照いただきたい．
- ERにおいては，ワルファリン服用中の患者が出血等の症状で受診することも多い．PT-INRが過延長したり，出血傾向が出現した場合の対応例を表3に示した．ワルファリンの作用は，ビタミンK製剤（ケイツー®N静注）で拮抗することができるが，いったん

[表3] PT-INR値と出血症状の有無による対応例

INR・出血症状の有無	対応例
4～7で出血なし	ワルファリン中止のみ
7以上で出血なし	ケイツー®1～2 mg経口
2以上で出血あり	ケイツー®N 2～10 mg静注
4以上で出血あり	ケイツー®N 2～10 mg静注 ＋必要に応じてFFP投与

拮抗するとワルファリンの効果回復には時間がかかるため，安易に投与してはならない．
- 一方，INRが4を超え，コントロール困難な出血がある場合には，FFP（新鮮凍結血漿）による凝固因子の急速補充も考慮する必要がある．

新規経口抗凝固薬

- ダビガトラン（プラザキサ®），リバーロキサバン（イグザレルト®），アピキサバン（エリキュース®）エドキサバン（リクシアナ®）など．
- 最近，新規経口抗凝固薬が各種市販され，多くの患者が服用している．食事制限の必要がなく，比較的効果が安定しているなどの利点を有する．プロトロンビン時間によるモニタリングが不要とされているが，モニタリングができないともいえるので，服用中の患者が出血症状で来院した際には注意が必要である．

文献

1) Raschke RA, et al：Ann Intern Med, 119：874-881, 1993

第10章 ERの頻用薬剤
05 循環器用薬

永田健一郎

> **Point**
> □ 救急で使用する循環器病薬については背景疾患の存在を把握したうえで、心機能や病態に応じた適切な使用方法を知っておく必要がある
> □ 過量投与により、心不全や血圧低下、不整脈など重篤な副作用を引き起こすこともあるため、日頃から使い慣れた薬以外は専門科のもと、使用することが望ましい

血管拡張薬

1) ニカルジピン
- 商品名：ペルジピン、ニカルピン
- 処方例

【高血圧性緊急症（有症状の高血圧患者、心不全や腎不全等の臓器障害をきたしているとき）】

- 例 ボーラス投与：原液ペルジピン® 10 mg/10 mL を1～2 mL（50 kg体重で20～40 μg/kg相当）ずつ血圧をみながら静注
- 例 持続静注：①ペルジピン® 10 mg/10 mL 5A ＋ 生理食塩水 50 mL全量100 mL、体重50 kgで6 mL/時で1γに相当（1～2 mL/時ずつ増量）。②原液 ペルジピン® 10 mg/10 mL、5A 全量50 mL、体重50 kgで3 mL/時で1γに相当（0.5～1 mL/時ずつ増量）、1～2 γから開始漸増。最大10 γまで投与可能
- 解説：原液での持続投与は静脈炎を起こすため、本来は中心静脈からの投与が望ましい。末梢から使用する場合は血管痛の点からも希釈するか、あるいは側管から補液を併用しての投与がよい。

2) ニトログリセリン
- 商品名：ミオコール、ミリステープ、ミリスロール、ニトロダーム、ニトログリセリン、ニトロペン
- 適応：狭心症、急性心不全、高血圧
- 処方例

【ACSなどで胸痛を訴えている患者に対して】

- 例 ボーラス投与：原液 ミオコール® 5 mg/10 mL を1～2 mL（体重50 kgで10～20 μg/kg）ずつ静注

※血圧が低い場合は10 μgで投与.

【心不全患者の後負荷軽減に対して】

- 例 持続投与：原液 ミオコール® 50 mg/100 mL、50 kg体重で0.6 mL/時で0.1 γに相当（1～2 mL ずつ増量）。0.1～0.2 γから開始し血圧をみながら漸増。最大2 γ（体重50 kgで12 mL/時）まで増量可能
- 例 外用貼付薬：ミリステープ® 5 mgを12時間ごとに貼付
- 解説：頭痛を訴える患者がいるため、あまり症状が強いときは必要に応じてほかの降圧薬に変更する。うっ血性心不全では（特に両心不全、右心不全の場合）腸管浮腫も合併していることがあり、内服薬の吸収が不良となっている。軽症で外来フォローできる程度の患者では貼付薬が有効となることもある。

抗不整脈薬

1) ベラパミル
- 商品名：ワソラン
- 適応：頻脈性不整脈
- 禁忌：低心機能患者、洞不全・房室ブロックなどの徐脈性不整脈患者、低血圧患者
- 処方例

【頻脈性不整脈（心房粗細動、上室性頻拍）のレートコントロール】

- 例 ボーラス投与：ワソラン® 5 mg/2 mL ＋ 生理食塩水 18 mL、全量20 mLにして3～5分で静注
- 例 内服薬：ワソラン® 錠 40 mg 1回2錠、1日3回（1回80 mg、1日240 mg）
- 解説：脱水などで頻脈発作が出現している場合や、低心機能患者では投与時に血圧低下を

きたすことがあるため，慎重に投与する．脱水状態が疑われる場合は，まず補液を行ってから薬物投与を検討する．

2）イソプレナリン
- 商品名：プロタノール®
- 適応：徐脈性不整脈（洞不全症候群や房室ブロック），気管支喘息
- 禁忌：閉塞性肥大型心筋症
- 処方例

【徐脈による Adams-Stokes 症候群に対して（ペースメーカー治療へのつなぎとして）】

例 ボーラス投与：プロタノール®L注 0.2 mg/1mL 1A＋生理食塩水 9 mLに希釈したものを 1 mLずつ静注

例 持続投与：初期投与量 0.005 γ．常用量 0.005〜0.2 γ．プロタノール®L注 0.2 mg/1mL 3Aを等張液輸液で全量 40 mLにして使用．初期量は体重 50 kgで 1.0 mL/時で 0.005 γに相当．徐脈のときは心拍数 50〜60/分を目標に 1〜2 mL/時ずつ増量

- 解説：過量投与により心室性不整脈などを誘発することがあるため，使用の際には心電図をモニターしながら慎重に使用する．突然の中止により心停止に至ることがある．

3）リドカイン（Ib 群抗不整脈薬）
- 商品名：キシロカイン®
- 適応：心室性不整脈
- 禁忌：低心機能患者，徐脈患者
- 処方例

【急性心筋梗塞で心室性期外収縮が多発しているとき】

例 キシロカイン®注 100 mg/5 mL　原液のまま体格に応じて 1/2A〜1A 静注

- 解説：リドカインの臨床的有用性については大規模臨床研究では否定的なデータが出ている．代わりにアミオダロンを使用することが多い．

交感神経刺激薬

◇ノルアドレナリン，ドパミン塩酸塩，ドブタミン塩酸塩（カテコラミン）
- 商品名：ノルアドレナリン，イノバン/カコージン，ドブトレックス
- 適応：循環不全，ショック
- 禁忌：閉塞性肥大型心筋症
- 処方例

【心原性ショック・その他血圧低下に対して】

例 持続投与：①原液カコージン®D 600 mg/200 mL，体重 50 kgで○mL/時で○γに相当 2〜4 γで開始，必要に応じ増量．
②イノバン® 200 mg/10 mL 3A＋生理食塩水 170 mLで上記組成と同様
③ノルアドレナリン® 1 mg/mL 6A＋生理食塩水 94 mL，全量 100 mL，体重 50 kgで○mL/時＝50×○γに相当 0.01 γ〜0.4 γの間で調節
④原液ドブトレックス® 600 mg/200 mL，体重 50 kgで○mL/時＝○γに相当，2〜4 γで開始．血行動態をみながら調整（尿量や血圧，スワンガンツカテーテルのデータなど参考にしながら）

例 ボーラス投与：ノルアドレナリン® 1 mg/mL 1A＋生理食塩水 19 mL，全量 20 mL，0.5〜1 mL（0.025〜0.05 mgずつ静注）

- 解説：心原性ショックのときは基本血圧が維持できるのであればドブタミン（＋PDEⅢ阻害薬を加えることも）のみで管理する．鎮静などで血圧が維持できない場合においてのみ末梢動脈収縮作用の強いノルアドレナリンを併用する．ドパミンは用量によって作用が変わり，用量が増えると頻脈傾向になるため，あまり使われなくなった．

利尿薬

1）フロセミド
- 商品名：ラシックス
- 処方例

  【うっ血性心不全に対して】

  例 ボーラス投与：ラシックス®注 20 mg/2 mL 静注（腎不全の場合はさらに高用量で使用することもある）

  例 内服薬：ラシックス®錠 20 mg 1 回 1 錠，1 日 1 回（腎不全の場合はさらに高用量で使用することもある）

- 解説：うっ血の強い状態では腸管吸収が低下しており，生物学的利用能が低下していることを考慮し，最初の1週間程度はラシックス®を多めで処方（正常腎機能であれば40 mg程度で）してもよい．低心機能患者などでは低K，Mg血症から致死性不整脈をきたす場合もあり，投与後は早めの専門科フォローを入れる．

2）カルペリチド
- 商品名：ハンプ®
- 適応：うっ血性心不全
- 禁忌：低血圧やショック，脱水
- 処方例

  【うっ血性心不全に対して】

  例 持続投与：ハンプ® 1,000 µg/V 3V ＋ 注射用水 20 mLで希釈し生理食塩水 80 mLで全量 100 mL，体重50 kgでγ数×100 mL/時〜（血圧によって変わる）．収縮期血圧 90 mmHg 台：0.0125 γ 〜，90〜100 mmHg 台：0.025 γ，100 mmHg 以上：0.05 γ

- 解説：慣れないうちはできるだけ血圧の維持できているケースでの使用が無難である．効果が出るのに数時間かかるため，すぐに反応がないからといって中止せず，少し待ってから効果判定する．血圧が維持できるのであれば適宜増量する．

06 呼吸器用薬

佐藤　祐, 樫山鉄矢

> **Point**
> □ 吸入薬を処方する際には，服薬指導を行う

速効型吸入β刺激薬

- 気管支喘息発作時の第一選択として頻用されるほか，COPDの増悪時にも用いられる．スプレーと液剤があり，効果は変わらないが，ERでは後述のジェット式ネブライザーを用いて，液剤を使うことが多い．
- β2選択性があるとはいえ，動悸等のβ1作用はある．手指などの振戦は，β1作用ではなく，むしろβ2刺激作用そのもので発現する．

◇サルブタモール硫酸塩

　例1：ベネトリン®吸入液0.5%，1回0.3～0.5 mL＋生理食塩水2 mL，ネブライザーで吸入．20分空けて3回まで使用可．
　例2：サルタノール®インヘラー100μg（200噴霧），1回2～4噴霧，スペーサーを用いて吸入する．20分あけて3回まで使用可．

吸入抗コリン薬

- β刺激薬に比べて即効性は少ないが，薬剤耐性が少ない，心刺激作用が少ないなどの利点があり，COPDで好んで使用される．
- 気管支喘息発作の治療薬としても，β刺激薬に相加効果が期待できる．

◇オキシトロピウム臭化物

　例：テルシガン®エロゾル100μg，1回2噴霧，1日3回吸入，あるいは気管支喘息発作時にサルブタモールに加えて吸入する．

吸入ステロイド

- 吸入ステロイドは，気管支喘息の日常管理薬（controller）として最も重要な薬剤である．ドライパウダー，スプレー，アンプルの剤形で市販されている．局所投与なので，全身投与と比して圧倒的な少量で効果があり，全身性の副作用がほとんどないのが利点である．
- 発作時には点滴や経口で投与するので，ERで吸入ステロイドを処方することは少ないが，自宅で処方どおり使われていたかどうかは重要な病歴であり，インコンプライアンスは重症化のリスクである．教育的な目的も含めて，ERで吸入ステロイドを処方することが喘息のコントロールを改善するとの報告もある．
- 最近は，長時間作用型β刺激薬との合剤（アドエア®，シムビコート®，レルベア®，フルティフォーム®など）が頻用されている．

鎮咳薬

- 気道感染に伴う咳に対する対症療法として用いる．ただし多量の喀痰を伴う咳の場合には，痰を減らす治療が優先される．
- 喘息に伴う咳，後鼻漏による咳，胃食道逆流症（GERD）による咳などには，鎮咳薬は無効で，それぞれの治療が必要である．
- 鎮咳薬には，コデインを含む麻薬性鎮咳薬とその他の薬剤がある．麻薬性鎮咳薬の方が効果が強い．

1）リン酸コデイン含有薬剤

- 濃厚ブロチン®コデイン配合シロップ，セキコデ®，フスコデ®など
　例：リン酸コデインとして1回20 mg，1日3回，あるいはリン酸コデインとして30 mg頓用．
- 副作用として，眠気や便秘がある．

2）デキストロメトルファン

- 代表的な中枢性非麻薬性鎮咳薬である．十分量を用いなければ効果は少ない．
　例：メジコン®1回30 mg，1日3回

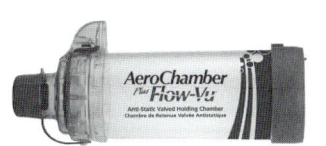

〔図1〕MDI用スペーサー：エアロチャンバー®
(トゥルーデルメディカル社／株式会社アムコ)

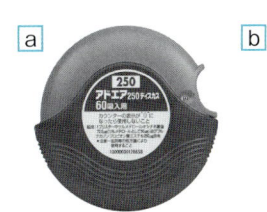

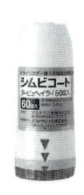

〔図2〕ドライパウダー製剤の例
a：アドエア®（グラクソ・スミスクライン株式会社）
b：シムビコート®（アストラゼネカ株式会社）
いずれも吸入ステロイドとβ刺激薬の合剤.

去痰薬

- 粘液溶解薬，粘液修復薬，粘膜潤滑薬，気道分泌正常化薬などに分類されるが，病態に応じた適応や使い分けなどは確立していない．

吸入薬の剤形と使い方

1）MDI（定量式噴霧吸入器）
- スプレー式薬剤である．1噴霧で一定量の薬剤が噴霧されるようになっている．抗コリン薬，吸入ステロイドに用いられている．
- 噴霧と吸気を同調させても，薬剤の70～80％が上気道に付着するといわれている．スペーサーを用いると上気道に付着する薬剤が減少し下気道に達する量が増えるので，処方の場合にはスペーサーを勧めることが望ましい（図1）．

2）ドライパウダー（図2）
- 容器に充填された薬剤を，本人の吸気で下気道に吸い込む．
- 同調させる必要がないので便利だが，吸い込む力が必要なので，COPD患者などでは使えないことがある．

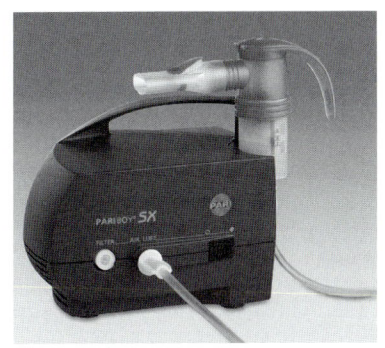

〔図3〕ジェット式ネブライザー：PARI ボーイSX®
(村中医療器株式会社)

3）ジェット式ネブライザー（図3）
- モーターを用いてジェット気流を発生させ，薬液をエロゾル化する器械．ERではこれが用いられることが多い．

第10章 ERの頻用薬剤
07 消化器用薬

堀部昌靖

Point

- □ NSAIDsと同時に粘液産生・分泌促進薬（ムコスタ®など）を処方しても潰瘍の発生率は低下しない．リスクが高い症例の場合はPPIを処方する

プロトンポンプ阻害薬（PPI）

1）内服：ラベプラゾール／エソメプラゾール／オメプラゾール／ランソプラゾール

- 商品名：パリエット®／ネキシウム®／オメプラール®／タケプロン®OD錠
- 適応：逆流性食道炎，胃潰瘍，十二指腸潰瘍．
- 処方例

  例 パリエット® 20 mg 1回1錠，1日1回 朝食後内服

  パリエット® 10〜20 mg 1回1錠，1日2回 朝・夕食後内服（難治性の逆流性食道炎の場合）
  ネキシウム® 10〜20 mg 1回1錠 朝食後内服
  オメプラール® 10〜20 mg 1回1錠 朝食後内服
  タケプロン®OD錠 15 mg 1回1錠，1日1回 朝食後内服

- 解説
  - オメプラゾール，ランソプラゾールはチトクロームP450（CYP）により代謝されるのに対し，ラベプラゾールは主に非酵素的に代謝されるため，CYPの遺伝子多型の影響を受けにくいといわれ，ジアゼパム，ワルファリンなど，CYPで代謝される他の薬物の血中濃度へ与える影響が少ないと考えられる．
  - 特に難治性の逆流性食道炎に対しては1日2回の投与も認められているのはラベプラゾールだけである．
  - PPIは市中肺炎，大腿骨頚部骨折，*Clostridium difficile* 感染などのリスクを上げる可能性が示唆されている．特に急性期病院を退院した高齢者（65歳以上）への長期処方は死亡率を高める可能性も報告されているので，漫然と使用することは避ける．
  - PPIは腸で吸収されるため腸溶コーティングされている．タケプロン®以外のPPIは1回投与量の薬剤すべてが1つの腸溶コーティングされているため粉砕すると胃酸によって失活してしまう．しかし，タケプロン®ODは腸溶コーティングされた多数の細粒の集まりであるためチューブからの投与も可能である．
  - 抗HIV薬のアタザナビル（レイアタッツ®）との併用は禁忌．
  - NSAIDsと防御因子増強薬（レバミピドなど）の併用は潰瘍の発生率を低下させない．NSAIDs潰瘍の予防にはサイトテック® 800μg/日，PPI，倍量のH₂遮断薬の投与に効果を認めるとされているが，上部消化管出血，2剤の抗血小板薬の使用，抗凝固療法を行っている場合はPPIの併用を考慮する．60歳以上，ステロイドの使用，消化不良もしくは逆流性食道炎の症状のうち，2つ以上認める場合もPPIの使用を考慮する．

2）注射用：オメプラゾール／ランソプラゾール

- 商品名：オメプラール®注用／タケプロン®静注用
- 適応：経口投与が不可能な出血を伴う胃潰瘍，十二指腸潰瘍，急性ストレス潰瘍および急性胃粘膜病変．
- 禁忌：抗HIV薬のアタザナビル（レイアタッツ®）との併用．
- 処方例

  例 オメプラール®注射用20 mg，またはタケプロン®静注用30 mgを生理食塩水10 mLに溶解し，緩徐に静注する．

- 解説
  - 必ず投与前後に生理食塩水5 mLずつでフラッシュし，1日2回投与である．

便秘薬

1) ピコスルファート
- 商品名：ラキソベロン®，ピコスルファート
- 処方例
  - 例 ラキソベロン®錠2.5 mg 1回2～3錠，1日1回 就寝前内服
  - ラキソベロン®内用液0.75% 1回10～15滴，1日1回 就寝前内服
- 解説
  - 大腸刺激性下剤に分類される．腸管蠕動運動の亢進作用と水分吸収阻害作用の両方を認める．習慣性は少なく，妊婦，授乳婦にも使用可能であり，大腸刺激性下剤のなかでは第一選択である．

2) センノシド／センナ
- 商品名：プルゼニド®錠／アローゼン®顆粒
- 処方例
  - 例 プルゼニド®錠12 mg 1回1～2錠，1日1回 就寝前内服・頓用
  - アローゼン®顆粒0.5 g 1回1～2包，1日1回 就寝前内服・頓用
- 解説
  - 大腸刺激性下剤に分類される．習慣性があり，長期連用で難治性の便秘につながることが多いため，できるだけ頓用で処方する．

プロバイオティクス

◇活性生菌製剤
- 商品名：ビオフェルミン®，ラックビー®微粒N，ビオフェルミンR®，ラックビー®R，エンテロノン®-R
- 適応：腸内菌叢の異常による諸症状の改善（下痢など）．
- 処方例
  - 例 ビオフェルミン® 1回1～3 g，1日3回 毎食後内服
  - ラックビー®微粒N 1回1～2 g，1日3回 毎食後内服
  - ビオフェルミンR® 1回1 gまたは1錠，1日3回 毎食後内服
  - ラックビー®R 1回1 gまたは1錠，1日3回 毎食後内服
  - エンテロノン®R 1回1 gまたは1錠，1日3回 毎食後内服
- 解説
  - エビデンスはほとんどない．抗菌薬〔ペニシリン系，セファロスポリン系，アミノグリコシド系，マクロライド系，テトラサイクリン系（ラックビー®Rは除く）〕を使用しているときは抗菌薬に耐性のある製剤（～R）を使用しなければ意味がない．
  - ラックビー®R，エンテロノン®Rは牛乳アレルギーの患者には禁忌であるが，ビオフェルミン®，ビオフェルミンR®，ラックビー®微粒Nは使用可能である．

止痢薬

ロペラミド
- 商品名：ロペミン®，ロペラミド
- 適応：下痢症．
- 禁忌：出血性大腸炎，偽膜性腸炎，新生児および6カ月未満の乳児，感染性下痢症，潰瘍性大腸炎．
- 処方例
  - 例 ロペミン® 1回1 mg，1日1～2回内服，症状により適宜増減する．
  - 海外では最初の軟便後に4 mg，以降は軟便ごとに2 mg追加で内服し，24時間に8 mgまでを2日間服用できる．
- 解説
  - 日本の用法と海外の用法では大きく異なるので注意する．

制吐薬

1) ドンペリドン
- 商品名：ナウゼリン®，ドンペリドン
- 適応
  - 〈成人〉慢性胃炎，胃下垂症，胃切除後症候群および，薬剤投与時の消化器症状．
  - 〈小児〉周期性嘔吐症，上気道感染症および薬剤投与時の消化器症状．
- 禁忌：妊婦，消化管出血，穿孔，機械的イレ

ウス，プロラクチン分泌性下垂体腫瘍のある患者．
- 処方例

〈成人〉

例 ナウゼリン®錠1回1 mg，1日3回 毎食前内服
ナウゼリン®坐剤1回60 mg，1日2回

〈小児〉

例 ナウゼリン®細粒もしくはドライシロップ：1.0～2.0 mg/kgを毎食前に分けて内服，1日最大投与量は30 mg
ナウゼリン®坐剤：3歳未満1回10 mg，3歳以上は1回30 mg，1日2～3回投与

- 解説
 ・プリンペラン®よりも血液脳関門を通過しにくいため錐体外路症状は出にくい．慢性胃炎の腹部症状（悪心，嘔吐など）に対しても有意に改善したという報告もあり，第一選択である．

2) メトクロプラミド

- 商品名：プリンペラン®，テルペラン®，ペラプリン®
- 適応：悪心・嘔吐・食欲不振・腹部膨満感．
- 禁忌：褐色細胞腫の疑い，消化管出血，穿孔，器質的閉塞のある患者．
- 処方例

例 プリンペラン®錠5 mg 1回1～2錠，1日2～3回 食前内服
プリンペラン®注射液10 mg 1回1A（10 mg），1日1～2回 筋注または静注

- 解説
 ・腎排泄型であるため脱水時，腎障害を伴っているときは錐体外路症状などの副作用に注意する．特に小児では血液脳関門を通過しやすいため過量投与にならないように注意する．

3) ブチルスコポラミン

- 商品名：ブスコパン®
- 適応：消化管の痙攣ならびに運動機能亢進．
- 禁忌：出血性大腸炎，緑内障，前立腺肥大，重篤な心疾患，麻痺性イレウスのとき．
- 処方例

例 ブスコパン®錠10 mg 1回1～2錠，1日3～5回内服
ブスコパン®注20 mg 1回1/2～1A（10～20 mg）を静注または筋注1日1～2回

- 解説
 ・抗コリン作用を有する薬剤（三環系抗うつ薬，フェノチアジン系，モノアミン酸化酵素阻害薬）と併用すると抗コリン作用（口渇，便秘）が増強するとの報告があるため，注意する．作用の発現は静注で3～5分，筋注で8～10分である．

文献

1) Maggio M, et al：JAMA Intern Med, 173：518-523, 2013
2) Bhatt DL, et al：J Am Coll Cardiol, 52：1502-1517, 2008
3) Rostom A, et al：Cochrane Database Syst Rev, 4：CD002296, 2002

第10章 ERの頻用薬剤

08 皮膚科用薬

加藤雪彦

Point

□ 炎症のない皮膚にステロイド外用薬を塗布してはならない
□ 真菌検査をしないまま抗真菌薬を塗布すると，後に正確な診断が困難になる

Introduction

- 皮膚疾患に用いる薬剤は，一見似たような薬剤がたくさんあるうえに使用方法に細かい約束事があり，選択するのが難しい．しかし，ERで間違いのない処方をするのは，大きな原則さえおさえればそれほど困難ではない．

外用療法

- 外用療法は皮膚疾患治療の主体であり，外用薬は主剤（薬効を期待する配合剤）と基剤（配合剤を皮膚に浸透させる基礎）からなる．外用方法も単純塗布，貼布，密封療法，湿布などがあるが，ERにおいては，多量の浸出液がでる場合以外は単純塗布でよい．
- 表1に皮疹に対して使用すべき基剤（主剤でないことに注意）を示す．**浸出液が出る皮疹（水疱，びらん，潰瘍）にクリーム，ゲル，ローション，テープを使用しない方がよい**．刺激感が強く，浸出液が貯留してしまうからである．
- 表2に，炎症性皮膚疾患に対して頻用されるステロイド外用薬の強さのランクを示す．塗布する部位と使用してよいステロイドの強さは，ほぼ決まっている．ERでは，顔，首，陰部はweakかmediumまで．他の部位はstrong（場合によってvery strong）までである．皮膚の委縮，血管拡張といった副作用が短期間で出現するため，strongestは皮膚科医以外処方しない方が無難である．
- 患者がかゆみを訴えている場合でも，炎症のない皮膚（赤みや熱感のない皮膚）にステロイド外用薬を塗布するのは不適切である．
- 診断が不明で，皮膚に鱗屑や発赤がみられる場合，亜鉛華軟膏，ワセリンを処方するのは間違いが少ない．
- 抗真菌薬を投与するのは，ERの医師が真菌検査で陽性を確認した場合のみとすべきである．足白癬を疑わせる皮疹に対しても，糸状菌検査なしに抗真菌薬を塗布すると，その後，皮膚科医が正確な診断をしにくくなるからである．

全身療法

1）抗ヒスタミン薬

- 抗ヒスタミン薬は，ヒスタミンレセプターに競合的阻害することにより，遊離ヒスタミンによって惹起される，瘙痒・血管透過性亢

〔表1〕基剤の適応病変

	紅斑	丘疹	苔癬化	水疱	びらん	潰瘍
油脂性基剤	○	○	○	○	○	
水溶性基剤				◎	○	○
乳剤性基剤	◎	◎	◎	×	×	×
ゲル基剤	○	○				
ローション基剤	◎	○			×	×
テープ剤	○	○	◎		×	×

（文献1より引用）

〔表2〕ステロイド外用薬のランク

Strongest	クロベタゾールプロピオン酸エステル（デルモベート®），ジフロラゾン酢酸エステル（ジフラール®，ダイアコート®）
Very strong	アムシノニド（ビスダーム®），ジフルコルトロン吉草酸エステル（ネリゾナ®，テクスメテン），ジフルプレドナート（マイザー®），フルオシノニド（トプシム®），ベタメタゾンジプロピオン酸エステル（リンデロン®-DP），ベタメタゾン酪酸エステルプロピオン酸エステル（アンテベート®），モメタゾンフランカルボン酸エステル（フルメタ®），酪酸プロピオン酸ヒドロコルチゾン（パンデル®）
Strong	デプロドンプロピオン酸エステル（エクラー®），デキサメタゾンプロピオン酸エステル（メサデルム®），デキサメタゾン吉草酸エステル（ボアラ®，ザルックス®），ベタメタゾン吉草酸エステル（ベトネベート®，リンデロン®-V），ベクロメタゾンプロピオン酸エステル（プロパデルム®），フルオシノロンアセトニド（フルコート®）
Medium	アルクロメタゾンプロピオン酸エステル（アルメタ®），クロベタゾン酪酸エステル（キンダベート®），トリアムシノロンアセトニド（レダコート®，ケナコルト-A®），プレドニゾロン吉草酸エステル酢酸エステル（リドメックス），ヒドロコルチゾン酪酸エステル（ロコイド®）
Weak	プレドニゾロン

〔表3〕抗ヒスタミン（抗アレルギー）薬の催眠効果の強さ

①ポララミン® 6 mg，ペリアクチン，アレルギン®
②ザジテン®，ダレン®（レミカット®）
③セルテクト®，タベジール®，アタラックス®，ホモクロミン®，レスタミン®，エバステル® 10 mg，
④ポララミン® 2 mg，ジルテック® 10 mg，ニポラジン®（ゼスラン®），アゼプチン® 1 mg，アレロック® 5 mg
⑤アレグラ®，タリオン® 10 mg，ザイザル®
⑥アレジオン® 20 mg，クラリチン® 10 mg

注意事項：眠気，抗コリン作用（前立腺肥大，緑内障）
セレスタミン®（クロルフェニラミン 2 mg ＋ベタメタゾン 0.25 mg）

―――― 第3世代抗ヒスタミン薬
------ 第2世代抗ヒスタミン薬

進・膨疹・浮腫が軽減するのを期待する．ERで患者がかゆみを訴えている場合，正確な診断が不明でも抗ヒスタミン薬を投与してよい．
- 問題は副作用のひとつである．眠気，鎮静である．表3に催眠効果の強さの順を示す．運転者，工場労働者，受験生などには慎重に投与する必要がある．第3世代は抗ヒスタミン効果が強く催眠効果が比較的弱い傾向があるため，ERで選択するのに適している．
- 催眠の副作用が少ないのはアレグラ®，少ないとはいえないが止痒作用の強いのはアレロック®，その中間でバランスのよいのが，タリオン®，ザイザル® である．
- 運転や危険な作業をする際には内服しないようにカルテに記載することも重要である．他の副作用として，抗コリン作用である排尿障害，緑内障の増悪がある．

2）副腎皮質ステロイド

- 皮膚科疾患のうち，膠原病，自己免疫性水疱症，重症薬疹などには必要不可欠な薬剤だが，ERで投与する皮膚疾患はアナフィラキシーを除いてほとんどない．
- ただし，広範囲の虫刺症や全身の日光皮膚炎で瘙痒や疼痛が強く，眠れないと訴えるような場合は 0.2～0.5 mg/kg/日のプレドニゾロンを3日間のみ投与することは副作用の心配が少ない．
- 蕁麻疹や湿疹などの疾患に対してステロイド全身投与するのは避け，皮膚科へ紹介受診させるべきである．

文献

1）「スキルアップのための皮膚外用薬」（大谷道輝／著），南山堂，2015

付録

❖ 付　録

1. 骨の名称

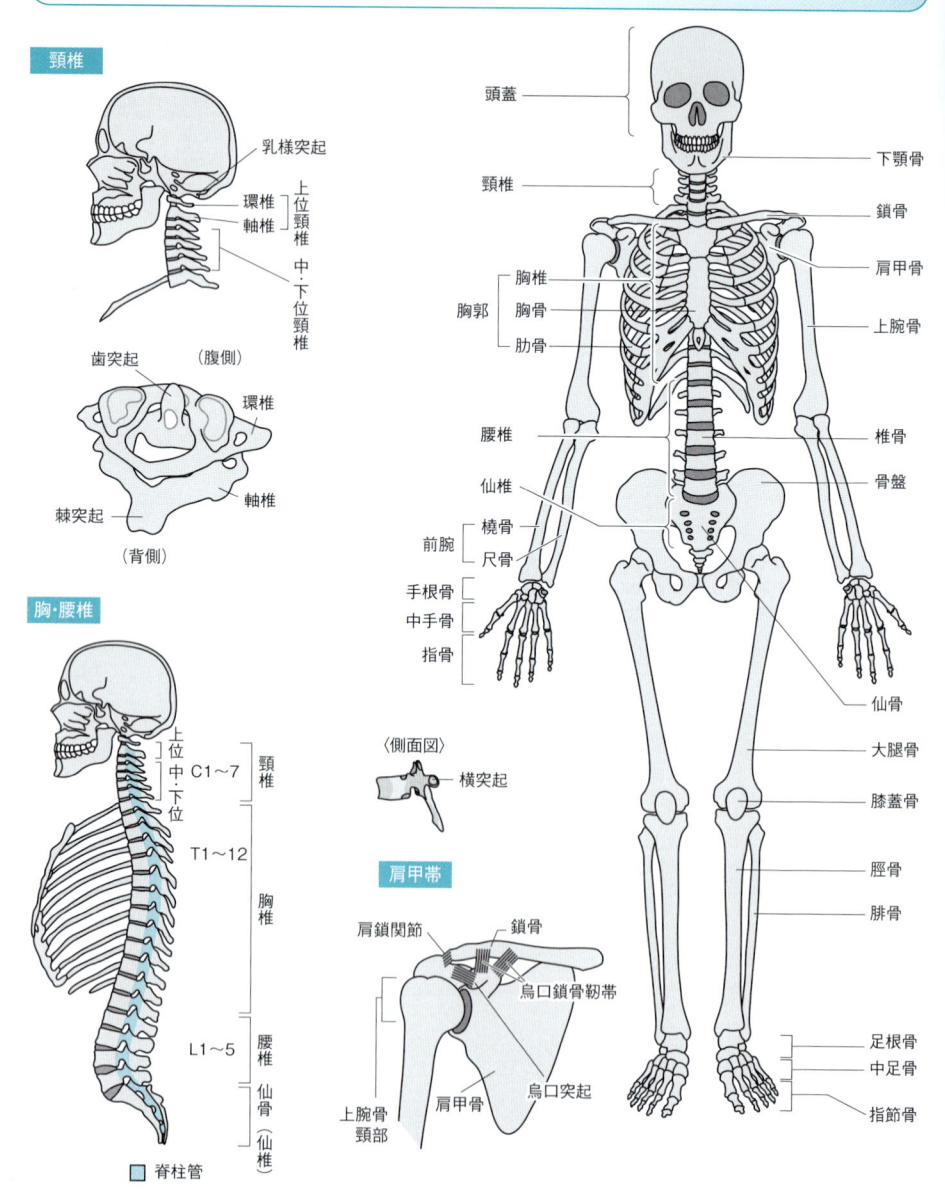

頸椎

- 乳様突起
- 環椎
- 軸椎
- 上位頸椎
- 中・下位頸椎
- 歯突起
- 環椎
- 棘突起
- 軸椎
- （腹側）
- （背側）

胸・腰椎

- 上位 C1〜7
- 中・下位
- 頸椎
- T1〜12
- 胸椎
- L1〜5
- 腰椎
- 仙骨（仙椎）
- 脊柱管

〈側面図〉
- 横突起

肩甲帯

- 肩鎖関節
- 鎖骨
- 烏口鎖骨靱帯
- 烏口突起
- 上腕骨頸部
- 肩甲骨

- 頭蓋
- 頸椎
- 胸郭
  - 胸椎
  - 胸骨
  - 肋骨
- 腰椎
- 仙椎
- 前腕
  - 橈骨
  - 尺骨
- 手根骨
- 中手骨
- 指骨
- 下顎骨
- 鎖骨
- 肩甲骨
- 上腕骨
- 椎骨
- 骨盤
- 仙骨
- 大腿骨
- 膝蓋骨
- 脛骨
- 腓骨
- 足根骨
- 中足骨
- 指節骨

付録

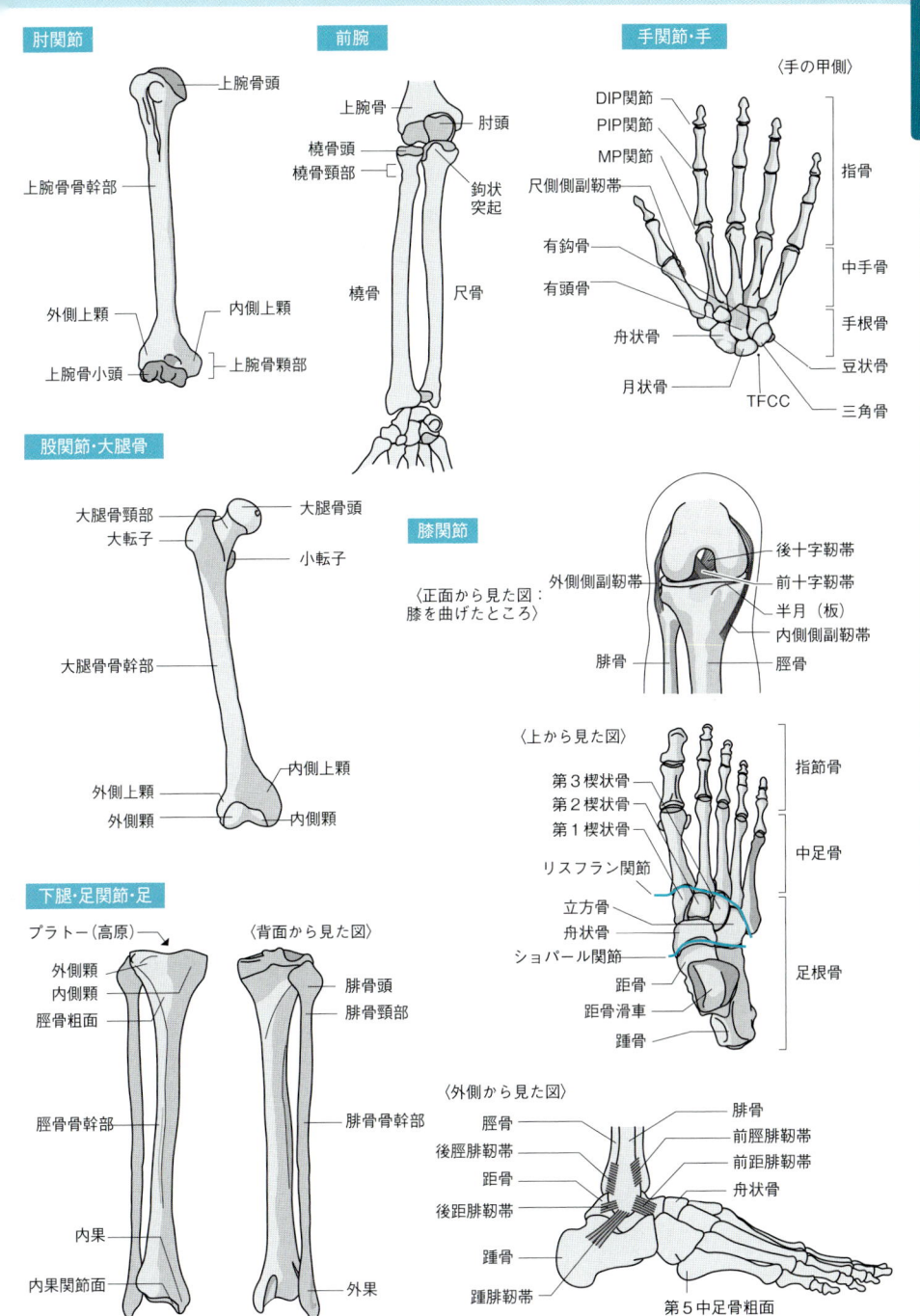

肘関節
- 上腕骨頭
- 上腕骨骨幹部
- 外側上顆
- 内側上顆
- 上腕骨小頭
- 上腕骨顆部

前腕
- 上腕骨
- 橈骨頭
- 橈骨頸部
- 肘頭
- 鉤状突起
- 橈骨
- 尺骨

手関節・手
〈手の甲側〉
- DIP関節
- PIP関節
- MP関節
- 尺側側副靱帯
- 有鉤骨
- 有頭骨
- 舟状骨
- 月状骨
- TFCC
- 三角骨
- 豆状骨
- 指骨
- 中手骨
- 手根骨

股関節・大腿骨
- 大腿骨頸部
- 大腿骨頭
- 大転子
- 小転子
- 大腿骨骨幹部
- 外側上顆
- 内側上顆
- 外側顆
- 内側顆

膝関節
〈正面から見た図：膝を曲げたところ〉
- 後十字靱帯
- 前十字靱帯
- 外側側副靱帯
- 半月（板）
- 内側側副靱帯
- 腓骨
- 脛骨

〈上から見た図〉
- 第3楔状骨
- 第2楔状骨
- 第1楔状骨
- リスフラン関節
- 立方骨
- 舟状骨
- ショパール関節
- 距骨
- 距骨滑車
- 踵骨
- 指節骨
- 中足骨
- 足根骨

下腿・足関節・足
- プラトー（高原）
- 外側顆
- 内側顆
- 脛骨粗面
- 脛骨骨幹部
- 内果
- 内果関節面

〈背面から見た図〉
- 腓骨頭
- 腓骨頸部
- 腓骨骨幹部
- 外果

〈外側から見た図〉
- 脛骨
- 後脛腓靱帯
- 距骨
- 後距腓靱帯
- 踵骨
- 踵腓靱帯
- 腓骨
- 前脛腓靱帯
- 前距腓靱帯
- 舟状骨
- 第5中足骨粗面

「「カラー写真でみる！骨折・脱臼・捻挫 改訂版」（内田淳正，加藤 公／編），羊土社，2010より引用]

ER実践ハンドブック　597

2. 覚えておきたい関節の運動用語

- **屈曲**
  骨同士の角度を少なくする運動.
- **伸展**
  骨同士の角度を大きくする運動. 足関節（足首）などでは屈曲を背屈，伸展を底屈という.

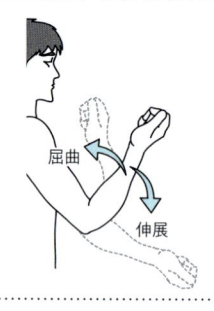

- **外転**
  四肢を体躯から遠ざける運動.
- **内転**
  外転と反対方向への運動.

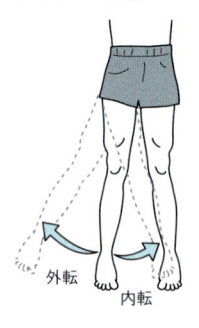

- **外旋**
  四肢で骨長軸を回転軸として内側面を前面に回す運動.
- **内旋**
  四肢で骨長軸を回転軸として外側面を前面に回す運動.

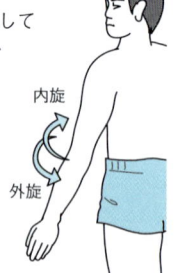

- **回外**
  前腕（肘より指先の部分）のみに使う言葉．肘を曲げて母指を上に向け，母指が外側へ廻るようにする運動.
- **回内**
  前腕（肘より指先の部分）のみに使う言葉．肘を曲げて母指を上に向け，母指が内側へ廻るようにする運動.

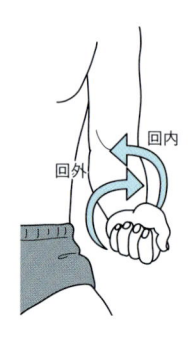

- **外反**
  体肢が外側へ反り返ること．特に前腕，下腿，母趾などに見られる．X脚の人では，下腿が外反しているのがよくわかる．外反母趾で悩む人では，母趾が小指側（外側）に反り返っているのがよくわかる.
- **内反**
  体肢が内側へ反り返ること．O脚の人では，下腿が内反しているのがよくわかる.
  運動中は足関節の内反が起こりやすく，捻挫をしやすい．特に球技系に多く見られる.

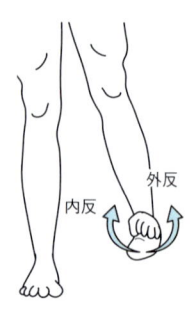

〔「カラー写真でみる！骨折・脱臼・捻挫 改訂版」（内田淳正，加藤 公/編），羊土社，2010より引用〕

598

3. 神経支配

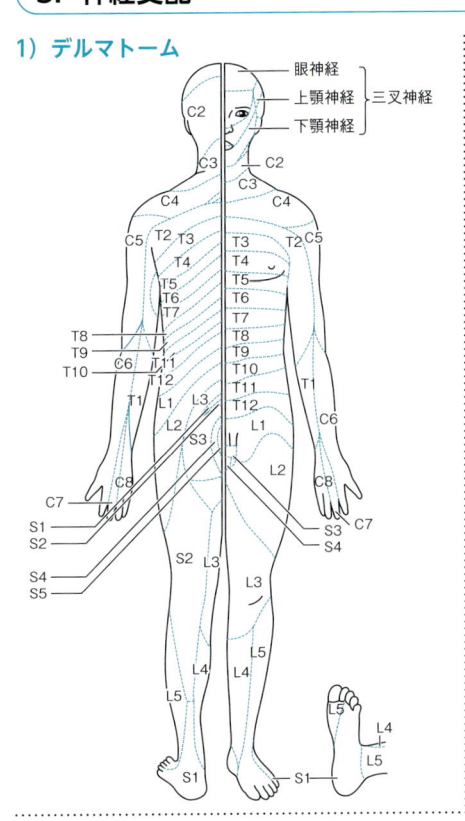

1）デルマトーム

2）運動器の神経支配

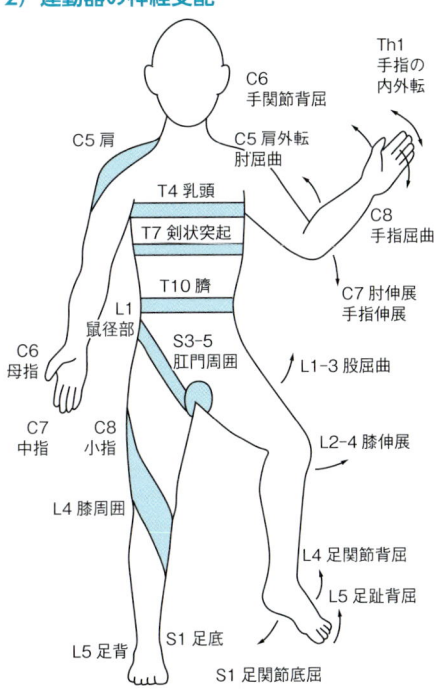

障害高位診断の知覚・筋力・反射の簡易図

	知　覚	運　動	反　射
C5	上腕外側	肩関節の外転	上腕二頭筋腱
C6	前腕橈側	手関節背屈	腕橈骨筋
C7	中指	手関節掌屈	上腕三頭筋
C8	前腕尺側	指屈曲	
T1	上腕内側	手骨間筋	
T5-12	T4乳頭腺，T7剣状突起	腹直筋	
T10	臍，T12鼠径部		
L2-4	大腿前面から下腿内側	股関節内転，膝関節伸展	
L4	下腿〜足内側	前脛骨筋（足内反）	
L5	1-5趾	長趾伸筋	膝蓋腱
S1	5趾	長・短腓骨筋	アキレス腱
S2-4	膀胱，肛門周囲		

1）〔「Principles of neural science 4th ed」（Kandel ER, et al, eds），McGraw-Hill，2000より引用〕
2）〔「東京ER多摩総合マニュアル」（樫山鉄矢／編），中外医学社，2014より引用〕

4. 医療用BLSアルゴリズム

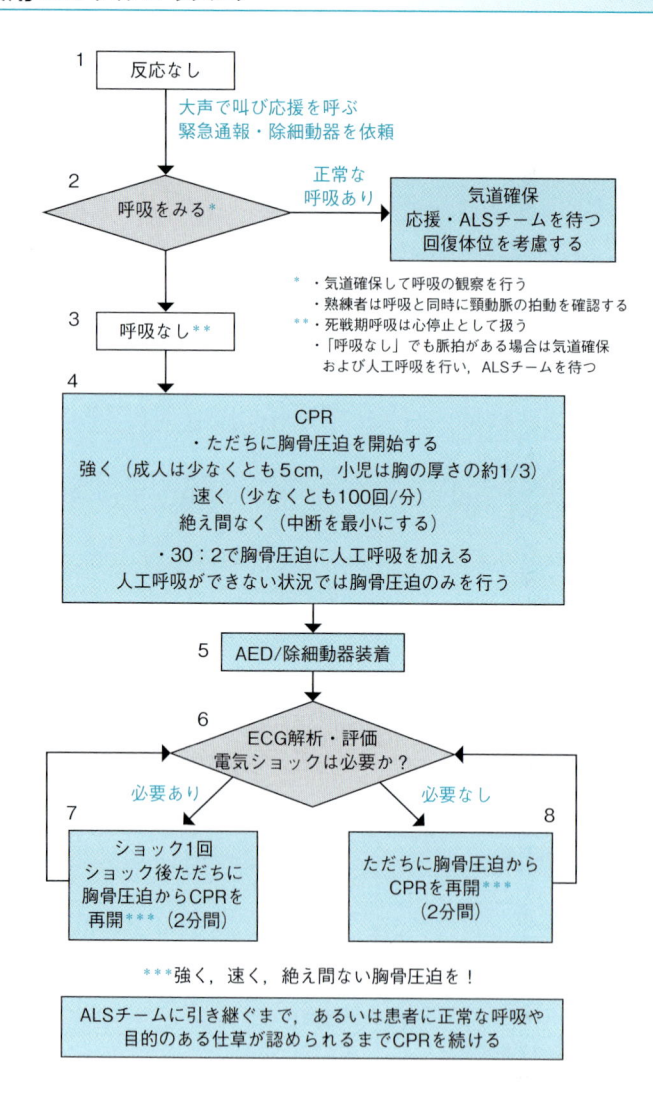

1 反応なし

大声で叫び応援を呼ぶ
緊急通報・除細動器を依頼

2 呼吸をみる*

正常な呼吸あり → 気道確保
応援・ALSチームを待つ
回復体位を考慮する

* ・気道確保して呼吸の観察を行う
・熟練者は呼吸と同時に頸動脈の拍動を確認する
** ・死戦期呼吸は心停止として扱う
・「呼吸なし」でも脈拍がある場合は気道確保
および人工呼吸を行い,ALSチームを待つ

3 呼吸なし**

4 CPR
・ただちに胸骨圧迫を開始する
強く(成人は少なくとも5cm,小児は胸の厚さの約1/3)
速く(少なくとも100回/分)
絶え間なく(中断を最小にする)
・30:2で胸骨圧迫に人工呼吸を加える
人工呼吸ができない状況では胸骨圧迫のみを行う

5 AED/除細動器装着

6 ECG解析・評価
電気ショックは必要か?

必要あり
7 ショック1回
ショック後ただちに
胸骨圧迫からCPRを
再開***(2分間)

必要なし
8 ただちに胸骨圧迫から
CPRを再開***
(2分間)

***強く,速く,絶え間ない胸骨圧迫を!

ALSチームに引き継ぐまで,あるいは患者に正常な呼吸や
目的のある仕草が認められるまでCPRを続ける

〔「JRC蘇生ガイドライン2010」(日本蘇生協議会,日本救急医療財団/監),へるす出版,2011より引用〕

5. 心停止アルゴリズム

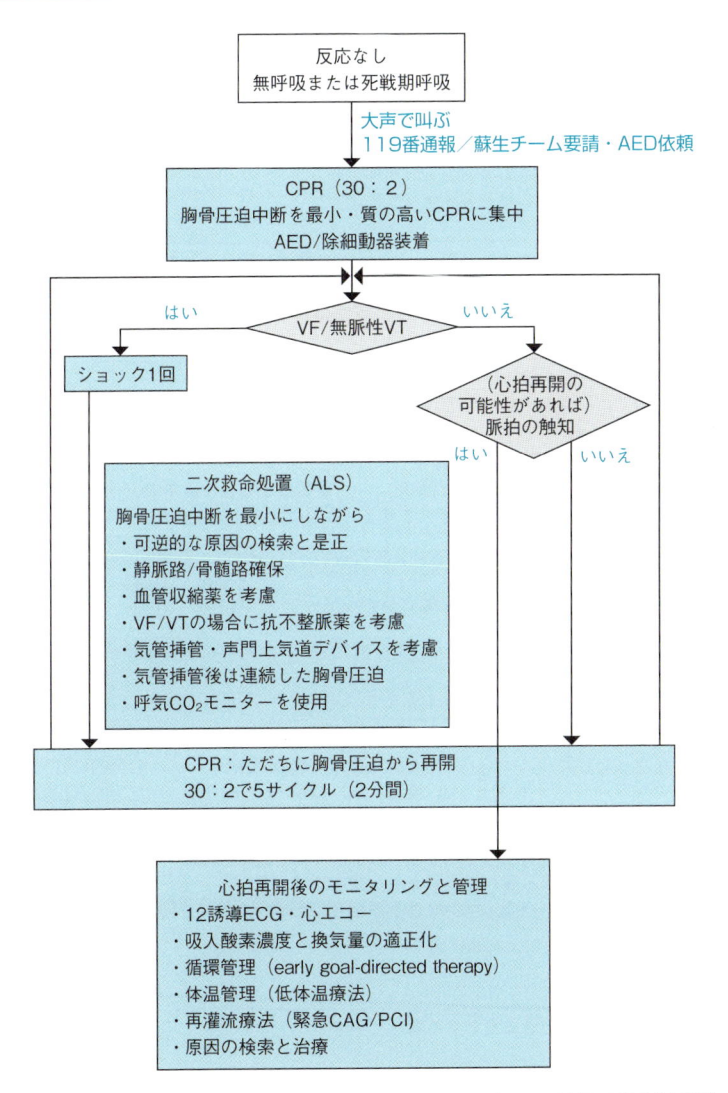

```
         反応なし
    無呼吸または死戦期呼吸
            │
            │ 大声で叫ぶ
            │ 119番通報／蘇生チーム要請・AED依頼
            ▼
        CPR（30：2）
    胸骨圧迫中断を最小・質の高いCPRに集中
        AED/除細動器装着
            │
   ┌────────┴────────┐
   │はい            いいえ│
   ▼   VF/無脈性VT    ▼
ショック1回         （心拍再開の
                    可能性があれば）
                    脈拍の触知
                    はい    いいえ
```

二次救命処置（ALS）
胸骨圧迫中断を最小にしながら
・可逆的な原因の検索と是正
・静脈路/骨髄路確保
・血管収縮薬を考慮
・VF/VTの場合に抗不整脈薬を考慮
・気管挿管・声門上気道デバイスを考慮
・気管挿管後は連続した胸骨圧迫
・呼気CO_2モニターを使用

CPR：ただちに胸骨圧迫から再開
30：2で5サイクル（2分間）

心拍再開後のモニタリングと管理
・12誘導ECG・心エコー
・吸入酸素濃度と換気量の適正化
・循環管理（early goal-directed therapy）
・体温管理（低体温療法）
・再灌流療法（緊急CAG/PCI）
・原因の検索と治療

〔「JRC蘇生ガイドライン2010」（日本蘇生協議会，日本救急医療財団／監），へるす出版，2011より引用〕

6. 長谷川式簡易知能評価スケール（改訂版）

	質問内容　　　　〔　〕内は質問内容の解説	配点
1	お歳はいくつですか？〔年齢〕　不正解　0点 　　2年までの誤差は正解　　　　正解　　1点	
2	今日は何年の何月何日ですか？何曜日ですか？ 　年・月・日・曜日　各1点ずつ 　〔日時の見当識〕	年　不正解　0点　正解　1点 月　不正解　0点　正解　1点 日　不正解　0点　正解　1点 曜日　不正解　0点　正解　1点
3	私たちが今いるところはどこですか？ 　　（正答がない時は5秒後にヒントを与える） 　　〔場所の見当識〕	自発的に答えられた　　　　　　　　　　　2点 5秒おいて「家ですか？施設ですか？」の　1点 中から正しい選択ができた 不正解　0点
4	これから言う3つの言葉を言ってみてください．あとの設問で また聞きますのでよく覚えておいて下さい〔言葉の即時記銘〕 以下の系列のいずれか1つで，採用した系列に○印をしておく 系列1　a）桜　　b）猫　　c）電車 系列2　a）梅　　b）犬　　c）自動車　　言葉ごとに各1点ずつ 正答できなかった時，正しい答えを覚えさせる（3回以上言っても覚えられない言葉は横線で消す）	3つ正解　3点 2つ正解　2点 1つ正解　1点 不正解　0点
5	100から7を順番に引いてください（aに正解の時のみbも行う）〔計算〕 　a）100－7は？ 　b）それから7を引くと？　　a, b各1点ずつ	不正解　0点　　正解（93）　1点 不正解　0点　　正解（86）　1点
6	これから言う数字を逆から言って下さい（aに正解の時のみbも行う）〔数字の逆唱〕 　a）6-8-2 　b）3-5-2-9　　　　a, b各1点ずつ	不正解　0点　正解（2-8-6）　　1点 不正解　0点　正解（9-2-5-3）　1点
7	先ほど覚えてもらった言葉（問4の3つの言葉）をもう一度言ってみて下さい 　正答が出なかった言葉にはヒントを与える〔言葉の遅延再生〕 　　　　　　　ヒント　a）植物　b）動物　c）乗り物	自発的に答えられた　　　　　　2点 を与えたら正解できた　　　　　1点 不正解　　　　　　　　　　　　0点
8	これから5つの品物を見せます．それを隠しますので何があったか言って下さい 　1つずつ名前を言いながら並べ覚えさせる．次に隠す． 　時計，くし，はさみ，タバコ，ペンなど必ず相互に無関係なものを使う 　1つ正答するごとに1点 　〔物品記銘〕	5つ正解　5点 4つ正解　4点 3つ正解　3点 2つ正解　2点 1つ正解　1点 不正解　0点
9	知っている野菜の名前をできるだけ多く言って下さい 　答えた野菜の名前を記入する 　途中で詰まり，約10秒待っても出ない場合にはそこで打ち切る 　正答数ごとに右記点数 　〔言語の流暢性〕	正答数10個以上　5点 正答数9個　4点 正答数8個　3点 正答数7個　2点 正答数6個　1点 正答数0〜5個　0点
	合計得点	

口頭による質問で，短期記憶や見当識，記銘力などを点数化して評価できる．質問者の熟練度には依存されずに一定の結果が得られ，短時間で終了する．30点満点で20点以下で認知症の可能性が高いとされる

略語一覧

A

AAA	abdominal aortic aneurysm	腹部大動脈瘤
ABG	arterial blood gas	動脈血液ガス
ABPC	aminobenzylpenicillin（ampicillin）	アミノベンジルペニシリン（アンピシリン）
ACC	aortocaval compression	大動脈大静脈圧迫
ACCR	amylase creatinine clearance ratio	アミラーゼクレアチニンクリアランス比
ACE	angiotensin converting enzyme	アンジオテンシン変換酵素
ACEI	angiotensin converting enzyme inhibitor	アンジオテンシン変換酵素阻害薬
ACS	acute coronary syndrome	急性冠症候群
ACTH	adrenocorticotropic hormone	副腎皮質刺激ホルモン
ADA	adenosine deaminase	アデノシンデアミナーゼ
ADEM	acute disseminated encephalomyelitis	急性散在性脳髄膜炎
ADH	antidiuretic hormone	抗利尿ホルモン
AEP	acute eosinophilic pneumonia	急性好酸球性肺炎
AF	atrial fibrillation	心房細動
AG	anion gap	アニオンギャップ
AGEP	acute generalized exanthematous pustulosis	急性汎発性発疹性膿疱症
AGN	acute glomerulonephritis	糸球体腎炎
AHTR	acute hemolytic transfusion reaction	急性溶血性輸血反応
AIP	acute interstitial pneumonia	急性間質性肺炎
AIS	abbreviated injury score	簡易式外傷スコア
AKA	alcoholic ketoacidosis	アルコール性ケトアシドーシス
AKI	acute kidney injury	急性腎障害
ALS	amyotrophic lateral sclerosis	筋萎縮性側索硬化症
AMI	acute myocardial infarction	急性心筋梗塞
AMPC	amoxicillin	アモキシシリン
CVA	clavulanic acid	クラブラン酸
AMS	acute mountain sickness	山酔い
ANCA	anti-neutrophil cytoplasmic antibody	抗好中球細胞質抗体
AOSD	adult-onset Still's disease	成人発症 Still 病
APS	antiphospholipid syndrome	抗リン脂質抗体症候群
ARB	angiotensin Ⅱ receptor blocker	アンジオテンシンⅡ受容体拮抗薬
ARDS	acute respiratory distress syndrome	急性呼吸窮迫症候群
AT	atrial tachycardia	心房頻拍
ATN	acute tubular necrosis	急性尿細管壊死
AVNRT	atrioventricular nodal reentrant tachycardia	房室結節リエントリー頻拍
AVRT	atrioventricular reentrant tachycardia	房室リエントリー頻拍
AZM	azithromycin	アジスロマイシン

B

BAD	branch atheromatous disease	
BADL	basic activities of daily living	基本的 ADL
BCP	business continuing plan	事業継続計画
BLNAR	β-lactamase negative ampicillin resistant	β-ラクタマーゼ非産生アンピシリン耐性
BNP	brain natriuretic peptide	脳性ナトリウム利尿ペプチド
BPH	benign prostatic hyperplasia, benign prostatic hypertrophy	前立腺肥大症
BURP	backward upward rightward pressure	
BVM	bag valve mask	バッグバルブマスク

C

CAZ	ceftazidime	セフタジジム

ER実践ハンドブック　603

CCU	coronary care unit 冠疾患集中治療室		**D**	
CDI	Clostridium difficile infection Clostridium difficile 感染症	D5W	dextrose 5％ water 5％ブドウ糖液	
CEA	carcinoembryonic antigen がん胎児性抗原	dBP	diastolic blood pressure 拡張期血圧	
CFPM	cefepime セフェピム	DGI	disseminated gonococcal infection 播種性淋菌感染症	
CIDP	chronic inflammatory demyelinating polyradiculoneuropathy 慢性炎症性脱髄性多発神経炎	DIC	disseminated intravascular coagulation 播種性血管内凝固症候群	
ciTBI	clinically-important traumatic brain injury 重症外傷性脳損傷	DIHS	drug-induced hypersensitivity syndrome 薬剤性過敏症症候群	
CK	creatine kinase クレアチンキナーゼ	DKA	diabetic ketoacidosis 糖尿病性ケトアシドーシス	
CK-MB	creatine kinase MB クレアチンキナーゼ MB 分画タンパク量	DLB	dementia with Lewy bodies レビー小体型認知症	
CKD	chronic kidney disease 慢性腎臓病	DMAT	disaster medical assistance team 災害派遣医療チーム	
CMV	cytomegalovirus サイトメガロウイルス	DOXY	doxycycline ドキシサイクリン	
CO-Hb	carbon monoxide-hemoglobin 一酸化炭素ヘモグロビン	DRESS	drug rash with eosinophilia and systemic syndrome	
COP	cryptogenic organizing pneumonia 特発性器質化肺炎	DV	domestic violence 配偶者暴力	
COPD	chronic obstructive pulmonary disease 慢性閉塞性肺疾患	DVT	deep venous thrombosis 深部静脈血栓症	
CPAOA	cardiopulmonary arrest on arrival 来院時心肺停止	DWI	diffusion weighted image 拡散強調画像	
CPAP	continuous positive airway pressure 持続気道陽圧		**E**	
CPM	central pontine myelinolysis 橋中心髄鞘崩壊症	EBV	Epstein-Barr virus EB ウイルス	
CPR	clinical prediction rule	EBV-VCM	EBV-viral capsid antigen	
CRT	capillary refill time 毛細血管再充満時間	ECMO	extracorporeal membrane oxygenation 体外膜型人工肺	
CSM	confined space medicine 瓦礫の下の医療	ED	emergency department	
CSWS	cerebral salt-wasting syndrome 塩類喪失症候群	EEM	erythema exsudativum multiforme 多形滲出性紅斑	
CTAS	Canadian triage and acuity scale	EF	ejection fraction 左室駆出率	
CTG	cardiotocogram 胎児心拍陣痛図	EGDT	early goal directed therapy 早期目標指向療法	
CTRX	ceftriaxone セフトリアキソン	ELM	external laryngeal manipulation	
CTX	cefotaxime セフォタキシム	EMIS	emergency medical information system 広域災害救急医療情報システム	
CVA	costovertebral angle 肋骨脊柱角	EN	erythema nodosum 結節性紅斑	
CVCI	cannot ventilate, cannot intubate 換気挿管不能	ER	emergency room	
		ERCP	endoscopic retrograde cholangiopancreatography 内視鏡的逆行性胆道膵管造影	
		ERP	emergency response plan 緊急対応計画	

ESBL	extended spectrum β-lactamase 基質拡張型β-ラクタマーゼ		HES	hydroxyethyl starch ヒドロキシエチルデンプン
ESI	emergency severity index		HHS	hyperosmolar hyperglycemic state 高浸透圧性高血糖症候群
ESWL	extracorporeal shock wave lithotripsy 体外衝撃波結石破砕術		HHV	human herpes virus ヒトヘルペスウイルス
ETEC	enterotoxigenic *Escherichia coli* 腸管毒素原性大腸菌		HIT	heparin-induced thrombocytopenia ヘパリン起因性血小板減少症
			HIV	human immunodeficiency virus ヒト免疫不全ウイルス

F

FAST	focused assessment with sonography for trauma 迅速超音波検査		HJR	hepatojugular reflux 肝頸静脈逆流
			HRCT	high resolution CT 高分解能CT
FENa	fractional excretion of sodium ナトリウム排泄率		HSV	herpes simplex virus 単純ヘルペスウイルス
FEUN	fractional excretion of urea 尿素窒素排泄率		HTLV-1	human T-lymphotropic virus type1 ヒトTリンパ球好性ウイルス-1型
FFP	fresh frozen plasma 新鮮凍結血漿		HUS	hemolytic uremic syndrome 溶血性尿毒症症候群
FHR	fetal heart rate 胎児心拍数			

I

G

GBS	Guillain-Barré syndrome Guillain-Barré 症候群		IABO	intra-aortic balloon occlusion 大動脈遮断バルーンカテーテル
			IADL	instrumental activities of daily living 手段的日常生活動作
GERD	gastroesophageal reflux disease 胃食道逆流症		IBD	inflammatory bowel disease 炎症性腸疾患
GI療法	glucose insulin グルコース・インスリン療法		IC-PC	internal carotid artery-posterior communicating artery 動脈瘤内頸動脈-後交通動脈分岐部
GNR	gram negative rods グラム陰性桿菌			
GPA	granulomatosis with polyangiitis 多発血管炎性肉芽腫症		ICD	implantable cardioverter defibrillator 植込み型除細動器
GPC	gram positive coccus グラム陽性球菌		IE	infectious endocarditis, infective endocarditis 感染性心内膜炎
GS	gestational sac 胎嚢		IGF-II	insulin-like growth factor II インスリン様増殖因子II

H

			IM	infectious mononucleosis 伝染性単核球症
HACE	high-altitude cerebral edema 脳浮腫		IP	interstitial pneumonia 間質性肺炎
HAPE	high-altitude pulmonary edema 高所肺水腫		IPF	idiopathic pulmonary fibrosis 特発性肺線維症
HBO(T)	hyperbaric oxygen therapy 高気圧酸素療法		iPTH	intact parathyroid hormone 全分子副甲状腺ホルモン
HBV	hepatitis B virus B型肝炎ウイルス		IRI	immunoreactive insulin インスリン免疫活性
hCG	human chorionic gonadotropin ヒト絨毛性ゴナドトロピン		ISS	injury severity score 外傷重症度スコア
HCP	health care provider 医療従事者		IVC	inferior vena cava 下大静脈
HCV	hepatitis C virus C型肝炎ウイルス		IVIG	intravenous immunoglobulin 免疫グロブリン大量療法

J

JATEC	Japan advanced trauma evaluation and care 外傷初期診療ガイドライン	
JTAS	Japan triage and acuity scale	
JVD	jugular venous distention 頸動脈怒張	

L

LAA	large-artery atherosclerosis 大血管アテローム硬化	
LAD	left anterior descending artery 左前下行枝	
LMA	laryngeal mask airway ラリンジアルマスク	
LUD	left uterine displacement 子宮左方転位	
LVEF	left ventricular ejection fraction 左室駆出率	
LVFX	levofloxacin レボフロキサシン	
LVH	left ventricular hypertrophy 左室肥大	

M

MAC	Mycobacterium avium complex	
MAOI	monoamine oxidase inhibitor モノアミン酸化酵素阻害薬	
MC	medical control メディカルコントロール	
MDAC	multiple-dose activated charcoal 活性炭のくり返し投与	
MDI	metered dose inhaler 定量噴霧吸入器	
MDMA	methylenedioxymethamphetamine	
MEPM	meropenem メロペネム	
MET	medical emergency team	
MFICU	maternal fetal intensive care unit 母体・胎児集中治療室	
MG	myasthenia gravis 重症筋無力症	
mHTN	malignant hypertension 悪性高血圧	
MIMMS	Major Incident Medical Management and Support 大事故災害への医療対応	
ML	malignant lymphoma 悪性リンパ腫	
MMT	manual muscle test 徒手筋力検査	
MNZ	metronidazole メトロニダゾール	

MRA	magnetic resonance angiography 磁気共鳴血管造影	
MRCP	magnetic resonance cholangiopancreatography 磁気共鳴胆道膵管造影	
MRSA	methicillin-resistant Staphylococcus aureus メチシリン耐性黄色ブドウ球菌	
MRV	magnetic resonance venography 磁気共鳴静脈造影	
MS	multiple sclerosis 多発性硬化症	
MSM	men who have sex with men 男性間性交者	
MSSA	methicillin-sensitive Staphylococcus aureus メチシリン感受性黄色ブドウ球菌	
MTS	Manchester triage system	

N

NS	normal saline 生理食塩水	
NAAT	nucleic acid amplification testing 核酸増幅検査	
NAC	N-acetylcysteine N-アセチルシステイン	
NCSE	non-convulsive status epilepticus 非痙攣性てんかん重積状態	
NICE	the national institute for health and care excellence	
NIV	noninvasive ventilation 非侵襲的換気療法	
NMS	neuroleptic malignant syndrome 悪性症候群	
NOMI	non-occlusive mesenteric ischemia 非閉塞性腸管膜虚血症	
NPPV	noninvasive positive pressure ventilation 非侵襲的陽圧換気	
NSAIDs	nonsteroidal anti-inflammatory drugs 非ステロイド性抗炎症薬	
NSIP	non specific interstitial pneumonia 非特異的間質性肺炎	

O

OA	osteoarthritis 変形性関節症	
ORS	oral rehydration solution 経口補水液	

P

PA	primary aldosteronism 原発性アルドステロン症	
PAC	plasma aldosterone concentration 血漿アルドステロン濃度	

略語	英語	日本語
PAT	pediatric assessment triangle	小児アセスメントトライアングル
PC	platelet concentrate	濃厚血小板
PCI	percutaneous coronary intervention	経皮的冠動脈インターベンション
PCPS	percutaneous cardiopulmonary support	経皮的心肺補助装置
PE	pulmonary embolism	肺塞栓症
PEA	pulseless electrical activity	無脈性電気活動
PECARN	pediatric emergency care applied research network	
PEWS	pediatric early warning score	小児早期警戒スコア
PG	prostaglandin	プロスタグランジン
PIAGN	post-infectious acute glomerulonephritis	感染後急性糸球体腎炎
PICC	peripherally inserted central catheter	末梢挿入中心静脈カテーテル
PID	pelvic inflammatory disease	骨盤内炎症性疾患
PIH	pregnancy induced hypertension	妊娠高血圧
PMCD	perimortem cesarean delivery	死戦期帝王切開／母体救命帝王切開
PPE	personal protective equipment	個人防護具
PPI	proton pump inhibitor	プロトンポンプ阻害薬
PRA	plasma renin activity	血漿レニン活性
PRES	posterior reversible encephalopathy syndrome	可逆性後白質脳症候群
PRSP	penicillin-resistant *Streptococcus pneumoniae*	ペニシリン耐性肺炎球菌
PS	primary survey	
PTBD	percutaneous transhepatic biliary drainage	経皮経肝胆道ドレナージ
PTCD	percutaneous transhepatic cholangio drainage	経皮経肝胆管ドレナージ
PTGBD	percutaneous transhepatic gallbladder drainage	経皮経肝胆嚢ドレナージ
PTHrP	parathyroid hormone-related protein-C	副甲状腺ホルモン関連蛋白
PTP	press through package	
PVC	premature ventricular contraction	心室期外収縮

R

略語	英語	日本語
RA	rheumatoid arthritis	関節リウマチ
RAPD	relative afferent pupillary defect	相対的瞳孔求心路傷害
RBC	red blood cell	赤血球液
RCA	right coronary artery	右冠動脈
RCC	red cell concentrate	濃厚赤血球
REBOA	resuscitative endovascular balloon occlusion of the aorta	蘇生的大動脈血管内バルーン閉塞術
RF	rheumatoid factor	リウマトイド因子
RFA	radiofrequency ablation	経皮的ラジオ波焼灼術
ROSC	return of spontaneous circulation	自己心拍再開
RPGN	rapidly progressive glomerulonephritis	急速進行性糸球体腎炎
RPLS	reversible posterior leukoencephalopathy syndrome	
RRS	rapid response system	
RRT	rapid response team	
RS3PE	remitting seronegative symmetrical synovitis with pitting edema	
RSI	rapid sequence intubation	迅速気管挿管
RSV	respiratory syncytial virus	RSウイルス
RTA	renal tubular acidosis	尿細管性アシドーシス
RTS	revised trauma score	生理学的重症度

S

略語	英語	日本語
SAH	subarachnoid hemorrhage	くも膜下出血
SARS	severe acute respiratory syndrome	重症急性呼吸器症候群
sBP	systolic blood pressure	収縮期血圧
SCIWORA	spinal cord injury without radiographic abnormality	
SCU	staging care unit	広域搬送拠点臨時医療施設
SFTS	severe fever with thrombocytopenia syndrome	重症熱性血小板減少症候群
SHS	supine hypotensive syndrome	仰臥位低血圧症候群

SIADH	syndrome of inappropriate secretion of antidiuretic hormone 抗利尿ホルモン不適合分泌症候群	TLS	tumor lysis syndrome 腫瘍崩壊症候群
SIRS	systemic inflammatory response syndrome 全身性炎症反応症候群	TMA	thrombotic microangiopathy 血栓性微小血管障害症
SJS	Stevens-Johnson syndrome Stevens-Johnson症候群	TPO	thyroid peroxidase 甲状腺ペルオキシダーゼ
SLE	systemic lupus erythematosus 全身性エリテマトーデス	TRALI	transfusion- related acute lung injury 輸血関連急性肺障害
SMA	superior mesenteric artery 上腸間膜動脈	TSH	thyroid stimulating hormone 甲状腺刺激ホルモン
SS	secondary survey	TSLS	toxic shock like syndrome トキシックショック様症候群
SSc	systemic sclerosis 全身性強皮症	TSS	toxic shock syndrome トキシックショック症候群
SSRI	selective serotonin reuptake inhibitor 選択的セロトニン再取り込み阻害薬	TTP	thrombotic thrombocytopenic purpura 血栓性血小板減少性紫斑病
SSSS	staphylococcal scalded skin syndrome ブドウ球菌性熱傷様皮膚症候群	TUL	transurethral lithotripsy 経尿道的結石破砕
START法	simple triage and rapid treatment	TVUS	transvaginal ultrasonography 経腟超音波検査
STD	sexually transmitted disease 性行為感染症		
STI	sexually transmitted infection 性行為感染症	**U**	
SU	sulfonylurea スルホニル尿素薬	UIP	usual interstitial pneumonia 通常型間質性肺炎
SVT	supraventricular tachycardia 上室頻拍	UTI	urinary tract infection 尿路感染
SVV	small vessel vasculitis 小血管炎	**V**	
T		VATS	video-assisted thoracic surgery ビデオ補助下胸部手術
TACO	transfusion associated circulatory overload 循環過負荷	VBG	venous blood gas 静脈血液ガス
TAE	transcatheter arterial embolization 経カテーテル動脈塞栓術	VF	ventricular fibrillation 心室細動
TAUS	transanal ultrasonography 経肛門超音波検査	VT	ventricular tachycardia 心室頻拍
TBSA	total body surface area	VTE	venous thromboembolism 静脈血栓塞栓症
TCA	tricyclic antidepressants 三環系抗うつ薬	VZV	varicella-zoster virus 水痘帯状疱疹ウイルス
TdP	torsade de pointes		
TEM	threat error management	**W**	
TEN	toxic epidermal necrolysis 中毒性表皮壊死症	WFNS	world federation of neurological surgeons
TIA	transient ischemic attack 一過性脳虚血発作		

索引

数字

12誘導心電図	564
Ⅲ音	150
5％ブドウ糖液	576

欧文

A・B

ABCD² score	123
ABCDEFPアプローチ	489
ACE阻害薬	310
ACS	30, 52, 55, 139
A-DROP	173
AHAガイドライン	436
AIDS	260
Airway	489
AIS	389
AKA	232
AKI	202, 533
allodynia	243
ALS	136
Alvarado score	461
anterior humeral line	379
ARDS	176
artery-to-artery塞栓症	120
ASA分類	440
ATN	305
A群溶連菌咽頭炎	452
BCG接種部位の発赤	460
Bell麻痺	338
BLS	438
BLSアルゴリズム	600
Borchers法	340
Breathing	490
B型肝炎	247

C・D

C1インヒビター活性	310
CAP	172
Centor criteria	332
Circulation	490
ciTBI	469
closed loop	189
Clostridium	98
CO-Hb	286
community-acquired pneumonia	172
Confined space medicine	534
COPD	170
CPR	485
CSCA-TTT	522
CTAS	487
Cullen徴候	199
Cushing症候群	104
Disability	490
DKA	222
DMAT	527
Duke臨床的診断基準	157
DV	502
DVT	83
D-ダイマー	133, 144

E～G

EBV	256
ECクランプ	436
ED	474
EEM	319
EGDT	268
ELR	51
Epley法	36
ER型救急医療	474
ERシステム	474
ER診療	478
ESI	486
Essex-Lopresti骨折	379
Exposure & Environmental control	491
FAST	398, 400
fat pad sign	379
Female & Fetus & Family	491
FEMg	217
First Impression	488
Forchheimer spots	248
Forrester分類	143
Frenzel眼鏡	35
Galeazzi脱臼骨折	379
GCS	26
Grey-Turner徴候	199

H・I

HBO	287
HBV	262
HCV	262
HCV-RNA	264
HCV抗体	264
Heinrichの法則	514
herpes simplex virus	244
HHS	222
HHV-6	458
Hib	451
H.influenzae type b	451
Hippocrates法	340
HIV	247, 262
HIV感染症	260
Holzknecht徴候	464
Horibe Score	72
Howship-Romberg徴候	91
HSV	244, 247, 458
Hypervolemia	82
IC-PC動脈瘤	40
IE	156

IgA 腎症	81
interval appendectomy	187
IPF	176
IVC 径	572

J〜N

JCS	26
Jefferson 骨折	402
JTAS	487
key-board sign	569
Koplik 斑	246
Lempert 法	37
LMA	539
Ludwig's angina	332
McBurney 点	185
MDMA	280
Monteggia 脱臼骨折	379
m-SHELL モデル	512
MTX	110
multiple concentric ring sign	570
NBC 災害	531
NCSE	43
Nohria/Stevenson 分類	150
NOMI	190, 191
Normotensive ischemic AKI	203
NPPV	171
NSAIDs	110, 578
N-アセチルシステイン(NAC)投与	278

O〜R

OPQRST	482
PALS	434
Parkinson 病	136
PE	144
pediatric appendicitis score	461
pediatric early warning score	432
PEWS	432
PIAGN	81
PICC カテーテル	542
PID	353
PIH	350
posterior reversible encephalopathy syndrome	131
PPE	531
PPI	590
PRES	131
Proudfoot らの生存曲線	282
pseudo kidney sign	463
Psychiatric & Pain control	491
PTH 関連ペプチド産生腫瘍	104
Pulmonary tumor thrombotic microangiopathy	104
Quinke 浮腫	310
Ramsay-Hunt 症候群	338
rapid response system	514
red flags	56, 332
retropharyngeal space	402
RRS	514
RSI	539

S

SAH	39
SALT triage	529
SAMPLE(＋R)ヒストリー	482
SIADH	104
SIRS	268
SJS	244, 319
SLE	110
SMA	190
SSSS	244, 315
Staphylococcal scalded skin syndrome	244
START plus 法	529
STD	333
Stevens-Johnson 症候群	244, 319
ST 合剤	580
Surviving Sepsis Campaign	442

T〜W

target sign	463
TEN	244, 319
TIA	31, 123
TICLS	434
torsades de pointes	274
toxic epidermal necrosis	244
Trouseau 症候群	104
TSLS	98, 315
TSS	98, 242, 315
UIP	176
V. vulnificus	98
varicella-zoster virus	243, 244
Vibrio vulnificus	244
VINDICATE＋GP	484
VS WATER	98
VZV	243, 244
Wells' score(criteria)	90
Wernicke 脳症	27
Westley スコア	454

和文

あ

アキレス腱断裂	388
アクシデント	513
アクションカード	522
悪性症候群	276
アシクロビル	459
亜硝酸アミル	285
亜硝酸ナトリウム	285
アスピリン喘息	168

index

アスピリン中毒·············· 278
アセトアミノフェン·········· 578
アセトアミノフェン中毒····· 278
圧痛······························ 75
アドバンスド・トリアージ
································ 487
アドレナリン筋注············ 309
アナフィラキシー
················· 59, 307, 321
アナフィラキシー症状······ 422
アモキサピン··················· 273
アモキシシリン········ 580, 581
アルコール性ケトアシドーシス
································ 232
アルゴリズム法··············· 483
安全対策························ 512
安定化··························· 488

い

異型輸血························ 548
維持液··························· 577
意識障害··················· 25, 103
意識レベル················ 25, 468
医師法··························· 500
異状死··························· 504
異所性妊娠破裂··············· 351
イソプレナリン··············· 586
イチゴ舌·················· 247, 460
一次性頭痛····················· 124
一次トリアージ··············· 529
胃腸炎···························· 68
一過性黒内障·················· 322
一過性脳虚血発作······ 31, 103
一酸化炭素中毒
············· 28, 40, 286, 412
異物誤嚥························ 64
違法薬物························ 280
医療安全························ 511
医療保護入院··········· 515, 517
イレウス························ 569
咽後膿瘍························ 336

インシデント·················· 513
陰性尤度比····················· 484
咽頭炎···························· 332
咽頭後隙の拡大··············· 402
咽頭痛···························· 334
院内トリアージ··············· 486
インフリキシマブ············ 110
インフルエンザ··· 174, 250, 466
インフルエンザウイルス
························· 250, 458
インフルエンザ脳症········ 130

う〜お

ウイルス性感染症············ 317
ウイルス性髄膜炎······ 128, 457
ウイルス性脳炎··············· 130
右室収縮末期圧··············· 573
右水腎症························ 569
うっ血···························· 150
右房圧···························· 572
運動麻痺························· 44
運動用語························ 598
壊死性筋膜炎······ 91, 240, 315
壊死性胆嚢炎·················· 196
壊死性軟部組織感染症····· 240
エンテロウイルス··········· 247
エンテロウイルス71······· 255
エンテロウイルス属········ 456
嘔気···························· 66
嘔吐······················· 66, 444
横紋筋融解症·················· 305
悪心······························ 66
おたふくかぜ·················· 252
オピオイド類中毒··········· 280

か

回外······························ 598
回外屈曲法····················· 471
開瞼法··························· 395
開口障害················· 339, 342

開始液··························· 577
外傷······························ 467
外傷患者························ 493
外傷性胸部大動脈損傷····· 398
外傷性頸部症候群··········· 405
外傷性脳損傷·················· 469
疥癬······························ 316
外旋······························ 598
外側半規管型良性発作性頭位
　めまい症······················ 35
外転······························ 598
回内······························ 598
回内法··························· 471
外反······························ 598
解剖学的重症度··············· 389
外用療法························ 593
下顎角部························ 340
下顎骨骨折····················· 342
下顎骨折························ 396
化学性肺炎····················· 412
化学熱傷························ 415
過換気症候群··················· 59
下気道感染症·················· 452
顎運動障害····················· 342
顎下膿瘍························ 336
顎関節脱臼····················· 340
覚醒剤····················· 280, 502
角膜感染症····················· 328
角膜穿孔························ 325
角膜損傷························ 325
下垂体卒中······················ 40
かぜ······························ 47
かぜ症候群······················ 47
仮設演繹法····················· 483
加速型悪性高血圧··········· 164
家族管理························ 491
肩································ 374
下腿骨折························ 387
下大静脈径····················· 572
喀血······························ 62
学校保健安全法·············· 466

ER実践ハンドブック　*611*

活性炭のくり返し投与……… 271
活性炭の投与……………… 270
化膿性関節炎…… 87, 241, 554
化膿性髄膜炎……………… 39
下腹部痛………… 76, 351, 352
下部消化管出血…………… 72
ガムエラスティックブジー
　……………………………… 538
カリウム値………………… 210
カルシウム値……………… 214
カルディオバージョン…… 546
カルペリチド……………… 587
カルボキシヘモグロビン… 286
川崎病……………………… 460
感覚障害…………………… 44
眼窩底骨折………………… 396
眼感染症…………………… 328
換気………………………… 218
環境性体温異常…………… 302
間歇痛……………………… 75
間歇の腹痛………………… 463
冠血流支配………………… 573
肝硬変……………………… 82
間質性肺疾患……………… 176
眼振………………………… 33
乾性溺水…………………… 299
肝性脳症…………………… 28
関節………………………… 598
関節液……………………… 554
関節液検査………………… 554
関節炎……………………… 554
関節穿刺…………………… 554
関節痛……………………… 87
関節リウマチ………… 88, 110
感染症……………………… 502
感染症診療………………… 234
感染性下痢症……………… 192
感染性心内膜炎… 77, 156, 247
感染予防カード…………… 249
がん治療…………………… 102
感度………………………… 484

眼内炎……………………… 328
肝内胆管癌………………… 568
肝内胆管の拡張…………… 568
鑑別診断…………………… 482
陥没呼吸…………………… 453
顔面外傷…………………… 394
顔面神経損傷……………… 396
顔面神経麻痺……………… 338
顔面浮腫…………………… 83

き

キーゼルバッハ部位……… 330
気管支喘息……… 59, 167, 449
偽痙攣……………………… 43
危険ドラッグ中毒………… 280
起坐呼吸…………… 167, 170
器質的疾患の除外………… 96
希死念慮…………………… 96
気腫性胆嚢炎……………… 196
基節骨骨折………………… 384
帰宅時……………………… 493
帰宅指示書………………… 494
偽痛風……………………… 87
気道………………………… 489
気道異物………… 58, 64, 464
気道確保…………………… 536
気道感染症…………… 77, 452
気道狭窄…………………… 57
気道困難管理カート……… 540
気道熱傷…………………… 412
気道の評価………………… 536
気道閉塞…………………… 57
機能性腹痛………………… 444
虐待………………………… 502
キャンピロバクター……… 265
救急………………………… 507
救急医療…………… 474, 498
救急医療体制……………… 475
救急外来…………………… 474
救急関連法規……………… 500

救急救命士法……………… 501
救急蘇生…………………… 436
救急隊……………………… 507
吸収の阻害………………… 270
急性HIV感染症…………… 257
急性胃腸炎………… 68, 77, 192
急性陰嚢痛………………… 360
急性間質性腎炎…………… 203
急性冠症候群………… 52, 139
急性減圧症………………… 300
急性喉頭蓋炎
　……………… 57, 332, 334, 451
急性上気道炎……………… 77
急性腎盂腎炎……………… 363
急性心筋炎………………… 154
急性腎傷害………………… 202
急性心不全…………… 59, 150
急性心膜炎………………… 154
急性膵炎…………………… 199
急性咳……………………… 60
急性大動脈解離…… 52, 55, 147
急性胆嚢炎………………… 196
急性虫垂炎…………… 185, 461
急性動脈閉塞症…………… 90
急性尿細管壊死…… 203, 305
急性脳炎…………………… 458
急性脳症…………………… 458
急性腹症…………… 185, 199
急性副腎不全……………… 226
急性閉塞隅角緑内障… 40, 326
急性溶血性輸血反応……… 551
急性腰痛症………… 368, 371
急性緑内障発作…………… 327
救命救急センター………… 475
胸腔穿刺…………………… 558
胸腔チューブ……………… 559
胸腔ドレナージ…………… 558
凝固線溶異常……………… 549
胸骨圧迫…………………… 439
胸水貯留…………………… 183
胸痛……………… 52, 103, 564

胸部外傷	398
刺咬	422
局所性浮腫	82
棘突起骨折	402
虚血性腸炎	190
記録	479
筋炎	136
緊急措置入院	517
緊急透析	202
緊急輸血	548
菌血症	77
筋疾患	136
筋性防御	75
緊張型頭痛	124
緊張性気胸	52, 54

く

空気感染	179, 246
偶発性低体温症	295, 302
苦痛除去	519
屈曲	598
くも膜下出血	31, 39, 126
クラッシュ症候群	533
クラブラン酸	581
クラミジア感染症	259
グラム染色	561
グリーフケア	519
クリプトコッカス	247
グリホサート界面活性剤含有除草剤中毒	282
クループ症候群	454
グルホシネート含有除草剤中毒	282
群発頭痛	124

け

頸管炎	259
経口気管挿管	537
経口抗菌薬	580
警告頭痛	114

脛骨高原骨折	368
警察	506
頸静脈怒張	150
経鼻エアウェイ	537
経鼻挿管	539
経皮ペーシング	545
頸部外傷	468
頸部痛	103, 332
頸部リンパ節腫脹	460
痙攣	41, 117
痙攣重積	41, 446
痙攣重積発作	274
外科的気道確保	539
劇症型心筋炎	155
下血	70
血圧上昇	164
血液ガス	218
血液灌流法	272
血液・体液曝露	262
血液透析法	272
血液培養	235
結核	61, 178
結核性髄膜炎	129
血管性浮腫	83
血管内皮障害	350
月状骨周囲脱臼	383
月状骨脱臼	383
血小板減少	548
結晶誘発性関節炎	554
血痰	62
血尿	80
血便	70
結膜炎	328
解毒薬・拮抗薬	270
下痢	68, 265
減圧症	300
減圧不要限界	300
肩関節脱臼	375
犬咬傷	424
肩鎖関節脱臼	367, 374

検視	505
倦怠感	92
肩甲骨骨折	367
原発疹	312
犬吠様咳嗽	454

こ

誤飲	464
高Ca血症	28, 104, 214
高iP血症	104, 216
高K血症	104, 210
高Mg血症	216
高Na血症	209
抗NMDA受容体抗体	131
降圧	164
高圧浣腸	463
広域医療搬送	527
高エネルギー外傷	389, 408
交感神経亢進	164
高気圧酸素療法（治療）	287, 301
抗凝固薬	583
抗凝固療法	126
抗菌薬	234
口腔内出血	339
抗痙攣薬	447
高血圧合併妊娠	350
高血圧緊急症	164
高血圧性脳出血	116
高血糖	222
高血糖高浸透圧症候群	222
膠原病	110
咬合不全	342
抗酸菌検査	178
高山病	303
後縦靱帯骨化症	402
咬傷	424
甲状腺機能低下症	230
甲状腺クリーゼ	228
甲状腺疾患	82

甲状腺中毒症	228
高所脳浮腫	303
高所肺水腫	303
抗精神病薬	273, 276
向精神薬中毒	273
高張グリセオール	117
交通事故	495
喉頭蓋	334
喉頭蓋膿瘍	334
紅斑	312, 321
後半規管型良性発作性頭位めまい症	35
抗ヒスタミン薬	593
項部硬直	457
興奮	94
肛門周囲	425
肛門周囲膿瘍	425
絞扼圧迫性障害	44
絞扼性障害	44
絞扼性腸閉塞	188
抗リン脂質抗体症候群	133
高齢者	108
高齢者虐待	502
誤嚥	297, 464
誤嚥性肺炎	175
股関節脱臼骨折	386
呼吸	218, 490
呼吸窮迫	453
呼吸器用薬	588
呼吸困難	57, 103, 167
呼吸停止	274
コクサッキーウイルスA16	255
個人情報保護	509
個人防護装備	531
骨髄炎	240
骨髄針	542
骨髄路確保	542
骨粗鬆症性圧迫骨折	371, 372
骨盤骨折	407
骨盤内炎症性疾患	353
骨融解性骨転移	104
小山らのノモグラム	282
コレステロール塞栓症	204
コンサルテーション	479
コンパートメント症候群	370, 419

さ

災害医療	522
災害対応	527
災害派遣医療チーム	527
細気管支炎	452
細菌性髄膜炎	128, 456
細菌性肺炎	173
再受診	493
サイトメガロウイルス急性感染症	257
細胞外液	576
再膨張性肺水腫	182
鎖骨骨折	367, 374
挫滅症候群	533
酸・アルカリ誤飲	415
酸・アルカリ熱傷	415
酸塩基平衡	218
産科救急	343
三角骨骨折	382
三環系抗うつ薬	273
酸素化	218

し

痔	425
シアン化物中毒	284
シーネ固定	369
紫外線眼炎	325
耳介損傷	396
耳下腺炎	253
耳下腺管断裂	396
耳下腺損傷	396
歯牙脱臼	342
糸球体疾患	204
指骨骨折	384
自殺企図者	501
自殺未遂者	516
視床出血	116
自傷他害のおそれ	517
視神経症	323
歯性感染症	339
耳石置換療法	36
自然気胸	59, 181
持続痛	75
死体検案書	504
市中肺炎	172
歯痛	339
膝蓋骨骨折	367
膝関節	387
失血	31
失神	30
湿性溺水	299
児童虐待	502
歯突起骨折	402
自賠責診断書	495
紫斑	312
シプロフロキサシン	581
死別後	519
死亡診断書	504
尺骨の骨折・脱臼	379
十字靱帯損傷	368
重症PIH	350
重症患者	488
重症感染症	98
重症急性膵炎	201
重症筋無力症	136
舟状骨-月状骨間関節脱臼	383
舟状骨骨折	382
重症頭部外傷	392
重症熱中症	291
重症敗血症	268
重症不整脈	30
重症扁桃周囲膿瘍	336
重症薬疹	99

index

終末期医療……………… 518
手関節…………………… 382
手関節骨折……………… 366
主膵管の拡張…………… 568
出血……………………… 30
出血熱ウイルス………… 247
出席停止………………… 466
守秘義務………………… 500
腫瘍崩壊症候群…… 104, 106
循環……………………… 490
循環器用薬……………… 585
循環血液量減少性ショック
　…………………………… 22
常圧酸素療法…………… 287
消化管異物……………… 64
消化管穿孔……………… 401
消化器疾患……………… 66
消化器症状……………… 75
消化器用薬……………… 590
上気道炎………………… 332
上気道感染症………… 47, 452
踵骨骨折………………… 388
小腸型…………………… 68, 192
上腸間膜静脈血栓症…… 190
上腸間膜動脈…………… 190
上腸間膜動脈血栓塞栓症… 190
小児……………………… 434
小児感染対策…………… 466
小児救急………………… 432
小児喘息………………… 450
小児の肘周辺骨折……… 379
小脳出血………………… 116
上腹部痛………………… 76
上部消化管出血………… 72
消防……………… 506, 507
静脈洞血栓症………… 40, 133
静脈弁機能不全………… 83
静脈留置針……………… 541
上腕……………………… 374
上腕骨顆上骨折………… 379
上腕骨外科頸骨折……… 366

上腕骨骨折……………… 375
食事依存性運動誘発アナフィラ
　キシー………………… 307
食中毒…………………… 502
食道異物……………… 64, 464
除細動………………… 439, 546
女性の腹痛……………… 76
ショック…………… 22, 25, 103
徐脈性不整脈…………… 162
止痢薬…………………… 591
痔瘻……………………… 425
心エコー………………… 571
新規経口抗凝固薬……… 584
心筋炎…………………… 154
真菌感染症……………… 317
心筋障害………………… 139
真菌性髄膜炎…………… 129
神経・筋疾患…………… 136
神経原性肺水腫………… 115
神経根症状……………… 56
神経支配………………… 599
深頸部感染症…… 59, 336, 451
神経麻痺………………… 370
心血管疾患……………… 66
心血管性………………… 30
心原性ショック………… 22
人工関節（人工骨頭）脱臼… 386
腎後性…………………… 202
シンコピー……………… 30
心室頻拍………………… 274
滲出性胸水……………… 183
心腎症候群……………… 204
腎性……………………… 202
腎前性…………………… 202
新鮮凍結血漿…………… 548
心臓振盪………………… 399
心臓喘息………………… 167
迅速挿管………………… 539
診断書………………… 390, 501
心停止…………………… 436
心停止アルゴリズム…… 601

伸展……………………… 598
心電図…………………… 564
心肺停止………………… 436
真皮縫合………………… 411
深部静脈血栓症………… 90
心不全…………………… 177
心膜炎…………………… 154
蕁麻疹…………………… 321

す

髄液検査………………… 556
膵癌……………………… 568
水腎症…………………… 358
膵石……………………… 199
垂直マットレス縫合…… 411
水痘………………… 243, 466
水尿管…………………… 358
水疱……………………… 243
髄膜炎…………… 128, 237, 456
髄膜炎菌感染症…… 98, 237, 315
髄膜炎菌敗血症………… 237
髄膜脳炎………………… 128
頭痛……………………… 38
ステロイド外用薬……… 593
ステント型血栓回収機器… 120
スルファメトキサゾール… 580

せ

性感染症………………… 332
性行為感染症…………… 258
精索捻転………………… 360
精神……………………… 491
精神医学の現症………… 95
精神科救急……………… 515
精神疾患・身体疾患合併例
　…………………………… 516
精神障害………………… 29
精神症状………………… 94
精巣炎…………………… 361
精巣上体炎……………… 360

ER実践ハンドブック　*615*

精巣捻転	360	
制吐薬	591	
生物学的製剤	110	
生理食塩水	576	
咳	60	
脊髄横断病変	44	
脊髄外傷	402	
脊柱管狭窄症	371	
脊椎外傷	402	
脊椎感染症	371, 372	
脊椎椎体骨折	366, 368	
脊椎転移	371, 372	
接遇	480	
赤血球液	548	
セファレキシン	580	
セルジンガー法	559	
セロトニン作動薬	276	
セロトニン症候群	276	
全身管理	270	
全身症状	66	
全身状態評価	434	
全身診察	492	
全身性浮腫	82	
全身評価	491	
喘息様気管支炎	449	
前庭神経炎	35, 37	
喘鳴	167, 449, 464	
せん妄	94	
前腕	378	
前腕骨の骨折・脱臼	379	

そ

造影剤腎症	204	
爪下異物	429	
爪下血腫	428	
挿管確認	538	
臓器低灌流	151	
爪周囲炎	428	
創傷処理	410	
爪脱臼	428	

ゾーニング	531	
足関節骨折	387	
側頭動脈炎	40	
側腹部痛	358	
続発疹	312	
粟粒結核	178	
鼠径ヘルニア	361	
蘇生	478	
措置入院	515, 517	

た

第5中足骨基部骨折	388	
第一印象	434, 478, 488	
体液分布異常性ショック	23	
体温管理	491	
体外式ループレコーダー	51	
胎児	491	
代謝性アシドーシス	59	
帯状疱疹	243	
大腿骨近位部骨折	386	
大腿骨頸部骨折	366	
大腿骨骨幹部骨折	387	
大腸型	68, 192	
大動脈	550	
大動脈解離	127, 147	
大動脈瘤	147	
大動脈瘤破裂	55, 569	
大脳・脳幹病変	44	
胎盤血流不全	350	
ダイビング	300	
多形紅斑	247	
多形滲出性紅斑	319	
多系統萎縮症	136	
タコつぼ心筋症	115	
多臓器不全	533	
脱肛	425, 426	
脱力感	92	
タバコ誤飲	464	
多発外傷	389	
多発神経障害	44	

多発性硬化症	136	
多発単神経障害	44	
多発肋骨骨折	398	
だるい	92	
胆管炎	196	
担がん患者	102	
単結節縫合	411	
炭酸水素ナトリウム	275	
単純性腸閉塞	188	
単神経障害	44	
胆石症	199	
胆石性膵炎	199	
淡蒼球	286	
胆道系感染症	77	
丹毒	316	
胆囊炎	196, 568	
胆囊壁の肥厚	568	

ち

地域医療	477	
チームワーク	479	
知覚異常	44	
恥骨坐骨骨折	366	
腟トリコモナス症	259	
着色尿	80, 81	
肘関節脱臼	378	
虫刺症	422	
中手骨骨折	384	
中心静脈カテーテル留置	542	
中心静脈路	542	
虫垂炎	185, 461	
中枢神経感染症	28, 128	
中枢神経疾患	66	
中枢神経障害	490	
中枢性めまい	33	
中節骨	384	
中腸軸捻転	444, 463	
肘頭骨折	378	
中毒・過量服薬	28	
中毒者	502	

index

中毒診療 270
中毒性表皮壊死融解症 319
肘内障 471
腸管血行障害 190
腸間膜リンパ節炎 462
腸雑音 75
腸重積 444, 463, 570
腸洗浄 271
腸チフス髄膜炎菌 247
腸閉塞 188
チョークス 300
直感的診断 483
鎮静 440
鎮痛 440

つ・て

椎間板ヘルニア 371
椎骨脳底動脈解離 40
椎体骨折 402
痛風 87
ツツガムシ病 247, 313, 315, 316, 423
爪 428
爪の外傷 385
手足口病 255
低Ca血症 104, 215
低iP血症 216
低K血症 211
低Mg血症 217
低Na血症 27, 104, 206
低エネルギー外傷 408
低血糖 25, 31, 224
低酸素 25
低酸素症 488
低体温 295
溺水 297
テタノブリン 238
デルマトーム 243, 599
てんかん 31, 134
電気の除細動 546

電撃傷 419
伝染性紅斑 254
伝染性単核球症 247, 256
転倒 109
天疱瘡群 244

と

頭位眼振検査 36
頭位変換眼振検査 36
頭蓋骨骨折 392
頭蓋底骨折 394, 396
頭蓋内出血 25
頭蓋内損傷 392
動悸 50
橈骨遠位端骨折 382
橈骨の骨折・脱臼 379
凍傷 417
疼痛管理 491
糖尿病ケトアシドーシス 222
糖尿病性昏睡 27
頭部外傷 392, 467
動脈解離 126
トキシックショック症候群 242, 315
トキシックショック様症候群 315
トキソイド 238
特異度 484
毒蛾皮膚炎 317
ドクターヘリ 304
特定行為 498
特発性間質性肺炎 176
特発性自然気胸 182
特発性食道破裂 52
毒蛇 420
トゲ 427
吐下血 70
吐血 70
トシリズマブ 112
突然発症の頭痛 38

突発性難聴 329
届け出 506
ドパミン塩酸塩 586
ドブタミン塩酸塩 586
トリアージ 434, 487, 525, 527
トリメトプリム 580
ドレッシング 411
ドレナージ 558
トロッカー 559

な・に

内頸静脈穿刺 542
内旋 598
内転 598
内反 598
内ヘルニア 463
ナトリウム値 206
ニカルジピン 585
二次トリアージ 529
二相性脳症 459
ニトログリセリン 585
日本紅斑熱 423
乳酸 218
ニューモシスチス肺炎 111
尿管結石 56
尿道炎 259
尿毒症 27
尿路感染症 77, 362
尿路結石症 358
妊産褥婦への薬物投与 354
妊娠 351
妊娠高血圧 350
妊娠高血圧腎症 350
妊娠女性 491
認知症 108, 602
認知の歪み 96

ね・の

猫咬傷 424

熱痙攣	293	
熱失神	293	
熱射病	291	
熱傷	412	
熱中症	291	
熱疲労	294	
ネフローゼ症候群	82	
粘液水腫	230	
粘液水腫性昏睡	28, 230	
脳炎	128, 130, 458	
脳血管撮影	115	
脳血管障害	29	
濃厚血小板	548	
脳症	130	
脳動静脈奇形	116	
嚢胞状膿痂疹	244	
農薬中毒	282	
ノルアドレナリン	586	

は

肺炎	177, 453
肺がん	61
配偶者暴力	502
肺結核	172, 178
敗血症	108
敗血症性AKI	204
排泄の促進	270
肺塞栓症	52, 59, 104, 144
梅毒	247, 259
背部痛	55, 103
ハイリスクな状況	481
白癬菌症	317
曝露後予防	249, 262
橋本病	230
播種性淋菌感染症	316
破傷風	238
破傷風菌	238
破傷風トキソイド	238, 424
長谷川式簡易知能評価スケール	602

ハチ刺傷	422
発熱	75, 77, 98, 442
発熱患者	493
ハブ	420
パラコート	282
バルビツール酸	273
パルボウイルスB19	247, 254
パルボウイルスB19感染症	83
斑丘疹	247
半月板損傷	368
反射性失神	31
反跳痛	75

ひ

非炎症性	192
皮下異物	427
被殻出血	116
皮下出血	312
皮下縫合	411
非痙攣性てんかん重積状態	29, 43
鼻骨骨折	396
非細菌性血栓性心内膜炎	104
肘	378
皮質下出血	116
鼻出血	330
皮疹	98, 246, 248, 312
非ステロイド性抗炎症薬	578
脾損傷	401
悲嘆反応	519
非定型肺炎	173, 175
ビデオ喉頭鏡	538
脾摘後重症感染症	98
非特異的上気道炎型	47
ヒト咬傷	424
ヒドロキソコバラミン	284, 285
ヒドロコルチゾン	227
皮膚潰瘍	370

皮膚感染症	315
皮膚障害	417
非閉塞性腸管虚血	190
飛沫感染	248
百日咳	466
ヒューマンファクター	512
病院前救護体制	498
病歴聴取	492
ピロン骨折	388
貧血	548
頻脈性不整脈	160

ふ

ファイバー挿管	538
風疹	247, 248, 466
不揮発性酸	219
腹腔鏡下虫垂切除術	187
副腎クリーゼ	28, 226
副腎皮質ステロイド	594
腹痛	74, 103, 444
副鼻腔炎	40
腹部エコー	566
腹部外傷	400, 468
腹部頸静脈反射	150
腹部全般痛	76
腹部大動脈瘤破裂	147
浮腫	82, 321
不整脈	160
不定愁訴	96
ブドウ球菌	242
ブドウ球菌性熱傷様皮膚症候群	315
ブラジキニン	310
フルニエ壊疽	361
フルニエ症候群	425
フルマゼニル	275
プレホスピタルケア	498
フロセミド	587
プロバイオティクス	591

index

へ・ほ

米国麻酔学会全身状態分類	440
閉塞性ショック	22
ヘパリン	583
ヘパリン起因血小板減少症	583
蛇咬傷	420
ベラパミル	585
ベルヌーイの定理	573
ヘルペス脳炎	130
変形性頸椎症	402
変形性脊椎症	371, 373
ベンズ	300
片頭痛	124
ベンゾジアゼピン類	273
扁桃炎	332
扁桃周囲膿瘍	332, 336
便秘薬	591
蜂窩織炎	83, 240
暴言・暴力対策	480
膀胱炎	363
放射線被曝	532
母体救命	343
ボタン電池	464
発疹	312
発赤	312
骨の名称	596

ま〜も

マイコプラズマ	247
マグネシウム	216
麻疹	246, 466
マスク	436
マスト細胞	307, 310
末梢静脈路	541
末梢性顔面神経麻痺	338
末梢性めまい	33
末節骨骨折	384
マムシ	420

麻薬	280
麻薬及び向精神薬取締法	502
マレット指	384
慢性閉塞性肺疾患	170
ミオグロビン尿	533
未分画ヘパリン	583
ムンプス	249, 466
ムンプスウイルス	252, 456
ムンプスウイルス感染症	252
メチレンブルー投与	285
メディカルコントロール	498
メトトレキサート	110
メニエール病	35, 37
めまい	33
毛包炎	316
網膜動脈閉塞症	323

や〜よ

薬剤性肺臓炎	177
薬剤性浮腫	83
薬疹	247, 319
山酔い	303
有機リン中毒	282
輸液製剤	576
輸液路	541
輸血	548
輸血関連急性肺障害	551
輸血製剤	549
用手的気道確保	536
腰髄病変	44
陽性尤度比	484
腰椎穿刺	556
腰椎穿刺後頭痛	557
腰椎椎間板ヘルニア	368
腰椎病変	44
腰痛	55
腰部脊柱管狭窄症	368
翼状針	542

ら〜わ

雷鳴頭痛	38
ラテックス	309
ラリンジアルマスク	539
卵巣出血	352
卵巣腫瘍	352, 569
卵巣腫瘍茎捻転	352
リウマチ性多発筋痛症	87
リウマチ熱	452
リケッチア感染症	98
リスクマネジメント	511
リチウム中毒	288
リドカイン	586
硫化水素中毒	284
流行性耳下腺炎	249, 252
緑内障	326
緑膿菌	247
旅行者下痢症	265
リン	216
淋菌	247
淋菌感染症	87, 259
りんご病	254
輪状甲状膜切開	540
輪状甲状膜穿刺	540
リンパ節	85
リンパ節腫脹	85, 248
リンパ浮腫	83
涙小管断裂	396
ルート確保	439
裂肛	425
裂孔原性網膜剥離	323
レボフロキサシン	581
レンサ球菌	242
ロイコボリン® レスキュー	112
漏出性胸水	183
ロチェスター基準	443
ワルファリン	583

◆編者プロフィール

樫山鉄矢（Tetsuya KASHIYAMA）
都立松沢病院副院長，前都立多摩総合医療センター救命救急センター長

都立府中病院，都立大久保病院，都立多摩総合医療センター等を経て，突然の異動で2014年から現職．
日本救急医学科指導医，日本感染症学会指導医，日本呼吸器学会指導医，集中治療専門医，総合内科専門医ほか．
趣味は，山釣り（下手），剣道（もっと下手），柴犬の飼育（さらに下手）など．

清水敬樹（Keiki SHIMIZU）
都立多摩総合医療センター救命救急センター　部長/センター長

恩師の昭和大学医学部救急医学講座・三宅康史教授の指導のもと頭部外傷・胸腹部外傷手術のトレーニングを受け，その他ECMO管理，広範囲熱傷，熱中症，などの専門性が高い．現在は若手医師への教育に軸足を置いている．ECMO運営は隣接している都立小児総合医療センターの清水直樹部長と連携を密にして西東京のECMOセンターとして世界への情報発信を目指している．
救急専門医および集中治療専門医を目指す若きレジデントを，黒い術衣をまとった熱いスタッフ一同がお待ちしています．

ER実践ハンドブック
現場で活きる初期対応の手順と判断の指針

2015年11月5日　第1刷発行 2019年5月25日　第4刷発行	編　集	樫山鉄矢，清水敬樹
	発行人	一戸裕子
	発行所	株式会社 羊 土 社 〒101-0052 東京都千代田区神田小川町2-5-1 TEL　03（5282）1211 FAX　03（5282）1212 E-mail　eigyo@yodosha.co.jp URL　www.yodosha.co.jp/
ⓒ YODOSHA CO., LTD. 2015 Printed in Japan	装　幀	日下充典
ISBN978-4-7581-1781-4	印刷所	日経印刷株式会社

本書に掲載する著作物の複製権，上映権，譲渡権，公衆送信権（送信可能化権を含む）は（株）羊土社が保有します．
本書を無断で複製する行為（コピー，スキャン，デジタルデータ化など）は，著作権法上での限られた例外（「私的使用のための複製」など）を除き禁じられています．研究活動，診療を含み業務上使用する目的で上記の行為を行うことは大学，病院，企業などにおける内部的な利用であっても，私的使用には該当せず，違法です．また私的使用のためであっても，代行業者等の第三者に依頼して上記の行為を行うことは違法となります．

JCOPY ＜（社）出版者著作権管理機構　委託出版物＞
本書の無断複写は著作権法上での例外を除き禁じられています．複写される場合は，そのつど事前に，（社）出版者著作権管理機構（TEL 03-5244-5088, FAX 03-5244-5089, e-mail：info@jcopy.or.jp）の許諾を得てください．

羊土社のオススメ書籍

見える！できる！気管挿管
写真・イラスト・動画でわかる手技のコツ

青山和義／著

挿管の準備・前処置から手技の実際まで、術者目線の豊富な写真とイラストで丁寧に解説．手技のポイントが手に取るようにわかる！ビデオ喉頭鏡や声門上器具、挿管困難対策、介助方法などの解説も充実．Web動画つき．

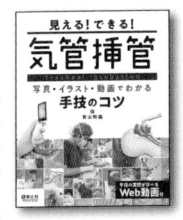

- 定価（本体4,500円＋税）　■ A4変型判
- 308頁　■ ISBN 978-4-7581-1120-1

Dr.岩倉の心エコー塾
治療に直結する考えかたと見かた

岩倉克臣／著

心エコーをしっかり解釈し、治療に活かしきるための考え方とテクニックをDr.岩倉が伝授！胸痛疾患の確実な鑑別のための読みこなし方、心不全の病態把握に欠かせない計測や評価のポイントなどがやさしくわかる．

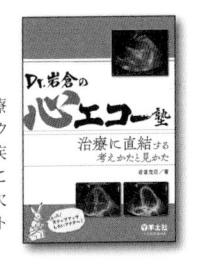

- 定価（本体5,400円＋税）　■ A5判
- 416頁　■ ISBN 978-4-7581-0760-0

救急隊員のための救急搬送戦略1
心肺停止編／意識編／小児編／疼痛編

増井伸高／著

救急隊員が搬送現場で求められる情報収集や病院選定などを進めるコツや考え方を、事例にもとづいて場面毎に解説．患者を確実に受け入れてもらうための"キメゼリフ"など、実践で役立つ知識が満載の一冊です！

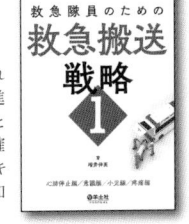

- 定価（本体2,400円＋税）　■ B5判
- 136頁　■ ISBN 978-4-7581-1841-5

救急隊員のための救急搬送戦略2
外傷・整形外科編／必発の内科主訴編／困難事例編

増井伸高／著

救急隊員が搬送現場で"何を考えてどう動くべきか"を解説する実践書の第2弾が登場！一見地味な外傷や麻痺や腹痛、高齢者や急性薬物中毒…といった困難な事例でも、適切な病院へ搬送できるようになる一冊！

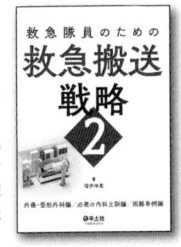

- 定価（本体2,400円＋税）　■ B5判
- 128頁　■ ISBN 978-4-7581-1842-2

発行　羊土社 YODOSHA　〒101-0052　東京都千代田区神田小川町2-5-1　TEL 03(5282)1211　FAX 03(5282)1212
E-mail：eigyo@yodosha.co.jp
URL：http://www.yodosha.co.jp/

ご注文は最寄りの書店、または小社営業部まで

羊土社のオススメ書籍

教えて！ICU 集中治療に強くなる

早川 桂, 清水敬樹／著

教科書に載っていない、でも現場で困ることをカンファレンス形式でやさしく解説！鎮静薬の選択、ARDSの呼吸管理、経腸栄養の始め方などICU診療のツボがわかる入門書。最新知見などICUのホットな話題も満載

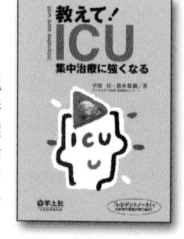

- 定価（本体3,800円＋税）
- A5判
- 239頁
- ISBN 978-4-7581-1731-9

教えて！ICU Part 2 集中治療に強くなる

早川 桂／著

レジデントノート誌の人気連載の単行本化、待望の2巻目！教科書では教えてくれない、ICUの現場で必ずぶつかる疑問や、日頃気になっているアレコレについて、研修医目線でやさしく噛み砕いて教えます！

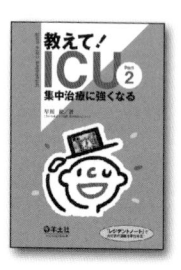

- 定価（本体3,800円＋税）
- A5判
- 230頁
- ISBN 978-4-7581-1763-0

あてて見るだけ！劇的！救急エコー塾
ABCDの評価から骨折、軟部組織まで、ちょこっとあてるだけで役立つ手技のコツ

鈴木昭広／編

「レジデントノート」で大好評の特集・連載がついに単行本化！救急の現場で絶対役立つエコーの手技をわかりやすく解説。よく使う腹部や心臓のエコーだけでなく、気道や胃、骨折まで手軽にみられるようになる！

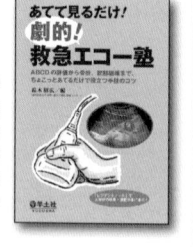

- 定価（本体3,600円＋税）
- A5判
- 189頁
- ISBN 978-4-7581-1747-0

教えて！ICU Part 3 集中治療に強くなる

早川 桂／著

レジデントノート誌の人気連載の単行本化、待望の3巻目！敗血症の新定義や抗菌薬適正使用など、ICUの現場で注目されているトピックスについて、研修医目線でやさしく噛み砕いて教えます！

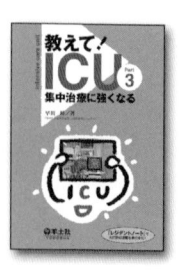

- 定価（本体3,900円＋税）
- A5判
- 229頁
- ISBN 978-4-7581-1815-6

発行　羊土社 YODOSHA
〒101-0052　東京都千代田区神田小川町2-5-1　TEL 03(5282)1211　FAX 03(5282)1212
E-mail：eigyo@yodosha.co.jp
URL：www.yodosha.co.jp/

ご注文は最寄りの書店、または小社営業部まで

羊土社のオススメ書籍

Dr.竜馬の やさしくわかる集中治療 循環・呼吸編
内科疾患の重症化対応に自信がつく！

田中竜馬／著

敗血症，肺炎，COPDなど，病棟や外来でよくみる内科疾患が重症化したときの考え方を，病態生理に基づいて解説．集中治療の基本が面白いほどよくわかり，重症化への適切な対応が身につく！

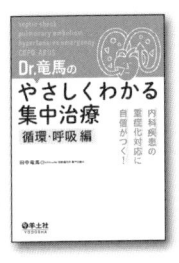

■ 定価（本体3,800円＋税）　■ A5判
■ 351頁　■ ISBN 978-4-7581-1784-5

Dr.竜馬の やさしくわかる集中治療 内分泌・消化器編
内科疾患の重症化対応に自信がつく！

田中竜馬／著

大好評のDr.竜馬のやさしくわかる集中治療シリーズ第2弾！上部消化管出血，急性膵炎，糖尿病ケトアシドーシス，副腎クリーゼなど，よくみる内科疾患が重症化したときの考え方や適切な対応が面白いほどよくわかる！

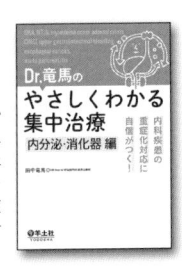

■ 定価（本体4,000円＋税）　■ A5判
■ 431頁　■ ISBN 978-4-7581-1810-1

教えて！救急 整形外科疾患のミカタ
初期診療の見逃し回避から適切なコンサルテーションまで

斉藤 究／編

救急外来で整形外科疾患に悩む研修医の強い味方！よく出会う外傷や見落としやすい疾患を網羅し，各疾患の診療における重要点が一目でわかって見逃しを回避できる！さらに，悩ましいコンサルの判断もこれでばっちり！

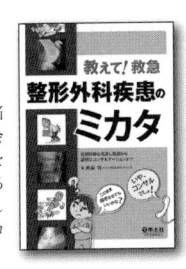

■ 定価（本体4,300円＋税）　■ B5判
■ 287頁　■ ISBN 978-4-7581-1759-3

研修医に絶対必要な器具・器械がわかる本。
使い方と使い分けマスターガイド

野村 悠，田中 拓，箕輪良行／編

同じような器具だけど，どう違う？どう使う？日常診療，救急，手術の現場でよく使う器具の特徴や，意外と知らない同じ用途の器具同士の違いと使い分けがよくわかる！研修医の手技上達の近道となる1冊！

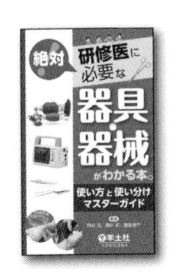

■ 定価（本体2,900円＋税）　■ B6変型判
■ 237頁　■ ISBN 978-4-7581-1775-3

発行　羊土社 YODOSHA　〒101-0052　東京都千代田区神田小川町2-5-1　TEL 03(5282)1211　FAX 03(5282)1212
E-mail：eigyo@yodosha.co.jp
URL：www.yodosha.co.jp/

ご注文は最寄りの書店，または小社営業部まで

羊土社のオススメ書籍

救急ICU薬剤ノート
希釈まで早わかり！

清水敬樹／編

救急・ICUで頻用する180の薬剤が使いこなせる！「何で溶かして何分で投与する？」といった超具体的な希釈・投与方法がわかり，計算なしでも投与ができます．エキスパートからのアドバイスも盛りだくさん！

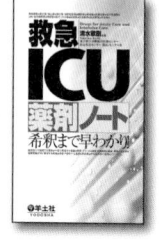

- 定価（本体4,500円＋税）　■ B6変型判
- 375頁　■ ISBN 978-4-7581-1764-7

ICU実践ハンドブック 改訂版
病態ごとの治療・管理の進め方

清水敬樹／編

ICUに必須の知識，重症患者の治療・管理の進め方がわかる定番書．各エキスパートが"実践"重視で解説．コントロール目標値，薬剤投与量など具体的な数値を明記．広範囲を網羅しており実践にも調べ物にも役立つ．

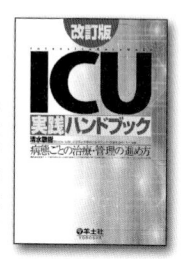

- 定価（本体6,600円＋税）　■ A5判
- 719頁　■ ISBN 978-4-7581-1845-3

主訴から攻める心電図
異常波形を予測し，緊急症例の診断に迫る！

渡瀬剛人／編
EM Alliance教育班／著

どのような主訴・症状の患者さんに心電図をとるべきか？どのような所見を予想して心電図を読むのか？患者さんを前にした医師に必要な思考プロセスを解説．豊富な症例で，多様なパターンの心電図を読む力が身につく！

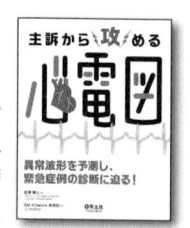

- 定価（本体3,800円＋税）　■ A4変型判
- 198頁　■ ISBN 978-4-7581-0755-6

救急・ICUの体液管理に強くなる
病態生理から理解する輸液，利尿薬，循環作動薬の考え方，使い方

小林修三，土井研人／編

急性期の体液管理について，各病態ごとに，病態生理をふまえながらしっかり解説！輸液のほか，利尿薬や循環作動薬の解説も充実！病態に応じた使い分けや処方例も掲載．呼吸・循環を中心とした全身管理に役立つ！

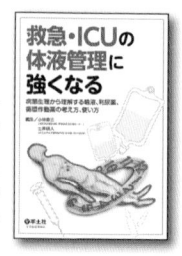

- 定価（本体4,600円＋税）　■ B5判
- 367頁　■ ISBN 978-4-7581-1777-7

発行　羊土社 YODOSHA
〒101-0052　東京都千代田区神田小川町2-5-1　TEL 03(5282)1211　FAX 03(5282)1212
E-mail：eigyo@yodosha.co.jp
URL：http://www.yodosha.co.jp/

ご注文は最寄りの書店，または小社営業部まで